Handbuch der inneren Medizin

Begründet von L. Mohr und R. Staehelin

Herausgegeben von H. Schwiegk

Sechster Band
Erkrankungen der Knochen, Gelenke und Muskeln

Fünfte, völlig neu bearbeitete und erweiterte Auflage

Teil 1 A

Klinische Osteologie · A

Bearbeitet von

B.A. Ashton · H.F. DeLuca · H.-J. Dulce · I.M.A. Evans · P.P. Fietzek
H.M. Frost · L.S. Galante · J.G. Ghazarian · H.G. Haas · J.F. Habener
F. Heuck · C.J. Hillyard · H. Höhling · K.-H. Knese · J. Knop
Th. Lauffenburger · C. Lentner · I. MacIntyre · R. Montz · B.E.C. Nordin
A.J. Olah · J.A. Parsons · G. Pfleiderer · J.T. Potts, Jr. · W.G. Robertson
R.K. Schenk · K. Vanselow · K. zum Winkel · J.M. Zanelli

Herausgegeben von

F. Kuhlencordt und H. Bartelheimer

Mit 267 Abbildungen und 71 Tabellen

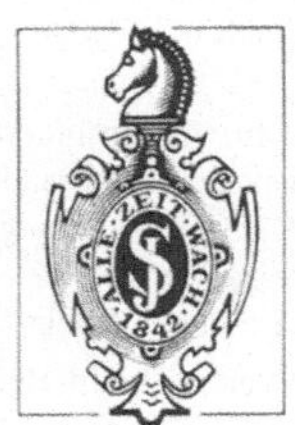

Springer-Verlag Berlin Heidelberg New York 1980

Professor Dr. med. FRIEDRICH KUHLENCORDT
Professor Dr. med. HEINRICH BARTELHEIMER
I. Medizinische Universitätsklinik, Martinistraße 52,
D-2000 Hamburg 20

ISBN-13: 978-3-642-66939-2   e-ISBN-13: 978-3-642-66938-5
DOI: 10.1007/978-3-642-66938-5

CIP-Kurztitelaufnahme der Deutschen Bibliothek
Handbuch der inneren Medizin / begr. von L. Mohr u. R. Staehelin. Hrsg. von H. Schwiegk. –
Berlin, Heidelberg, New York: Springer.
NE: Mohr, Leo [Begr.]; Schwiegk, Herbert [Hrsg.]
Bd. 6. Erkrankungen der Knochen, Gelenke und Muskeln. Teil 1. –→ Klinische Osteologie
Klinische Osteologie / hrsg. von F. Kuhlencordt u. H. Bartelheimer. –
Berlin, Heidelberg, New York : Springer.

NE: Kuhlencordt, Friedrich [Hrsg.]
A. / Bearb. von B.A. Ashton . . . – 5., völlig neu bearb. u. erw. Aufl. – 1980.
(Handbuch der inneren Medizin; Bd. 6, Teil 1)
NE: Ashton, B.A. [Mitarb.]

Gesamtherstellung: Universitätsdruckerei H. Stürtz AG, Würzburg
2122/3130-543210

Mitarbeiterverzeichnis Teil 1 A

Ashton, B.A., Dr., MRC Bone Research Laboratory, Nuffield Orthopaedic Centre, GB-Headington Oxford OX3 7LD

DeLuca, H.F., Professor Dr., Department of Biochemistry, University of Wisconsin, Madison, WI 53706, USA

Dulce, H.-J., Professor Dr., Klinikum der Freien Universität Berlin, Institut für klinische Chemie, Hindenburgdamm 30, D-1000 Berlin 45

Evans, I.M.A., Dr., Endocrine Unit, Royal Postgraduate Medical School, Ducane Road, GB-London W12

Fietzek, P.P., Dr., College of Medicine and Dentistry of New Jersey, Rutger Medical School, University Heights, Department of Biochemistry, Piscataway, NJ 08854, USA

Frost, H.M., Professor Dr., Southern Colorado Clinic, 2002 Lake Avenue, Pueblo, CO 81004, USA

Galante, Leonora S., Dr., Endocrine Unit, Royal Postgraduate Medical School, Ducane Road, GB-London W12

Ghazarian, J.G., Professor Dr., Department of Biochemistry, The Medical College of Wisconsin, Milwaukee, WI 53226, USA

Haas, H.G., Professor Dr., Innere Medizin FMH, speziell Endokrinologie und Stoffwechselkrankheiten, Missionsstraße 24, CH-4055 Basel

Habener, J.F., Dr., Chief, Laboratory of Molecular Endocrinology, Massachusetts General Hospital, Boston, MA 02114, USA

Heuck, F., Professor Dr., Katharinenhospital der Stadt Stuttgart, Radiologisches Institut im Zentrum Radiologie, Kriegsbergstraße 60, D-7000 Stuttgart

Hillyard, C.J., Dr., Endocrine Unit, Royal Postgraduate Medical School, Ducane Road, GB-London W12

Höhling, H., Professor Dr., Westfälische Wilhelms-Universität, Institut für Medizinische Physik, Hüfferstraße 68, D-4400 Münster

Knese, K.-H., Professor Dr., Universität Hohenheim, Lehrstuhl für Histologie und Embryologie, Fruhwirthstraße 16, D-7000 Stuttgart 70

Knop, J., Dr., Radiologische Universitätsklinik, Abteilung Nuklearmedizin, Martinistraße 52, D-2000 Hamburg 20

Lauffenburger, Th., Dr., Sonnmattstraße 39, CH-6043 Adligenswil

Lentner, Charlotte, Dipl.-Ing., Ciba-Geigy AG, CH-4002 Basel

MacIntyre, I., Professor Dr., Endocrine Unit, Royal Postgraduate Medical School, Ducane Road, GB-London W12

Montz, R., Priv.-Doz. Dr., Radiologische Universitätsklinik, Abteilung Nuklearmedizin, Martinistraße 52, D-2000 Hamburg 20

Nordin, B.E.C., Professor Dr., MRC Mineral Metabolism Unit, The General Infirmary, Great George Street, GB-Leeds LS1 3EE

Olah, A.J., Dr., Anatomisches Institut der Universität Bern, Abteilung für Systematische Anatomie, Bühlstraße 26, CH-3012 Bern

Parsons, J.A., Dr., Medical Research Council, National Institute for Medical Research, Mill Hill, GB-London NW7 1AA

PFLEIDERER, G., Professor Dr., Institut für Organische Chemie, Biochemie und Isotopenforschung der Universität, Lehrstuhl für Biochemie, Pfaffenwaldring 55, D-7000 Stuttgart 80

POTTS, J.T., Jr., Professor Dr., Chief, Endocrine Unit., Massachusetts General Hospital, Boston, MA 02114, USA

ROBERTSON, W.G., Dr., Mineral Metabolism Unit, The General Infirmary, Great George Street, GB-Leeds LS1 3EX

SCHENK, R.K., Professor Dr., Universität Bern, Anatomisches Institut, Bühlstraße 26, CH-3012 Bern

VANSELOW, K., Professor Dr., Institut für Angewandte Physik der Universität Kiel, Olshausenstraße 40–60, D-2300 Kiel 1

ZUM WINKEL, K., Professor Dr., Klinikum der Universität Heidelberg, Zentrum für Radiologie, Voßstraße 3, D-6900 Heidelberg

ZANELLI, Joan, M., Dr., National Institute for Biological Standards and Control, Holly Hill, Hampstead, GB-London NW3 3RB

Vorwort

Der außerordentlich große Zuwachs an Wissen seit der ersten Auflage dieses Handbuches vor rund 70 Jahren dokumentiert sich in den hier vorliegenden beiden Bänden, die das Gebiet der klinischen Osteologie in repräsentativer Form zur Darstellung bringen.

Die Gliederung in einen mehr theoretischen und in einen mehr klinischen Teil erschien aus zwei Gründen nötig: Erstens sind für das Verständnis der Pathophysiologie der einzelnen Krankheitsbilder heute breite Kenntnisse der physiologischen Grundlagen erforderlich. So schien es ratsam auf den aktuellen Stand der diesbezüglichen endokrinologischen Forschung in Schwerpunktform einzugehen und die modernen Vorstellungen vom Knochenumbau und Kalziumphosphatstoffwechsel darzustellen. Zweitens gibt es inzwischen eine große Zahl osteologischer Untersuchungsmethoden, die — um Wiederholungen bei der Abhandlung der einzelnen Krankheitsbilder zu vermeiden — ebenfalls der Klinik vorangestellt wurden. Mit diesen Untersuchungen haben eine Reihe neuer quantitativer Verfahren Eingang in die moderne Osteologie gefunden, die erst in neuerer Zeit eine Objektivierung von Skelettprozessen in diagnostischer und therapeutischer Hinsicht ermöglichen.

Die Auswahl der dargestellten Osteopathien erfolgte nach den Kriterien ihrer Zugehörigkeit bzw. Beziehung zur inneren Medizin. So wurde auf ausgesprochen orthopädische und chirurgische Krankheitsbilder wie Frakturheilung, aseptische Knochennekrosen, Sudeck-Syndrom u.a. bewußt verzichtet. Da das Kapitel der Knochentumoren ein interdisziplinäres Gebiet umfaßt, wurde es seiner Bedeutung entsprechend selbstverständlich ausführlich dargestellt. In der Abhandlung konstitutioneller Knochenerkrankungen wurde keine Vollständigkeit angestrebt, da ein Teil dieser Kranken gar nicht das Erwachsenenalter erreicht und somit Domäne der Pädiatrie ist. Breiten Raum fanden die endokrinen und metabolischen Osteopathien, die in ihren vielfältigen Bezügen zur Funktion der verschiedenen Organsysteme die internistischen Skeletterkrankungen im engeren Sinne repräsentieren. Zum leichteren Verständnis erfolgte deren Einteilung traditionsgemäß nach pathologisch-anatomischen Prinzipien, während in der Bearbeitung selbst die ätiologischen, pathophysiologischen und klinischen Grundlagen herausgestellt wurden. Besonders hingewiesen sei auf die Beziehungen zwischen Knochenmark und Knochen, die in dem Kapitel myelogene Osteopathien ihre Darstellung fanden und in jüngster Zeit interessante Aspekte ergeben haben.

Um dem Konzept des vorliegenden Werkes gerecht zu werden, erschien es den Herausgebern erforderlich, auch ausländische Wissenschaftler zu gewinnen für einzelne Themen, deren Erforschung in den letzten Jahren von ihnen selbst entscheidend mitgestaltet wurde.

Möge das vorliegende Werk dazu beitragen, daß dieses Gebiet endlich eine gleichrangige Stellung gegenüber den vielen anderen organbezogenen Fachgebieten in der inneren Medizin gewinnt. Dies wäre aus Gründen einer optimalen medizinischen Versorgung skelettkranker Menschen und zur weiteren Aktivierung der diesbezüglichen Forschung nur zu wünschen.

Unser besonderer Dank gilt den Wissenschaftlern, die durch ihre Beiträge das Niveau der Gesamtdarstellung bestimmten, dem Verlag, der keine Mühe scheute, unsere Wünsche zu erfüllen und den Mitarbeitern der Abteilung Klinische Osteologie der Medizinischen Univ.-Klinik, speziell Herrn PD. Dr. H.-P. KRUSE für seine unschätzbare Hilfe.

F. KUHLENCORDT
H. BARTELHEIMER

Hamburg, April 1980

Inhaltsverzeichnis

Anatomische und Physiologische Grundlagen

IV. Calciumphosphat-Stoffwechsel

Untersuchungsmethoden

A. Radiologische, Histologische und Biochemische Untersuchungen

I. Radiologische Methoden

B. Endokrinologische Untersuchungen

Inhaltsverzeichnis Teil 1 B

Knochenerkrankungen

Anatomische und Physiologische Grundlagen

A. Entwicklungsgeschichte, Anatomie, Histologie

Von

K.-H. KNESE

Mit 4 Abbildungen

1. Einleitung

Die Vorstellung der Korrelation von Form und Funktion beherrschte lange Zeit die morphologischen Untersuchungen des Skeletts. Als Funktion wurde die mechanische Leistung angesehen (vgl. KNESE, 1970c). Das Skelett ist aber weiterhin ein Ionenpool. Die „funktionelle Gestalt" ist auch in dieser Richtung zu diskutieren. Die Kristallnadeln mit der Größe 25-40 × 200-400 Å haben eine relativ große Austauschoberfläche (ROBINSON, 1964: 100–300 m^2/g Mineral; für den ganzen Menschen 400000 m^2; NEUMAN u. NEUMAN, 1953). Eine Vergrößerung der Kristalle würde diese Fläche verkleinern, eine Verkleinerung die mechanische Leistungsfähigkeit des Knochens einschränken (KNESE, 1959a). Für die Proteoglykan- (MPS-) Moleküle mit ihrer großen Zahl elektronegativer Gruppen sind dementsprechende Korrelationen anzunehmen.

Im übrigen zeigen diese beiden Beispiele, daß nicht nur die geometrische Form, sondern auch die Art der Baustoffe für die „Gestalt" entscheidend sind. Das heuristische Prinzip *Form-Funktion* ist zu der Trias *Substanz (Materie)-Form (Struktur)-Funktion* zu erweitern. Über die sich ergebenden morphologischen Probleme soll hier berichtet werden. Dabei läßt sich folgender Fragenkatalog aufstellen:

1. Die Entwicklung („Differenzierung") spezifischer Skelettzellen.
2. Die funktionelle Struktur der Skelettzellen im Hinblick auf Synthese und Abbau der Interzellularsubstanzen.
3. Die morphologische Struktur der Interzellularsubstanzen in Beziehung zu ihrer Molekularstruktur.
4. Die Korrelation zwischen den Zellen und den sie umgebenden Interzellularsubstanzen.
5. Die Gestaltung spezieller Skelettorgane und ihres geweblichen Aufbaus mit besonderer Berücksichtigung der funktionellen Struktur.

2. Die Organisation der Stützgewebe

Zwischen den Zellen der Stützgewebe befindet sich ein Interzellularraum; er enthält die Interzellularsubstanzen, u.a. Fasern, Bindegewebspolysaccharide, Wasser und Mineralien. Jedes Stützgewebe ist damit aus einer Reihe von Bausteinen, Komponenten, zusammengesetzt; es stellt eine Art *Summenstruktur* (KNESE, 1958, 1970c) dar. Qualität, Quantität und Organisation (Struktur) der Teile bestimmen die Form des Stützgewebes. Die Komponenten sind in einer charakteristischen Form räumlich angeordnet und haben auf jeden Fall auch geometrische Beziehungen zueinander. Aus der Summenstruktur wird eine *Durchdringungsstruktur* (KNESE, 1956).

Knochen- und Knorpelgewebe sind durch eine bestimmte Mengenrelation und Ordnung der Komponenten charakterisiert. Beide — Mengenrelation und Ordnung — lassen eine gewisse Variationsbreite zu, so daß verschiedene Gewebetypen unterschieden werden können, wie permanente und transitorische Knorpel, grobfaseriger- und Lamellenknochen. Diese einfache Systematik wird, wie wir nun wissen, der tatsächlichen Vielfalt der Erscheinungsform beider Gewebe nicht gerecht.

Jede Untersuchung eines Stützgewebes hat die Komponenten (Materie) selbst und die Organisation (Struktur) zu berücksichtigen. Dies gilt sowohl für die Beschäftigung mit den „ausdifferenzierten" Geweben als auch für ihre Entstehung. *Osteogenese* und *Chondrogenese* stellen eine Summe von Vorgängen zur Bildung der spezifischen Interzellularsubstanzen dar, und zwar 1. in einer bestimmten Menge, 2. in einer kennzeichnenden Zusammensetzung und 3. in einer charakteristischen Ordnung. Diese Ordnung betrifft endgültig den Bereich von der molekularen bis zur makroskopischen Dimension (Abb. 4, S. 26).

Die Knochenbildung wurde verschiedentlich (PETERSEN, 1919; ROBINSON, 1952; KNESE, 1956), die Knorpelbildung erst spät (KNESE u. KNOOP, 1961c) als *mehrphasiger* Prozeß angesehen. Die Bildung der Komponenten, Kollagen, Polysaccharide und Mineralien, geht auf unterschiedlichen Wegen vor sich. Eine gesonderte Untersuchung der Synthese von Fasern, Bindegewebspolysacchariden und Mineralien ist damit fast zwangsmäßig die Folge. Die Summenstruktur der Stützgewebe macht es aber notwendig, alle Komponenten in ihrer Relation zueinander zu betrachten. Das Herausgreifen einer, z.B. der Mineralien beim Knochen, vernachlässigt das komplexe Gefüge. Der Terminus Verknöcherung (ossification) sollte daher aus dem Sprachgebrauch verschwinden, da Knochen- und ebenso Knorpelgewebe durch eine Koordination von Prozessen in räumlicher und zeitlicher Ordnung gebildet wird (KNESE, 1967b).

3. Die organischen Interzellularsubstanzen

3.1. Die Fasern

3.1.1. Die Struktur

Die drei Fasertypen, Kollagen-, Retikulum- und elastische Fasern, sind Angehörige einer genetisch miteinander verwandten Familie (HALL, 1959), haben aber spezielle Eigenschaften entwickelt (vgl. VIIDIK, 1973; GOSLINE, 1976). Sie gehen auf das Tropokollagenmolekül zurück; es ist 3000 Å lang und 15 Å dick.

Kollagene treten in sehr verschiedener Form auf. Es gibt *lösliche* Kollagene; das Tropokollagen ist in Neutralsalz löslich, das Prokollagen in Säure; aus den Lösungen lassen sich Kollagenfasern wieder rekonstituieren (SCHMITT *et al.*, 1955; WOOD, 1964). Das *Faserkollagen* (PIEZ, 1967) ist schwer bzw. unlöslich. Kennzeichnend für das Kollagen sind die Aminosäuren Glyzin (23–29%), Prolin (15–16%) und Hydroxyprolin (11–14%; EASTOE, 1967). Kollagen enthält etwa 1% Kohlenhydrate (GRAUMANN, 1954, 1957; LOWTHER, 1963), und zwar ist Glukose an die Kette gebunden; Kollagen ist damit ein Glykoprotein (LOWTHER, 1963; SPIRO, 1970).

Das Tropokollagenmolekül entsteht durch Zusammenfügen dreier α-Ketten in einer rechts gedrehten Superhelix (GLIMCHER, 1960; PIEZ, 1965; FIETZEK u. KÜHN, 1976). Es gibt drei Formen von Ketten, α_1, α_2 und α_3. Weit verbreitet, auch im Knochen vorhanden, ist der Aufbau aus zwei α_1 und einer α_2-Kette (LANE MILLER, 1969, abweichend dagegen FRANCOIS u. GLIMCHER, 1967). Im Knorpel kommt auch ein Kollagen mit drei α_1-Ketten vor (MILLER, 1971).

Aneinanderlagerungen von Tropokollagenmolekülen führen zu den Filamenten, Mikro- bzw. *Primärfibrillen* (≈ 100 Å), die sich zu *Fibrillen* (100–1500 Å) zusammenfügen. Die Dicke der Kollagenfibrillen ist für die einzelnen Organe spezifisch (HARKNESS, 1961); sie nimmt mit dem Alter zu (s.u.). Fibrillen sind Bestandteile der *Fasern* ($\approx 0,3$ μm), die *Faserbündel* bilden. Mit den begleitenden Polysacchariden und löslichen Kollagenen (2–5%; STEVEN, 1970) liegt eine *native* (VEIS, 1967) Faser vor. Die Polysaccharide bilden einen Mantel um die Fibrille, die Perifibrillärsubstanz (KNESE, 1963a; FITTON-JACKSON, 1968; KOBAYASHI, 1971).

Kollagenfibrillen sind als Faserkristallite im polarisierten Licht positiv einachsig doppelbrechend (v. EBNER, 1874) und zeigen bei der Röntgenbrechung (BEAR, 1944) und im Elektronenmikroskop (WOLPERS, 1943; SCHMITT *et al.*, 1942, 1945) eine *Periode*. Sie beträgt beim reifen Kollagen 640 Å; in vivo und in vitro wurden auch geringere Werte von 210Å gefunden (PORTER, 1952; WYKKOFF, 1952; SCHWARZ u. PAHLKE, 1953; WASSERMANN, 1954; KNESE u. KNOOP, 1958). Bei der Rekonstitution des Kollagens sind noch weitere Fibrillentypen zu beobachten (die FLS- und SLS-Formen; SCHMITT, 1956; HODGE, 1967).

Knochenkollagen ist anderen Kollagenen sehr ähnlich (EASTOE, 1956, 1967; GLIMCHER, 1959, 1960), besitzt aber einige physiko-chemische Besonderheiten (GLIMCHER u. KRANE, 1968). Die Fibrillen nehmen vom Kinde (150–400 Å) bis zum Greis (1000–1500) an Dicke zu (KNESE, 1959b, c, 1970b). *Knorpelfibrillen* sind dünner (100–200 Å; ANDERSON u. PARKER, 1968) und haben keine Querstreifung (SCOTT u. PEASE, 1956; ZELANDER, 1959; KNESE u. KNOPP, 1961b; ANDERSON, 1967). Da sie Hydroxyprolin besitzen (CURZON, 1954), handelt es sich aber um echtes Kollagen, allerdings z.T. von anderer Zusammensetzung, nämlich mit 3 α_1-Ketten (MILLER, 1971).

Retikulumfasern haben ebenfalls eine Periode von 640 Å. Sie bestehen gegenüber Kollagen (95–98%) nur zu 85% des Trockengewichtes aus Protein (WINDRUM *et al.*, 1955). Sie enthalten 4,2% Kohlenhydrate und 10,9% Fettsäuren und stellen damit ein Lipoglykoprotein dar (EASTOE, 1967). Die Fibrillen liegen in Röhren, die von Zellfortsätzen gebildet werden (GALINDO u. IMAEDA, 1962). Das *elastische Material* (HALL, 1959; AYER, 1964; ROSS, 1968; SANDBERG, 1976) bildet auch elektronenmikroskopisch Netze. Ein zentraler annähernd amorpher Teil ist von einem Mantel aus Fibrillen von 100–150 Å Durchmesser umgeben. Die elastischen Fasern entstehen durch eine Konversion von Kollagen in Elastin. Kollagenfibrillen spalten sich auch im Periost (KNESE, 1971a) zu Mikrofibrillen auf, die die periphere Lage der Fasern bilden; anschließend bildet sich der amorphe Kern. Der Gehalt an Hydroxyprolin ist geringer als beim Kollagen.

3.1.2. Die Kollagenogenese und die Fibrillogenese

Die Bildung des Knochengewebes und Dentins in der Form des präossalen Gewebes und Prädentins ist zunächst überwiegend eine Bildung von Kollagenfasern. Die Faserentstehung läuft mehrphasig ab. Auf die *Kollagenogenese,* die Bildung der Peptidketten, folgt die *Fibrillogenese,* die Entstehung des Faserkristallites sowie die *Reifung* und schließlich eine *Alterung* der Faser. Zur Synthese von Kollagen ist eine große Zahl von Bindegewebszellen fähig, Mesenchymzellen, Retikulumzellen, Chondroblasten, Chondrozyten, Osteoblasten, Osteozyten und Odontoblasten.

Das Tropokollagenmolekül entsteht als Protein in Verbindung mit den Ribosomen (GOULD, 1968; SCHUBERT, 1969; PROCKOP, 1970). Zur Bildung einer Kette werden Polysomen mit ca. 30 Ribosomen (LAZARIDES u. LUKENS, 1971), für alle drei Ketten etwa 100 (CHVAPIL, 1967) benötigt. Es entsteht ein *Protokollagen* mit Prolin und Lysin; die Synthese erfordert in vitro etwa 1 Minute. In einem gesonderten Vorgang werden beide, nach Ablösung vom Ribosom, hydroxyliert (PROCKOP, 1970), und zwar etwa innerhalb von 10 Minuten. Mit markiertem Glyzin und Prolin läßt sich die intrazelluläre Lokalisation von Kollagen nachweisen. Unklar ist bis heute, ob auch ein intrazelluläres morphologisches Äquivalent dieses Kollagens auftritt, z.B. Zytofilamente, Granula oder Mikrotubuli (vgl. Reith, 1968).

Nach einer Stunde tritt das lösliche markierte Kollagen aus der Zelle aus und hat sie nach 4 Std. völlig verlassen (Young, 1962a; Leblond, 1963; Owen, 1963; Tonna, 1965a, b). Verschiedentlich wurde vermutet, daß die *Extrusion,* wie bei der exokrinen Pankreaszelle, über einen vesikulären Apparat vor sich geht, der aber vielen Kollagen-bildenden Zellen, wie Osteoblasten (Cameron, 1968), fehlt. Vermutlich findet eine unmittelbare Ausschleusung entlang der Oberfläche der Zelle statt (Salpeter, 1968; Cooper u. Prockop, 1968).

Erst nach dieser Extrusion findet die *Fibrillogenese,* die Kristallisation der Fibrille statt. Der Milieuwechsel von der Zelle zum Interzellularraum zieht aber nicht zwangsmäßig die Fibrillogenese nach sich. Vor der Fibrillenbildung sind bereits neutralsalzlösliche Kollagene vorhanden (Jackson, 1957). Säurelösliche Kollagene erscheinen mit den Fibrillen und sind auch nach Auftreten der Fibrillen noch nachweisbar (Knorpel 3–15%; Grassmann, 1956; Knochen 2%: Rogers *et al.,* 1952). Eine Fibrillenkristallisation findet nur unter bestimmten Bedingungen statt. Bei der Fibrillogenese ist zwischen einer *Kernbildung* und dem *Wachstum* zu unterscheiden (Wood, 1960a, b, 1964). In Gegenwart von hochmolekularen Chondroitinsulfaten wird die Kernbildung erhöht, das Wachstum erniedrigt; Dermatansulfat, Hyaluronsäure und Heparin haben keinen Einfluß auf die Kernbildung. Allerdings ist die Steuerung dieses extrazellulären Vorganges noch unklar (Wood, 1964), vor allem, wenn die Entstehung einer Kristallisation von Fibrillen mit einer bestimmten Ordnung, wie in Lamellen, mit einbezogen wird (Weiss, 1965; Knese u. v. Harnack, 1962). Ein bevorzugter Ort der Kristallisation, epizellulär oder rein extrazellulär, scheint nicht vorzuliegen. Die epizelluläre Bildung wurde als sog. Ecdysis neuerlich diskutiert (Porter u. Pappas, 1959; Goel, 1970).

Die neu gebildeten Fibrillen sind relativ dünn, 200–300 Å, und wachsen durch *Reifung* mit Aufnahme löslicher Kollagene zur endgültigen Dicke heran (Wassermann, 1956; Knese u. Titschak, 1962; Wood, 1964; Sinex, 1968). Der Vorgang endet in der Alterung des Kollagens.

Der Mechanismus des Kollagenabbaus konnte noch nicht geklärt werden (Woessner, 1968). Es wird von Kollagenasen und lysosomalen Enzymen berichtet (vgl. Weiss, 1976).

3.2. Die Interfibrillärsubstanzen

3.2.1. Proteoglykane und Glykoproteine

Der Raum zwischen den Fibrillen ist beim Knorpel relativ weit (Knese, 1966b), beim Knochen enger. Er ist, wenn wir hier von den Mineralien absehen, von den organischen *Interfibrillärsubstanzen* erfüllt. Sie wurden als amorph angesehen. Manche Autoren beschränken den Terminus Grundsubstanz bzw. Matrix auf diese Substanzen. Der Ausdruck sollte vermieden werden, da heute eine genaue Bestimmung der Interfibrillärsubstanzen möglich ist. Es sind die Makromoleküle der „Bindegewebspolysaccharide". Sie besetzen als hoch diffuse, offene Moleküle einen Raum, der als ihre *Domäne* (Schubert, 1964) ein bestimmtes Volumen hat. Die Größe des Moleküls hängt von der Menge des gebundenen Wassers, der sog. Gewebeflüssigkeit ab; sie wird durch das *effektive hydrostatische Volumen* angegeben, d.h. ml Wasser/g Trockensubstanz. Es kann bei Chondroitinsulfaten bis 100 ml/g (Buddecke *et al.,* 1963), bei der Hyaluronsäure

200–500 ml/g (BALAZS, 1958) erreichen. Die sphärische Domäne eines Hyaluronsäuremoleküls hat einen Durchmesser von 4000 Å (SCHUBERT, 1964). Obwohl der Wassergehalt nicht nur auf den extrazellulären Raum zu beziehen ist, möchten wir bemerken, daß der Wassergehalt des Knorpels über 75%, des Knochengewebes bis zu 10% beträgt (EICHELBERGER, 1960; ROBINSON, 1960). Entsprechend different ist der Mukopolysaccharidgehalt beider Gewebe, beim Knorpel 24%, beim Knochen 0,2% des Trockengewichts.

Die Termini „Interfibrillärsubstanzen" und „Bindegewebspolysaccharide" sind nicht miteinander identisch (vgl. ANDERSON, 1976). Polysaccharide sind auch Bestandteil der Fibrillen. Zu den Bindegewebspolysacchariden gehören die *Proteoglykane* oder *sauren Mukopolysaccharide* (MPS) und die *Glykoproteine*. Beide haben eine ähnliche Molekularstruktur (GOTTSCHALK, 1966b; GINSBURG u. NEUFELD, 1969; SPIRO, 1970). Auch die sog. Mukopolysaccharide sind an Proteine gebunden, sie sind Protein-Polysaccharid-Komplexe (GERBER *et al.,* 1960) bzw. Proteoglykane (BALAZS, 1970). Der Proteingehalt wechselt zwischen 1–2 % (Hyaluronsäure), 15–20% (Chondroitinsulfate) und 50% (Keratansulfat; SCHUBERT, 1964). Im übrigen lassen sich die Komplexe mit Hilfe der Ultrazentrifuge in Fraktionen unterteilen, die auch verschieden stoffwechselaktiv sind: eine leichte (PP-L), eine schwere (PP-H) und eine Restfraktion.

Die Bindung der Kohlenhydrate an das Protein erfolgt bei den Glykoproteinen und den Proteoglykanen an das Serin (beim Keratansulfat Threonin) über eine Xylose-Brücke (MARSHALL u. NEUBERGER, 1970). Sie besitzen einen *Proteinkern* mit *Kohlenhydratseitenketten*. Bei den Glykoproteinen enthalten die Ketten 2–17 Monosaccharide verschiedener Art (Mannose, Galaktose, Fukose, Glukosamin, Galaktosamin, Sialinsäure; GOTTSCHALK, 1966a). Die Seitenketten sind bei den Proteoglykanen bedeutend länger, bei den Chondroitinsulfaten bis zu 150 und der Hyaluronsäure bis zu mehreren Tausend Zuckerresten. In den großen Aggregaten des Knorpels bildet Hyaluronsäure den Kern, an den hybride Proteoglykanketten mit Chondroitinsulfat und Keratansulfat gebunden sind (HARDINGHAM und MUIR 1972; ROSENBERG 1975). Das Verhältnis Hyaluronsäure zu Chondroitinsulfat beträgt etwa 1:100.

Die Seitenketten der Proteoglykane sind lineare Polyelektrolyte, gebildet aus Aminozuckern (an C_2 eine NH_2-Gruppe), den reinen Polysacchariden, die als Disaccharideinheiten auftreten. Es wechseln Hexosamine (Glukosamin, Galaktosamin) und Glukuronsäure bzw. Galaktose. Nach dem Aufbau dieser Einheiten werden unterschieden: *Hyaluronsäure* (Glukosamin-Glukuronsäure), *Chondroitinsulfate* (Galaktosamin-Glukuronsäure) und *Keratansulfat* (Glukosamin-Galaktose). An das Hexosamin der Chondroitinsulfate und des Keratans ist eine Sulfatgruppe gebunden, bei den Chondroitinsulfaten einmal an C_4 zum anderen an C_6, womit zwischen zwei Chondroitin-4 bzw. 6-Sulfaten zu unterscheiden ist.

In einem Makromolekül sind verschiedene Polysaccharide miteinander vergesellschaftet, es sind *hybride* Moleküle. Chondroitinsulfate können mit und ohne Keratansulfat (MUIR u. JACOBS, 1967; TSIGANOS u. MUIR, 1970), Keratansulfat aber nicht ohne Chondroitinsulfat auftreten (PEDRINI, 1969).

In einem Chondroitinsulfat-Protein-Molekül beträgt die Länge des Proteinkerns 4000 Å; es können 4–5 Kerne vorhanden sein. Die 60–100 Chondroitinsulfatketten bestehen aus etwa 40 Disaccharideinheiten mit einer Gesamtlänge von 1000 Å (LUSCOMBE u. PHELPS, 1967; MATHEWS, 1968). Das dreidimensionale Netzwerk der Polysaccharidketten stellt ein Filter für andere Moleküle dar; es liegt ein sog. *Siebeffekt* vor (BUDDECKE, 1966; LAURENT, 1970). Die Diffusion von Molekülen hängt mehr von ihrer Größe und Gestalt, weniger von ihrem chemischen Charakter ab (MAROUDAS, 1970). Die Proteoglykane regeln auch über das sog. Ausschlußvolumen (LAURENT, 1968) den Stofftransport und die Stoffverteilung. Durch ihre hohe Viskosität (BUDDECKE, 1966) wirken sie als *Schmiermittel*. Im Verbund (KNESE, 1958, 1970c) mit den Fibrillen leisten sie einer Kompression Widerstand (FESSLER, 1960), womit sie auch mechanische Aufgaben erfüllen.

Die einzelnen Organe weisen nach Menge und Art der reinen Polysaccharide (die verschiedenen Chondroitinsulfate, Keratansulfat usw.) ein charakteristisches „make up" auf (DURAN-REYNALS, 1942; BUDDECKE, 1966; JACKSON u. BENTLEY,

1968). Mit zunehmendem Alter nimmt im Knorpel Chondroitin-4-sulfat zugunsten von Chondroitin-6-sulfat, Keratansulfat und dem Protein ab (MATHEWS, 1965; MATHEWS u. GLAGOV, 1966; ROSENBERG et al., 1965). Der Knorpel zeigt demgemäß in verschiedenen Altersstufen eine unterschiedliche Zusammensetzung. Es liegt eine Altersabhängigkeit der Synthese in der Reihe Hyaluronsäure, Chondroitinsulfate und Keratansulfat vor (ABBOTT u. HOLTZER, 1968), die z.T. auf die veränderte hormonelle Situation zurückzuführen ist (CLAUSEN, 1966; SINEX, 1968).

Bei morphologischen Untersuchungen ist zu beachten, daß die in vivo-Struktur der Makromoleküle bereits durch die Wasserbindung nicht zu erhalten ist; sie erscheinen in einer bestimmten *Fixierungsstruktur* (KNESE, 1972b). Durch die Entwässerung schrumpft der Durchmesser der Moleküle im Knorpel bis auf 300–350 Å zusammen, aber auch größere Granula treten interfibrillär auf (KNESE, 1966b, 1969, 1971a; CAMPO u. PHILLIPS, 1973). Es wurde allerdings versucht, aus der elektronenmikroskopischen Erscheinungsform Schlüsse auf die wahre Gestalt der Moleküle zu ziehen (MATUKAS et al., 1967; PARTRIDGE, 1968; SERAFINI-FRACASSINI et al., 1970). Im übrigen sind die Proteoglykane verschieden stark löslich, nicht nur in Wasser sondern auch in Äthanol und Formalin (SZIRMAI, 1963). Die Löslichkeit ist z.T. umgekehrt proportional zum Proteingehalt und von der biologischen Halbwertzeit abhängig (HALLÉN, 1970). In unseren Präparaten sind infolgedessen nur die schwer- bzw. unlöslichen Proteoglykane erhalten. Die Löslichkeit in Abhängigkeit von der molaren $MgCl_2$-Konzentration wurde auch zur Charakterisierung der Polysaccharide herangezogen (HJERTQUIST, 1964).

3.2.2. Die Biosynthese

Die Synthese der Proteoglykane und Glykoproteine ist ein komplexer, mehrzeitiger Vorgang. Zunächst muß ein *Proteinakzeptor* gebildet werden (SILBERT, 1964), und zwar am Ribosom, wie bei anderen Proteinen auch (SPIRO, 1970; MARSHALL, 1972). Noch am Polyribosom findet u.a. eine Glykosylierung der Aminosäurereste statt. In 7 enzymatischen Schritten erfolgt durch Transferasen die Bildung der Xylosebrücke und die Bindung der Disaccharidkomponenten (RODÉN, 1970; DORFMAN, 1970).

Die Synthese des Kohlenhydratanteils geht offensichtlich vom *Glykogen* aus. Hexosamin und Hexuronsäure werden nämlich aus Glukose, ohne Zufuhr vom Blut her, gebildet (BAZIN u. DELAUNAY, 1959). Das in Knorpel- und Periostzellen gespeicherte Glykogen ist die Muttersubstanz für die Bindegewebspolysaccharide, aber auch für die Pentosen der Nukleinsäuren. Ein Glykogenmolekül mit 31 000 Glukoseeinheiten (MANNERS, 1957) kann durch Kettenverkürzung etwa 10% der Reste abgeben. Ein Proteoglykanmolekül enthält rund 4 000 Disaccharideinheiten, die demgemäß von mindestens drei Glykogenpolymeren abstammen müßten. Entsprechend den Angaben für die Bildung des Tropokollagens könnte man annehmen, daß ein Polysom aus 30–60 Ribosomen für die Synthese des Proteinkerns erforderlich ist. Die Synthese eines Moleküls findet demzufolge in einem relativ großen Bereich der Zelle statt, der auch elektronenmikroskopisch in einer fein granulären Kontaktzone zwischen Ribosomen und Glykogengranula zu lokalisieren ist (KNESE, 1969).

Den genetisch gesteuerten ribosomalen Vorgängen folgen „postribosomale" nach Ablösung vom Ribosom (MARSHALL u. NEUBERGER, 1970). Ähnlich wie beim Kollagen und den Mineralien, schließt sich der Kernbildung ein Molekülwachstum an, worüber wir noch wenig wissen. Es findet eine Kettenverlängerung und die Sulfatbindung statt (LAWFORD u. SCHACHTER, 1966; RODÉN, 1970).

Als biologischer Sulfatträger tritt ein aktives Sulfat auf (PAPS). Adenosin 3-Phosphat-5-Phosphosulfat; ROBBINS u. LIPMANN, 1956); die Koppelung bewirken mikrosomale Sulfotransferasen (SILBERT, 1964; LASH, 1968). Über die Markierung mit ^{35}S (DZIEWIATKOWSKI, 1958) läßt sich die MPS-Synthese lokalisieren; das Sulfat ist nach 24–48 Std. überwiegend an Chondroitinsulfate gebunden. Anschließend findet die Abgabe aus der Zelle statt.

Im Zusammenhang mit der Polysaccharidbindung und der Extrusion wurde auch der Golgi-Apparat genannt, dessen Rolle aber völlig unklar ist (REVEL, 1970). Autoradiographische Befunde, u.a. an Drüsenzellen, sind mit anderen, z.B. über die Enzymverteilung in der Zelle, unvereinbar (LAWFORD u. SCHACHTER, 1966). Chondrozyten von Rinderfeten besitzen keinen Golgi-Apparat (KNESE, 1969), der nur bei Nagetieren stark entwickelt ist. Die *Extrusion* scheint sehr unterschiedlich vor sich zu gehen (KNESE, 1969, 1971a), unmittelbar durch das Plasmalemm und mit Hilfe von sehr verschiedenartigen Vakuolen (GODMAN u. PORTER, 1960; GOEL, 1970).

3.3. Die biologische Halbwertszeit

Veränderungen der Struktur des Skeletts, wie sie im Lauf der Entwicklung bis zum reifen Skelett und im Rahmen des Altersabbaus, aber auch bei Erkrankungen, Frakturen usw. auftreten, werden auf einen sog. Umbau zurückgeführt. Bei der Beschreibung dieses Vorganges ging man bisher von Beobachtungen in der lichtmikroskopischen Dimension aus. Heute müssen die genannten Veränderungen aber unter dem Gesichtspunkt der *submikroskopischen* Struktur und Entwicklung der Gewebekomponenten diskutiert werden (KNESE, 1970b).

Die Interzellularsubstanzen weisen ein extrazelluläres Leben auf, das u.a. durch ihre biologische Halbwertszeit zu kennzeichnen ist. Sie schwankt beim *Kollagen* zwischen 1 und 630 Tagen, im Knochen zwischen 3 und 480 Tagen (THOMPSON u. BALLOU, 1956; CHVAPIL, 1967; WOESSNER, 1968). Die in Neutralsalz lösliche Kollagenfraktion nimmt mit dem Wachstum ab (von 10% auf 1%), ihre biologische Halbwertszeit ist gering (1–5 Tage). Die unlösliche Fraktion zeigt im Lauf des Lebens eine Zunahme der Halbwertszeit von 50–100 auf 480 Tage. Zum Vergleich sei aufgeführt, daß ^{45}Ca beim Erwachsenen die Halbwertszeit von 260 Tagen hat (BRONNER, *et al.,* 1956); zum schnell austauschbaren Pool gehören 5 g. Die Ausscheidung von Hydroxyprolin ist ein Maß für den Kollagenumsatz (PROCKOP u. KIVIRIKKO, 1968; ADAMS, 1970); sie ist zwischen dem 11. und 14. Jahr am höchsten und erreicht nach der zweiten Dekade ihr Minimum.

Die biologische Halbwertszeit der *Bindegewebspolysaccharide* ist demgegenüber relativ kurz; sie beträgt 2–17 Tage, nur beim Keratansulfat etwa 120 Tage (BUDDECKE, 1966). Die Aktivitätskurven der reinen Polysaccharide verändern sich im Nucleus pulposus und im Rippenknorpel während des Lebens; die Wirkung der Hormone auf die Halbwertszeit der einzelnen Polysaccharide ist recht unterschiedlich (DAVIDSON u. SMALL, 1963a, c).

Dieser Turnover, „Umbau" im Molekulargefüge der Bindegewebskomponenten, erfordert eine *synthetische* und *lytische* Aktivität der Zellen, auch der Chondrozyten und Osteozyten. Sie ist bereits erforderlich, um den augenblicklichen Zustand eines Gewebes aufrechtzuerhalten (KNESE, 1971b). Bedeutsamer ist die Tatsache, daß sich der Aufbau eines Gewebes im Sinn der bekannten Altersreifung verändert. Der molekulare Umbau führt aber auch ohne Resorption und Neubildung zu einer Struktur, die von der ursprünglich gebildeten recht verschieden ist. Damit haben wir eine derzeit noch nicht ausgeschöpfte Grundlage für die Beurteilung der Biodynamik der Stützgewebe, die sich von älteren Vorstellungen nicht unwesentlich unterscheidet.

4. Organogenese und Histogenese

Bei histogenetischen Untersuchungen der Skelettzellen werden häufig an die Wurzel eines Stammbaums undifferenzierte pluripotente Mesenchymzellen gesetzt (Kember, 1960), die auch „osteoprogenitor cells" (Young, 1963b) bzw. „germinal cells" (Hall, 1970) genannt wurden. Eine einzige Rasse der Mesenchymzellen liegt in der Entwicklung nicht vor.

Die Skelettorgane sind auf verschiedene *Mesenchymquellen* (Starck, 1965; Knese, 1967a) zurückzuführen, die zu verschiedenen Zeiten der Entwicklung an mehreren Orten des Keims entstehen. Die Spezialisierung dieser *präsumptiven Skelettbereiche* erfolgt z.T. im Stadium der Keimscheibe, z.T. während und nach der Ausbildung der Körpergrundgestalt durch Abfaltung des Keims. Aus den Somiten oder Ursegmenten, dem Sklerotom, entwickelt sich das Achsenskelett, aus der parietalen Seitenplatte, der Somatopleura, die Extremitäten (Romanoff, 1960) und aus dem Ektomesenchym große Teile des chondralen und desmalen Schädels (Weston, 1970).

Die präsumptiven Skelettbereiche besitzen ein *organspezifisches* Mesenchym, das sich nicht durch ein Mesenchym aus einer anderen Quelle ersetzen läßt (Hall, 1937; Hörstadius, 1950; aber auch Fell, 1956). Dies bedeutet, daß es kein unspezifisches Mesenchym gibt, sondern nur Mesenchyme, die für bestimmte Organanlagen determiniert sind (vgl. auch Friedenstein, 1976).

Auf der Grundlage präsumptiver Organanlagen entwickeln sich die Teile des Skeletts: Die Organform entsteht. Innerhalb einer Anlage läuft eine fortschreitende Spezialisierung ab. In den Extremitäten werden zunächst die proximalen, dann die distalen Skelettstücke determiniert und manifest (Amprino u. Camosso, 1958; Hampé, 1959). Gleichzeitig erfolgt eine histologische Spezialisierung, die Histogenese. Das *mesenchymale* Skelett besteht überwiegend aus Zellen, die als Mesenchymkondensation dicht zusammenliegen; die Menge der von ihnen gebildeten Interzellularsubstanzen ist gering. Eine vermehrte Produktion von Interzellularsubstanzen durch einen großen Teil der Zellen bringt eine Abgrenzung der Organanlage, die Bildung eines Perichondriums und den Übergang zum *Vorknorpel* und schließlich zum hyalinen *Knorpel*.

Aus den Mesenchymzellen sind damit Knorpelzellen geworden. Die Zellen haben einen Gestalt- und Funktionswandel, eine *Metamorphose* (Knese u. Biermann, 1958; Knese, 1967a) durchgemacht. Skelettzellen zeigen einen Formwandel, der im Rahmen der Organentwicklung, die zum knöchernen Skelett führt, einem bestimmten Programm folgt. Über diese Probleme der „Gruppendynamik des Organismus", die Dynamik der Organisation, wissen wir derzeit wenig (Weiss, 1962).

Solche *Zellsequenzen* sind auch in der späteren Entwicklung gut bekannt (vgl. auch Johnson, 1964). Aus Chondroblasten werden hyaline Knorpelzellen, Zellen des Säulenknorpels, hypertrophe Chondrozyten und schließlich metaphysäre Osteoblasten, aus Osteoblasten werden Osteozyten (Abb. 1). Aus einer nach Gestalt und Leistung spezialisierten Zelle entwickelt sich eine andere ebenfalls spezialisierte Zelle. Das bekannteste Beispiel hierfür ist die Umwandlung des Osteoblasten in einen Osteozyten. Man muß infolgedessen den Familien bzw. Populationen der Skelettzellen (Weiss, 1962; Knese, 1967a) die Fähigkeit zusprechen, mehrfach in ihrem Leben Form, Struktur und Leistung zu ändern (vgl. auch Urist *et al.,* 1969). Die sich folgenden phänotypischen (vgl. Nanney, 1958; Abercrombie, 1967; Lash, 1968) Zellbilder gehen wohl saltatorisch ineinander über (Knese u. Geidel, 1972). Man könnte diesen Vorgang mit der Metamorphose der Insekten in der Folge Ei, Raupe, Puppe und Imago vergleichen: Jedes Stadium ist morphologisch und funktionell vom vorigen verschieden und wohl definiert, die Determination für ein Skelettelement bleibt gleich.

Skelettzellen weisen *Produktionssequenzen* auf; zunächst wird überwiegend Hyaluronsäure, dann Chondroitinsulfat und schließlich Keratansulfat gebildet (s.o.), daneben Kollagene. Bemerkenswert ist die unterschiedliche Aktivität der Zellen in den verschiedenen Stadien einer Metamorphosesequenz. Man kann sich infolgedessen fragen, ob die verschiedenen morphologisch gekennzeichneten Stadien nicht einfach Äquivalente der jeweiligen Funktion sind. Diese Frage ist derzeit nicht endgültig zu beantworten. Häufig wird z.B. angenommen (FELL, 1956; HALL, 1970), daß chondrogene und osteogene Potenz grundsätzlich voneinander verschieden sind. Viele Beobachtungen sprechen dagegen, aber auch theoretische Überlegungen; Chondrogenese ist nämlich überwiegend, aber nicht ausschließlich, Produktion von Proteoglykanen, Osteogenese die Bildung von Kollagenen. Somit besteht, von der Zelle aus gesehen, nur ein gradueller Unterschied im Hinblick auf die Syntheseform, da Skelettzellen zur Bildung beider Substanzen fähig sind.

Im Rahmen dieser Sequenzen treten an bestimmten Orten, z.B. im Perichondrium und Periost, strukturarme Zellen auf. Elektronenmikroskopisch besitzen sie ein endoplasmatisches Retikulum, und andere Zellorganellen in geringer Zahl, speichern auch Kohlenhydrate. Aber auch Osteoblasten und Osteozyten machen einen Strukturwandel durch. Über die Bedeutung einer solchen *Entstrukturierung* determinierter Zellen können derzeit nur Hypothesen aufgestellt werden. Man könnte an eine zeitlich beschränkte Einstellung der Aktivität denken. Es besteht kein festes Verhältnis zwischen Determination und Zellstruktur (HAY, 1958; SALPETER u. SINGER, 1960). Man muß wohl präziser formulieren: Eine hoch strukturierte Zelle ist aller Voraussicht nach auch determiniert; aber Aussagen über ihre Potenz sind nicht möglich. Eine gering strukturierte Zelle läßt ihre Determination nicht erkennen, d.h. ihr weiteres Schicksal ist aus ihrer Struktur nicht vorauszusagen. Solche strukturarmen Zellen wurden als Mesenchymzellen angesehen, die als eine Art Schlummerzelle darauf warten, Osteoblasten zu werden (KNESE, 1967a).

Die ursprüngliche Vorstellung von der *Differenzierung* (GROBSTEIN, 1959) setzte voraus, daß eine Zelle erst nach einer bestimmten Zytodifferenzierung eine spezifische Leistung vollbringt; dies gilt vermutlich für das Nerven- und Muskelgewebe, aber nicht die Skelettgewebe. Für bestimmte Skelettelemente determinierte Mesenchymzellen produzieren Bindegewebspolysaccharide und eine geringe Zahl von Kollagenfibrillen. *Alle* Entwicklungsstadien der Skelettzellen, vom Mesenchym bis zum Osteoblasten hin, sind damit fähig, Interzellularsubstanzen zu produzieren. Entwicklung bzw. Spezialisierung und „Funktion" sind zeitlich nicht voneinander getrennt. Eine weitere Untersuchung von solchen Zellsequenzen ohne hypothetische Voraussetzungen ist dringend erforderlich. Bei Markierungen sind gleichzeitig die zytologischen Charaktere der Zellen eindeutig zu bestimmen (YOUNG, 1963a). Auf keinen Fall kann die Zytogenese von Skelettzellen, z.B. den Osteoblasten, isoliert, ohne Berücksichtigung der Organentwicklung, betrachtet werden.

5. Epiphyse — Metaphyse

Epiphysen sind am Skelett bereits im Devon und bei den Knochenfischen vorhanden (HOLMGREN u. STENSIÖ, 1936; HAINES, 1941); sie sind ein Wachstumorgan. Als morphologische Manifestation der unterschiedlich hohen und verschiedenartigen Aktivität der Zellen ergibt sich eine klare Gliederung in Regionen. Die Regionen stellen einen bestimmten Entwicklungs- und Funktionszustand der Zellen dar (Abb. 1).

In der Individualentwicklung eines Skelettstücks entsteht zunächst ein einheitliches Knorpelelement, das vom Perichondrium umgeben ist. Die histologische Differenzierung schreitet vom Zentrum zu den Gelenkenden fort (STREETER, 1949). Im Zentrum entwickeln sich kohlenhydratreiche, den hypertrophen Chondrozyten ähnliche Zellen. Ihnen schließt sich beiderseits eine Art Säulenknorpel an, der anfangs in Vorknorpel und späterhin in hyalinen Knorpel übergeht. Er grenzt an das Gelenkblastem an, in dem sich durch Spaltenbildung eine Gelenkhöhle, aber auch Zwischenscheiben und vermutlich Binnenbänder entwickeln (HAINES, 1947; GRAY u. GARDNER, 1950; ANDERSEN, 1961).

Um das Zentrum des Knorpelstabes wird eine Knochenmanschette abgelagert; das Perichondrium wird zum Periost (KNESE u. KNOOP, 1961c). Die Bezeichnung perichondrale Osteogenese

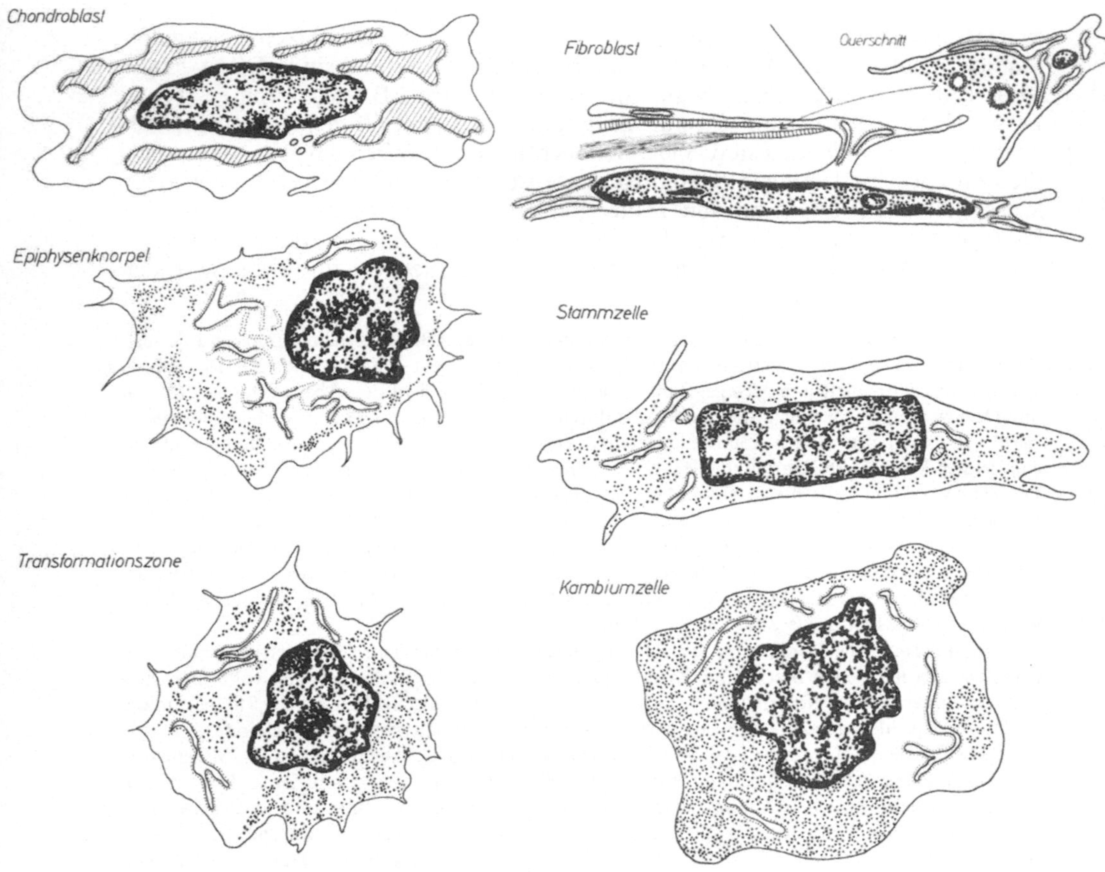

Abb. 1a u. b. Schematische Darstellung der Zellmetamorphose in der Epiphyse und im Periost. Angabe von Zell- und Kernform, Umfang und Gestaltung des endoplasmatischen Retikulums, Menge der Kohlenhydrat-Einlagerungen sowie Auftreten der Mitochondrien in Präosteoblast, Osteoblast und Osteozyt. Darstellung des Fibroblasten im Längs- und Querschnitt mit blattförmigen Zellfortsätzen in der Art der Flügelzellen, sowie Angabe der Kollagenfibrillen mit Konversion in elastisches Material (Pfeil)

ist daher nicht zu empfehlen. Unmittelbar anschließend tritt ein unregelmäßiges Hohlraumsystem im Knorpel auf (KNESE, 1957). Über einen perichondralen Zapfen dringen Blutgefäße aus dem Periost ein. Das ursprünglich einheitliche primäre Gebiet der hypertrophen Zellen wird auf diesem Weg geteilt, und somit sind zwei getrennte Epiphysen entstanden, zwischen denen sich die primäre Markhöhle befindet. Die Bildung der Markhöhle ist kein rein destruktiver Prozeß, da gleichzeitig eine *diaphysär-chondrale Osteogenese* stattfindet (KNESE, 1957). Die Vorgänge ähneln jenen im Knochenkern (s.u.). Das Auseinanderrücken und die Vergrößerung der Markhöhle sind mit der weiteren Ausbildung der Diaphysenschale korreliert. Weder die Epiphyse noch die Diaphyse können isoliert für sich betrachtet werden, wie noch zu zeigen sein wird.

5.1. Die Epiphyse

5.1.1. Perichondrium und Chondrogenese

Perichondrium und Periost sind integrierende Bestandteile des Skeletts (PETERSEN, 1930). Wir beginnen daher die Erörterung der regionalen Gliederung

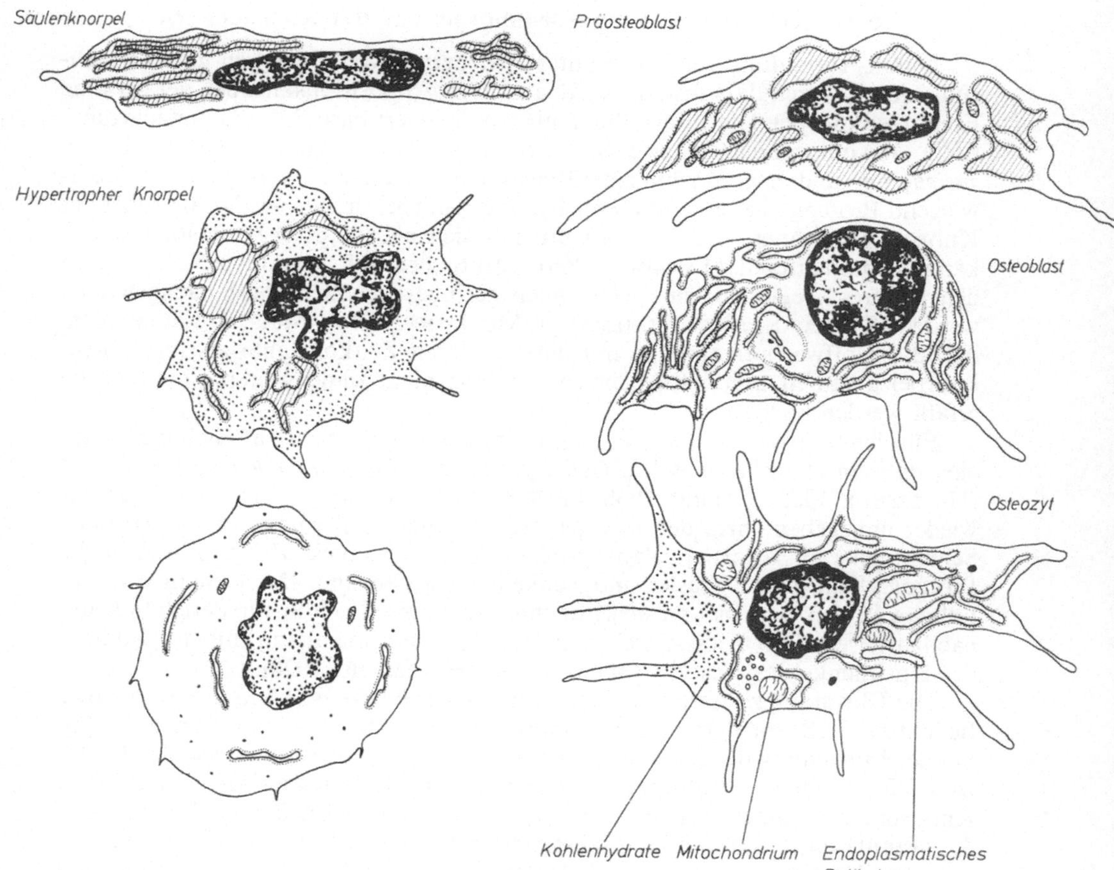

Abb. 1 b

der Epiphyse mit dem Perichondrium als Ort der appositionellen Chondrogenese, wobei die Appositionsschicht des Knorpels mit einbezogen werden muß.

In einer Art Kambiumschicht liegen sog. *Prächondroblasten* (PRITCHARD, 1956b), die nur wenig Zellorganellen und kaum eine Farbreaktion aufweisen (KNESE, 1966a; KNESE u. KNOOP, 1961a). In den Interzellularräumen befinden sich quergestreifte Kollagenfibrillen. Sie wurden von den Prächondroblasten gebildet, die den Fibroblasten ähnlich sind. Die *Chondroblasten*, mit perlschnurartig erweiterten Zisternen ihres mäßig entwickelten endoplasmatischen Retikulums, sind als Produzenten der Knorpel-spezifischen Proteoglykane anzusehen. Sie wandeln sich zu Zellen des Appositionsknorpels um. Der Appositionsknorpel besitzt Knorpelfibrillen ohne Periode in relativ weitem Abstand voneinander; in dem Interfibrillärraum liegen MPS-Granula. Man sprach früher von der Bildung pro- und protochondraler Interzellularsubstanz (SCHAFFER, 1930). Die Interzellularsubstanz ändert nämlich noch ihren Charakter, Vorgänge, die wir z.Zt. noch nicht genau definieren können (vgl. auch SZIRMAI *et al.*, 1967). Man kann, entsprechend dem präossalen, hier von einem *prächondralen* Gewebe mit geringer „Ausreifung" der MPS sprechen. Die Farbreaktion ist gegenüber dem hyalinen Knorpel u.a. oxyphil.

5.1.2. Der hyaline Epiphysenknorpel und der Knochenkern

Durch Abrundung der Zellen unter Speicherung von Glykogen und Vermehrung der Interzellularsubstanz wird aus dem Appositionsknorpel der hyaline Epiphysenknorpel. Die Interzellularsubstanz reagiert basophil und metachromatisch. Obwohl mindestens zwei Stoffwechselvorgänge vorliegen, eine *Glykogenspeicherung* und eine zunehmende *Produktion von Interzellularsubstanzen*, überwiegend Proteoglykane, wird dieser hyaline Knorpel immer wieder als ruhender Knorpel bezeichnet. Die Zellaktivität läßt sich allerdings enzymhistochemisch kaum demonstrieren (Takada, 1966). Mikrochemisch konnte jedoch, wie in den anderen Regionen, eine wenn auch geringe Enzymaktivität nachgewiesen werden (Kuhlman, 1960; Kuhlman u. McNamee, 1970). Man muß annehmen, daß die Stoffwechselvorgänge mit einer anderen Zeitkonstante als im Säulenknorpel ablaufen und infolgedessen von uns nicht ohne weiteres methodisch erfaßt werden können.

Für den Stoffwechsel des hyalinen Epiphysenknorpels spricht auch die Tatsache, daß ein charakteristisches *Gefäßsystem* mit *Knorpelkanälen* vorhanden ist (Hintzsche, 1928; Tilling, 1958; Levene, 1964; Brookes, 1971), obwohl immer wieder angegeben wird, der Knorpel sei avaskulär. Allerdings ist die kritische Schichtdicke im Knorpel relativ groß (3 mm; Bywaters, 1937), da durch die Proteoglykane gute Diffusionsmöglichkeiten gegeben sind. Der Einbau von Kapillaren in den Knorpel ist elektronenmikroskopisch schon im Perichondrium nachzuweisen. Die Gefässe stehen in keinem Zusammenhang mit der Bildung des Knochenkernes, der viel später auftritt (Hintzsche, 1928).

Die Chronologie des Erscheinens der *Knochenkerne* ist klinisch von größter Bedeutung, z.B. im Bereich der Handwurzel (Schmid, 1949; Gardner, 1971). Bei der Entstehung des Knochenkernes (proximale Humerusepiphyse der Ratte) wirkt eine Reihe von Teilprozessen zusammen. In Richtung auf den zukünftigen Knochenkern runden sich die Chondrozyten durch beträchtliche Vermehrung des granulären Retikulums ab und speichern Kohlenhydrate. Die Zellen werden dann länglich und ordnen sich zirkulär um das Gebiet des Kernes an. Schließlich kommt es zu einer Zelldegeneration unter Verlust der Kohlenhydrate, Schrumpfung und Zerfall der Zelle zu granulären Massen. Die Interzellularsubstanz in diesem Areal zeigt eine Desintegration, wodurch eine Höhle entsteht, die Verbindung mit einem Gefäßkanal gewinnt. Die perivaskulären Zellen haben den Charakter von Bildungszellen. Um den Knochenkern tritt die UDP(Uridindiphosphat)-Glukose-Dehydrogenase auf, die für eine MPS-Synthese spricht (Fischer, 1973), ebenso eine ^{35}S-Ablagerung (Dziewiatkowski, 1952b). Die Chondrozyten um die Höhle zeigen eine Hypertrophie mit anschließender Eröffnung der Knorpelhöhle. Unter Regression dieser Eröffnungsfront (s.S. 18) in Richtung auf den sich abgrenzenden Gelenkknorpel und die nun entstandene Epiphysenscheibe hin wird der Hohlraum größer. In den bei der Eröffnung stehenbleibenden Knorpelspangen erfolgt die Ablagerung von Mineralien und auf diesen Balken wird, wie bei der metaphysären Osteogenese, durch Osteoblasten Knochengewebe abgelagert. Der Gelenkknorpel zeigt gegenüber dem Epiphysenknorpel eine starke MPS-Reaktion (Ritter-Oleson: Kolloidales Eisen-PAS), die auf eine abweichende Stoffwechselsituation hinweist (vgl. Amprino, 1955). Seine kennzeichnende Fibrillenordnung bildet sich erst mit der endgültigen Abgrenzung des Knochenkernes aus.

5.1.3. Die Transformationszone

Eine Transformationszone (Knese, 1964, 1966a, 1969) ist in den verschiedenen Epiphysen unterschiedlich deutlich ausgebildet. Von rundlichen, stark mit

Glykogen beladenen Zellen wird gegenüber dem hyalinen Epiphysenknorpel verstärkt eine MPS-Synthese durchgeführt; sie zeigen ^{35}S-Einlagerungen (CAMPO u. DZIEWIATKOWSKI, 1961). Die blasig erweiterten Zisternen des endoplasmatischen Retikulums sind mit einer annähernd amorph erscheinenden Masse erfüllt (KNESE, 1969).

5.1.4. Der Säulenknorpel

Auf die verschieden deutlich ausgebildete Transformationszone bzw. ihren Rest über der Epiphysenscheibe folgt der Säulenknorpel. Zwischen den Längsbalken der Interzellularsubstanz liegen in Knorpelhöhlen bis zu 2–3 annähernd keilförmige Zellen, wobei die Schneide des Keils zum Zentrum der Höhle hin gerichtet ist. Der häufig gebrauchte Vergleich von übereinander getürmten Geldmünzen ist damit nur bedingt zutreffend. Die Umgestaltung der Zellform und die Lageveränderung der Zellen ist mehr auf eine allgemeine *synthetische* Aktivität der Zellen als auf ihre mitotische Vermehrung zurückzuführen. Der Höhepunkt der *mitotischen* Aktivität liegt nicht an der Spitze der Säulen, sondern erst bei tieferen Zellen (KEMBER, 1960, 1971, 1972; ROHR, 1963).

In der Mitte der Säule fehlen den Zellen Glykogeneinlagerungen (KNESE u. KNOOP, 1961a). Das endoplasmatische Retikulum bildet ein kontinuierliches, labyrinthartiges System. Golgi-Elemente und kleine Mitochondrien sind vorhanden. Sehr viele Angaben über die synthetische Aktivität an Knorpelzellen beziehen sich auf den Säulenknorpel. Hierbei wird für die Zellen auch die irreführende Bezeichnung „Chondroblasten" gebraucht (PRITCHARD, 1952; GODMAN u. LANE, 1964; FULLMER, 1965). Der Nachweis der Produktion von Interzellularsubstanzen durch Chondrozyten, vor allem des Säulenknorpels, stellt eine entscheidende Erweiterung unserer Kenntnisse dar. Die Bedeutung dieser Vorgänge konnte aber bisher nicht befriedigend interpretiert werden. Eine Markierung der Zellen des Säulenknorpels mit Glyzin (TONNA, 1965b) und Prolin (RAY *et al.*, 1962; ROHR u. GEBERT, 1967) spricht für eine *Kollagensynthese,* andere für eine *MPS-Synthese* (CAMPO u. DZIEWIATKOWSKI, 1963). Im Säulenknorpel liegt auch das Maximum der ^{35}S-Ablagerungen (DZIEWIATKOWSKI, 1958; AMPRINO, 1955). Nach 2 Std. beginnt der Übertritt des Sulfats von der Zelle in die Interzellularsubstanz. Die Enzymaktivität ist relativ hoch. Es überwiegen die NAD-(Nicotinamidadenindinucleotid) abhängigen Dehydrogenasen (Laktat-, Malat-Dehydrogenasen; TAKADA, 1966). Die UDP-Glukose-Dehydrogenase weist auf die Glukuronsäure (MPS)-Synthese hin (FISCHER, 1973).

Die Zellen sind von einer *Perizellularsubstanz* umgeben (KNESE, 1968b). Elektronenmikroskopisch besteht sie aus einer fädigen Substanz und z.T. recht großen MPS-Granula (SMITH *et al.,* 1967; KNESE, 1968b). Sie wurde auch als Knorpelkapsel angesehen (SCOTT u. PEASE, 1956), was sicher nicht zutreffend ist. Eine echte Knorpelkapsel weisen die permanenten Knorpel, wie Rippe und Trachea, auf (CONKLIN, 1963; vgl. KNESE, 1970d).

Epiphysen haben eine unterschiedliche Zusammensetzung im Hinblick auf das Verhältnis Kollagen zu MPS (RÖNNING *et al.,* 1967). Wegen der kurzen biologischen Halbwertszeit der MPS kann man annehmen, daß MPS-reiche Epiphysen stoffwechselaktiver als andere sind. Die Interzellularsubstanz des Säulenknorpels reagiert stark basophil und metachromatisch (KNESE u. KNOOP, 1961a; VAN DEN HOOFF, 1964; FÖLDES *et al.,* 1965). Die Menge der Chondromukoproteine und der Sulfate ist vermehrt (WUTHIER, 1969/70; VITTUR *et al.,* 1971).

5.1.5. Die hypertrophen Zellen

Bei einer vollständigen Epiphyse deutlich abgesetzt, bei der Epiphysenscheibe mehr im kontinuierlichen Übergang, wandeln sich die Zellen des Säulenknorpels zu großen, rundlichen Elementen um. Aufgrund der lichtmikroskopischen Erscheinungsform wurden die hypertrophen Chondrozyten immer wieder als degenerierende Zellen bezeichnet. Hier liegt offensichtlich eine Fixierungsschädigung durch den Verlust leicht löslicher Stoffe vor (KNESE u. KNOOP, 1961a; KNESE, 1968, 1969). Sie sind reichlich mit Glykogen angefüllt, das mitunter in den letzten Zellen der Mineralisationszone fehlt (GLOCK, 1940; EEG-LARSEN, 1956). In den oberen Zellen ist eine Glykogensynthetase und UDP-Glukose-Dehydrogenase vorhanden (FISCHER, 1973). Die NADP-abhängigen Dehydrogenasen überwiegen (TAKADA, 1966) und somit der *Pentosephosphatshunt* und der Trikarbonsäurezyklus. In diesem Zusammenhang findet auch eine Synthese von Ribonukleinsäure statt (MANKIN *et al.,* 1968). Der im allgemeinen dichte Kern zeigt elektronenmikroskopisch starke Einbuchtungen. Das mäßig entwickelte endoplasmatische Retikulum hat enge Zisternen; einige kleine Mitochondrien sind vorhanden (SCOTT u. PEASE, 1956; KNESE u. KNOOP, 1961a, c; ANDERSON, 1964). Vor allem in der Mineralisationszone liegen weiterhin Zellen mit dichtem Hyaloplasma und lakunenartig erweiterte Zisternen, die einen großen Teil des Zellvolumens einnehmen (KNESE u. KNOOP, 1961a). Es wurde vermutet, daß sie überwiegend Glykoproteine bilden (KNESE, 1971a).

Im Zusammenhang mit dieser Zellaktivität ergibt sich auch eine Umgestaltung der benachbarten Interzellularsubstanz. Sie reagiert gegenüber den anderen Regionen der Epiphyse stark PAS-positiv (KNESE u. KNOOP, 1961c; FÖLDES *et al.,* 1965). Die Menge der sog. Sialoproteine, d.h. von Glykoproteinen mit Sialinsäure, ist vermehrt (LINDENBAUM u. KUETTNER, 1967; WUTHIER, 1969/70; CAMPO, 1970). Die leichte Fraktion (PP-L) der Proteoglykane ist gering vertreten (HIRSCHMAN u. DZIEWIATKOWSKI, 1966). Es wird daher ein Abbau der Proteoglykane, voran ihres Proteins durch lysosomale saure Proteasen angenommen (DINGLE, 1961; CAMPO u. DZIEWIATKOWSKI, 1963).

In den Längssepten des Knorpels (McLEAN u. BLOOM, 1940; TAKUMA, 1960; CAMERON, 1963; ANDERSON u. PARKER, 1968) werden *Mineralien* eingelagert. Zuerst sind einzelne Nadeln zu finden, dann Gruppen von unregelmäßig orientierten Nadeln. Die Lagerungsform der Kristalle ist damit von der im Knochengewebe grundsätzlich verschieden (KNESE, 1959b, 1976). Die Nadeln sind länger (380Å) und dünner (20Å) als im Knochengewebe (KNESE, 1963a). Es ist nicht sicher, ob die ersten Ablagerungen stets im Zusammenhang mit sog. Kristallschatten (BONUCCI, 1967) auftreten. Die Depots verschmelzen zu großen kolonförmig begrenzten Massen (ROBINSON u. CAMERON, 1956; KNESE, 1959b; CAMERON, 1963). Die Knorpelmineralien haben keine Beziehung zu den Kollagenfibrillen (ROBINSON u. CAMERON, 1956; KNESE, 1963a). Nach Entkalkung sind nur einzelne fädige Elemente anzutreffen (KNESE u. KNOOP, 1961b; CAMERON, 1963).

5.2. Die Metaphyse

Als Metaphyse wird das Gebiet der primären Spongiosa bezeichnet. Sie beginnt zur Epiphyse hin mit der Eröffnungszone. Die ältere Hypothese (H. MÜLLER, 1858), daß Chondrozyten aus ihren Knorpelhöhlen austreten und zu Osteoblasten werden, findet in autoradiographischen (KEMBER, 1960; HOLTROP, 1966) und elektronenmikroskopischen Befunden eine Bestätigung. Die Epiphyse ist als ein Zellreservoir für die Metaphyse anzusehen (KNESE, 1963c) und liefert auf diesem Wege einen Beitrag zum Längenwachstum des Skelettstücks. Man kann davon ausgehen, daß die epiphysennahen Osteoblasten bei der enchondralen Osteogenese von Chondrozyten abstammen, andere der Epiphyse ferne dagegen von den Markzellen (TONNA, 1961; YOUNG, 1962a; SCOTT, 1967). Das Austreten, Schlüpfen der Chondrozyten ist vermutlich ein aktiver Vorgang, indem sich die Zellen durch ein kleines Loch in den Quersepten hindurch-

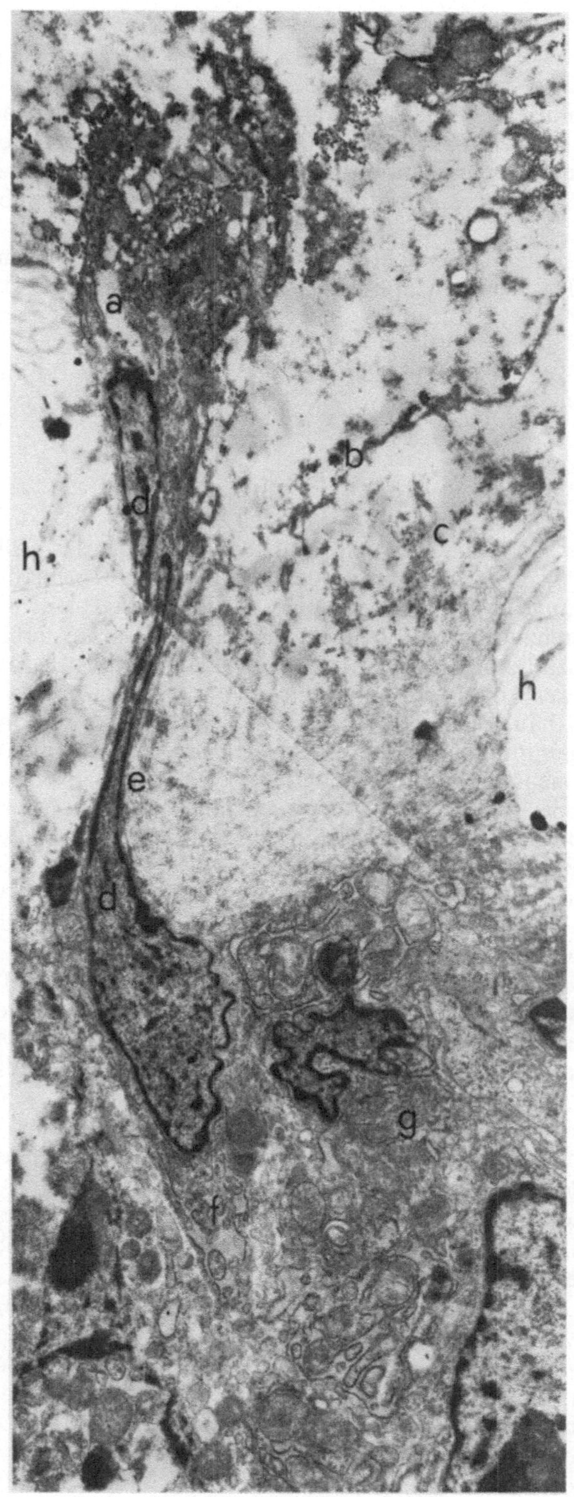

Abb. 2a–h. Schlüpfende Knorpelzelle im Wirbelkörper einer 8 Tage alten Katze. (a) Teil der Zelle in der Knorpelhöhle; (b) vermutlich teilweise zerrissenes Plasmalemm der Zelle; (c) Perizellularsubstanz; (d) zwei Anschnitte durch den Zellkern, der sich durch das Loch im Querseptum (e) hindurchzwängt; (f) Zellteil in der Eröffnungszone; (g) Zellansammlung in der Eröffnungszone; (h) herausgebrochene Knorpelmineralien; Vergr. 11000fach

zwängen (Abb. 2). Nicht immer ist hierbei die volle Integrität der Zelle zu beobachten. Es muß noch geklärt werden, inwieweit Präparationsartefakte dafür verantwortlich sind. Eine passive Befreiung der Chondrozyten durch Aufbrechen der Höhlen mittels Chondroklasten scheint im allgemeinen nicht stattzufinden; diese Zellen entfernen erst späterhin die knorpelige Interzellularsubstanz (Knese, 1972b).

Die mineralisierten Längssepten des Knorpels bleiben stehen und werden die Grundlage der primären Spongiosa. In verschieden großer Entfernung, je nach Epiphyse, von der Eröffnungszone legen sich den Längssepten Osteoblasten an und bilden Knochenfibrillen, die dann einen Mineralmantel erhalten. Die metaphysären Osteoblasten nehmen markiertes Glyzin und Prolin auf (Young, 1964; Tonna, 1965b; Rohr, 1965b).

5.3. Epiphyse

Die Epiphyse stellt ein Organ des Längenwachstums dar. Allerdings ist es bisher nicht gelungen, sogar kaum versucht worden, eine Korrelation aller bisher bekannten Vorgänge innerhalb der Epiphyse im Hinblick auf die Genese des Skelettstücks durchzuführen. Dies dürfte u.a. darauf zurückzuführen sein, daß man bei der Diskussion der Befunde nicht klar zwischen *organogenetischen* und *histogenetischen* Vorgängen unterschieden hat (Knese, 1957). Die Diskussion beschränkte sich häufig auf die Bedingungen der Mineralisation, die mit der Knochenbildung unmittelbar nichts zu tun hat und überhaupt nichts im Hinblick auf das Längenwachstum aussagt.

Als Zeichen des Längenwachstums „verschieben" sich Markierungen mit Aminosäuren und Sulfat zur Diaphyse hin (Campo u. Dziewiatkowski, 1963). Eine Tetrazyklinmarkierung erreicht in 6 Tagen die Markhöhle; die Wachstumsrate beträgt zwischen 100 und 600 μm je Tag (Kember, 1960; Hansson, 1964). Die scheinbare Verschiebung einer Markierung ist die Folge der *Regression* der Eröffnungszone und einer parallelen *Verschiebung der Regionengrenzen* gelenkwärts. Die Regression der Eröffnungszone erfolgt durch schrittweisen Abbau der Quersepten der Knorpelhöhlen, wodurch die Knorpellängsbalken als Grundlage der primären Spongiosa stehen bleiben. Der *organogenetische* Beitrag der Epiphyse liegt damit in der Bildung einer primären Spongiosa, die als Trichter (Leblond *et al.,* 1950) in die Diaphyse einverleibt wird. Es entstehen auf diesem Wege die seit langem bekannten „Resorptionsflächen" (Kölliker, 1873) bzw. freien chondralen Flächen (Knese, 1957). Sie bilden die Grundlage für eine weitere periostale Osteogenese (Knese, 1956).

Die Regression der Eröffnungszone ist ein Zeichen der Verschiebung der Regionengrenzen innerhalb der Epiphyse, wobei sich Säulenknorpelzellen zu hypertrophen Zellen usw. umwandeln. Wir dürfen die Regionen nicht statisch als abgegrenzte Gebiete betrachten; sie sind Ausdruck eines augenblicklichen Zustandes einer Zellpopulation, sie stellen ein Stadium in der Zellmetamorphose dar. Diese *Metamorphosesequenz*, die von Zellen des Perichondriums schließlich zu hypertrophen Zellen führt, wird auch als Wanderung bezeichnet. Eine echte Wanderung durch das Gerüst der Interzellularsubstanz hindurch erfolgt jedoch nicht. Zeitangaben über die Wanderung von Zellen geben die Geschwindigkeit der Umwandlung bzw. Metamorphose von einem zum anderen Zelltyp an. Sie beträgt für den Säulenknorpel 30–45 Std., für den hypertrophen 11 Std. und den mineralisierten Knorpel $3–4^1/_2$ Std. (Eeg-Larsen, 1956). Im übrigen findet innerhalb des Säulenknorpels noch eine Vermehrung der Zellen statt. Bei der

Rattentibia werden innerhalb von etwa 11 Tagen von einer einzigen Zelle im oberen Teil der Säule alle folgenden Zellen des Säulen- und hypertrophen Knorpels gebildet (KEMBER, 1969, 1971).

Die aus ihren Höhlen geschlüpften Zellen „wandern" in die Metaphyse ab. Die Größe dieses *Zellreservoirs* für die Metaphyse (KNESE, 1963c) läßt sich aus Markierungen mit Tritium-Thymidin (KEMBER, 1960, 1971, 1972; ROHR, 1963; MANKIN, 1964) errechnen. Bei einer Abwanderung von 5 Zellen aus einer Säule je Tag und 1000 hypertrophen Zellen je mm^2 und einer Flächengröße von 50 cm^2 der Eröffnungszone aller langen Knochen bei einem Neonatus beträgt die Abwanderung $2,5 \times 10^9$ Zellen je Tag. Diese Zellproduktion ist mit der bei der Lymphopoese vergleichbar. Die Skelettzellen sind aber fast unsterbliche Zellen (MANKIN, 1964). Der Übertritt von Zellen aus der Epiphyse in die Metaphyse wurde auch im Sinn einer Halbwertszeit bestimmt (ROHR, 1963); sie beträgt bei der Ratte 48 Std., d.h. die Hälfte der markierten Zellen hat dann die Epiphyse verlassen.

Neben der Bedeutung der Epiphyse für die Organogenese vermittels der primären Spongiosa und als Zellreservoir, ist auch die Frage nach dem *histogenetischen* Beitrag zur Bildung von Knochengewebe zu stellen. Die Vorgänge in der Epiphyse haben zunächst direkt nichts mit der Entstehung von Knochengewebe zu tun; sie verknöchert nicht. Dies gilt auch für die Mineralablagerungen, deren Bedeutung völlig unklar ist. Die Mineralien im präossalen Gewebe der primären Spongiosa sind eine Neubildung. Da die Knochenfibrillen in der Metaphyse durch Osteoblasten gebildet werden, könnte histogenetisch die Epiphyse nur die zur Osteogenese erforderlichen *Polysaccharide* liefern, wie seit längerm vermutet wurde (GODARD, 1951; SIFFERT, 1951). Neusynthese von Protein-Polysacchariden im Säulenknorpel und ihr anschließender Abbau in der hypertrophen Region müssen wohl in diesem Zusammenhang aufgeführt werden. Für diese Annahme spricht auch die Störung der Osteogenese nach Degeneration der Epiphyse infolge Papainbehandlung, die den MPS-Bestand herabsetzt (WESTERBORN, 1965). Die Epiphyse wäre infolgedessen histogenetisch der Kambiumschicht des Periosts gleichzusetzen (KNESE, 1967b). Die Umgestaltung der Interzellularsubstanz innerhalb der Epiphyse wurde allerdings überwiegend allein als Vorbereitung der Mineralisation angesehen. Die Bedingungen der Mineralisation in Form der „verkalkungsfähigen Grundsubstanz" konnten allerdings, trotz vielfältiger neuer Hypothesen, auch in bezug auf die Mukopolysaccharide nicht geklärt werden (KNESE, 1963a; KOBAYASHI, 1971).

6. Osteoklasten, Chondroklasten, Mineraloklasten, Kollagenoklasten

Riesenzellen treten nur zu bestimmten Lebenszeiten auf (BARNICOT, 1947; TONNA, 1960a, b). Sie sind in der Metaphyse anzutreffen (DODDS, 1932), an den freien chondralen Flächen (KÖLLIKER, 1873), an der endostalen Fläche des Femurs, weniger in den Havers'schen Kanälen (BINGHAM *et al.*, 1969) und am Schädel (BARNICOT, 1947). Eine Analyse der Verteilungsprinzipien der Riesenzellen nach Ort und Entwicklungszustand des Skeletts liegt bisher nicht vor.

Die Zahl der Zellkerne wechselt zwischen 6 und 100 und beträgt im allgemeinen 6–10. Die Riesenzellen sind nach Struktur und Aufgabe vielgestaltig und lassen einige Typen erkennen. Dies ergibt sich bereits bei Untersuchung der Kontaktfläche zum Skelett (Abb. 3). Ein *Bürstensaum* (KROON, 1954) ist

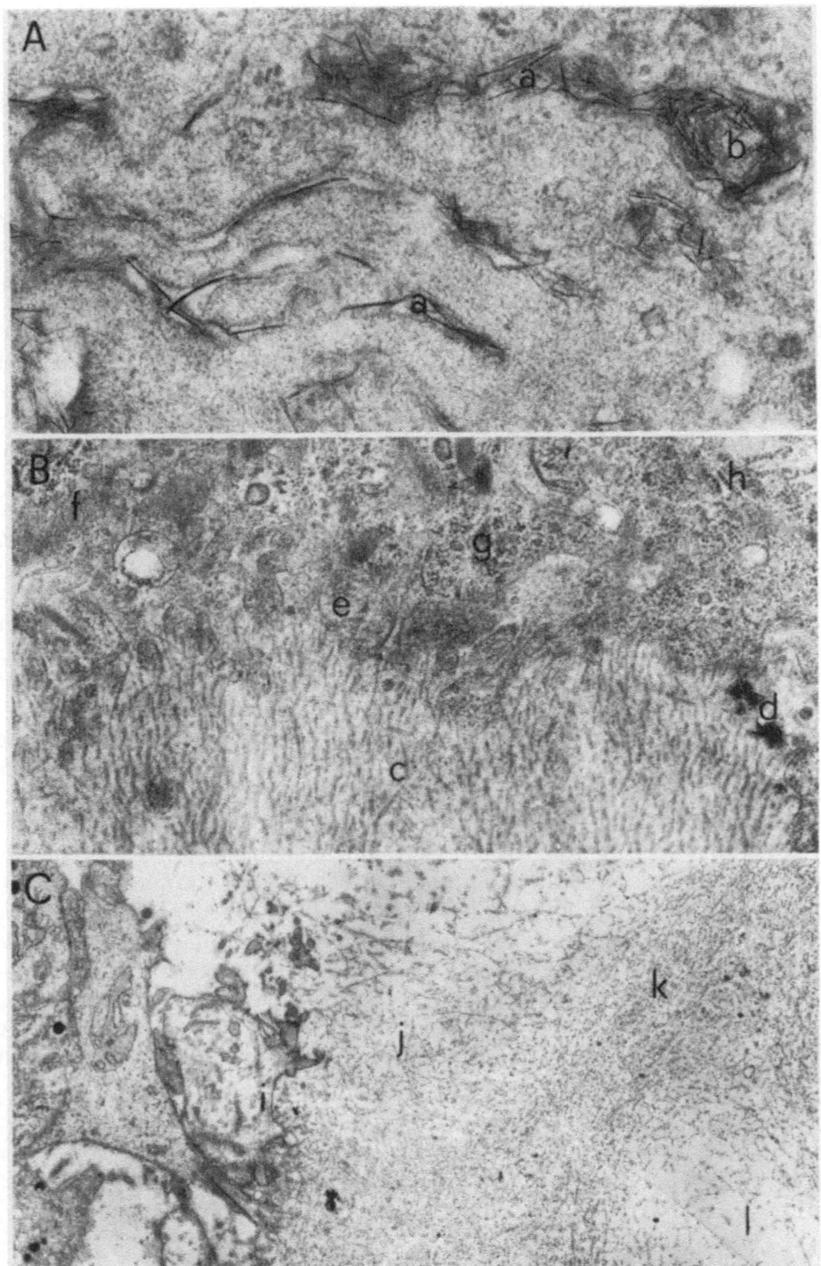

Abb. 3A–C. A. Mineraloklast vom Schädeldach eines Rinderfeten von 107 mm SSL. (a) Spalträume zwischen den Falten des Bürstensaums mit Kristallnadeln des Knorpels; (b) beginnende Bildung einer Vakuole mit Kristallnadeln. Vergr. 75000fach

B. Kollagenoklast aus der proximalen Humerusepiphyse einer Ratte von 75 g; (c) senkrecht auf die Zelle orientierte Kollagenfibrillen; (d) Mineralreste; (e) mehrfach unterbrochener Zellrand mit z.T. warzenförmigen Fortsätzen; (f) Mikrofibrillen, vermutlich in der Zelle; (g) Polyribosomen, z.T. in spiraliger Anordnung; (h) kurze Membranstücke des endoplasmatischen Retikulums. Vergr. 28500fach

C. Chondroklast von der Knorpel-Knochen-Grenze der Rippe eines Rinderfeten von 105 mm SSL; (i) unregelmäßige Fortsätze der Zelle; (j) desintegrierte Interzellularsubstanz; (k) annähernd parallel geordnete Knorpelfibrillen von Höhlen; (l) Anschnitt durch eine Höhle. Vergr. 40000fach

nicht bei allen Zellen vorhanden (HANCOX, 1956). Elektronenmikroskopisch sind mehr oder minder regelmäßig gestaltete, vielfach gewundene Plasmalemmfalten zu finden (SCOTT u. PEASE, 1956; KNESE u. KNOOP, 1961b; HANCOX u. BOOTHROYD, 1961). Sie stehen nur mit Kristallnadeln in Kontakt, die auch zwischen den Falten und in Vesikeln der Zelle auftreten. Die regellose Lagerung der Kristalle weist darauf hin, daß es sich um Knorpelmineralien handelt (KNESE u. KNOOP, 1961b; KNESE, 1963a). Die Zellen wurden infolgedessen *Mineraloklasten* genannt (KNESE, 1972a). Sie sind durch eine große Zahl von Mitochondrien und Vesikeln gekennzeichnet. Die Riesenzellen in der Metaphyse und an den freien chondralen Flächen sind überwiegend solche Mineraloklasten; ihre Aufgabe ist offensichtlich der Abbau der Knorpelmineralien.

Einer relativ kleinen Zahl von Riesenzellen fehlt ein Bürstensaum. Die Kontaktfläche ist z.T. warzig aufgewölbt, z.T. granulär gestaltet; senkrecht zu dieser Fläche verlaufen Kollagenfibrillen, die bis in die Zelle hinein zu verfolgen sind. Diese Zellen sind *Kollagenoklasten* (KNESE, 1972a). Ihr recht reichlich entwickeltes granuläres Retikulum bildet rundliche Bläschen.

Die Bildung der Gewebekomponenten erfolgt auf sehr verschiedenem Weg, aber auch ihr Abbau. Die hierbei tätigen Zellen verfügen über entsprechende Mechanismen bzw. eine demgemäße Struktur. Die Mineraloklasten besitzen Succinat-Dehydrogenase (FULLMER, 1965), saure Phosphatasen (BURSTONE, 1959) und weitere hydrolytische Enzyme (VAES, 1969), die auf den hohen Bestand von Mitochondrien und lysosomale Körper zurückzuführen sind. Im übrigen reagieren die Zellen oxyphil. Das granuläre Retikulum der basophilen Kollagenoklasten ist als Äquivalent der Bildung kollagenolytischer Enzyme zu betrachten. Der endgültige Abbau des Kollagens und der Mineralien erfolgt intrazellulär.

Eine während der normalen Entwicklung relativ seltene echte *Osteoklasie* erfolgt in spiegelbildlicher Reihenfolge zur Bildung der Komponenten; zuerst werden die Mineralien, dann das Kollagen abgebaut (HANCOX u. BOOTHROYD, 1961; KNESE, 1963b, 1972a). Howship'sche Lakunen sind hierbei nicht die Regel.

Ein- bzw. mehrkernige *Chondroklasten* haben nur wenige Membranpaare, mitunter recht große Vesikel, aber keine Mitochondrien (KNESE, 1970a, 1972a). Die benachbarten Kollagenfibrillen stehen, wie bei den Kollagenoklasten, senkrecht zur Zelloberfläche. Ihr Gefüge ist aber sehr locker; zwischen ihnen befinden sich granuläre Massen, u.a. wohl MPS. Ein Knorpelabbau erfolgt auch durch Endothelzellen (KNESE u. KNOOP, 1961b; SCHENK *et al.*, 1967; ANDERSON u. PARKER, 1968) und Chondrozyten (KNESE, 1970a).

Riesenzellen sind keine einheitliche Zellrasse. Sie entstehen *polyphyletisch* als Abkömmlinge verschiedenartiger Zellen (KNESE, 1972a). den sog. Mesenchymzellen bzw. spindelförmigen Zellen (YOUNG, 1962b), Osteoblasten (TONNA u. CRONKITE, 1961), Osteozyten (BLOOM *et al.*, 1941), Knorpel- und Endothelzellen sowie den Makrophagen ähnlichen Elementen (ANDERSON u. PARKER, 1968; KNESE, 1972a). Allerdings ist über die Zytogenese nichts bekannt; überwiegend erfolgt wohl eine Verschmelzung von Zellen. Ihre Lebensdauer beträgt vermutlich nur bis zu 48 Std. (HANCOX, 1965). Das Schicksal der Zellen ist nicht geklärt.

Die Beurteilung der Aufgaben der Riesenzellen im Rahmen der Biodynamik des Skeletts erfordert eine genaue Analyse der jeweiligen Zellform und des angrenzenden Gewebes, nämlich ob Knorpel- oder Knochengewebe vorliegt. Ein über die ganze Lebenszeit während Antagonismus von Osteoblasten und Osteoklasten besteht nicht; sie fehlen an vielen Orten und zu vielen Zeiten (KNESE, 1976).

7. Die periostale und desmale Osteogenese

Knochengewebe wird nicht nur in einer bestimmten Zusammensetzung sondern auch in einer bestimmten Organform gebildet. Organogenetische und histogenetische Vorgänge sind eng miteinander korreliert. Dies zeigt bereits die Entstehung der primären Spongiosa im Lauf der metaphysären Osteogenese.

Histogenetisch besteht die Knochenbildung in 1. der Umwandlung von Osteoblasten in Osteozyten, 2. einer Kollagenogenese und Fibrillogenese, 3. der Bildung von Bindegewebspolysacchariden und 4. der Ablagerung von Mineralien. Diese Vorgänge sind in ihrem Wesen grundsätzlich voneinander verschieden (Knese, 1966c). Sie beruhen auf ihnen eigenen Mechanismen, sind aber topographisch und zeitlich korreliert, wie es besonders klar die periostale Osteogenese erkennen läßt.

Die *Kollagenogenese* und die folgende Fibrillogenese der Knochenfibrillen ist an die reifen *Osteoblasten* gebunden. Sie sind, je nach Bildungsort, unterschiedlich gestaltet; am besten bekannt sind die epitheloiden Osteoblasten (Knese, 1956, 1966a), die in Form eines Pseudoepithels auftreten. Ihr Zytoplasma reagiert gegenüber allen anderen Zellen des Periosts stark basophil, allerdings, je nach Osteoblastentyp, verschieden stark (Knese, 1963c, 1966a). Dementsprechend liegt ein umfangreiches granuläres Retikulum vor, wobei die Membranpaare sich recht unterschiedlich verhalten; auch Zisternenerweiterungen kommen vor (Knese u. Knoop, 1958, 1961b; Cameron, 1961, 1963; Takuma, 1963). Die Osteoblasten haben einen relativ lebhaften Ribonukleinsäureumsatz (Burkkard et al., 1959; Young, 1963b; Owen, 1966). Enzymatisch ist durch die Glukose-6-phosphat-Dehydrogenase der Pentosephosphatzyklus nachzuweisen (Fischer, 1974). Die Kollagenogenese wurde autoradiographisch mit Hilfe von Glyzin und Prolin demonstriert (Carneiro u. Leblond, 1959; Young, 1962b; Owen, 1963; Leblond, 1963; Rohr, 1965a; Tonna, 1965 a, b; Frank u. Frank, 1969). Die Ausschleusung des Kollagens beginnt nach 30 Minuten und ist nach 4 Std. beendet; bei älteren Tieren sind die Zeiten verlängert (Tonna, 1965a).

Die Osteoblasten besitzen, im Gegensatz zu den anderen Periostzellen, Mitochondrien, deren Zahl mit dem Alter abnimmt, ebenso die mitochondrialen Enzyme (Tonna, 1960). Die Enzyme der Atmungskette und des Trikarbonsäurezyklus sind vorhanden (Fullmer, 1965). Der Golgi-Apparat ist schwach entwickelt (Cameron, 1968) oder fehlt sogar. Die Angaben über das Vorhandensein von Kohlenhydraten in Osteoblasten weichen stark voneinander ab (Cabrini, 1961). Vermutlich liegen Differenzen nach Typ und Ort des Auftretens der Osteoblasten vor (Knese, 1964, 1966a). Dies gilt in gleicher Weise für die metachromatische Reaktion. Auch Ablagerungen von ^{35}S im Periost wurden beschrieben (Amprino, 1955; Tonna u. Cronkite, 1959).

Die von den Osteoblasten gebildeten quergestreiften Knochenfibrillen sind die Grundlage des *präossalen Gewebes*, des sog. Osteoids. Die Dicke der Fibrillen nimmt mit dem Abstand von dem Osteoblasten zu, ihre Anzahl, bezogen auf die Einheit der Schnittfläche, ab (Knese, 1963a).

Für die frühe *desmale* Osteogenese wird angegeben, daß sie auf der Grundlage eines präexistenten Fibrillenwerkes erfolge. Elektronenmikroskopisch sind in dem osteogenen Mesenchym nur Fibrillenbruchstücke auszumachen. Die zentralen Zellen einer Mesenchymkondensation wandeln sich zu charakteristischen Osteoblasten um und bilden erst dann Knochenfibrillen. Auch bei den Frühstadien der desmalen Osteogenese werden demzufolge die Knochenfibrillen durch echte Osteoblasten gebildet (Knese, 1976). Die Fibrillen werden in der Folge unsichtbar, vermutlich u.a. durch eine Quellung, so daß eine annähernd homogene Substanz entsteht. In ihren Randzonen werden, wie im Knorpel, Kristalldrusen abgelagert; später erfolgt ihr Abbau durch Mineraloklasten. Anschließend läuft die Osteogenese wie im periostalen Bereich ab. Die Bedeutung dieser Frühstadien der desmalen Osteogenese ist nicht klar. Sie können aber auf keinen Fall als Modell des Widerspiels von Osteoblasten und Osteoklasten im Rahmen des Schädel- und des Knochenwachstums angesehen werden. Die Riesenzellen verschwinden sehr bald (BARNICOT, 1947).

Die *Zytogenese* der Osteoblasten läuft innerhalb des Periosts ab, das aus einer äußeren Fibroelastika und einer Kambiumschicht besteht. In der Fibroelastika liegen *Fibrozyten*, die bei älteren Rinderfeten, ähnlich wie die benachbarten Zellen der Kambiumschicht, stark Glykogen speichern (KNESE, 1966a). Die Zellen der Kambiumschicht wurden mitunter als Präosteoblasten (PRITCHARD, 1952), „osteoprogenitor cells" (YOUNG, 1963a) oder „germinal cells" (HALL, 1970) zusammengefaßt. Licht- und elektronenmikroskopisch lassen sich jedoch in der Kambiumschicht eine Reihe von Zelltypen unterscheiden, die auch in der Form ihrer Kerne verschieden sind (KNESE, 1966a, 1967a, 1969; KNESE u. GEIDEL, 1972): die sog. Stammzellen, Kambiumzellen und Präosteoblasten, auf die erst die reifen Osteoblasten folgen (Abb. 1, S. 12).

Stammzellen oder auch einfache Präosteoblasten werden als die Mutterzellen von Osteoblasten angesehen. Sie sollen, nach Befunden mit Tritium-Thymidin, die einzigen Zellen sein, die sich teilen können (YOUNG, 1962b; OWEN, 1970). Die unmittelbare Beobachtung von *Mitosen* ergibt aber, daß alle Zellformen des Periosts, mit Ausnahme der reifen Osteoblasten, zur Mitose fähig sind, wobei die Zahl der Mitosen in der Fibroelastika und in der Kambiumschicht gleich groß ist (KNESE u. GEIDEL, 1972),

Die Zellpopulationen des Periosts sind aber nicht allein die Vorgänger der Osteoblasten; sie übernehmen auch entscheidende Aufgaben bei der Osteogenese. Licht- und elektronenmikroskopisch (KNESE, 1966a, 1969, 1972b) sowie enzymatisch (FISCHER, 1974) ist nachzuweisen, daß vor allem die *Kambiumzellen* in der Kambiumschicht, der Schleimschicht der älteren Autoren (BIDDER, 1906), Proteoglykane bilden. Damit sind die Osteoblasten nicht der Ort der Synthese aller organischen Anteile des Knochengewebes.

Ein weiterer Teilprozeß der Osteogenese, die *Mineralisation*, läuft im präossalen Gewebe ab. Die Mineralisation (schlecht: Verkalkung) wird häufig als entscheidender Vorgang der Osteogenese betrachtet. Ohne Zweifel sind die Mineralien für die mechanischen Aufgaben und die Speicherfunktion des Skeletts unerläßlich, aber — biologisch gesehen — sind sie ein Hilfsmittel. Wir möchten daran erinnern, daß seit eh und je entmineralisiertes Knochengewebe untersucht wird und nie gezweifelt wurde, daß auch Knochengewebe vorliegt. Den Knochenfibrillen legen sich in unregelmäßigen Abständen zunächst einzelne Kristallnadeln an (SCOTT u. PEASE, 1956; ROBINSON u. CAMERON, 1956; KNESE u. KNOOP, 1958). Es entstehen in der Folge Kristallnester, durch deren Vergrößerung die gesamte Fibrille einen Kristallmantel erhält. Die ersten Mineralien erscheinen frühembryonal in unmittelbarer Nähe der Osteoblasten, etwa in einem Abstand von 1,5 µm (ROBINSON u. CAMERON, 1956; KNESE u. KNOOP, 1958), bei der späteren Osteogenese in größerem Abstand. In diesem Zusammenhang wurde von einer sog. Minereralisationsfront gesprochen (VINCENT, 1955; FROST, 1963). Die Nadeln liegen mit geringer statistischer Abweichung in Längsachse der Fibrillen (GLIMCHER, 1968) und umgeben die Fibrillen etwa in 5–10 Schichten (KNESE, 1963a). Die Morphologie der Knochenmineralien in ihrer Beziehung zu den Fibrillen ist damit grundsätzlich von jener im Knorpelgewebe mit einer mehr oder minder regellosen Lagerung verschieden.

Organogenetisch wird Knochengewebe als Diaphyse, Schädelknochen usw. gebildet. Dabei entstehen fetal zunächst *Bälkchen*. Sie stellen das Schnittbild von Platten dar. Die dazwischen gelegenen intertrabekulären Spalten mit Gefäßen und intertrabekulären Zellelementen sind schräg zum Periost ausgerichtet (PINARD, 1952). Das Bälkchenwerk wird am Umfang des Knochens derart abgelagert, daß sich die typische Knochenform schrittweise herausbildet, z.B. die dreikantige Tibia (BAHLING, 1958). Um die Geburt herum beginnt die Bildung von *kompaktem* Knochen in Form periostaler Kleinstosteone und Tangentiallamellen (KNESE, 1956).

8. Das Knochengewebe

8.1. Die Osteozyten

Im allgemeinen führt der letzte Metamorphoseschritt in der Entwicklung der Skelettzellen von den hoch spezialisierten Osteoblasten zu den gleichfalls hoch spezialisierten Osteozyten. Sie zeigen allerdings auch noch innerhalb des Knochengewebes Form- und Funktionsänderungen, die im Zusammenhang mit der Lebensgeschichte der Komponenten, u.a. ihrer Reifung und Alterung sowie der daraus resultierenden Strukturentwicklung zu sehen sind. Zur Beschreibung dieser Veränderungen wurden etwas voneinander abweichende Gesichtspunkte gewählt, mehr morphologische (KNESE, 1963b, c, 1966a, c), im Hinblick auf die Aktivität (BAUD, 1968) bzw. im Sinn von sich folgenden Lebensphasen (BÉLANGER, 1971). Zweckmäßig erscheint, zwischen einer synthetischen und lytischen Aktivität zu unterscheiden.

Die *Zahl* der Osteozyten je mm^2 Schnittfläche, die Flächendichte, nimmt im Lauf des Lebens von etwa 1150 auf 750 ab (KNESE u. v. HARNACK, 1962; KNESE, 1963b). Je mm^3 Knochensubstanz beträgt die Zahl im Faserknochen 80000 und im Lamellenknochen 20000 (FROST, 1961b). Vergleicht man nicht die Mittelwerte, sondern die Häufigkeitsverteilungen, so ergibt sich, daß ein *Grenzwertproblem* vorliegt. Der größte Abstand der Osteozyten voneinander beträgt auf der Schnittfläche etwa 30 und der kleinste 20 µm. Damit liegt offensichtlich ein Problem der kritischen Schichtdicke vor. Volumen und Oberfläche der Lakunen und Kanälchen, bezogen auf das Volumen des Knochens, ist bei jüngerem (Faserknochen) größer als bei älterem (Lamellenknochen); (FROST, 1961 b). Die gesamte Austauschfläche des Hohlraumsystems beträgt für den ganzen Menschen etwa 1500–5000 m^2 (ROBINSON, 1964).

Gegenüber der älteren Angabe, der Osteozyt besitze eine Knochenkapsel, sind heute zwei Hüllen zu unterscheiden. Der Osteozyt ist unmittelbar von einer *Polysaccharidkapsel* umgeben (LIPP, 1954a), an die Stofftransport und -austausch gebunden sind. Ihr folgt nach außen die eigentliche *Lakunenwand*, die häufig eine besondere Faserarchitektur, eine Eigenfaserung und eine osmiophile Schicht besitzt (KNESE u. v. HARNACK, 1962; WASSERMANN u. YAEGER, 1965). Ähnlich aufgebaut ist die Wand der Knochenkanälchen (Abb. 4).

Junge, frisch eingeschlossene, polyedrische Osteozyten reagieren basophil, nur wenig schwächer als Osteoblasten (LIPP, 1954a, b). Sie besitzen ein granuläres Retikulum (KNESE u. v. HARNACK, 1962; BAUD, 1962; WASSERMANN u. YAEGER, 1965). In der Nähe dieser Zellen liegen dünne Knochenfibrillen, deren Durchmesser mit dem Abstand vom Osteozyten zunimmt. Sie wurden als neu gebildete Fibrillen im Sinn einer *intraossalen* Osteogenese angesehen (KNESE u. v. HARNACK, 1962; BAUD u. MORGENTHALER, 1963). An Knochenfragmenten und isolierten Zellen, vor allem des Calvariums der Ratte, konnte ebenfalls eine Bildung von Kollagen und komplexen Kohlenhydraten, daneben Fettsynthese und die Glykolyse nachgewiesen werden (PECK u. DIRKSEN, 1966). Die Kollagenogenese läßt sich auch durch die Aufnahme von Glyzin und Prolin zeigen (YOUNG, 1962b; DEISS *et al.*, 1962; KAO *et al*, 1965). Osteozyten enthalten ferner Kohlenhydrate und Lipide. Das Enzymmuster der Osteozyten entspricht etwa jenem der Osteoblasten (FULLMER, 1965).

Die *synthetische* Aktivität wurde mit der Umgestaltung der Form der Lakunen in Verbindung gesetzt (LIPP, 1954a, b; BAUD, 1962). Sie ist aber auch die Grundlage der Reifung der Knochenfibrillen, u.a. der Vergrößerung ihres Durchmessers. Etwa 90% des Volumens einer Kollagenperiode sind auf die Reifung zurückzuführen (KNESE u. TITSCHAK, 1962; KNESE u. v. HARNACK, 1962; KNESE, 1963b). Die Dickenzunahme der Fibrillen und die steigende Mineralisation setzen die Flächen- bzw. Volumendichte der Osteozyten herab, sie rücken auseinander; das Volumenverhältnis Zelle zu Interzellularsubstanz wird verändert. Hiermit ist auch ein Strukturwandel verbunden. Das neu gebildete Knochengewebe wurde als ein *grobfaseriges*, als Geflechtknochen angesehen und vom lamellären unterschieden. Polarisationsmikroskopisch und elektronenmikroskopisch erscheinen die „Faserbündel" im neu gebildeten Knochengewebe als Schichten, die eine Art Mikrolamellen mit einer Dicke von 7000–15000 Å darstellen (KNESE u. KNOOP, 1961c; KNESE u. v. HARNACK, 1962). Sie wachsen durch die Reifung der Fibrillen zu den Lamellen mit einer Dicke von etwa 7 µm des sog. lamellären Knochengewebes heran. Der Strukturwandel in der höheren Ordnungsstufe ist damit das Ergebnis der Geschehnisse im Bereich der molekularen Dimension.

Für eine *lytische* Aktivität der Osteozyten spricht das Vorhandensein verschiedener Enzyme (BÉLANGER u. MIGICOVSKY, 1963; WOODS u. NICHOLS, 1965). Sie muß wohl im Zusammenhang mit dem Turnover der Komponenten gesehen werden. Auch wurde über eine Resorption oder Osteolyse diskutiert, die bei der Umformung der Höhlen eine Rolle spielen soll (LIPP, 1954b; BAUD, 1962; BÉLANGER, 1971). Neben der Bildungsphase wurde auch eine Resorptions- und Degenerationsphase für die Osteozyten angenommen (BÉLANGER, 1971). Der Tod der Osteozyten ist mit dem Knochentod identisch (PRITCHARD, 1956a; HANCOX, 1956). Die Zahl der leeren Lakunen ist gering (FROST, 1960a; BAUD u. AUIL, 1971). Auch eine Ausfüllung der Lakunen mit Mineralien, eine Mikropetrosis, kommt vor (FROST, 1960b; JOWSEY, 1960).

8.2. Die Organisation der Interzellularsubstanzen

Die Komponenten des Knochengewebes, Knochenfibrillen, Mineralien und Polysaccharide haben, trotz ihrer grundsätzlichen materiellen Verschiedenheiten, bereits während der Bildung enge topographische Beziehungen zueinander. Sie demonstrieren die gegenseitige Abhängigkeit voneinander und sind die Grundlage der spezifischen Leistung des Knochengewebes. Die Ordnung der Komponenten läßt ein Strukturgefüge entstehen, in dem schrittweise, ohne Hinzufügung materiell neuer Elemente, in sich folgenden Größenordnungen eine Organisation aufgebaut wird, die endgültig die Form eines Skelettstückes bedingt (Abb. 4). Der Knochen hat somit eine komplexe hierarchische Struktur, wobei sich mehrere *Ordnungsstufen* unterscheiden lassen (PETERSEN, 1930; KNESE et al., 1954). Die Gebilde einer Ordnungsstufe, Lamellen, Osteone usw., sind strukturell so eindeutig gekennzeichnet, daß sie in der Vergangenheit auch als „individuelle" Einheiten betrachtet wurden. Sie stellen aber nur eine „besondere Lagerungsform der Kollagenfasern" (KNESE *et al.*, 1954b) und der angeschlossenen Mineralien dar.

Dieses Strukturgefüge ist vermutlich nicht nur für die mechanischen Aufgaben (KNESE, 1958, 1970c) sondern für die gesamte Biologie des Knochengewebes von Bedeutung. Höhere Ordnungsstufen vollbringen dabei Leistungen, die den darunter liegenden nicht möglich sind, ohne daß in ihnen materiell neue Komponenten hinzutreten.

Die niederste, 6. Stufe betrifft die *Molekularstruktur* der Komponenten. Die 5. Ordnungsstufe wird durch die von einem Kristallmantel umgebenden *Fibrillen* repräsentiert. Benachbarte Fibrillen haben eine annähernd gleiche Streichrichtung und bilden als 4. Ordnungsstufe *Lamellen* von ca. 7 µm Dicke. Über den

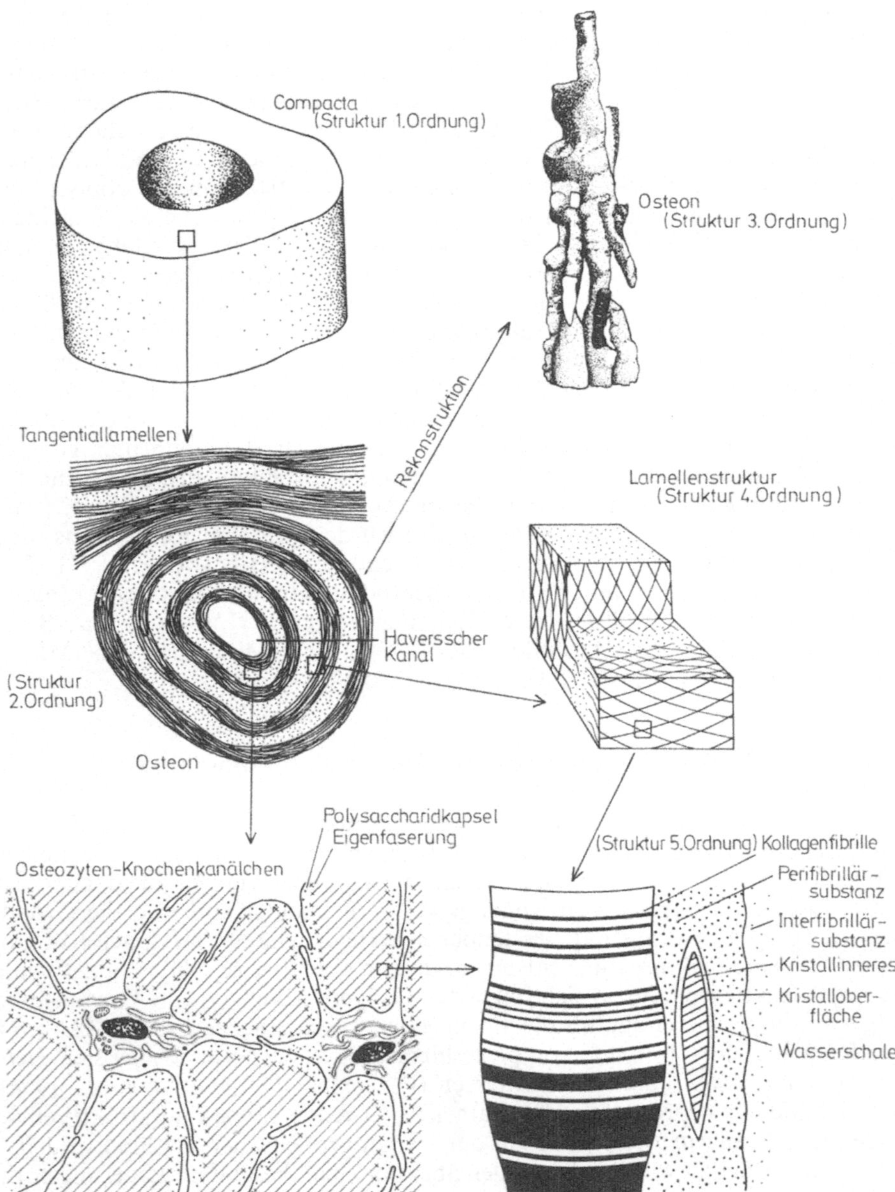

Abb. 4. Schematische Darstellung der Beziehungen zwischen den Ordnungsstufen der Knochenstruktur. Osteozyten und Knochenkanälchen mit Polysaccharidkapsel (Punkte) und Eigenfaserung (Kreuze). Osteonrekonstruktion: wenig veränderte Umzeichnung nach Cohen und Harris (1958); Lamellenstruktur. Struktur 4. Ordnung vereinfachte Umzeichnung nach Knese (1959b); Struktur 5. Ordnung: veränderte Umzeichnung nach Knese (1963b)

Aufbau der Lamellen wurde anhand polarisationsmikroskopischer Befunde viel diskutiert (Petersen, 1930; Rouiller *et al.*, 1952). Elektronenmikroskopisch konnte wohl endgültig geklärt werden, daß die Fibrillen innerhalb einer Lamelle in der Form eines Gitters mit langen, spitzwinkeligen Maschen orientiert sind

(ROBINSON u. WATSON, 1952; FRANK *et al.*, 1955; KNESE, 1959b, c; KNESE u. v. HARNACK, 1962). Fibrillen scheren aus einer Lamelle aus und treten in die benachbarte Lamelle ein. Verlaufen die Fibrillen überwiegend in Längsachse des Knochens, wird von steil gewickelten, bei mehr zirkulärem Verlauf von flach gewickelten Lamellen gesprochen. Der Mineralgehalt wechselt von Lamelle zu Lamelle erheblich (AMPRINO u. ENGSTRÖM, 1952).

Lamellen fügen sich zu *Lamellensystemen*, den Strukturen 3. Ordnung, zusammen, den Havers'schen Systemen oder Osteonen und den Schalt-, inneren und äußeren Generallamellen. Die Generallamellen sind vor allem bei Jugendlichen und nur an bestimmten Teilen des Knochenumfangs anzutreffen. Bei Berücksichtigung der Baugeschichte und der sehr ähnlichen Verlaufsweise dieser Lamellensysteme faßt man sie zweckmäßig als *Tangentiallamellen* zusammen (KNESE *et al.*, 1954b). Solche Lamellensysteme überwiegen am Diaphysenende und bei kleinen Knochen.

Die *Osteone* oder Havers'schen Systeme sind in Zahl, Verlaufsweise und Verteilung von den Gefäßkanälen abhängig und bereits in dieser Beziehung keine individuellen Baueinheiten, die gesondert betrachtet werden können. Die *Angioarchitektur* des Knochens ist durch drei Gefäßgebiete bestimmt, die epiphysären, metaphysären und diaphysären (BROOKES, 1971). Die für die Architektur des kompakten Knochens interessierenden Gefäße bestehen aus einem in Längsrichtung des Knochens, leicht schräg orientiert (COHEN u. HARRIS, 1958) verlaufendem Netzwerk mit einem Abstand der Verzweigungs- bzw. Vereinigungsstellen von etwa 4–5 mm voneinander (VASCIAVEO u. BARTOLI, 1961). Entsprechend ist die Länge eines Osteons als abgrenzbares Gebilde anzusetzen (BENNINGHOFF, 1925; FILOGAMO, 1946).

Die Zahl der *Gefäßkanäle* beträgt in der Mitte des Femurs etwa 4800, der Tibia 3500, der Fibula 500, des Humerus 2500 (proximal 3500!), des Radius 950 und der Ulna 1250 (KNESE *et al.*, 1954a). Zirkuläre und radiäre Kanäle treten demgegenüber zurück; radiäre kommen vor allem im endostalen Knochen vor (BROOKES, 1971). Diese Kanäle, die ein Teil des gesamten Systems sind, werden z.T. noch als besondere Gebilde, die Volkmann'schen Kanäle, bezeichnet, ein Begriff, der überflüssig und verwirrend ist.

Die Gefäßkanäle werden von Knochenlamellen umgeben, wodurch die Havers'schen Systeme oder Osteone entstehen, die im Bereich der Gefäßabzweigung miteinander verbunden sind oder ineinander übergehen, wie Osteon-Rekonstruktionen zeigen (FILOGAMO, 1946; COHEN u. HARRIS, 1958). Osteone sind demzufolge keine Bausteine, aus denen der Knochen zusammengefügt ist, sondern ein Teil der allerdings recht verwickelten gesamten Faserstruktur des Knochens, die, wie in vielen anderen Organen (Eingeweiden), mit der Angioarchitektur korreliert ist.

Aus dieser geschilderten Organisation ergibt sich, daß die bekannten Osteon-Bilder nur in Querschnitten durch Knochen zu beobachten sind (polarisiertes Licht, Phasenkontrast!), Osteone in Längsschnitten aber nicht sicher gegeneinander abzugrenzen sind. Die Zahl der Lamellen um einen Gefäßkanal wechselt, übersteigt aber ein Höchstmaß nicht. Der Abstand der Kanäle voneinander ist ein Maß für den Osteondurchmesser; er beträgt etwa 250–350 µm (AUERBACH, 1957; FROST, 1961a; JOWSEY, 1966). Die Flächendichte der Osteone nimmt vom Neugeborenen mit 2270/cm^2 auf 970 im Alter von 58,6 Jahren ab. Die Steigungsfolge, der Wechsel zwischen flach- und steilgewickelten Lamellen, ist ungewöhnlich vielfältig, ein regelmäßiger Wechsel selten (GEBHARDT, 1906; BURKHARDT, 1929; PETERSEN, 1930; KNESE *et al.*, 1954b).

Es wurde versucht, eine auch lochkartenmäßig zu erfassende Systematik der Osteon-Querschnittsbilder zu entwickeln (KNESE *et al.*, 1954; KNESE u. TIT-SCHAK, 1962). Es gelang auf diesem Wege, die *Verteilung* der Osteone über den Knochenquerschnitt zu verfolgen. Größere Osteone liegen marknahe, kleinere unter dem Periost. Keine Knochenregion gleicht der anderen nach Zahl, Verteilung und Wicklung der Osteone; die Skelettelemente besitzen eine kennzeichnende Struktur, die *Struktur 2. Ordnung* (KNESE *et al.*, 1954a; AMPRINO u. MAROTTI, 1964). Sie stellt keine Zufallsverteilung dar, sondern läßt sich statistisch formulieren (AUERBACH, 1957; KNESE u. TITSCHAK, 1962). Der Gedanke liegt nahe, daß Beziehungen zu der mechanischen Funktion eines Skelettstücks bestehen, jedoch konnten hierfür bisher keine bindenden Formulierungen gefunden werden (KNESE, 1970c).

8.3. Die Baugeschichte

Das Skelett macht eine Form- und Strukturentwicklung durch, die in ihrer morphologischen Erscheinungsform z.T. recht gut bekannt ist. Die *Knochenform* ist grundsätzlich bei der vorknorpeligen bzw. knorpeligen Anlage vorhanden, wird aber weiter ausgestaltet (z.B. Femur; MURRAY, 1936; FELTS, 1954). Die *Strukturentwicklung* muß, wie bei anderen entwicklungsgeschichtlichen Vorgängen auch, im Sinn sich folgender Stadien betrachtet werden. Das fetale trabekuläre Bälkchenwerk wird in einer bestimmten Ordnung aufgebaut (WALLGREN, 1957; BAHLING, 1958; DZIALLAS, 1952). Schwieriger ist das Prinzip der Strukturentwicklung des *kompakten* Knochens zu erfassen, und zwar bereits der Übergang vom trabekulären zum kompakten Knochen (AMPRINO u. BAIRATI, 1936; KNESE, 1958; KNESE u. TITSCHAK, 1962). Hierauf beruht z.T. die Diskussion über den Ablauf der Strukturentwicklung. In der zweiten Lebenshälfte steigt marknahe die Anzahl der *lakunären* Räume an (JOWSEY, 1960; BLUMBERG u. KERLEY, 1966). Das sog. Porenvolumen verdoppelt sich beim Greis gegenüber dem Jugendlichen (vgl. KNESE, 1970c).

Der Strukturwandel wurde als ein Umbau im Sinn der *funktionellen Anpassung* angesehen. Allerdings ist zu bedenken, daß der funktionelle Umbau ein „hoffnungsloses Hinterherrennen hinter dem ausweichenden Spannungszustand darstellt" (PETERSEN, 1930). Bei praktisch gleicher Leistung erfährt nämlich die Struktur beim Erwachsenen noch tiefgreifende Änderungen, so daß erst am Ende des vierten Jahrzehnts die volle „Ausreifung" vorliegt (KNESE, 1958). Vor allem wurde angenommen, daß Knochenbildung und Strukturentwicklung, speziell Osteonbildung, zwei grundsätzlich voneinander verschiedene Vorgänge sind. Man postulierte, daß der Körper, mittels Resorption und Apposition, die Struktur „aus allen Teilen des alten Systems hervorzaubert" (PETERSEN, 1930). Mathematische Formulierungen für diesen Vorgang wurden entwickelt (JOWSEY, 1960; FROST, 1963, 1964a, b; JOHNSON, 1964). Der Antagonismus zwischen Osteoblasten und Osteoklasten wurde, da letztere sehr selten sind, bei bestehendem Gleichgewicht zwischen Resorption und Apposition mit 150:1 formuliert (JOHNSON, 1964). Ein zweiter (!) Osteoklast bringt das System bereits zum Zusammenbruch. Die Resorption sei im übrigen schwierig nachzuweisen (JOWSEY, 1963).

„Bei der Bildung ,sekundärer' Osteone müssen Zellen vorhanden sein, die in den morphologischen Zeichen ihrer Aktivität den Osteoblasten als Bildnern eines ,transitorischen', zum Abbau verurteilten Knochens gleichkommen" (KNESE, 1963b). Die an entsprechenden Orten vorhandenen Zellpopulationen lassen solche Zeichen jedoch vermissen. Man bestimmte infolgedessen häufig allein das Maß der Apposition durch die Angabe von Umfang und Verteilung der *ostoiden Säume* (ROWLAND *et al.*, 1959; JOWSEY, 1960, 1963; FROST, 1963). Vielen Säumen (71%) fehlen die Osteoblasten (SCHEN *et al.*, 1965).

Die Strukturentwicklung sollte als ein innerer Gewebeersatz, ohne Störung der äußeren Form, ablaufen (ENLOW, 1962). Diese Auffassung beruht wohl darauf, daß immer wieder pathologische Veränderungen der Knochenstruktur als Modell für die normale Strukturbildung herangezogen wurden. Die Strukturentwicklung ist aber kein isoliert ablaufender Vorgang. Die Heranreifung der Knochenstruktur ist mit einem *Wachstum*, einer Vermehrung der Masse, und einer Reifung der Komponenten, d.h. molekularbiologischen Vorgängen (KNESE, 1963a) verbunden.

Die Zahl der Havers'schen Kanäle und Osteone nimmt vor allem in den subperiostalen Knochenschichten und in der ersten Lebenshälfte zu (KNESE u. TITSCHAK, 1962). In der Mitte des Femurs beträgt die *Osteonvermehrung* im ersten Lebensjahr 180; sie ist mit 200 etwa im 12. Lebensjahr am höchsten; im 30. Jahr beträgt sie noch 145; bis zum 40. Lebensjahr hat sich die Zahl der Havers'schen Kanäle gegenüber dem Neugeborenen mit 465 auf 5780, d.h. auf das 12,9fache vermehrt. Die *Schnittfläche* wächst sogar um das 22fache an, von 0,23 auf 5,0 cm^2! So sinkt die Flächendichte der Osteone im Femur von 2023 auf 1157 je cm^2 auf die Hälfte ab, in der Tibia auf ein Drittel, von 2270 auf 810. Die Zunahme an Fläche bzw. an Knochensubstanz geht nicht der Osteonvermehrung parallel. Der Abstand zwischen den Gefäßkanälen verdoppelt sich infolgedessen (ähnlich FROST, 1961a). Ebenso wird der Abstand zwischen den Osteozyten größer; ihre Anzahl nimmt im Vergleich zur Masse der Interzellularsubstanz ab (s.o.).

Diese quantitativen Verhältnisse der Massenentwicklung müssen mit den *Strukturbildern* korreliert werden. Die periostale Apposition erfolgt in Form von periostalen *Kleinstosteonen* und Tangentiallamellen (KNESE, 1956); dem entspricht auch die Ablagerung von ^{32}P und ^{45}Ca (LACROIX, 1960). Diese Kleinstosteone entsprechen den sog. *primären* Osteonen (AMPRINO u. GODINA, 1947; ENLOW, 1963). Ihnen wurden die *sekundären* Osteone gegenübergestellt (ENLOW, 1962, 1963; AMPRINO, 1963). In bezug auf die Größe, die Art der Lamellierung (Untersuchung im polarisierten Licht!) läßt sich jedoch eine durchgehende Reihe von periostalen Kleinstosteonen bis zu voll ausgereiften aufstellen (vgl. KNESE u. TITSCHAK, 1962). So können, unter Beachtung verschiedener morphologischer Kriterien, etwa folgende Entwicklungsstufen unterschieden werden: Kleinstosteone, wachsende, unvollständig differenzierte und reife Osteone. Diese Formen zeigen, besonders deutlich bei Jugendlichen, eine bestimmte Verteilung über den Knochenquerschnitt, wobei die ersten Mitglieder der Reihe dem Periost, die letzteren dem Markraum nahe liegen.

Es ist offensichtlich unzulässig, über die „Struktur"-Entwicklung, ohne Berücksichtigung der zugrunde liegenden Materie, zu diskutieren. Materiell sind die unterschiedlichen Strukturformen, aber auch Geflechtknochen und Lamellenknochen gleich: sie bestehen aus Kollagenfibrillen mit einem Kristallmantel. So liegt eine materielle „Konstanz" über alle Strukturen vor. Die Komponenten selbst machen aber eine (molekulare) Entwicklung durch. Von diesen *Reifungs*vorgängen der Komponenten sollen nur einige genannt werden. Die Kollagenfibrillen nehmen an Dicke zu (SCHWARZ u. PAHLKE, 1953); die biologische Halbwertszeit des Kollagens wächst auf 480 Tage an (PIERCE *et al.*, 1964), die Menge der unlöslichen Kollagene steigt an (ROBERTSON, 1952). Für diese Veränderungen sind die synthetisch aktiven Osteozyten verantwortlich zu machen. Die Ausreifung der Mineralien führt zu einem Zurücktreten des α-Tricalciumphosphates (Defektapatit) gegenüber dem Hydroxylapatit (DULCE, 1970). Der Mineralisationsgrad nimmt zu (WALLGREEN, 1957; ROBINSON, 1960; JOWSEY, 1960).

Da Strukturen keine isolierten Gebilde darstellen, lag es nahe, die Strukturentwicklung mit der Reifung der Komponenten zu korrelieren (KNESE u. TITSCHAK, 1962; KNESE, 1963b). Ausgehend von den periostalen Kleinstosteonen, wurde aus der Verringerung der Gefäßdichte ein *Zuwachs* an Knochensubstanz, bezogen auf den Querschnitt von 73%, errechnet. Der Zuwachs der Kollagenperiode während des Wachstums der Dicke beträgt ca. 90%.

Auch Beobachtungen mit markierten Substanzen haben ergeben, daß die Strukturelemente eine recht lange „Lebenszeit" haben. Eine Neubildung von Knochen im Rahmen der Strukturentwicklung kann zuverlässig allerdings nur durch den Nachweis einer Kollagenogenese gezeigt werden, z.B. durch eine Glyzin- (bzw. Prolin) Ablagerung (Carneiro u. Leblond, 1959; Leblond et al., 1959). Die größere Zahl der Mitteilungen bezieht sich auf die anorganischen Komponenten. Über die Markierung mit Hilfe von Tetrazyklinen bzw. Calcium wurde die Lebenszeit von Strukturelementen zu 1,98–17,1 Jahren kalkuliert (Marshall et al., 1959; Sedlin u. Frost, 1963; Jowsey, 1963; Amprino u. Marotti, 1964; Johnson, 1964), wobei diese Zahlen allerdings nur eine Art Rechenwert darstellen (Marotti, 1963). Die Zeit zur Bildung eines Osteons soll 2–6 Monate betragen. Der Umbau erfolgt, entsprechend der Struktur 2. Ordnung, jedoch nicht regellos (Lacroix, 1960; Amprino u. Marotti, 1964).

Aus dem Vorhandensein einer inneren flachen Lamelle als „Kern" des Osteons, die dem Kleinstosteon gleichzusetzen ist, wurde kalkuliert, daß 90% der Osteone auf Kleinstosteone zurückzuführen sind (Knese u. Titschak, 1962). Der Rest der Osteone von 10% entsteht während der normalen Entwicklung durch Ausfüllung von lakunenartigen Räumen.

Literatur

Abbott, J., H. Holtzer: The loss of phenotypic traits by differentiated cells. V. The effect of 5-bromodeoxyuridine on cloned chondrocytes. Proc. nat. Acad. Sci. (Washington) 59, 1144–1151 (1968).

Abercrombie, M.: General review of the nature of differentiation. In: Cell differentiation. A Ciba Foundation Symposium (Eds. A.V.S. De Reuck, J. Knight) p. 3–17. London: J. and A. Churchill 1967.

Adams, E.: Metabolism of proline and of hydroxyproline. Int. Rev. Connect. Tiss. Res. 5, 1–91 (1970).

Amprino, R.: Autoradiographic research on the S^{35} sulphate metabolism in cartilage and bone differentiation and growth. Acta anat. (Basel) 24, 121–163 (1955).

Amprino, R.: On the growth of cortical bone and the mechanismus of the osteon formation. Acta anat. (Basel) 52, 177–187 (1963).

Amprino, R., A. Bairati: Processi di ricostruzione e di riassorbimento nella sostanza compatta delle ossa dell'uomo. Ricerche su cento soggetti dalla nàscita sino a tarda età. Z. Zellforsch. 24, 439–511 (1936).

Amprino, R., M. Camosso: Analisi sperimentale dello sviluppo dell'ala nell' embrione di pollo. Wilhelm Roux' Arch. Entwickl.-Mech. Org. 150, 509–541 (1958).

Amprino, R., A. Engström: Studies on X-ray absorption and diffraction of bone tissue. Acta anat. (Basel) 15, 1–22 (1952).

Amprino, R., G. Godina: La struttura della ossa nei vertebrati. Ricerche comparative negli anfibi e negli amnioti. Commentat. Pontificia acad. sc. 11, 329–462 (1947).

Amprino, R., G. Marotti: A topographic study of bone formation and reconstruction. In: Bone and Tooth Symposium (Ed. H.J.J. Blackwood) p. 21–23. Oxford-London-New York-Paris: Pergamon Press (1964).

Andersen, H.: Histochemical studies on the histogenesis of the knee joint and superior tibio-fibular joint in human foetuses. Acta anat. (Basel) 46, 279–303 (1961).

Anderson, C.E., J. Parker: Electron microscopy of the epiphyseal cartilage plate. A critical review of electron microscopic observations on enchondral ossification. Clin. Orthop. 58, 225–241 (1968).

Anderson, D.R.: The ultrastructure of elastic and hyaline cartilage of the rat. Amer. J. Anat. 114, 403–433 (1964).

ANDERSON, H.C.: Electron microscopic studies of induced cartilage development and calcification. J. Cell Biol. **35**, 81–101 (1967).

ANDERSON, J.C.: Glycoproteins of the connective tissue matrix. Int. Rev. Connect. Tiss. Res. **7**, 251–322 (1976).

AUERBACH, E.: Untersuchungen über die Variation der Knochenstruktur, dargestellt an der Tibia. Inaug. Diss. der Med. Fakult. Kiel 1957.

AYER, J.P.: Elastic tissue. Int. Rev. Connect. Tiss. Res. **2**, 33–100 (1964).

BAHLING, G.: Die Entwicklung des Querschnittes der großen Extremitätenknochen bis zum Säuglingsalter. Morph. Jb. **99**, 109–188 (1958).

BALAZS, E.A.: Physical chemistry of hyaluronic acid. Fed. Proc. **17**, 1086–1093 (1958).

BALAZS, E.A.: Chemistry and molecular biology of the intercellular matrix. Vol. 1, 2, and 3. London and New York: Academic Press 1970.

BARNICOT, N.A.: The supravital staining of osteoclasts with neutral-red: their distribution on the parietal bone of normal growing mice, and a comparison with the mutants grey-lethal and hydrocephalus-3. Proc. roy. Soc. **B 134**, 467–485 (1947).

BAUD, C.A.: Morphologie et structure inframicroscopique des ostéocytes. Acta anat. (Basel) **51**, 209–225 (1962).

BAUD, C.A.: Submicroscopic structure and functional aspects of the osteocyte. Clin. Orthop. **56**, 227–236 (1968).

BAUD, C.A., E. AUIL: Osteocyte differential count in normal human alveolar bone. Acta anat. (Basel) **78**, 321–327 (1971).

BAUD, C.A., P.W. MORGENTHALER: Structure submicroscopique du rebord lacuno-canaliculaire osseux. Morph. Jb. **104**, 476–486 (1963).

BAZIN, S., A. DELAUNAY: Le métabolisme des mucopolysaccharides. Biol. méd. (Paris) **48**, 351–441 (1959).

BEAR, R.S.: X-Ray diffraction studies on protein fibers. I. The large fiber axis period of collagen. J. Amer. chem. Soc. **66**, 1297–1305 (1944).

BÉLANGER, L.F.: Osteocytic resorption. In: The Biochemistry and Physiology of Bone (Ed. G.H. BOURNE), 2nd Ed., Vol. III. p. 240–270. New York and London: Academic Press 1971.

BÉLANGER, L.F., B.B. MIGICOVSKY: Bone cell formation and survival in H^3-thymidine labelled chicks under various conditions. Anat. Rec. **145**, 385–390 (1963).

BENNINGHOFF VON, A.: Spaltlinien am Knochen. Eine Methode zur Ermittlung der Architektur platter Knochen. (Studien zur Architektur der Knochen 1. Teil) 34. Verh. anat. Ges. Ergh. zu Anat. Anz. **60**, 189–206 (1925).

BIDDER, A.: Osteobiologie. Arch. mikr. Anat. **68**, 137–213 (1906).

BINGHAM, P.J., I.A. BRAZELL, M. OWEN: The effect of parathyroid extract on cellular activity and plasma calcium levels in vivo. J. Endocr. **45**, 387–400 (1969).

BLOOM, W., M.A. BLOOM, F.C. MCLEAN: Calcification and ossification. Medullary bone changes in the reproductive cycle of female pigeons. Anat. Rec. **81**, 443–475 (1941).

BLUMBERG, J.M., E.R. KERLEY: A critical consideration of roentgenology and microscopy in palaeopathology. In: Human Palaeopathology (Ed. H.M. FROST), p. 150–168. New-Haven and London: Yale University Press 1966.

BONUCCI, E.: Fine structure of early cartilage calcification. J. Ultrastruct. Res. **20**, 33–50 (1967).

BRONNER, F., R. HARRIS, C. MALETSKOS, C. BENDA: Studies in calcium metabolism. The fate of intravenously injected radiocalcium in human beings. J. clin. Invest. **35**, 78–88 (1956).

BROOKES, M.: The blood supply of bone. London: Butterworths & Co. 1971.

BUDDECKE, E.: Polysaccharide und Polysaccharid-sulfate des Bindegewebes. In: D-Glucose und verwandte Verbindungen in Medizin und Biologie (Hrsg. H. BARTELHEIMER, W. HEYDE, W. THORN), S. 573–603. Stuttgart: Ferdinand Enke 1966.

BUDDECKE, E., W. KRÖTZ, E. LANKA: Chemical composition and macromolecular structure of chondroitin sulfate proteins. Hoppe-Seylers Z. physiol. Chem. **331**, 196–218 (1963).

BURCKARD, J., R. FONTAINE, P. MANDEL: Métabolisme des acides ribonucléiques de l'os de lapin et de rat in vivo. C. R. Soc. Biol. (Paris) **153**, 334–337 (1959).

BURKHARDT, L.: Über den Aufbau der menschlichen Osteone, Verh. anat. Ges. **38**, 97–102 (1929).

BURSTONE, M.S.: Histochemical demonstration of acid phosphatase activity in osteoclasts. J. Histochem. Cytochem. **7**, 39–41 (1959).

BYWATERS, E.G.L.: The metabolism of joint tissues. J. Path. Bact. **44**, 247–268 (1937).

CABRINI, R.L.: Histochemistry of ossification. Int. Rev. Cytol. **11**, 283–306 (1961).

CAMERON, D.A.: The fine structure of osteoblasts in the metaphysis of the tibia of the young rat. J. biophys. biochem. Cytol. **9**, 583–595 (1961).

CAMERON, D.A.: The fine structure of bone and calcified cartilage. A critical review of the contribution of electron microscopy to the understanding of osteogenesis. Clin. Orthop. **26**, 199–228 (1963).

CAMERON, D.A.: The golgi apparatus in bone and cartilage cells. Clin. Orthop. **58**, 191–211 (1968).

CAMPO, R.D.: Protein-polysaccharides of cartilage and bone in health and disease. Clin. Orthop. **68**, 182–209 (1970).

CAMPO, R.D., D.D. DZIEWIATKOWSKI: A consideration of the permeability of cartilage to inorganic sulfate. J. biophys. biochem. Cytol. **9**, 401–408 (1961).

CAMPO, R.D., D.D. DZIEWIATKOWSKI: Turnover of the organic matrix of cartilage and bone as visualized by autoradiography. J. Cell Biol. **18**, 18–29 (1963).

CAMPO, R.D., S.J. PHILLIPS: Electron microscopic visualization of proteoglycans and collagen in bovine costal cartilage. Calcif. Tiss. Res. **13**, 83–92 (1973).

CARNEIRO, J., C.P. LEBLOND: Role of osteoblasts and odontoblasts in secreting the collagen of bone and dentine, as shown by radioautography in mice given tritium-labelled glycine. Exp. Cell Res. **18**, 291–300 (1959).

CHVAPIL, M.: Physiology of connective tissue. Butterworths London. Czechoslovak Medical Press: Prague 1967.

CLAUSEN, B.: Ageing of connective tissue. In: Hormones and connective tissue (Ed. G. ASBOE-HANSEN), p. 396–422. Copenhagen: Munksgaard 1966.

COHEN, J., W.H. HARRIS: The three-dimensional anatomy of Haversian systems. J. Bone Jt. Surg. **40 A**, 419–434 (1958).

CONKLIN, J.L.: Staining properties of hyaline cartilage. Amer. J. Anat. **112**, 259–267 (1963).

COOPER, G.W., D.J. PROCKOP: Intracellular accumulation of protocollagen and extrusion of collagen by embryonic cartilage cells. J. Cell Biol. **38**, 523–537 (1968).

CURZON, G.: Longitudinal distribution of organic components of bone. Nature (Lond.) **174**, 646–647 (1954).

DAVIDSON, E.A., W. SMALL: Metabolism in vivo of connective tissue mucopolysaccharides. I. Chondroitinsulfate C and keratosulfate of nucleus pulposus. Biochim. biophys. Acta (Amst.) **69**, 445–452 (1963a).

DAVIDSON, E.A., W. SMALL: Metabolism in vivo of connective tissue mucopolysaccharides. III. Chondroitin sulfate and keratosulfate of cartilage. Biochim. biophys. Acta (Amst.) **69**, 459–463 (1963b).

DEISS, W.P., JR., L.B. HOLMES, C.C. JOHNSTON, JR.: Bone matrix biosynthesis in vitro. I. Labeling of hexosamine and collagen of normal bone. J. biol. Chem. **237**, 3555–3559 (1962).

DINGLE, J.T.: Studies on the mode of action of excess of vitamin A 3. Release of a bound protease by the action of vitamin A. Biochem. J. **79**, 509–512 (1961).

DODDS, G.S.: Osteoclasts and cartilage removal in endochondral ossification of certain mammals. Amer. J. Anat. **50**, 97–127 (1932).

DORFMAN, A.: Differential function of connective tissue cells. In: Chemistry and molecular biology of the intercellular matrix (Ed. E.A. BALAZS), Vol. 3, p. 1421–1448. London and New York: Academic Press 1970.

DULCE, H.J.: Biochemie des Knochens. In: Handbuch der Medizinischen Radiologie (Eds. L. DIETHELM, O. OLSSON, F. STRNAD, H. VIETEN, A. ZUPPINGER), Bd. IV/1, S. 12–105. Berlin-Heidelberg-New York: Springer 1970.

DURAN-REYNALS, F.: Tissue permeability and spreading factors in infection; contribution to host; parasite problem. Bact. Rev. **6**, 197–252 (1942).

DZIALLAS, P.: Die Entwicklung der Venae diploicae beim Haushunde und ihr Einschluß in das knöcherne Schädeldach. Morph. Jb. **92**, 500–576 (1952).

DZIEWIATKOWSKI, D.D.: Radioautographic studies of sulfatesulfur (S^{35}) metabolism in the articular cartilage and bone of suckling rats. J. exp. Med. **95**, 489–496 (1952).

DZIEWIATKOWSKI, D.D.: Autoradiographic studies with S^{35}-sulfate. Rev. Cytol. **7**, 159–194 (1958).

EASTOE, J.E.: The organic matrix of bone. In: Biochemistry and physiology of bone (Ed. G.H. BOURNE), p. 81–103. New York: Academic Press 1956.

EASTOE, J.E.: Composition of collagen an allied protein. In: Treatise on collagen (Ed. G.N. RAMACHANDRAN), Vol. 1, p. 1–72. London and New York: Academic Press 1967.

EBNER VON, V.: Untersuchungen über das Verhalten des Knochengewebes im polarisierten Licht. Sitzungsber. Akad. Wiss. Wien. Math.-naturwiss. Kl. III, **70**, 105–143 (1874).

EEG-LARSEN, N.: An experimental study on growth and glycolysis in the epiphyseal cartilage of rats. Acta physiol. scand. 38, Suppl. **128**, 1–77 (1956).

EICHELBERGER, L.: Hyaline cartilage; the histochemical characterization of the extracellular and the intracellular compartments. Clin. Orthop. **17**, 77–91 (1960).

ENLOW, D.H.: Functions of the Haversian System. Amer. J. Anat. **110**, 269–305 (1962).

ENLOW, D.H.: Principles of bone remodeling. An account of postnatal growth and remodeling processes in long bones and the mandible. Springfield: Thomas 1963.

FELL, H.B.: Skeletal development in tissue culture. In: The biochemistry and physiology of bone (Ed. G.H. BOURNE), p. 401–440. New York: Academic Press 1956.

FELTS, W.J.L.: The prenatal development of the human femur. Amer. J. Anat. **94**, 1–44 (1954).

FESSLER, J.H.: A structural function of mucopolysaccharide in connective tissue. Biochem. J. **76**, 124–132 (1960).

FIETZEK, P.P., K. KÜHN: The primary structure of collagen. Int. Rev. Connect. Tiss. Res. **7**, 1–60 (1976).

FILOGAMO, G.: La forme et la taille des ostéones chez quelques mamifères. Arch. Biol. **57**, 137–143 (1946).

FISCHER, G.: Untersuchungen zur qualitativen Verteilung von Enzymen des Kohlenhydratstoffwechsels in der Humerusepiphyse von Ratten bestimmter Altersgruppen. Acta anat. (Basel) **84**, 19–30 (1973).

FISCHER, G.: Die qualitative Verteilung von Enzymen des Kohlenhydratstoffwechsels im Periost des Humerus von Ratten ausgewählter Altersgruppen. Acta anat. (Basel) **88**, 147–155 (1974).

FITTON-JACKSON, S.: The morphogenesis of collagen. In: Treatise on collagen (Ed. G.N. RAMACHANDRAN), Vol. 2 B, p. 1–60. London and New York: Academic Press 1968.

FÖLDES, I., L. MODIS, I. SÜVEGES: Investigation of the mucopolysaccharides in the proximal epiphyseal cartilage of the rat: a comparison of the methods of histochemical assay. Acta morph. Acad. Sci. hung. **13**, 141–153 (1965).

FRANCOIS, C.J., M.J. GLIMCHER: The isolation and amino acid composition of the α-chains of chicken-bone collagen. Biochim. biophys. Acta (Amst.) **133**, 91–96 (1967).

FRANK, R.M., P. FRANK: Autoradiographie quantitative de l ostéogenèse au microscopie électronique à l'aide de la proline tritiée. Z. Zellforsch. **99**, 121–133 (1969).

FRANK, R.M., P. FRANK, M. KLEIN, R. FONTAINE: L' os compact humain normal au microscope électronique. Arch. Anat. micr. Morph. exp. 44, 191–206 (1955).

FRIEDENSTEIN, A.J.: Precursor cells of mechanocytes. Int. Rev. Cytol. **47**, 327–359 (1976).

FROST, H.M.: In vivo osteocyte death. J. Bone Jt. Surg. **42 A**, 138–143 (1960a).

FROST, H.M.: Micropetrosis. J. Bone Jt. Surg. **42 A**, 144–150 (1960b).

FROST, H.M.: Human Haversian system measurements. Henry Ford. Hosp. Bull. **9**, 145–147 (1961a).

FROST, H.M.: Halo Volume-Part. IV. Measurement of the diffusion pathway between osteocyte lacuna and blood. Henry Ford. Hosp. Bull. **9**, 137–144 (1961b).

FROST, H.M.: Bone remodelling dynamics. Springfield, Ill.: Ch. C. Thomas 1963.

FROST, H.M.: Dynamics of bone remodelling. In: Bone Biodynamics (Ed. H.M. FROST) p. 315–333. Boston, Mass.: Little, Brown and Comp. 1964a.

FROST, H.M.: Mathematical elements of lamellar bone remodelling. Springfield, Ill.: Ch. C. Thomas 1964b.

FULLMER, H.M.: Histochemistry of the connective tissues. Int. Rev. Connect. Tiss. Res. **3**, 1–76 (1965).

GALINDO, B., T. IMAEDA: Electron microscope study of the white pulp of the mouse spleen. Anat. Rec. **143**, 399–415 (1962).

GARDNER, E.: Osteogenesis in the human embryo and fetus. In: The biochemistry and physiology of bone. (Ed. G.H. BOURNE) 2nd. edition. Vol. III. p. 77–118. New York: Academic Press 1971.

GEBHARDT, W.: Über funktionell wichtige Anordnungsweisen der feineren und gröberen Bauelemente des Wirbeltierknochens. II. spez. Teil: Der Bau der Havers'schen Lamellensysteme und seine funktionelle Bedeutung. Wilhelm Roux' Arch. Entwickl. Mech. Org. **20**, 187–322 (1906).

GERBER, B.R., E.C. FRANKLIN, M. SCHUBERT: Ultracentrifugal fractionation of bovine nasal chondromucoprotein. J. biol. Chem. **235**, 2870–2875 (1960).

GINSBURG, V., E.F. NEUFELD: Complex heterosaccharides of animals, Ann. Rev. Biochem. **38**, 371–388 (1969).

GLIMCHER, M.J.: Molecular biology of mineralized tissues with particular reference to bone. Rev. mod. Phys. **31**, 359–393 (1959).

GLIMCHER, M.J.: Specificity of the molecular structure or organic matrices in mineralization. In: Calcification in biological systems (Ed. R.F. SOGNNAES), p. 421–487. Washington: American Association for the Advancement of Science 1960.

GLIMCHER, M.J.: A basic architectural principle in the organization of mineralized tissues. Clin. Orthop. **61**, 16–36 (1968).

GLIMCHER, M.J., S.M. KRANE: The organization and structure of bone and the mechanism of calcification. In: Treatise on collagen (Eds. G.N. RAMACHANDRAN, B.S. GOULD), Vol. II, Part B., p. 67–251. New York: Academic Press 1968.

GLOCK, G.E.: Glycogen and calcification. J. Physiol. (Lond.) **98**, 1–11 (1940).

GODARD, H.: L'os de croissance épiphysaire et les mucopolysaccharides. Arch. Anat. micr. Morph. exp. **40**, 223–245 (1951).

GODMAN, G.C., N. LANE: On the site of sulfation in the chondrocyte. J. Cell Biol. **21**, 353–366 (1964).

GODMAN, G.C., K.R. PORTER: Chondrogenesis, studied with the electron microscope. J. biophys. biochem. Cytol. **8**, 719–760 (1960).

GOEL, S.C.: Electron microscopic studies on developing cartilage. I. The membrane system related to the synthesis and secretion of extracellular materials. J. Embryol. exp. Morph. **23**, 169–184 (1970).

GOSLINE, J.M.: The physical properties of elastic tissue. Int. Rev. Connect. Tiss. Res. **7**, 211–249 (1976).

GOTTSCHALK, A. (ed.): Glycoproteins, their composition, structure and function. B.B.A. Library, Vol. 5. Amsterdam-London-New York: Elsevier Publishing Company 1966a.

GOTTSCHALK, A.: Definition of glycoproteins and their delineation from other carbohydrate-protein complexes. In: Glycoproteins, their composition, structure and function (Ed. A. GOTTSCHALK) B.B.A. Library, Vol. 5, p. 20–28. Amsterdam-London-New York: Elsevier Publishing Company 1966b.

GOULD, B.S.: Collagen Biosynthesis. In: Treatise on collagen (Ed. B.S. GOULD) Vol. 2 A, p. 139–188. London and New York: Academic Press 1968.

GRASSMANN, W.: Kolloquium der Gesellschaft für physiologische Chemie. Chemie und Stoffwechsel von Binde- und Knochengewebe. Berlin-Göttingen-Heidelberg: Springer 1956.

GRAUMANN, W.: Die histochemische Perjodatreaktion der Reticulin- und Kollagenfasern. Acta histochem. (Jena) **1**, 116–125 (1954).

GRAUMANN, W.: Kohlenhydrathistochemie der Bindegewebsfasern. Acta histochem. (Jena) **3**, 226–242 (1957).

GRAY, D.J., E. GARDNER: Prenatal changes in the human knee and superior tibiofibular joints. Amer. J. Anat. **86**, 235–288 (1950).

GROBSTEIN, C.: Differentiation of vertebrate cells. In: The Cell (Ed. J. BRACHET, A. MIRSKY), Vol. 1, p. 437–496. New York: Academic Press 1959.

HAINES, R.W.: The evolution of epiphyses and of endochondral bone. Biol. Rev. **16**, 267–292 (1941).

HAINES, R.W.: The development of joints. J. Anat. (Lond.) **81**, 33–55 (1947).

HALL, B.K.: Cellular differentiation in skeletal tissues. Biol. Rev. **45**, 455–484 (1970).

HALL, D.A.: The fibrous components of connective tissue with special reference to the elastic fiber. Int. Rev. Cytol. **8**, 211–251 (1959).

HALL, E.K.: Regional differences in the action of the organization centre. Wilhelm Roux' Arch. Entwickl. Mech. Org. **135**, 671–688 (1937).

HALLÉN, A.: On the differences in extractability of the proteoglycans. In: Chemistry and molecular biology of the intercellular matrix (Ed. E.A. BALAZS), Vol. 2, p. 903–906. London and New York: Academic Press 1970.

HAMPÉ, A.: Contribution à l'étude du développement et de la régulation des déficiences et des excédents dans la patte des l'embryon de poulet. Arch. Anat. micr. Morph. exp. **48**, 347–478 (1959).

HANCOX, N.M.: The osteoclast. In: The biochemistry and physiology of bone (Ed. G.H. BOURNE), p. 213–247. New York and London: Academic Press 1956.

HANCOX, N.M.: The osteoclast. In: Cells and tissues in culture (Ed. E.N. WILLMER), Vol. 2, p. 261–272. London and New York: Academic Press 1965.

HANCOX, N.M., B. BOOTHROYD: Motionpicture and electron microscope studies on the embryonic avian osteoclast. J. biophys. biochem. Cytol. 11, 651–661 (1961).

HANSSON, L.I.: Determination of endochondral bone growth in rabbit by means of oxytetracycline. Acta Univ. Lund. sect. II. 1, 1–10 (1964).

HARDINGHAM, T.E., and H. MUIR: The specific interaction of hyaluronic acid with cartilage proteoglycans. Biochim. biophys. Acta (Amst.) 279, 401–405 (1972)

HARKNESS, R.D.: Biological functions of collagen, Biol. Rev. 36, 399–463 (1961).

HAY, E.D.: The fine structure of blastema cells and differentiating cartilage cells in regenerating limbs of *Amblystoma* larvae. J. biophys. biochem. Cytol. 4, 583–591 (1958).

HINTZSCHE, E.: Untersuchungen an Stützgeweben. II. Über Knochenbildungsfaktoren, insbesondere über den Anteil der Blutgefäße an der Ossifikation. Z. mikr. anat. Forsch. 14, 373–440 (1928).

HIRSCHMAN, A., D.D. DZIEWIATKOWSKI: Proteinpolysaccharide loss during endochondral ossification: Immunochemical evidence. Science 154, 393–395 (1966).

HJERTQUIST, S.O.: Microchemical analysis of glycosaminoglycans (mucopolysaccharides) in normal and rachitic epiphysial cartilage. Acta Soc. Med. upsalien. 69, 23–40 (1964).

HODGE, A.J.: Structure at the electron microscopic level. In: Treatise on collagen (Ed. G.N. RAMACHANDRAN), Vol. 1, p. 185–204. London and New York: Academic Press 1967.

HÖRSTADIUS, S.: The neural crest. Oxford: University Press 1950.

HOLMGREN, N., E.A. STENSIÖ: Kranium und Visceralskelett der *Akranier* und Fische. In: Handbuch Vergl. Anat. Wirbelt. (Eds. L. BOLK, E. GOPPERT, E. KALLIUS, W. LUBOSCH), Bd. 4. Berlin und Wien: Urban und Schwarzenberg 1936.

HOLTROP, M.E.: The origin of bone cells in enchondral ossification. In: Calcified Tissue. 3rd. Europ. Sympos. (Eds. H. FLEISCH, H.J.J. BLACKWOOD, M. OWEN), p. 32–35. Berlin-Heidelberg-New York: Springer 1966.

JACKSON, D.S.: The formation and breakdown of connective tissue. In: Connect. Tissue (Ed. R.E. TUNBRIDGE), p. 62–76. Oxford: Blackwell Scientific Publ. 1957.

JACKSON, D.S., J.P. BENTLEY: Collagen-glycosaminoglycan interactions. In: Treatise on collagen (Ed. G.N. RAMACHANDRAN), Vol. 2A, p. 189–211. London and New York: Academic Press 1968.

JOHNSON, L.C.: Morphological analysis in pathology: the kinetics of disease and general biology of bone. In: Bone biodynamics (Ed. H.M. FROST), p. 543–654. Boston: Little, Brown and Co. 1964.

JOWSEY, J.: Age changes in human bone. Clin. Orthop. 17, 210–218 (1960).

JOWSEY, J.: Microradiography of bone resorption. In: Mechanisms of hard tissue destruction (Ed. R.F. SOGNNAES), p. 447–469. Publ. No 75 of the Amer. Ass. Advanc. Sci. Washington: 1963.

JOWSEY, J.: Studies of Haversian systems in man and some animals. J. Anat. 100, 857–864 (1966).

KAO, K.-Y.T., C.M. VERNIER, T.H. McGAVACK.: Connective tissue. IX. Metabolism of collagen in bone of rat. Proc. Soc. exp. Biol. (N.Y.) 119, 584–585 (1965).

KEMBER, N.F.: Cell division in endochondral ossification. A study of cell proliferation in rat bones by the method of tritiated thymidine autoradiography. J. Bone Jt. Surg. 42 B, 824–839 (1960).

KEMBER, N.F.: Growing bones on the computer. Some pitfalls of a computer simulation of the effects of radiation on bone growth. Cell Tiss. Kin. 2, 11 (1969).

KEMBER, N.F.: Cell population kinetics of bone growth: The first ten years of autoradiographic studies with tritiated thymidine. Clin. Orthop. 76, 213–230 (1971).

KEMBER, N.F.: Comparative patterns of cell division in epiphyseal cartilage plates in the rat. J. Anat. (Lond.) 111, 137–142 (1972).

KNESE, K.-H.: Die periostale Osteogenese und Bildung der Knochenstruktur bis zum Säuglingsalter. Z. Zellforsch. 44, 585–643 (1956).

KNESE, K.-H.: Die diaphysäre chondrale Osteogenese bis zur Geburt. Z. Zellforsch. 47, 80–113 (1957).

KNESE, K.-H.: Knochenstruktur als Verbundbau. Heft 4 der „Zwanglosen Abhandlungen a.d. Gebiet d. normalen und pathologischen Anatomie". Stuttgart: Thieme 1958.

KNESE, K.-H.: Neuere Untersuchungen über die Knochenbildung und ihre Beeinflussungsmöglichkeiten. Dtsch. zahnärztl. Z. 14, 925–1000 (1959a)

KNESE, K.-H.: Die Ultrastruktur des Knochengewebes. Dtsch. med. Wschr. 84, 1640–1644/1649–1650 (1959b).

KNESE, K.-H.: The ultra-structure of bone. Germ. med. Mth. **4**, 427–431/411–412 (1959c).
KNESE, K.-H.: Über die Mineralablagerungen in Knorpel- und Knochengewebe unter Berücksichtigung elektronenmikroskopischer Befunde. Acta histochem. (Jena) Suppl. **III**, 31–56 (1963a).
KNESE, K.-H.: Zell- und Faserstruktur des Knochengewebes. Acta anat. (Basel) **53**, 369–394 (1963b).
KNESE, K.-H.: Knochenbildung und Entwicklung der Knochenstruktur. Verh. dtsch. path. Ges. **47**, 35–54 (1963c).
KNESE, K.-H.: A histochemical study of the polysaccharides in osteogenic areas in bone and tooth. In: Bone and tooth (Ed. H.J. BLACKWOOD), p. 283–287. Oxford: Pergamon Press 1964.
KNESE, K.-H.: Zytogenese und topochemische Reaktion der frühen und späten epitheloiden Osteoblasten. Z. Zellforsch. **69**, 93–128 (1966a).
KNESE, K.-H.: Feinbau und Belastungsmöglichkeiten des Knorpels. Sportarzt und Sportmedizin **17**, 444–458 (1966b).
KNESE, K.-H.: Zytologische Aspekte der Knochenbildung. Internist (Berl.) **7**, 581–590 (1966c).
KNESE, K.-H.: Cytogenesis of osteoblasts. In: L'ostéomalacie, Symposium Organisé par le Centre du Métabolisme Phospho-Calcique (Ed. D.J. HIOCO), p. 65–75. Paris: Masson 1967a.
KNESE, K.-H.: Topographic and temporal correlation of processes of osteogenesis discussed according to electron-microscopic findings. In: Callus Formation, Symp. Biol. of Fracture Healing (Eds. ST. KROMPECHER, E. KERNER), Symposia Biologica. Hungarica, p. 165–177. Budapest: Akadémiai Kiadó 1967b.
KNESE, K.-H.: The ultrastructure of the hypertrophic cartilage cells. In: Calcified Tissues, 5th. Europ. Sympos. (Eds. G. MILHAUD, M. OWEN, H.J.J. BLACKWOOD), p. 409–415. Paris: Société d' édition d' enseignement supérieur 1968.
KNESE, K.-H.: Zytologische Beobachtungen an Skeletzellen über die Bildung der Kohlenhydrat-Protein-Komplexe. Z. mikr. anat. Forsch. **81**, 233–294 (1969).
KNESE, K.-H.: The ultrastructure of resorbing cell borders. Calcif. Tiss. Res. **4**, (Suppl.) 78–79 (1970a).
KNESE, K.-H.: Struktur und Ultrastruktur des Knochengewebes. In: Handbuch der Medizinischen Radiologie (Hrsg. L. DIETHELM, O. OLSSON. F. STRNAD, H. VIETEN, A. ZUPPINGER), Bd. IV/1, S. 317–416. Berlin-Heidelberg-New York: Springer 1970b.
KNESE, K.-H.: Mechanik und Festigkeit des Knochengewebes. In: Handbuch der Medizinischen Radiologie (Hrsg. L. DIETHELM, O. OLSSON, F. STRNAD, H. VIETEN, A. ZUPPINGER), Bd. IV/1, S. 417–539. Berlin-Heidelberg-New York: Springer 1970c.
KNESE, K.-H.: Struktur und Ultrastruktur des Knorpels. In: Handbuch der Medizinischen Radiologie (Hrsg. L. DIETHELM, O. OLSSEN, F. STRNAD, H. VIETEN, A. ZUPPINGER), Bd. IV/1, S. 678–783. Berlin-Heidelberg-New York: Springer 1970d.
KNESE, K.-H.: Umgestaltung des endoplasmatischen Retikulums der Glykoproteine bildenden Skeletzellen. Acta anat. (Basel) **79**, 504–525 (1971a).
KNESE, K.-H.: Die Ultrastruktur der Fibroelastica des Periostes verglichen mit Cornea und Sklera. Anat. Anz. **129**, 401–420 (1971b).
KNESE, K.-H.: Osteoklasten, Chondroklasten, Mineraloklasten, Kollagenoklasten. Acta anat. (Basel) **83**, 275–288 (1972a).
KNESE, K.-H.: Proteoglycane und Glykoproteine im Periost. Acta histochem. (Jena) **44**, 77–89 (1972b).
KNESE, K.-H.: Faserkristallisation, chondroide und ossale Mineralisation bei der desmalen Osteogenese und in der Zwischenwirbelscheibe. Acta anat. (Basel) **96**, 429–443 (1976).
KNESE, K.-H., H. BIERMANN: Die Knochenbildung an Sehnen- und Bandansätzen im Bereich ursprünglich chondraler Apophysen. Z. Zellforsch. **49**, 142–187 (1958).
KNESE, K.-H., H. GEIDEL: Form, Oberfläche und Volumen der Zellkerne des Periosts. Z. mikr. anat. Forsch. **85**, 223–244 (1972).
KNESE, K.-H., M.v. HARNACK: Über die Faserstruktur des Knochengewebes. Z. Zellforsch. **57**, 520–558 (1962).
KNESE, K.-H., A.M. KNOOP: Elektronenmikroskopische Untersuchungen über die periostale Osteogenese. Z. Zellforsch. **48**, 455–478 (1958).
KNESE, K.-H., A.M. KNOOP: Elektronenmikroskopische und histochemische Untersuchungen am Knorpelgewebe über den Ort der Bildung des Mucopolysaccharid-Protein-Komplexes. Z. Zellforsch. **53**, 201–258 (1961a).
KNESE, K.-H., A.M. KNOOP: Elektronenmikroskopische Beobachtungen über die Zellen in der Eröffnungszone des Epiphysenknorpels. Z. Zellforsch. **54**, 1–38 (1961b).

KNESE, K.-H., A.M. KNOOP: Chondrogenese und Osteogenese, elektronenmikroskopische und lichtmikroskopische Untersuchungen. Z. Zellforsch. **55**, 413–468 (1961c).

KNESE, K.-H., I. RITSCHL, D. VOGES: Quantitative Untersuchung der Osteonverteilung im Extremitätenskelet eines 43jährigen Mannes. Z. Zellforsch. **40**, 519–570 (1954a).

KNESE, K.-H., S. TITSCHAK: Untersuchungen mit Hilfe des Lochkartenverfahrens über die Osteonstruktur von Haus- und Wildschweinknochen sowie Bemerkungen zur Baugeschichte des Knochens. Morph. Jb. **102**, 337–458 (1962)

KNESE, K.-D., D. VOGES, I. RITSCHL: Untersuchungen über die Osteon- und Lamellenformen in Extremitätenskelet des Erwachsenen. Z. Zellforsch. **40**, 323–360 (1954b).

KOBAYASHI, S.: Acid mucopolysaccharides in calcified tissues. Int. Rev. Cytol. **30**, 257–371 (1971).

KÖLLIKER, A.: Die normale Resorption des Knochengewebes und ihre Bedeutung für die Entstehung der typischen Knochenformen. Leipzig: F.C.W. Vogel 1873.

KROON, D.B.: Bone-destroying function of osteoclasts (KOELLIKER's brush border). Acta anat. (Basel) **21**, 1–18 (1954).

KUHLMAN, R.E.: A microchemical study of the developing epiphyseal plate. J. Bone Jt. Surg. **42-A**, 457–466 (1960).

KUHLMAN, R.E., M.J. MCNAMEE: The biochemical importance of the hypertrophic cartilage cell area to enchondral bone formation. J. Bone Jt. Surg. **52-B**, 1025–1032 (1970).

LACROIX, P.: Ca-45 autoradiography in the study of bone tissue. In: Bone as a tissue (Ed. K. RODAHL), p. 262–279. New York-Toronto-London: McGraw-Hill 1960.

LANE, J.M., E.J. MILLER: Isolation and characterization of the peptides derived from the alpha-2 chain of chick bone collagen after cyanogen bromide cleavage. Biochemistry **8**, 2134–2139 (1969).

LASH, J.W.: Phenotypic expression and differentiation: In vitro chondrogenesis. In: The stability of the differentiated state (Eds. W. BEERMANN, J. REINERT, H. URSPRUNG). Berlin-Heidelberg-New York: Springer 1968.

LAURENT, T.C.: The exclusion of macromolecules from polysaccharide media. In: The chemical physiology of mucopolysaccharides (Ed. G. QUINTARELLI), p. 153–170. Boston: Little, Brown and Co 1968.

LAURENT, T.C.: Structure of hyaluronic acid. In: Chemistry and molecular biology of the intercellular matrix (Ed. E.A. BALAZS), Vol. 2. p. 703–732. London and New York: Academic Press 1970.

LAWFORD, G.R., H. SCHACHTER: Biosynthesis of glycoprotein by liver. J. biol. Chem. **241**, 5408–5418 (1966).

LAZARIDES, E., L.N. LUKENS: Collagen synthesis on polysomes in vivo and in vitro. Nature (Lond.) **232**, 37–40 (1971).

LEBLOND, C.P.: Elaboration of dentinal collagen in odontoblasts as shown by radioautography after injection of labelled glycine and proline. Ann. Histochim. **8**, 43–50 (1963).

LEBLOND, C.P., P. LACROIX, R. PONLOT, A. DHEM: Les stades initiaux des l' ostéogenèse. Nouvelles données histochimiques et autoradiographiques. Bull. Acad. roy. Méd. Belg. **24**, 421–443 (1959).

LEBLOND, C.P., G. W. WILKINSON, L.F. BÉLANGER, J. ROBICHON: Radio-autographic visualization of bone formation in the rat. Amer. J. Anat. **86**, 289–341 (1950).

LEVENE, C.: The patterns of cartilage canals. J. Anat. (Lond.) **98**, 515–538 (1964).

LINDENBAUM, A., K. E. KUETTNER: Mucopolysaccharides and mucoproteins of calf scapula. Calcif. Tiss. Res. **1**, 153–165 (1967).

LIPP, W.: Neuuntersuchungen des Knochengewebes. Morphologie, Histochemie und Beeinflussung durch das periphere, vegetative Nervensystem durch Fermente und Hormone. Acta anat. (Basel) **20**, 162–200 (1954a).

LIPP, W.: Neuuntersuchungen des Knochengewebes. Morphologie, Histochemie und Beeinflussung durch das periphere vegetative Nervensystem durch Fermente und Hormone. II. Histologisch erfaßbare Lebensäußerungen der Knochenzellen. Acta anat. (Basel) **22**, 151–201 (1954b).

LOWTHER, D.A.: Chemical aspects of collagen fibrillogenesis. Int. Rev. Connect. Tiss. Res. **1**, 63–125 (1963).

LUSCOMBE, M., C.F. PHELPS: The composition and physicochemical properties of bovine nasalsepta protein-polysaccharide complex. Biochem. J. **102**, 110–119 (1967).

MANKIN, H.J.: Mitosis in articular cartilage of immature rabbits. Clin. Orthop. **34**, 170–183 (1964).

MANKIN, H.J., C. REVAK, L. LIPPIELLO: Ribonucleic acid synthesis in the epiphyseal plate of the rat: An autoradiographic study. Bull. Hosp. Jt Dis. (N.Y.) **29**, 111–118 (1968).

MANNERS, D.J.: The molecular structure of glycogens. Advanc. Carbohyd. Chem. **12**, 261–430 (1957).

MAROTTI, G.: Quantitative studies on bone reconstruction. Acta anat. (Basel) **52**, 291–333 (1963).

MAROUDAS, A.: Effect of fixed charge density of the distribution and diffusion coefficients of solutes in cartilage. In: Chemistry and molecular biology of the intercellular matrix (Ed. E.A. BALAZS), Vol. 3, p. 1389–1401. London and New York: Academic Press 1970.

MARSHALL, J.H., J. JOWSEY, R.E. ROWLAND: Microscopic metabolism of calcium in bone. IV. Ca^{45} deposition and growth rate in canine osteons. Radiat. Res. **10**, 243–257 (1959).

MARSHALL, R.D.: Glycoproteins. Ann. Rev. Biochem. **41**, 673–702 (1972).

MARSHALL, R.D., A. NEUBERGER: Aspects of the structure and metabolism of glycoproteins. Advanc. Carbohyd. Chem. **25**, 407–478 (1970).

MATHEWS, M.B.: Comparative aspects of supporting tissues. Molecular evolution of connective tissue. A comparative study of acid mucopolysaccharide — protein complexes. In: Structure and function of connective and skeletal tissue (Eds. S. FITTON-JACKSON, R.D. HARKNESS, S.M. PARTRIDGE, G.R. TRISTRAM), p. 181–206. London: Butterworths 1965.

MATHEWS, M.B.: The macromolecular organization of connective tissue. In: The chemical physiology of mucopolysaccharides (Ed. G. QUINTARELLI), p. 189–197. Boston: Little, Brown and Co. 1968.

MATHEWS, M.B., S. GLAGOV: Acid mucopolysaccharide patterns in ageing human cartilage. J. clin. Invest. **45**, 1103–1111 (1966).

MATUKAS, V.J., B.J. PANNER, J.L. ORBISON: Studies on ultrastructural identification and distribution of protein polysaccharide in cartilage matrix. J. Cell Biol. **32**, 365–377 (1967).

MCLEAN, F.C., W. BLOOM: Calcification and ossification. Calcification in normal growing bone. Anat. Rec. **78**, 333–359 (1940).

MILLER, E.J.: Isolation and characterization of a collagen from chick cartilage containing three indentical α-chains. Biochemistry **10**, 1652–1658 (1971).

MÜLLER, H.: Über die Entwicklung der Knochensubstanz nebst Bemerkungen über den Bau rachitischer Knochen. Z. wiss. Zool. **9**, 147–233 (1858).

MUIR, H., S. JACOBS: Protein-polysaccharides of pig laryngeal cartilage. Biochem. J. **103**, 367–374 (1967).

MURRAY, P.D.F.: Bones: A study of the development and structure of the vertebrate skeleton. Cambridge: University Press 1936.

NANNEY, D.L.: Epigenectic control systems. Proc. nat. Acad. Sci. (Wash.) **44**, 712–717 (1958).

NEUMAN, W.F., M.W. NEUMAN: The nature of the mineral phase of bone. Chem. Rev. (Balt.) **53**, 1–45 (1953).

OWEN, M.: Cell population kinetics of an osteogenic tissue. J. Cell. Biol. **19**, 19–32 (1963).

OWEN, M.: RNA synthesis in growing bone. In: Calcif. tissues. Proc. 3rd. Europ. Symp. (Eds. H. FLEISCH, H.J.J. BLACKWOOD, M. OWEN), p. 36–40. Berlin-Heidelberg-New York: Springer 1966.

OWEN, M.: The origin of bone cells. Int. Rev. Connect. Tiss. Res. **28**, 213–238 (1970).

PARTRIDGE, S.M.: The chondroitin sulfate-protein complex from bovine cartilage. In: The chemical physiology of mucopolysaccharides (Ed. G. QUINTARELLI), p. 51–62. Boston: Little Brown und Co. 1968.

PECK, W.A., T.R. DIRKSEN: The metabolism of bone tissue in vitro. Clin. Orthop. **48**, 243–265 (1966).

PEDRINI, V.: Electrophoretic heterogeneity of proteinpolysaccharides. J. biol. Chem. **244**, 1540–1546 (1969).

PETERSEN, H.: Studien über Stützsubstanzen. I. Über die Herkunft der Knochenfibrillen. S.-B. Heidelberg. Akad. Wiss. Math.-naturwiss. Kl. 11, Abh. Abt. B 1–28 (1919).

PETERSEN, H.: Die Organe des Skeletsystems. In: Handbuch der mikroskopischen Anatomie des Menschen (Hrsg. W. MÖLLENDORFF), Bd. 2, Teil 2, S. 521–678. Berlin: Springer 1930.

PIERCE, J.A., H. RESNICK, P.H. HENRY: Metabolism of collagen and elastin in the rat. Clin. Res. **12**, 46 (1964).

PIEZ, K.A.: Characterization of a collagen from codfish skin containing three chromatographically different alpha chains. Biochemistry **4**, 2590–2596 (1965).

PIEZ, K.A.: Soluble collagen and the components resulting from its denaturation. In: Treatise on collagen (Ed. G.N. RAMACHANDRAN), Vol. 1, p. 207–252. London and New York: Academic Press 1967.

PINARD, A.: Structure et vaisseaux de la diaphyse des os longs chez le foetus humain. Acta anat. (Basel) **15**, 188–216 (1952).

PORTER, K.R.: Repair processes in connective tissues. Connective tissues, 2nd. Conf. (Ed. CH. RAGAN), p. 126–156. New York: Josiah Macy Found. 1952.

PORTER, K.R., G.D. PAPPAS: Collagen formation by fibroblasts of the chick embryo dermis. J. biophys. biochem. Cytol. 5, 153–166 (1959).

PRITCHARD, J.J.: A cytological and histochemical study of bone and cartilage formation in the rat. J. Anat. (Lond.) 86, 259–277 (1952).

PRITCHARD, J.J.: General anatomy and histology of bone. In: The biochemistry and physiology of bone (Ed. G.H. BOURNE), p. 1–25. New York: Academic Press 1956a.

PRITCHARD, J.J.: The osteoblast. In: The biochemistry and physiology of bone (Ed. G.H. BOURNE), p. 179–211. New York: Academic Press 1956b.

PROCKOP, D.J.: Intracellular biosynthesis of collagen and interactions of protocollagen proline hydroxylase with large polypeptides. In: Chemistry and molecular biology of the intercellular matrix (Ed. E.A. BALAZS), Vol. 1, p. 335–370. London and New York: Academic Press 1970.

PROCKOP, D.J., K.I. KIVIRIKKO: Hydroxyproline and the metabolism of collagen. In: Treatise on collagen (Ed. G.N. RAMACHANDRAN), Vol. 2A, p. 215–240. London and New York: Academic Press 1968.

RAY, R.D., J. STEVENS, I. LYON, R.E. ROWLAND: Uptake of ^{45}Calcium and ^{14}Carbon — labelled proline by dead and living bone. In: Radioisotopes and bone (Eds. F.C. McLEAN, P. LACROIX, A.M. BUDY), p. 69–80. Oxford: Blackwell 1962.

REITH, E.J.: Collagen formation in developing molar teeth of rats. J. Ultrastruct. Res. 21, 383–414 (1968).

REVEL, J.P.: Role of the Golgi apparatus of cartilage cells in the elaboration of matrix glycosaminoglycans. In: Chemistry and molecular biology of the intercellular matrix (Ed. E.A. BALAZS), Vol. 3, p. 1485–1502. London and New York: Academic Press 1970.

ROBBINS, P.W., F. LIPMANN: Identification of enzymatically active sulfate as adenosine-3'-phosphate-5'-phosphosulfate. J. Amer. chem. Soc. 78, 2652–2653 (1956).

ROBERTSON, W. VAN B.: Influence of ascorbic acid on N^{15} incorporation into collagen in vivo. J. biol. Chem. 197, 495–501 (1952).

ROBINSON, R.A.: An electron microscopic study of the crystalline inorganic component of bone and its relationship to the organic matrix. J. Bone Jt Surg. 34A, 389–435 (1952).

ROBINSON, R.A.: Chemical analysis and electron microscopy of bone. In: Bone as a tissue (Ed. K. RODAHL), p. 186–250. New York-Toronto-London: Mc Graw-Hill 1960.

ROBINSON, R.A.: Observations regarding compartments for tracer calcium in the body. In: Bone Biodynamics (Ed. H.M. FROST), p. 423–439. Boston: Little, Brown and Co. 1964.

ROBINSON, R.A., D.A. CAMERON: Electron microscopy of cartilage and bone matrix at the distal epiphyseal line of the femur in the newborn infant. J. biophys. biochem. Cytol. 2, 253–260 (1956).

ROBINSON, R.A., M.L. WATSON: Collagen crystal relationship in bone as seen in the electron microscope. Anat. Rec. 114, 383–410 (1952).

RODÉN, L.: Structure and metabolism of the proteoglycans of chondroitin sulfates and keratan sulfate. In: Chemistry and molecular biology of the intercellular matrix (Ed. E.A. BALAZS), Vol. 2. p. 797–821. London and New York: Academic Press 1970.

RÖNNING, O., K. PAUNIO, K. KOSKI: Observations on the histology, histochemistry and biochemistry of growth cartilages in young rats. Suom. Hammastääk Toim. 63, 187–195 (1967).

ROGERS, H.J., S.M. WEIDMAN, A. PARKINSON: Studies on the skeletal tissues. II. The collagen content of bones from rabbits, oxen and humans. Biochem. J. 50, 537–542 (1952).

ROHR, H.: Reifung der Knorpelzellen der Epiphysenfuge bei der experimentellen Rattenrachitis. Autoradiographische Untersuchungen mit Tritium-markiertem Thymidin. Z. ges. exp. Med. 137, 532–540 (1963).

ROHR, H.: Die Kollagensynthese in ihrer Beziehung zur submikroskopischen Struktur des Osteoblasten (Elektronenmikroskopisch-autoradiographische Untersuchungen mit Tritium-markiertem Prolin). Virchows Arch. path. Anat. 338, 342–354 (1965a).

ROHR, H.: Autoradiographische Untersuchungen über den Kollagenstoffwechsel bei der experimentellen Rattenrachitis. Untersuchungen mit Tritium-Glycin. Z. ges. exp. Med. 139, 621–632 (1965b).

ROHR, H., G. GEBERT: Untersuchungen über den intrazellulären Syntheseweg des Kollagens der Knorpelzelle der Ratte. Beitr. Path. Anat. 135, 92–116 (1967).

ROMANOFF, A.L.: The avian embryo. Structural and functional development. New York: The Macmillan Co. 1960.

ROSENBERG, L.: Cartilage proteoglycans. Fed. Proc. **32**, 1467–1473 (1973).

ROSENBERG, L., B. JOHNSON, M. SCHUBERT: Proteinpolysaccharides from human articular and costal cartilage. J. clin. Invest. **44**, 1647–1656 (1965).

ROSS, R.: The connective tissue fiber forming cell. In: Treatise on Collagen (Ed. B.S. GOULD), Vol. 2-A, p. 1–82. London and New York: Academic Press 1968.

ROUILLER, C., L. HUBER, E. KELLENBERGER, E. RUTISHAUSER: La structure lamellaire de l' ostéone. Acta anat. (Basel) **14**, 9–22 (1952).

ROWLAND, R.E., J.H. MARSHALL, J. JOWSEY: Radium human bone: the microradiographic appearance. Radiat. Res. **10**, 323–334 (1959).

SALPETER, M.M.: H^3-proline incorporation into cartilage: Electron microscope autoradiographic observations. J. Morph. **124**, 387–422 (1968).

SALPETER, M.M., M. SINGER: Differentiation of the submicroscopic adepidermal membrane during limb regeneration in adult *triturus,* including a note on the use of the term basement membrane. Anat. Rec. **136**, 27–39 (1960).

SANDBERG, L.B.: Elastin structure in health and disease. Int. Rev. Connect. Tiss. Res. **7**, 159–210 (1976).

SCHAFFER, J.: Die Stützgewebe. In: Handbuch der mikroskopischen Anatomie des Menschen (Hrsg. W. VON MÖLLENDORFF) Bd. 2, Teil 2, S. 1–390. Berlin: Springer 1930.

SCHEN, S., A.R. VILLANUEVA, H.M. FROST: Number of osteoblasts per unit area of osteoid seam in cortical human bone. Canad. J. Physiol. Pharmacol. **43**, 319–325 (1965).

SCHENK, R.K., D. SPIRO, J. WIENER: Cartilage resorption in the tibial epiphyseal plate of growing rats. J. Cell Biol. **34**, 275–291 (1967).

SCHMID, F.: Die Handskelettossifikation als Indikator der Entwicklung. Ergebn. inn. Med. Kinderheilk. **1**, 176–246 (1949).

SCHMITT, F.O.: Symposium on biomolecular organization and lifeprocesses, chairman's prefatory remarks. Proc. nat. Acad. Sci. (Wash.) **42**, 789–791 (1956).

SCHMITT, F.O.: Interaction properties of elongate protein macromolecules with particular reference to collagen (tropocollagen). Rev. mod. Phys. **31**, 349–358 (1959).

SCHMITT, F.O., J. GROSS, J.H. HIGHBERGER: States of aggregation of collagen. Symp. Soc. exp. Biol. **9**, 148–162 (1955).

SCHMITT, F.O., CE. HALL, M.A. JAKUS: Electron microscope investigations of the structure of collagen. J. Cell Physiol. **20**, 11–33 (1942).

SCHMITT, F.O., C.E. HALL, M.A. JAKUS: Macroperiod in collagen fibrils. J. appl. Physiol. **16**, 263 (1945).

SCHUBERT, M.: Intercellular macromolecules containing polysaccharides. In: Connective Tissue: Intercellular macromolecules. (Proc. Symp. 1962) Biophys. J. **4** (Suppl.) 119–138 (1964).

SCHUBERT, M.: Collagen and its properties. In: The biological basis of medicine (Ed. E.E. BITTAR), Vol. 3, p. 211–247. London and New York: Academic Press 1969.

SCHWARZ, W., G. PAHLKE: Elektronenmikroskopische Untersuchungen an der Interzellularsubstanz des menschlichen Knochengewebes. Z. Zellforsch. **38**, 475–487 (1953).

SCOTT, B.L.: Thymidine-^{3}H electronmicroscope radioautography of osteogenic cells in the fetal rat. J. Cell Biol. **35**, 115–126 (1967).

SCOTT, B.L., D. PEASE: Electron microscopy of the epiphyseal apparatus. Anat. Rec. **126**, 465–495 (1956).

SEDLIN, E.D., H.M. FROST: The half-life of the osteon: a method of determination. J. surg. Res. **3**, 82–84 (1963).

SERAFINI-FRACASSINI, A., P.J. WELLS, J.W. SMITH: Studies on the interactions between glycosaminoglycans and fibrillar collagen. In: Chemistry and molecular biology of the intercellular matrix (Ed. E.A. BALAZS), Vol. 2, p. 1201–1215. London and New York: Academic Press 1970.

SIFFERT, R.S.: The role of alkaline phosphatase in osteogenesis. J. exp. Med. **93**, 415–426 (1951).

SILBERT, J.E.: Incoporation of ^{14}C and ^{3}H from labeled nucleotide sugars into a polysaccharide in the presence of a cell-free preparation from cartilage. J. biol. Chem. **239**, 1310–1315 (1964).

SINEX, F.M.: The role of collagen in aging. In: Treatise on collagen (Ed. G.N. RAMACHANDRAN), Vol. **2B**, p. 410–443. London and New York: Academic Press 1968.

SMITH, J.W., T.J. PETERS, A. SERAFINI-FRACASSINI: Observations on the distribution of the proteinpolysaccharide complex and collagen in bovine articular cartilage. J. Cell Sci. **2**, 129–136 (1967).

SPIRO, R.G.: Glycoproteins. Ann. Rev. Biochem. **39**, 599–638 (1970).

STARCK, D.: Embryologie. Stuttgart: Thieme 1965.

STEVEN, F.S.: Isolation and characterization of polymeric collagen from complex connective tissues. In: Chemistry and molecular biology of the intercellular matrix (Ed. E.A. BALAZS), Vol. 1, p. 43–53. London and New York: Academic Press 1970.

STREETER, G.L.: Developmental horizons in human embryos. (Fourth issue). A review of the histogenesis of cartilage and bone. Contr. Embryol. Carneg. Instn. 149–168 (1949).

SZIRMAI, J.A.: Quantitative approaches in the histochemistry of mucopolysaccharides. J. Histochem. Cytochem. 11, 24–34 (1963).

SZIRMAI, J.A., E. VAN BOVEN, S. DE-TYSSONSK, S. GARDELL: Microchemical analysis of glycosaminoglycans, collagen, total protein and water in histological layers of nasal septum cartilage. Biochim. biophys. Acta (Amst.) 136, 331–350 (1967).

TAKADA, K.: Enzyme histochemistry in bone tissue. I. Histochemical detection of oxydative enzymes in developing knee joints of rats. Acta histochem. (Jena) 23, 40–52 (1966).

TAKUMA, S.: Electron microscopy of the developing cartilagenous epiphyses. Arch. oral. Biol. 2, 111–119 (1960).

TAKUMA, S.: Electron microscopy of developing phalangeal bone of the mouse. Bull. Tokyo dent. Coll. 4, 1–19 (1963).

THOMPSON, R.C., J.E. BALLOU: Studies on metabolism turnover with tritium as a tracer. V. The predominantly non-dynamic-state of body constituants in the rat. J. biol. Chem. 223, 795–809 (1956).

TILLING, G.: The vascular anatomy of long bones. Acta radiol. (Stockh.) Suppl. 161, 6–107 (1958).

TONNA, E.A.: Periosteal osteoclasts, skeletal development and ageing. Nature (Lond.) 185, 405–407 (1960a).

TONNA, E.A.: Osteoclasts and the aging skeleton. A cytological, cytochemical and autoradiographic study. Anat. Rec. 137, 251–270 (1960b).

TONNA, E.A.: The cellular complement of the skeletal system studied autoradiographically with tritiated thymidine (H3TDR) during growth and aging. J. biophys. biochem. Cytol. 9, 813–824 (1961).

TONNA, E.A.: Skeletal cell ageing and its effects on the osteogenetic potential. Clin. Orthop. 40, 57–81 (1965a).

TONNA, E.A.: Protein synthesis and cells of the skeletal system. Int. Soc. Cell Biol. 4, 215–245 (1965b).

TONNA, E.A., E.P. CRONKITE: Histochemical and autoradiographic studies on the effects of ageing on the mucopolysaccharides of the periosteum. J. biophys. biochem. Cytol. 6, 171–178 (1959).

TONNA, E.A., E.P. CRONKITE: Use of tritiated thymidine for the study of the origin of the osteoclast. Nature (Lond.) 190, 459–460 (1961).

TSIGANOS, C.P., H. MUIR: The natural heterogeneity of proteoglycans of porcine and human cartilage. In: Chemistry and molecular biology of the intercellular matrix (Ed. E.A. BALAZS), Vol. 2, 859–866. London and New York: Academic Press 1970.

URIST, M.R., PH.H. HAY, F. DUBUC, K. DURING: Osteogenetic Competence. Section III Basic sciences and pathology. Clin. Orthop. 64, 194–220 (1969).

VAES, G.: Lysosomes and the cellular physiology of bone resorption. In: Lysosomes in biology and pathology (Ed. J.T. DINGLE and H.B. FELL), Vol. 1, p. 217–253. Amsterdam: North-Holland Publishing Company 1969.

VAN DEN HOOFF, A.: Polysaccharide histochemistry of enchondral ossification. Acta anat. (Basel) 57, 16–28 (1964).

VASCIAVEO, F., E. BARTOLI: Vascular channels and resorption cavities in the long bone cortex. The bovine bone. Acta anat. (Basel) 47, 1–33 (1961).

VEIS, A.: Intact collagen. In Treatise on Collagen (Ed. G.N. RAMACHANDRAN), Vol. 1, p. 367–439. London and New York: Academic Press 1967.

VIIDIK, A.: Functional properties of collagenous tissues. Int. Rev. Connect. Tiss. Res. 6, 127–215 (1973).

VINCENT, J.: Recherches sur la constitution de l'os adulte. Bruxelles Éditions Arscia 1955.

VITTUR, P., M.C. PUGLIARELLO, B. DE BERNÀRD: Chemical modification of cartilage matrix during endochondral calcification. Experienta 27, 126–127 (1971).

WALLGREN, G.: Biophysical analysis of the formation and structure of human foetal bone. Acta paediat. (Uppsala) 113, (Suppl.) 7–80 (1957).

WASSERMANN, F.: Fibrillogenesis in the regenerating rat tendon with special reference to growth and composition of the collagenous fibril. Amer. J. Anat. 94, 399–438 (1954).

WASSERMANN, F.: The intercellular components of connective tissue: Origin, structure and interrelationship of fibers and ground substance. Ergebn. Anat. Entwickl.-Gesch. **35**, 240–333 (1956).

WASSERMANN, F., J.A. YAEGER: Fine structure of the osteocyte capsule and of the wall of the lacunae in bone. Z. Zellforsch. **67**, 636–652 (1965).

WEISS, J.B.: Enzymic degradation of collagen. Int. Rev. Connect. Tiss. Res. **7**, 101–157 (1976).

WEISS, P.: From cell to molecule. In: The molecular control of cellular activity (Ed. J.M. ALLEN), p. 3–72. New York: McGraw Hill 1962.

WEISS, P.: Biosynthesis and morphogenesis. From cell dynamics to tissue architecture. In: Structure and function of connective and skeletal tissue (Eds. S. FITTON-JACKSON, S.M. PARTRIDGE, R.D. HARKNESS, G.R. TRISTRAM), p. 256–281. London: Butterworths 1965.

WESTERBORN, O.: The effect of papain on epiphyseal cartilage. In: Structure and function of connective and skeletal tissue (Eds. S. FITTON-JACKSON, R.D. HARKNESS, S.M. PARTRIDGE, G.R. TRISTRAM), p. 456–458. London: Butterworths 1965.

WESTON, J.A.: The migration and differentiation of neural crest cells. Advanc. Morphogenes. **8**, 41–114 (1970).

WINDRUM, G.M., P.W. KENT, J.E. EASTOE: Constitution of human renal reticulin. Brit. J. exp. Path. **36**, 49–59 (1955).

WOESSNER, J.F., JR.: Biological mechanism of collagen resorption. In: Treatise on Collagen (Ed. G.N. RAMACHANDRAN), Vol. II, p. 253–330. London and New York: Academic Press 1968.

WOLPERS, C.: Kollagenstreifung und Grundsubstanz. Klin. Wschr. **22**, 624 (1943).

WOOD, G.C.: The formation of fibrils from collagen solutions. 2. A mechanism of collagen-fibril formation. Biochem. J. **75**, 598–605 (1960a).

WOOD, G.C.: The formation of fibrils from collagen solutions. 3. Effect of chondroitin sulphate and some other naturally occurring polyanions on the rate of formation. Biochem. J. **75**, 605–612 (1960b).

WOOD, G.C.: The precipitation of collagen fibers from solution. Int. Rev. Connect. Tiss. Res. **2**, 1–31 (1964).

WOODS, J.F., G. NICHOLS, JR.: Collagenolytic activity in rat bone cells. Characteristics and intracellular location. J. Cell Biol. **26**, 747–757 (1965).

WUTHIER, R.E.: A zonal analysis of inorganic and organic constituents of the epiphysis during endochondral calcification. Calcif. Tiss. Res. **4**, 20–38 (1969/70).

WYCKOFF, R.W.: The fine structure of connective tissue. In: Connective Tissues Trans. 3rd. Conf. p. 38–91. New York: Josiah Macy Jr. Foundation 1952.

YOUNG, R.W.: Cell proliferation and specialization during endochondral osteogenesis in young rats. J. Cell Biol. **14**, 357–370 (1962a).

YOUNG, R.W.: Autoradiographic studies on postnatal growth of the skull in young rats with tritiated glycine. Anat. Rec. **143**, 1–13 (1962b).

YOUNG, R.W.: Histophysical studies on bone cells and bone resorption. In: Mechanisms of hard tissue destruction (Ed. R.F. SOGNNAES), p. 471–496. Washington: Amer. Ass. Advanc. Sci. 1963a.

YOUNG, R.W.: Nucleic acids, proteins synthesis and bone. Clin. Orthop. **26**, 147–160 (1963b).

YOUNG, R.W.: Specialization of bone cells. In: Bone Biodynamics. (Ed. H.M. FROST), p. 117–142. Boston: Little, Brown and Co. 1964.

ZELANDER, T.: Ultrastructure of articular cartilage. Z. Zellforsch. **49**, 720–738 (1959).

Anmerkung bei der Korrektur. Ausführliche Darstellung bei KNESE, K.-H.: Stützgewebe und Skelettsystem. In: Handbuch der mikroskopischen Anatomie des Menschen, Band II/5. Berlin, Heidelberg, New York: Springer 1978.

B. Knochenumbau und Calciumphosphat-Stoffwechsel

I. Biochemische Struktur des Knochens

Von

H.-J. Dulce

Mit 1 Abbildung und 7 Tabellen

1. Gesamtaufbau

Knochen besteht aus Mineral-, Matrix-, Wasser- und Fettanteilen. Den geringsten Fettgehalt finden wir im kompakten Knochen, den größten Fettgehalt im spongiosareichen Epiphysenknochen (Tabelle 1).

Die Härte der Knochenkortikalis ist mit dem Mineral/Matrixverhältnis von 2,5 zu erklären, das einem Quotienten von ca. 1,0 bei der Spongiosa gegenübersteht. Spongiosareiche Wirbelknochen besitzen die quellfähigere Matrix bei geringerem Mineralgehalt, wodurch ihre wohl stärkere Elastizität bedingt ist. Für vergleichende biochemische-analytische Betrachtungen muß die fettfreie Knochensubstanz herangezogen werden. Bei derartigen Analysen erkennt man, daß mit zunehmendem Lebensalter der Mineralisationsgrad der Matrix zunimmt und ihr Wassergehalt geringer wird (Tabelle 2). Ursache hierfür sind Strukturveränderungen der Knochenmatrix im Laufe der Altersentwicklung.

Der Mineralgehalt der Knochen von Frauen liegt um 1–1,5% niedriger als der von Männern (Trotter u. Petersen, 1962).

Die Dichte des Knochens ist ein Maß seiner Mineralisation (Robinson u. Watson, 1955; Robinson u. Elliott, 1957). Frischer Knochen hat eine Dichte von 1,86–1,9 kg/l, Knochenmineral der Kortikalis eine Dichte von 2,93–3,06 kg/l, Knochenmineral der Spongiosa eine Dichte von 2,72 kg/l. Reiner Hydroxylapatit besitzt eine Dichte von 3,18 kg/l. Durch Messung der Röntgendichte des Knochens, die nur den Calciumgehalt und zusätzlich das Markraumvolumen

Tabelle 1. Aufbau des reifen Knochengewebes

g/kg Substanz	Zahnschmelz	Knochen Kortikalis	Wirbel Spongiosa	Epiphysen Knochen
Fett	—	40	100	350
Wasser	45	120	450	250
Matrix	5	240	250	200
Mineral	950	600	200	200

Tabelle 2. Aufbau des fettfreien Knochengewebes (Altersabhängigkeit)

g/kg fett-freie Frisch-substanz	Fetus		Kind 4–11 J.		Erwachsener	
	Femur		Femur		Tibia	Femur
	Kortikalis	Epiphyse	Kortikalis	Epiphyse	Kortikalis	Gesamt
H_2O	370	840	270	500	130	230
Matrix	240	110	250	220	250	220
Mineral	390	5	480	210	620	510

Brubacher, 1890; Ruiz-Gijon, 1941; Dickerson, 1962; Dulce, 1970.

erfaßt, kann man in vivo Veränderungen der Knochenmasse ermitteln. Die Meßwerte liegen dann um 0,3–0,4 kg/l. Es ergeben sich ähnliche Altersabhängigkeiten wie bei den Gewebeanalysen. Die größte Röntgendichte besitzen Knochen bei 20–40jährigen, später nimmt die Dichte bis zu 20% ab (Krokowski, 1959). Knochen in der rechten Körperhälfte sind um ca. 9% röntgendichter als die der linken Körperhälfte (Virtama, 1957).

2. Mineralsubstanz

Knochenmineral besteht aus apatitischen Calciumphosphaten, die zu 60% in kristalliner und zu 40% in mikrokristalliner, amorpher Phase vorkommen (Eanes et al., 1966). In jugendlichem oder frisch gebildeten Knochen (Quicker, 1968) tritt auch das hexagonale Kristallgitter des Octacalciumphosphates — $Ca_8H_2(PO_4)_6 \cdot 5H_2O$ — mit den Achslängen a = 1,987 nm, b = 0,963 nm, c = 0,688 nm auf. In der unregelmäßigen hexagonalen Kristallgitterstruktur des apatitischen Calciumphosphates mit den Achslängen a = 0,942 nm, b = 0,944 nm, c = 0,688 nm findet man eine Reihe isomorpher Einheitszellen. Hierzu zählen:

Hydroxylapatit	$Ca_{10}(PO_4)_6 \cdot (OH)_2$
Carbonatapatit	$Ca_{10}(PO_4)_6 \cdot CO_3$
Carbonatsubstituierter Hydroxylapatit	$Ca_{10}(PO_4,CO_3)_6 \cdot (OH)_2$
Fluorapatit	$Ca_{10}(PO_4)_6 \, F_2$
Defektapatit	$Ca_9H_2(PO_4)_6(OH)_2$

Diese Einheitszellen treten in einer nichtstatistischen Verteilung auf. Na und Mg können im Gitter Ca vertreten. Ein selbständiges $CaCO_3$ gibt es nur im Malleus und Incus des Menschen, sonst in keinem Knochen (Neuman, 1950). Etwa $^4/_5$ des Carbonats im Knochen sind ebenso wie Citrat als Kopräzipitat an die Kristalloberflächen adsorbiert (Hendricks u. Hill, 1950; Trautz, 1955). Große Teile des K, Na und Mg gelten ebenfalls als oberflächengebunden (Taylor, 1960a; Kuyper, 1938). Die molare Zusammensetzung der anorganischen Knochensubstanz wird von Hendricks und Hill (1942) mit

Ca	8,5 Mol/kg		PO_4	5,07 Mol/kg	
Mg	0,25 Mol/kg		CO_2	1,24 Mol/kg	
Na	0,19 Mol/kg		OH	2,0 Mol/kg	
H	2,0 Mol/kg				

angegeben.

Tabelle 3. Molare Ca/P-Quotienten von Calciumphosphaten

Knochenmineral	1,67–1,81
$Ca_{10}(PO_4CO_3)_6(OH)_2$	1,6 –2,0
$Ca_{10}(PO_4)_6(OH)_2$	
$Ca_{10}(PO_4)_6CO_3$	1,67
$Ca_{10}(PO_4)_6F_2$	
$Ca_9H_2(PO_4)_6(OH)_2$	1,5
$Ca_8H_2(PO_4)_6\ 5\ H_2O$	1,33

Hinzu kommt noch ein Citratanteil von ca. 10 g/kg, ein Fluoranteil von 0,1–0,3 g/kg (ISAAK *et al.*, 1958) und ein Bleianteil von ca. 10 mg/kg (GOSSMANN u. HEILENZ, 1967).

Das molare Ca/P-Verhältnis ist ein gewisses Maß für den Reifegrad des apatitischen Calciumphosphates.

Carbonatsubstituierter Hydroxylapatit kann bei 360° und 200 Atmosphären Druck aus $CaCO_3$, H_2O und β-Tricalciumphosphat hergestellt werden (TRAUTZ, 1955). Er verhält sich röntgenanalytisch und kristallographisch wie Knochenmineral.

Das primäre Mineralisationsprodukt ist ein amorphes, röntgenanalytisch nicht differenzierbares Calciumphosphat mit einem Ca/P-Quotienten von 1,48, der dem Defektapatit entspricht (EANES *et al.*, 1966). Diese amorphe Phase wird durch Magnesium und Carbonationen stabilisiert. Sie geht im Laufe der Knochenreifung mehr und mehr in eine kristalline Phase über, die selbst noch einen Reifungsprozeß durchläuft und am Ende ca. 60% der Mineralsubstanz ausmacht.

Erste Kristallgitterstrukturen der kristallinen Phase sind Defektapatit und Octacalciumphosphat. Fluoridionen beschleunigen in biologischen Konzentrationen von 0,5–5 µmol/l die Entstehung des Apatitgitters auf Kosten des Octacalciumphosphatgitters (YATES *et al.*, 1964). Aus diesen Gründen finden wir in den ersten kristallinen Phasen des Knochenminerals nicht mehr als 2% Octacalciumphosphat. Fluoridionen hemmen gleichzeitig die Citrat- und Carbonataufnahme in das Knochenmineral, wodurch die Löslichkeit des Knochenminerals erheblich herabgesetzt wird (BROWN *et al.*, 1962; TAVES u. NEUMAN, 1964). Zahnschmelz ist das Beispiel für ein fluorreiches, aber carbonat- (40 g/kg) und citratarmes (1 g/kg) und deshalb hartes und sehr unlösliches Knochenmineral.

Defektapatit geht im Laufe der Knochenreifung durch Aufnahme von Ca-Ionen in Hydroxylapatit über, dessen Kristallite von 25 nm bis auf 150 nm wachsen können.

$$Ca_9H_2(PO_4)_6(OH)_2 + Ca^{2+} + 2\ OH^- = Ca_{10}(PO_4)_6(OH)_2 + 2\ H_2O$$

Carbonatangereicherter Hydroxylapatit kann CO_3 gegen PO_4 austauschen. Durch derartige Umkristallisationen, die von NEUMAN (1950) auch als Rekristallisationen bezeichnet werden, kommt es im Laufe des Lebens zu einer Idealisierung der Gitterstrukturen des Apatits und zu einer Umwandlung amorpher Strukturen.

Diese Reifung des Apatits ist wesentlich abhängig von einem genügenden Calcium- und Fluorangebot. Bei einem Phosphatüberschuß stabilisiert sich löslicher Defektapatit. In vitro Kristallisationsversuche stützen diese Aussagen (DULCE, 1970).

3. Organische Matrix

Die organische Matrix von Femurknochen des erwachsenen Menschen besteht zu 920 g/kg aus Kollagen, zu 40 g/kg aus Mukoproteiden und zu 40 g/kg aus einem wasserbeständigen Protein (ROGERS, 1949; ROGERS et al., 1952). Embryonale Knochenmatrix besitzt nur 500–750 g/kg Kollagen und entsprechend mehr Mukoproteid (DICKERSON, 1962). In der Schmelzmatrix treten an Stelle von Kollagen sogenanntes Eukeratin und lösliche Peptide zu je ca. $^1/_3$ auf.

3.1. Kollagen

Es gibt unlösliches Kollagen mit 185 g/kg N-Gehalt und lösliches Prokollagen mit 170 g/kg N-Gehalt. Im Knochen findet man nur ca. 20 g/kg derartiges säurelösliches Prokollagen (ROGERS et al., 1952). Unlösliches Kollagen hat je nach Trocknungsverfahren eine Dichte von 1,28–2 kg/l und einen isoelektrischen Punkt von pH 9,4, Prokollagen eine Dichte von 0,56–0,83 kg/l und einen isoelektrischen Punkt von pH 5,8 (HEIDEMANN u. RIESS, 1963; EASTOE u. EASTOE, 1954). Knochenkollagen hat wie das übrige Bindegewebskollagen fibrilläre Strukturen, deren molekulare Grundlage die Tropokollagenmolekel mit einem Molekulargewicht von ca. 350.000 und einer Länge von 280 nm und einer Dicke von ca. 1,5 nm ist.

Diese Tropokollagenmolekel besteht aus 3 Ketten von je 1000 Aminosäuren und einem Molekulargewicht von ca. 115.000. Ohne intramolekulare Verknüpfung dieser Ketten gibt es keine Fibrillenbildung (Tropokollagentyp I). Dieses Kollagen ist neutralsalzlöslich. Sind alle 3 Ketten intramolekular durch Wasserstoffbrückenbindungen verknüpft, ist der Aufbau der Helixstruktur am ausgeprägtesten (Tropokollagentyp III) (WOOD, 1962; GUSTAVSON, 1956). Die Aminosäurezusammensetzung des unlöslichen Knochenkollagens zeigt Tabelle 4.

Charakteristisch für Kollagen sind sein Hydroxyprolin- (140 g/kg) und Hydroxylysingehalt, sein hoher Arginingehalt, seine sauren Aminosäuren und das Fehlen von Cystein und Tryptophan. Vom Hydroxyprolingehalt hängt die thermische Stabilität des Kollagens ab (VERZAR, 1963). Insgesamt sind die Aminosäuren in polaren und apolaren Sequenzbereichen geordnet. In den apolaren Bereichen, die morphologisch den hellen, kristallinen Interbanden der Fibrillen entsprechen, findet man Glycin-Prolin-OH-Prolin-, Glycin-Prolin-Alanin- und Glycin-Prolin-Glycin-Sequenzen. In den polaren Bereichen, die den dunklen amorphen Querbanden entsprechen, treten neben OH-Prolin in den Sequenzen Lysin, Arginin und saure Aminosäuren auf (GRASSMAN et al., 1960; GRASSMANN et al., 1963). In diesen polaren Bereichen ist die Apatitkeimbildung zu lokalisieren (STRATES u. NEUMAN, 1958; BACHRA u. SIMON, 1965; BACHRA, 1966). Die intermolekularen Salzbindungen zwischen den polaren Bereichen der Tropokollagenmolekeln bewirken die Querstreifung der Fibrille im Abstand von 64 nm.

Die Unlöslichkeit des Kollagens, seine Alterung, wird wesentlich bedingt durch intermolekulare Esterbindungen mit Oligosacchariden (VERZAR, 1963), die zu ca. 10 g/kg im Knochenkollagen vorkommen (ROGERS, 1949; GLYNN u. RAEDING, 1956). Säurelösliches Prokollagen besitzt keine intermolekularen Esterbindungen (HAFTER u. HOERMANN, 1963).

Dentinkollagen hat einen Phosphatgehalt von ca. 4 g/kg (VEIS u. SCHLUETER, 1963), während Hautkollagen phosphatfrei ist. Man vermutet 12 P-Bindungen pro Tropokollagenmolekel des Dentins, die gleichzeitig intermolekulare Bindun-

Tabelle 4. Quantitative Aminosäurezusammensetzung von Knochenproteinen des
Menschen

	Mol/1000 Mol Aminosäuren		
	Kollagen Femur Compakta	Muko- proteid- fraktion Knochen	Säureunlösliches Schmelzprotein
Glycin	319	63	304
Alanin	114	74	111
Valin	24	68	33,8
Leucin	25	99	41,9
Isoleucin	13	50	16,3
Prolin	124	65	47,0
OH-Prolin	100		47,3
Phenylalanin	14	31	45,8
Tyrosin	4,4	19	6,9
Serin	36	61	75,5
Threonin	18	62	44,8
Methionin	5,3	9,9	8,3
Lysin	28	52	31,2
OH-Lysin	3,5		
Histidin	5,8	30	9
Arginin	47	39	47,0
Asparaginsäure	47	128	45,8
Glutaminsäure	72	140	78,0
Cystin		8,3	3,0

EASTOE u. EASTOE, 1954; EASTOE, 1955, 1960

gen herstellen. KRANE u. GLIMCHER (1966) und GLIMSCHER u. KRANE (1964, 1964a) wiesen später nach, daß Phosphat am Serin des Kollagens verestert und an die ε-Aminogruppe des Lysins und OH-Lysins säureamidartif gebunden ist. Kristallisierte Kollagenfibrillen nehmen pro Mol 150 Mol Phosphat in organische Bindung auf. Man nimmt an, daß Osteoblasten ein phosphoryliertes Kollagen dieser Art bilden, das zur Mineralisation fähig ist (BACHRA, 1966; CARTIER, 1950; POLONOWSKI u. CARTIER, 1951).

Das unlösliche Kollagen des Zahnschmelzes, das Eukeratin, ist wie Knochenkollagen aufgebaut, besitzt aber anstelle von OH-Lysin Cystin in der Primärstruktur. Eukeratin ist ebenfalls fibrillär und besitzt einen Kohlenhydratanteil von ca. 35 g/kg (STACK, 1955).

3.2. Mukoproteidfraktion

Diese durch basische Calciumchloridlösung aus Knochen extrahierbare Fraktion besteht zu 300 g/kg aus Mukopolysacchariden und zu 700 g/kg aus Protein (EASTOE u. EASTOE, 1954). Die Mukopolysaccharide bestehen zur Hälfte aus Chondroitinschwefelsäure, zur anderen Hälfte aus einem Galaktose-Mannose-Fructose-Galaktosamin-Polysaccharid, das mit Protein zu einem neutralen Mukoproteid verbunden ist (HISAMURA, 1938; GLEGG u. EIDINGER, 1955). Die

Proteinkomponente der Mukoproteidfraktion ist kollagenunähnlich (EASTOE u. EASTOE, 1954) (Tabelle 4).

Die Knochenmatrix des Menschen enthält ca. 6 g/kg Hexosamin (ROGERS, 1949). Bei Rinderknochen konnte man zu 2,5 g/kg der Matrixtrockensubstanz Chondroitinsulfat nachweisen.

Außerdem wurde ein phosphathaltiges Sialoproteid im Knochen mit dem Mol-Gewicht 30.000 gefunden (HERRING u. KENT, 1963; HERRING, 1964). Die Mukoproteide des Knochens kommen überwiegend in den osteoiden Säumen vor (ROGERS, 1949). In der zentralen Zone der Osteone finden wir mehr neutrale, in der peripheren mehr saure Mukopolysaccharide (KNESE, 1959).

3.3. Wasserbeständige Proteinfraktion

Hierbei handelt es sich um einen nach Autoklavieren im Knochen verbleibenden Proteinrückstand, der kollagenunähnlich ist und wahrscheinlich aus Gefäßwänden stammt. Der N-Gehalt beträgt ca. 140 g/kg, der Hexosamingehalt 1 g/kg. Der Tyrosinanteil des Proteins liegt bei ca. 50 g/kg (EASTOE, 1955; STACK, 1955).

4. Stoffwechsel

4.1. Enzyme

Knochenzellen besitzen alle für einen normalen Betriebsstoffwechsel erforderlichen Enzyme, weil Knochenschnitte Atmung und Glykolyse zeigen (DULCE, 1970). Osteoblasten und Osteozyten verfügen über Enzyme der Kollagensynthese einschließlich der Prolinoxidase und Transaminasen. Glukokortikoide und Parathormon hemmen diese Synthese (SMITH u. ARMSTRONG, 1961; SMITH, 1963; FLANAGAN u. NICHOLS, 1964a; JOHNSTON u. MINER, 1962; TESSARI u. TAGLIABNE, 1960). Somatotropes Hormon steigert dagegen die Synthese von Kollagen im Knochen (VAES u. NICHOLS, 1962b). Im Knochen sind die Aktivitäten Mukopolysaccharidbausteine-synthetisierende Enzyme gering. Im Bereich der Verknöcherungszone treten dagegen Hexosamin- und Glucuronsäuresynthetase-Aktivität vermehrt auf (DULCE, 1960, 1960b; CASTELLANI *et al.*, 1957).

Die Chondroitinsulfat-Synthese im verknöcherungsfähigen Knorpel ist deutlich (WEATHERELL u. WEIDMANN, 1963). Somatotropes Hormon und Parathormon steigern diese Mukopolysaccharidsynthese (BERNSTEIN *et al., 1961;* GURI u. BERNSTEIN, 1964; MURPHY *et al.,* 1956; JOHNSTON u. DEISS, 1965; JOHNSTON u. MINER, 1962; DZIEWIATKOWSKI *et al.,* 1949; DZIEWIATKOWSKI, 1951; WEATHERELL u. WEIDMANN, 1963). Glukortikoide hemmen die Synthese der Mukopolysaccharide im Knochen (KOWALEWSKI, 1958, 1958a).

Knochenzellen bilden zusätzlich eine Reihe besonderer Enzyme, die etwas mit dem Umsatz des Knochengewebes zu tun haben.

4.1.1. Phosphatasen

Mit Einsetzen der Verknöcherung, also bereits im hypertrophen Säulenknorpel, tritt intra- und extrazellulär alkalische Phosphatase auf. Das Enzym ist in Osteoblasten, Osteozyten und Odontoblasten, aber kaum in Osteoklasten nachweisbar (BOSE, 1960; VINCENT, 1963). Knorpelgewebe besitzt kaum Phosphataseaktivität (DULCE, 1960a). Das pH-Optimum dieser Phosphomonoesterase liegt je nach Substrat bei pH 8,7–10,0. Sie wird durch Mg-Ionen (BODANSKY, 1937, 1949) und Vitamin D aktiviert (ZETTERSTRÖM u. LJUNGGREN, 1951). Alkalische Knochenphosphatase verhält sich elektrophoretisch wie Nieren- und Serumphosphatase (BUTTERWORTH u. MOSS, 1965) und ist an die Mikrosomenfraktion und die Zellmembranen gebunden (VAES, 1965a; HEKKELMAN, 1970). Das physiologische Substrat der alkalischen Phosphatase im Knochen und das dazu gehörige pH-Optimum ist bisher unbekannt. Man könnte an einen Enzymkomplex mit mehreren aktiven Zentren denken, der bei der Mineralisation mit der Kristallkeimbildung and der Kollagenmatrix etwas zu tun hat.

Die saure Phosphatase mit einem pH-Optimum von 5,5 tritt in der Lysosomenfraktion der Osteoklasten auf (PEARSE, 1966; BURSTONE, 1960). Sie ist ein Maß der Knochenresorption, ohne daß man weiß, welchen Reaktionsschritt sie dabei bestimmt.

Verknöcherndes Gewebe besitzt außerdem anorganische Pyrophosphatase mit pH-Optima bei ca. 5,0 und 8,0 (CERLETTI *et al.*, 1958; DULCE, 1960a). FLEISCH u. BISAZ (1965) nehmen an, daß dieses Enzym kondensierte Phosphate, die Kristallisationshemmstoffe sind, spaltet. Möglicherweise besitzen Pyrophosphatase und alkalische Phosphatase dasselbe Proteinmolekül.

4.1.2. Proteinphosphokinase

Im Knochengewebe ist eine Phosphokinase nachzuweisen, die bei pH 7,4–8,0 Kollagen, Gelatine und Schmelzprotein mit Hilfe von Adenosintriphosphat am Serin phosphoryliert (KRANE *et al.*, 1965; KRANE u. GLIMCHER, 1965a). Dieses Enzym könnte damit die Bildung mineralisationsfähigen Kollagens einleiten.

4.1.3. Carboanhydratase

Im verknöchernden Gewebe tritt Carboanhydratase auf, die die Hydratation von CO_2 beschleunigt (DULCE *et al.*, 1960d; DULCE, 1961; KÖRBER, 1964). Dieses Enzym kann durch Parathormon, das über die Bildung von 3,5-AMP eine Phosphokinase aktiviert, in eine aktivierte, phosphorylierte Form überführt werden (HOLKE, 1973). Damit wird die Pufferwirkung der Kohlensäure im Knochengewebe verringert. Man nimmt deshalb an, daß dieses Enzym etwas mit der osteoklastischen Knochenauflösung zu tun hat.

4.1.4. Proteinasen

Im Knochengewebe von Tieren hat man eine Kollagenase nachgewiesen, die natives Kollagen abbaut und von Parathormon aktiviert wird (WALKER *et al.*, 1964). Dieses Enzym verstärkt damit die OH-Prolinausscheidung im Harn. Es setzt speziell Knochenkollagen mit einer schnellen Komponente von 4 Tagen und einer langsamen Komponente von 40 Tagen um. Diese beiden Umsatzzeiten entsprechen dem löslichen und unlöslichen Kollagen des Knochens und sie sind kürzer als die der Kollagene anderer Gewebe mit 25 bzw. 150 Tagen (GERBER *et al.*, 1960).

Außerdem hat man tierexperimentell im Knochen eine saure Protease und Kathepsin nachgewiesen, die beide kollagenunähnliche Matrixproteine abbauen (DINGLE, 1965; VAES, 1964, 1965a). Die lysosomale Protease tritt in Osteozyten auf und wird durch Parathormon stimuliert.

4.1.5. Mukopolysaccharidabbauende Enzyme

Da sich mit zunehmender Verknöcherung der Anteil der Mukopolysaccharide an der Matrix stark vermindert (DULCE, 1960), müssen wirksame Hydrolasen auftreten. β-Glucuronidase, β-Glucosidasen und β-Galaktosidase sind in Knochenzellen nachgewiesen worden (GUBISCH u. SCHLAGER, 1961; SCHLAGER, 1959, 1960; VAES, 1964).

4.2. Atmung und Glykolyse

Knochenzellen besitzen eine Atmung, die aber mit einem Q_{o_2} von 57–74 µl O_2/mg DNA/Std erheblich unter der Atmung von Knorpelzellen oder Leberzellen liegt (LASKIN u. ENGEL, 1956; VAES u. NICHOLS, 1963). ATP wird deshalb im Knochengewebe gebildet (BARBIERI, 1957). Knochengewebe hat eine geringere anaerobe Glykolyse als andere Gewebe (LASKIN u. ENGEL, 1956):

$$Q \frac{N_2}{G} \, 33 \, µl \, CO_2/mg \, DNA/Std$$

Es ist eine hochaktive Phosphorylase nachweisbar (GUTMAN u. GUTMAN, 1941; DULCE, 1960a), die Glykogen, das in verknöcherndem Gewebe reichlich vorkommt (HOFFMANN et al., 1928), spaltet und in die Glykolyse einführt. Glykogen entsteht im Knochen wahrscheinlich über die Glykoneogenese aus Milchsäure. Die Milchsäurebildung von Knochenschnitten ist in vitro durch Parathormonzugabe zu steigern (RAISZ et al., 1961).

Milchsäure entsteht im Knochen auch unter aeroben Bedingungen. Man findet bei Ratten-Metaphysen die aerobe Bildung von 12 µmol Lactat/g TS/Std (VAES u. NICHOLS, 1962a) und einen Pasteureffekt von ca. 50%. Parathormon steigert die aerobe Lactatbildung und verringert den Pasteureffekt (BORLE et al., 1960), ohne den Glucoseverbrauch zu ändern (Tabelle 5).

Milchsäure wird in Knochenschnitten 100mal mehr als Citronensäure gebildet (Tabelle 6).

Außerdem sind im Knochengewebe alle Zwischenprodukte des Citratzyklus und Glutaminsäure mit ^{14}C-Acetat nachgewiesen worden (NORMAN u. DELUCA,

Tabelle 5. Einfluß von Parathyreoideaextrakt auf die aerobe Glykolyse von Metaphysenschnitten von Mäusen

	Lactatbildung µmol/Std/mg Zell-N	Glucoseverbrauch µmol/Std/mg Zell-N
Kontrolle	2,56	1,52
Parathormon vorbehandelte Tiere	3,44	1,48

Tabelle 6. Säurebildung durch Metaphysenschnitte von Nagern im Glucose- und O_2-haltigen Nährmedium (BORLE et al., 1960a; VAES u. NICHOLS, 1961)

Lactat	2,0–2,6 µmol/mg Zell-N/Std
Citrat	23–35 µmol/mg Zell-N/Std
Carbonat	60 µmol/mg Zell-N/Std

1964). Der Citratgehalt des frischen Knochengewebes ist mit 1–7 g/kg bedeutend höher, als durch die Citratproduktion des Gewebes zu erklären ist (DIXON u. PARKINS, 1952; LASKIN u. ENGEL, 1960; RANNEY, 1960). Dieser Anteil ist extrazellulär als an Mineral adsorbiert zu betrachten und stoffwechselinaktiv. Vitamin D steigert den Citratgehalt von Knochen am stärksten (DIKSHIT u. SRIRAMACHARI, 1961; STEENBOCK u. BELLIN, 1953). Auch Parathormon erhöht den Citratgehalt der Knochen (RANNE, 1960) in gewissem Umfang, was vielleicht auf eine Hemmung des Citratabbaus und eine Aktivierung der Pyruvatdecarboxylase zurückzuführen ist (COHN u. FORSCHER, 1962).

Im Knochengewebe läuft ein Horeckerzyklus ab (COHN u. FORSCHER, 1962; BERNSTEIN *et al.*, 1961); im Knorpelgewebe nicht. Die entsprechenden Enzyme sind in Knochenzellen nachgewiesen. Auf diese Weise entsteht zusätzlich CO_2. 85% der Milchsäure im Knochen werden über den Embden-Meyerhofweg gebildet, 15% über den Horeckerzyklus (GREINLICH, 1956).

4.3. Bildung von Knochengewebe

Der Mineralisation von Knochengewebe geht die Bildung von verknöcherungsfähiger, mukopolysaccharidarmer Kollagenmatrix, die Keimbildungszentren besitzen muß, durch die Osteoblasten und Osteozyten voraus. Als derartige Keimbildungszentren können die Gruppen angesehen werden, die PO_4 esterartig oder säureamidartig binden. Hierzu zählen Serinreste und Lysin- bzw. Hydroxylysinreste. Es können aber auch die freien Aminogruppen des Lysins sein, die Überstrukturen herstellen. Es erfolgt dann eine zunächst amorphe Apatitkristallisation an isomorphen Proteinstrukturen in einer extrazellulären Flüssigkeit, die physiologisch an apatitischem Calciumphosphat übersättigt ist. Derartige Kollagenmineralisationen können in vitro gezeigt werden (BUCHER, 1961; SOBEL, 1965; BACHRA u. SOBEL, 1959; BACHRA u. SIMON, 1965; BACHRA, 1966; MERGENHAGEN *et al.*, 1965). Spontane Kristallisationen aus der übersättigten extrazellulären Flüssigkeit sind nicht möglich, weil es eine Reihe von Kristallisationshemmstoffen gibt, die im verknöchernden Gewebe erst abgebaut werden (DULCE, 1960a, b), und die direkte Apatitkristallisation eine Reaktion von so hoher Ordnung ist, daß bei den vorliegenden Ionenkonzentrationen die Kristallisation nicht spontan erfolgen kann. Begünstigend auf die Mineralisation wirkt sich eine lokale Anhebung des pH-Wertes oder ein Anstieg der lokalen CO_2-Produktion aus, weil dann die Metastabilität der übersättigten extrazellulären Flüssigkeit abnimmt (BACHRA u. SIMON, 1965). Eine lokale Calciumanreicherung, wie man sie früher durch Chondroitinsulfatkomplexe annahm, wird heute nicht mehr als auslösend für die Mineralisation angesehen.

Induktor der Kristallorientierung an der Kollagenfibrille ist der bei Druckbelastung der Knochen auftretende piezoelektrische Effekt (SHAMOS *et al.*, 1963; YASUDA *et al.*, 1955). Der elektrochemische Potentialgradient ist in einem anfänglich uneinheitlichen Kristallgitter die Triebkraft einer Gitterstabilisierung und Reifung (SCHMALZRIED, 1963).

4.4. Auflösung von Knochengewebe

Die Auflösung von Knochengewebe umfaßt die Proteolyse und die Demineralisation. Morphologisch geht die Auflösung von Osteoklasten und Osteozyten aus. Eine Auflösung des Knochenminerals ist nur möglich, wenn in der interstitiellen Flüssigkeit die Ca^{2+}-, PO_4^{3-}-, OH^-- oder CO_3^{2-}-Ionenkonzentration herabgesetzt wird.

1. Eine Auflösung des Knochenminerals durch Chelatbildner, die Ca-Ionen binden, hat sich nicht begründen lassen. Man findet beim Knochen experimentell eine Ca-Mobilisation von 2–3 µmol/mg Zell-N/Std (Körber, 1964) und nur eine Citratbildung von 0,035 µmol/mg Zell-N/Std. Da Citrat nur ca. $^1/_5$ seines Gewichtes Calcium bindet, scheidet die Citronensäure als Chelatbildner aus. Auch andere Chelatbildner sind unwahrscheinlich, weil der O_2-Verbrauch des Knochengewebes, der zu ihrer Synthese beitragen müßte, nur ca. 0,5 µmol/mg Zell-N/Std beträgt.

2. Eine Auflösung des Knochenminerals durch H-Ionensekretion der Osteoklasten ist wahrscheinlich. Histochemisch sind sie von einem Säuremantel umgeben. H^+-Ionen bewirken folgende Umwandlungen:

$$H^+ + OH^- = H_2O$$
$$H^+ + CO_3^{2-} = HCO_3^{1-} = CO_2 + OH^-$$
$$H^+ + PO_4^{3-} = HPO_4^{2-}$$

Dadurch nehmen die OH^--, CO_3^{2-} und PO_4^{3-}-Ionenkonzentrationen ab. Unter Parathormoneinfluß bilden Knochenschnitte in wenigen Tagen soviel Säure, daß der pH-Wert des Mediums um 0,5 pH-Einheiten absinkt (Vaes, 1966) und die PO_4^{3-}-ionenkonzentration auf $^1/_5$ abnimmt. Diese Abnahme genügt bereits, um Knochenmineral aufzulösen. Als H^+-Ionen dissoziierende Säure sind Citronensäure, Milchsäure und Kohlensäure im Gespräch. Die Citronensäure scheidet aus quantitativen Gründen aus, weil bei der geringen Atmung von 0,5 µmol O_2/mg Zell-N/Std (Laskin u. Engel, 1966) nicht die erforderlichen 3 µmol Citrat/mg Zell-N/Std gebildet werden könnten.

Die Milchsäure kann an der Ansäuerung beteiligt sein, weil sie zu 2,0–2,6 µmol/mg Zell-N/Std gebildet wird und Parathormon die Milchsäurebildung um 30% steigert (Vaes u. Nichols, 1962; Borle et al., 1960a). Calvariakulturen mobilisieren unter diesen Bedingungen Knochenmineral (Vaes u. Nichols, 1962). Die Milchsäure kann aber nicht der alleinige H-Ionendonator sein, weil es Steigerungen der Lactatbildung im Knochen ohne Ca-Mobilisation gibt (Kenny, 1959, 1962a).

Die geringe Kohlensäuremenge aus den Knochenzellen kann nicht der H^+-Ionendonator sein, wohl aber die Kohlensäure der interstitiellen Flüssigkeit, die durch enzymatische Hydratisierung intrazellulär in H_2CO_3 umgewandelt wird. Knochen und seine Zellen besitzen diese parathormonabhängige Carboanhydratase, die die Pufferwirkung der Kohlensäure für andere Stoffwechselsäuren wie Milchsäure schwächt. So kommt es wahrscheinlich zu einer aktiven H^+-Ionensekretion der osteoklastischen Zellen unter Parathormoneinfluß (Abb. 1), an der möglicherweise die Mitochondrien, wie in Leberzellen, beteiligt sind (Rasmussen et al. 1964). Die Milchsäure, die auch parathormonabhängig gebildet wird, kann man dann als H^+-Ionendonator, der das geschwächte Puffersystem belastet, ansehen. Für diese Hypothese sprechen mehrere Beobachtungen. Nur verknöcherndes Gewebe besitzt Carboanhydratase. Carboanhydratasehemmstoffe senken den Plasmacalciumspiegel bei Geflügel (Siegmund u. Dulce, 1960; Siegmund et al., 1961; Dulce u. Siegmund, 1960c; Bauditz u. Siegmund, 1960). Thiocyanat, ein typischer Hemmstoff der aktiven H^+-Ionensekretion in Magenschleimhaut und Niere, hemmt die Ca-mobilisierende Wirkung des Parathormons (Bauditz u. Siegmund, 1960). Ein Anstieg der zellulären 3,5-AMP geht mit einer osteoklastischen Knochenresorption einher (Vaes, 1968; Heersche et al., 1971). Hydrochlorothiazide hemmen die Ca-Resorption im Knochen (Tabelle 7).

Tabelle 7. Hemmung der Ca-Resorption im Knochen bei Osteoporose durch monatelange Hydrochlorothiazidgabe

	Ca Anlagerung mg/tgl.	Ca Resorption mg/tgl.	Ca Bilanz mg/tgl.
I Kontrolle O	760	1178	−418
9mal 50mg Thiazid/tgl.	255	258	− 3
27mal 50mg Thiazid/tgl.	380	220	+160
II Kontrolle O	470	443	+ 27
7,5mal 50mg Thiazid/tgl.	300	0	+300

(HITCHMAN *et al.*, 1971)

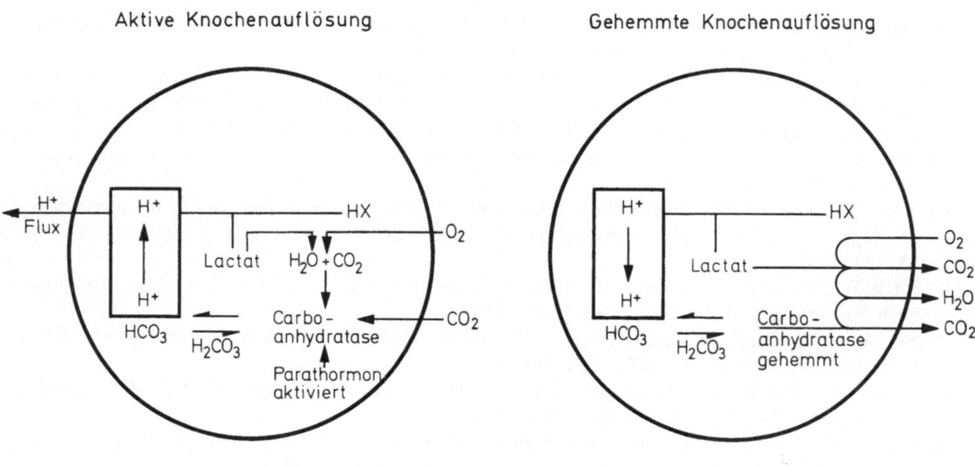

Abb. 1. Schema der H$^+$-Ionensekretion im Osteoklasten. (X = org. Anion)

Man darf aus diesen Beobachtungen folgern, daß bei einer gehemmten Carboanhydratase in Knochenzellen gebildete H$^+$-Ionen durch Bicarbonat weggepuffert und CO$_2$ und H$_2$O abgegeben werden. Dadurch kommt es zu keiner Auflösung von Knochenmineral (Abb. 1), sondern eher zu einer Mineralisation.

3. Die Auflösung der Knochenmatrix wird durch die parathormonabhängige Kollagenase und lysosomale Proteasen bestimmt. Eine reine Demineralisation der Matrix ist biochemisch selten zu erwarten. Sie tritt allenfalls ein als Inaktivitätsatrophie durch Aufhebung piezoelektrischer Wirkungen auf die Kristallite. Die osteolytischen Enzyme werden von Osteoklasten gebildet. Parathormon stimuliert in diesen Zellen die RNA-Synthese (MEARS, 1969; MARTIN *et al.*, 1965) und leitet damit wahrscheinlich die Synthese der Enzymproteine ein. Gleichzeitig stimulieren Parathormon und Glukokortikoide über osteoklastische Zellen die Synthese saurer Mukopolysaccharide.

5. Biochemie des Knochens und Knochenkrankheiten

Knochenkrankheiten, die bisher überwiegend histologisch, histochemisch und radiologisch differenziert werden, sollten auch nach analytisch-chemischen Befunden gegliedert werden. Die Krankheitsprozesse am Knochen müssen sich in irgendeiner Form der oben dargestellten Bildungs- oder Abbauprinzipien bedienen, so daß es zum Ungleichgewicht und zu Strukturveränderungen kommt. Gelingt es, diese pathologisch biochemischen Befunde systematisch zu erheben und zu ordnen, dann ist auf diese Weise die Grundlage für eine sachbezogene Neuordnung der Nomenklatur und auch für neue therapeutische Wege geschaffen. Die Therapie mit Fluorid, Calcitonin, anabolen Hormonen, Mineralstoffen, Phosphonaten, Thiaziden und anderen Stoffen könnte damit auf neue Grundlagen gestellt oder im Einzelnen verworfen werden.

Literatur

Bachra, B.N.: Proc. of the 12th Congr. of the Europ. organization for research on fluorine and dental caries prevention. Utrecht, 95 (1966). Abstracts.

Bachra, B.N., Simon, S.L.: Precipitation of calcium carbonates and phosphates. III. A precipitation diagram for the system calcium-carbonate-phosphate and the heterogeneouse nucleation of solids in the metastability region Advanc. Fluor. Sent. Caries Prevention 3, 101 (1965).

Bachra, B.N., Sobel, A.E.: Calcification XXV. Mineralisation of reconstituted collagen Arch. Biochem. 85, 9 (1959).

Barbieri, E.: Some relationships between the pancreatic -cells and the metabolism of the epiphyseal cartilage. I. Cartilage ATP concentration of young alloxan diabetic rats. Experientia (Basel) 13, 370 (1957).

Bauditz, W., Siegmund, P.: Über die Hemmwirkung des Thiocyanats auf den Plasmacalciumanstieg nach Parathormon. Klin. Wschr. 38, 1220 (1960).

Bernstein, D., Leboeuf, B., Cahill, G.F.: Studies on glucose metabolism in cartilage in vitro. Proc. Soc. exp. Biol. (N.Y.) 107, 458 (1961).

Bodansky, O.: Are phosphatase of bone, kidney, intestine and serum identical? Use of bile acids in their differentiation. J. biol. Chem. 118, 341 (1937).

Bodansky, O.: The influence of magnesium and cobalt on the inhibition of phosphatases of bone, intestine and osteogenic sarcoma by amino acids. J. biol. Chem. 179, 81 (1949).

Borle, A.B., Nichols, G., Zottu, S.M., Lange, G.: Metabolic studies of bone in vitro. II. The metabolic patterns of accretion and resorption. J. biol. Chem. 235, 1211 (1960a).

Borle, A.B., Nichols, N., Nichols, G.: Metabolic studies of bone in vitro. I. Normal bone. J. biol. Chem. 235, 1206 (1960).

Bose, A.: Localisation of alkaline phosphatase in the development of the vertebral column in chick. Experientia (Basel) 16, 144 (1960).

Brown, W.E., Smith, J.P., Lehr, J.R., Frazier, A.W.: Octacalcium phosphate ans hydroxyapatite. Nature (Lond.) 196, 1048 (1962).

Brubacher, H.: Über den Gehalt an anorganischen Stoffen, besonders an Kalk, in den Knochen und Organen normaler und rachitischer Kinder. Z. Biol. 27, 517–549 (1890).

Bucher, R.: Neue Gesichtspunkte zur Kalkablagerung. Schweiz. med. Wschr. 48, 91 (1961).

Burstone, M.S.: Histochemical observations on enzymatic processes in bones and teeth. Ann. N.Y. Acad. Sci. 85, 431 (1960).

Butterworth, P., Moss, D., Pitkänen, E., Pringle, A.: Some characteristic of alkaline phosphatase in human urine. Clin. chim. Acta 11, 220 (1965).

Cartier, P.: Biochimie de l'ossification, phosphorylation et calcification. C.R. Soc. Biol. (Paris) 144, 331 (1950).

Castellani, A.A., de Bernard, B., Zambotti, V.: Glucuronic acid formation in epiphyseal cartilage homogenate Nature (Lond.) 180, 859 (1957).

Cerletti, P., Ipata, P., Tancredi, E.: Pyrophosphatases of bone. Experienta (Basel) 14, 440 (1958).

COHN, D.V., FORSCHER, B.K.: Effect of parathyroid extract on the oxidation in vitro of glucose and the production of $^{14}CO_2$ by bone and kidney. Biochim. biophys. Acta (Amst.) **65**, 20–26 (1962).

DICKERSON, J.W.: The effect of development on the composition of a long bone of the pigiratand fowl. Biochem. J. **82**, 47 (1962).

DIKSHIT, P.K., SRIRAMACHARI, S.: Mode of action of vitamin D. Indian J. med. Res. **49**, 115 (1961).

DIXON, T.F., PARKINS, H.R.: Citric acid and bone metabolism. Biochem. J. **52**, 260–265 (1952).

DULCE, H.J.: Zur Biochemie der Verknöcherung. I. Mineralgehalt und Grundsubstanzzusammensetzung des hyalinen Knorpels, des verknöchernden Knorpels und des Knochens. Hoppe-Seylers Z. physiol. Chem. **319**, 257–271 (1960).

DULCE, H.J.: Zur Biochemie der Verknöcherung. II. Enzymaktivitäten im hyalinen Knorpel, im verknöchernden Knorpel und im Knochen. Hoppe-Seylers Z. physiol. Chem. **319**, 272–278 (1960a).

DULCE, H.J.: Zur Biochemie der Verknöcherung. III. Mineralgehalt, Grundsubstanzzusammensetzung und Enzymaktivitäten im Callusgewebe und im rachitischen Knochen von Ratten. Hoppe-Seylers Z. physiol. Chem. **320**, 1–10 (1960b).

DULCE, H.J.: Sonderdruck aus: Handbuch der Medizinischen Radiologie, Biochemie des Knochens. Berlin-Heidelberg-New York: Springer 1970.

DULCE, H.-J.: Der Stoffwechsel des Knochens im Licht neuer physiologisch-chemischer Erkenntnisse. Verh. dtsch. orthop. Ges., 48. Kongr. Berlin 1961.

DULCE, H.-J., KÖRBER, F., SCHÜTTE, F.: Zur Biochemie der Knochenauflösung. III. Über das Vorkommen von Carboanhydratase im Knochen. Hoppe-Seylers Z. physiol. Chem. **320**, 163–167 (1960d).

DULCE, H.J., SIEGMUND, P.: Zur Biochemie der Knochenauflösung. II. Der Einfluß von Diamox auf das Plasmacalciumöstron behandelter Hähne. Hoppe-Seylers Z. physiol. Chem. **320**, 160–162 (1960c).

DZIEWIATKOWSKI, D.D.: Isolation of chondroitin sulfate-S^{35} from articular cartilage of rats. J. biol. Chem. **189**, 187–190 (1951).

DZIEWIATKOWSKI, D.D., BENESCH, R. BENESCH, R.E.: On the possible utilization of sulfate sulfur by the suckling rat for the synthesis of chondroitin sulfate as indicated by the use of radioactive sulfur. J. biol. Chem. **178**, 931 (1949).

EANES, E.D., HARPER, R.A., GILLESSEN, I., POSNER, A.S.: An amorphous component in bone mineral. 4th Eur. Symp. on Calcified Tissues, Leiden. Amsterdam: Excerpta Medica 1966.

EASTOE, J.E.: The amino acid composition of mammalian collagen and gelatin. Biochem. J. **61**, 589–600 (1955).

EASTOE, J.E.: Organe matrix. Nature **187**, 411 (1960).

EASTOE, J.E., EASTOE, B.: The organic constituents of mammalian compact bone. Biochem. J. **57**, 453 (1954).

FLANAGAN, B., NICHOLS, G.: Parathyroid inhibition of bone collagen synthesis. Endocrinology **74**, 180 (1964a).

FLEISCH, H., BISAZ, S.: Further evidence for the inhibitory role of pyrophosphat in calcification. 2nd Eur. Symp. on calcified tissues, Liège 1965, p. 299. Collection des Colleques de l'Université de Liège.

GERBER, G., GERBER, G., ALTMANN, K.: Studies on the metabolism of tissue proteine. I. Turnover of collagen labelled with proline U-C^{14} in young rats. J. biol. Chem. **235**, 2653 (1960).

GLEGG, R.E., EIDINGER, D.: A method for fractionating the carbohydrate components of bone. Arch. Biochem. **55**, 19 (1955).

GLIMCHER, M.J., KRANE, S.M.: The incorporation of radioactive inorganic orthoposphate as organic phosphate by collagen fibrils in vitro. Biochemistry **3**, 195 (1964).

GLIMCHER, M.J., KRANE, S.M.: The identification of serine phosphate in connective tissue. Biochim. biophys. Acta (Amst.) **90**, 477–483 (1964a).

GLYNN, L.E., RAEDING, C.A.: 7. Colloquium der Gesellschaft für Physiologische Chemie. Chemie und Stoffwechsel des Binde- und Knochengewebes. Berlin-Göttingen-Heidelberg: Springer 1956.

GOSSMANN, H.H., HEILENZ, S.: Zum Bleigehalt menschlichen Knochengewebes. Dtsch. med. Wschr. **49**, 2267–2269 (1967).

GRASSMANN, W., HANNIG, K., NORDWIG, A.: Über die apolaren Bereiche des Collagenmoleküls, Aminosäuresequenzen des Collagen. VI. Hoppe-Seylers Z. physiol. Chem. **333**, 154 (1963).

Grassmann, W., Hannig, K., Schleyer, M.: Zur Aminosäuresequenz des Kollagens. II. Hoppe-Seylers Z. physiol. Chemie. **322**, 71 (1960).

Greinlich, R.C.: An autoradiographic study of organically bound carbon-14 in growing epiphyseal cartilage and bone. J. Bone Jt Surg. A **38**, 611 (1956).

Gubisch, W., Schlager, F.: Fermente im Knochen und Knorpelgewebe. Acta histochem. (Jena) **12**, 69 (1961).

Guri, C.D., Bernstein, D.S.: Effect of parathyroid hormone on mucopolysaccharide synthesis in rachitic rat cartilage in vitro. Proc. Soc. exp. Biol. (N.Y.) **116**, 702 (1964).

Gustavson, K.H.: The chemistry and reactivity of collagen, p. 41. New York: Academic Press 1956.

Gutman, A.B., Gutman, E.B.: Phosphorylase in calcifying cartilage. Proc. Soc. exp. Biol. (N.Y.) **48**, 687–691 (1941).

Hafter, R., Hoermann, H.: Der Einfluß von Pepsin auf die Struktur und die faserbildenden Eigenschaften von Collagen. Hoppe-Seylers Z. physiol. Chem. **330**, 169 (1963).

Heersche, J., Fedak, S.A., Aurbach, G.D.: The Mode of Action of Dibutyryl Adenosine 3′-5′-Monophosphate on Bone Tissue in vitro. J. biol. Chem. **246**, 6770 (1971).

Heidemann, E., Riess, W.: Über die Dichte von Collagen. Hoppe-Seylers Z. physiol. Chem. **334**, 224 (1963).

Hekkelman, J.: Studies on the alkaline phosphatase activity of the surface of living bone cells. Calcif. Tiss. Res. (Suppl.) **4**, 73 (1970).

Hendricks, S.B., Hill, W.L.: The inorganic constitution of bone. Science **96**, 255 (1942).

Hendricks, S.B., Hill, W.L.: The nature of bone and phosphate rock. Proc. nat. Acad. Sci. (Wash.) **36**, 731 (1950).

Herring, G.M.: Comparison of bovine bone sialoprotein and serum orosounicoid. Nature (Lond.) **201**, 709 (1950).

Herring, G.M., Kent, P.W.: Some studies on microsubstances of bovine cortical bone. Biochem. J. **89**, 405–414 (1963).

Hisamura, H.: Glucoproteid des Knochens. J. Biochem. (Tokyo) **28**, 473 (1938).

Hitchman, A.J., Harrison, J., Finlay, J.M., Fraser, D., Yendt, E., Bayley, T.A., McNeill, K.G.: Effect of Treatment on Calcium Kinetics in metabolic bone Disease. Metabolism **20**, 1107 (1971).

Hoffmann, A., Lehmann, G., Wertheimer, E.: Der Glykogenbestand des Knorpels und seine Bedeutung. Pflügers Arch. ges. Physiol. **220**, 183 (1928).

Holke, M.: Dissertation: Berlin. 1973.

Isaac, S., Brudevold, F., Smith, F.A., Gaidner, D.E.: Solubility rate and natural fluoride content of surface and subsurface enamal. J. dent. Res. **37**, 254–268 (1958).

Johnston, C.C., Deiss, W.P.: Some effects of hypophysectomy and parathyroid extract on bone matrix biosynthesis. Endocrinology **76**, 198 (1965).

Johnston, C.C., Deiss, W.P., Miner, E.B.: Bone matrix biosynthesis in vitro. II. Effects of parathyroid hormone. J. biol. Chem. **237**, 3560 (1962).

Kenny, A.D.: Citric acid production by resorbing bone in tissue culture. Amer. J. Physiol. **197**, 502 (1959).

Kenny, A.D.: Survival and serum Ca-levels of rats after parathyroidectomy. Endocrinology **70**, 715 (1962a).

Knese, K.H.: Die Ultrastruktur des Knochengewebes. Dtsch. med. Wschr. **84**, 1640 (1959).

Körber, F.: Der Carboanhydratase-Gehalt der Knochenzellen und seine mögliche physiologische Bedeutung. Inaug.-Diss. Berlin 1964.

Kowalewski, K.: Uptake radiosulfate in growing bones of cockerels treated with cortisone and certain anabolic-androgenic steroids. Endocrinology **63**, 759 (1958).

Kowalewski, K.: Uptake of radiosulfur in growing bones of cockerels treated with cortisone and 17-ethyl 19-nortestosterone. Proc. Soc. exp. Biol. (N.Y.) **97**, 432 (1958a).

Krane, S.M., Glimcher, M.J.: Protein phosphorus and phosphokinases in connective tissues. 3rd Eur. Symp. on calcified tissues, Davos 1965a. Abstracts.

Krane, S.M., Glimcher, H.J.: Proceedings of the third Eur. Symp. on calcified tissues held at Davos, p. 168–171. Berlin-Heidelberg-New York: Springer 1966.

Krane, S.M., Stone, M.J., Glimcher, M.J.: The presence of protein phosphokinase in connective tissues and the phosphorylation of enamel proteins in vitro. Biochem. biophys. Acta (Amst.) **97**, 77–87 (1965).

KROKOWSKI, E.: Die Absorption von Röntgenstrahlen im Knochen. Fortschr. Röntgenstr. **91**, 76 (1959).

KUYPER, A.C.: The quantitative precipitation of citric acid. J. biol. Chem. **123**, 405 (1938).

LASKIN, D.M., ENGEL, M.B.: Bone metabolism and bone resorption after parathyroid extract. Arch. Path. **62**, 296 (1956).

LASKIN, D.M., ENGEL, M.B.: Relations between the metabolism and structure of bone. Ann. N.Y. Acad. Sci. **85**, 421 (1960).

MARTIN, G.R., MECCA, C.H., SCHIFFMANN, E., GOLDHABER, P.: In Parathyroid Glands. P.J. Gaillard, R. Telmage, A.M. Budy (Eds.). Chikago: University Press 1965.

MEARS, D.: Relationship between membrane potential and metabolic activity of osteoclasts. Exp. Cell. Res. **58**, 427 (1969).

MERGENHAGEN, ST., E., MARTIN, G.R., RIZZO, A.A., WRIGHT, S.W., SCOTT, D.: Calcification in vivo of implanted Collagen. Biochim. biophys. Acta (Amst.) **43**, 562–565 (1965).

MURPHY, W.R., DAUGHADAY, W.H., HARTNETT, C.: The effect of hypophysectomy and growth hormone on the incorporation of labeled sulfate into tibial epiphyseal and nasal cartilage of the rat. J. Lab. clin. Med. **47**, 715 (1956).

NEUMAN, W.F.: Bone as an problem in surface chemistry. Trans. Macy Conf. on Metabol. Interr. **2**, 33 (1950).

NORMAN, A.W., DeLUCA, H.F.: Vitamin D and the incorporation of $(1-^{14}C)$ acetate into the organic acids of bone. Biochem. J. **91**, 124–130 (1964).

PEARSE, A.G.: Enzyme cytochemistry and elucidation of bone cell strukture. 4th European Symposium on calcified tissues, Leiden. Amsterdem: Excerpta Medica 1966.

POLONOWSKI, M., CARTIER, P.: In vitro calcification. Sur le premier stade biochemique de l'ossification. C.R. Acad. Sci. (Paris) **232**, 119 (1951).

QUICKER, R.: Unveröffentlichte Untersuchungen (1968).

RAISZ, L.G., AU, W.Y., TEPPERMAN, J.: Effect of changes in parathyroid activity on bone metabolism in vitro. Endocrinology **68**, 783–794 (1961).

RANNEY, R.E.: The effect of estrone and parathyroid extract on bone citrate metabolism. Endocrinology **67**, 166–169 (1960).

RASMUSSEN, H., FISCHER, J., ARNAUD, C.: Parathyroid hormone, ion exchange, and mitochondrial swelling. Proc. nat. Acad. Sci. (Wash.) **52**, 1198 (1964).

ROBINSON, R.A., ELLIOTT, S.R.: The water content of bone. J. Bone Jt Surg. A **39**, 167 (1957).

ROBINSON, R.A., WATSON, M.L.: Crystall-collagen relationship in bone as observed in the electron microscope. Ann. N.Y. Acad. Sci. **60**, 596 (1955).

ROGERS, H.J.: Concentration and distribution of polysaccharide in human cortical bone and the dentine of teeth. Nature (Lond.) **164**, 625 (1949).

ROGERS, H.J., WEIDMANN, S.M., PARKINSON, A.: Studies on the skeletal tissues. The collagen content of bones from rabbits, oxen and humans. Biochem. J. **50**, 537 (1952).

RUIZ-GIJON, J.: Über die chemische Zusammensetzung der Knochen bei Hungerzuständen. Biochem. Z. **308**, 59–63 (1941).

SCHLAGER, F.: Vorkommen und Lokalisation der β-D-Galactosidase in Knochen, Knorpel und im benachbarten Gewebe der weißen Maus. Acta. histochem. (Jena) **8**, 176–184 (1959).

SCHLAGER, F.: β-D-Glucosidaseaktivität in Knochen, Knorpel und Skeletalmuskulatur. Acta histochem. **9**, 320–328 (1960).

SCHMALZRIED, H.: Stofftransport in Ionenkristallen und seine Bedeutung für Reaktionen in festem Zustand. Naturwissenschaften **50**, 62 (1963).

SHAMOS, M.H., LAVINE, L.S., SHAMOS, M.I.: Piezoelectric effects in bone. Nature (Lond.) **197**, 81 (1963).

SIEGMUND, P., DULCE, H.J.: Zur Biochemie der Knochenauflösung. I. Einfluß des Carboanhydratase-Inhibitors 2-Acetamino-1.3.4-thiodiazol-sulfonamid-(5) (Diamox) auf den Calciumstoffwechsel von Legehennen. Hoppe-Seylers Z. physiol. Chem. **320**, 149–159 (1960).

SIEGMUND, P., KÖRBER, F., DULCE, H.J.: Pharmakologische Beeinflussung des durch Oestron erhöhten Calcium-Spiegels von Hähnen. Naunyn-Schmiedebergs Arch. exp. Path. Pharmak. **240**, 327 (1961).

SMITH, Q.T.: Labeled glycine of collagens of differentaged normal and cortisone-treated rats. Amer. J. Physiol. **205**, 827 (1963).

SMITH, Q.T., ARMSTRONG, W.D.: Collagen metabolism of rats in various hormonal and dietary conditions. Amer. J. Physiol. **200**, 1330 (1961).

Sobel, A.E.: Second Eur. Symp. on calcified tissues. Liège multiple substances and mechanism of nucleation 1964, 291. Collection des Colleques de l'Université de Liège 1965.

Stack, M.V.: The chemical nature of the organic matrix of bone, dentin and enamel. Ann. N.Y. Acad. Sci. **60**, 585 (1955).

Steenbock, H., Bellin, S.A.: Vitamin D and tissue citrate. J. biol. Chem. **205**, 985 (1953).

Strates, B., Neuman, W.F.: On the mechanisms of calcification. Proc. Soc. exp. Biol. (N.Y.) **97**, 3 (1958).

Taves, D., Neuman, W.F.: Factors controlling calcification in vitro: fluoride and magnesium. Arch. Biochem. **108**, 390 (1964).

Taylor, T.G.: The nature of bone citrate. Biochim. biophys. Acta (Amst.) **39**, 148 (1960a).

Tessari, L., Tagliabne, D.: Sulle specificata dell' azione della vitamina D sulla cartilagine di accrescimento: biosintesi della cocarbossilasi. Acta vitamin. (Milano) **14**, 97 (1960).

Trautz, O.R.: X-ray diffraction on biological and synthetic apatites. Ann. N.Y. Acad. Sci. **60**, 696 (1955).

Trotter, M., Petersen, R.R.: The relationship of ash and organic weight of human skeletons. J. Bone Jt Surg. A **44**, 669 (1962).

Vaes, G.M.: Hydrolytic enzymes and lysosomes in bone cells. 2nd Symp. on calcified tissues, Liège 1964, p. 51–62. Collection des Colleques de l'Université de Liège.

Vaes, G.M.: Hydrolytic enzymes and lysosomes in bone cells. 2nd Eur. Symp. on calcified tissues. Liège 1965a, p. 51–62. Berlin-Heidelberg-New York: Springer 1965a, Calcified tissues p. 56.

Vaes, G.M.: In: La résorption osseuse et l'hormone parathyroidienne, p. 79. Louvain: Impr. E. Warny 1966.

Vaes, G.M.: Parathyroid hormone of N^6-2'-0-Dibutyryladenosine-3'-5' (Cyclic)-Monophosphate on bone explants in tissue culture. Nature **219**, 939 (1968).

Vaes, G.M., Nichols, G.: Metabolic studies of bone in vitro. III. Citric acid metabolism and bone mineral solubility. Effect of parathyroid hormone and estradiol. J. biol. Chem. **236**, 3323 (1961).

Vaes, G.M., Nichols, G.: Effects of a massive dose of parathyroid extract on bone metabolic pathway. Endocrinology **70**, 546 (1962).

Vaes, G.M., Nichols, G.: Oxygentension and the control of bone cell metabolism. Nature (Lond.) **193**, 379 (1962a).

Vaes, G.M., Nichols, G.: Metabolism of glycin-1-C^{14} by bone in vitro: effects of hormones and other factors. Endocrinology **70**, 890 (1962b).

Vaes, G.M., Nichols, G.: Bone metabolism in a mutant strain of rats which lack bone resorption. Amer. J. Physiol. **205**, 461 (1963).

Veis, A., Schlueter, R.J.: Presence of phosphate-mediated cross-linkages in hard tissue collagens. Nature (Lond.) **197**, 1204 (1963).

Verzar, F.: Differenzierung verschiedener Vernetzungen. Hoppe-Seylers Z. physiol. Chem. **335**, 38 (1963).

Vincent, J.: Microscopic aspects of mineral metabolism in bone tissue with special reference to calcium, lead and zinc. Clin. Orthop. **26**, 2116 (1963).

Virtama, P.: Quantitative determination of bone minerals from roentgenograms. Experientia (Basel) **13**, 236 (1957).

Walker, D.G., Zapiere, C.M., Gross, J.: A collagenolytic factor in rat bone promoted by parathyroid extract. Biochem. biophys. Res. Commun. **15**, 397 (1964).

Weatherell, J., Weidmann, S.M.: The distribution of organically bound sulphate in bone and cartilage during calcification. Biochem. J. **89**, 265 (1963).

Wood, G.C.: The heterogeneity of collagen solutions and its effect on fibril formation. Biochem. J. **84**, 429 (1962).

Yasuda, I., Noguchi, K., Sate, T.: Dynamic callus and electric callus. J. Bone Jt Surg. (Boston) **37**, 1292–1293 (1955).

Yates, C., Doty, S., Talmage, R.V.: Effects of sodium fluoride on calcium homeostasis. Proc. Soc. exp. Biol. (N.Y.) **115**, 1103 (1964).

Zetterström, R., Ljunggren, M.: The activation of alkaline phosphatase from different organs by phosphorylated vitamin D_2. Acta chem. scand. **5**, 283 (1951).

II. Kollagenmineralisation

Von

H. Höhling, B.A. Ashton und P.P. Fietzek[1]

Mit 11 Abbildungen

1. Einführung

Elektronenmikroskopische Untersuchungen der letzten Jahre haben ergeben, daß die Mineralisierung im *Knorpel* (Bonucci, 1967; Anderson, 1967; Matukas u. Krikos, 1968; Appleton, 1970; Smith, 1970; Thyberg u. Friberg, 1972; Sundström u. Takuma, 1971) im *Knochen* (Scherft, 1968; Bernard u. Pease, 1969; Bonucci, 1971; Anderson, 1973) und im *Dentin* (Croissant, 1971; Bernard, 1972; Eisenmann u. Glick, 1972; Ozawa u. Yajima, 1972; Sisca u. Provenza, 1972; Slavkin *et al.*, 1972; Larsson, 1973) in kollagenfreien Matrixvesikeln beginnt. Nach Anlage einer ersten geschlossenen Mineralisierungszone im Dentin treten diese Matrixvesikeln nicht mehr auf, und die Mineralisierung vollzieht sich an der Dentin/Prädentin-Grenze an den Kollagenfasern und an der dazwischenliegenden Grundsubstanz. Bei den Umbauvorgängen zur Bildung des Havers'schen Knochensystems aus dem Geflechtknochen werden keine Matrixvesikeln für die erste Keimbildung angelegt, was bedeuten dürfte, daß sie nur in der ersten Phase der Hartgewebsbildung, wenn noch keine Mineralsubstanz angelegt ist, benötigt werden. Ihre Bedeutung dürfte darin liegen, den Mikrobereich der ersten Mineralablagerung festzulegen und damit das Gewebe vor einer Mineralisierung am „falschen Ort" zu bewahren.

Da die Kollagenfasern in den Trabekeln der Spongiosa und in den Lamellen der Havers'schen Osteonen in Bündeln geordnet vorliegen und da nach gerichteter Einlagerung der apatitischen Mineralsubstanz — worüber später berichtet wird — dem Gefüge eine hohe Druck-, Zug- und Biegefestigkeit verliehen wird, kommt der Erforschung der Kollagenmineralisierung bei der Hartgewebsbildung eine zentrale Bedeutung zu.

2. Molekulare Biologie des Kollagens

Das Kollagen stellt die überwiegende Proteinkomponente aller Bindegewebe dar. Der unlöslichen Fibrille, der funktionell wichtigsten Erscheinungsform des Kollagens, liegt ein Molekül zugrunde, das die Form eines steifen Stäbchens (14×3000 Å) hat. Bei einem Molekulargewicht von 300000 Daltons baut sich dieses Molekül (Abb. 1) aus drei gleich langen verdrillten Polypeptidketten (α-Ketten) auf, die durch eine nochmalige Verdrillung um eine gemeinsame Achse die sogenannte Tripelhelix bilden (Rich u. Crick, 1955). Die Aminosäurezusammensetzung des Kollagens unterscheidet sich von der aller anderen Proteine durch einen hohen Gehalt an Glyzin (33%) und an Iminosäuren (Prolin und

---

[1] Wir danken Frau Anita Möllers für das sorgfältige Schreiben der Arbeit sowie für wertvolle Hilfe beim Korrekturlesen.

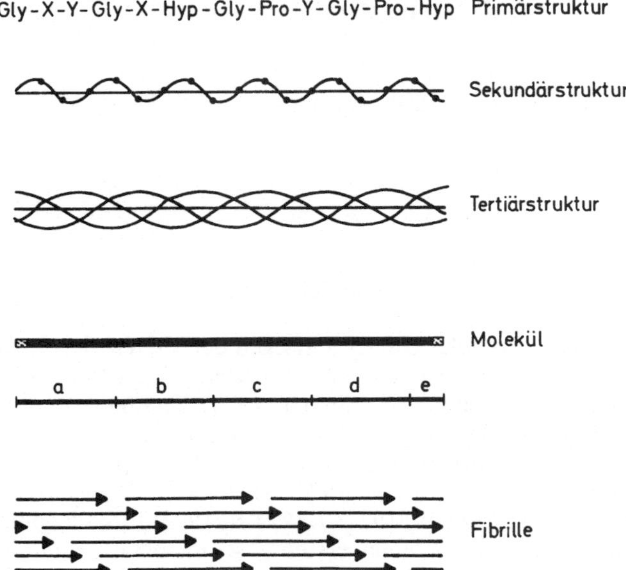

Abb. 1. Schematische Darstellung der Primär-, Sekundär- und Tertiärstruktur der Polypeptidketten im Kollagenmolekül und der Zusammenlagerung der Moleküle zu Fibrillen

Hydroxyprolin, zusammen etwa 22%). Die Ausbildung einer Tripelhelix verlangt sowohl das Auftreten von Glyzin in jeder dritten Position als auch den häufigen Einbau von Prolin und Hydroxyprolin entlang der Peptidkette. Die Tripelhelix wird durch die Ausbildung von Wasserstoffbrückenbindungen zwischen den drei Polypeptidketten stabilisiert. Diese Vorstellungen über die molekulare Konformation des Kollagens wurden hauptsächlich aus Röntgenweitwinkeldiagrammen abgeleitet (TRAUB *et al.*, 1969).

Die Biosynthese des Kollagens folgt den allgemeinen Gesetzen der Proteinbiosynthese (GRANT u. PROCKOP, 1972; GALLOP *et al.*, 1972; BORNSTEIN, 1974), ist aber begleitet von mehreren „Posttranslational"-Schritten (Abb. 2). Die α-Ketten werden in einer biosynthetischen Vorläuferform, den Pro-α-Ketten synthetisiert. Diese unterscheiden sich von den α-Ketten durch das Vorhandensein eines sog. Prokollagenpeptides am N-terminalen Ende der Ketten. Das Prokollagenpeptid hat eine andere Aminosäurezusammensetzung und Struktur als das Kollagen. Noch während der Synthese werden bestimmte Prolin- und Lysin-Reste durch die Prolin- bzw. Lysin-Hydroxylase hydroxyliert und später enzymatisch Galaktose bzw. Galaktose-Glukose an das Hydroxylysin gebunden. Für die Ausbildung der Tripelhelix ist das Finden der drei Peptidketten in der richtigen Lage zueinander notwendig. Man nimmt an, daß dabei das Prokollagenpeptid eine wichtige Rolle spielt. Über den Transport der tripelhelikalen Prokollagenmoleküle vom Ort der Synthese im rauhen endoplasmatischen Retikulum zur Zellwand und die Sekretion der fertigen Moleküle in den extrazellulären Raum gibt es noch keine experimentell gut gesicherten Vorstellungen. Das Gleiche gilt für den Ort und den Zeitpunkt der Umwandlung des Prokollagens in Kollagen durch die Prokollagenpeptidase. Nach Abspaltung des Prokollagenpeptids lagern sich die Moleküle zu Fibrillen zusammen. Erst nach Ausbildung

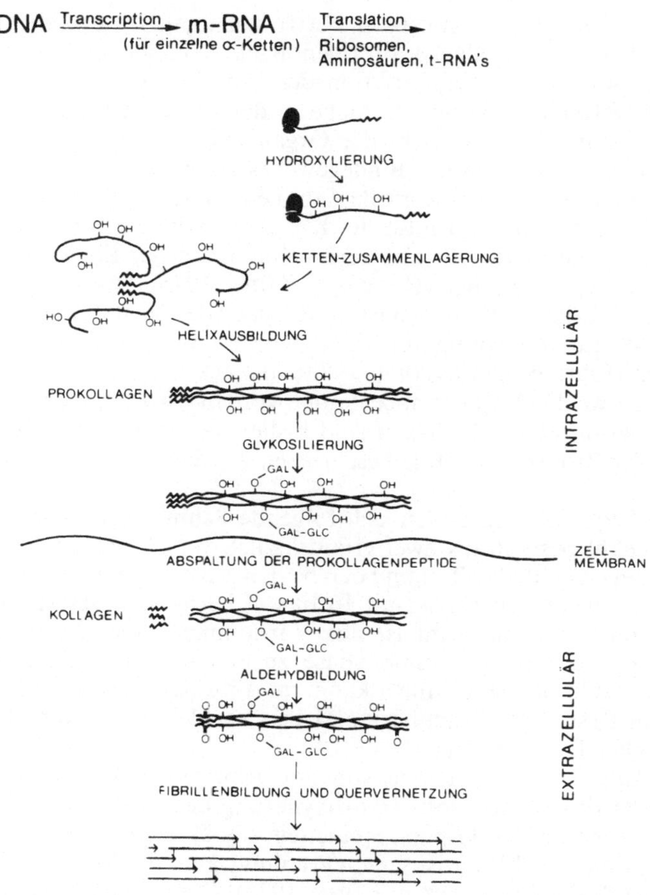

Abb. 2. Schematische Darstellung der Schritte zur Biosynthese des Kollagens

intermolekularer Quervernetzungen zwischen den Kollagenmolekülen erwirbt die Fibrille ihre mechanische Festigkeit.

Untersuchungen der letzten Jahre haben das Vorkommen von mindestens vier verschiedenen, genetisch determinierten Kollagentypen gezeigt (MILLER, 1973; CHUNG u. MILLER, 1974; KEFALIDES, 1973). Am längsten bekannt und am besten untersucht ist das Kollagen Typ I, das aus zwei identischen α1(I)- und einer α2-Kette besteht. Es ist der Hauptbestandteil von Haut, Sehnen und Knochen und wird in geringer Menge fast überall im Körper gefunden. Die Moleküle der anderen Kollagentypen sind aus jeweils drei identischen α-Ketten aufgebaut. Im hyalinen Knorpel werden ausschließlich Moleküle [α1(II)]$_3$ vom Kollagentyp II gefunden. Fetales Kollagen (Typ III) wird bis zu 15% in der Haut, bis zu 50% in der Aorta und in wechselnden Mengen in vielen anderen Geweben, mit Ausnahme des Knochens, gefunden (RAUTERBERG, 1975; FIETZEK u. ALLMANN, 1975). Kollagen Typ IV wird in Basalmembranen gefunden, ist aber bisher noch wenig untersucht worden.

Für die Kollagene Typ I, II und III wurde gezeigt, daß es sich um homologe Proteine handelt (FIETZEK *et al.*, 1972; FIETZEK u. KÜHN, 1974; PIETZ *et al.*,

1972; Butler *et al.*, 1974; Fietzek u. Rauterberg, 1975) und die Aggregation der verschiedenen Moleküle zu Fibrillen nach dem gleichen Prinzip erfolgt. In der makromolekularen Organisation der Fibrillen werden aber signifikante Unterschiede gefunden, die ihre Ursache in der Primärstruktur haben müssen. Mit dem Polymorphismus erwirbt der Organismus die Fähigkeit, die diversen physiologischen Funktionen des Bindegewebes zu erfüllen.

In den letzten Jahren ist eine große Zahl neuer und wesentlicher Erkenntnisse im Bereich der kovalenten Struktur des Kollagens erhalten worden. Von mehreren Spezies sind die $\alpha1$(I)-, $\alpha2$- und $\alpha1$(II)-Ketten auf der Ebene der Bromzyanpeptide charakterisiert worden (Fietzek u. Kühn, 1975). Durch Untersuchungen an Ratten- und Kalbshautkollagen ist die Sequenz der 1050 Aminosäuren enthaltenden $\alpha1$(I)-Kette vollständig aufgeklärt worden, die der $\alpha2$-Kette ist zu etwa 60% bekannt (Fietzek u. Rexrodt, 1975; Fietzek *et al.*, 1975). Vom Knorpelkollagen sind etwa 235 Sequenzen bestimmt worden (Butler *et al.*, 1974; Butler *et al.*, 1975). Vom fetalen Kollagen sind bisher die Isolierung und die teilweise Zuordnung der Bromzyanpeptide beschrieben worden (Fietzek u. Rauterberg, 1975).

Aus den Sequenzdaten lassen sich folgende Schlußfolgerungen ziehen: Das Kollagenmolekül besteht aus zwei grundsätzlich verschiedenen Bereichen, dem 1011 Reste langen helikalen Teil und den beiden kurzen nicht helikalen Bereichen am N- und C-terminalen Ende (mit 16 bzw. 25 Aminosäureresten). Den nicht helikalen Bereichen gemeinsam ist das Vorkommen eines Lysinrestes, dessen E-Aminogruppe durch die Lysinoxydase zu einem Aldehyd oxidiert werden kann. Diese funktionelle Gruppe kann im Fibrillenverband mit Lysin- und Hydroxylysin-Resten von Nachbarmolekülen kovalente Quervernetzungen vom Typ Schiff'scher Basen bilden.

Der helikale Teil enthält, wie von der Röntgenstrukturanalyse gefordert, Glyzin in jeder dritten Position. Hydroxylierung des Prolins und Lysins wurde nur in der Y-Position der Tripeptideinheiten Gly-X-Y gefunden. Einige Aminosäuren zeigen eine nicht statistische Verteilung auf die X- und Y-Position in den Tripletts Gly-X-Y (Fietzek u. Kühn, 1975). Die Seitenketten dieser Aminosäuren (z.B. Threonin und Glutamin) können durch Ausbildung von Wasserstoffbrücken miteinander und mit der Tripelhelix selbst einen zusätzlichen Beitrag zur Stabilität der Tripelhelix leisten (Salem u. Traub, 1975).

Für die Aggregation der Moleküle zu Fibrillen werden, neben den hydrophoben, hauptsächlich die polaren Aminosäuren verantwortlich gemacht. Durch Kombination der Sequenzdaten mit elektronenmikroskopischen Daten konnte die genaue Versetzungsdistanz der Moleküle in den Fibrillen mit $D = 233$ Aminosäureresten bestimmt werden (Fietzek u. Kühn, 1975; Hulmes *et al.*, 1973).

Nach einem Vorschlag von Schmitt (1956) und einer Verfeinerung durch Hodge u. Petruska (1963) lagern sich die Moleküle parallel, mit einer axialen Versetzung um die Einheit D in den Fibrillen zusammen. Wegen des kurzen „overlaps" der N- und C-terminalen Enden der Moleküle kommt es zur Ausbildung der „hole" und „overlap" Zone (s. Abb. 1).

Heute wird allgemein angenommen, daß der erste Schritt der Fibrillenbildung die Ausbildung einer Mikrofibrille ist. Nach Vorstellungen von Smith (1968) und Miller u. Parry (1973) lagern sich fünf Stränge von Tripelhelizes wie ein Seil zusammen. Nemetschek u. Hosemann (1973) diskutieren ein Modell, in dem acht solcher Stränge eine Mikrofibrille bilden. Der Mechanismus der Bildung der Mikrofibrillen ist heute in vielen Details noch nicht geklärt. Wesentlich weiter entfernt sind wir von einem Verständnis der Aggregation der Mikrofibrillen zu Fibrillen.

3. Eigene elektronenmikroskopische Untersuchungen zur Mineralisierung des Kollagens im Hartgewebe

3.1. Material und Methode

Während die meisten Arbeitsgruppen bei ihren elektronenmikroskopischen Untersuchungen zur Kollagenmineralisierung den üblichen Weg der Gewebsfixierungen bloc-Kontrastierung und Ultradünnschnitt-Nachkontrastierung gingen, hielten wir es bei der Analyse der Mineralkeimbildung für notwendig, das Gewebe so wenig wie möglich mit wäßriger Lösung zu behandeln, um ein Herauslösen von Mineralkeimen auf ein Minimum zu reduzieren und eine Kontrastierung zu vermeiden, damit die Mineralkeime nur durch Eigenkontrast sichtbar gemacht werden und damit eine Artefaktbildung in Verbindung mit der Mineralsubstanz vermieden wird. Nachfolgend werden die Gewebsarten beschrieben, die wir untersucht und die Methoden, die wir angewandt haben.

3.1.1. Rattenschneidezahn-Dentin

Obere und untere Schneidezähne junger äther-anästhesierter Ratten wurden schnell freigelegt, in Frigen bzw. Propan bei der Temperatur des flüssigen Stickstoffs tiefgefroren, bei -60 bis $-80\,°C$ gefriergetrocknet, im Vakuum mit Methacrylat bzw. Araldit durchtränkt und anschließend entsprechend polymerisiert. Beim Herstellen der Ultradünnschnitte wurde meist nur jeweils *ein* Ultradünnschnitt vom Trog des Ultramikrotoms abgenommen und schnell getrocknet, so daß der Kontakt des Gewebes mit H_2O nur 40–60 sec betrug. Zur Analyse der Mineralbildungen im Dentin wurden elektronenmikroskopische Aufnahmen bei einer Primärvergrößerung von $20\,000 \times$ bis $60\,000 \times$ angefertigt und die Vergrößerungen der betreffenden elektronenmikroskopischen Aufnahmen vielfach durch Abdrücke von optischen (also geeichten) Strichgittern genau bestimmt.

Von gut fokussierten Partien, die apatitische Nadelbildungen in Bündeln zeigten, — also eine Mineralisierung an und in Kollagenfasern vermuten ließen — wurden Nachvergrößerungen auf $200\,000 \times$ bis $600\,000 \times$ auf nicht schrumpfendem Dia-Film bzw. normalem Photopapier durchgeführt. Auf dem Dia-Film wurden mit einem Meßmikroskop der Firma Leitz die *Seitenabstände* zwischen den in Bündeln parallel und dicht zusammenliegenden apatitischen *Nadelbildungen* vermessen. Weiterhin wurde eine Vermessung der Durchmesserwerte der Nadeln bzw. der Punktkeime sowie eine Abstandsbestimmung zwischen den Punktkeimen in den Nadeln und Ketten durchgeführt. Auf den Papierabzügen wurden die Ausbildung der ersten apatitischen Mineralbildungen und ihre Umformung zu größeren kristallinen Gebilden verfolgt.

An den Negativen mehrerer gut fokussierter elektronenmikroskopischer Aufnahmen wurden an einer He-Ne-Laserbeugungsanlage auch *Lichtbeugungsaufnahmen* durchgeführt, um zu klären, ob die Abstände zwischen den dicht zusammenliegenden Mineralkeimen in einem relativ engen Größenbereich liegen, der sich in einem Beugungsring widerspiegeln würde (s. HÖHLING *et al.*, 1970, Abb. 3; 1971a, Fig. 5).

3.1.2. Knochenpartien von Rattenschwanzpräparaten

Knochenpartien von Rattenschwanzpräparaten junger Ratten wurden nach BOUTEILLE und PEASE (1971) in Äthylenglykol entwässert und danach direkt in Oxypropyl-Methacrylat eingebettet, somit auf eine andere Weise ein Kontakt mit H_2O vermieden. Auch hier wurde der Kontakt der Ultradünnschnitte mit dem H_2O der Auffangwanne auf 40–60 sec reduziert. Die weitere Untersuchung erfolgte entsprechend der unter 3.1.1. beschriebenen Methode. Um die Frage, ob sich die Mineralkeime an denjenigen Mikrobereichen am Kollagenmakromolekül bilden, wo auch die Kontrastierungssubstanz angelagert wird, einer Lösung näherbringen zu können, wurden Partien der Rattenschwanzsehne nach der genannten Methode von BOUTEILLE u. PEASE (1971) mit Uranylazetat und Bleiazetat kontrastiert und die Kontrastierungskeime mit denen der parallel zusammengelagerten apatitischen Nadelbildungen verglichen.

3.1.3. Femur-Kompakta

Im Fall der Probe einer Femur-Kompakta eines 10 Monate alten Kleinkindes wurde durch Fixierung mit 2%iger Glutaraldehyd-Lösung ein Kontakt mit H_2O zugelassen. Dennoch wurde auch hier beim Auswaschen nur die gerade nötige H_2O-Menge gewählt. Wir gingen von der Überlegung aus, daß bei einem kompakten Stück der auswaschbare Anteil, im Vergleich zur Gesamtmasse der Knochenprobe, relativ gering ist im Vergleich zum auswaschbaren Anteil eines Ultradünnschnittes, der längere Zeit auf Wasser liegt. Der Kontakt der Ultradünnschnitte mit dem H_2O der Auffangwanne wurde wieder auf 40–60 sec begrenzt und auf eine Kontrastierung aus den vorher genannten Gründen verzichtet.

3.1.4. Mineralisierende Putensehnen

Es ist bekannt, daß auch Putensehnen des Oberschenkels in einem bestimmten Alter der Puten mineralisieren. Vor kurzem wurde damit begonnen, auch die Mineralisierung dieser Sehnen elektronenmikroskopisch zu untersuchen. Um die Vorgänge in den Zellen und im noch nicht mineralisierten Weichgewebe zu untersuchen, erfolgte die bekannte Fixierung in Glutaraldehyd und OsO_4. Um aber die Vorgänge bei der Mineralkeim- und Kristall-Bildung in den Kollagenfibrillen zu untersuchen, wurde nach der Methode unter 3.1.1. gefriergetrocknet, und es wurden von unkontrastierten Präparaten Ultradünnschnitte hergestellt (Abb. 5) und somit bei der Darstellung der Mineralgebilde der Eigenkontrast ausgenutzt.

3.2. Ergebnisse und Diskussion unserer elektronenmikroskopischen Untersuchungen in Verbindung mit Ergebnissen anderer Autoren

3.2.1. Mineralbildungen in Bündeln von Kollagenfasern

Wie Abb. 3 zeigt, liegen in der Putensehne der Tibia (Rasse „Royal White") — die von etwa der 11. Woche an durch Apatitsubstanz mineralisiert wird — Kollagenfasern in schön geordneten Bündeln vor. Von NYLEN *et al.* (1960, Fig. 4c) wurde ein Bildungszustand gefunden, in dem eine Anordnung von nadel- und blättchenförmigen apatitischen Bildungen in *Zeilen* vorliegt, die von periodisch angeordneten Zeilen ohne Mineralsubstanz getrennt werden (Abb. 4, Pfeile). Durch Vermessung der Zeilenbreite aus entsprechenden eigenen Aufnahmen vom Zahnzement (HÖHLING, 1964/66, Abb. 50, 51) sowie aus Überlegungen zur makromolekularen Struktur des Kollagens folgerte HÖHLING (1964/66), daß die Mineralbildung in diesem Fall *allein* in der sog. „hole zone" des Hodge-Petruska-Modells (1963) stattfindet. Wenn bei der Präparation von NYLEN *et al.* (1960) die Mineralbildungen der „overlap-zone" nicht sekundär herausgelöst wurden, würde das bedeuten, daß die *„hole zone" leichter* mineralisierbar ist als die „overlap-zone". Dies ließe sich auf der Basis des neuen dreidimensionalen Modells der tetragonalen Anordnung der Subfibrillen von MILLER u. PARRY (1973) erklären, weil in der „hole zone" in den Mikrokanälen größere *Nischen* sind (Abb. 11d, Ap, hz) und somit ein Eindiffundieren der betr. Ionen erleichtert würde. Es muß allerdings auch bedacht werden, daß bei den bisherigen elektronenmikroskopischen Untersuchungen an mineralisierenden Puten-Beinsehnen von STEFFENS und HÖHLING (1975) keine mineralfreien Zeilen mit der Ausdehnung der „overlap zone" gefunden wurden, sondern nur solche Bildungen, bei denen beide Zonen — getrennt oder gemeinsam — zeilenförmig mineralisiert sind (Abb. 5). Es ist also noch nicht an genügend vielen elektronenmikroskopischen Aufnahmen geklärt worden, wie oft der Fall der zeilenhaften Anordnung nach Abb. 4 auftritt. Im langen Röhrenknochen, in dem auch Kollagenfasern in Bündeln vorliegen, fanden wir verbreitet die Anordnung der Abb. 5, bei

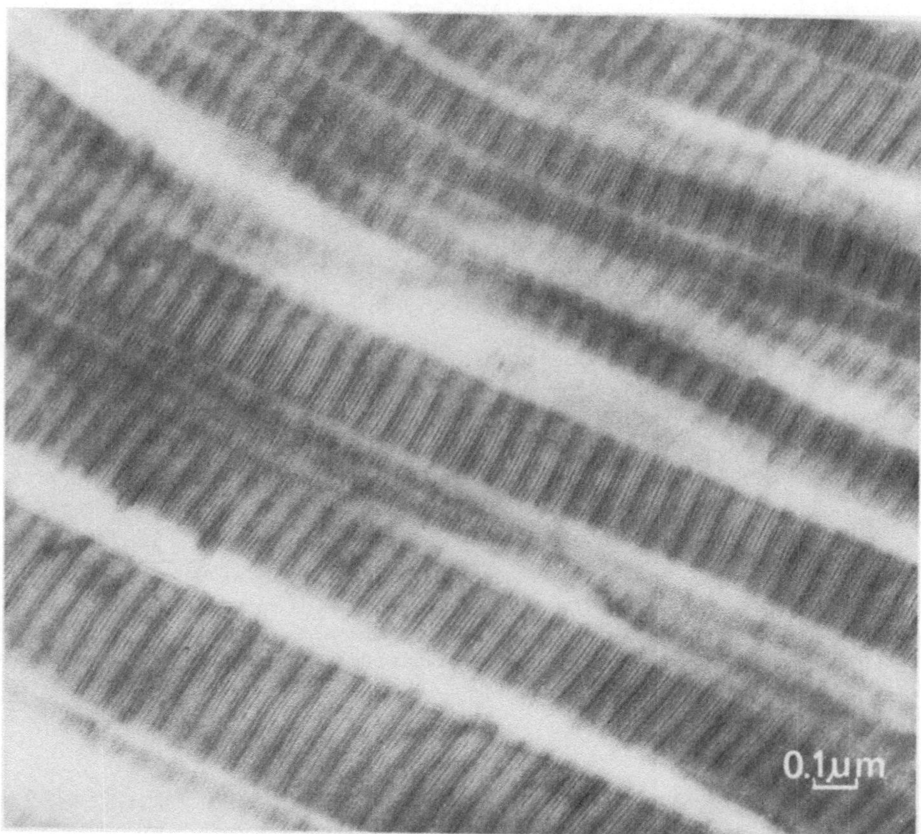

Abb. 3. Elektronenmikroskopische Ultradünnschnitt-Aufnahme einer kontrastierten Kollagenfaser von einer noch nicht mineralisierten Truthahn-Beinsehne. Man erkennt Kollagenfasern mit Querstreifen. Vergr. 60 000 ×

der z.T. auch *zwei Zeilen* von Mineralbildungen erkennbar sind. Dabei dürfte es sich um die Mineralisierung der „*hole zone*" und der „*overlap zone*" handeln.

3.2.2. Apatitische Mineralbildungen in und an meist einzeln liegenden Kollagenfasern

Das Bild des intertubulären Dentins ist weniger geprägt durch Bündel, mehr durch einzeln liegende Kollagenfasern, deren Durchmesser meist zwischen 300 und 600 Å liegt. Wie die Abb. 6 und 7 zeigen, werden die Fasern meist so gleichmäßig von Mineralsubstanz durchsetzt, daß man *nach* der Mineralisierung meist nicht mehr auf die Kollagenfaser als Matrix rückschließen kann. Im Falle der Abb. 6 ist der nicht mineralisierte Teil der Kollagenfaser durch die Querstreifenkontrastierung sichtbar gemacht, so daß man eindeutig folgern kann, daß dort eine Kollagenfaser mineralisiert wird. Aus Abb. 7 kann man nur aus der typischen strangartigen Anordnung der Kristallite und dem Durchmesser des Stranges folgern, daß dort eine Kollagenfaser von Mineralsubstanz durchsetzt wurde.

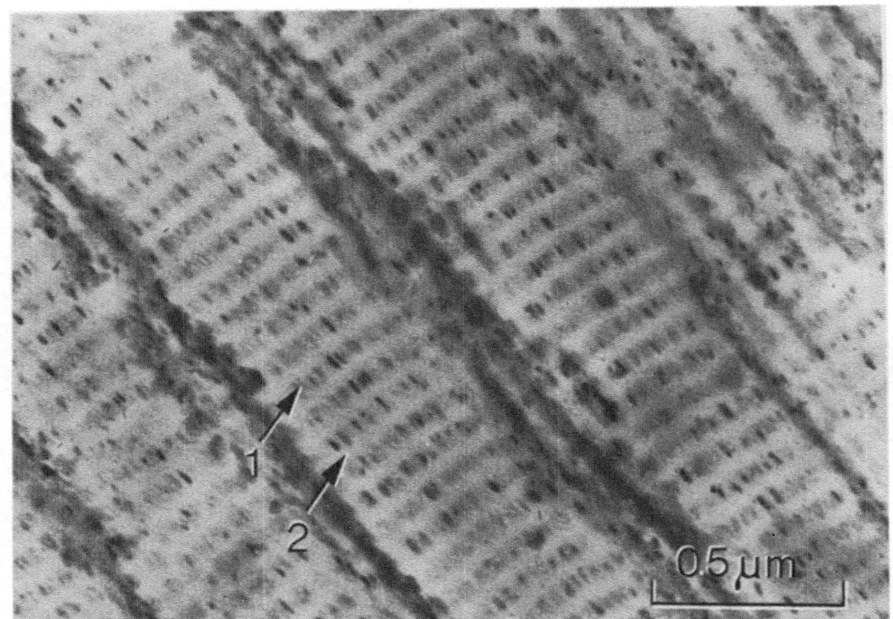

Abb. 4. Elektronenmikroskopische Ultradünnschnitt-Aufnahme von einer mineralisierten Truthahn-Beinsehne. Pfeil 1: in Zeilen vorliegende Kristallite; nach unserer Auffassung die „hole zone"; Pfeil 2: Zeilen ohne Mineralkeime; nach unserer Auffassung die „overlapping zone". Wir danken Frau Dr. M.U. Nylen für die Überlassung dieser Aufnahme (NYLEN *et al.* Fig. 4c, 1960). Vergr. 62000×

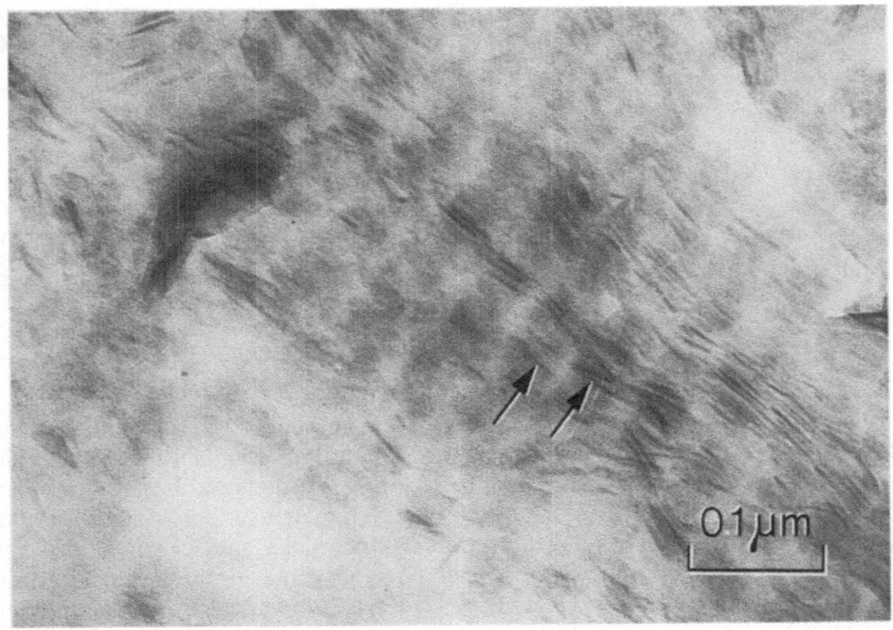

Abb. 5. Elektronenmikroskopische Aufnahme von einer mineralisierten Truthahn-Beinsehne. Die Probe wurde gefriergetrocknet, eingebettet und geschnitten; es wurde keine Kontrastierung angewandt. *Pfeil:* In Zeilen angeordnete Kristallite, wobei sich die Zeilen fast direkt berühren; also keine mineralfreie Zwischenzone. Vergr. 180000×

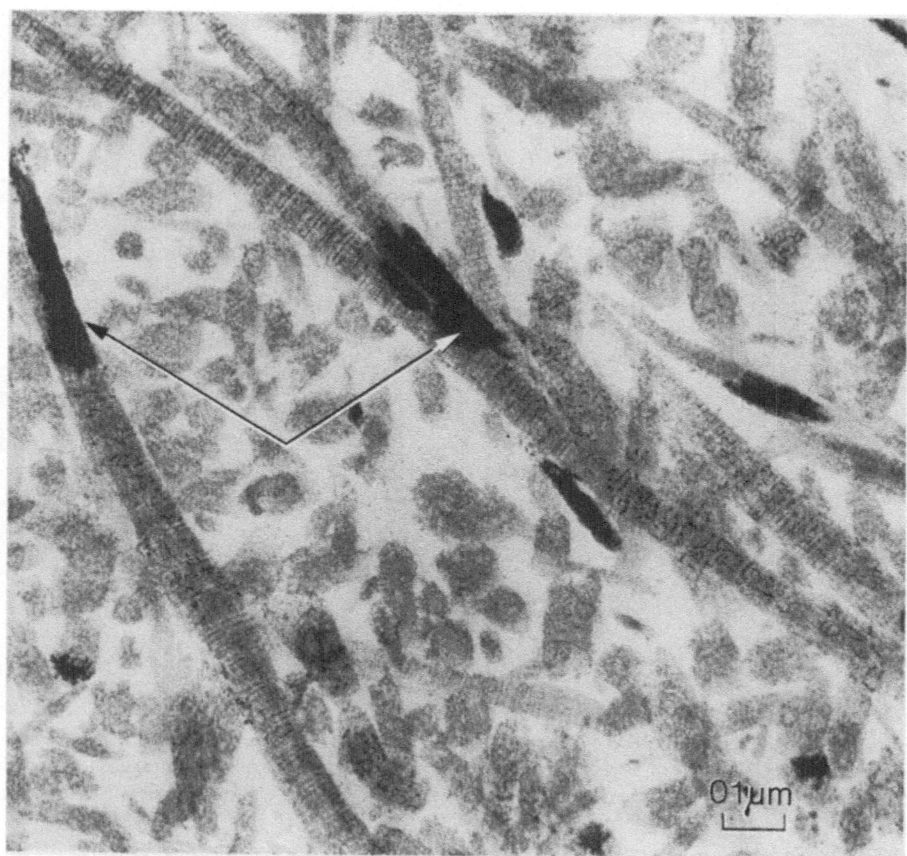

Abb. 6. Elektronenmikroskopische Aufnahme von Kollagenfasern im Zustand der beginnenden Mineralisierung im Prädentin; Glutaraldehyd-fixiert, am Schnitt nachkontrastiert. Die Pfeile zeigen auf apatitische Bildungen, die die Kollagenfaser an der betreffenden Stelle maskieren. Einzelne apatitische Nadelgebilde sind nicht erkennbar. Wir danken Dr. P. GLICK, Iowa City, für diese Aufnahme. Vergr. 100000 ×

Auf Abb. 8 treten im Abstand der „hole zone" bzw. der „overlap zone" zeilenhafte Mikrolöcher ohne Mineralsubstanz quer zur Kollagenfaser auf und lassen dadurch noch die Kollagenfaser als Matrix erkennen. Auf Abb. 9 sind wiederum keine makromolekularen Abstände der Kollagenmakroperiode erkennbar, wenngleich wir auch in diesem Fall aus der typischen Anordnung der kettenartigen Ca-Phosphat-Gebilde folgern, daß dort eine Kollagenfaser mineralisiert wurde. Insgesamt folgern wir, daß bei den einzeln liegenden Fasern der Diffusionsweg für die eintretenden Ionen so gering ist, daß schnell beide Zonen, und damit die gesamte Faser, von Mineralsubstanz durchsetzt werden können. Da im allgemeinen dann nicht mehr die „hole-" und „overlap-zone" zu erkennen sind, werden bei der Mineralisierung die Kollagenfasern maskiert.

3.2.3. Zur Morphologie der Apatitkeimbildung und des Kristallwachstums

Auf den Abb. 7–9 finden sich vorwiegend kettenförmig-nadelförmige Ca-Phosphat-Bildungen, deren Durchmesser an der Bildungsfront im Größenbereich

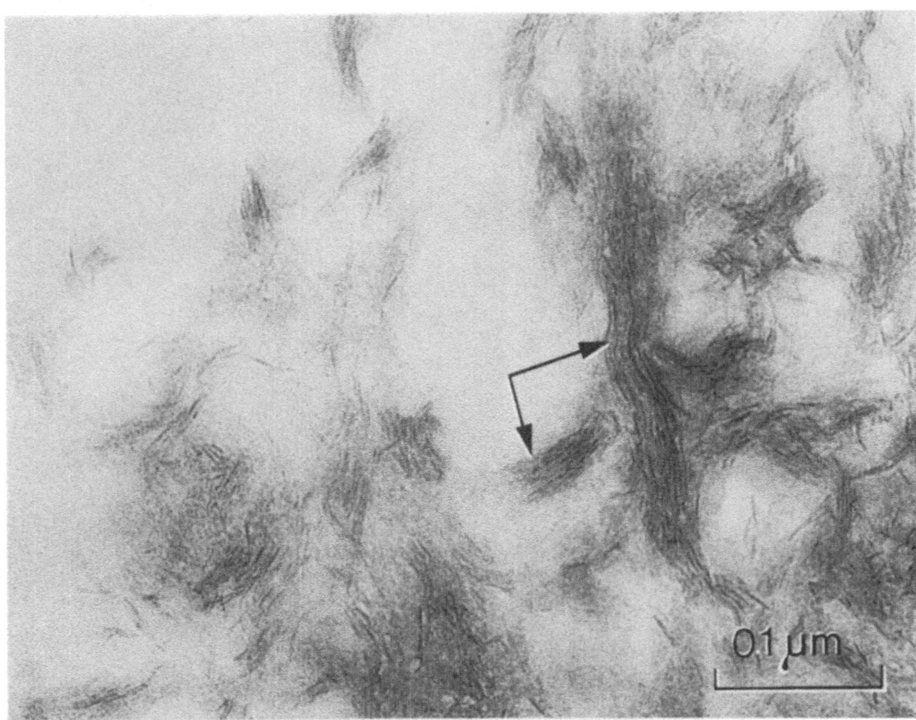

Abb. 7. Elektronenmikroskopische Ultradünnschnitt-Aufnahme von der Mineralisierungsfront des nachwachsenden Dentins von Rattenschneidezähnen; gefriergetrocknet; nicht kontrastiert. Die Pfeile zeigen auf Bündel von Ca-Phosphat-Ketten und Nadeln. Wir folgern, daß dort mineralisierte Kollagenfasern vorliegen. Vergr. 220000 ×

von 15–30 Å liegt (HÖHLING *et al.*, 1974, Fig. 7). Punktgebilde, die man noch oft in diesen Nadeln und Ketten erkennen kann (Abb. 9), lassen nach unserer Ansicht den Schluß zu, daß sich die Nadeln und Ketten aus solchen Punktkeimen aufgebaut haben.

Diese Schlußfolgerungen werden bestärkt durch Ergebnisse der allgemeinen Epitaxieforschung im Bereich der Festkörperphysik, die ergeben haben, daß neben „zweidimensionalen", d.h. vorwiegend flächig sich ausbildenden Keimen, vor allem kleine *dreidimensionale,* also isodiametrische Gebilde entstehen. Ferner liegen die von MASSON *et al.* (1971), (KERN, 1974) beim Aufwachsen von Gold auf NaCl gefundenen kleinsten *stabilen* Kristallgebilde mit Werten von 20–40 Å in *demselben Größenbereich* wie unsere Apatitbildungen (HÖHLING *et al.,* 1974, Fig. 7). Ferner bestehen, nach Berechnungen von REISS (1968), die kleinsten *stabilen* Kristallgebilde bei epitaktischen Aufwachsungen aus einigen 100 Atomen. Nach Spezialisierung der entsprechenden Gleichungen von REISS (1968) auf das isodiametrische Kristallgebilde, kommt MATARÉ (1974) auf kleinste stabile Kristallgebilde mit einem Durchmesser in der Größenordnung von 35 Å. Da diese Werte im Größenbereich der von uns gefundenen kleinsten apatitischen Gebilde liegen, und da ferner auch im Falle dieser epitaktischen Aufwachsungen größere Kristallite mit entsprechender kristallographischer Vorzugsrichtung durch Zusammenwachsen (coalescence) dieser kleinsten stabilen Gebilde entstehen, wie wir es für die Apatitgebilde im Hartgewebe annehmen, sind wir über-

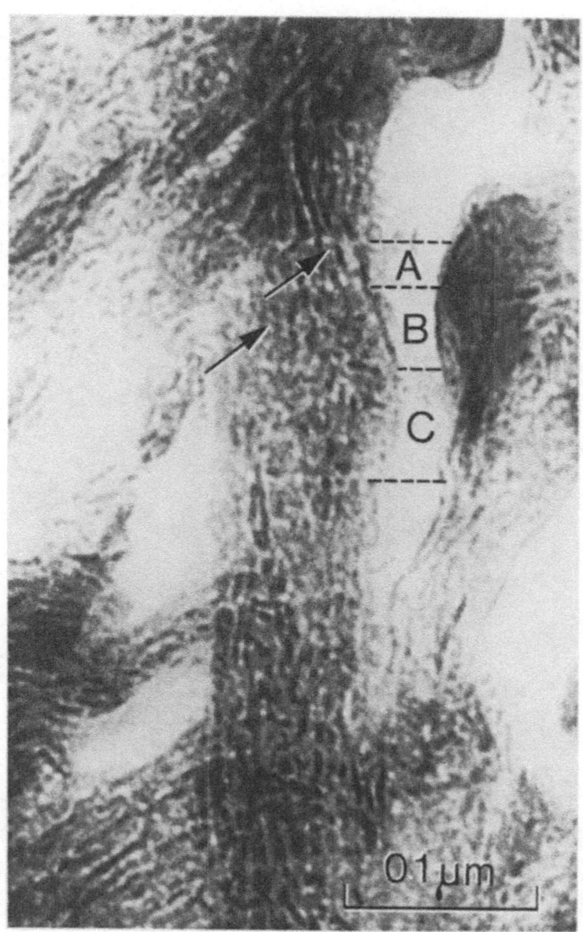

Abb. 8. Elektronenmikroskopische Ultradünnschnitt-Aufnahme eines Bündels von apatitischen Bildungen im nachwachsenden Dentin von Rattenschneidezähnen; gefriergetrocknet; nicht kontrastiert. Da kontrastarme Punkte eine Zone A mit der Ausdehnung der „overlapping zone", Zone B mit der Ausdehnung der „hole zone" und Zone C mit der Ausdehnung der gesamten 670 Å-Periode anzeigen, folgern wir, daß eine mineralisierte Kollagenfaser vorliegt. Die Pfeile zeigen auf Ketten von apatitischen Punktgebilden. Vergr. 250000 ×

zeugt, daß es nötig ist, die grundlegenden Ergebnisse der Epitaxieforschung zu verfolgen. Es muß geprüft werden, ob Ergebnisse und Überlegungen auf diesem Gebiet die Kenntnisse um die Mineralbildung im Hartgewebe erweitern. Der (kritische) Keim ist das kleinste Kristallgebilde des sich bildenden Kristalls, das sich mit seiner Umgebung in einem instabilen Gleichgewicht befindet. Da die genannten Kristallgebilde von MASSON *et al.* (1971) und die genannten kleinsten Ca-Phosphatgebilde im Hartgewebe größer sind als die kritischen Keime, stellt sich, wegen der erforderlichen Einheitlichkeit in der Nomenklatur, die Frage, ob wir in Zukunft statt des Ausdruckes „Punktkeime" Bezeichnungen wie „Punktgebilde" wählen sollten. Wie erwähnt, fusionieren diese apatitischen Punktgebilde zu Nadeln; und parallel verlaufende Nadeln können über erste Brücken (s. Abb. 9) allmählich zu Blättchengebilden fusionieren (Abb. 10). Nach

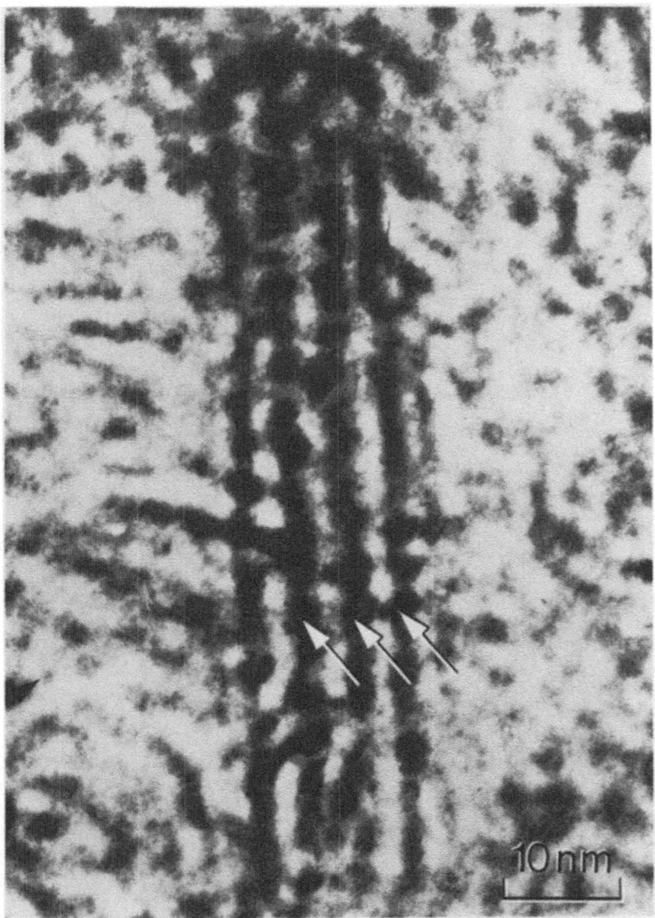

Abb. 9. Elektronenmikroskopische Ultradünnschnitt-Aufnahme von Ketten mit apatitischen Punktgebilden. Wir folgern, daß hier eine Kollagenfaser als Matrix vorliegt. Die Pfeile zeigen auf Punktgebilde, die in Register liegen. Vergr. 1 500 000 ×

Boyde (1974) muß man weiter annehmen, daß auch mehrere Nadelsysteme und Blättchen zu einer Art „Kontinuum", zu einem innigen Mineralverbund fusionieren können. Diese Auffassung wird durch die elektronenmikroskopische Aufnahme von Fig. 7 von Höhling *et al.* (1971a) unterstützt.

3.2.4. Beziehung der Apatitbildungen zum Kollagen

Hierbei stellt sich die Frage, welche Beziehung diese „Keime" und die aus ihnen entstandenen Blättchenkristallite zum Kollagen haben. Für Rattensehnen-Kollagen folgern Miller u. Parry (1973) und Nemetschek u. Hosemann (1973), Hosemann *et al.* (1974), daß die Helizes Mikrofibrillen bilden, die durch Zusammenlagerung die elektronenmikroskopisch sichtbaren Fibrillen bilden (Abb. 3). Nach Miller u. Parry (1973) tritt eine tetragonale Anordnung auf (Abb. 10) und nach Nemetschek u. Hosemann eine orthorhombische mit fast genau den Abmessungen der tetragonalen Zelle von Miller u. Parry (1973). Wie Abb. 10

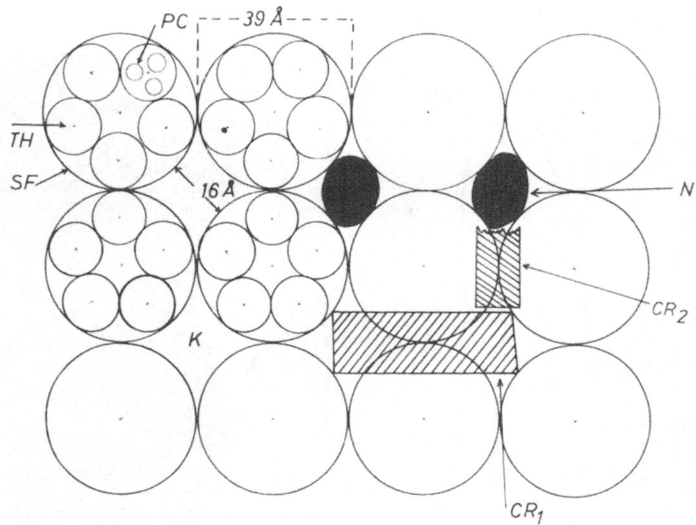

Abb. 10. Modell zur Molekularbiologie der Kollagenmineralisierung; Kollagenfaser quer. Tetragonales Modell nach MILLER u. PARRY (1973). Da sich die Subfibrillen (SF) nach diesem Modell helical umwinden, gibt es keine Hohlräume innerhalb der Subfibrillen, sondern Kanäle (K) *zwischen* den Subfibrillen, in denen sich die Mineralkeime (N) bilden dürften. PC = Proteinkette; TH = Tripelhelix; CR_1-Apatitkristallit, der durch Fusion von 2 Punktgebilden (N) entstanden sein könnte; CR_2-Apatitkristall, der durch weitere Fusion von 2 Kristalliten entstanden sein könnte; dadurch das Prinzip der *Einmauerung* einer Subfibrille durch Zusammenwachsen von Kristalliten zu einer Art Kristall-Kontinuum (s. BOYDE 1974)

zeigt, treten Mikrokanäle (k) zwischen den Mikrofibrillen auf in einem Abstand von 39 Å. Obwohl durch die Röntgenbeugungsanalyse bis jetzt die Existenz solcher Mikrofibrillen für die Truthahnsehne, Knochen und Dentin noch nicht gefordert bzw. durch Elektronenmikroskopie nachgewiesen wurde, glauben wir aus allgemeinen Überlegungen, daß es sinnvoll ist anzunehmen, daß auch in diesen Systemen in der Kollagenfibrille solche Mikrofibrillen auftreten.

Da wir bei der Vermessung der Seitenabstände zwischen den Mitten der apatitischen Nadeln bzw. Punktkeime im Dentin und Rattenschwanzknochen vorwiegend Werte im Bereich von 38–48 Å fanden (HÖHLING *et al.*, 1974, Fig. 6), und da wir aus nachfolgend zu beschreibenden Gründen annehmen, daß die Mikrofibrillen bei der Mineralbildung in der Kollagenfaser nicht zerstört werden, kamen wir zu dem Schluß, daß sich die Apatitkeime in diesen Hohlkanälen (K) an den Tripelhelizes der Mikrofibrillen bilden (Abb. 10, N; Cr; Abb. 11 d). In dem Fall können, wie Abb. 10 weiter zeigt, die wachsenden „Keime" durch Aufbrechen von vorherrschend schwachen Bindungen zwischen den Mikrofibrillen leicht zu größeren Gebilden und sogar zu einem „Kontinuum" fusionieren, wobei die Mikrofibrillen unter Kompression eingemauert werden. Hierdurch würde im Hartgewebe durch das „eingemauerte" Kollagen die Elastizität und durch die Mineralsubstanz, die die Mikrofibrillen umgibt, die Festigkeit bewirkt. Während nach dem Modell von MILLER u. PARRY (1973) keine Hohlräume in den Mikrofibrillen angenommen werden, liegen nach dem Modell von NEMETSCHEK u. HOSEMANN (1973, Abb. 9 a) solche vor. Da bei einer angenommenen Mineralbildung innerhalb von Mikrofibrillen diese beim Wachsen der Mineralkeime aufgebrochen und in Einzeltripelhelizes zerteilt würden, folgern wir, daß keine

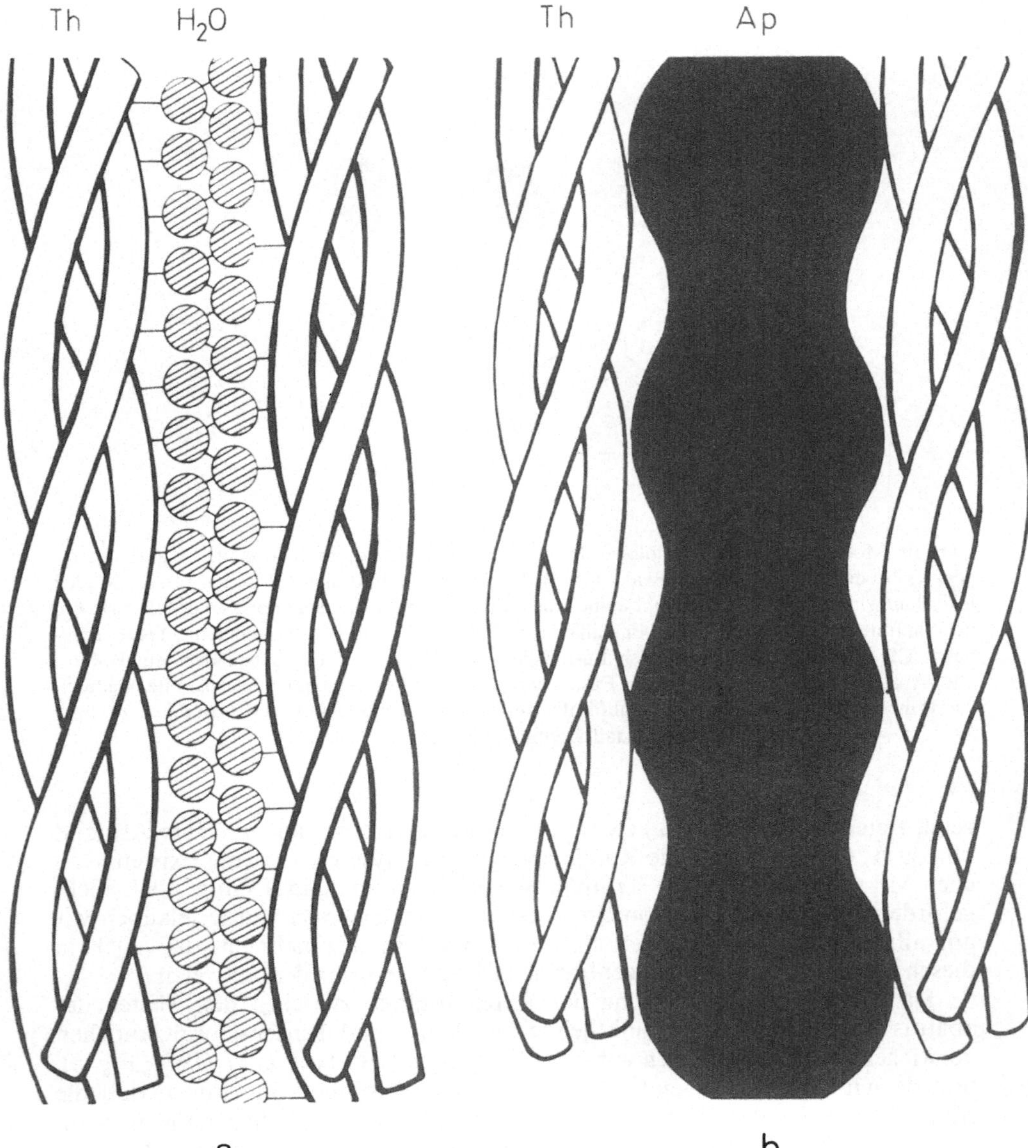

Abb. 11a–d. Modelle zur Molekularbiologie der Kollagenmineralisierung, Kollagenfaser längs. (a) Grobschematische Darstellung der Kollagentripelhelix (Th) mit zwischengeschalteten H_2O-Molekülen (H_2O) (in Anlehnung an Nemetschek, 1971). (b) Tripelhelizes (Th) mit eingelagerten apatitischen Ketten, bestehend aus Punktgebilden (Ap); diese von uns *früher* angenommene Auffassung der Anlagerung halten wir für unwahrscheinlich (s. Höhling *et al.*, 1974). (c) Zweidimensionale Darstellung der 0,4 D-Endüberlappung nach Hodge u. Petruska (1963) mit den 5 Helizes (Th) der Subfibrille von Miller u. Parry (1973). (d) Räumliche Darstellung der Subfibrille (Sf) von Miller u. Parry (1973) mit Links-Windung nach Hulmes *et al.* (1973). Wir nehmen an, daß sich die Apatitgebilde (Ap) an den Helizes der Subfibrillen bilden (s. Abb. 9a). Da die Dimension in Querrichtung (Durchmesser der Subfibrille (SF) und der Punktgebilde (Ap)) um etwa das 10fache größer ist als die Dimension in Längsrichtung, wurden solche „Punktkeime" (Ap, hz) in die *Nische* der „hole zone" eingezeichnet, deren Durchmesser angenähert im richtigen Größenverhältnis zur Länge der „hole zone" steht. (Nach Höhling *et al.* 1971, 6–8 Punktkeime pro „hole zone"; hier 5 eingezeichnet)

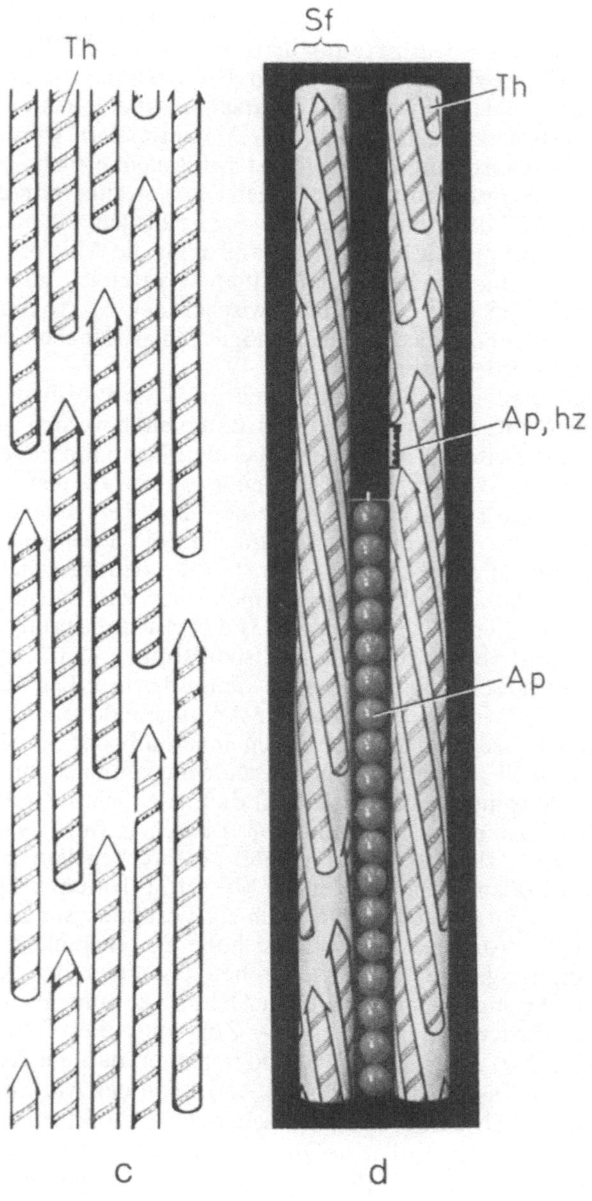

Keimbildung innerhalb der Mikrofibrillen stattfindet; denn bei in vitro-Entmineralisierung, bei der Mineralauflösung durch Karies sowie in der ersten Phase des Mineralabbaus durch Osteoklasten treten sofort wieder Kollagenfibrillen auf, die nach Kontrastierung das typische Querstreifenmuster zeigen. Dies ist nach unserer Ansicht nur möglich, wenn die kleinsten morphologischen Gebilde, also die Mikrofibrillen, bei der Mineralisierung nicht zersetzt werden. Auf der Basis des Modells von MILLER u. PARRY (1973) und HULMES et al. (1973) könnten die Nischen an den Mikrofibrillen im Bereich der „hole-zone" ein bevorzugter Ort der Mineralkeimbildung sein (Abb. 11d, Ap,hz).

Da HÖHLING *et al.* (1974, Fig. 5) auf den Querschnitten von mineralisierten Kollagenfibrillen keine eindeutige tetragonale Anordnung der Mineralkeime fanden — was wegen möglicher Stauchungen beim Schneiden evtl. auch nicht über die Morphologie klärbar ist — und da auch auf quergetroffenen Kollagenfibrillen, die nach BOUTEILLE u. PEASE (1971) kontrastiert wurden, die Frage einer tetragonalen Anordnung der Kontrastierungskeime nicht geklärt werden konnte, braucht von unseren Ergebnissen her keine strenge tetragonale Anordnung — in diesem Fall der Hohlkanäle (K) — vorzuliegen. Sie mag der Idealfall sein. Für unsere Ergebnisse wäre ausreichend, wenn die Mikrofibrillen in einer aufgelockerten Art — nicht in hexagonal dichter Anordnung — zusammengelagert würden, bei der sich im Mittel Abstände zwischen den Mikrokanälen zwischen etwa 38 und 48 Å ergeben, die bei einem möglichen Aufquellen der Kollagenfibrille noch größer werden könnten.

Der Gedanke, daß sich die Apatitkeime an Mikrofibrillen bilden, dürfte durch den Befund von EANES *et al.* (1970) unterstützt werden, daß der 12 Å-Reflex als Abstand zwischen den Helizes bei der Truthahnsehnen-Mineralisierung erhalten bleibt. Würden sich die Keime direkt an den Helizes bilden, wie es in Abb. 11 b dargestellt ist, so müßte der 12 Å-Reflex verschwinden bzw. sich verschieben. Die Mineralisierung an einzeln liegenden Helizes nach Abb. 11 b ist gezeigt für den Fall, — den wir aus der heutigen Sicht für unwahrscheinlich halten — daß im Kollagen, das mineralisiert wird, keine Mikrofibrillen vorliegen. Ferner wird von KATZ u. LI (1973) die Mineralisierung an einzeln liegenden Helizes beschrieben, worauf im nächsten Kapitel noch eingegangen wird.

Zusammenfassend scheint es uns aus unseren bisherigen Beobachtungen sinnvoll anzunehmen, daß sich dreidimensionale Apatitgebilde an „aktiven Zentren" der Kollagentripelhelizes von Mikrofibrillen innerhalb der Kanäle (K) bilden. Sie fusionieren schnell zu Nadeln, und die Nadeln können, ohne Behinderung durch sperrige Makromolekül-Seitenketten, durch seitliches Zusammenwachsen zu Blättchen bzw. zu einem Verbund von Blättchen (und Nadeln), also zu einem „Kontinuum", zusammentreten, unter Aufbrechen von Bindungen zwischen den Mikrofibrillen. Dabei werden die Mikrofibrillen unter Druckspannung gesetzt. Es ließe sich gut vorstellen, daß solch ein Verbundsystem im makromolekularen Bereich die Voraussetzung für die hohe Biegefestigkeit des Knochens ist und im Ordnungsgefüge der Havers'schen Osteonen der Kompakta und der Trabekeln der Spongiosa weiter voll zur Geltung kommt. Beide Ordnungsgefüge zusammen würden die hohe Druck-, Zug- und Biegefestigkeit erklären.

Nachdem HÖHLING *et al.* (1971 b) gefunden hatten, daß die Anzahl der Apatit-„Punktkeime" in Faserrichtung im Größenbereich der Anzahl der Kollagenquerstreifen und der Abstandsbereich zwischen den „Punktkeimen" im Bereich der Abstände zwischen den Kollagen-Querstreifen liegen, gelangten sie aufgrund weiterer Überlegungen zu der Auffassung, daß sich die *Mineralkeime* im Bereich der *Querstreifen,* also im Bereich der *polaren* Region bilden. Die Tatsache, daß die Seitenabstände zwischen den Apatitnadeln im Kollagen im gleichen Größenbereich liegen wie die Abstände zwischen den Blei-Uranyl-Keimen, die sich nach der Kontrastierungsmethode von BOUTEILLE u. PEASE (1971) am Kollagen bilden (HÖHLING *et al.,* 1974; Fig. 6), könnte weiter den Gedanken unterstützen, daß sich die Apatitkeime in den polaren Regionen bilden. Die genannten Ergebnisse sind keine Beweise dafür, sondern nur Hinweise. Es sind weitere in vivo- und in vitro-Untersuchungen zur Kollagenmineralisierung erforderlich, um zu einer vollständigen Klärung zu gelangen.

Da ferner die Aminosäuresequenz der α1-(I)-Kette und wesentliche Bereiche der α2-Kette aufgeklärt sind, ist es erforderlich, von der Aminosäuresequenz und von dem strukturellen Aufbau des Kollagens ausgehend, zu klären, wo an der Tripelhelix aktive Zentren, die eine Mineralkeimbildung induzieren, denkbar sind.

Zu den erforderlichen Überlegungen in dieser Richtung ist festzustellen, daß inzwischen allgemein akzeptiert ist, daß die kristallographische *C-Achse* der länglich-prismatischen *Apatitbildungen* in Richtung der Faserachse der Kollagenfaser verläuft. Wegen dieser kristallographischen Ausrichtung wird sich im Rahmen solch einer theoretischen Arbeit die Frage stellen, ob man aus dem speziellen kristallographischen Aufbau des Kollagens als Parakristall und des Minerals Apatit logisch folgern kann, daß solch eine C-Achsen-Orientierung des Apatits schon bei der Mineral-Keimbildung festgelegt wird bzw. werden kann.

4. Diskussion der Grundfragen der Kollagenmineralisierung in Verbindung mit in vitro-Mineralisierungsversuchen

Die Mineralbildung erfolgt sowohl an der Oberfläche als auch innerhalb der Kollagenfaser, wobei bis jetzt noch nicht voll geklärt ist, ob sie zuerst außen oder innerhalb der Faser erfolgt. Bei der realistischen Annahme, daß die Mineralkeimbildung an aktiven Zentren von Makromolekülen erfolgt, daß also eine heterogene Keimbildung vorliegt, dürfte die Keimbildung an der Oberfläche der Kollagenfasern vorwiegend an nicht kollagenen Makromolekülen, an Protein-Polysacchariden, Glykoproteinen bzw. Phospho-Proteinen erfolgen; denn solche Makromoleküle liegen der Kollagenfaser auf, wobei die genaue räumliche Anlagerung noch nicht bekannt ist.

Für die Keimbildung im Innern der Kollagenfaser dürften als aktive Zentren vorwiegend bzw. ausschließlich die Tripelhelizes des Kollagens in Frage kommen. Diese Ansicht dürfte durch die in vitro-Mineralisierungsversuche von LUBEN *et al.* (1973) an Sehnenkollagen gestützt werden, da dieser Gruppe eine Anlagerung von Apatit in und an Kollagenfibrillen gelang, die zuvor weitgehend von Saccharidgruppen befreit worden waren.

Die Mineralbildung in und am Kollagen soll über 2 Mechanismen verlaufen, über eine einleitende Keimbildung (KATZ, 1969; BACHRA, 1972) und einen danach folgenden Wachstumsvorgang der Kristallite. Die Natur des Keimbildungsmechanismus ist noch unbekannt. Nach KATZ (1969) ist Kollagen fähig, die Kristallkeime zu stabilisieren, die sich spontan in der Lösung gebildet haben.

GLIMCHER u. KRANE (1968) hatten verschiedene Gruppen im Kollagen blockiert und dann in vitro-Mineralisierungsversuche durchgeführt. Sie gelangten zur Auffassung, daß freie Aminogruppen für die Mineralanlagerung nötig sind und vermuteten, daß dabei zuerst Phosphatgruppen angelagert werden.

DAVIS u. WALKER (1972) fanden, daß eine in vitro-Mineralisierung durch Blockierung der Karboxyl-Gruppen im Kollagen verhindert wird und vermuteten, daß der erste Schritt zur Mineralkeimbildung am Kollagen in einer Anlagerung von Calcium an Glutaminsäure und Asparaginsäure besteht.

Auch von HÖHLING *et al.* (1971b) war dies als der erste Schritt bei der in vivo-Kollagenmineralisierung angenommen worden. Denn bei der Elektronenstrahl-Mikroanalyse am Prädentin (HÖHLING *et al.*, 1967, 1968, 1972) hatten sie gefunden, daß der überwiegende Teil des Ca an die Matrix gebunden sein muß, während der größte Teil des Phosphors (in Form von Phosphatgruppen) durch Einwirkung von H_2O und/oder Alkohol auswaschbar war.

Auch WADKINS *et al.* (1974) nehmen an, daß die Anlagerung von Ca an die Matrix der erste Schritt auf dem Weg zur Mineralkeimbildung ist. Aufgrund von in vitro-Mineralisierungs-Versuchen gelangten sie zur Auffassung, daß die spezifische Struktur des nativen Kollagens für das Zustandekommen der Mineralkeimbildung wesentlich ist. Sie folgern, daß die Bildung von Apatit am Kollagen über einen Mehrstufenprozeß erfolgt. In der Frühphase sollen sich amorphe Ca-Phosphatablagerungen bilden, die, unter Freisetzen von Protonen, transformiert werden zu linearen, nichtkristallinen Gebilden. Sie sollen sich entlang der Kollagenfibrille orientieren. Nach diesen Autoren könnten sie die Zentren für die nachfolgende Apatitbildung sein (LUBEN *et al.*, 1973). TERMINE (1972) nimmt für die Bildung des Minerals im Knochen einen ähnlichen Stufenprozeß an.

Bei all diesen Untersuchungen wurde von der Annahme ausgegangen, daß die Konzentration an Ca^{2+} und HPO_4^{2-} in der Hartgewebsmatrix vor der Mineralisierung angenähert der im Plasma entspricht. Die Mikrosonden-Untersuchungen von HÖHLING *et al.* (1967, 1968, 1972) und vor allem die neuen Serien von ASHTON *et al.* (1973), NICHOLSON *et al.* (1975) ergaben aber, daß die Ca- und P-Gehaltwerte um mindestens eine Größenordnung im Prädentin höher liegen als im Plasma. Weiter wurde in diesen Arbeiten gefolgert, daß mindestens ein Teil der in relativ hoher Konzentration vorliegenden Phosphatgruppen in Form von Phosphatestern und/oder Pyrophosphatgruppen vorliegt (ASHTON *et al.*, 1973).

In Anbetracht der Tatsache, daß das Hartgewebskollagen mineralisiert, während das Weichgewebskollagen unmineralisiert bleibt, stellt sich die Frage nach den Ursachen für dieses unterschiedliche Verhalten. Es seien einige Erklärungsversuche aus der Literatur genannt:

a) KATZ u. LI (1973) nehmen an, daß die Tripelhelizes als kleinste morphologische Gebilde auftreten und hexagonal dicht gepackt vorliegen. Sie folgern aus ihren Untersuchungen, daß die Mikrolücken zwischen den Helizes im Hartgewebskollagen groß genug sind für die Phosphatgruppen, um in die Fibrille diffundieren zu können, während sie im Weichgewebskollagen zu klein seien für den Eintritt der Phosphatgruppen. Dadurch würde eine Mineralisation des Weichgewebskollagens verhindert.

b) Die Proteoglykane und Glykoproteine könnten nicht nur die Fibrillenbildung des Kollagens beeinflussen, sondern auch die für eine Keimbildung aktiven Zentren am Kollagen blockieren bzw. das Kristallwachstum hemmen. In vitro-Untersuchungen von HOWEL *et al.* (1975) an Knorpelproben ergaben, daß der Knorpel-Proteoglykankomplex die Apatitbildung so lange hemme, bis der Komplex durch lysosomale Enzyme in kleinere Einheiten gespalten würde.

c) In den letzten 15 Jahren wurden in Plasma und Urin diffusible Inhibitoren für die Kollagenmineralisierung (u.a. FLEISCH u. NEUMANN, 1961) angegeben und als Pyrophosphat, Phosphatester und 3-Diphosphoglyzerin-Säure identifiziert.

Bei der in vitro-Kollagenmineralisierung blockieren diese Substanzen nach LUBEN *et al.* (1973) nicht die Keimbildung am Kollagen, sondern eine weitere Anlagerung von Ca^{2+} und HPO_4^{2-} an die Keime. Theoretisch könnten nun diese Inhibitoren im Bindegewebe vorliegen und eine Mineralisierung blockieren, während im Hartgewebe eine Mineralkeimbildung erst nach Zerstörung der Inhibitoren durch das Phosphatasesystem eintreten würde.

d) Mit Hilfe der Elektronenstrahlmikroanalyse fanden ASHTON *et al.* (1973) im Sehnenkollagen weit geringere Gehalte an Ca und P als im Prädentin, was zeigt, daß ein aktiver Transport von Ca und Phosphatgruppen in das Prädentin erfolgt. Da auch in den Sehnen ein Teil der Phosphat-Gruppen organisch gebunden vorliegt, könnte der Gehalt an freien Ca- und Orthophosphat-Gruppen zu gering sein für eine Ca-Phosphat-Bildung.

Diese Diskussionen mögen gezeigt haben, daß zwar in den letzten Jahren wichtige Ergebnisse zum Verständnis der Kollagenmineralisierung erzielt wurden, daß aber noch weitere Ergebnisse für die Entwicklung einer allgemeinen Theorie der Kollagenmineralisierung im Hartgewebe nötig sind.

Literatur

ANDERSON, H.C.: Electron microscopic studies of induced cartilage development and calcification. J. Cell. Biol. **35**, 81–101 (1967)

ANDERSON, H.C.: Calcium-accumulating vesicles in the intercellular matrix of bone. In: "Hard Tissue Growth, Repair and Remineralization", Ciba Found. Symp. 11 (new series), p. 213, ASP. Amsterdam: Elsevier-Excerpta Medica 1973

APPLETON, J.: Ultrastructural observations on early cartilage calcification. The use of chromium sulphate in decalcification. Calif. Tiss. Res. **5**, 270–276 (1970)

ASHTON, B.A., HÖHLING, H.J., NICHOLSON, W.A.P., ZESSACK, U., KRIZ, W., BOYDE, A.: Quantitative analysis of Ca, P and S in mineralizing and nonmineralizing tissues. Naturwissenschaften **60**, 392–393 (1973)

BACHRA, B.N.: Calcification in vitro of demineralized bone matrix. Calcif. Tiss. Res. **8**, 287–303 (1972)

BERNARD, G.W.: Ultrastructural observations of initial calcification in dentine and enamel. J. Ultrastruct. Res. **41**, 1–7 (1972)

BERNARD, G.W., PEASE, D.C.: An electronmicroscopic study of initial intramembranous osteogenesis. Amer. J. Anat. **125**, 271–290 (1969)

BONUCCI, E.: Fine structure of early cartilage calcification. J. Ultrastruct. Res. **20**, 33–50 (1967)

BONUCCI, E.: The locus of initial calcification in cartilage and bone. Clin. Orthop. **78**, 108–139 (1971)

BORNSTEIN, P.: The biosynthesis of collagen. Ann. Rev. Biochem. **43**, 567–603 (1974)

BOUTEILLE, M., PEASE, D.C.: The three dimensional structure of native collagenous fibrils, their proteinaceous filaments. J. Ultrastruct. Res. **35**, 314–338 (1971)

BOYDE, A.: Transmission electron microscopy of ion beam thinned dentine. Cell. Tiss. Res. **152**, 543–550 (1974)

BUTLER, W.T., FINCH, J.E., MILLER, E.J.: Veröffentlichung über Aminosäuresequenz von Knorpelkollagen, in Vorbereitung (1975)

BUTLER, W.T., MILLER, E.J., FINCH, J.E. JR., INAGAMI, T.: Homologous regions of collagen $\alpha 1(I)$ and $\alpha 1(II)$ chains: Apparent clustering of variable and invariant amino acid residues. Biochem. biophys. Res. Commun. **57**, 190–195 (1974)

CHUNG, E., MILLER, E.J.: Collagen polymorphism: characterization of molecules with the chain composition $[\alpha 1(III)]_3$ in human tissues. Science **183**, 1200–1201 (1974)

CROISSANT, R.D.: Isolation of an intercellular matrix "RNA-protein complex" during odontogenesis. J. dent. Res. **50**, 1065–1071 (1971)

DAVIS, N.R., WALKER, T.E.: The role of carboxyl groups in collagen calcification. Biochem. biophys. Res. Comm. **48**, 1656–1662 (1972)

EANES, E.D., LUNDY, D.R., MARTIN, G.N.: X-ray diffraction study of the mineralization of turkey leg tendon. Calcif. Tiss. Res. **6**, 239–248 (1970)

EISENMANN, D.R., GLICK, P.L.: Ultrastructure of initial crystal formation in dentine. J. Ultrastruct. Res. **41**, 18–28 (1972)

FIETZEK, P.P., ALLMANN, H., RAUTERBERG, J., WACHTER, E.: Proc. Natl. Acad. Sci. U.S.A. **74**, 84–86 (1977). "Ordering of cyanogen bromide peptides of type III collagen based on their homology to type I collagen: Preservation of sites for crosslink formation during evolution."

Fietzek, P.P., Kell, J., Kühn, K.: The covalent structure of collagen. Amino acid sequence of the N-terminal region of α2-CB4 from calf and rat skin collagen. FEBS Lett. **26**, 66–68 (1972)

Fietzek, P.P., Kühn, K.: The covalent structure of collagen: Amino acid sequence of the N-terminal region of α2-CB 3, from rat and α2-CB 3; 5 from calf skin collagen. Hoppe Seylers Z. physiol. Chem. **335**, 647–650 (1974)

Fietzek, P.P., Kühn, K.: Information contained in the amino acid sequence of the α1-chain of collagen and its consequences upon the formation of the triple helix of fibrils and crosslinks. Molecular and cellular Biochemistry, **8**, 141–157 (1975)

Fietzek, P.P., Rauterberg, J.: Cyanogen bromide peptides of typ III collagen: First sequence analysis demonstrates homology with Typ I collagen. FEBS Lett. **49**, 365–368 (1975)

Fietzek, P.P., Rexrodt, F.W.: The amino acid sequence of α2-CB 4 from calf skin collagen. Europ. J. Biochem. **59**, 113–118 (1975)

Fietzek, P.P., Kühn, K.: "The Primary Structure of Collagen." Int. Rev. Connect. Tiss. Res. **7**, 1–60 (1976).

Fleisch, H., Neumann, W.F.: Mechanisms of calcification: role of collagen, polyphosphates and phosphatase. Amer. J. Physiol. **200**, 1296–1300 (1961)

Gallop, P.A., Blumenfeld, O.O., Seifter, S.: Structure and metabolism of connective tissue proteins. Ann. Rev. Biochem. **41**, 617–672 (1972)

Glimcher, M.J., Krane, S.M.: The organization and structure of bone and the mechanism of calcification. In: Treatise on collagen (Ed. B.S. Gould), Vol. 2, p. 68–241. New York: Academic Press 1968

Grant, M.E., Prockop, D.J.: The biosynthesis of collagen. New Engl. J. Med. **286**, 1. Teil: 194–199; 2. Teil: 242–249; 3. Teil: 291–300 (1972)

Hodge, A.J., Petruska, J.A.: Recent studies with the electronmicroscope on ordered aggregates of the tropocollagen macromolecule. In: Aspects of protein structure. (Ed. G.N. Ramachandran), p. 289–300. Proceedings of a Symposium in Madras, 14–18th January 1963. New York: Academic Press 1963

Höhling, H.J.: Die Bauelemente von Zahnschmelz und Dentin aus morphologischer, chemischer und struktureller Sicht. Habil.-Schrift an der Medizinischen Fakultät der Universität Münster, 1964. München: Hanser 1966

Höhling, H.J., Ashton, B.A., Köster, H.D.: Quantitative electronmicroscopic investigation of mineral nucleation in collagen. Cell. Tiss. Res. **148**, 11–26 (1974)

Höhling, H.J., Hall, T.A., Boyde, A.: Electron probe x-ray microanalysis of mineralization in rat incisor peripheral dentine. Naturwissenschaften **54**, 617–618 (1967)

Höhling, H.J., Hall, T.A., Boyde, A., von Rosenstiel, A.P.: Combined electron probe and electron diffraction analysis of prestages and early stages of dentine formation in rat incisors. Calcif. Tiss. Res. **2**, Suppl. 5 (1968)

Höhling, H.J., Kreilos, R., Neubauer, G., Boyde, A.: Electronmicroscopy and electronmicroscopical measurements of collagen mineralization in hard tissues. Z. Zellforsch. **122**, 36–52 (1971 b)

Höhling, H.J., Neubauer, G., Scholz, F., Boyde, A., Heine, H.G., Reimer, L.: Electronmicroscopical and laser diffraction studies of the nucleation and growth of crystals in the organic matrix of dentine. Z. Zellforsch. **117**, 381–393 (1971 a)

Höhling, H.J., Nicholson, W.A.P., Schreiber, J., Zessack, U., Boyde, A.: The distribution of some elements in predentine and dentine of rat incisors. Naturwissenschaften **59**, 423 (1972)

Höhling, H.J., Schöpfer, H., Neubauer, G.: Elektronenmikroskopie und Laserbeugungs-Untersuchungen zur Charakterisierung der organischen Matrix im Speichelstein und Hartgewebe. Z. Zellforsch. **108**, 415–430 (1970)

Hosemann, R., Dreissig, W., Nemetschek, Th.: Schachtelhalm-structure of the octafibrils in collagen. J. molec. Biol. **83**, 275–280 (1974)

Howell, D.S., Pitta, J.C., Kuettner, K.: Evidence for a role of lysozyme in endochondral calcification. In: Calcium, bone and metabolic bone diseases (Eds. Kuhlencordt, F., Kruse, H.-P.) p. 189. Proc. Xth. European Symposium on Calcified Tissues, Hamburg, Sept. 1973. Berlin, Heidelberg, New York: Springer 1975.

Hulmes, D.J.S., Miller, A., Parry, D.A., Piez, K.A., Woodhead-Galloway, J.: Analysis of the primary structure of collagen for the origins of molecular packing. J. molec. Biol. **79**, 137–148 (1973)

KATZ, E.P.: The kinetics of mineralization in vitro. I. The nucleation properties of 640 Å collagen at 25 °C. Biochim. biophys. Acta (Amst.) **194**, 121–129 (1969)

KATZ, E.P., LI, S.F.: Specific collagen fibril structure: Implication for biological mineralization. In: "Calcified Tissue" (Eds. Czitober, H., Eschberger, J.), p. 69–73. FACTA-Publication. Wien: Egermann 1973

KEFALIDES, N.A.: Structure and biosynthesis of basement membranes. Int. Rev. Conn. Tiss. Res. **6**, 63–107 (1973)

KERN, R.: „Kinetik bei der Bildung epitaktischer Schichten". Übersichtsvortrag anläßlich des Symposiums „Grundlagen der Epitaxie", Erlangen, 30. Sept.–1. Okt. 1974

LARSSON, A.: Studies on dentinogenesis in the rat. Ultrastructural observations in early dentine formation with special reference to "dentinal globules" and alkaline phosphatase activity. Z. Anat. Entwickl.-Gesch. **142**, 103–115 (1973)

LUBEN, R.A., SHERMAN, J.K., WADKINS, C.L.: Studies of the mechanism of biological calcification. IV. Ultrastructural analysis of calcifying tendon matrix. Calcif. Tiss. Res. **11**, 39–55 (1973)

MASSON, A., METOIS, J.J., KERN, R.: The development of epitaxy by surface migration of crystallites. In: Advances in epitaxy-endotaxy; Vol. 2, 103–128 (1974). Leipzig: Deutscher Verlag f. Grundstoffindustrie 1971

MATARÉ, H.F.: Brief vom 24.10.1974 von Dr. H.F. MATARÉ an H.J. HÖHLING im Hinblick auf kleinste stabile Kristallite bei epitaktischer Aufwachsung

MATUKAS, V.J., KRIKOS, G.A.: Evidence for changes in proteinpolysaccharides associated with the onset of calcification in cartilage. J. Cell. Biol. **39**, 43–48 (1968)

MILLER, A., PARRY, D.A.D.: The structure and packing of microfibrils in collagen. J. molec. Biol. **75**, 441–447 (1973)

MILLER, E.J.: A review of biochemical studies on the genetically distinct collagens of the skeletal system. Clin. Orthop. **92**, 260–280 (1973)

NEMETSCHEK, TH., HOSEMANN, R.: A link model of native collagen. Kolloid. Z. u. Z. Polymere **251**, 1044–1056 (1973)

NICHOLSON, W.A.P., HÖHLING, H.J., ASHTON, B.A.T., BOYDE, A.: Comparison of Ca, P and S-levels in predentine and tendon. Vortrag anläßlich des X. European Symposium on clacified Tissues, Hamburg (1973), in: Calcium Metabolism, Bone and Metabolic Bone Diseases (Eds. Kuhlencordt, F., Kruse, H.-P.) p. 181–183; Berlin-Heidelberg-New York: Springer 1975

NYLEN, M.U., SCOTT, D.B., MOSLEY, V.M.: Mineralization of turkey leg tendon. II. Collagen-Mineral relations revealed by electron and x-ray microscopy. Amer. Assoc. for the Advanc. of Science, Washington, 129–142 (1960)

OZAWA, H., YAJIMA, T.: Ultrastructure and cytochemistry of matrix vesicles in the developing cartilage and tooth germ. In: "Histochemistry and Cytochemistry" (Eds. TAKEUCHI, T., OGAWA, K., FUJITA, S.), p. 311. Proceedings of the 4th international congress of histochemistry and cytochemistry, August 21.–26., 1972, Kyoto, Japan. Kyoto: Nakauishi Printing Co. 1972

PIEZ, K.A., BALIAN, G., CLICK, E.M., BORNSTEIN, P.: Homology between the $\alpha 1$ and $\alpha 2$ chains of collagen. Biochem. biophys. Res. Commun. **48**, 990–995 (1972)

RAUTERBERG, H.: Veröffentlichung über Kollagentyp des fetalen Kollagens, in Vorbereitung (1975)

REISS, H.: Rotation and translation of islands in the growth of heteroepitaxial films. J. appl. Phys. **39**, 5043–5061 (1968)

RICH, A., CRICK, F.H.C.: The structure of collagen. Nature **176**, 915–916 (1955)

SALEM, G., TRAUB, W.: Conformational implications of aminoacid regularities in collagen: FEBS Lett. **51**, 94–99 (1975)

SCHERFT, J.P.: The ultrastructure of the organic matrix of calcified cartilage and bone in embryonic mouse radii. J. Ultrastruct. Res. **23**, 333–343 (1968)

SCHMITT, F.O.: Macromolecular interaction patterns in biological systems. Proc. Amer. Phil. Soc. **100**, 476–486 (1956)

SISCA, R.F., PROVENZA, D.V.: Initial dentine formation in human deciduous teeth. Calcif. Tiss. Res. **9**, 1–16 (1972)

SLAVKIN, H.C., BRINGAS, P., CROISSANT, R.D., BAVETTA, L.A.: Epithelial-mesenchymal interactions during odontogenesis, II. Intercellular matrix vesicles. Mech. Age. Dev. **1**, 139–161 (1972)

SMITH, J.W.: Molecular pattern in native collagen. Nature **219**, 157–158 (1968)

SMITH, W.J.: The disposition of proteinpolysaccharide in the epiphyseal plate cartilage of the young rabbit. J. Cell. Sci. **6**, 843–864 (1970)

SUNDSTRÖM, B., TAKUMA, S.: A further contribution on the ultrastructure of calcifying cartilage. J. Ultrastruct. Res. **36**, 419–424 (1971)

TERMINE, J.D.: Mineral chemistry and skeletal biology. Clin. Orthop. **85**, 207–230 (1972)

THYBERG, J., FRIBERG, U.: Electronmicroscopic enzyme histochemical studies on the cellular genesis of matrix vesicles in the epiphyseal plate. J. Ultrastruct. Res. **41**, 43–59 (1972)

TRAUB, W., YONATH, A., SEGAL, D.M.: On the Moleculare Structure of Collagen. Nature **221**, 914–917 (1969)

WADKINS, C.L., LUBEN, R., THOMAS, M., HUMPGREYS, R.: Physical Biochemistry of Calcification. Clin. Orthop. **99**, 246–266 (1974)

III. An Introduction to Bone Remodeling Physiology

By

H.M. Frost

With 2 Figures and 6 Tables

1. Introduction

Although it is a major project, a review of bone remodeling physiology in metabolic bone disease has merit because in the last 15 years a "new" understanding of bone physiology has developed which concerns physiologic features arising between the cell and lower levels of biological organization on the one hand, and the organ and higher levels on the other. This "new bone" is now accepted (Arnold, 1970; Arnstein, 1972; Duncan, 1972; Epker, 1970; Frost, 1973d; Jaworsky, 1972; Meunier, 1968; Meunier et al., 1971; Minaire, 1973; Morgan, 1973; Parfitt, 1973; Rasmussen and Bordier, 1973; Takahashi, 1969; Vignon and Meunier, 1973) well enough to enter the next generation of textbooks. Yet it differs from our former concepts as much as Einstein's "new" physics differed from the simple ideas of atomic interactions known to scientists in the last century. So, just as modern students of physics must learn new ideas such as the "work function," "electron spin," "magnetic moment," and the interconvertibility of mass and energy (i.e., $e=mc^2$), so bone physiologists of this time will need to grasp such concepts (and their related properties) as the "activation frequency," "sigma," the "BMU," "A = $\sigma\mu$," and "skeletal envelope independence" (Frost, 1969–1972b). Since part of the new bone is simply a better "map" or *gestalt* of human skeletal biology, defining a few basic physiologic subcategories can provide one kind of perspective or "overview," into which a detailed analysis of any one subpart of that whole can be put [1, 2, 8].[1]

Three physiologic subcategories are important here: *growth, modeling,* and *remodeling.* Brief descriptions of them appear below[2].

1.1. Growth

In the 3-month-old human fetus, the very small skeletal parts that have developed, either as "cartilage models" of future bones or as models formed

---

[1] Numbers refer to notes at end of chapter, p. 99.

[2] To minimize possible confusion as to the content and aims of this text, they are as follows: it considers a few bone tissue properties and processes which *help in understanding* skeletal phenomena found in human metabolic bone disease. It does not describe clinical symptom-sign patterns, therapeutics, or clinical laboratory tests because, simply, our better but quite recently acquired understanding is now ready for both clinicians and therapeutically oriented experimentalists to make use of in order to improve overall diagnostic and therapeutic capability. Stellar examples of this usage now constitute an ongoing reality in the clinics and laboratories of a number of authorities in skeletal physiology and metabolic bone diseases (to name a few: P. Meunier, Z.F. Jaworski, B. Morgan, B. Frame, A.M. Parfitt, H. Duncan, B.N. Epker, R. Heaney, R.A. Arnstein, H. Takahashi).

by "bone formation in membrane," clearly are very small compared to the size and mass of the adult skeleton. In this text, *growth* will mean the cellular activities that increase the physical *size* and/or *mass* of the skeleton. The word growth will not include any control exerted on the architecture of the skeleton. A major factor controlling the growth process constitutes the somatotrophic hormone (STH) of the anterior pituitary gland (Frost, 1972a, b, c).

1.2. Modeling

Were growth (as arbitrarily defined above) the only major process acting on the small fetal skeleton, then that skeleton should enlarge approximately randomly in all directions in three-dimensional space, to become an essentially spherical but otherwise shapeless mixture of parts in adults. But of course it does not do so. The limbs, bones, and joints of the mature adult can be recognized clearly in the fetus *because they have the same proportions, shapes, and relationships,* even though they differ enormously in their size and mass. Those "forces" or "pressures" which control the growth processes in such a way as to maintain the *shape* of the skeleton while its volume and mass increase many thousands of times between the 3rd month of intrauterine life to age 18 years, reflect *not* any *direct* actions of STH on the skeletal cell species involved but, rather, anatomically localized and patterned modifications in growth rates as well as in bone resorptive and formative activities, as described clearly by Enlow (1963) and Rubin (1964). Increasingly, it is believed that these architecturally purposeful patterns are dictated by biomechanical factors, as well as by the actions exerted by nearby extraosseous soft tissues upon the behavior of the various bone cell species[3].

As one example of the latter effect, we know that the marrow soft tissues play some role in causing expansion of the marrow cavity of most bones. Marrow tissues do this by somehow affecting the cellular behavior of bone cells on trabecular surfaces and on the inner walls of the compacta, making them behave somewhat differently from other (but in terms of functional *potential* similar) bone cell collections which are protected from physical contact with the marrow tissue by intervening bone (Frost, 1972b; Vignon and Meunier, 1973).

To return to the definition of terms, all activities which control the *shape* of the growing skeleton are called *modeling,* in the same sense as a sculptor "models" in clay or stone. The past literature suggests that it was simply assumed in earlier times that the growth and modeling processes formed a single process. P. Lacroix and his students (Vincent, 1955) first seriously proposed that these two processes, as well as what we name "remodeling," each constitutes a physiologically distinct entity).[4]

---

[3] Bone cell species signifies osteoclasts, osteoblasts, their progenitor cells, and any supporting cells essential to their activities.

[4] The author only became aware of this fact in 1973 when, in an intensive study of French, he read many French-language publications of Lacroix and his students never translated into English. How many other "discoveries" and "new" perceptions represent simple ignorance imposed on us by language barriers? And how often does a seemingly arrogant assumption of one man's work by a man of another nation represent in truth, not arrogance but only ignorance by the latter of the former's work, an ignorance arising—again—from a language barrier?

An analogy might clarify the essential idea here, which, while quite important, appears subtle to some. The analogy I offer is this: The "new bone physiology" sees growth and modeling relating to the completed adult skeleton just as the keyboard of a piano, and the fingers of the piano player, relate to a piece of music, for example a concerto. The particular musical notes that concerto might have are established by the construction of the piano. As an example, if the piano keyboard lacks an A-flat, the concerto must lack it too. But the concerto also represents *particular sequences, combinations, and timing of* musical notes, which are determined by the piano player, not the piano. In a similar sense, skeletal growth represents a kind of biological "piano keyboard," and the modeling activity "plays" upon it. The result, the biological "concerto" named modeling here, is the architectural *plan* seen equally in the fetal and adult skeleton.

Two major subclasses of growth-related activities in the skeleton are a) the *longitudinally* acting ones, which determine body height and bone length; and b) the *transversely* acting ones which determine bone curvatures, breadth, cortical thickness, and marrow cavity diameter.

Regarding the former, JOHNSON (1964) has pointed out that most of the spongy bone found in the mammalian skeleton at skeletal maturity is a direct residue of the longitudinally acting growth processes (provided by the endochondral ossification mechanism). As for the latter, the amount of compacta found in the adult skeleton is a direct result of the transversely acting bone modeling activities. This will be dealt with in more detail below.

1.3. Remodeling

From birth until death a third kind of activity occurs in the human skeleton — a special kind of "turnover" of both spongy and compact bone. It is provided by multicellular microscopic units in which a "packet" of bone resorption arises first, to be followed by a second one of bone formation (5). In 1964, the author arbitrarily named this process *remodeling,* to distinguish it from the modeling and growth processes mentioned earlier.[5]

The remodeling process will be dealt with in detail below. Of some concern to doctors who treat human metabolic bone disease, as well as to all scientists who study it, most small laboratory animals do not possess useful amounts of this kind of bone turnover, and *consequently they cannot provide good animal models of the diseases of human bone remodeling* (FROST, 1972b; VINCENT, 1955). This is true even though they can provide good models of many diseases of growth and of skeletal modeling in man. Table 1 lists a few animal species which do and do not contain this modality, and other modalities also (3).

One can paraphrase the above relationships with a word diagram, as follows:

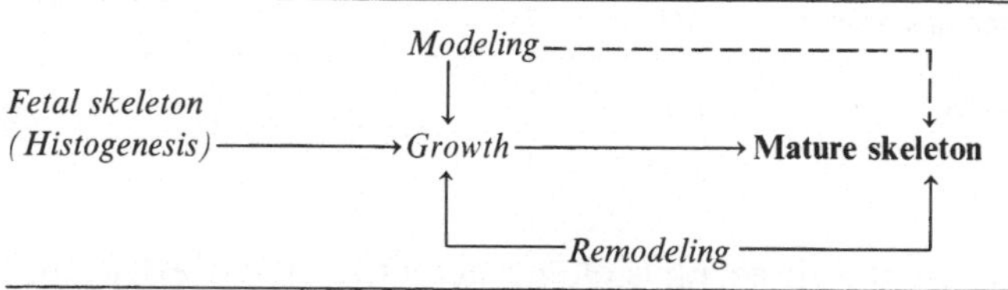

---

[5] The text asks no quarrel with other persons' usages of these terms, and defines them here only to permit more effective and accurate communication, While many different meanings of some of these terms appear in the world's literature, they have their roots in the grasp of bone biology which characterized pre-1960 times. Expanding knowledge has made essential both revised terminology and the use of new terms, and this has happened in *all* fields of science, not just this one.

Table 1. Physiologic features characterizing *human* skeletal physiology

Species	Growth modality	Bone modeling faculty	Skeletal maturation	Useful amounts of the bone remodeling faculty
Shark, Lamprey	+	0	0	0
Mouse, rat, gerbil, hamster, shrew	+	+	0	0
Man, dog, primates, horse, sheep, goat	+	+	+	+

Malfunction can occur in each of the four activities listed without necessarily affecting the others; consequently diseases should—and do—exist for each activity which do not cause malfunctions of the others. If, as we now believe, most acquired osteoporoses and osteomalacias of human adults arise by malfunction of the remodeling system, then their pathogenesis and their courses or "natural histories" cannot be understood by using as experimental models the "modeling only" animals in the second row.

Table 2. Functional adequacy of major physiologic systems

Disease	Growth	Endochondral ossification sequences	Modeling	Remodeling	Homeostasis	Bone Repair
Osteogenesis imperfecta	A	N	A	N	N	N
Hyperphosphatasia	A	N	A	N	N	N
Osteopetrosis	N	A	A	A	A	N
Postmenopausal osteoporosis	N	N	N	A	N	N
Gigantism	A	N	N	N	N	N
Achondroplastic dwarfism	A	N	N	N	N	N
Morquio's disease	A	N	N	N	N	N
Pyknodysostosis	N	N	A	N	N	N
Congenital hypoparathyroidism	N	N	N	A	A	N
Osteoporosis of thyrotoxicosis	N	N	N	A	N	N
Osteoporosis of multiple myeloma	N	N	N	A	N	N
Malabsorption osteomalacia	N	N	N	A	A	A
Familial hypophosphatemic rickets	A	A	N	A	A	N
Nutritional rickets	A	A	N	A	A	A
Jansen's metaphyseal dysostosis	A	A	N	N	N	N
Camurati-Engelmann's disease	N	N	A	N	N	N

N = normal; A = abnormal.

In addition to the three physiologic activities described above, additional ones exist in the "map" of the "new bone physiology," including two important ones: the ability to *repair* (FROST, 1973b), and a *homeostatic system* in which bone and blood interact apart from any actions of osteoclasts and osteoblasts (FROST, 1973a). Since these additional activities are not important to the purposes of this text, they will not receive further mention. However, it is important to bear in mind that *whatever one might learn about the responses and diseases of any one of the five systems named above, does not necessarily reveal anything about the other four.* Thus one cannot use experiments on growth-systems to understand or infer anything about a disease of remodeling—or conversely. Nor can one use experiments on a homeostatic system to explain anything about a repair system or conversely. LACROIX knew this 20 years ago, yet it has been largely ignored and only quite recently has this knowledge begun to receive due attention. Table 2 lists some diseases of interest, classified as normal or abnormal, concerning the physiologic entities named above.

2. Elementary Properties of Trabecular Bone

More than 95% of the spongiosa in an 18-year-old man is a residue of the endochondral ossification process, most of it occurring at epiphyseal plates. Briefly, the histologic processes of the latter leave new spongy bone trailing behind the epiphyseal plates as they grow away from the midshaft of the bone. This comes about by a series of resorptions of previously deposited material, followed by depositions of new material. Thereby the *primary spongiosa* forms are then replaced by the permanent spongiosa or, more properly, the *secondary spongiosa* (ENLOW, 1963). During this series of replacement processes, *and on the average,* the cells involved in them remove more material than they deposit. This progressively enlarges the spaces between trabeculae over time, a process which ends when no spongiosa remains as in the medullary cavity at mid-diaphysis.

Too much spongiosa at the age of skeletal maturity could come from too little resorption or too much production, during the events which, together, make up longitudinal growth process (e.g. osteopetrosis). Also, of course, various combinations of these two activities could leave net production in excess. Or, *too little spongiosa* at the time of skeletal maturity can follow too little formation, or too much resorption, or any combination of those two processes that increases net loss of bony tissue (VIGNON and MEUNIER, 1973) (e.g. osteoporosis of biliary stenosis).

Too little spongiosa found later in adult life can follow diminished gain during growth (as described), or too rapid a loss after skeletal maturity. Similarly, too much spongiosa in older persons can be due to an excessive amount present at the time of maturity, or to several other processes arising in adult life which raise bone deposition above resorption. These simple facts have not yet been properly recognized by many analysts of human bone diseases. It must be noted that secondary spongiosa is "remodeled" throughout life, but is not "modeled" very much at any time in life except when localized traumatic or pathologic processes intervene. Clearly then, in the morphologic sense, in looking for the *direct* cause of a deficiency or excess of spongy bone in some particular bone disease, one should consider all the possibilities mentioned above, and concentrate on a particular only when it has been proved that it is the right one, and the only one.

3. The Compacta and the Skeletal Envelopes

The histogenesis of the whole skeleton cannot be reviewed here, but the following about compact bone is important:

3.1. Compacta

Between birth and adult life and as already stated, bones grow in *length* either by the endochondral ossification processes going on at one or both ends and/or by subperiosteal deposition of layers of new woven bone at the ends of the bone (as in the distal tips of the phalanges and at the cranial sutures). This woven bone then becomes replaced by lamellar, so-called mature bone.

During growth, bones also enlarge in *outside diameter,* but by a different process: serial subperiosteal deposition of layers of new lamellar bone named "circumferential lamellae." Growth in outside diameter reflects a "positive bone balance" on the periosteal surfaces, meaning osteoclasts resorb less bone there than osteoblasts deposit. Simultaneously, the marrow cavities also enlarge in diameter,[6] although not quite as fast as the outside diameter expands. This happens because cells on the bone surfaces touching the marrow tissue resorb more bone tissue than they deposit (Sedlin, 1964; Takahashi and Frost, 1966). The pattern of these two processes is such that cortical thickness tends to increase during growth, but then gradually decreases during adult life. During these processes the physiologically distinct remodeling process causes further turnover of bone on periosteal, cortical endosteal, and trabecular surfaces, as well as inside the compacta where its histologic residue has a special name: *the secondary osteon,* or secondary haversian system.

3.2. Envelopes

About 1963, as far as net gain and loss of bone are concerned, our bone group as well as Garn (1975) realized that three skeletal surfaces (periosteal, haversian, endosteal) normally behave differently, even though the same kinds of cells populate those surfaces and alter their geometry. For example, during growth one finds *simultaneously* a "positive bone balance" on periosteal surfaces, a "negative balance" on the interior wall of the cortex, and a "neutral balance" inside the cortex. Originally, it was believed that growth hormone caused the increase in bone diameter during growth by *directly* stimulating periosteal osteoblasts. But the facts that (*a*) both osteoblasts and osteoclasts occur on all bone surfaces, (*b*) that growth hormone comes to each via the blood, and (*c*) that the marrow cavity diameter also enlarges, later on in acromegaly as well as normally during growth (reflecting an enhanced *loss* of endosteal bone), meant that the real actions of STH probably were not that simple. We now know that in many circumstances the periosteal "collection" of bone cells does behave differently from the cortical/endosteal bone cell collection and each of them from yet a third collection lying on the haversian canal surfaces. One may conveniently name all of the periosteal surfaces of the skeleton the *periosteal envelope,* a good term because this surface does indeed envelop or surround a particular volume of tissue space, a volume equal to the mathematical integral of all the bone resorptive and formative processes that have acted upon it. Similarly, we now speak of the *endosteal envelope,* meaning the inner walls of the cortex (which surround the marrow soft tissues) as well as the surfaces of the trabeculae of the spongiosa. This "envelope" touches the marrow cavity soft tissues and, like the periosteal envelope, it can react

---

[6] Reflecting a "negative bone balance" on the endosteal envelope, possibly caused by biochemical phenomena, and/or by effects of the marrow soft tissues on bone cells on the endosteal envelope, and/or as yet unidentified further factors.

in its own way to a variety of diseases, as well as to hormones, drugs, and trauma (ARNOLD, 1970; ARNOLD *et al.,* 1966; MEUNIER *et al.,* 1971).

Finally, the walls of the canals of the secondary osteons inside the compacta form a third surface, the *haversian envelope,* which has its own behavioral features.

Thus one can speak of the "three skeletal envelopes." In some metabolic bone diseases, we find that we can express changes in the amount of skeletal tissue as characteristic changes in the sizes of particular envelopes relative to normal for the age, sex, and bone examined. One could say that *the envelope concept provides a unique and simple way to characterize some of the abnormal distribution of bone tissue in anatomical "space" which we have long known can arise in systemic skeletal pathology.* This idea led to the further observation that, for example, the adrenal corticalsteroids have different effects on the *collective* behavior of bone cells on the endosteal envelope than they do on those on the haversian and periosteal envelopes (EPKER, 1970). Other examples:

a) In some clinical situations, parathormone has different effects on periosteal bone cells than it does upon haversian and endosteal bone cells.

b) Just as there are osteoporoses in which bone loss occurs mostly on one or only two of the three envelopes, so the speed of bone turnover can differ on the three envelopes.

c) Even osteomalacias have been seen in which the bony abnormalities occur on the endosteal envelope alone.[7]

The "3×3 matrix" in Figure 1 illustrates nine possible combinations of envelope sizes which could in theory arise, seven of which are known to exist in fact.

In the word-diagram below, the arrows signify "acts upon":

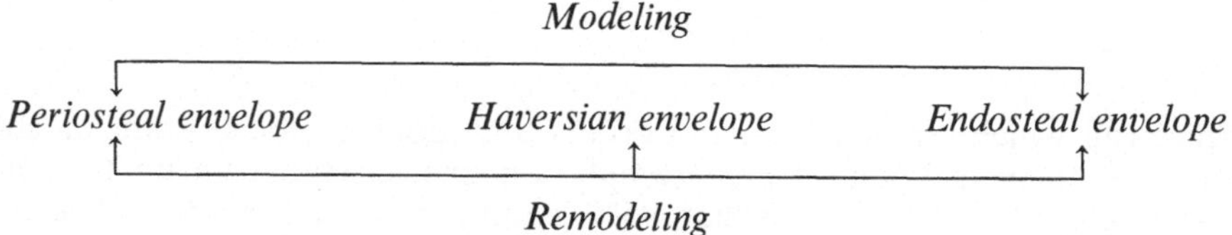

In other words, modeling and remodeling are bone *surface* phenomena, and the former affects only *two* envelopes, the latter all *three.* This forms a basis for the explanation of higher order effects of skeletal response to regulation and disease.

3.3. Surface-to-Volume Ratio Effects

All other things held constant, yet, and because of simple differences in architecture, spongy and compact bone can "respond" at different speeds to changes in bone remodeling activity on their surfaces. This happens because a typical cubic centimeter or gram of trabecular bony tissue, when freed of the marrow tissue between its various plates and bars, has 5–30 times more

---

[7] At this point the reader may find himself asking: "Why haven't I heard more about this before?" This adds force to one of the footnotes of this chapter: The "new bone" is now ready for use by doctors who treat real patients, but that use lies in the immediate future and in the hands of those who read these paragraphs. Note this too: these sentences have stated amply documented facts, but they do not explain how these three envelopes achieve their independent features. That explanation lies in our future, not in the past or present.

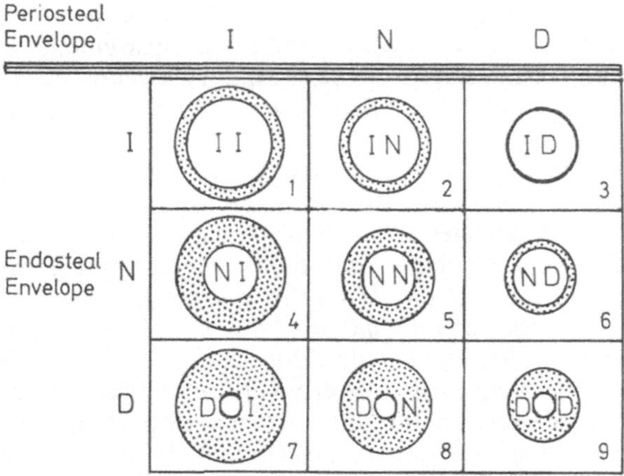

Fig. 1. As might be seen at some standard sampling site (e.g., femur, rib, metacarpal), on horizontal axis, the size of the periosteal envelope is classified as *I* (increased), *N* (normal), or *D* (decreased), and on vertical axis, in the same way the size of the endosteal envelope or, equally, the marrow cavity is classified. This gives a two-dimensional matrix. Nine numbered possible *combinations* exist and are shown here. Specific examples: No. 1: late acromegaly, No. 4: early acromegaly, No. 5: normal, No. 2: postmenopausal osteoporosis, No. 6: one type of osteogenesis imperfecta, No. 7: a rare form of osteosclerosis, No. 8: one type of Albers-Schönberg disease. By adding the haversian envelope a three-dimensional matrix is obtained. No known systemic disorders of lamellar bone physiology fail to fit into this scheme of classification of distribution and maldistribution of bony tissue in anatomical "space." For convenience and clarity spongiosa has been omitted. Had it been included it would be reduced in amount in squares numbered 1–3, normal in 4–6, and augmented in (per ml of intact marrow tissue) remainder. (Reprinted by permission from FROST, 1972b)

surface (on which remodeling could occur) than does a typical gram or cubic centimeter of cortical bone. As an example, a man's vertebral centrum (a rapidly "responding" bone) has more than 95% spongy bone and less than 5% compacta bone by volume (or weight), whereas his femur (a slowly "responding" bone) has only 20% spongy bone and 80% compacta (GONG *et al.*, 1964). As a result, the same amount of bone turnover per unit surface can cause a much higher percentage turnover of bone mass in trabecular bone than in cortical bone.

3.4. Envelope-Specific Effects

Typically, all three envelopes act at the same time on compact bone to modify its architecture, its amount, its mechanical properties, and its annual turnover. *But only the endosteal envelope modifies trabecular bone.* Consequently, any disease or other process arising only on the endosteal envelope (i.e., an "envelope specific" effect of disease or other factors) should exert greater and faster effects on spongy than on compact bone. For example, the net bone loss that causes senile, postmenopausal, and Cushing's osteoporosis, as well as the osteoporosis of multiple myeloma, occurs primarily on the endosteal envelope; as a result a greater *percentage* loss of spongy bone than of compacta usually occurs in those diseases. A third word-diagram should clarify these relationships. Thus:

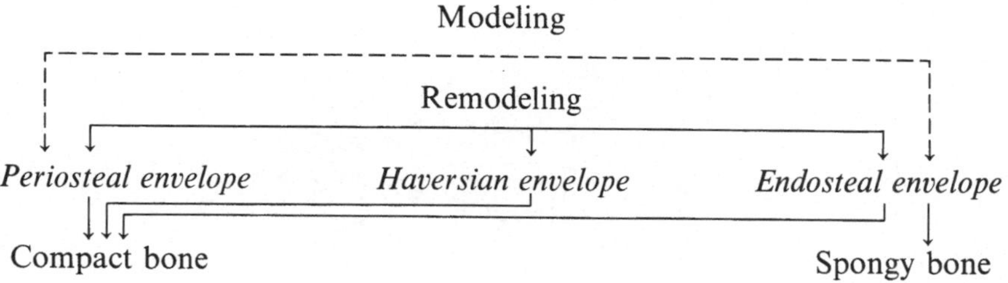

In other words, changes in bone cell behavior on any envelope can modify compact bone, but on only one envelope can they modify spongy bone. Thus in theory (now well supported by observation) compact bone could be accumulated at the same time as spongy bone is lost, or conversely. Clearly too, the surface-to-volume ratio effects and envelope-specific effects could combine in various and mostly predictable ways to create a number of distinctive patterns of bone loss, bone gain, and bone turnover speeds. Many of these patterns of bone gain and loss are known to exist in human pathology; their recognition followed upon the above conceptualizations.

4. Bone Remodeling and the BMU

First, let us discuss briefly the histologic events seen in the making of the typical secondary haversian system or osteon, *because they typify those found in bone remodeling activity generally*. Second, some general statements will be made about remodeling on all three skeletal envelopes throughout our span of life (FROST, 1972b; JOHNSON, 1964; PARFITT, 1972, 1973; RASMUSSEN and BORDIER, 1973; TAKAHASHI *et al.*, 1964; VIGNON and MEUNIER, 1973; MINAIRE, 1973; PUTSCHAR, 1960).

4.1. The Secondary Osteon

It is conceivable that the making of a new secondary osteon begins when something stimulates the local progenitor cells, the latter comprising pluripotent cells found on each skeletal envelope throughout life. This stimulus, *activation,* somehow causes numbers of new osteoclasts to appear which then resorb a packet of pre-existing bone. The osteoclasts then disappear, and new osteoblasts replace them and begin to deposit new bone on the inner surface of the resorption cavity. Over the next 60–90 days, these cells lay down an amount of new bone nearly equal to that previously resorbed. Figure 2 diagrams these processes, by means of which a packet of older bone becomes replaced by a packet of newer bone (5). The osteocytes in the newer packet then take part in physiologic activities, of current interest to physiologists, but not yet clearly identified regarding their nature and number. If we represent the activation event by A, the subsequent resorption by R, and the final formation by F, we may then write an alphabetical equation for the basic *sequence* of cellular events found in secondary osteon production:

$$A \rightarrow R \rightarrow F$$

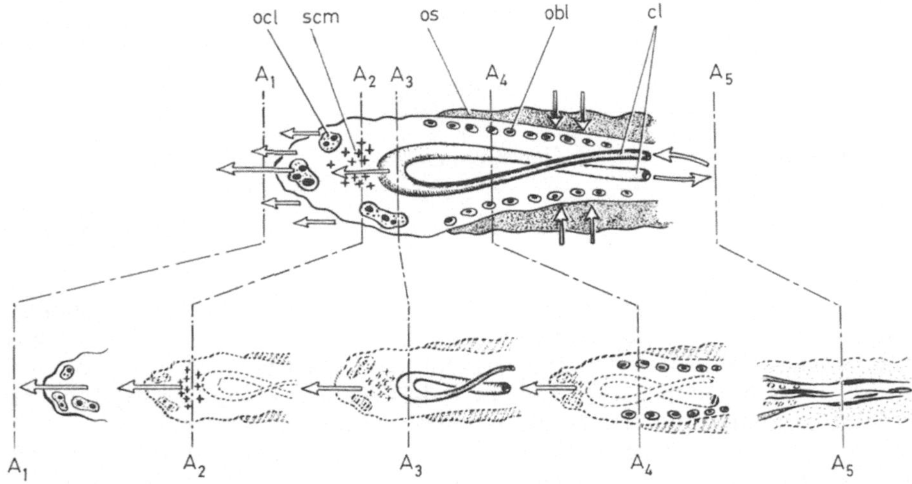

Fig. 2. Diagram in longitudinal section of events and processes observed during production of a new secondary osteon. The movement is toward the reader's left, and from a fixed point of observation such as A_1, each successive step would pass by in the sequence shown after a predictable period of time. Time between passing-by of A_1 and A_5 equals value of sigma described below in text. Resorption occurs *first,* formation *second,* and *always* so. ocl=osteoclasts; scm=stem cell mitoses observed here; os=osteoid seam; obl=osteoblasts; cl=capillary of haversian canal. "Packet" of cellular processes constitutes a BMU as author defines it; except for geometry, exactly similar ones arise on periosteal and trabecular surfaces, and on inner wall of cortex. These BMU supply 95% or more of lamellar bone tissue turnover that occurs in adult man, both in normal health and in far more than two-thirds of his "metabolic bone diseases." (Reprinted by permission from Frost, 1972 b)

4.2. Generalizations

Taking some 4 months to reach their completion in healthy adults (5), and differing only in their geometry, *exactly the same, packet-style turnover processes occur on the periosteal and cortical/endosteal envelopes throughout life.* However, in growing children (and also in growing dogs, horses, goats, etc.) their microscopic clues mix with those of the modeling activity defined earlier (Lacroix and his students, ca. 1965; Vincent, 1955). Consequently, the evidence of the ARF type of remodeling activity only becomes more clearly visible when one looks for it in adults (Frost, 1973a).

It should be remembered that bone turnover in healthy human adults comes almost entirely from ARF-type packets as described, acting on all three skeletal envelopes[8] at the same time. Changes in their properties cause many of the major features of the bone tissue pathology found in metabolic bone diseases.

4.2.1. Sigma

The ARF sequence in a particular packet takes a *characteristic period of time* to occur, a period which has fairly uniform average values on each envelope. In normal people this period increases with age, at age 5 years equaling some

---

[8] This is not the place to discuss the possible merits of making of trabecular surfaces a "fourth" envelope.

3 months, and by age 65 some 5 months. Unexpectedly, this time period proved valuable both in predicting and in interpreting the order in which changes in remodeling behavior might appear *in the intact* skeleton. A few salient examples of that property will be given below, but because of its clinical usefulness it was decided *ca.* 1963 to assign to that time period a special term — the Greek lower case sigma (FROST, 1972b).

4.2.2. The BMU

Because this packetlike kind of bone turnover is provided by an elementary histologic unit made up of many calls, a kind of "*basic multicellular unit*" of bone remodeling if you prefer, about 1965 the writer named it a BMU. A few reasons for assigning it a special name will appear below.[9]

The reader might look at Table 2 again now; for a few bone diseases it lists the errors in function usually found in the growth, endochondral ossification, modeling, remodeling, and bone repair activities.

4.2.3. Clinically Visible Effects of BMU Properties

Explanations of *why* BMU properties have clinical effects described below may be found in the references (2).

a) The time interval between the beginning of a "typical" new BMU and the end of its final bone-forming activity (which is the sigma time period), forms a *natural unit of time for bone remodeling behavior,* a unit uniquely useful in describing *in the intact organism* how bone remodeling responds to all types of challenge. A challenge could be the beginning of a disease, of an experiment, or of aging, the beginning of some treatment or deficiency, an accident, or anything else capable of changing the properties of BMU (4).

b) After a chellenge to BMU-based bone remodeling that changes any of its basic properties (4), the initial outwardly visible evidence of this change will and in due time *must subside.* Such initial changes are called *transients* in control system terminology (FROST, 1973d). Outwardly visible evidence means things such as overall bone balance, skeletal calcium and/or nitrogen balance, urinary hydroxyproline excretion, radioproline incorporation into bone matrix, deposition and/or release of bone-seeking tracer elements, etc.

c) These transients *must* arise *before* one sigma time period has elapsed; furthermore *they can last no longer than one sigma time period,* and sometimes last less.

d) The *steady state effect* (see Glossary for definitions) of any challenge to bone remodeling *cannot* appear *until after one sigma time period has elapsed* (FROST, 1973d). It must be noted that this is the sigma *appropriate to the challenged state,* an important point because many kinds of challenge can prolong the value of sigma. This phenomenon has a very important clinical application: *only steady-state effects of a treatment can cure an established disease,* whether of remodeling or of some other skeletal function or of the body's soft tissue organ systems. Usually the transient effects of any challenge *cannot* cure established diseases, whether of human bone remodeling or, to repeat, of any other of the body's many systems.

e) Just as net gain or loss of the bone can occur independently on each of the three skeletal envelopes, *so can each have its own unique value of sigma.*

---

[9] The term "remodeling" signifies *precisely and only* that bone turnover produced by ARF-type BMU.

f) The several BMU parameters control many properties of the intact, living skeleton,[10] and errors in that control can cause diseases of remodeling *in the special meanings of those two terms used herein* (see Glossary). (Examples of such disease are: osteomalacic bone; some osteoporoses; all types of spontaneous fractures). The early positive calcium balance caused by estrogen treatment, for example, is only transient, and cannot be maintained for longer than one sigma time period. That period, normally 4 months in healthy adults, is approximately 2.5 years in symptomatic osteoporosis (Wu and Frost, 1969).

It should be noted that the above theory suggests (and observation reports support the theory) that the responsiveness of the skeleton to agents which change skeletal remodeling should depend on the total number of functioning bone cells existing in the skeleton at the time the change is made to occur. Since those numbers are determined by the total numbers of new BMU functioning throughout the skeleton, one should—and in fact does—find a direct relationship between "skeletal responsiveness" on the one hand and on the other, the total numbers of osteoclasts and osteoblasts, and the BMU activation which determines them.

5. Function

So far the *kinds* of behavioral features to be seen in living skeletons have been described. The basic *purposes* those features may serve in the human skeleton also deserve comment. This field is however still new and any great confidence in the accuracy of these perceptions and thinking processes must be qualified. Table 3 lists for some of the features discussed in the text, the author's current ideas on these basic purposes.

Table 3. Probable functions of selected bone-physiologic parameters

Parameter	Function
Growth	To increase the overall physical dimensions and thus the volume (or, equally, mass) of the fetal skeleton
Modeling	To determine the gross macroscopic architecture and spatial relationships of the skeleton, of its separate parts, and as a whole
Remodeling	To provide a mechanism of microscopic skeletal turnover that does not require any inherent accompanying change in net amount or in gross architecture. Very likely remodeling exists to combat mechanical fatigue failures of living bone. It does *not* play a major role in calcium homeostasis, contrary to the former widely held belief
Osteocytes	It probably has two major roles. (1) to detect mechanical microdamage, and initiate the events which cause a new remodeling BMU to "repair" that damage; (2) as a major factor in the skeletal role in calcium, acid-base, and electrolyte homeostasis

6. Skeletal Turnover Mechanisms

Since some confusion exists as to what constitutes a turnover of skeletal tissue, it may be defined in the general and accepted sense as a *replacement*

---

[10] Examples of these properties: Young's modulus and mechanical compliance; mechanical strength; ash content; mean skeletal age; susceptibility to mechanical fatigue; speed of turnover; amount of osteoid and of resorption surface; trabecular and cortical thickness; cortical porosity.

of old by new.[11] In this sense it is clear that the following separate physiologic activities can cause turnover of skeletal tissue, either as a whole or of some of its parts (FROST, 1973a).

6.1. Endochondral Ossification

Associated with growth, and at all ages with fracture healing and certain tumors such as osteochondromas, enchondromas, and chondrosarcomas, this involves the sequences of *production* (and mineralization) of extracellular organic matrices, and then their *resorption* and, finally, their *replacement* by different kinds of tissue. These sequences turn over cells, collagen, chondroitin sulfates, calcium, phosphate, and other structures and substances. For practical purposes this process stops at the age of skeletal maturity. (See Table 1).

6.2. Bone Modeling

This process, which to repeat is *essentially that of shaping bones during growth,* involves stereotyped patterns of bone surface movements through "tissue space," caused by osteoclastic activity in some locations and osteoblastic activity in others.[12] Thus simultaneously, new bone is being laid down in some parts of the skeleton, and older bone is being removed in others. The circulating blood is the connecting transportation system in this kind of bone tissue turnover, as well as the "mixing pot" of the basic chemical stuffs that are involved in it. Modeling decreases markedly after skeletal maturity; it can begin again in adult life only in the presence of some kind of pathology, usually localized (e.g., Paget's disease, malunion of fractures, certain bone neoplasms).

6.3. Bone Remodeling (ARF-type, BMU-based)

To repeat, in man this process occurs throughout life. Obviously, in children (1) and (2) mentioned above should combine with it, which tends to conceal its external evidences.

6.4. Halo Volume

This constitutes an osteocyte-mediated type of blood-bone exchange and turnover of bone mineral, one arising in the geographic sense in the bony wall of the osteocyte lacunae and affecting about 5% of the skeletal mass. It can affect the mineral phase alone under some circumstances (FROST, 1973a), and the organic matrix also under others (BAYLINK and WERGEDAL, 1971; BELANGER and MIGICOVSKY, 1963). Dubbed "osteocytic osteolysis" by later workers, it is now under especially active study in Europe and Canada.

---

[11] Various authors have used the term "remodeling" to signify these turnover processes, as a result of which the term often appears to have an unclear and inexact as well as variable meaning. Note that this chapter uses the word in a very exact sense, even if it is one chosen arbitrarily by the author.

[12] The individual surface motions are named drifts; the collection or set of all the drifts going on in the bony skeleton comprises the entity named bone "modeling."

6.5. The Percolation Mechanism

Described recently in collaboration with Arnold (FROST, 1973a), a perfusion of extracellular fluid occurs through mineralized bone, quite apart from blood flow. Presumably it is induced by osteocytes. It allows mineral, electrolytes, and buffer to exchange between blood and bone, and is independent of any turnover of cells or of the organic matrix of bone.

As an example of how the above material might help to interpret experimental data, the authors of a particular research report, which in essence describes an increase in the ash weight of the whole femur in 200 g rats, following 2 weeks of treatment with a drug proposed for the treatment of human postmenopausal osteoporoses, conclude that their data probably justify use of the drug in human osteoporosis.

With the "eyes and ears" of the "new bone," we note that the human osteoporosis in question arises in mature adults and probably represents a BMU-based remodeling disease (Table 2). Since young growing rats do not have much BMU-based remodeling (Table 1) one cannot validly extrapolate the described therapeutic effects in such rats to those in an adult, osteoporotic man. And even if the disease were one of modeling (as some human osteoporoses are), analysis of the ash weights of whole femurs cannot reveal whether the increased ash was due to increased speed of endochondral ossification (not involved in bone modeling or in adult human osteoporosis), or to effects on the bone modeling process, or to the halo volume or percolation-dependent processes, singly or in combination. Indeed, they do not even allow one to determine whether the drug increased longitudinal growth, or decreased it, or had no effect.

Finally, not knowing the value of sigma[13] appropriate for the treated rat model (it is, however, almost certainly longer than 30 days), the investigators cannot even know whether they showed a steady-state effect (at least *possibly* useful for treating at least some human situations), or a transient which by its very nature *must be therapeutically useless.*

Partly for the above reasons, experiments of this kind are nearly impossible to interpret in relation to human disease, even though with numerous variations they continue to appear in print. And, because it allows one to make some of the necessary anatomical "resolutions" or discriminations, as well as to express them accurately and quantatively, bone histomorphometry has attained new life, vigor, and scope in skeletal research in the past 20 years.

7. Osteoporoses and Osteomalacias

Before closing, some terms and viewpoints which apply to these two subjects should be defined. The historical background can be found in the references.

7.1. Osteoporoses

Two things must be defined: the *osteoporotic skeleton,* and *osteoporosis as a disease* (ARNSTEIN, 1972; DUNCAN, 1972; DUNCAN *et al.,* 1973; FROST, 1972b, 1973c; MORGAN, 1973; VIGNON and MEUNIER, 1973).

---

[13] All dynamic systems have the sigma property, not just the human remodeling system.

7.1.1. The Osteoporotic Skeleton

Here there is less bone tissue than normal. This assumes good standards of normal which, however, still need to be improved. One can describe an amount of bone in at least two ways: as the *absolute bone volume,* meaning the volume of bone matrix regardless of its degree of mineralization and by the *sizes of the three envelopes.* Figure 1 illustrates a simple and effective way to do the latter without dictating a specific technique. Archimedes' volume-displacement principle served this purpose for Trotter and her colleagues in one way, and Arnold in another. X-ray measurement served this purpose for GARN (1971), the Meemas and others, while gamma ray absorption methods have served Cameron, Vose, and their schools. Many morphologists have employed cross-sectional measurements of standard bone biopsies.

It should be noted that this pathologic state *does not necessarily mean disease* (see Glossary), either present or threatened; no inherent property of the condition separates "normals" from "abnormals," the separation on the normal curve of distribution of bone densities is *purely arbitrary;* no consistent changes in bone quality, envelope sizes, bone turnover speed, other dynamic or clinical features, or typical changes in clinical laboratory tests accompany it.

7.1.2. Osteoporosis – the Disease

This means three things in combination: an osteoporotic skeleton, *plus* a typical medical symptom-sign-pathophysiology complex, *plus clinical disability* due to "mechanical incompetence" (i.e., spontaneous fractures and/or bone pain) of the skeleton in the presence of normal mechanical demands. As with anemias in the blood, *many different osteopenic diseases exist,* in some of which typical changes do arise in bone resorption, formation, and turnover rates as well as of sigma and even other laboratory parameters. Of course such changes

Table 4. Selected Features of Some Osteoporoses

Name of Osteoporosis	Bone Mod-eling	Bone Remod-eling	Envelope size			Sigma	Annual Bone turn-over	Sponta-neous frac-tures	Bone healing
			Periosteal	Haversian	Endosteal				
Physiologic	N	N	N	N	I	N	N	O	N
Postmenopausal	N	A	N	N	I	I	D	+	N
Poststeroid	N	A	N	N	I	I	D	+	N
Regional acceleratory[a] (post-injury)	N	A	N	I	I	N	I	O	N
True disuse	N	A	N	N	I	I	D	O	N
Osteoporosis of thyrotoxicosis	N	A	N	I	I	N	I	O	N
Hyperphosphatasia	A	N	I	I	I	N	I	+	N
Osteogenesis imperfecta	A	N	D	I	N	I	I	+	N

N=normal; A=abnormal; I=increased relative to normal; D=decreased; O=do not occur; +=do occur.

[a] The osteoporosis accompanying the regional acceleratory phenomenon (RAP) often appears in the literature mistaken for true disuse osteoporosis (ARNSTEIN, 1972; FROST, 1972b, 1973b).

will not and cannot be seen or measured unless one looks for them with suitable techniques (7).

Table 4 lists some properties of a variety of osteoporoses of clinical interest.

It should be noted that the salient facts about osteoporoses as diseases include the following: The disability they cause is usually self-limited and lasts from 1 to 4 years *regardless of treatment;* characteristic envelope-related distributions of bone loss occur in particular diseases, as also do changes in the true speed of bone turnover, and in the value of sigma; some of them also have typical features of clinical findings and history, and even laboratory findings. One rarely needs to do a bone biopsy to make this diagnosis (but see Osteomalacia, below). X-rays, densitometric techniques, clinical history, physical examination, and clinical laboratory studies allow diagnosis of most of these diseases.

7.2. Osteomalacias

Here our studies have made clear the need to define three entities: *histologic osteomalacia, dynamic malacia,* and *osteomalacia, the disease* (Arnstein *et al.,* 1967; Jaworski, 1972; Morgan, 1973; Parfitt, 1972; Vignon and Meunier, 1973; and others).

7.2.1. Histologic Osteomalacia

This means any condition in which an *increased amount of unmineralized osteoid* arises in bone tissue. One usually recognizes it by microscopic examination of suitably prepared bone samples. It has become clear that such an increase does not reveal reliably any need for treatment of the skeletal changes. In other words, most cases of this arbitrarily defined condition that a pathologist or clinician sees will not need treatment *for the skeleton.* For example, *all* increases in bone turnover, whatever their cause, must lead to increased numbers of osteoid seams, and thus to a histologic osteomalacia. As Table 5 illustrates, this can include such medically different diseases as acromegaly, osteogenesis imperfecta, thyrotoxicosis, rheumatoid arthritis, and the malabsorption syndrome.

7.2.2. Dynamic Osteomalacia

At present, only tissue-time marker-based measurements using the author's second (and still current) technique of analysis can provide the data needed to specify this less common condition with total confidence (6) (Frost, 1969). This term defines a pathologic state of bone tissue *but not always also a clinical disease* (see Glossary). It includes the following features, most of which will be unfamiliar to many who read this text:[14]

a) Increased values of sigma (=decreased linear rate of bone apposition). Typical values which have been observed exceed 2 years and sometimes 15 years. This prolongation signifies a slowing down of the initial stage of bone mineralization.

b) Increased numbers of osteoid seams, typically exceeding 300% of normal, whence must follow an increase in the osteoid *surface.*

c) Increased number of resorption sites but a ratio between them and the numbers of seams of less than 0.5 (the normal ratio equals approximately

---

[14] In vitamin D-resistant, familial hypophosphatemic rickets, a typical and florid dynamic osteomalacia also exists but does not associate with any clinical bone tissue disability derived therefrom.

1.0). Increased *numbers* of resorption sites naturally increase the amount of resorption *surface*.

d) Various kinds of decreases in the second stage of bone mineralization (examples: feathering, enlarged halo volumes), some of which can serve to diagnose one particular type of osteomalacia, whereas others may appear in more than one type.

e) The following histologic features vary too much to provide *reliable* diagnostic information in osteomalacias: osteoid seam thickness or surface or volume; absolute bone resorption and formation rates; cell counts; fractional resorption and formation perimeters (called by some—misleadingly and incorrectly—percentage resorption, formation, and/or turnover); fractional osteoid volume.

7.2.3. Osteomalacia – the Disease

In addition to the strictly histologically derived bone dynamic information above, two other important clinical features occur in osteomalacia the disease. Affected patients develop spontaneous fractures which either do not heal or do so very indolently. Patients with these so-called *pseudofractures* (also: Looser's zones) display *poor bone healing* of traumatic fractures and surgical osteotomies. Often they suffer from *bone pain* and *muscular weakness*.

These diseases also display other major features. Although uncommon, a large variety of them occur and many kinds probably remain undiscovered at this time. In addition to the histologic and clinical features listed above, characteristic and sometimes diagnostic patterns of serum and urinary chemical abnormalities usually occur; also typical symptom patterns usually appear. One should note that on occasions severe osteomalacia in the presence of consistently *normal* serum alkaline phosphatase (unusual) and normal serum calcium and

Table 5. Selected Features of Osteomalacic Diseases (*Histologic and Dynamic*)

Name	Envelopes involved	Bone turnover rate	Sigma	Pseudofractures	Bone healing	Alk. phosphatase	24-h urine calcium	Serum inorganic PO_4	Serum calcium	Constitutes osteomalacic disease
Acromegaly	P, H, E.	I	I	O	N	V	I	N	N	O
Thyrotoxicosis	P, H, E.	I	N	O	N	V	I	N	N	O
Malabsorption	P, H, E.	V	I	+	D	I	D	D	D	+
Renal osteodystrophy	P, H, E.	D	I	+	V	I	D	I	N-D	+
Acquired hypophosphatemic rickets	P, H, E.	D	I	+	D	I	N	D	N	+
Familial hypophosphatemic rickets	P, H, E.	D	I	O	N	I	N	D	N	O
Metabolic acidosis	H, E.	V	I	+	D	I	D	V	V	+
Congenital hypoparathyroidism	E	D	I	O	N	N	D	I	D	O
Pulmonary hypertrophic osteoarthropathy	P	I	N	O	N	V	V	N	N	O

P, H, E = periosteal, haversian, and/or endosteal envelopes; I = increased; N = normal; D = decreased; V = variable; O = does not occur; + = does occur.

inorganic phosphate values (less unusual) have been observed. A tetracycline-based analysis of tissue-level and cellular-level bone dynamics done on a bone biopsy represents the ultimate tool in diagnosing the presence of osteomalacia, as well as excluding it in a differential diagnosis.

Table 5 lists some of the features of selected conditions in which a histologic osteomalacia typically exists.

8. Conclusion

This brief review of the "new bone physiology" that has arisen in the past 15–20 years has perhaps suggested how our future understanding of the many separate processes which underlie most human metabolic bone disease may improve. Better understanding should allow us to use more effectively the knowledge of other fields in studying and improving the treatment of this group of diseases, e.g., biochemistry, physiology, biomechanics, endocrinology, pathology, and pharmacology. The new bone relies heavily upon morphologic techniques as well as the grand scheme of biological organization because, ca. 1955, those two areas remained far less well developed and less well used, relatively speaking, than the "other fields" just named. As a result they offered potentially large and immediate rewards to scientists who chose to work in them (see Table 6).

Quite properly its own goal while its details were being worked out, by now the new bone physiology has become a useful and rather simple tool, a perspective, a body of understanding, a *gestalt,* which should allow us to use other diagnostic, therapeutic, and investigative tools with better accuracy and productivity, and less waste of grants and facilities, than was possible before. And also, just as the new bone was built upon foundations laid by able predecessors (AMPRINO, ARNOLD, ENGFELDT, LA CROIX, DE MORGAN, CARLSTROM, TOMES, MARSHALL, JEE, MCLEAN, RUTIS-HAUSER, ROBINSON, HAVERS, RINDFLEISCH, VIRCHOW, KOCH, WOLFF, to name only a few), so in the future perhaps the new bone will support even better gestalt of bone physiology and disease, as different from the one summarized so briefly here as that latter one is from any found in textbooks of medicine available in 1974 at bookstores around the world.

Table 6. Major Facets of the "New Bone"

Growth, endochondral ossification, modeling, remodeling, repair.
Modeling: of bony, chondral, and fibrous tissues;
   The three envelopes, and envelope-specific processes and reactions.
Sigma; transients, steady states.
Bone cell population dynamic parameters: A, o, u.
BMU of remodeling and modeling, in bony and fibrous tissues.
The regional acceleratory phenomenon (RAP).
Cellular, tissue—and organ-level independence of physiologic behavior.
The percolation and halo volume homeostatic systems.
The two stages of bone mineralization.
Mechanical microdamage and materials fatigue; the self-repair faculty
The bone flexure-drift laws; the flexural neutralization and time-averaging properties.
The chondral growth-force/response characteristic, limb alignment, and articular geometry.

As a means of self-assessment, this table lists the names of various features of the "new bone physiology" referred to several times in the text. The features are described in the cited references in a manner suited to the needs of nonmathematically oriented clinicians (FROST, 1972a, b; 1973a, b, c). To the extent that a reader might not understand the listed features, he needs to study the new bone if he would minimize making and publishing silly and/or embarrassing errors in interpretation, treatment, and diagnosis in future works dealing with human skeletal physiology.

9. Glossary

Disease: In this text the word means, exactly and only, *malfunction of the intact organism.* A discussion of some of the ramifications of such a definition appears in Volume II of the Orthopaedic Lecture Series (FROST, 1972a).

Endosteal: Here this word signifies only the inner surface of the compacta, and the trabecular surfaces.

Growth: The process of *enlarging the size and mass* of the fetal skeleton, apart from any control exerted on its shape.

Modeling: The cellularly based processes which *determine the gross architecture* of the skeleton, in its parts as well as of the whole. Modeling activity affects cartilaginous and fibrous tissues as well as bone. While usually associated with growth in life, it clearly constitutes a separate physiologic activity, a fact LA CROIX was well aware of but which few authorities since his time have used in their own work. Examples: *gigantism* is abnormal growth with normal modeling; *osteogenesis imperfecta* exhibits extremely poor bone modeling potential but good growth. *Bone modeling affects the periosteal and the endosteal envelopes only, and normally it stops at maturity.*

Remodeling: Here, an ARF-type, BMU-based turnover of lamellar bone which occurs in "packets" and in a strict sequence. *It affects all three skeletal envelopes, and goes on from birth until death.* Example: adrenal corticosteroids practically totally stop remodeling *but not modeling.* The osteoporosis of thyrotoxicosis usually arises mainly from changes in the parameters of remodeling BMU.

Sigma: Here, the "natural" unit of time of the bone remodeling system, measured with the aid of tissue time markers as described elsewhere by the author (FROST, 1969). But, also, a concept that generalizes to any and all other physiologic systems in which "information" or challenge at an "input" must go through one or more stages of internal processing before a new steady-state effect can appear at some "output."

Steady state: Any condition of a dynamic system that can be maintained indefinitely. Equilibrium is the special case in which "input" equals "output." Other examples: maintaining an annual 2% net loss of bone tissue; maintaining cellular level osteoclastic activity at one-third of normal; maintaining a constant fractional growth rate.

Transient: A change in a dynamic system caused by some kind of challenge or stimulus, which *must* arise because of the system's internal construction, and which equally and for the same reason *must* then disappear. Transients may last up to but not beyond the sigma period characteristic of the system. Transients in bone have widely and routinely been misinterpreted as steady states in the past, thereby leading to innumerable extrapolations in the form of nearly uniformly futile efforts to cure human skeletal disease.

10. Notes

1. The distinctions made here (for example, those among growth, modeling, and remodeling) have a simple but logical and factual basis: for each physiologic activity stated to be separate from all others, at least one kind of malfunction can and does cause at least one *real, known human disease.* Thus whatever these different activities may have in common as a collection, each also has

something special about its regulation or physiologic chemistry, and disturbance of that special "something" while leaving others unaffected can cause a disease in which the other separable entities continue to perform normally.

2. Limited space prevents full discussion of the major points made in this chapter. One can understand why by reviewing the published material which forms its base: 231 articles, 13 monographs and symposia, and more than 4000 pages of text. Thus the many laconic and provocative statements found here rely upon the cited references to provide further information and discussion, and presume the reader's forbearance and good will for this unorthodox procedure.

3. The reader might find interesting some of the "purposes" presently inferred to underlie these activities. They include those listed in Table 3.

4. As a matter of interest, these properties include the *numbers* of new BMU activated annually, the mean *time* taken by individual BMU to complete the A-R-F sequence, the mean *amount* of bone turned over per BMU, and the *difference* between the amount of bone resorbed and formed per BMU.

5. When to this simple cross-sectional view of events, we add the third dimension of space, the two events become somewhat more complicated. But, having that in mind, the text has purposely been worded so as to apply to the full situation, and if in some respects it appears too general or "fuzzy," it is to avoid the extra printed pages and diagrams that would be needed to remove ambiguity and to make certain statements razor sharp and exact.

6. "Static" measurement-analysis schemes can detect it but not with total accuracy. Such schemes include those in use at the time of writing by Schenk, Meunier, Wood, and Jowsey.

7. This is not the proper place for a discussion of the various kinds, and the assets and shortcomings, of such techniques. Jaworski of Ottawa is preparing a monograph at the time of writing which does consider such matters. Other discussions have been published by Schenk, Parfitt, and Meunier et al.

8. The author realizes that this field abounds with divergent views, opinions, and many controversies, and that not everyone will agree with some of the material in this chapter. But in stating his own findings, views, and preferences there is no intention whatsoever of rendering offense or injury to anyone in this field, past, present, or future. Nor will the author find it offensive or insulting should anyone choose to voice an exception to anything appearing here. Argument among reasonable man about today's *possibilities* is, after all, only the fertilizer for tomorrow's *certainties,* its useful medical diagnostic and therapeutic—and proven—expertise.

References

Arnold, J.S.: Focal excessive endosteal resorption in aging and senile osteoporosis. In: Osteoporosis, U.S. Barzel (ed.). New York: Grune and Stratton, 1970, pp. 80–113

Arnold, J.S., Bartley, M.H., Tont, S.A., Jenkins, D.P.: Skeletal changes in aging and disease. Clin. Orthop. **49**, 17–38 (1966)

Arnstein, A.R.: Regional osteoporosis; Orthop. Clin. N. America, **3**, 585–600 (1972)

Arnstein, A.R., Frame, B., Frost, H.M.: Recent progress in rickets and osteomalacia. Ann. Intern. Med. **67**, 1296–1330 (1967)

Baylink, D., Wergedal, J.: Bone formation and resorption by osteocytes. In: Cellular Mechanisms for Calcium Transfer and Homeostasis; G. Nichols and R.W. Wasserman (eds.). New York: Academic Press 1971, pp. 257–286

BELANGER, L.F., MIGICOVSKY, B.B.: Histochemical evidence of proteolysis in bone. J. Histochem. and Cytochem. **11**, 734–737 (1963)

DUNCAN, H.D.: Osteoporosis in rheumatoid arthritis and corticosteroid induced osteoporosis. Orthop. Clin. N. America, **3**, 571–583 (1972)

DUNCAN, H.D., HANSON, C.A., CURTIS, A.: The different effects of soluble and crystalline hydrocortisone on bone. Calcif. Tiss. Res. **12**, 159–168 (1973)

ENLOW, D.H.: Principles of Bone Remodeling. Charles C Thomas, Springfield 1963

EPKER, B.N.: Studies on bone turnover and balance in the rabbit: I: Effects of hydrocortisone. Clin. Orthop. **72**, 315–326 (1970)

FROST, H.M.: Tetracycline-based histological analysis of bone remodeling. Calcif. Tiss. Res. **3**, 211–217 (1969)

FROST, H.M.: The physiology of Cartilaginous, Fibrous and Bony Tissue. Charles C Thomas, Springfield 1972a

FROST, H.M.: Bone Remodeling and its Relationship to Metabolic Bone Disease. Charles C Thomas, Springfield 1972b

FROST, H.M.: Bone Modeling and Skeletal Modeling Errors. Charles C Thomas, Springfield 1973a

FROST, H.M.: Orthopaedic Biomechanics. Charles C Thomas, Springfield 1973b

FROST, H.M.: The spinal osteoporoses: mechanisms and pathophysiology. J. clin. Endocr. **2**, 257–275 (1973c)

FROST, H.M.: The origin and nature of transients in human bone remodeling dynamics. In: Clinical Aspects of Metabolic Bone Disease; B. FRAME, A.M. PARFITT and H. DUNCAN (eds.). Excerpta Medica, Amsterdam, 124–137 (1973d)

GARN, S.M.: The Earlier Gain and Later Loss of Bone. Charles C Thomas, Springfield 1971

GONG, J.K., ARNOLD, J.S., COHN, S.H.: The density of organic and volatile and nonvolatile inorganic components of bone. Anat. Rec. **149**, 319–324 (1964)

JAWORSKY, Z.F.: Pathology, diagnosis and treatment of osteomalacia. Orthop. Clin. N. America, **3**, 623–652 (1972)

JOHNSON, L.C.: Morphologic analysis in pathology. In: Bone Biodynamics; H.M. FROST (ed.). Little-Brown and Co, Boston, 543–654 (1964)

MEUNIER, M.P.: La lecture quantitative de biopsie osseuse. Rev. lyon. Méd. **17**, 271–280 (1968)

MEUNIER, M.P., AARON, J., EDUOARD, C., VIGNON, G.: Osteoporosis and the replacement of cell populations of the marrow by adipose tissue. Clin. Orthop. **80**, 147–154 (1971)

MINAIRE, P.: L'Osteoporose d'immobilization; données biologiques et histologiques quantitative (thesis) 13–122, Lyon (1973)

MORGAN, B.: Osteomalacia, Renal Osteodystrophy and Osteoporosis. Charles C Thomas, Springfield 1973

PARFITT, A.M.: The Quantitative Approach to Bone Morphology. In: Clinical Aspects of Metabolic Bone Disease; B. FRAME, A.M. PARFITT and H. DUNCAN (eds.). Excerpta Medica, New York, 86–94 (1973)

PARFITT, A.M.: Hypophosphatemic vitamin D refractory rickets and osteomalacia. Orthop. Clin. N. America **3**, 653–680 (1972)

PUTSCHAR, W.G.J.: General pathology of the musculoskeletal system. Handbuch der Allgemeinen Pathologie, Springer-Verlag, Heidelberg, 364–488 (1960)

RASMUSSEN, H., BORDIER, P.: The cellular basis of metabolic bone disease. NEJ Med. **289**, 25–32 (1973)

RUBIN, P.: Dynamic Classification of Bone Dysplasias, Year Book Med. Publ. Inc., Chicago (1964)

SEDLIN, E.D.: Uses of bone as a model system in the study of aging. In: *Bone Biodynamics* H.M. FROST (ed.). Little-Brown and Co., Boston, 655–668 (1964)

TAKAHASHI, H.: A histological study of bone dynamics, using the secondary osteons. Clin. Orthop. Surg. (Japan) (1969)

TAKAHASHI, H., FROST, H.M.: Age and sex related changes in the amount of cortex in normal human ribs. Acta orthop. scand. **37**, 122–130 (1966)

TAKAHASHI, H., EPKER, B.N., HATTNER, R., FROST, H.M.: Evidence that bone resorption precedes formation at the cellular level. Henry Ford Hosp. Med. Bull. **12**, 359–364 (1964)

VIGNON, G., MEUNIER, P.: Les ostéoses décalcifiantes diffuses de l'adulte. Ciba-Geigy, Pan's (1973)

VINCENT, J.: Recherches sur la constitution de l'os adulte, Brussels: Editions Arscia, 1955

WU, K., FROST, H.M.: Bone formation in osteoporosis: appositional rate measured by tetracycline labeling. Arch. Path. **88**, 508–510 (1969)

IV. Calciumphosphat-Stoffwechsel

a) Absorption, Distribution and Excretion of Calcium and Phosphate

By

B.E.C. NORDIN

With 21 Figures and 3 Tables

1. Calcium

Calcium is present in a wide variety of foodstuffs, but generally in rather low concentrations. The intake varies considerably from one country to another but is generally within the range 500–1000 mg/day. Variations within this range are largely attributable to differences in the consumption of milk and other dairy products and the highest intake occurs in Western industrialized countries where milk consumption is relatively high. Only a proportion of this dietary calcium is absorbed, the proportion being an inverse function of the intake. The explanation for this, and the mechanisms of calcium absorption, will be discussed in the present chapter, but first it is necessary to consider the methods available for observing and measuring the absorptive processes.

1.1. Absorption

1.1.1. Measurement of Absorption

1.1.1.1. Balance Technique

The classical way of measuring calcium absorption is by the balance technique. This procedure involves the accurate measurement of dietary calcium during a period of equilibration, which must probably be not less than 1 week, and during a further period in which fecal samples are collected and their calcium content determined. With the use of a nonabsorbable marker, such as polyethylene glycol (PEG) (WILKINSON, 1971a) it is now possible to collect and analyze the fecal samples *daily* and calculate the *daily* fecal excretion of calcium from the calcium/PEG ratio. In this way, a satisfactory balance can be completed in 2 weeks, 1 week for equilibration and 1 week for fecal and urinary collections. This permits the measurement of *net absorption*.

A further refinement of the technique is to administer radioactive calcium intravenously on the first day of the collection week and to estimate the radioactivity in the feces over the next 7 days. This permits the calculation of endogenous fecal calcium and true absorption as well as the rate of bone turnover (Bulla-more et al., 1971).

The following are the calculations involved:

Net absorbed calcium (b) is intake (i) minus fecal output (f):

$$b = i - f. \tag{1}$$

Net absorption (β) is net absorbed calcium as percentage of intake:

$$\beta = \frac{b}{i} \times 100. \tag{2}$$

Endogenous fecal calcium (e) is fecal radioactivity (f^0) divided by urinary radioactivity (u^0) times urinary calcium (u):

$$e = \frac{f^0}{u^0} \times u. \tag{3}$$

True absorbed calcium (a) is dietary calcium minus unabsorbed dietary calcium, which is fecal calcium minus endogenous fecal calcium:

$$a = i - (f - e). \tag{4}$$

True absorption (α) is true absorbed calcium as percentage of intake:

$$\alpha = \frac{a}{i} \times 100. \tag{5}$$

1.1.1.2. Intubation

A more sophisticated method for the detailed study of calcium absorption mechanisms in man is by the passage of a double or triple lumen tube into the small intestine, the perfusion of the intestine with calcium-containing solutions associated with a nonabsorbable marker and the recovery of the solutions through an opening further down the tube. Calcium absorption is calculated from the difference between the calcium/PEG ratio in the perfusate and in the recovered solution (Wilkinson, 1971b). This permits the calculation of three constants in any given case—the maximum capacity of the calcium carrier (V_{max}), the apparent dissociation constant of the carrier (Km) and the diffusion slope (d):

$$\text{Calcium absorbed} = \frac{V_{max} + [Ca]}{Km \times [Ca]} + d[Ca] + e$$

where [Ca] is calcium concentration and e is calcium efflux.

1.1.1.3. Isotope Tests

A simpler procedure, which provides a limited amount of information but is of considerable clinical value, is to administer a labeled calcium solution by mouth and determine calcium absorption *either* from the fecal recovery of radioactivity, which may take up to several days, *or* by the estimation of radioactivity in the plasma. Various models have been proposed for the analysis of the data obtained but the one used in this chapter was originally suggested by MARSHALL and NORDIN (1969), has proved satisfactory in clinical practice and correlates well with calcium absorption measured by the conventional balance technique ($r = 0.69$: $P < 0.001$ in 159 studies). It involves the administration of $5\,\mu C$ of ^{45}Ca or ^{47}Ca in 20 mg of calcium carrier as calcium chloride to the fasting subject, and the collection of blood samples at 15, 30, 45, 60, 90 and 120 min. The calculation of fractional absorption rate (α) and removal rate (β) is derived from the equation:

$$f = \frac{\alpha}{\beta - \alpha}\,(e^{-\alpha t} - e^{-\beta t})$$

where f is the fraction of the dose (plasma concentration $\times$ 15 % of body weight) circulating at time t.

1.1.2. Digestion and Availability

Before calcium can be absorbed it must be made available. It must certainly exist in solution in the small intestine, and probably has to be ionised before it can enter the mucosal cells. This does not mean that complexed soluble calcium is totally unavailable for absorption; such complexes will certainly exist in equilibrium with ionised calcium and if their association constants are not too high relative to that of the calcium carrier or carriers in the mucosal cells, they will dissociate as and when the ionised calcium is removed. It is unlikely, however, that insoluble calcium can be made available for absorption, and it is therefore probable that one of the factors governing the availability of dietary calcium for absorption must be the pH in the small intestine. Insofar as this pH is influenced by gastric acid secretion it would be expected that gastric acid would be one of the factors indirectly influencing calcium absorption. However, satisfactory clinical and experimental data on this point do not exist.

There is more information available about other factors which may influence the "digestion" and availability of calcium. Administration of phytic acid certainly increases fecal calcium, presumably by precipitation of calcium phytate in the upper gastrointestinal tract and it has been claimed that high extraction flour may have the same effect (McCANCE and WIDDOWSON, 1942). It is rather doubtful, however, whether the phytate content of any normal diet significantly affects calcium absorption, perhaps because there are natural phytases present that hydrolyse phytic acid (MØLLGAARD et al., 1956). Administration of sodium oxalate by mouth reduces calcium absorption but it is unlikely that any natural diets contain sufficient oxalate to produce this effect in normal circumstances. Ethylene-diamine-tetra-acetate given by mouth also binds calcium in the digestive tract and interferes with absorption in the same way (SCHACHTER et al., 1960). Phosphate supplements administered by mouth also tend to raise fecal calcium but the effect is not consistent and certainly not sufficient to explain the fall in urine calcium which accompanies phosphate feeding (PARFITT et al., 1964). The phosphate/calcium ratio in the diet is of some importance in calcium absorption but ratios high enough to reduce calcium absorption significantly are seldom encountered in human diets though they may occur in domestic animals. It has frequently been suggested that dietary fat may interfere with calcium absorption by the formation of insoluble calcium soaps but fat intake has to be very high before this effect becomes perceptible. The malabsorption of calcium seen in steatorrhea is more commonly due to secondary vitamin D deficiency than to calcium soap formation inasmuch as it can generally

be corrected by vitamin D administration without alteration of fecal fat excretion. Finally, small intestinal "hurry" such as may follow various types of
gastrointestinal operations may reduce calcium absorption by reducing the transit time and so be said to reduce the availability of calcium for absorption.
Ileal bypass operations performed for the treatment of obesity or other reasons
may have the same effect.

1.1.3. Net Absorption

The amount of calcium apparently absorbed from the diet (net absorbed
calcium) is in normal subjects a function of calcium intake. An analysis of
212 balances on 105 normal subjects collected from the literature shows that
net absorbed calcium is very low or even negative at very low calcium intakes.
It rises steeply when intake is raised and becomes positive at intakes over
about 3 mg/kg/day. It then rises less steeply as the intake is raised, probably
approaching a maximum value of about 10 mg/kg/day (Fig. 1).

If the net absorbed calcium is expressed as a percentage of the intake it
rises from a negative value at very low calcium intake to a maximum of about
30% at an intake of about 10 mg/kg/day. As already indicated, when the intake
is raised further, absorbed calcium does not continue to rise and calcium absorption expressed as a percentage of the intake therefore tends to fall (Fig. 2).
As shown below, this limitation on calcium absorption does not appear to
operate in the absorptive system as such and may simply be due to precipitation
of calcium in the small intestine at very high intakes.

1.1.4. True Absorption

It is not possible to present a corresponding analysis of true absorbed calcium
because no large series is available in which calcium balance studies on normal
subjects have been combined with radioisotope techniques, but it is of course
greater than net absorbed calcium by an amount corresponding to the endoge-

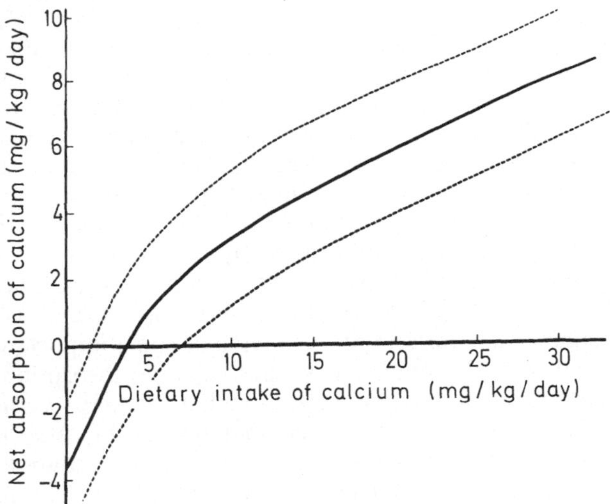

Fig. 1. Relation between dietary calcium and absorbed calcium in normal subjects (mean ± 2 S.D.)

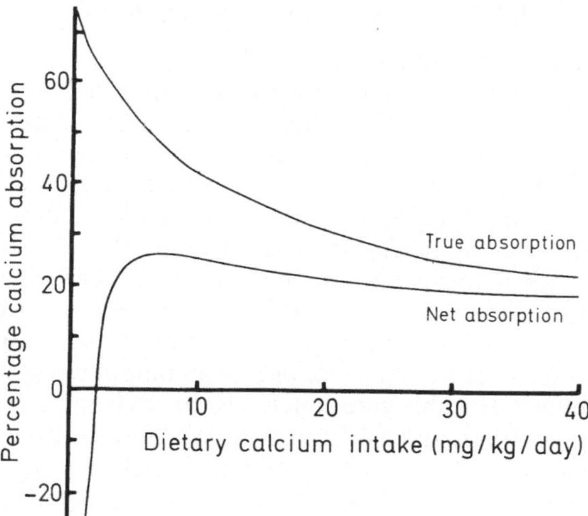

Fig. 2. Calculated relation between dietary calcium and true and net absorption in normal subjects

nous fecal calcium. However, the endogenous fecal calcium is relatively constant and has been estimated by HEANEY and SKILLMAN (1964) as 2.2 mg/kg/day. If this value is added to the net absorbed calcium some idea of the relation between dietary calcium and true absorbed calcium can be obtained from inspection of Figure 1.

A more useful way of looking at true absorption is to relate it to the diet by expressing it as a percentage or fraction of the dietary intake. Again, because of the lack of adequate normal data, certain assumptions have to be made. The simplest assumption is probably that digestive juice calcium is relatively constant in the normal population and that is reabsorbed into the gastrointestinal tract to the same extent as dietary calcium. Though this may not be strictly true (HEANEY and SKILLMAN, 1964) it is sufficient for the present purpose. If one assumes that digestive juice calcium is 4 mg/kg/day this can be added to the dietary calcium to produce the total intestinal calcium (t.i.c.). Since the relation between dietary and fecal calcium is known, as explained above, it is then possible to calculate the total amount of calcium that is absorbed from the digestive tract at any given calcium intake and to express this as a percentage of the intake. When this is done it gives the relationship shown in Figure 2. The important feature of this relationship is that the percentage of dietary calcium absorbed is very high at low intakes and falls to about 30% when the intake exceeds about 10 mg/kg/day. This suggests the existence of an active transport mechanism for calcium which transports a high proportion at low calcium loads but reaches or approaches saturation at high calcium loads.

This concept is also supported by results obtained when radioactive calcium is administered with varying amounts of calcium carrier to the fasting subject. These studies show that the fraction of radioactivity absorbed is an inverse function of the amount of carrier. At small amounts of carrier, a high proportion is absorbed; as the amount of carrier is increased proportionately less is absorbed (NORDIN, 1968; WILLS et al., 1970).

1.1.5. The Absorption Mechanism

The most accurate studies of calcium absorption in man (though not necessarily the most useful clinically) have been made with the small intestinal perfusion technique already described. These studies show an effective net flux of calcium into the intestinal lumen at perfusate concentrations below about 6 mg/100 ml. As the perfusate calcium concentration is raised, there is a steep increase in calcium absorption which gradually flattens off until calcium absorption becomes a linear function of perfusate concentration (Fig. 3). It will be noted that the relation between absorbed and dietary calcium derived from the balance studies and shown in Figure 1 is comparable to the relation between absorbed and perfused calcium derived from intubation studies and shown in Figure 3. These observations indicate the existence of a two-component system for calcium absorption — an active, saturable component which transports calcium from low intraluminal concentrations, and a diffusion or diffusionlike process which transports calcium when the calcium concentration is high enough to saturate the active mechanism. WILKINSON (1971 b) postulated a transport process obeying Michaelis-Menten type mathematics analagous to an enzyme-substrate reaction, the carrier system in the intestine representing the enzyme and the perfused calcium the substrate. In his system, the mean Vmax in normal subjects was 113 mg Ca/10 cm duodenum/h, the apparent Km 3.2 mg per 100 ml and the diffusion slope indicated that about 10% of the perfused calcium was absorbed by diffusion.

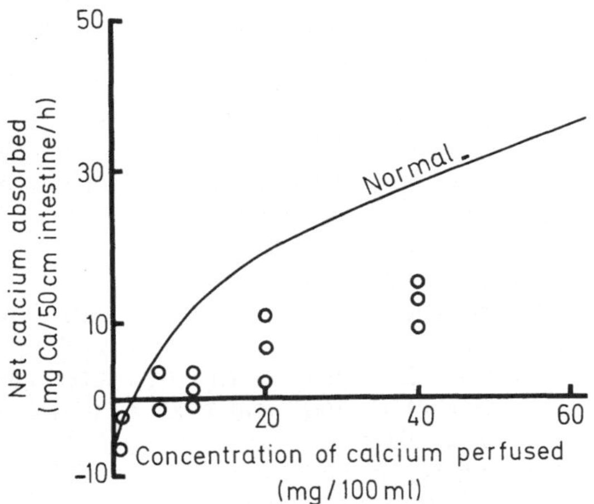

Fig. 3. Net calcium absorbed as a function of calcium concentration perfused from intubation studies in three elderly subjects. The normal line is indicated

1.1.6. Factors Affecting Absorption

1.1.6.1. Vitamin D

The most important and most potent single agent regulating calcium absorption is vitamin D and the most active form of vitamin D in this respect is 1,25 dihydroxycholecalciferol (1,25 (OH)$_2$D$_3$). It is well known that 7-dehydrocholesterol is converted in or on the skin to cholecalciferol (vitamin D$_3$) under the influence of UV light. Cholecalciferol is converted in the liver to 25-hydroxycholecalciferol (25OHD$_3$) and this is subsequently converted in the kidney to

$1,25(OH)_2D_3$. That vitamin D promotes calcium absorption in vitamin D-deficient animals and man has been known since the early 1920s but it was not until 1954 that the time lag between its administration and its physiologic effect was noted by CARLSSON and HOLLUNGER. It is now known that this time lag is due partly to conversion of vitamin D into its metabolites and partly to the protein synthesis required to effect the response in the mucosal cells.

It is still not certain whether vitamin D itself has any effect in its own right on calcium absorption, or whether all its effect derives from its conversion to more active metabolites. It has been reported that $25OHD_3$ acts on the isolated rat intestine (OLSON and DeLUCA, 1969) but it is weight for weight much less active than $1,25(OH)_2D_3$ (BOYLE et al., 1972). According to NORMAN and HENRY (1974) $25OHD_3$ is about twice as active as cholecalciferol in vitro in promoting calcium transport and $1,25(OH)_2D_3$ is 13–15 times as active cholecalciferol. There is increasing evidence that these differences are due to differences in the affinity of the mucosal cell receptors for the different compounds (NORMAN *et al.*, 1975).

The precise way in which vitamin D (or its metabolites) promotes calcium transport is uncertain but there is a close link between the response to $1,25(OH)_2D_3$ and the appearance in the small intestinal cells of the calcium-binding protein first described by WASSERMAN and TAYLOR in 1966, and it is generally thought that the time lag between administration of the active metabolite and the response of the absortive mechanism is attributable to RNA and protein biosynthesis (DeLUCA, 1972).

Parathyroid hormone is also involved in the regulation of calcium absorption but probably only indirectly through vitamin D. It was shown in 1971 by BOYLE *et al.* that the accumulation of $1,25(OH)_2D_3$ was an inverse function of plasma calcium concentration, but it was subsequently shown that this effect could be diminished or abolished by parathyroidectomy (GARABEDIAN *et al.*, 1972) and that the renal hydroxylase activity could be stimulated by parathyroid hormone (RASMUSSEN *et al.*, 1972; FRASER and KODICEK, 1973). The elevation of calcium absorption which is known to be associated with calcium deprivation (and is frequently called adaptation (MALM, 1958), is mediated at least in part by a feedback mechanism through the parathyroid glands which activates renal hydroxylase and increases the production of $1,25(OH)_2D_3$ in response to the fall in plasma calcium. In fact, the "endogenous factor" of NICOLAYSEN (1943) is almost certainly $1,25(OH)_2D_3$.

Finally, renal 1-hydroxylase is also regulated by plasma and/or body phosphate (TANAKA and DeLUCA, 1973). Raised plasma levels of $1,25(OH_2)D_3$ have been reported in response to phosphate depletion in rats and in some hypophosphatemic states in man by HAUSSLER *et al.*, (1976).

1.1.6.2. Calcitonin

Whether calcitonin plays a significant role in calcium metabolism in normal human adults is still uncertain but its role in various animal species can hardly be questioned. Despite extensive work, however, there is very little data on the effect of calcitonin on calcium absorption. SWAMINATHAN *et al.* (1974) have reported a limited number of observations which suggest that calcitonin may reduce calcium absorption in sheep and pigs, and OLSON *et al.* (1972) have shown a similar effect in rats.

1.1.6.3. Other Hormones

There is considerable evidence that calcium absorption is depressed by corticosteroids at least in experimental animals (KIMBERG *et al.,* 1971). Conversely, adrenalectomy is reported to increase calcium absorption in both rachitic and vitamin D-treated rats (KALLFELZ and WASSERMAN, 1969). It is said that depression of calcium absorption by corticosteroids cannot be overcome by the administration of vitamin D or its major metabolites (FAVUS *et al.,* 1973) and it has been attributed by CARRE *et al.* (1974) to increased conversion of $1,25(OH)_2D_3$ to an inactive metabolite, although the effect of vitamin D on calcium-binding protein can still be observed (WASSERMAN and CORRADINO, 1973). If this is true it is one of the few situations in which variations in calcium absorption are not associated with corresponding variations in the calcium-binding protein content of mucosal cells.

Other hormones noted to affect calcium absorption in animals are thyroid hormone, which depresses calcium transport (NOBLE and MATTY, 1967) and growth hormone which stimulates it (FINKELSTEIN and SCHACHTER, 1962).

1.1.7. Malabsorption

1.1.7.1. Age

One of the most striking features of calcium absorption is its decline with age, at least in the United Kingdom (BULLAMORE *et al.,* 1970). This is illustrated in Figure 4, which shows the decline in calcium absorption with age in normal men and women as determined from the administration of radioactive calcium. The effect is more marked in women than in men and appears to start at about the age of 60. IRELAND and FORDTRAN (1973) have obtained similar results on a much smaller series using the more elegant small intestinal perfusion technique. According to their very interesting data, adaptation to a low calcium diet is significantly less effective in old than young subjects due both to a reduced maximum transport capacity and to a reduced association constant of the calcium transporting mechanism in the elderly. However, the difference in the response of young and old to a low calcium diet was attributable to a difference in Vmax rather than to a difference in the affinity of the carrier for calcium.

There are various possible explanations for this decline in calcium absorption with age: one is vitamin D deficiency. In Great Britain at least there is considerable evidence of vitamin D deficiency in the elderly (AARON *et al.,* 1974; CHALMERS *et al.,* 1967). NORDIN *et al.* (1976) found significantly lower plasma levels of $25\text{-}OHD_3$ in old than young subjects. However, if this were the entire explanation, it would be expected that "physiologic" doses of vitamin D would restore absorption to normal in the elderly, and while this is sometimes the case it is far from invariably true. An additional explanation could be, therefore, that declining renal function with age impairs the capacity of the kidneys to convert $25OHD_3$ to $1,25(OH)_2D_3$, or even that the slight rise in plasma phosphate with age depresses hydroxylase activity. Confirmation of this concept must await measurement of $1,25(OH)_2D_3$ levels in plasma in the elderly but in the meantime it tends to be supported by the fact that calcium absorption in the elderly generally responds satisfactorily to small doses of $1\alpha\text{-}OHD_3$ (of the order of 2 µg daily) even when the response to calciferol is poor (Fig. 5).

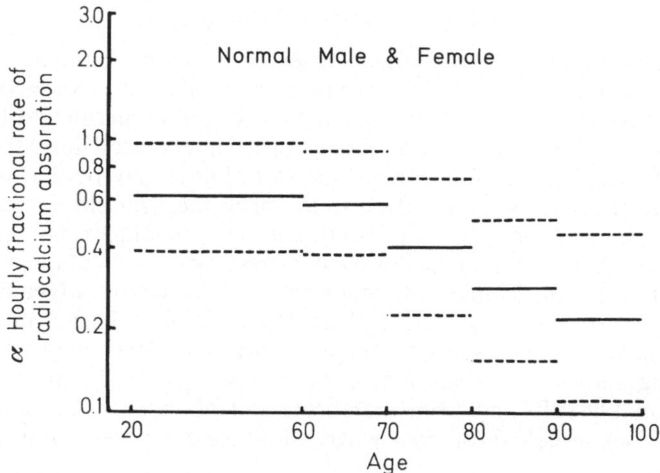

Fig. 4. Radiocalcium absorption as a function of age in normal subjects (mean ± 1 S.D.)

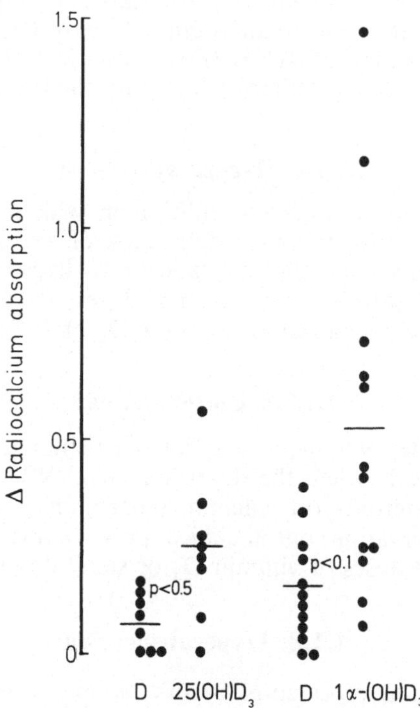

Fig. 5. (*Left*): Effect of large doses of vitamin D in 8 elderly subjects on radiocalcium absorption compared with the effect of 1–200 μg of 25(OH)D₃ in the same subjects. (*Right*): Effect of large doses of vitamin D on radiocalcium absorption in 12 elderly subjects compared with the effect of 2–4 μg of 1α-(OH)D₃ in the same subjects

1.1.7.2. Vitamin D Deficiency

Malabsorption of calcium is also observed in many but not all cases of nutritional osteomalacia and of osteomalacia associated with malabsorption syndromes, presumably due to actual deficiency of cholecalciferol. It is not quite clear why such patients do not obtain sufficient cholecalciferol from irradiation of 7-dehydrocholesterol in (or on) the skin, but it may be that in Northern Europe solar irradiation is insufficient to meet the vitamin D requirements and the contribution from the diet is critical. This would explain why dietary fortification with vitamin D has proved necessary in so many industrialized countries. In true nutritional osteomalacia, malabsorption of calcium, when present, can be corrected with about 25 µg of calciferol daily, but in malabsorption states much larger doses are generally required. These may be oral doses of 0.5–1.0 mg daily or intramuscular injections of 5–10 mg monthly. Why these cases, presumably suffering from malabsorption of vitamin D, should require such large doses of calciferol even when administered parenterally is far from clear.

1.1.7.3. Renal Failure

The most consistent impairment of calcium absorption is seen in chronic renal failure, in which it is virtually always observed when the plasma creatinine is raised above about 2 mg/100 ml indicating a reduction in GFR to about 50% of normal (Cochran et al., 1973).

This malabsorption of calcium is attributable to impaired renal synthesis of $1,25(OH)_2D_3$ and it responds to microgram doses of $1\alpha OHD_3$ or $1,25(OH)_2D_3$ and relatively large doses of $25OHD_3$ (Fournier et al., 1976). It also responds to very large doses of cholecalciferol which presumably produces high plasma levels of $25OHD_3$.

1.1.7.4. Hypoparathyroidism

Hypoparathyroidism is another condition in which calcium absorption is impaired, presumably also due to a deficiency of renal hydroxylase activity secondary to parathyroid insufficiency and/or to hyperphosphataemia. These patients also respond satisfactorily to large doses of calciferol (1–2 mg daily or even more) or to very small doses of $1\alpha OHD_3$ or $1,25(OH)_2D_3$.

1.1.7.5. Corticosteroids

There is also a tendency to malabsorption of calcium in patients on corticosteroid therapy, particularly when the doses are large. What has been said above the effect of corticosteroids on calcium absorption in experimental animals is relevant to this observation, but in clinical practice this type of malabsorption also responds to large doses of vitamin D_2 or small doses of $1\alpha OHD_3$.

1.1.8. Hyperabsorption

Increased absorption of calcium occurs in only two common conditions, both of them associated with renal calcium stone disease. They are primary hyperparathyroidism and "idiopathic hypercalciuria." The parathyroid effect has already been discussed and is presumably due to activation of renal 1-hydroxylase. As for the hyperabsorption of calcium in idiopathic hypercalciuria, it has been suggested by Coe and Kavalach (1974) that the primary disorder

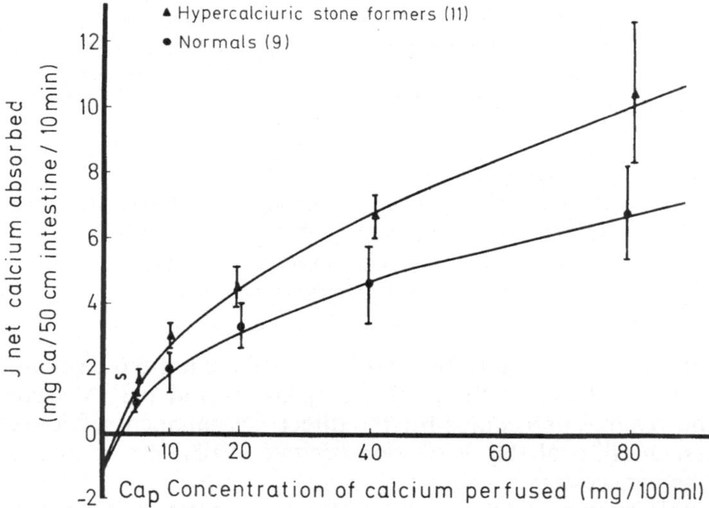

Fig. 6. Net calcium absorbed as a function of the calcium concentration perfused, in intubation studies on normal subjects and hypercalcemic stone-formers

in this condition is phosphate depletion, possibly renal in origin, which activates renal hydroxylase, increases $1,25(OH)_2D_3$ synthesis and so increases calcium absorption. This concept is supported by the report of HAUSSLER *et al.* (1976) that plasma $1,25(OH)_2D_3$ levels are raised in idiopathic hypercalciuria, but the hypophosphatemia in these patients is only marginal and they probably represent the lower end of the normal distribution. It should be noted that the hyperabsorption of calcium in hyperparathyroidism and idiopathic hypercalciuria are similar in kind and degree and are associated with an increase in both the carrier-mediated and diffusion components of calcium transport (Fig. 6).

Other conditions in which increased calcium absorption is observed are much rarer and include some cases of sarcoidosis (where the mechanism of the hyperabsorption is unknown) and of course vitamin D intoxication.

1.2. Distribution

Calcium is distributed in the plasma and extracellular fluid, in the soft tissues, and in the bones and teeth. The approximate amounts in these different compartments are shown in Table 1. It will be noted that some 99% of total body calcium is in the skeleton.

The plasma calcium comprises three fractions — ionized, complexed, and protein-bound — which are in a state of physicochemical equilibrium. If plasma proteins and pH are normal, the ionized calcium is almost exactly 50% of the total, the complexed calcium 5–10% and the protein-bound calcium 45%. Metabolic acidosis and hypoproteinemia (particularly a reduction in serum albumin) reduce the protein-bound fraction and produce a total calcium concentration which is less than twice the ionized calcium. Metabolic alkalosis and increased protein concentration have the reverse effect. There are various ways in which the total calcium concentration can be "normalized" or corrected to allow for variations of protein concentration but none of these is entirely

Table 1. Distribution of calcium in 70 kg adult human

Organ		Ca content	%of total
Skeleton		1300 g	99
Teeth		7 g	0.6
Soft tissues		7 g	0.6
Plasma		350 mg	0.03
Extravascular fluid		700 mg	0.06
Total	bout	1300 g	

satisfactory and it is probably better to calculate the ionized calcium concentration from a knowledge of total calcium, proteins and pH (MARSHALL, 1976). Simple and reliable procedures for the direct measurement of ionized calcium in the plasma will probably very soon become available and such calculations will then be unnecessary.

The total calcium in the plasma and extravascular space is approximately 1 g, but varies with the plasma calcium concentration and the body weight. For practical purposes, the plasma calcium concentration multiplied by 15% of the body weight provides a reasonable estimate of the total circulating calcium, at least in normal subjects. This can be confirmed by the injection or infusion of calcium since the proportionate rise in plasma calcium produced by a known amount of calcium must be a function of the size of the pool to which the calcium is added. Thus if a known amount (Q) of elemental calcium is injected intravenously and a blood sample taken 5 min later, the size of the pool (P) in which this calcium was mixed can be calculated in the following way:

$$P(\text{mg}) = \frac{Ca_0 \times Q}{\Delta Ca} \ \text{mg}$$

where Ca_0 is the initial and ΔCa the 5 min rise in plasma calcium in mg/100 ml. The pool sizes determined in this way vary between 750 and 1000 mg.

The calcium pool with which *radioactive* calcium exchanges is ultimately very much larger but can only be defined in a meaningful way in relation to the time elapsed after injection of the label because the isotopic calcium diffuses into and exchanges with the stable calcium in the skeleton (BURKINSHAW et al., 1969). Thus, 10 min after the injection, the plasma-specific activity is usually about 1.0 of the dose per gram of calcium and the exchangeable pool is therefore approximately equivalent to the extracellular stable calcium pool, i.e., about 1 g. Thereafter the fall in plasma specific activity with time obeys a power function for about 15 h, after which it falls more rapidly due to the excretion of radioactivity in the feces and urine and to the incorporation of radioactivity into bone by irreversible deposition (Fig. 7). The reciprocal of the plasma specific activity is the exchangeable pool, which is continuously expanding and reaches about 4–5 g at 24 h and about 8–10 g at 7 days. In the example shown in Figure 7, the extrapolated specific activity at 7 days was 0.12 of the dose per gram and the estimated calcium pool at that time was 1/0.12 or 8.3 g.

The concentration of ionised, and therefore of total calcium in the plasma, like that of the other electrolytes, is a function of the relationship between three variables — the rate of entry of calcium into plasma, the glomerular filtra-

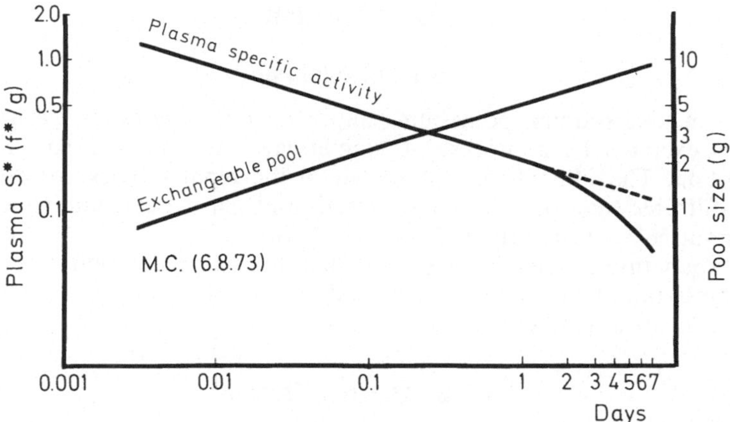

Fig. 7. Log-log plot showing the fall in plasma specific activity following of i.v. injection of radioactive calcium and the calculated expansion of the exchangeable calcium pool. Note that the measured values of plasma specific activity depart from linearity after about 1 day. The interrupted line therefore represents the extrapolation forward of the declining specific activity attributable to expansion of the exchangeable pool

tion rate (GFR), and the characteristics of the tubular reabsorptive process. In the steady state, the plasma calcium concentration represents the value at which input and output come into equilibrium. This value is a positive function of calcium input, a positive function of tubular reabsorption of calcium (which is in a sense another form of input into plasma) and a negative function of GFR.

In the normal individual in bone balance, calcium moves from bone to blood at the same rate as it moves from blood to bone (about 5.0 mg/kg/day). The net transfer is therefore zero and the only effective source of calcium is normally net absorbed calcium from the diet. If there is a net transfer of calcium from bone to blood or vice versa, this must be added to or subtracted from the net absorbed calcium to yield the net input of calcium into plasma, which must in the steady state be equal to the urinary excretion. Since, as we shall show below, calcium excretion is a function of the filtered load of calcium, which is itself a function of the plasma calcium concentration, since the plasma calcium is a function of calcium input, and since input and output are by definition equal in the steady state, it follows that the plasma calcium concentration is simply the value at which excreted calcium and absorbed calcium come into equilibrium.

The plasma calcium value at which the equilibrium occurs depends largely on the kidneys, the role of which is discussed below, but bone also contributes to plasma calcium regulation in at least two ways. In the first place, it provides a reserve supply of mineral which can be mobilized by parathyroid hormone when absorbed dietary calcium is not sufficient to maintain the calcium concentration. Secondly, it probably buffers the plasma calcium against short-term fluctuations by taking up calcium into bone cells when the extracellular calcium concentration rises, or releasing it when it falls. This mechanism is limited by the calcium stores in the bone cells and simply acts as an extension of the calcium "pool", but it probably plays a role in damping the variation in plasma calcium during any 24-h period.

1.3. Excretion

1.3.1. Mechanism

Calcium, like sodium, potassium, chloride, and many other plasma constituents, is excreted by a process of glomerular filtration and partial tubular
reabsorption. The filtered load presented to the renal tubules corresponds to
the ultrafiltrable (non-protein-bound) fraction of plasma calcium, which is normally about 56% of the total (MARSHALL, 1976).

Micropuncture studies have shown that tubular reabsorption of calcium
occurs both proximally and distally and is an active process going against
an electrochemical gradient (LASSITER *et al.*, 1963).

1.3.2. 24-Hour Output

In the normal individual in bone balance, the calcium appearing in the
urine during a 24-h period represents the absorbed dietary calcium which, on
a free diet, is about 100–400 mg daily. Interindividual variation is generally
attributable rather to variations in calcium absorption than to variations in
calcium intake, though there is of course a relation between calcium intake
and urinary calcium within and between individuals (Fig. 8). As would be
expected, a closer relationship exist between absorbed calcium and urinary calcium than between total dietary calcium and urinary calcium (Fig. 9).

In normal subjects on a free diet in the United Kingdom the normal range
of urine calcium is about 50–400 mg/24 h in men and 50–300 mg/24 h in women
(BULUSU *et al.*, 1970). The range is wide because of the variation in both calcium
intake and calcium absorption between individuals and possibly also because
of a seasonal variation in calcium excretion which is probably related to the
effect of sunlight and which is not normally taken into account when normal
ranges are established. This seasonal variation may be considerable. ROBERTSON
et al. (1974) showed a 50% difference between minimum urinary calcium in
the winter months and maximum urinary calcium during the summer months
(Fig. 10).

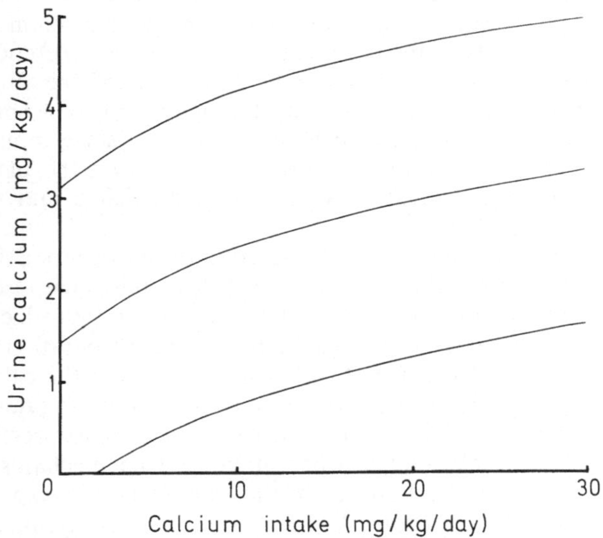

Fig. 8. Relation between calcium intake and urine calcium in normal subjects (mean±2 S.D.)

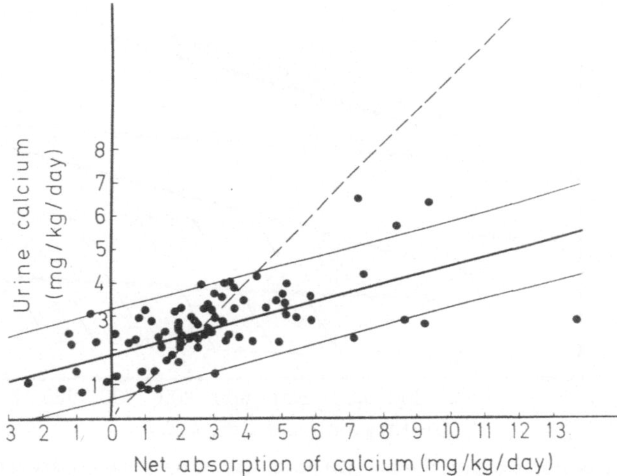

Fig. 9. Relation between net absorbed calcium and urine calcium in normal subjects (mean ± 2 S.D.). The line of equality is indicated

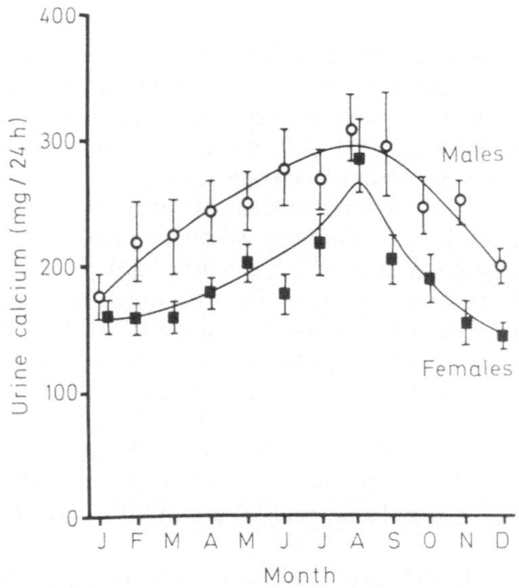

Fig. 10. Seasonal variation in urine calcium in male and female stone-formers. Note the maximum values in the late summer

1.3.3. Hypercalciuria

It is impossible to define hypercalciuria with any degree of precision unless the term is qualified in some way or another. If the urinary calcium is too high it must be too high in relation to some other variable. It may be too high for the dietary intake or too high relative to the plasma calcium concentration, but if the dietary calcium is known, hypercalciuria of the former type can be defined by reference to Figure 8. Alternatively it may be too high relative to absorbed calcium in which case it can be defined by reference to Figure 9.

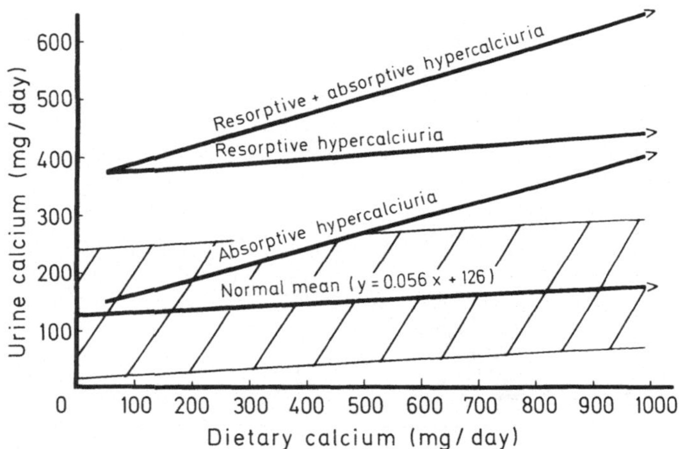

Fig. 11. Diagrammatic respresentation of the relation between dietary and urinary calcium in normal subjects and in three types of hypercalciuria

Finally, it may be too high relative to the plasma calcium. This indicates reduced tubular reabsorption of calcium and is discussed below. In clinical practice, most initial observations are made on free diets and in this situation a urinary calcium over 400 mg in men and 300 mg in women may be loosely classed as hypercalciuria requiring further investigation.

Further investigation of hypercalciuria can only really be carried out with dietary control, and if urinary calcium is measured on *two* known intakes, the type of hypercalciuria can generally be established. This is because hypercalciuria due to a high absorption of calcium becomes increasingly apparent as the calcium intake is increased. The normal slope of urinary on dietary calcium shown in Figure 8 is of course dependent upon the proportion of the dietary calcium that is absorbed. Therefore, the more efficient the absorptive mechanism, the steeper will be the slope of urinary on dietary calcium. However, at very low calcium intakes, or total calcium deprivation, absorption makes an insignificant contribution to urinary calcium and the excretion of hyperabsorbers is comparable to that of normal subjects. We call this *absorptive hypercalciuria* (NORDIN et al., 1972).

If, on the other hand, high urine calcium is due to high net bone resorption, it will be present regardless of the calcium absorption and will therefore be more apparent at low calcium than high calcium intakes. This we call *resorptive hypercalciuria* and it may be seen in primary hyperparathyroidism and other conditions with high bone resorption such as myelomatosis and malignant metastases in bone.

Sometimes there is both an increase in bone resorption and an increase in calcium absorption; this is a feature of some cases of primary hyperparathyroidism. In these circumstances, urinary calcium will be high on a low calcium intake but will rise still further as calcium intake is increased. This type of hypercalciuria we call *absorptive-resorptive.*

These three types of hypercalciuria are illustrated diagrammatically in Figure 11.

1.3.4. Fasting Urine Calcium

The absorption of dietary calcium after an average meal is completed in not more than 6 h and the clearance of this absorbed dietary calcium is normally completed in a further 6 h (NORDIN *et al.,* 1975). This being the case, the rate of calcium excretion after a 12-h fast can be regarded as a function of the net rate of bone resorption, i.e., the difference between bone formation and resorption, at that time. The only practical way to measure calcium excretion in the fasting state without passing a catheter is to express the calcium output relative to the creatinine output (Ca/Cr) and when this is done it is found that the fasting Ca/Cr in normal young adults ranges from 0.03 to 0.16 (each concentration being expressed in mg/100 ml). In conditions where net bone resorption is increased, the fasting Ca/Cr is generally raised (Fig. 12).

This simple technique permits a more rapid classification of hypercalciuria than is possible by the two-intake method described above. It is clear that the difference between the fasting Ca/Cr and the 24-h Ca/Cr must be due to absorbed dietary calcium. Thus, if a 24-h collection is performed on a known calcium intake (say 800 mg daily) and the 24-h Ca/Cr compared with the fasting Ca/Cr obtained at the beginning or end of the 24-h collection, the difference between these two values is a measure of absorbed dietary calcium. With this simple technique, the following combinations are possible:

1. Normal fasting Ca/Cr, normal but higher 24-h Ca/Cr—normal bone resorption and calcium absorption

2. Normal fasting Ca/Cr with unchanged 24-h Ca/Cr—malabsorption of calcium

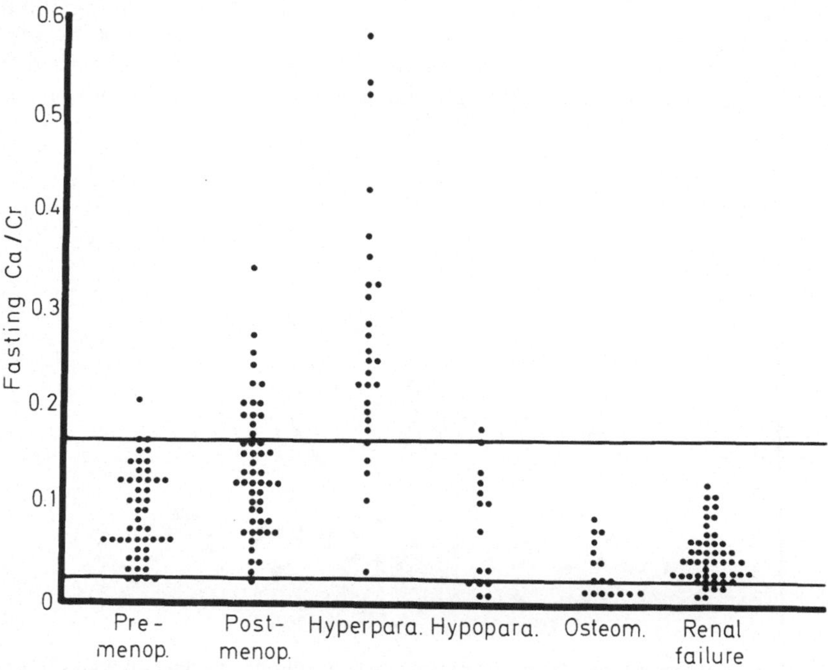

Fig. 12. Fasting urinary calcium/creatinine ratio in various diagnostic groups. Normal range is indicated by *horizontal lines*

3. High fasting Ca/Cr, the same 24-h Ca/Cr—high bone resorption and low calcium absorption

4. High fasting Ca/Cr, appropriate increase in 24-h Ca/Cr—high bone resorption with normal calcium absorption

5. High fasting Ca/Cr, very high 24-h Ca/Cr—high bone resorption and high calcium absorption

1.3.5. Tubular Reabsorption

In the normal subject with a fasting plasma calcium of 10 mg/100 ml, the ultrafiltrable calcium is about 5.6 mg/100 ml which is equivalent to 5.6 mg/100 ml of glomerular filtrate (GF). Calcium excretion can be expressed in the same terms as the plasma calcium if the Ca/Cr is multiplied by the plasma creatinine (in mg/100 ml) to yield the calcium excretion per 100 ml of GF (Ca_E). Since the normal fasting Ca/Cr is about 0.1, and the normal plasma creatinine is about 1 mg/100 ml, a normal rate of calcium excretion in the fasting state is about 0.1 mg/100 ml of GF. If this is subtracted from the filtered load of 5.6 mg/100 ml of GF it yields a rate of tubular reabsorption of calcium which is normally about 5.5 mg/100 ml of GF.

The relation between filtered and excreted calcium in normal subjects has been established by calcium infusions (Peacock and Nordin, 1968) which have shown that as the filtered load is increased calcium excretion rises very steeply (Fig. 13) until at a plasma calcium of 12 mg/100 ml (filtered load about 6.7 mg/100 ml of GF) the excreted calcium is about 1.0 mg/100 ml of GF. Reabsorbed calcium also rises, but not in a proportionate manner. In the basal state, reabsorbed calcium is about 98% of the filtered load but when the filtered load is increased to 6.7 mg/100 ml of GF (plasma calcium 12.0 mg/100 ml), the reabsorbed calcium is 5.7 mg/100 ml of GF or only about 85% of the filtered load. Thus the proportion of filtered calcium which is reabsorbed falls as the filtered load increases, though the absolute amount reabsorbed goes up.

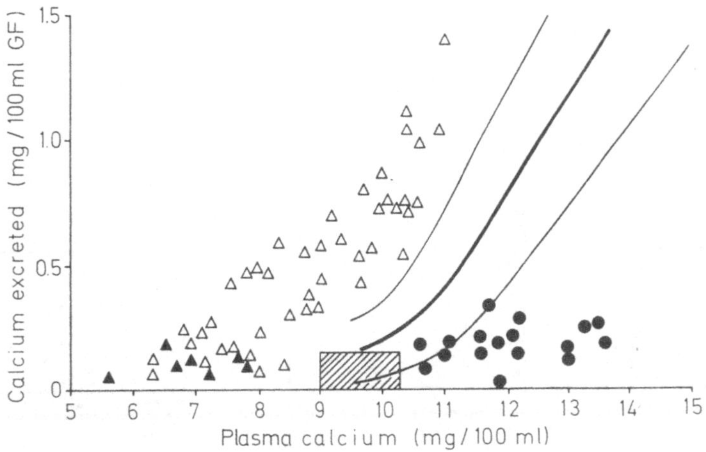

Fig. 13. Relation between serum calcium and calcium excretion during calcium infusion in 7 hypoparathyroid subjects (*triangles*) and in the basal state in 17 hyperparathyroid subjects (*solid circles*). *Hatched area* represents the normal range in the basal state and *lines* represent the normal range observed during calcium infusion

There are at least two possible explanations for these observations. The first, put forward by MIONI *et al.* (1971) is that tubular reabsorption of calcium (like calcium absorption) is a two-component system comprising a saturable active transport mechanism and a non-saturable diffusion mechanism. It is suggested that the saturable component has a normal maximum capacity of about 3.6 mg/100 ml of GF and that the diffusion component (which may be proximal) always reabsorbs about 42% of the filtered load. Thus, in a normal subject with a filtered load of 6 mg/100 ml of GF, about 2.4 mg is reabsorbed in the proximal tubules by diffusion and 3.6 in the distal tubule by active transport. In this situation virtually all the filtered calcium is reabsorbed and very little appears in the urine. When the filtered load is increased, however, the capacity of the saturable mechanism is exceeded, increased reabsorption limited to the diffusion mechanism and approximately 58% of the *increment* in filtered load appears in the urine. This concept is compatible with the data of PEACOCK and NORDIN (1969).

An alternative explanation is that the whole tubular reabsorptive process is Tm limited (MARSHALL *et al.,* 1972 and 1976). This suggestion is based on the fact that when osteomalacic and normal calcium infusion data are combined, a continuous curve can be drawn through the data calculated from a single mathematical function based on a Tm-limited system. This model yields a TmCa in normal subjects of about 8 mg/100 ml of GF, although because of calcium excretion, this level of reabsorption is not reached until the filtered load exceeds about 10 mg/100 ml of GF, which corresponds to a total plasma calcium of over 15 mg/100 ml. Since this plasma calcium cannot be safely induced in human subjects, it is not possible to test this model effectively in man.

Whichever model is correct, there is general agreement that there is a close relation between filtered and excreted calcium in normal subjects. Since in the steady state calcium output must equal calcium input, there is a simple relation between the calcium input rate and the plasma calcium in normal subjects. It is therefore clear that one of the determinants of plasma calcium must be the rate at which calcium is entering the plasma from the gastrointestinal tract or from bone or both.

It will be noted that in the above analysis all values have been expressed in relation to the GFR. This is done partly for convenience and simplicity but also for a more fundamental reason, namely that subjects with greatly differing GFR values, e.g., large and small individuals, old and young, all have the same plasma calcium of about 10 mg/100 ml despite their widely differing glomerular filtration rates. If filtered, reabsorbed, and excreted calcium are related to time and expressed, for instance, in mg/min, it will be found that there are enormous differences in these variables between different normal subjects with the same plasma calcium concentration. If, however, all variables are expressed in mg/100 ml of GF, it is found that most of the difference between normal individuals is eliminated and that the filtered, reabsorbed, and excreted calcium are all remarkably constant within and between normal subjects in the basal state.

It follows from this that the closest relationship which can be established between plasma and urine calcium in normal subjects is obtained when both are expressed in mg/100 ml of GF and, since calcium output must equal calcium input, it follows that it is not calcium input per unit of time that determines plasma calcium but calcium input relative to GFR. This is not only inherently probable but can be demonstrated experimentally. Figure 14 shows the effect on plasma calcium of infusing calcium at the same rate in three subjects with

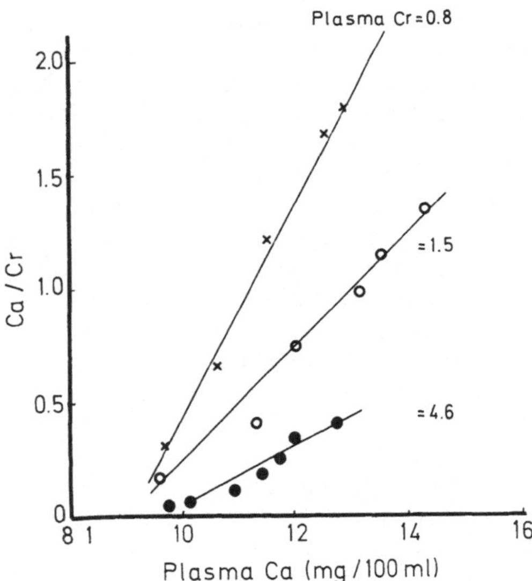

Fig. 14. Relation between plasma and urinary calcium during calcium infusion in three subjects with different plasma creatinine concentrations and therefore different glomerular filtration rates

different glomerular filtration rates. Plasma calcium rose much more in the subject with the lowest GFR than in the subject with the highest. It is therefore clear that one of the determinants of plasma calcium is calcium input relative to GFR or, if input is held constant, plasma calcium is an inverse function of GFR.

If this were the whole explanation of plasma calcium homeostasis, all variations in plasma calcium would be associated with corresponding variations in calcium excretion in accordance with the relationship shown in Figure 13. This is not in fact the case, In hypoparathyroid subjects the urine/plasma relationship is shifted to the left and in hyperparathyroid subjects it is shifted to the right. This means that for any given level of filtered load, tubular reabsorption of calcium is decreased in hypoparathyroidism and increased in hyperparathyroidism and this alteration in tubular reabsorption is a more important factor in determining the plasma calcium in parathyroid disorders than is the level of calcium input into the system. It is true that calcium input is generally increased in hyperparathyroidism, both from increased calcium absorption and increased bone resorption, but it is not increased sufficiently to explain the hypercalcemia seen in these cases. Their plasma calcium is higher than would be expected from the level of calcium input. Conversely, although calcium input is frequently decreased in hypoparathyroidism, even when the calcium input is normal, as judged by the fasting urine calcium, plasma calcium remains low. It is thus clear that in addition to calcium input and GFR, tubular reabsorption of calcium is a very important determinant of the plasma calcium concentration since it determines the position of the urine/plasma calcium slope in any given individual, and this may well be operative in other conditions besides parathyroid dysfunction. Thus the hypocalcemia of chronic renal failure is frequently attributable to reduced tubular reabsorption of calcium (possibly due to the metabolic acidoses) (Cochran et al., 1973; Mioni et al., 1972) and the hypercalcemia of vitamin D intoxication may also be due to an effect of vitamin

D on tubular reabsorption of calcium in addition to its effect on calcium absorption and bone resorption (PEACOCK and NORDIN, 1973).

Thus it is clear that plasma calcium in any given individual, which is the value at which input and output come into equilibrium, is determined by the relation between calcium input, GFR and tubular reabsorption of calcium. Input relative to GFR governs the position of a given individual observation on any particular urine/plasma curve. The setting of tubular reabsorption, which may be determined by a tubular maximum reabsorptive capacity for calcium, determines the position of the urine/plasma curve in any given individual at any given time and therefore determines the relation between calcium input and plasma calcium in that subject. Within an individual, variation in calcium input is the main determinant of variation in plasma calcium; but the variations in plasma calcium between different diagnostic groups are frequently due to variations in tubular reabsorption.

The smooth functioning of this system presumably depends on differences in end-organ sensitivity to PTH. If the absorption, renal tubular reabsorption and bone resorption were all equally sensitive to the hormone, then all three could be brought into play simultaneously and every fall in plasma calcium would lead to bone resorption. It is more likely that the most sensitive end-organs are the absorptive and reabsorptive mechanisms (PARSONS *et al.,* 1975) and that only if their combined responses to PTH cannot sustain the plasma calcium does that PTH concentration rise to the point at which bone resorption occurs. In postmenopausal women, estrogen deficiency appears to increase the sensitivity of bone to PTH and lead to excessive bone resorption (NORDIN, 1971).

2. Phosphorus

2.1. Absorption

Phosphorus is a constituent of all cells and is therefore present in all natural foods. Phosphorus intake tends to be slightly greater than calcium intake by weight and in western countries is about 1200–1500 mg daily. The body does not appear to distinguish between organic and inorganic phosphorus in foods, the former being largely hydrolyzed in the gastrointestinal tract.

2.1.1. Digestion and Availability

Most phosphorus is absorbed in the inorganic form, either as present in the diet or liberated from organic compounds before absorption. The form of the dietary phosphorus has some effect on availability but this does not seem to be as important in man as it is in respect of dietary calcium.

2.1.2. Net Absorption

Phosphorus absorption is generally measured by the balance technique which enables net phosphorus absorption to be determined in the same way as net calcium absorption. We have collected data from 51 balances on normal subjects and have established the relation between intake and net absorption as shown in Figure 15. The regression equation is:

$$b = 0.67i - 0.63 \pm 3.0 \text{ mg/kg/day}$$

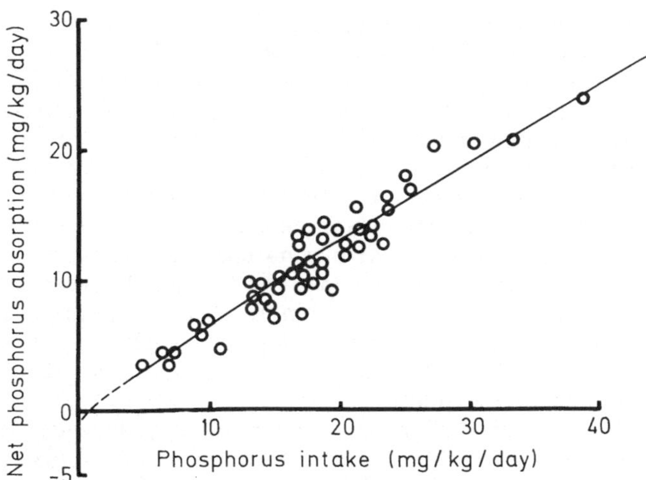

Fig. 15. Relation between phosphorus intake and net phosphorus absorbed in normal subject

where b is net absorbed phosphorus, and i is intake. The slope is very similar to that observed by Stanbury (1963).

It will be seen that the relationship of absorbed dietary phosphorus (unlike calcium) is linear over the range studied and that about 60–65% of the intake is absorbed. No balances are available at low phosphorus intakes, but it is likely that fecal phosphorus only exceeds the intake when the latter is very low indeed.

Nonetheless, endogenous fecal phosphorus (secreted into the digestive tract) can be detected in the faeces and is said to amount to about 100 mg/day (Kjerulf-Jensen, 1941). The estimate of Wilkinson (personal communication) is 0.86 mg/kg/day based on six observations, and he has calculated that the digestive juice phosphorus amounts to 1.78 mg/kg/day. In three cases treated with aluminium hydroxide, Lotz et al. (1968) found that fecal phosphorus exceeded intake by 200–250 mg/day, but this presumably includes exfoliated cells and cannot be regarded as digestive juice phosphorus in the ordinary sense of the term.

Phosphorus absorption can also be studied with radiophosphorus by a procedure similar to that with radiocalcium. 5 µCi of ^{32}P in 50 mg of P as sodium phosphate is administered to the fasting subject and blood samples collected at 15, 30, 45, 60, 90 and 120 min. The mean normal fractional rate of radiophosphorus absorption is similar to that of radiocalcium (about 0.6/h) and there is a high correlation between radiocalcium and radiophosphorus absorption in all diagnostic groups. Wilkinson and Marshall (personal communication) suggest that the transport of calcium and phosphorus in the upper small intestine are similar but that phosphorus absorption continues lower down the small intestine after calcium absorption has ceased; this would explain why net absorption of dietary phosphorus is higher than that of dietary calcium.

2.1.3. Mechanism of Absorption

Transport of phosphate against a concentration gradient has been demonstrated in everted gut sacs and ligated loops by many workers (Wasserman and TAYLOR, 1973; KOWARSKI and SCHACHTER, 1969; CHEN *et al.*, 1974). Most workers report that transport is most active in the duodenum but the greatest effective absorption takes place in the ileum (CRAMER, 1961).

It has been suggested that phosphorus transport is a simple concentration-dependent diffusion process with no rate-limiting step (HURWITZ and BAR, 1972) but SHORT *et al.* (1973) have shown that uptake of phosphate by human intestinal mucosal cells is concentration and energy-dependent and mediated by two systems with very different affinities. WILKINSON (1976) has measured phosphorus absorption by the intubation technique and found evidence for a two-component system in phosphorus transport similar to that described above for calcium. The impression of some workers that phosphorus absorption is simply mediated by diffusion would then arise from the fact that active component is rapidly saturated and over the rest of the load range the transport is concentration dependent and nonsaturable.

2.1.4. Factors Affecting Absorption

2.1.4.1. Vitamin D

There is no doubt that when vitamin D (or one of its active metabolites) is administered to animals or man it stimulated phosphorus as well as calcium absorption (Fig. 16). The same effect can be seen in vitro and has generally been regarded as secondary to the effect of vitamin D on calcium transport (MORGAN, 1969). However, some workers consider that the effect of vitamin D on phosphorus absorption is independent of the effect on calcium (WASSERMAN and TAYLOR, 1973), and this tends to be supported by the positive effect of vitamin D on radiophosphorus absorption even when the isotope is administered without calcium (WILKINSON, 1976).

In renal failure and vitamin D deficiency, there is malabsorption of phosphorus as well as calcium, and in "idiopathic hypercalciuria" and primary hyperparathyroidism there is hyperabsorption of phosphorus as well as calcium.

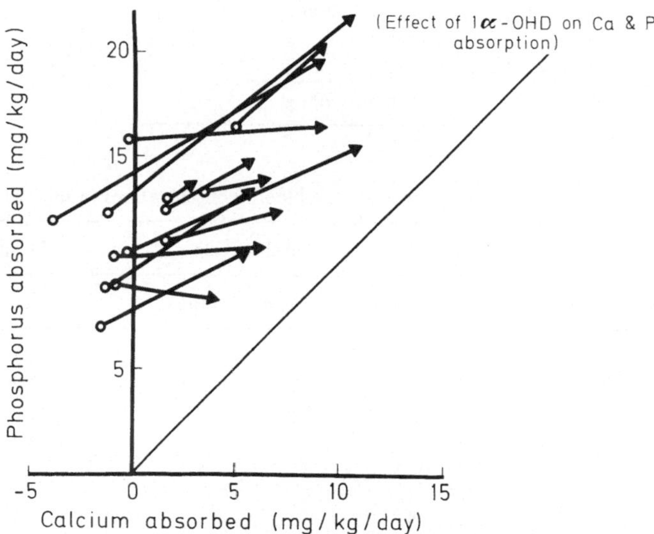

Fig. 16. Effect of 1α-OHD₃ 2 µg daily on calcium and phosphorus absorption in elderly subjects

2.1.4.2. Other Factors

Aluminum hydroxide combines with phosphorus in the alimentary tract to form an insoluble phosphate which is not absorbed. This can be used to lower plasma phosphate in renal failure and may produce a fecal phosphorus which exceeds the dietary intake (LOTZ *et al.,* 1968). Similarly, some *magnesium salts* form insoluble magnesium phosphates and so lower phosphorus absorption (BRISCOE and RAGAN, 1966).

2.2. Distribution

In the body as a whole, phosphorus is distributed as shown in Table 2. It will be noted that about 85% of the total body phosphorus is in the skeleton, almost all of it in the mineral fraction.

The distribution of phosphorus in the blood is shown in Table 3. It will be seen that only a small proportion of the phosphorus in the blood is present in the inorganic form, which is relevant to bone and calcium metabolism.

When a tracer dose of radiophosphorus is administered intravenously there is a rapid fall in plasma specific activity which continues for about 1 day, after which a virtual steady state is reached (Fig. 17). The estimated size of the phosphorus "pool" at this point is about 100 g, which roughly corresponds to the amount of the nonskeletal body phosphorus. We take this to mean that soft-tissue phosphorus turns over so fast that it is for all practical purposes fully labeled in 1 day. Loss after that into bone and by excretion must of course continue, but is too slow to detect in a short-term study as shown in Figure 17.

Table 2. Distribution of phosphorus

Organ	P content	%of total
Skeleton	600 g	85
Teeth	3 g	0,4
Soft tissues	100 g	14
Blood	2 g	0.3
Extravascular fluid	0.2 g	0.3
Total	bout 700 g	

Table 3. Distribution of phosphorus in the blood (concentrations in mg/100 ml)

	Whole blood		Erythrocytes		Plasma or serum	
	mean	range	mean	range	mean	range
Total	—	28–48	—	—	12.1	10–14.1
Inorganic	2.9	2.1–3.8	2.4	0.91–3.3	3.2	2.2–4.4
Organic or ester	23.1	18.6–29	50	39–59	0.6	0–4
Lipid	11.2	8–18			8	6.1–9.9
ATP	8.1	5.1–10.4				
Diphosphoglycerate	12.4	8.1–16.7				
Nucleotide	2.8	2.2–3.4				
Hexose phosphate	3.2	1.4–5				

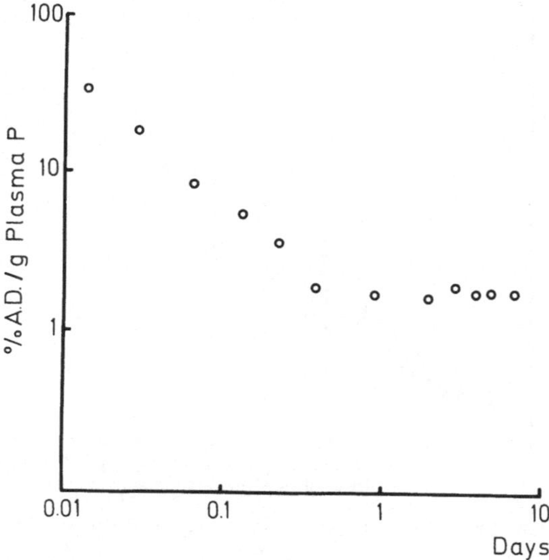

Fig. 17. Log-log plot showing plasma specific activity as a function of time following i.v. administration of radioactive phosphorus

Most of the inorganic phosphate is ultrafiltrable, but about 20% is protein-bound. The ultrafiltrable component comprises about 63% ionized phosphate (mainly in the divalent form $HPO4^{--}$) and 37% complexed phosphate, mainly as NaHP/4 (MARSHALL and NORDIN, 1971).

The concentration of inorganic phosphate in the plasma (like the plasma calcium) is governed by the relationship between input into plasma (absorption, soft tissue breakdown and bone resorption), glomerula filtration rate and tubular reabsorption. The dominant factor is normally the tubular maximum reabsorptive capacity for phosphate (TmP) and this aspect will therefore be dealt with below in the section on phosphate excretion.

2.3. Excretion

2.3.1. Total Output

Phosphorus appears in the urine almost entirely in the inorganic form and it is therefore appropriate to speak of urinary *phosphate* excretion.

It has already been indicated that about 60% of dietary phosphorus is absorbed at most levels of intake, and in normal individuals in phosphorus balance it follows that urine phosphate is about 60% of dietary phosphorus and varies with intake (Fig. 18). It is particularly important to notice that the slope of excreted or ingested phosphorus passes virtually through the origin indicating that there is little obligatory loss of phosphorus from the body. The normal person can adapt to wide variations in phosphorus intake by adjusting phosphorus excretion, an adjustment which takes place through variation in plasma phosphate. Negative phosphorus balance from dietary deficiency is very unlikely to occur both because of this adaptive mechanism and because phosphorus is so widely distributed in foodstuffs that virtually any diet which sustains life provides enough phosphorus (MARSHALL *et al.*, 1976).

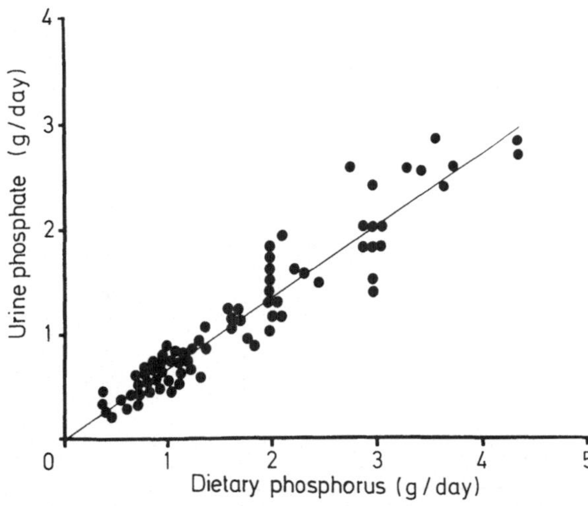

Fig. 18. Relation between dietary and urinary phosphorus in normal subjects. Regression line is indicated

In urine collections on a free diet in Leeds, the 24-h excretion of phosphate is about 900 mg in normal men and 700 in women, but the mean values in the London area are a little higher (Watson and Dale, 1966). There is a slight fall in phosphate excretion with age, probably reflecting reduced phosphorus intake and a slight fall in phosphorus absorption.

It follows that anything which raises or lowers phosphorus absorption tends to raise or lower urine phosphate. Increased soft-tissue breakdown also increases urine phosphate, as may be seen in hyperthyroidism, and increased bone resorption has a similar effect, but it is generally too slight to be detectable. Thus the normal daily rate of bone turnover is about 250 mg of calcium and 110 mg of phosphorus (the Ca:P ratio in bone being about 2.2:1 by weight). If bone resorption is doubled, bone formation being unchanged, the increased calcium excretion of 250 mg causes a major rise (about 100%) in urine calcium, but the increased phosphate excretion of 110 mg causes an imperceptible rise in urine phosphate (about 10%).

2.3.2. Tubular Reabsorption

The phosphate which appears in the urine is of course that part of the filtered load which is not reabsorbed. Like the plasma phosphate, phosphate excretion reflects the relation between several active processes and is not itself a primary regulator in phosphate metabolism. In the final analysis, the rate of phosphate excretion in the stady state simply reflects the rate of phosphate entering into the plasma.

The active phosphate transport process in the kidneys is the tubular transport mechanism which normally reabsorbs about 4.3 g of the 5 g which is filtered by the glomeruli in 24 h, or about 85%. The reabsorptive mechanism is saturable, and the maximum reabsorptive capacity in normal subjects is proportional to the GFR. It is therefore appropriate to express it units relative to GFR (TmP/GFR) (Bijvoet and Morgan, 1971). This means expressing it in the same units as the plasma phosphate since the concentration of the latter in

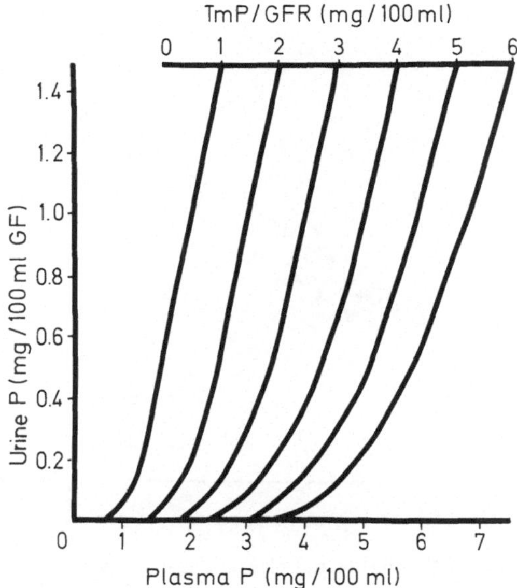

Fig. 19. Nomogram to permit estimation of TmP/GFR from a single observation of plasma phosphate and phosphate excretion in mg/100 ml of GF (based on BIJVOET and MORGAN, 1970)

mg per 100 ml is the same as the filtered load in mg per 100 ml of GF (if the protein-binding of phosphate in plasma is ignored).

When plasma and urine phosphate are expressed in these units, the normal relationship between them established by phosphate infusion takes the form shown in Figure 19. At low plasma phosphate concentrations, there is little or no phosphate in the urine, and it is virtually all reabsorbed. As the plasma level is raised, phosphate reabsorption does not rise proportionately and more phosphate appears in the urine. Finally the reabsorptive mechanism is saturation and all further additions to the plasma phosphate appear quantitatively in the urine. The normal TmP/GFR is about 3.0 mg/100 ml of GF with a range of 2.2–4.2 (BIJOVET et al., 1969).

An estimate of TmP/GFR in any given case can be obtained by measuring the phosphate and creatinine concentrations in the fasting plasma and urine, calculating the phosphate excretion in mg/100 ml of GF (P_E) and noting the relation between P_E and plasma P with reference to Figure 19 (BIJVOET et al., 1969).

The main determinant of plasma phosphate is generally tubular reabsorption, as BIJVOET and MORGAN (1971) have shown. This can be seen in Figure 20 which shows the high correlation between the estimated TmP/GFR and plasma phosphate, implying that the urine/plasma line along which any individual moves (Fig. 19) largely determines the plasma level.

The most potent influence on tubular reabsorption of phosphate is parathyroid hormone, which reduces the TmP/GFR. Patients with hyperparathyroidism (primary or secondary) therefore tend to have low values of TmP/GFR and patients with hypoparathyroidism high values, but there is considerable overlap between the groups as shown in Figure 21. Tubular reabsorption of phosphate also tends to be high in hyperthyroidism due to parathyroid suppression second-

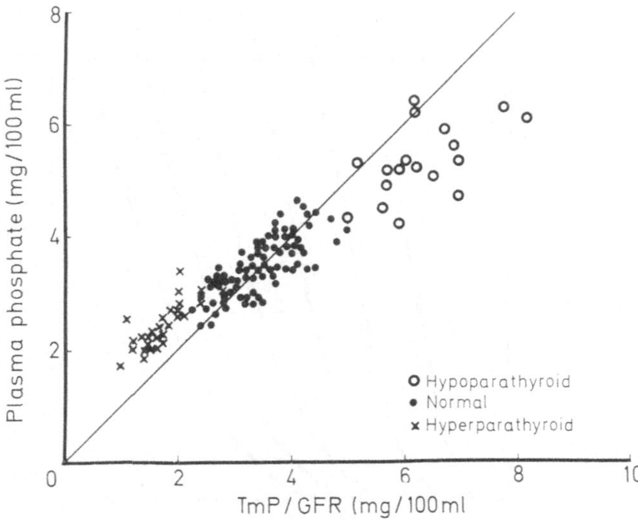

Fig. 20. Relation between TmP/GFR and plasma phosphate in three groups of subjects

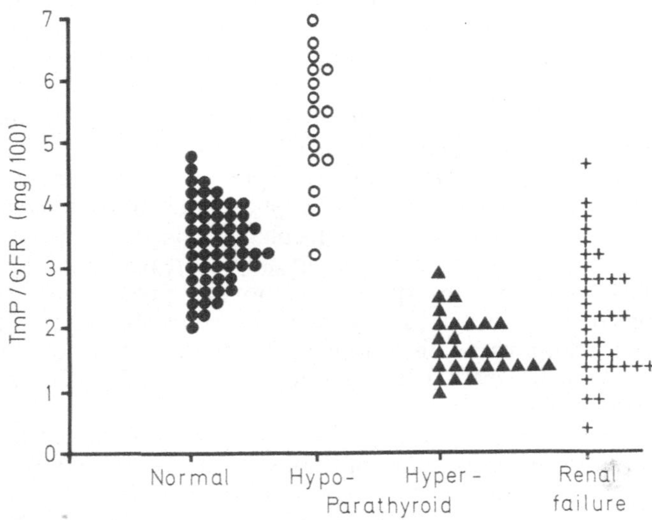

Fig. 21. Estimated TmP/GFR in four groups of subjects. Note raised values in hypoparathyroidism
and reduced values in most cases of hyperparathyroidism and renal failure

ary to increased bone resorption and mild hypercalcemia (Harden *et al.,* 1964;
Adams *et al.,* 1967). As Figure 20 shows, the plasma phosphate tends to be
over the TmP in hyperparathyroidism and below the TmP in hypoparathyroidism. In normal subjects, it is generally very close to the TmP.

Although tubular reabsorption is generally the main determinant of plasma
phosphate, flow relative to GFR may also be important in certain circumstances.
Thus in *renal failure,* the plasma phosphate tends to rise (despite a reduced
TmP/GFR) because flow is increased relative to GFR. Absolute phosphate

flow is also increased, and tends to raise plasma phosphate, if *net bone resorption* rises and this explains the rise in plasma phosphate after oophorectomy (GALLAGHER *et al.,* 1972) and contributes to the raised plasma phosphate of hyperthyroidism and renal failure. Conversley, the low plasma phosphate of phosphate depletion (LOTZ *et al.,* 1968) is of course due to low flow relative to GFR.

References

AARON, J.E., GALLAGHER, J.C., ANDERSON, J., STASIAK, L., LONGTON, E.B., NORDIN, B.E.C.: Frequency of osteomalacia and osteoporosis in fractures of the proximal femur. Lancet **1974 I**, 229–233.

ADAMS, P.H., JOWSEY, J., KELLY, P.J., RIGGS, B.L., KINNEY, V.R., JONES, J.D.: Effect of hyperthyroidism on bone and mineral metabolism in man. Quart. J. Med. **36**, 1–15 (1967).

BIJVOET, O.L.M., MORGAN, B.: The tubular reabsorption of phosphate in man. In: Phosphate et Metabolisme Phosphocalcique. Symposium international, Paris (ed. D.J. HIOCO), pp. 154–180. 1971.

BIJVOET, O.L., MORGAN, D.B., FOURMAN, P.: The assessment of phosphate reabsorption. Clin. Chim. Acta **26**, 15–24 (1969).

BORDIER, P.J., WOODHOUSE, N.J.Y., SIGURDSSON, G., JOPLIN, G.F.: Osteoid mineralization defect in primary hyperparathyroidism. Clin. Endocr. **2**, 377–386 (1973).

BOYLE, I.T., GRAY, R.W., DELUCA, H.F.: Regulation by calcium of in vivo synthesis of 1,25-dihydroxycholecalciferol and 21,25-dihydroxycholecalciferol. Proc. nat. Acad. Sci. (Wash.) **68**, 2131–2134 (1971).

BOYLE, I.T., MIRAVET, L., GRAY, R.W., HOLICK, M.F.E., DELUCA, H.F.: The response of intestinal calcium transport to 25-hydroxy and 1,25-dihydroxy vitamin D in nephrectomized rats. Endocrinology **90**, 605–608 (1972).

BRISCOE, A.M., RAGAN, C.: Effect of magnesium on calcium metabolism in man. Amer. J. clin Nutr., **19**, 296–306 (1966).

BULLAMORE, J.R., GALLAGHER, J.C., WILKINSON, R., NORDIN, B.E.C., MARSHALL, D.H.: The effect of age on calcium absorption. Lancet **1970 II**, 535–537.

BULLAMORE, J.R., NORDIN, B.E.C., WILKINSON, R.: Radiocalcium Measurement of Bone Turnover in Disorders of Calcium Metabolism using a Model based on an Expanding Pool. In: Dynamic Studies with Radioisotopes in Medicine, p. 519–538. Wien: International Atomic Energy Agency 1971.

BULUSU, L., HODGKINSON, A., NORDIN, B.E.C., PEACOCK, M.: Urinary Excretion of Calcium and Creatinine in Relation to Age and Body Weight in Normal Subjects and Patients with Renal Calculus. Clin. Sci. **38**, 601–612 (1970).

BURKINSHAW, L., MARSHALL, D.H., OXBY, C.B., SPIERS, F.W., NORDIN, B.E.C., YOUNG, M.M.: Bone turnover model based on a continuously expanding exchangeable calcium pool. Nature **222**, 146–148 (1969).

CARLSSON, A., HOLLUNGER, G.: Effect of vitamin D on the absorption of inorganic phosphate. Acta physiol. scand. **31**, 301 (1954).

CARRE, M., AYIGBEDE, O., MIRAVET, L., RASMUSSEN, H.: The Effect of Prednisolone upon the Metabolism and Action of 25-Hydroxy- and 1.25-Dihydroxyvitamin D_3. Proc. nat. Acad. Sci. (Wash.) **71**, 2996–3000 (1974).

CHALMERS, J., CONACHIER, W.D.M., GARDNER, D.L., SCOTT, P.J.: Osteomalacia — a common disease in elder women. J. Bone Jt Surg. **49 B**, 403–423 (1967).

CHASE, L.R., SLATOPOLSKY, E.: Secretion and metabolic efficacy of parathyroid hormone in patients with severe hypomagnesemia. J. clin. Endocr. **38**, 363–371 (1974).

CHEN, T.C., CASTILLO, L., KORYCKA-DAHL, M., DELUCA, H.F.: Role of vitamin D metabolism in phosphate transport of rat intestine. J. Nutr. **104**, 1056–1060 (1974).

COCHRAN, M., BULUSU, L., HORSMAN, A., STASIAK, L., NORDIN, B.E.C.: Hypocalcaemia and bone disease in renal failure. Nephron **10**, 113–140 (1973).

COE, F.L., KAVALACH, A.G.: Hypercalciuria and Hyperuricosuria in patients with calcium nephrolithiasis. New Engl. J. Med. **291**, 1344–1350 (1974).

CRAMER, C.F.: Progress and rate of absorption of radiophosphorus through the intestinal tract of rats. Canad. J. Biochem. **39**, 499–503 (1961).

DELUCA, H.F.: Parathyroid Hormone as a Trophic Hormone for 1,25-dihydroxyvitamin D_3, The Metabolically Active Form of Vitamin D. New Engl. J. Med. **287**, 250–251 (1972).

FAVUS, M.J., WALLING, M.W., KIMBERG, D.V.: Effects of 1.25-dihydroxycholecalciferol on intestinal calcium transport in cortisone-treated rats. J. clin. Invest. **52**, 1680–1685 (1973).

FINKELSTEIN, J.D., SCHACHTER, D.: Active transport of calcium by intestine; effects of hypophysectomy and growth hormone. Amer. J. Physiol. **203**, 873–880 (1962).

FOURNIER, A.E., BORDIER, P.J., GUERIS, J., CHANARD, J., MARIE, P., FERRIERE, C., OSARIO, M., BEDROSSIAN, J., DELUCA, H.F.: 1α-hydroxycholecalciferol and 25-hydroxycholecalciferol in renal bone disease. Calc. Tiss. Res. **2**, 226–225 (1976).

FRASER, D.R., KODICEK, E.: Regulation of 25-dihydroxycholecalciferol 1-hydroxylase activity in kidney by parathyroid hormone. Nature New Biology **241**, 163–166 (1973).

GALLAGHER, J.C., YOUNG, M.M., NORDIN, B.E.C.: Effects of artificial menopause on plasma and urine calcium and phosphate. Clin. Endocr. **1**, 57–64 (1972).

GARABEDIAN, M., HOLICK, M.F., DELUCA, H.F., BOYLE, I.T.: Control of 25-hydroxycholecalciferol metabolism by parathyroid glands. Proc. nat. Acad. Sci. (Wash.) **69**, 1673–1676 (1972).

HARDEN, R.M., HARRISON, M.T., ALEXANDER, W.D., NORDIN, B.E.C.: Phosphate excretion and parathyroid function in thyrotoxicosis. J. Endocr. **28**, 281–288 (1964).

HAUSSLER, M.R., BAYLINK, D.J., HUGHES, M.R., BRUMBAUGH, P.F., WERGEDAL, J.E., SHEN, F.H., NIELSEN, R.L., COUNTS, S.J., BURSAC, K.M., McCAIN, T.A.: The assay of 1α,25-dihydroxyvitamin D_3: Physiologic and pathologic modulation of circulating hormone levels. Clin. Endocr. **5**, 151 (1976).

HEANEY, R.P., SKILLMAN, T.G.: Secretion and excretion of calcium by the human gastrointestinal tract. J. Lab. clin. Med. **64**, 29–41 (1964).

HURWITZ, S., BAR, A.: Site of vitamin D action in chick intestine. Amer. J. Physiol. **222**, 761–767 (1972).

IRELAND, P., FORDTRAN, J.S.: Effect of dietary calcium and age on jejunal calcium absorption in humans studied by intestinal perfusion. J. clin. Invest. **52**, 2672–2681 (1973).

KALLFELZ, F.A., WASSERMAN, R.H.: Effect of adrenalectomy on calcium metabolism in vitamin D-treated and rachitic rats. Calcif. Fiss. Res. **3**, 74–83 (1969).

KALLFELZ, F.A., WASSERMAN, R.H.: Correlation Between ^{47}Ca Absorption and Intestinal Calcium-Binding Activity in the Golden Hamster. Proc. Soc. exp. Biol. (N.Y.) **139**, 77–79 (1972).

KIMBERG, D.V., BAERG, R.D., GERSHON, E., GRAUDUSIUS, R.T.: Effect of cortisone treatment on the active transport of calcium by the small intestine. J. clin. Invest. **50**, 1309–1321 (1971).

KJERULF-JENSEN, K.: Excretion of phosphorus by the bowel. Acta Physiol. scand. **3**, 1–27 (1941).

KOWARSKI, S., SCHACHTER, D.: Effects of vitamin D on phosphate transport and incorporation into mucosal constituents of rat intestinal mucosa. J. biol. Chem. **244**, 211–217 (1969).

LASSITER, W.E., GOTTSCHALK, C.W., MYLLE, M.: Micropuncture study of renal tubular reabsorption of calcium in normal rodents. Amer. J. Physiol. **204**, 771–775 (1963).

LOTZ, M., ZISMAN, E., BARTTER, F.C.: Evidence for a phosphorus depletion syndrome in man. New Engl. J. Med. **278**, 409–415 (1968).

MALM, O.J.: Calcium Requirement and Adaptation in Adult Men. Oslo: Oslo University Press 1958.

MARSHALL, R.W.: In: Calcium, Phosphate and Magnesium Metabolism. (Ed. B.E.C. NORDIN). Edinburgh: Churchill-Livingstone 1976.

MARSHALL, D.H., NORDIN, B.E.C.: Kinetic analysis of plasma radioactivity after oral ingestion of radiocalcium. Nature **222**, 797 (1969).

MARSHALL, R.W., NORDIN, B.E.C.: The state of inorganic phosphate in plasma and its relation to other ions. In: Phosphate et Metabolisme Phosphocalcique. Symposium international, Paris. (Ed. D.H. HIOCO). 1970.

MARSHALL, D.H., NORDIN, B.E.C., SPEED, R.: Calcium, phosphorus and magnesium requirement. Proc. Nutr. Soc. **35**, 163 (1976).

MARSHALL, D.H., PEACOCK, M., NORDIN, B.E.C.: Plasma calcium homeostasis. In: Rein et Calcium (Ed. D. HIOCO). Rueil-Malmaison: Sandoz Editions 1972.

McCANCE, R.A., WIDDOWSON, E.M.: Mineral metabolism of healthy adults on white and brown bread dietaries. J. Physiol. **101**, 44–85 (1942).

MIONI, G., D'ANGELO, A., OSSI, E., BERTAGLIA, E., MARCON, G., MASCHIO, G.: The renal Handling of Calcium in Normal Subjects and in Renal Disease. Rev. Europ. Etud. Clin. Biol. XVI, 881–887 (1971).

MØLLGAARD, H., LORENZEN, K., HANSEN, I.G., CHRISTENSEN, P.E.: On phytic acid its importance in metabolism and its enzymic cleavage in bread supplemented with calcium. Biochem. J. 40, 589–603 (1946).

MORGAN, D.B.: Calcium and phosphorus transport across the intestine. In: Malabsorption (Eds. R.H. GIRDWOOD, A.N. SMITH), p. 73–95. Baltimore: Williams & Wilkins 1969.

NICOLAYSEN, R.: The absorption of calcium. Acta physiol. scand. 6, 201–209 (1943).

NOBLE, H.M., MATTY, A.J.: The effect of thyroxine on the movement of calcium and inorganic phosphate through the small intestine of the rat. J. Endocr. 37, 111–117 (1967).

NORDIN, B.E.C.: Measurement and meaning of calcium absorption. Gastroenterology 54, 294–301 (1968).

NORDIN, B.E.C.: The clinical significance and pathogenesis of osteoporosis Brit. med. J. 1, 571–576 (1971).

NORDIN, B.E.C., AARON, J., GALLAGHER, J.C., HORSMAN, A.: Calcium and bone metabolism in old age. In: Nutrition in Old Age. Ed L.A. Carlson, Uppsala, Sweden, pp. 77–85. 1972.

NORDIN, B.E.C., MARSHALL, D.H., PEACOCK, M., ROBERTSON, W.G.: Plasma calcium homeostasis. In: Calcium-regulating hormones (Eds. R.V. TALNAGE, M. OWEN, J.A. PASSONS), p. 239–253. Amsterdam: Excerpta Medica 1975.

NORDIN, B.E.C., PEACOCK, M.: The role of the kidney in the regulation of plasma calcium. Lancet 1969 II, 1280–1283.

NORDIN, B.E.C., PEACOCK, M., WILKINSON, R.: Hypercalciuria and calcium stone disease. Clin. Endocr. Metab. 1, 169–183 (1972).

NORDIN, B.E.C., WILKINSON, R., MARSHALL, D.H., GALLAGHER, J.C., WILLIAMS, A., PEACOCK, M.: Calcium absorption in the elderly. Calcif. Tiss. Res. 21, (Suppl.), 442–451 (1976).

NORMAN, A.W., HENRY, H.: The role of the kidney and vitamin D metabolism in health and disease. Clin. Orthop. 98, 258–287 (1974).

NORMAN, A.W., OKAMURA, W.H., WING, R.M.: The molecular topology of vitamin D, its metabolites and analogs and its relation to the hormone-like action of $1\alpha,25\text{-}(OH)_2$-vitamin D_3. In: Calcium Regulating Hormones (Eds. R.V. TALMAGE, M. OWEN, J.A. PARSONS), pp. 362–370. Amsterdam: Excerpta Medica 1975.

OLSON, E.B., DELUCA, H.F.: 25-hydroxycholecalciferol: direct effect on calcium transport. Science 165, 405–407 (1969).

OLSON, E.B., DELUCA, H.F., POTTS, J.T.: The effect of calcitonin and parathyroid hormone on calcium transport of isolated intestine. In: Calcium, Parathyroid Hormone and the Calcitonins (Eds. A. PECILE, E.E. MULLER), p. 240–246. Amsterdam: Excerpta Medica 1972.

PARFITT, A.M., HIGGINS, B.A., NASSIM, J.R., COLLINS, J.A., HILB, A.: Metabolic studies in patients with hypercalciuria. Clin. Sci. 27, 463–482 (1964).

PARSONS, J.A., RAFFERTY, B., GRAY, D., REIT, B., ZANELLI, J.M., KEUTMANN, H.T., TREGEAR, G.W., CALLAHAN, E.N., POTTS, J.T.: Pharmacology of parathyroid hormone and some of its fragments and analogoues. In: Calcium Regulating Hormones (Eds. R.V. TALMAGE, M. OWEN, J.A. PARSONS), p. 33–39. Amsterdam: Excerpta Medica 1975.

PEACOCK, M., NORDIN, B.E.C.: Tubular reabsorption of calcium in normal and hypercalciuric subjects. J. clin. Path. 21, 353 (1968).

PEACOCK, M., NORDIN, B.E.C.: Plasma calcium homeostasis. In: Hard Tissue Growth Repair and Remineralization. Ciba Foundation Symposium 11, pp. 409–438. Amsterdam: Elsevier, Excerpta Medica, 1973.

RASMUSSEN, H., WONG, M., MIKLE, D., GOODMAN, D.B.P.: Hormonal control of the renal conversion of 25-hydroxycholecalciferol to 1,25 dihydroxycholecalciferol. J. clin. Invest., 51, 2502–2504 (1972).

ROBERTSON, W.G., GALLAGHER, J.C., MARSHALL, D.H., PEACOCK, M., NORDIN, B.E.C.: Seasonal variations in Urinary Excretion of Calcium. Brit. med. J. 4, 436–437 (1974).

SCHACHTER, D., DOWDLE, E.B., SCHENKER, H.: Active transport of calcium by the small intestine of the rat. Amer. J. Physiol. 198, 263–268 (1960).

SHORT, E.M., BINDER, H.J., ROSENBERG, L.E.: Familial hypophosphataemic rickets: Defective transport of inorganic phosphate by intestinal mucosa. Science 179, 700–702 (1973).

STANBURY, S.W.: Calcium and phosphorus metabolism in renal failure. In: Diseases of the Kidney (Eds. M.B. STRAUSS, L.G. WELT), 2nd edition, p. 305–333. Boston: Little Brown and Comp. 1963.

SWAMINATHAN, R., KER, J., CARE, A.D.: Calcitonin and intestinal calcium absorption J. Endocr. **61**, 83–94 (1974).

TANAKA, Y., DELUCA, H.F.: The control of 25-hydroxyvitamin D metabolism by inorganic phosphorus. Arch. Biochem. **154**, 566–574 (1973).

WASSERMAN, R.H., CORRADINO, R.A.: Vitamin D, calcium and protein synthesis. In: Vitamins and Hormones, Vol. 31 (Eds. R.S. HARRIS, E. DICZFALUSY, P.L. MUNSON, J. GLOVER), p. 43–103. London: Academic Press, Inc. (London) 1973.

WASSERMAN, R.H., TAYLOR, A.N.: Vitamin D_3-induced calcium-binding protein in chick intestinal mucosa. Science **152**, 791–793 (1966).

WASSERMAN, R.H., TAYLOR, A.N.: Vitamin D-dependent calcium-binding protein. Response to some physiological and nutritional variables. J. biol. Chem. **243**, 3987–3893 (1968).

WASSERMAN, R.H., TAYLOR, A.N.: Intestinal absorption of phosphate in the chick: Effect of vitamin D_3 and other parameters. J. Nutr. **103**, 586–599 (1973).

WATSON, L., DALE, N.E.: The urinary excretion of calcium, phosphorus and creatinine in normal subjects and in patients with skin cancer. Clin. Sci., **31**, 77–86 (1966).

WILKINSON, R.: Polyethylene glycol 4000 as a continuously administered non-absorbable faecal marker for metabolic balance studies in human subjects. Gut **12**, 654–660 (1971a).

WILKINSON, R.: Studies of calcium absorption by the small intestine of rat and man. D. Phil. Thesis. – University of Leeds 1971b.

WILKINSON, R.: Absorption of calcium, phosphorus and magnesium. In: Calcium, Phosphate and Magnesium Metabolism (Ed. B.E.C. NORDIN). Edinburgh: Churchill-Livingstone 1976.

WILLS, M.R., ZISMAN, E., WORTSMAN, J., EVENS, R.G., PAK, C.Y.C., BARTTER, F.C.: The measurement of intestinal calcium absorption by external radioisotope counting: Application to study of nephrolithiasis. Clin. Sci. **39**, 95–106 (1970).

WILLS, M.R., ZISMAN, E., WORTSMAN, J., EVENS, R.G., PAK, C.Y., BARTTER, F.C.: The measurement of intestinal calcium absorption by external radioisotope counting: Application to study of nephrolithiasis. Clinical Science **39**, 95–106 (1970).

b) Physiological Role of the Parathyroid Glands

By

J.A. Parsons and Joan M. Zanelli

With 8 Figures and 1 Table

1. Introduction

1.1. Anabolic and Catabolic Patterns of Response

Classical descriptions of the effects of parathyroid hormone (PTH) were based largely on the results of injecting massive doses and on studies of overt clinical hyperparathyroidism. There is general agreement that the dominant response to high blood levels of PTH is a rapid and massive increase in bone breakdown, so that it is easy to understand how it came to be regarded as a catabolic hormone, principally an agent of bone destruction. A number of the earlier reviews of parathyroid physiology which share this general emphasis are still particularly worth consulting as guides to the extensive older literature (Thomson and Collip, 1932; Greep, 1948; Albright and Reifenstein, 1948; McLean, 1956; Munson et al., 1963).

However, it has also been clear for more than 40 years that parathyroid extracts given chronically in relatively low dosage stimulate bone formation (Selye, 1932; Pugsley and Selye, 1933; Shelling et al., 1933). The long history of histological, biochemical and physical evidence that the parathyroid glands are essential for normal bone formation and that low doses of PTH have an unmistakable anabolic effect on the skeleton is more fully reviewed elsewhere (Parsons, 1976). The five major physiological actions of PTH are listed in Table 1, which also indicates the way in which each action affects the plasma calcium concentration and the total calcium content of the organism. This presentation underlines the important point that the parathyroid glands have potentially contradictory effects on skeletal calcium content. Thus, detailed understanding of dose and time relationships is needed to predict whether the net effect of PTH on calcium balance will be positive or negative at a certain blood level and under a given set of nutritional circumstances.

In view of the fact that the last three actions listed in Table 1 are indisputably anabolic to the skeleton, it is instructive to consider why the physiological significance of their combined action was overlooked for so many years.

Table 1. Actions of parathyroid hormone (historical order)

Site of receptors	Action	Effect on	
		Plasma Ca^{2+}	Body Ca
Kidney	Diminished reabsorption of PO_4^{2-}	($\uparrow$)	?$\downarrow$
Bone	Destruction	$\uparrow$	$\downarrow$
Kidney	Enhanced reabsorption of Ca^{2+}	$\uparrow$	$\uparrow$
Intestine	Enhanced intestinal absorption of Ca^{2+}	$\uparrow$	$\uparrow$
Bone	Formation	$\downarrow$	$\uparrow$

First, all the anabolic effects are undramatic, depending on prolonged exposure to low levels of PTH for several days (in the case of intestinal calcium absorption) or weeks (in its effects on the cellular mechanisms of bone formation); they are correspondingly difficult to measure. In contrast, the osteolytic response is very rapid; as discussed in more detail below, a wave of osteolysis lasting many hours is set off by a peak of hormone concentration lasting only a few minutes after intravenous injection. The magnitude of the calcium flux produced by such rapid bone breakdown makes it the easiest to study of all hormonal effects on calcium metabolism.

Second, the circulating half-life of PTH is very short. The best estimates vary only between 2 and 10 min, and the shorter values are those obtained under the most physiological conditions. Infusions of bPTH 1–34 by Silverman and Yalow (1973) and of hPTH 1–34 in our own laboratories (Zanelli and Rafferty, unpublished) show that disappearance of any endogenous amino-terminal fragment which may exist is unlikely to be slower. As discussed in more detail in another chapter (Habener and Potts, this Volume p. 577ff.), the major product of metabolism is a large fragment comprising the middle and carboxyterminal regions of the molecule (MC fragment). This persists in the circulation at least ten times as long as the secreted hormone, but is apparently devoid of biological effect. Since existing sensitive immunoassays in clinical use measure principally the MC fragment, its misleading persistence in the circulation has tended to conceal just how low are the normal blood levels of bioactive PTH (bio PTH).

In order to set in context the very different patterns of high-level and low-level response to PTH, it seems important at this early stage in discussion to compare the best current estimates of normal levels of bioPTH with the concentrations known to be predominantly osteolytic.

Extensive cross-comparison of measurements of immunoreactive PTH (iPTH) made with different antisera and calibrated with chemically defined fragments has lowered estimates of the normal level of iPTH to about 10^{-10} gm/ml (in terms of the 84-residue native hormone). Even of this low level, which presumably represents amino-terminal fragments as well as intact hormone, much is probably biologically inactive (Silverman and Yalow, 1973; Arnaud et al., 1974; Fischer et al., 1974; Segre et al., 1974; Habener et al., 1976; Barling et al., 1975; Woodhead et al., 1977).

The immunoassay evidence is therefore compatible with the calculations of Parsons and Reit (1974) and Parsons et al. (1975) that the circulating level of bioPTH cannot greatly exceed 10^{-11} gm/ml (10^{-12} M). These were based on the excellent agreement of three independent estimates that the normal rate of secretion of the parathyroids is about 0,1 units/kg/h, together with the generally agreed estimates of the short circulating half-life already mentioned. Direct confirmation that the bioactive levels are normally below 10 pg/ml has recently come from the newly developed cytochemical bioassay for PTH, depending on specific cytochemical responses of slices of the guinea pig kidney (Chambers et al., 1977 and Zanelli and Parsons this Volume p. 599ff.).

However, a review of in vitro and in vivo evidence indicates that the concentrations of PTH required to significantly increase bone breakdown lie between 10^{-9} and 10^{-6} gm/ml of bPTH 1–84 (10^{-10} to 10^{-7} M), the exact value depending on the species and the method of measurement (Gaillard, 1961, 1965, 1968; Raisz, 1970; Parsons and Reit, 1974; Hekkelman et al., 1975; Gaillard et al., 1977). Thus, the evidence indicates that the normal circulating concentration of bioPTH is about two orders of magnitude below the significantly osteolytic level. Much emphasis will therefore be placed in this review on the mechanisms of the chronic responses to low levels of PTH.

1.2. Biosynthesis and Metabolism of PTH

This topic is more extensively considered in another chapter (HABENER and POTTS, this Volume, p. 577ff.) and only a brief summary will be given here in discussing the physiological significance of PTH metabolism. It is now clear that, like other hormonal peptides (STEINER, 1976), PTH is synthesised as a large precursor molecule and must undergo several stages of enzymatic cleavage to form the 84-residue peptide which is the principal product extractable from the glands.

The chain initially synthesised (pre-proPTH) appears to contain 115 amino acids, with the additional residues all at the amino terminus. This undergoes cleavage to form proPTH before release from the endoplasmic reticulum. This prohormone, which is the stored form, is distinguishable from the secreted 84-residue molecule only by an additional strongly basic hexapeptide at the amino terminus. This has the same sequence (Lys-Ser-Val-Lys-Lys-Arg) in human as in bovine material.

During their studies of hormone biosynthesis, KEMPER et al. (1974) found that bovine parathyroid tissue incubated in vitro also secretes large quantities of a large non-hormonal molecule which they named parathyroid secretory protein (PSP). The secretion rate of this protein responds in parallel with that of PTH to changes in concentration of calcium in the medium, strikingly recalling the known characteristics of neurophysin (BISSET, 1976). The function of PSP is still unclear, and it is unknown whether it, or either precursor or the prohormone-specific hexapeptide, ever enter the circulation in health or disease.

There is biochemical and histochemical evidence of very active proteolysis in parathyroid cells (PEARSE and TREMBLAY, 1958), and remarkably high rates of intracellular degradation of newly synthesized hormone were noted in the in vitro studies cited. The parathyroid stores much less hormone than other endocrine glands such as the pituitary, and it may be that a rapid increase in its secretion is achieved by reducing intracellular degradation as well as by increase in the rate of biosynthesis (POTTS, 1976).

After secretion, the 84-residue PTH undergoes several further stages of enzymic fragmentation. The biological significance of these various specific cleavages is still incompletely understood, but the structure–activity studies later to be described indicate that considerable further shortening toward the amino-terminus can occur without loss of biological activity.

Thus, one of the most tantalising uncertainties in our present understanding of parathyroid function is whether an enzymic cleavage somewhere between residues 84 and 25 plays a role in normal physiology, generating a bioactive amino-terminal fragment which might contribute to the effects of the hormone. At least one shortened form of the hormone retaining essentially full biological activity has been obtained from natural sources; the fragment bPTH 1–65, isolated from fresh-frozen beef parathyroids, is indistinguishable from the native hormone in several bioassay systems (MURRAY et al., 1975). Since residue 65 is the basic amino acid lysine, this peptide probably results from action of a trypsin-like enzyme, but it has not been established whether it originates within the gland in vivo or by post-mortem proteolysis.

A major reason for the persisting uncertainty about the biological significance of circulating PTH fragments is that the heterogeneity of plasma PTH has not yet been definitively investigated by biological assay. The newly developed cytochemical bioassay has not so far been applied to the problem, and even the most sensitive bioassays for PTH previously available required concentrations 10^4 or 10^5 times higher than the (probable) normal plasma level. One study depending on in vitro bioassay of plasma samples concentrated by membrane filtration has indeed indicated that a bioactive fragment may circulate in hyperparathyroidism (Canterbury et al., 1973). However, proteolysis during the preparation of samples was not rigidly excluded and bioassays after concentration have a poor record of reliability in the history of other hormones. Thus, current views on the significance of fragmentation rest principally on evidence obtained by radioimmunoassay; they cannot be evaluated without discussing some of the pitfalls of the latter.

Antisera raised to a peptide hormone typically contain several populations of antibodies reacting to different regions of the molecule. Thus, displacement of radioactive PTH tracer observed on addition of a plasma sample may indicate the presence of one or several immunoactive molecular species and is far from simple to interpret. In addition, the regions of the PTH sequence conferring immunological activity are in general quite distinct from those which elicit a biological response. Relatively few antisera (and very few of high affinity) have been found to react with the amino-terminal bioactive regions of the molecule, perhaps because this part of the sequence is relatively invariant between species and therefore poorly immunogenic.

Comparison by Habener et al. (1971) of the native hormone with immunoreactive PTH (iPTH) in thyroid vein blood and in the general circulation (using two very different antisera) made it reasonably certain that the secreted form of the hormone is the 84-residue peptide extractable from parathyroid glands. Further cleavage appears to be a peripheral event, occurring principally in the vascular beds of the kidneys and liver (Canterbury et al., 1975; Singer et al., 1975). The contrary opinion of Silverman and Yalow (1973) that substantial cleavage to smaller fragments may occur before secretion seems to have been based on very long half-life estimates of the fragments in renal failure, which are untypical of the normal situation.

Whether secreted or administered, the 1–84 peptide disappears very rapidly from the circulation, and the shortest estimates of its half-life are those obtained under the most physiological conditions (e.g., $t^1/_2 = 2$–4 min when estimated by infusion of calcium to arrest endogenous PTH secretion in unanaesthetized cows; Blum et al., 1974).

No agreement has been reached on the nature of the much smaller amounts of activity detectable by amino-terminal sequence-specific assays, and it is thus unknown whether the biological response to parathyroid secretion is due solely to a low level of intact 1–84 hormone or is partly accounted for by a circulating amino-terminal fragment. The shortest peptides believed to retain biological activity would have molecular weights of 3000–4000 (see below). Neither Habener et al. (1972, 1976) nor Segre et al. (1972, 1974) detected N-terminal reactivity in this size range after gel filtration of sera, but they could not exclude concentrations of the order of 10 pg/ml which would be sufficient to exert biological activity. Canterbury et al. (1973), Silverman and Yalow (1973), Arnaud et al. (1974) and Fischer et al. (1974) have all reported a minor serum component with amino-terminal immunoactive or bioactive properties in hyperparathyroidism. However, the experiments of Canterbury et al. unfortunately depended on a concentration procedure which could readily have been accompanied by in vitro fragmentation. Thus, it has so far proved impossible to estimate the biological significance of those immunoactive fragments that have been reported.

Perhaps the most direct illustration of the frustrations involved in trying to deduce changes in biological activity from immunoassay of peripheral blood comes from important studies by Mayer and his colleagues in which endogenous parathyroid secretion was monitored by collecting thyroid venous blood in calves (MAYER, 1975; MAYER *et al.,* 1975). In these circumstances, secretion of iPTH can be measured unambiguously because samples contain only the 1–84 hormone, though a persistent immunoactive component is seen in the peripheral blood of cattle (just as in man) after the infusion of exogenous hormone (HABENER *et al.,* 1972, 1976; MAYER *et al.,* 1975). The rate of secretion was seen to increase 17-fold in response to induced hypocalcaemia, although peripheral levels of "total iPTH" increased only 1.5- to 3-fold. Correspondingly, infusion of bPTH at 20 times the rate of normal endogenous secretion was required to elicit a similar threefold peripheral change

These results of progressively increasing the rate of entry of hormone to the circulation could be represented by a linear iPTH increase of low slope superimposed on a high basal level. They are consistent with rapid disappearance of the secreted 1–84 hormone, accompanied by conversion of a small proportion into a persistent fragment. However, they are difficult to reconcile with the fact that iPTH fell 75% within a few minutes of starting a calcium infusion to cows (BLUM *et al.,* 1974), which at first sight might imply that most of the iPTH in this species consists of labile intact hormone. Further investigation of the bovine model is clearly required and may reveal a physiological explanation for the complexity, such as a possible renal threshold for one or more hormonal components or calcium dependence of the pattern of enzymic cleavage.

Another approach to investigating the biological significance of fragmentation was adopted in a careful and informative study by GOLTZMAN and his colleagues (1976), incubating bovine PTH and its 1–34 fragment with renal cortical membranes from various species. Comparison of the kinetics of enzymic cleavage and adenylate cyclase stimulation provided strong evidence that the 1–84 hormone was fully active without cleavage in evoking this high-dose biochemical response in the kidney. Unfortunately, evidence discussed elsewhere on the wide discrepancies between dose relationships and structure–activity requirements of the various renal responses in vitro and in vivo makes it quite uncertain, whether adenylate cyclase activation mediates either of the normal calcium-retaining or phosphaturic actions of PTH on the kidney (PARSONS *et al.,* 1975). However, extension of the sophisticated in vitro methods to bone as well as kidney cells and their refinement to detect biological responses at normal circulating hormone levels may make them vitally important in investigating the mechanisms which underlie in vivo patterns of action.

1.3. Interpretation of Current Immunoassay Measurements

It is important to appreciate that what is now known of the pattern and kinetics of PTH metabolism completely invalidates some of the more literal interpretations which have been placed on current iPTH measurements, and that N- and C-terminal-directed assays both have particular limitations. Separate quantitation of iPTH fragments is seriously needed to improve biological understanding, because SEGRE *et al.* (1974) found that in a series of normal and hyperparathyroid human venous samples, measurements made with a C-terminal sequence-specific assay were up to 20-fold higher than corresponding N-terminal estimates.

Paradoxically, the best antisera for diagnosis of hyperparathyroidism may be those which do not detect the bioactive components of iPTH. For example, the assay of REISS and CANTERBURY (1968), which is reported to detect iPTH in all normal subjects and to discriminate particularly clearly between normal and hyperparathyroid levels, has predominantly carboxy-terminal specificity (Canterbury *et al.*, 1973). Arnaud *et al.* (1974) compared the results of N-terminal and C-terminal assays in a series of normal and hyperparathyroid subjects. As many as 40% of patients with surgically proven hyperparathyroidism lay within the rather wide range of normal values estimated by a system which was predominantly N-terminal, contrasting with less than 10% overlap when the same sera were studied by a C-terminal assay. On the other hand, the elevated iPTH levels were shown to fall on calcium infusion only by the N-terminal measurements and did not change significantly when assays were performed with carboxy-terminal directed antisera.

Thus, the clinical advantages of C-terminal systems in the differential diagnosis of hypercalcaemia appear to lie in the long half-life of the MC fragment, the effect of which is that these assays give estimates of parathyroid activity integrated over a relatively long time-constant. This characteristic would seem to make them less suitable for essentially kinetic studies such as localisation of abnormally functioning parathyroid glands or the suppressibility by infused calcium of secretion from adenomata (Potts *et al.*, 1971), situations in which systems with amino-terminal or mixed specificity have clear advantages. In view of the evidence that levels of peripheral iPTH are such a poor index of changing rates of glandular secretion, C-terminal assays also seem unsuitable for study of a possible diurnal rhythmicity of parathyroid secretion, which may result from the discontinuity of intestinal calcium absorption. The iPTH changes observed in preliminary investigations of this question (Dubé *et al.*, 1970; Arnaud *et al.*, 1971; Jubiz *et al.*, 1972) cannot be interpreted as changes in secretion with any sort of confidence; they might just as well result from a change in the proportion of secreted hormone converted into its long-lived fragment.

It can be seen that the precise localisation of further enzymic attack on the 1–84 hormone is a question of considerable biological interest, which can really only be answered by sophisticated physiological methods. The relatively easy study of fragments released by parathyroid tissue in culture or generated by incubating PTH with slices of the kidney or other organs is largely irrelevant because the sequence specificities of proteases activated by partial anoxia or physical damage to cells are unlikely to be the same as those which play a role in normal physiology. A far more promising approach is that of Canterbury *et al.* (1975), who introduced bovine PTH into the medium of a rat liver perfusion system. Gel filtration and immunoassay of the perfusate revealed, in addition to a peak in the 7000 MW region having carboxy-terminal specificity, a heterogenous 3500 MW peak containing N- and C-terminal components. At short intervals (15 min) after the start of perfusion, the amino-terminal component predominated and the peak showed biological activity in the rat kidney membrane adenylate cyclase system, its dose–dilution characteristics being similar to those of the native hormone. In view of the possible calcium dependence of the pattern of in vivo fragmentation, it is of considerable interest that the cleavage initially studied by Canterbury *et al.* with medium containing 4.4 mg Ca/100 ml was partly inhibited at 8.9 mg and almost completely at 12 mg/100 ml.

Among methods which can be applied in vivo, the limitations of localisation by sequence-specific immunoassays have been discussed by Segre *et al.* (1972). Study of the MC fragment does suggest that it is formed by cleavage somewhere between residues 14 and 34, but it cannot be assumed that any bioactive fragment which may exist results from this same event.

In an ingenious application of the Edman technique for stepwise removal of residues from the amino-terminus, Segre *et al.* (1974) prepared bovine PTH radio-iodinated on the single tyrosyl residue at position 43 and injected it intrave-nously to dogs. The number of degradation cycles to release iodotyrosine was then determined on serial plasma samples. In early samples, the greatest release occurred after ten cycles (in contrast to the 43 cycles which were required to release tyrosine from intact PTH), indicating the presence of a circulating fragment having residue 34 of bPTH as its new amino-terminus. The method adopted to label the bPTH must have inactivated it by oxidising both methionine residues with considerable alteration of charge distribution, but virtually identi-cal rates of disappearance of intact hormone and appearance of an MC fragment were observed by sequence-specific radioimmunoassay in similar experiments using unlabelled hormone.

1.4. Structure–Activity Relationships

The structural requirements for biological activity in the PTH molecule have largely been deduced from study of synthetic fragments representing parts of the amino-terminal sequence (TREGEAR *et al.,* 1973; PARSONS *et al.,* 1975). Both in vitro and in vivo assays were used, the latter including methods with intravenous as well as subcutaneous administration to provide some evidence on the extent of inactivation in tissues at the injection site. Details of the mechanisms involved in these assays are fully discussed in another chapter (ZANELLI and PARSONS, this Volume, p. 599 ff.).

Important and revealing differences were observed between activities in three different systems. Expressed on a molar basis, the longest peptide studied (bPTH 1–34) had a little more than 100% of the activity of the native hormone in the in vitro adenylate cyclase assay and the intravenous chick hypercalcaemia assay. However, it had only 3% activity in the rat hypercalcaemia assay of Munson, which uses the subcutaneous route. This could be due entirely or in part to destruction by peptidases at the site of subcutaneous injection, and further experiments by intravenous infusion will be required to determine whe-ther it also reflects a lessened tendency to cause bone breakdown (as hinted at by evidence discussed elsewhere in this review).

The peptide next shorter at the carboxyl terminal (1–31) showed significantly lowered activity in both systems. Further C-terminal shortening was somewhat better tolerated in vitro than in vivo, but activity fell off sharply below residue 30 and was undetectable in the 1–26, 1–12 and 13–34 peptides or in an equimolar mixture of the latter two.

Fragments shortened at the amino-terminal end showed a more rapid fall-off in potency, the 3–34 peptide being devoid of stimulatory activity, though it does bind to membranes and have inhibitory properties in vitro (GOLTZMAN *et al.,* 1975).

In addition to defining the minimum chain length required for biological activity, the use of multiple assays for testing each peptide has provided prelimi-nary evidence on the more subtle question whether PTH receptors in various tissue have different structural requirements, so that certain fragments on analogues could, for example, have differential activity on kidney or bone. This has indeed proved to be the case, the fragment bPTH 2–34 having 2% activity on the rat kidney membranes, but 65% of full activity in mobilising calcium from bone in the chick. A lower activity in vivo than in vitro could readily be explained in terms of enhanced·metabolic destruction of the shortened frag-ments or difficulty of access to receptor sites, but the converse finding strongly suggests a qualitative difference between the two sets of receptors. This suggestion is reinforced by the finding that the analogue [desamino [1]] bPTH 1–34 shows a potency ratio between the two assays of more than 500 to 1, having very low activity in kidney membrane adenylate cyclase preparations from rat or several other species, yet more than half the activity of the native hormone in the chick hypercalcaemia assay (PARSONS *et al.*, 1975). (This interesting analogue is strikingly *more* potent than the unmodified fragment bPTH 1–34 in evoking phosphaturia when injected intravenously to rats, so that its further investigation is likely to illuminate the role of adenylate cyclase in renal physiology).

1.5. Evolution of Function

There can be little doubt that in vertebrates living on land, a major function of the parathyroid gland is to regulate the calcium content of the blood and extracellular fluid. Parathyroid secretion increases sharply if the calcium level falls (BLUM *et al.*, 1974), and PTH acts to restor normocalcaemia by three separate mechanisms shortly to be discussed, mediated through the kidney, intestine and skeleton. However, this concept of its role neglects the two other major effects of PTH: (a) the anabolic effect on bone, which is hypocalcaemic, as described in a later section; and (b) inhibition of tubular resorption of phosphate by the kidney.

As discussed in detail elsewhere (PARSONS, 1976), it would be possible to account more completely for the multiple actions of PTH if it evolved from a precursor whose original physiological role was to regulate the body fluid calcium concentration of fish in waters of varying calcium content. According to this concept, an action to stimulate membrane calcium transport at the gill and kidney would be fundamental. An anabolic effect on bone would have evolved as this tissue appeared, and a catabolic effect to mobilize calcium from bone in emergency would have been added only as vertebrates left the water and adapted to life on land (the stage at which the cellular and vascular machinery for acute bone breakdown first came to exist, as well as that at which the parathyroids first appeared as separate glands).

This scheme of evolution remains purely hypothetical and is summarised here only because of the emphasis it places on the renal and anabolic actions of PTH, which seem to the author to be of great physiological importance and therapeutic potential. Preliminary evidence has been obtained that the fish pituitary does contain a peptide like factor immunologically similar to the amino-terminal region of mammalian PTH (PARSONS *et al.*, 1978). However, much further work will be required to determine whether this is indeed identical with the hypercalcaemic pituitary factor (FONTAINE and LOPEZ, 1977).

2. Physiological Mechanisms

The mechanisms by which PTH acts to regulate calcium intake and excretion have been the subject of several reviews within recent years (EPSTEIN, 1968; WASSERMAN *et al.*, 1971; PARSONS, 1976, 1978). Only a summary is possible here, with references to recent work.

2.1. Control of Secretion

An increasing rate of parathyroid secretion as the plasma calcium level falls was first established by PATT and LUCKHARDT (1942). Radioimmunoassay

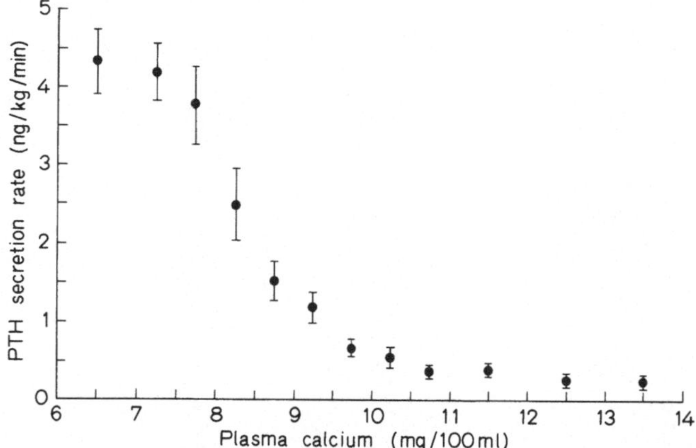

Fig. 1. Secretory response of the parathyroid glands to changes in plasma calcium concentration. The data represent results of experiments on 3 calves. The solid symbols indicate the mean secretion rate for either 1.0 or 0.5 mg/100 ml ranges of plasma calcium concentration and the vertical bars indicate the SE. The figure is a composite of measurements made during periods of declining calcium concentration as well as periods of rising calcium concentration. (From MAYER, 1975 by permission of the author and publishers)

studies of the relationship in vitro and in vivo have led to some controversies, explicable by the ambiguities of immunoassay and the generally unphysiological nature of in vitro preparations.

The most accurate picture of normal physiology is probably that given by the in vivo studies conducted by MAYER and his colleagues, to which reference has already been made (BLUM *et al.*, 1974; MAYER, 1975). As shown in Figure 1, at normal calcium levels secretion appears to be close to a non-suppressible basal rate. This rate appears to depend on the mass of functional parathyroid cells (POTTS, 1976). The dependence on cell mass may account for the abnormally high basal secretory rate in patients with a parathyroid adenoma, a rate which is not suppressed by hypercalcaemia and which often shows an abnormally steep rise if the plasma calcium is lowered. It also accounts well for the observation of GITTES and RADDE (1966) that implantation of additional parathyroid glands taken from other rats of the same inbred strain leads to hypercalcaemia, graded according to the number transplanted.

When the plasma calcium level falls, whether spontaneously or following infusion of a chelating agent, the rate of secretion increases sharply, the greatest changes occurring between levels of 7.5 and 9.5 mg calcium/100 ml. Ingestion or infusion of phosphate only stimulates parathyroid secretion if it leads to hypocalcaemia, and is without effect if the plasma calcium level is maintained (POTTS *et al.*, 1968a; REISS *et al.*, 1970).

2.2. Actions on the Kidney

Perhaps the clearest illustration of the importance of parathyroid regulation of renal calcium handling under normal physiological and clinical conditions can be found in the work of NORDIN and PEACOCK (1969). They studied the relationship between urinary calcium excretion and the serum calcium level,

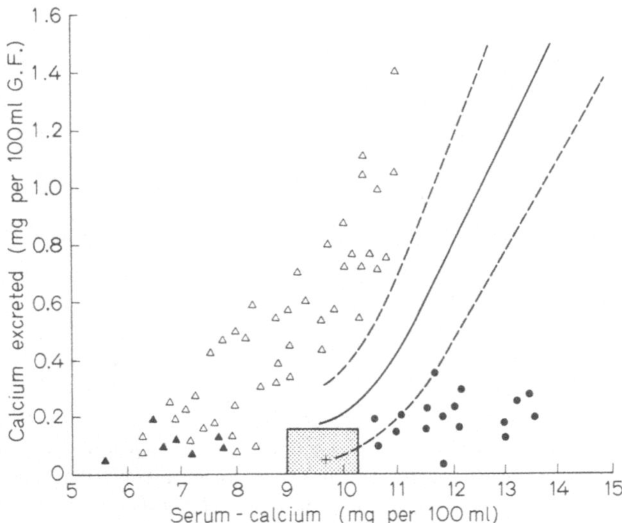

Fig. 2. Relation between urinary calcium excretion (as mg/100 ml glomerular filtrate) and serum calcium during calcium loading in clinical hypoparathyroidism (△) and hyperparathyroidism (●). The solid and broken lines show the mean values (± 2 s.d.) obtained in normal subjects and the shaded area represents the normal basal range. Methods used are described by Peacock, Robertson and Nordin (1969). All the hypoparathyroid subjects lost large quantities of calcium in the urine even at subnormal serum levels, while the hyperparathyroids retained calcium even in the face of quite severe hypercalcaemia. (From Nordin and Peacock, 1969 by courtesy of the authors and the publishers)

giving calcium infusions to normal subjects and patients with disturbed parathyroid function. As shown in Figure 2, all the hypoparathyroid subjects lost large quantities of calcium in the urine even at subnormal serum levels, while the hyperparathyroids retained calcium even in the face of quite severe hypercalcaemia.

It is important to note that both the PTH-induced calcium transport processes tending to increase the mineral content of the organism are activated by receptors in the kidney, particularly in view of the remarkable sensitivity of these receptors, indicated by applying cytochemical techniques to kidney slices. As illustrated by Figure 3, a highly specific activation of several enzyme systems can be seen within minutes of incubation with very low concentrations of PTH (Chambers et al., 1978).

Careful comparison with recognisable histological and topobiochemical features in the kidney led to the following localisations: (1) The activation of carbonic anhydrase and brush-border alkaline phosphatase seems to occur throughout the proximal tubule. (2) An NADPH-oxidation system, (which might be involved in the introduction of a second hydroxyl group to 25-hydroxycholecalciferol), is localised in the final straight part of the proximal tubule. (3) Activation of glucose-6-phosphate dehydrogenase occurs principally in the region of the distal convoluted tubule, lying close to the related glomerulus and arteriole. All of these activations were dose related in the range 0.01–1 pg/ml, while the NADPH-diaphorase pathway and G-6-PD activation could be seen at concentrations as low as 0.001 pg/ml.

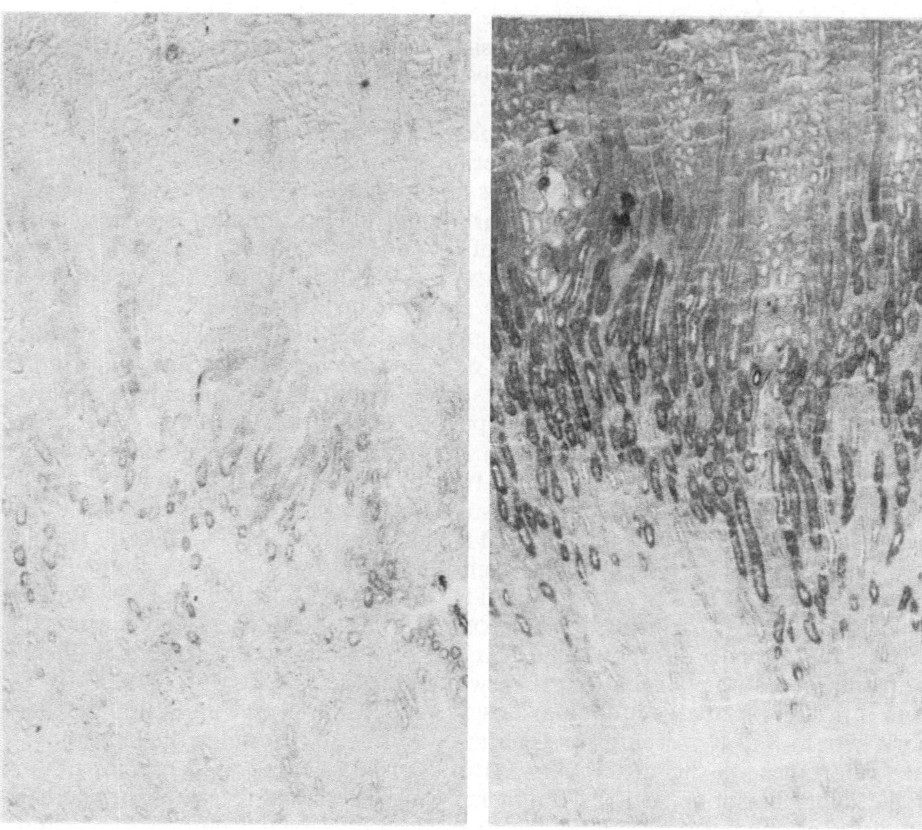

(a)

Fig. 3a and b. Photomicrographs (magnification ×40 on print) made from 3×5 mm segments of guineapig kidney held in maintenance tissue culture for 5 hr to allow decay of endogenous PTH activity a). Identical segments were subsequently incubated for 8 min with bPTH 1–84 at a concentration of 1 pg/ml b). All segments were then sectioned at 16 µm and reacted to demonstrate NADPH-diaphorase activity according to the technique of CHAMBERS *et al.* (1978). The cortex is seen at the top of both photographs and reacting regions (pars recta) are clearly localised in the cortico-medullary region as described in the text

All these sites of enzyme activation correspond with the regions in which adenylate cyclase activation by PTH was reported in micro-dissected tubules from the rabbit kidney by CHABARDÈS *et al.* (1975), who observed threshold activation at 10^{-9} gm/ml in the proximal convoluted tubule. Much further work will be required to correlate these regions of specific enzyme activation with other available information on the mechanism of renal responses to PTH. Stop-flow and micropuncture studies have shown that calcium reabsorption is closely associated with reabsorption of sodium and takes place at proximal and distal sites, but only its distal component is enhanced by PTH (WIDROW and LEVINSKY, 1962; FRICK *et al.*, 1965; AGUS *et al.*, 1973).

PTH simultaneously *reduces* reabsorption of sodium, calcium, phosphate and bicarbonate in the proximal renal tubule (HELLMAN *et al.*, 1965; AGUS *et al.*, 1971; FROELING and BIJVOET, 1974). So far as calcium is concerned, the distal action predominates and the overall effect is to retain calcium (at a constant filtered load). Most of the sodium rejected proximally is absorbed distally, and PTH causes only a minor natriuresis. However, the rejection of phosphate by the proximal tubule results in a substantial phosphaturia, accompanied by bicarbonate excretion.

The exact significance of this complex PTH-induced rearrangement of ion fluxes is still not understood. However, it can be viewed at least in part as an adaptation to the function of bone as an emergency calcium reservoir (FROE-LING and BIJVOET, 1974), because bicarbonate, like phosphate, is liberated as a counter-ion during the mobilisation of calcium from bone.

The stop-flow experiments of SAMIY et al. (1965), which first established that a major part of the phosphaturic response to injected PTH was due to inhibition of tubular reabsorption at a proximal site, did not exclude a similar effect in the distal tubule. The work of AMIEL et al. (1970) and BECK and GOLDBERG (1974) showed that under some conditions the distal site reveals a considerable phosphate-handling capacity. Comparative studies have been made in the dog by KNOX and LECHENE (1975) using micropuncture, (which is most informative about the proximal tubule), as well as a stop-flow technique (particularly suited to study of the distal site). In the micropuncture studies, they infused the synthetic fragment bPTH 1–34 at a rate of 0.6 µg/kg/h, which they believed to be physiological (though it is 15-fold greater on a molar basis than the infusions of 0.1 µg/kg/h bPTH 1–84, which caused marked hypercalcaemia in the experiments of PARSONS and REIT (1974), also using dogs). Knox and Lechene interpret their data as indicating a much greater distal contribution to the phosphaturia than was deduced by AGUS et al. (1971, 1973) from infusing essentially equimolar doses of bPTH 1–84 (1.5 µg/kg/h). Further work with lower rates of infusion is clearly required to determine the physiological importance of the distal phosphaturic response, and direct comparison of the intact hormone with its fragment seems necessary to establish whether the different conclusions may be due to differential sensitivity of proximal and distal tubular receptors to the two peptides or (as suggested by KNOX and LECHENE) to differences in dose.

Interplay between the metabolism and action of PTH and Vitamin D in the kidney is a topic on which much information is already available, although it still seems certain to prove a fruitful area for further investigation. Evidence on specific metabolic cleavages of PTH in the kidney is discussed in another chapter (HABENER and POTTS, this Volume p. 577 ff.) and the evidence which established the fundamentally important hormonal role of the highly active Vitamin D metabolite 1,25-dihydroxycholecalciferol is extensively reviewed elsewhere by the chief protagonists in its investigation (KODICEK, 1972; 1974; DE-LUCA, 1974, 1976; NORMAN and HENRY, 1974).

The finding of a metabolite still more polar than 25-hydroxycholecalciferol associated with the nuclear chromatin of intestinal mucosa (HAUSSLER et al., 1968) and the demonstration that the second hydroxylation involves specific loss of tritium from the 1 position in a double-labelled tracer and occurs uniquely in the kidney (LAWSON et al., 1969; FRASER and KODICEK, 1970) opened a new era of excitement in the understanding of calciferol action.

The newly discovered metabolite was active at such low plasma levels that early experiments on the regulation of its biosynthesis were carried out exclusively by radioactive tracer techniques. As discussed in detail elsewhere (PARSONS, 1978) in vivo and in vitro studies by several groups initially provided confusing evidence, showing that under different circumstances PTH might either increase or decrease formation of labelled 1,25-dihydroxycholecalciferol.

Such evidence clearly documents that in this system (as in most others) it is impossible to obtain definitive information on control function from experiments in vitro. Only biochemical modulations seen to occur under unquestionably physiological conditions can be interpreted with any confidence as having control significance, and in vivo studies always provide the final evidence to distinguish what *does* occur from the many biochemical changes which in vitro evidence shows *could* occur.

There is therefore particular interest in the measurements of HAUSSLER *et al.* (1975, 1976) showing that plasma levels of 1,25-dihydroxycholecalciferol are almost doubled in primary hyperparathyroidism and halved in hypoparathyroidism. Both sets of measurements were significantly different from those of a control group. Further data on the clinical correlation of levels of this hormonal metabolite of calciferol are eagerly awaited, as is the fuller investigation of its possible decrease with age, hinted at by EISMAN *et al* (1976). If confirmed, the latter may well prove connected with the age-related decrease in parathyroid function documented by FUJITA *et al.* (1978), but measurements of biologically active circulating PTH will be needed for a full understanding of functional interaction between the hormones.

Studying the part played by PTH-accelerated synthesis of 1,2-dihydroxycholecalciferol in mediating adaptation to dietary deficiency of calcium and phosphate, TANAKA and DELUCA (1973) showed that rats maintained on a diet low in phosphorus produce the active metabolite whether they have been thyroparathyroidectomised or not. On the other hand, rats maintained on low-calcium diets, which also produce the 1,25-dihydroxy compound, lose this ability within 48 h after thyroparathyroidectomy. Correspondingly, adaptation to a low-phosphate diet was still seen in rats receiving all their cholecalciferol as the 1,25-dihydroxy-metabolite but, under these circumstances, no adaptation occurred to a low-calcium diet (RIBOVICH and DELUCA, 1975).

Parallel findings have been reported in the chick by BAXTER and DELUCA (1976), who measured calcium absorption from a duodenal loop, and by FRIEDLANDER *et al.* (1977), measuring the intestinal content of calcium-binding protein. These two indications of absorptive activity were compared with 1-hydroxylase activity in homogenised kidney tissue, obtained after a period on calcium- or phosphate-deficient diets. Confirming the earlier findings in rats, it was concluded that the stimulation of calcium absorption by a low-calcium diet was due entirely to increased synthesis of the active calciferol metabolite (inferentially a consequence of parathyroid stimulation). On the other hand, low-phosphate intake stimulated the 1-hydroxylase in chicks much less than in the earlier rat studies, and its effect in enhancing absorption was at least in part a direct intestinal response in this species.

The potential clinical importance of this work on altered calciferol metabolism in phosphate deficiency has been most clearly brought out by HUGHES *et al.* (1975) and HAUSSLER *et al.* (1976), who provided the essential confirmation of these postulated control relationships by direct measurement of the circulating levels of 1,25-dihydroxycholecalciferol in both rat and man. This removed any possibility of artefact in the earlier in vitro estimates of hydroxylase activity. Intact rats showed a four to five fold increase in plasma concentration of the 1,25-dihydroxy metabolite on low-phosphorus and low-calcium diets, whereas thyroparathyroidectomised animals responded only to the low phosphate.

The paper by HAUSSLER *et al.* (1976) contains a particularly clear discussion of the complex physiological interaction of the steroid and peptide systems in mediating a selective increase in plasma phosphate in response to phosphate deprivation (low plasma P→increased plasma 1,25-dihydroxycholecalciferol →increased gut absorption of Ca and P and liberation of both ions from bone→depression of parathyroid secretion→hypercalciuria, hypophosphaturia and raised plasma P).

Haussler *et al.* (1976) also draw attention to an intriguing parallel between phosphate depletion in rats and the human conditions of Vitamin D-resistant rickets and absorptive hypercalciuria, suggesting that these maladies provide two clinical examples of phosphate depletion without concomitant hyperparathyroidism. They report significantly elevated circulating levels of 1,24-dihydroxycholecalciferol in 18 cases of idiopathic hypercalciuria and suggest a plausible and testable sequence of pathological changes to account for this disorder (primary renal P leak→lowered plasma P→increased plasma 1,25 dihydroxycholecalciferol→increased gut absorption of Ca and P→depression of parathyroid secretion→hypercalciuria and hyperphosphaturia→stones).

The role played by Vitamin D metabolites in modulating or mediating components of the complex renal response to PTH is outside the scope of this review. It is extensively discussed elsewhere in connection with the vital distinction between Vitamin D-*dependent* and Vitamin D-*regulated* processes (Parsons, 1978). Evidence is there presented that calciferol metabolites probably play a functional role in modulating tubular reabsorption of phosphate, while the active tubular reabsorption of calcium stimulated by PTH may well include a strictly Vitamin D-dependent biochemical process.

2.3. Intestinal Calcium Absorption

The fact that enhanced formation of 1,25-dihydroxycholecalciferol was included in the foregoing discussion of renal responses to PTH has reduced the discussion needed under the present heading, because there is strong evidence that at least the greater part of the effect of PTH on the intestine is mediated by renal formation of this active metabolite of Vitamin D.

The existence of the major calciferol-mediated effect stands in the way of any in vivo experiments to reveal a direct intestinal action of PTH itself. In double-isotope experiments in our own laboratory, doses of PTH which caused near-maximal enhancement of intestinal calcium absorption in adult male rats caused no further enhancement of the response to maximal or sub-maximal doses of 1,25-dihydroxycholecalciferol (Parsons *et al.*, 1977). There was in fact a suggestion that addition of the peptide actually partly reversed the enhancement of absorption due the Vitamin D metabolite. This may have been due to the strikingly greater hypercalcaemia observed in the rats receiving both agents, which was clearly in the pathological range. These studies did not *exclude* a direct intestinal action of PTH; all that can be said is that the findings were compatible with mediation of the effect by enhanced formation of the active dihydroxylated calciferol metabolite.

With one exception, attempts to demonstrate a direct action of PTH on intestinal calcium transport in vitro have been unsuccessful. However, this may have been due to the unphysiological nature of isolated, partly anoxic gut sacs, in which transported substances must diffuse across both mucosa and serosa. It is fair to point out that the only in vitro preparation in which a positive PTH effect has been reported was the most physiological, being perfused via the vascular bed as well as through the lumen. Active calcium transport was reported to begin to increase 30 min after highly purified PTH was added to the perfusion fluid (OLSON *et al.*, 1972). Induction of protein synthesis seems an unlikely explanation for this rapid response. One might think rather of a possible effect of PTH on membrane permeability to calcium at some rate-limiting point in a pre-existing calcium transport system.

The above brief reference to mechanisms of calcium absorption raises an important source of difficulty in interpreting experiments on its control. This is that when calcium concentration in the intestinal lumen is high, uptake occurs principally by a passive (though saturable) process known as facilitated diffusion, whereas active transport predominates under conditions of scarcity (WASSERMAN and TAYLOR, 1969). Both processes are modulated by Vitamin D, but only the latter appears to be strictly D dependent and investigators have not always distinguished adequately between them. It seems clear that some animals (e.g., the rat) can be kept normocalcaemic by a sufficiently high-calcium diet even though completely D deficient and unresponsive to PTH (RASMUSSEN *et al.*, 1963). This effect is presumably due to intestinal calcium uptake by the diffusional process.

Although no clear model of the calcium transport mechanism at any membrane has yet emerged, it seems likely that a Vitamin D-dependent calcium-binding protein may play a vital role in both facilitated diffusion and active transport (for review, see WASSERMAN *et al.*, 1974). However, calcium binding alone cannot account for transport against an energy gradient. One of the simplest hypothetical mechanisms involves a calcium-binding molecule with reversible properties, which can move in an energy-dependent manner from one subcellular compartment to another. There is therefore particular interest attached to further study of calcium-binding glycoproteins such as that described in mitochondria by SANDRI *et al.* (1976). It is easy to conceive that 1,25-dihydroxycholecalciferol might enhance the synthesis of active molecules of this type simultaneously with its established action in stimulating formation of the known passive (cytoplasmic) calcium-binding protein.

An interesting fresh approach to the search for the molecules involved in active calcium transport is that of Lawson and his colleagues, who have observed that the messenger RNA, extractable from chick intestinal cells after exposure to the active Vitamin D metabolite, is much larger than would be required to code only for a protein the size of chick intestinal calcium-binding protein. Using the elegant technique of incubating intestinal slices from steroid-treated birds in the presence of ^{3}H-leucine and from calciferol-deficient birds in the presence of ^{14}C-leucine, they were able to fractionate solubilised proteins by gel electrophoresis and to identify those whose synthesis is stimulated by the vitamin by an increase in the ^{3}H/^{14}C ratio. The known calcium-binding protein was the only cytoplasmic protein whose synthesis was found to be increased, but at least three additional brush-border proteins whose formation is stimulated by Vitamin D have so far been revealed (LAWSON *et al.*, 1977).

In many clinical and experimental situations, intestinal transport of phosphate is enhanced by the PTH-dependent calciferol metabolite mechanism more or less in parallel with the enhancement of calcium transport. However, there has long been convincing evidence that these two transport processes are in fact separable and involve different mechanisms (HARRISON and HARRISON, 1961; WASSERMAN and TAYLOR, 1973). Thus much further research on the important topic of intestinal mineral transport is still required, and major advances in understanding of the complex mechanisms involved can be expected within the next few years. The possibility of contributions from comparative endocrinology should not be overlooked, because MacIntyre and his colleagues have shown that injection of 1,25-dihydroxycholecalciferol causes striking hyperphosphataemia without hypercalcaemia in eels (MACINTYRE *et al.*, 1976). They advanced the hypothesis that this active metabolite may originally have evolved to mediate phosphate homeostasis in the sea, where calcium is abundant but phosphorus is the limiting factor in the survival of many organisms, occurring at a concentration of only 1 mg phosphorus per metric ton (URIST, 1976).

2.4. Actions on Bone: General

The actions of PTH on the skeleton are at first sight confusing, because it appears to affect directly or indirectly every metabolic process involved in bone formation and destruction. As argued in detail elsewhere (PARSONS, 1976), it appears possible to resolve much of this complexity by grouping individual effects according to their broad physiological significance as *anabolic* (contributing to the formation and mineralisation of bone) or *catabolic* (involved in bone demineralisation and destruction). This has the additional advantage that it clearly relates the effects of PTH on the skeleton to its effects on external calcium balance with the environment, discussed above in relation to the summary of Table 1.

In making such a classification, one is immediately confronted by the fact that the action of the parathyroids on bone formation is biphasic; this process being stimulated by PTH in some circumstances and depressed in others. However, on reflection this fact is seen to increase the value of the distinction between anabolic and catabolic effects, because *depressed formation is only seen in association with enhanced destruction,* and should correctly be classified as a catabolic response. The generalisation then emerges that anabolic effects are evoked by long exposure to low blood levels, or appear with a long latency after pulse exposure to high blood levels. In contrast, catabolic effects appear rapidly in response to high doses, and persistent high blood levels inhibit the anabolic component. Thus, the overall pattern of response is both dose-dependent and time-dependent.

As discussed in earlier sections, it is the principal thesis of this review that previous assessments of the physiological role of the parathyroids have been distorted by a heavy bias towards catabolic effects in the great majority of experiments carried out during the past 50 years. One reason for this bias is that the catabolic effects are in general faster and more obvious than the anabolic, particularly under the conditions of relatively short-term experiments. Another is that the in vitro systems which have made important contributions to the understanding of bone breakdown in general favour catabolic effects and are not well adapted to the study of bone formation. However, some in vitro systems which can show anabolic effects are being developed and will be described under the appropriate heading.

2.4.1. Anabolic Actions

Since the publications in 1932 and 1933 referred to in the introduction to this review, an overwhelming body of evidence has accumulated that low doses of PTH stimulate the proliferation of osteoblasts and bone formation. The following summary refers only to the principal studies which illuminate the dose and time relationships of this effect and have contributed to our limited present understanding of its mechanisms. For a fuller listing of papers on the anabolic effect, the reader is referred to a more detailed account published elsewhere (PARSONS, 1976).

The earliest convincing evidence that parathyroid extract (PTE) could stimulate bone formation was obtained histologically. SELYE (1932) and PUGSLEY and SELYE (1933) found that the hypercalcaemia caused by daily injection of 20 units of PTE to young (200 gm) rats was not sustained. The plasma calcium level reached its maximum at the fourth day, as did the proliferation of bone cells, both osteoclasts and osteoblasts. By the twelfth day, the calcium and the osteoclast count had returned to normal, but numerous osteoblasts persisted. If treatment was continued, huge amounts of bone tissue were formed, leading to a picture which was described as that of „marble bone". Treatment with lower doses of PTE (five units on alternate days) led directly to the osteoblastic stage, apparantly without proliferation of osteoclasts.

Definite physical evidence of hyperostosis was also reported in rats treated chronically with PTE by SHELLING et al. (1933), who determined the ratio of the weight of each extracted dry femur to the body weight of the corresponding animal in a series injected daily for 14 or 21 days. The average ratios in groups receiving 0.1, 1.0 and 10.0 units of PTE daily were 0.00147, 0.00151 and 0.00160 respectively, while the control group averaged 0.00138, in close agreement with normal values published elsewhere. These authors also reported X-rays and histological evidence of increased bone mineral volume.

Large increases in radiological density of metaphyseal bone were shown in the study of KALU et al. (1970), who injected young (50 gm) intact and parathyroid-ectomised rats at a dose level of 50 units of PTE or PTH daily for 20 days. These authors also demonstrated increased incorporation of radiolabelled proline into bones of the hormone-treated animals. Their anatomical and biochemical findings were both confirmed by WALKER (1971), who showed that the magnitude depended on the age at which administration of hormone was begun, being greatest when injections were given to the mother 4 days before delivery and continued after birth.

A PTH-induced stimulus to bone formation would be difficult to explain if it were not established that this hormone can increase the numbers or activity of osteoblasts. It is immediately necessary to account for the fact that many authors have reported exactly the opposite effect, i.e., a marked suppression of osteoblasts. On careful comparison the important common factor becomes clear, that all the studies reporting suppression have been acute experiments using high doses of hormone. Perhaps the best illustration of this is provided by the experiments of HELLER et al. (1950), which are more often cited for their observations on osteoclasts. In spite of giving single doses of to 1000 units, which initially caused complete disappearance of osteoblasts in the 100 gm rats employed, HELLER et al. commented on a striking rebound in osteoblast numbers and activity, leading to tremendous overgrowth of spongy bone, 4–7 days after the injection. Similar, though less dramatic, changes were seen in puppies receiving 100 units of hormone per kg. All these results might have been due at least in part to compensatory secretion of calcitonin, but they have been confirmed in thyroxine-maintained thyroparathyroidectomised rats by WEISBRODE et al. (1974), using electron microscopy, and at a light-microscopic level by McGUIRE and MARKS (1974).

The initial depression and delayed proliferation of osteoblasts indicated by the above experiments receives independent confirmation from an important autoradiographic study by BINGHAM et al. (1969), who used the incorporation of tritiated uridine as a marker to study the effect of PTE on RNA synthesis

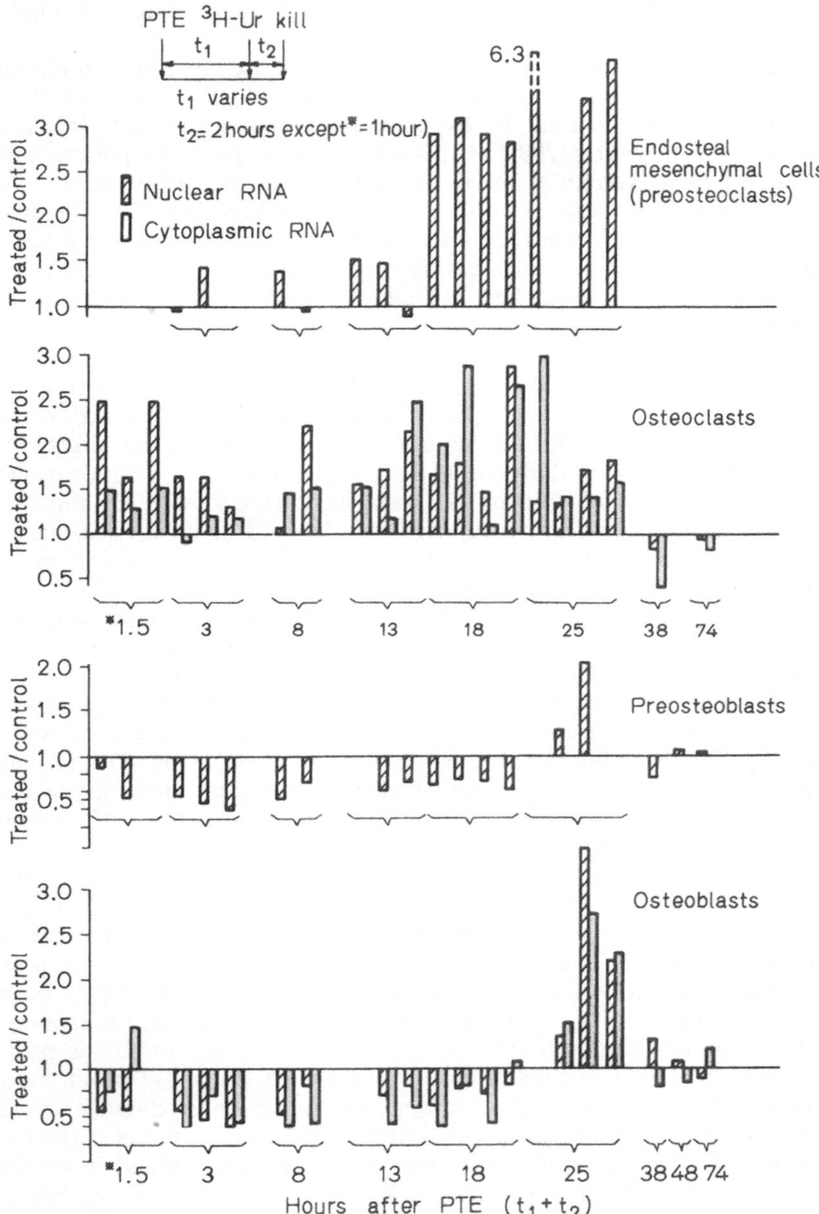

Fig. 4. Effects of PTE on incorporation of ³H-uridine in different bone cell types of the mid-shaft of the femur in young rabbits. The amount of ³H-uridine incorporated into nuclear and cytoplasmic RNA over a short period of time in different cell types was measured at various times after injection of PTE. Results were compared between PTE-treated and paired control animals in the same litter. Each bar or pair of bars in the histogram represents the ratio of the results from each pair of animals. Osteoblasts and preosteoblasts were studied on the periosteal surface and osteoclasts and mesenchyme cells on the endosteal surface of the mid-shaft of the femur of each animal. Results for different cell types from the same animals appear vertically above each other in the histograms. (From Bingham, Brazell and Owen, 1969 by courtesy of the authors and the publishers)

in different cell types in the bone of young rabbits. As shown in Figure 4, the earliest effects observed were an increase in the synthesis of nuclear and cytoplasmic RNA by osteoclasts, which occurred within a few hours, accompanied by a corresponding increase in synthesis of protein and mucoprotein by these cells and by depression of activity in osteoblasts. Between 12 and 18 h after hormone injection, RNA synthesis increased in the endosteal mesenchymal cells (preosteoclasts), and later still (at 24 h) in the preosteoblasts and osteoblasts.

The above experiments of BINGHAM *et al.* (1969) and other autoradiographic studies with tritiated nucleic acid precursors discussed by OWEN (1971) suggest that osteoblasts and osteoclasts differentiate independently from mesenchymal cells (which may, however, exist in two subpopulations, predetermined for the two different functions, as will be discussed further in the closing section of this review). OWEN believes that the fact that RNA synthesis in preosteoclasts is activated much later than in osteoclasts implies passage of a stimulus from the fully differentiated cell to its precursor. However, the alternative explanation seems equally possible: that the proliferative response is inherently slow, while the immediate response represents a stimulation of metabolic activities, the machinery for which is fully developed in the osteoclasts, but is latent in the mesenchyme cell. In any case, both clastic and blastic differentiation are stimulated by PTH, though as noted, the activation of preosteoclasts appears substantially earlier than preosteoblasts after a single large dose. The effect of more physiological doses and patterns of administration of PTH is still unexplored. In particular, it seems of great importance to investigate with modern techniques the claim of SELYE (1932) that by chronic administration of low doses it is possible to obtain osteoblastic proliferation without passing through a stage dominated by osteoclasts.

Although there is so much accumulated evidence that PTH can stimulate bone formation, it was until recently possible to believe that this effect was an indirect one. However, studies undertaken by GAILLARD and his colleagues have now shown a direct anabolic response to PTH and its fragments using bone in tissue culture. Incubating 15-day embryonic mouse radii in the ascorbic acid medium previously reported by GAILLARD (1974) to support bone formation in vitro, HERMANN-ERLEE *et al.* (1976) found that the synthetic fragment of bPTH 1–34, at a concentration of 5×10^{-9} M, induced a striking increase in the number of active osteoblasts, together with increased maturation of the cartilage and osteoid formation within the bone shaft. More detailed histological measurements of the explanted radii reported by GAILLARD *et al.* (1977) confirm that both the 1–84 hormone and its fragment at high concentrations (10^{-7} M and above) caused the strongly osteolytic response so commonly described in other in vitro studies with PTH. At the low dose levels, the anabolic responses of osteogenic cells in the primitive bone marrow were also confirmed, PTH 1–34 being particularly active in this respect at concentrations as low as 2×10^{-9} M.

2.4.2. Catabolic Actions

The catabolic effects of PTH on bone are undoubtedly the most widely known of all its actions. An extensive literature on their mechanisms has been well summarised in several reviews (VAES, 1967; FOURMAN and ROYER, 1968; RAISZ, 1970; TALMAGE *et al.*, 1970; AURBACH and PHANG, 1974; RASMUSSEN and BORDIER, 1974; VAUGHAN, 1975; PARFITT, 1976). The following account will therefore be restricted to a summary of mechanisms and will lay particular emphasis on assessing the role of PTH-induced bone breakdown in various physiological and clinical situations.

The fastest responses of bone cells to PTH so far established are an influx of calcium ions and an activation of membrane-bound adenylate cyclase. Both occur within seconds of exposure to the hormone and it is tempting to relatè them to the depolarisation of osteoclasts after exposure to PTE and PTH reported by MEARS (1971). However, these microelectrode studies used PTE as well as PTH without exploration of dose–response relationships and no observations were made less than 15 min after adding hormone. Thus, further investigation seems required before their significance can be properly understood.

There is now a very strong body of evidence that calcium entering cells serves as a second messenger in mediating the osteolytic response to PTH. This conclusion rests in part on in vitro observations (discussed especially by TALMAGE, 1969; RASMUSSEN and TENENHOUSE, 1970 and TALMAGE et al. 1970) that raising the calcium concentration in an incubation medium activates many of the biochemical events accompanying osteolysis. Examples are an increase in RNA synthesis in bone, a release of lysosomal enzymes and an increase in the activity of such enzymes in solution.

Evidence for the occurrence of a PTH-induced shift into bone cells in vivo was obtained by using calcium isotopes to investigate the mechanism of the initial hypocalcaemia caused by a rapid intravenous injection of the hormone (PARSONS et al., 1971; PARSONS and ROBINSON, 1971). These in vivo studies were then extended to provide supporting evidence for the concept that the calcium entering cells serves as a second messenger as well as being the substance later transported. For example, the osteolytic response to intravenous PTH has the same specificity as the calcium shift into bone and is appropriately modified by inducing transient hypo- and hypercalcaemia. As illustrated in Figures 5 and 6, induced hypercalcaemia markedly enhances the response, but only within the few minutes after hormone injection, at a time when the occupancy of PTH receptors on cells is presumably highest (PARSONS and POTTS, 1972; PARSONS and ROBINSON, 1972; PARSONS et al., 1973). Similar enhancement of the acute osteolytic response by induced hypercalcaemia can be observed in a 90 min intravenous assay procedure using rats (PARSONS et al., 1975).

These in vivo studies of PTH-induced calcium transfer require doses of hormone corresponding to initial blood levels far above the physiological range, because they depend on inducing increased calcium permeability virtually synchronously throughout the skeleton. ROBERTSON et al. (1972) also used a high concentration (0.5 µg/ml) in studies which confirmed initial calcium uptake by bone in tissue culture. DZIAK and STERN (1975) have also shown that PTH causes calcium influx when added directly to isolated cells prepared by collagenase digestion of mouse calvaria, and reported testing concentrations only of 0.1 µg/ml and above.

There is equally strong evidence that PTH stimulates the formation of 3′, 5′-adenosine monophosphate in bone cells, and that this is also a second messenger in the osteolytic response. Activation of adenylate cyclase in bone by PTH was first reported by CHASE et al. (1969) and AURBACH and CHASE (1970), using a preparation of broken cell membranes from foetal rat calvaria. In vitro evidence of PTH-like actions of dibutyryl cAMP on bone explants was obtained by RAISZ et al. (1968) while VAES (1968) and WELLS and LLOYD (1969) reported that injection of dibu-cAMP caused an increase in serum calcium in PTX rats.

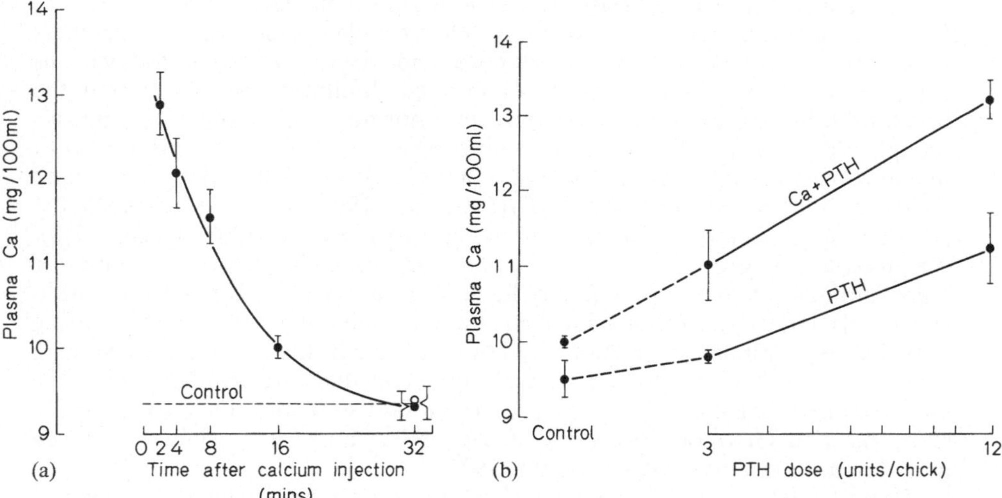

Fig. 5. (a) Time course of acute hypercalcaemia induced by i.v. injection of calcium chloride (20 µmoles) to 10 day old chicks. Values shown are mean plasma calcium concentrations from groups of 5 birds, ± S.E. (b) Results of adding calcium chloride (20 µmoles) to i.v. injections of parathyroid hormone. Values are shown as in a), from birds bled one hour after injection. The control groups received respectively vehicle alone or vehicle plus calcium, and do not differ significantly. (From PARSONS *et al.*, 1973 by courtesy of the publishers)

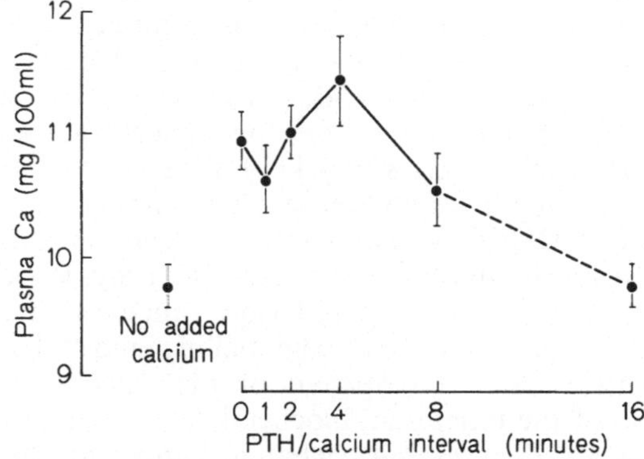

Fig. 6. Time-dependence of calcium chloride enhancement of the hypercalcaemic response of chicks to intravenous PTH (6 units/bird). Calcium was either added to the PTH solution (interval=0) or given by the other wing vein at varying intervals after the hormone. Birds were bled one hour after receiving the hormone and other details are as in Figure 5. The absence of enhancement at an interval of 16 minutes is based on separate experiments with appropriate controls because this late injection of calcium had not completely disappeared from plasma by the time of bleeding. (From PARSONS and POTTS, 1972 by permission of the publishers)

Calcium and cAMP clearly play independent roles in the cellular response to PTH. Increasing calcium concentration in the medium does not stimulate but inhibits the activity of adenylate cyclase (AURBACH and CHASE, 1970) and dibu-cAMP does not induce the calcium permeability increase, either in vivo (PARSONS and ROBINSON, 1972) or in isolated cells (DZIAK and STERN, 1975).

The realisation that at least two post receptor mediators are involved in PTH-induced osteolysis (as in so many other cellular responses to hormones; Rasmussen, 1970) is particularly interesting in view of the fact that various components of the response can be dissociated. Inhibition of osteolysis is the best-established effect of the hypocalcaemic hormone calcitonin (CT), but although CT prevents PTH-induced demineralisation, it does not interfere with the initial calcium influx (Parsons and Robinson, 1972) or the adenylate cyclase response of bone cell membranes (Chase et al., 1969) and fails to block the release or activation of osteolytic enzymes (Reynolds et al., 1968; Raisz, 1970). The mechanism proposed by Rasmussen and his colleagues to account for these findings is that CT may *lower* the concentration of active calcium within target cells, not by interfering with influx but by stimulating efflux or accelerating mitochondrial uptake or, perhaps, by both. Although this attractive hypothesis cannot be regarded as proven, some indirect evidence is available that CT may stimulate calcium efflux from bone (Rasmussen and Feinblatt, 1971; Caniggia and Gennari, 1975) and it can under some circumstances enhance mitochondrial calcium uptake (Borle, 1975).

Hekkelman et al. (1975) have also begun to group the biochemical processes involved in osteolysis on the basis of their sensitivity or resistance to inhibition by CT and mediation in vitro by calcium or cAMP. Their preliminary conclusion is that the PTH-induced increase in intracellular calcium is related to the accumulation of citrate and release of phosphate, and to the evolution of histological changes. These would thus represent a group of events induced by low concentrations of PTH, and may be separable from the increase in lactate flux. In their hands, the latter occurred only in association with activation of adenylate cyclase and required exposure to much higher doses of hormone.

It is at first sight hard to relate these findings to the observations of Peck et al. (1973) and Rodan and Rodan (1974), already cited, that isolated bone cells show an adenylate cyclase response to very low concentrations of PTH, and it may prove that more than one class of PTH-linked cyclase receptor is present in bone. In any case, further investigation on these lines comparing dose-related effects of PTH and 1,25-DHCC with and without agents such as CT, sulphanilamides and other specific inhibitors seems likely to provide exciting and rapid advances in understanding of the fast and slow processes of bone destruction and their relationship both to skeletal remodelling and calcium homeostasis.

Subsequent events in the development of the osteolytic response belong more to a discussion of the functional biochemistry of bone than to the action of the parathyroids. By analogy with what is known of the mechanisms of response to other hormones (recently reviewed by Cohen, 1976), a rise in the intracellular concentration of cAMP probably activates a phosphorylating enzyme (phosphorylase kinase), which in turn activates other components of one or more enzyme cascades. Some of the phosphorylase kinases have been shown to be totally dependent on the presence of ionic calcium, an observation which provides an explanation for interaction of the two second messengers established in the response to PTH.

Some of the phosphorylations probably lead to activation of enzymes stored in precursor form. These probably account for the release and activation of hydrolytic enzymes stored in the lysosomes and therefore liberated in characteristic groups. It can be assumed that others mediate appropriate changes in enzyme synthesis, because it is established that specific phosphorylation of histones can reduce their interaction with particular regions of the DNA and permit RNA synthesis, transcribing particular genes.

Each of these types of biochemical effect is represented in the long list of changes in bone reported to accompany PTH-induced osteolysis. These include accelerated synthesis of hyaluronate (LUBEN *et al.*, 1974) and sulphated mucopolysaccharides (BERNSTEIN and HANDLER, 1958), accumulation of citrate and lactate (reviewed by VAES, 1968 and HEKKELMAN *et al.*, 1975), the release and synthesis of at least eight lysosomal hydroxylases (VAES, 1967, 1968), and activation of carbonic anhydrase (reviewed by WAITE, 1972 and MAHGOUB and STERN, 1974), as well as the activation of acid phosphatase. The latter enzyme activity, which has long been known to be localised at sites of active resorption (SCHAJOWICZ and CABRINI, 1958), probably contains multiple components (VAES, 1968; WERGEDAL, 1970).

Whereas there is general agreement that bone formation is a function of osteoblasts, and the morphological appearances at sites of matrix synthesis and mineralisation have become well recognised, no equally coherent understanding of the cellular mechanisms of resorption has yet been reached. The principal reasons are: (a) osteocytes as well as osteoclasts are involved, (b) mobilisation of bone mineral can be detected earlier than destruction of the organic matrix and even the movements of calcium and phosphate ions are not synchronised in the early stages of response to PTH and (c) the biochemical mechanisms of resorption clearly involve activation of existing cellular machinery as well as the slower processes of enzyme synthesis and cellular proliferation.

Detailed analysis of PTH-induced cellular transformations in bone was first attempted by HELLER *et al.* (1950), who injected single large doses of PTE (up to 1000 units) into rats, puppies, guinea pigs and kittens and prepared decalcified and undecalcifed sections of the tibia and other long bones at varying intervals. In the earliest sections (6 h in rats) they observed a very striking decrease in the number of osteoblasts, which were replaced by spindle-shaped cells and by almost continuous masses of osteoclasts, touching the remnants of the trabeculae of the spongiosa. After 48 h, the osteoclasts were greatly reduced in number and abundant new osteoblasts were seen.

These responses to large doses of PTH have been broadly confirmed by many other workers in vivo and in tissue culture. For example, GAILLARD (1961, 1965, 1968) found that both PTE and highly purified PTH at concentrations down to the equivalent of 1 ng/ml of hormone depressed the activity of osteoblasts in explanted embryonic mouse parietal bone (as evidenced by loss of cytoplasmic RNA and decreased collagen synthesis) and enhanced the number and lacunar resorbing activity of osteoclasts. Other references are given by VAUGHAN (1975).

However, explanations of the cellular events have differed. HELLER *et al.* (1950) considered that the changes were due to transformation (modulation) of existing cells. Yet mitotic activity does occur in bone, almost exclusively in a population of mesenchymal ("osteoprogenitor") cells. A study of DNA synthesis by autoradiography after injection of ^{3}H-thymidine (YOUNG, 1964), and comparison of RNA and DNA synthesis by incorporation respectively of ^{3}H-cystidine and ^{3}H-thymidine into nucleic acids extracted from bone, by TALMAGE and his colleagues, led to the conclusion that a prime function of PTH is to stimulate mitosis in the mesenchymal cell population and to produce an increased rate of differentiation into osteoclasts (TALMAGE, 1967).

The "modulation" and "differentiation" responses probably both occur. Increased RNA synthesis could be demonstrated after as little as 20 min of endogenous hormone stimulation in Talmage's experiments, but the lack of evidence of DNA synthesis until more than 12 h had elapsed suggested that the first increase in osteoclasts was due to coalescence of a subpopulation of cells not requiring division. Such cell fusion is indeed almost the only mechanism that could account for the observation that the osteoclast count increased significantly within 2 h of PTH injection to mice (Tatevossian, 1973).

Further evidence was provided by the careful autoradiographic study of the effect of PTE on RNA synthesis in the bone of young rabbits by Bingham et al. (1969), already referred to (Fig. 4). These experiments and other studies with tritiated nucleic acid precursors discussed by Owen (1971) suggest that osteoblasts and osteoclasts differentiate independently from mesenchymal cells (which may, however, exist in two subpopulations, predetermined for the two different functions, as will be discussed further in the closing section of this review). Owen believes that the fact that RNA synthesis in preosteoclasts is activated much later than in osteoclasts implies passage of a stimulus from the fully differentiated cell to its precursor. However, the alternative explanation seems equally plausible, i.e., that the proliferative response is inherently slow, while the immediate response represents a stimulation of metabolic activities, the machinery for which is fully developed in the osteoclast, but is latent in the mesenchyme cell.

This explanation of the fast and slow components of the response to PTH is in good agreement with the results of pretreating rats with Actinomycin D (Rasmussen et al., 1964). This inhibitor did not prevent PTH from causing an initial rise in plasma calcium; an observation which is perhaps more significant than the fact that the delayed component of the response was abolished, since Actinomycin D is a general poison as well as an inhibitor of RNA synthesis (Brazell and Owen, 1971).

Cell counts alone give little indication of the rate of a cell-mediated process unless there are gross abnormalities of their number or appearance. As discussed by Parfitt (1976), the whole-body rate of bone resorption could be increased by accelerating the activity of individual osteoclasts, as well as by prolonging their active life or by increasing the rate of their recruitment.

There is a body of evidence to suggest that PTH also mobilises calcium from bone by an action on *osteocytes*. Indeed, osteoclasts normally occur in such small numbers that it is hard to see how they could account for the initial rapid phases of PTH-induced calcium mobilisation from bone. In the young rabbit femur, a typical ratio of osteoblasts to osteoclasts is about 22 to 1 (though since the latter are multinucleate, the ratio of nuclear counts is only 6 to 1; Owen, 1971).

The evidence implicating osteocytes in a catabolic response is based on the appearance of basophilic modification of the neighbouring matrix and enlargement of the lacunae in which they lie. Both changes are evident in a variety of conditions which induce rapid resorption and have been reported by many histologists, including Kind (1951) (who introduced the term "periosteocytic osteolysis") and Heller-Steinberg (1951), who attributed the appearance to depolymerisation of ground substance and an increase in the concentration of mucopolysaccharides around the cells. Bélanger et al. (1963) and Bélanger and Migicovsky (1963) showed further that these changes, which are obvious within 24 h of a large injection of PTE, were correlated with enhanced proteolytic activity and with micro-X-radiographic and alpharadiographic evidence of localised demineralisation adjacent to the osteocytes. [For further references, see the review by Bélanger (1971). Clinical evidence for an increase in the resorptive activity of osteocytes has also been reported (Meunier et al., 1971, 1973)].

It is not at all clear whether the biochemical responses to PTH mentioned at the beginning of this section occur principally in osteoclasts, or in osteocytes as well. In spite of the histological data showing that osteocytes make a major contribution to osteolysis, particularly in its early phases, almost the only specific evidence on the mechanisms by which they do so is provided by the finding that they exert enhanced proteolytic activity on a gelatin film after exposure to PTH (BÉLANGER et al., 1963). Recent success in preparing and separating populations of isolated bone cells (SMITH and JOHNSTON, 1973; DZIAK and BRAND, 1974; WONG and COHN, 1974, 1975) seems certain to be followed by rapid improvement in understanding of their biochemical characteristics.

3. Conclusion: Balance of Actions in Health and Disease

Turning back from the discussion of details to the basic pattern of potentially contradictory actions presented in Table 1, it is clear that an integrated understanding of the physiology and pathology of parathyroid function cannot be reached without considering many fast and slow processes, multiple biochemical mechanisms and a wide variety of cells in the light of both the *magnitude* and *time course* of blood PTH levels involved. It appears to the present reviewer that progress towards such understanding is being retarded by the fact that present immunoassays probably greatly underestimate the extent of hypersecretion in clinical parathyroid disease and by failure to appreciate the degree of overdosage involved in most current experiments.

There is very little evidence yet available on the role that PTH-induced osteolysis may play in normal physiology. Common sense favours the assumption most clearly spelled out by NORDIN et al. (1972) that in the face of a low-calcium diet, and possibly in the early hours of every morning when absorption from the last meal has ceased, PTH must resorb bone (or at least interrupt calcification) to prevent the serum calcium from falling. Present indirect evidence suggests that a fractional increase in secretion rate may be sufficient to prevent hypocalcaemia, since infusion studies in our own and other laboratories indicate that two to four times the normal endogenous rate is enough to cause a marked *rise* in plasma calcium (reviewed by PARSONS et al., 1975). However, the occurrence of major increases in intestinal absorption and renal tubular resorption of calcium during such infusions made it impossible to separately assess the contribution from the skeleton.

The extent of hypersecretion occurring in clinical hyperparathyroidism can also only be guessed at the present time. Two published studies have shown that in this disease the circulating level of iPTH is commonly 10 to 20 times the normal level (PURNELL et al., 1971; O'RIORDAN et al., 1972). If one can judge from Mayer's experiments on the relation between iPTH and parathyroid secretion in the calf (already discussed) these immunological measurements may reflect 100- to 200-fold increases in circulating bioPTH. Whether this extra correction is valid or not, a survey of the literature establishes the important point that sustained levels of parathyroid secretion far outside the physiological range are in general very well tolerated. In spite of the fact that virtually 100% of patients with primary hyperparathyroidism show biochemical and microscopic evidence of accelerated bone breakdown, net demineralisation of the skeleton is nowadays detectable radiologically in only a minority. The proportion of cases with significant bone loss is about 25% in all the larger published series (RIGGS et al., 1965; JOWSEY, 1968; LLOYD, 1968; BYERS and SMITH, 1971).

Another indication that the reported average 10- to 20-fold increase in iPTH in hyperparathyroidism may still be less than the increase needed to cause net demineralisation can be found in the generalisation made by HODGKINSON (1963), LLOYD (1968) and O'RIORDAN *et al.* (1972), that the patients with bone disease are principally those with the most severe degrees of parathyroid hyperfunction, characterised by large tumours, high serum levels and (O'RIORDAN *et al.*) high circulating levels of iPTH.

Thus, the picture emerges that in uncomplicated hyperparathyroidism it is *turnover* of the skeleton which is increased, formation of bone being increased in parallel with its breakdown, and that very large increases are common. The enormous overall range of calcium fluxes in and out of the skeleton encountered in clinical practice is well brought out in the review of HARRIS and HEANEY (1969) by log–log presentation on axes covering almost a hundredfold range, which also emphasises that the broad parallelism between inward and outward fluxes extends all the way from hypo- to hyperparathyroid disease. Large increases in turnover can of course occur without disturbance of external balance, and the validity of the generalisation that the two components of turnover are usually well matched is supported by the few balance studies which have been undertaken in patients with primary hyperparathyroidism, data from which are summarised in Figure 7. In each case, the net calcium balance is plotted against the plasma calcium level as a rough measure of the severity of the disease. A strong negative correlation is seen, and although there is considerable scatter among the points, this appears largely due to metho-

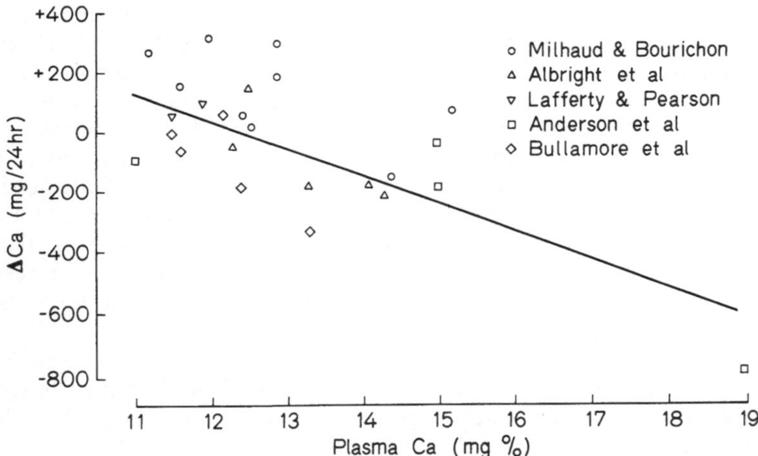

Fig. 7. Net calcium balance plotted as a function of plasma calcium level in 25 patients with primary hyperparathyroidism studied by ALBRIGHT *et al.* (1932), LAFFERTY and PEARSON (1963), ANDERSON *et al.* (1964), MILHAUD and BOURICHON (1964) and BULLAMORE *et al.* (1971). ALBRIGHT'S cases were re-studied during ingestion of large doses of sodium phosphate. In two of them this produced a new steady state, with lower values of serum calcium and a more positive balance, and both sets of values are shown. Four cases from Anderson's series and one from Milhaud's are omitted because they were hyperthyroid, cushingoid, in renal failure or receiving an abnormal diet. The data are strongly correlated (r=0.67, p<0.001), and the regression line calculated by the method of least squares is drawn in. As discussed in the text, the data strongly support the view that patients with mild degrees of hyperparathyroidism are in zero or positive balance, demineralization occurring only in severe forms of the disease. (From PARSONS, 1976 by permission of the publishers)

dological differences between investigators, because roughly parallel regression lines can be made out among the data in several of the individual series. Taken as a whole, the measurements suggest that hyperparathyroid patients are unlikely to be in negative calcium balance unless their plasma calcium concentrations exceed 12 mg/100 ml, though the differences between individual series imply that this figure too will vary from one investigator to another.

It is important to emphasise that, as already mentioned in discussing in vitro systems, bone formation appears to be a far more delicate and metabolically demanding process than bone breakdown, and that when the resorption rate is high, even slight interference with formation will result in net bone loss. As discussed in detail elsewhere, factors known to impair bone formation include dietary deficiency of calcium or phosphate, deficiency or defective metabolism of Vitamin D, and a raised blood level of corticosteroids (PARSONS, 1976, 1978). The role of all these factors has to be considered in clinical hyperparathyroidism, and it is all too clear that some patients will be much more susceptible to net bone loss than others at a given level of parathyroid activity.

Not only the two components of bone turnover but also the two main external calcium fluxes are usually increased in uncomplicated primary hyperparathyroidism, and it is common to find hyperabsorption of calcium keeping pace with raised urinary excretion for many years. The balance studies already cited in support of this picture were borne out by serial measurements of whole body calcium by neutron irradiation, even in a patient with persistent marked hypercalcaemia after an unsuccessful attempt at parathyroidectomy (HOSKING et al., 1973). This study further underlined the need for a high phosphate intake to support zero calcium balance in the high-turnover situation.

Other evidence from animal experiments that under some circumstances exogenous PTH in low doses can cause an actual increase in bone mass has already been cited in the section on anabolic effects in bone. In clinical hyperparathyroidism the radiological findings are remarkably variable, but focal areas of osteosclerosis are a well-recognized finding in secondary hyperparathyroidism, particularly in cases with chronic renal failure, where they usually accompany destructive or erosive lesions in other parts of the skeleton (KAYE et al., 1960; STANBURY, 1967; DOYLE, 1972). There are also a number of reports of localised increases in bone density (particularly in the spine and skull) in primary hyperparathyroidism (ADAM and RITCHIE, 1954; TEMPLETON et al., 1962; AITKEN et al., 1964; EUGENIDIS et al., 1972). More recently, a few cases of *generalised* osteosclerosis in hyperparathyroidism have been reported (CONNOR et al., 1973; GENANT et al., 1975), in each of which the radiological appearance of increased bone density was confirmed by microradiography of iliac crest biopsy samples. Osteosclerosis rarely gives rise to symptoms, and in any case the recognition of overall increases in density is a far more difficult technical problem than the detection of patchy sclerosis. CONNOR has suggested that the finding will become more common with the availability of more precise methods of quantitating bone density measurements.

The multiple indications that chronic exposure to blood levels of PTH in the high-normal physiological range tends to elicit anabolic, rather than catabolic responses, led to the proposal to test the effect of low doses of the synthetic fragment hPTH 1–34 in osteoporosis (REEVE et al., 1976a, b). The study is still in progress in several centres and we are encouraged by the evidence that small doses of the fragment (50–100 µg daily by single s.c. injection) can considerably increase bone turnover in elderly people without side effects and without producing a net negative balance (REEVE et al., 1978; PARSONS et al., 1978).

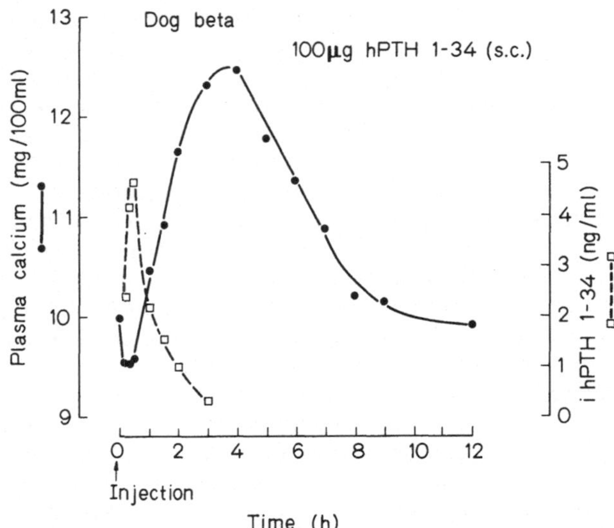

Fig. 8. Plasma concentrations of calcium and amino-terminal immunoactive PTH after subcutaneous injection of 100 µg of the synthetic fragment hPTH 1–34 to a dog weighing 30 kg. The dog had previously received similar injections daily for two months. (Stevenson, Rafferty and Zanelli — unpublished)

However, the ultimate aim of inducing a net anabolic effect has not been achieved. Although significantly positive calcium balances after 6 months treatment were observed in 4 out of 15 patients, the majority of balances remained unchanged, indicating that in most subjects treated with this simple regime the increase in bone formation was matched by increased resorption.

The question to be asked is how much the disappointingly high resorptive component of this clinical response may be due to the very crude method of administration. Figure 8 compares simultaneous measurements of plasma calcium and the plasma concentration of amino-terminal iPTH after a subcutaneous injection of the hPTH 1–34 peptide to a dog in a dose calculated to cause hypercalcaemia (100 µg/30 kg). The response was similar to those seen in an earlier study of the responses of dogs to bPTH 1–84 (Parsons et al., 1971), which clearly showed that the 4-h hypercalcaemia did principally result from an action on bone. The important point to note is that even after a seemingly moderate subcutaneous dose, the peak blood concentration of hPTH 1–34 (reached in less than 1 h) was several hundred times higher than the normal blood level of PTH already discussed. In separate human infusion studies (unpublished), the hPTH 1–34 has been found to be at least equipotent with bPTH 1–84 on a molar basis.

Thus, all the indications are that the high post injection peak levels probably set off at least some components of a bone breakdown response appropriate to severe hyperparathyroidism, and quite inappropriate to plasma levels of hormone in even a high-normal range. Some support for this explanation can be found in Figure 8 itself, because the peak of hypercalcaemia was reached 3 h after the peak of hormone concentration. However, the strongest evidence that the biochemical processes involved in osteolysis long outlast a triggering concentration of hormone comes from studies by Raisz et al. (1972), in which bone in tissue culture was deliberately exposed to PTH for short periods, and from the investigations in our own laboratory already referred to on the mechanisms of the chick hypercalcaemia bioassay (Fig. 5 and 6). There are therefore good grounds for hoping that future modifications of the clinical trial protocol by the use of controlled release preparations of the fragment to diminish the initial concentration peak or by combining the PTH with CT or a diphosphonate to diminish the resorptive component of the response may permit use of the hPTH peptide to achieve a clinically valuable anabolic effect.

In view of the enormously high blood levels needed to cause calcium mobilisation from bone within a few hours in acute experiments, it seems worth reemphasising that its mechanisms are probably very different from those involved in the hypercalcaemia of sustained parathyroid hypersecretion. A number of studies have been made of the changes in specific radioactivity accompanying these periods of acute experimental imbalance between bone calcium influx and efflux, giving PTH injections a few hours or many days after a radiocalcium label(MILHAUD et al., 1971; PARSONS et al., 1971; PARSONS, et al., 1973; TALMAGE, 1975). Space precludes a detailed summary of the results, but as discussed elsewhere (PARSONS, 1976) the evidence has been variously interpreted to indicate that the earliest phases of the acute hypercalcaemic response depend on either acute inhibition of bone formation, or movement of calcium from a bone fluid compartment with specific activity identical to that of the plasma and ECF. Only in later phases of the response is there general agreement that the calcium mobilised comes from a cross section of the skeleton containing much old "mature" bone (WOODS and ARMSTRONG, 1956; TALMAGE and ELLIOTT, 1958).

In closing, it seems worth taking a few paragraphs to discuss the basis of the long recognised fact that the two components of bone turnover commonly increase and decrease roughly in parallel. It is perhaps unnecessary to emphasise that this coupling is never more than approximate. Imbalance in one direction characterises growth (in which remodelling is well known to play an essential part), while in the other direction it leads to osteoporosis and eventually to pathological fractures.

In immature animals or in species such as the rat (in which the epiphyses never fuse, so that bone cell activity throughout life is dominated by growth), osteoblasts and osteoclasts are anatomically segregated in the shafts of long bones, apposition occurring periosteally and resorption at the endosteal surface (OWEN, 1971; PARFITT, 1976). On the other hand, remodelling of adult cortical bone involves close anatomical coupling of the two processes, osteoclastic "cutting cones" being followed in their progress through older bone by osteoblastic "closing cones" (JOHNSON, 1964, 1966; FROST, 1966; LACROIX, 1972). PARFITT (1976) refers to the whole cellular complex as a "cortical remodelling unit", and quotes a body of histological evidence to suggest that surface remodelling in trabecular bone also involves resorption prior to formation.

The coupling of the cellular processes of bone formation and destruction is a fact of great functional significance, which must be related to the whole-body evidence for coupling of the rates of mineral accretion and resorption already referred to, yet its mechanism is still obscure. The close anatomical relationship between the two types of cell in the cortical remodelling unit suggested to FROST (1965) that osteoblasts arose from the fragmentation of osteoclasts, with persistence of the same nuclear material. However, no strong experimental support exists for such a relationship, and the effects of PTH on the osteoclastic and osteoblastic processes in growing bone show the same evidence of destruction preceding formation in spite of anatomical segregation (e.g., BINGHAM et al., 1969, see Fig. 4). It seems most probable that the increases in osteoblast and osteoclast number which follow chronic exposure to high-physiological levels of PTH result from independent stimulation of the two populations of stem cells, evidence for the existence of which is discussed by Owen (1971). An important experiment reported by Gothlin and Ericsson (1976) seems to provide one of the most compelling reasons to reject the "common precursor" and "transformation" hypotheses. After injection of tritiated thymidine to one rat of a parabiotic pair, labelled osteoblasts migrated to a fracture site in the other rat, but transfer of osteoclasts was never seen. Additional powerful evidence comes from the experiments of Friedenstein (1976), in which cloned marrow fibroblasts cultured in vitro were able to form bone after reimplantation in vivo, but this bone acquired monocytes and osteoclasts only from the host. However, it is fair to say that stimulation of osteoblasts or their precursors by PTH seems never to have been attempted in an osteoclast-free preparation.

Many indications that a trophic response to low levels of PTH may be a prime determinant of anabolic activity in bone have been discussed in this review, and the suggestion originally made by Harris and Heaney (1969) that osteoporosis may result from relative deficiency of PTH seems increasingly attractive as the evidence accumulates that parathyroid activity diminishes with age. References are given elsewhere (Parsons, 1976) to the now convincing evidence in the veterinary literature that the delay in mobilising bone calcium which underlies the hypocalcaemia of parturient paresis ("milk fever") in cattle is a consequence of depressed cellular activity in the skeleton, due to hypoparathyroidism induced by an inappropriately high calcium diet. Such dietary influences on parathyroid activity may well prove to play a part in human medicine. Thus, further investigation of the postulated separate trophic effects of PTH on cells of the fibroblast/osteoblast and monocyte/osteoclast systems is likely to make a major contribution to understanding of bone metabolism in health and disease.

References

Adam, A., Ritchie, D.: Hyperparathyroidism with increased bone density in the areas of growth. J. Bone Jt. Surg. **37B**, 257–260 (1954)

Agus, Z.S., Gardner, L.B., Beck, L.H., Goldberg, M.: Effects of parathyroid hormone on renal tubular reabsorption of calcium, sodium and phosphate. Am. J. Physiol. **224**, 1143–1148 (1973)

Agus, Z.S., Puschett, J.B., Senesky, D., Goldberg, M.: Mode of action of parathyroid hormone and cyclic adenosine 3′, 5′-monophosphate on renal tubular phosphate reabsorption in the dog. J. Clin. Invest. **50**, 617–626 (1971)

Aitken, R.E., Kerr, J.L., Lloyd, H.M.: Primary hyperparathyroidism with osteosclerosis and calcification in articular cartilage. Am. J. Med. **37**, 813–820 (1964)

Albright, F., Bauer, W., Claflin, D., Cockrill, J.R.: Studies in parathyroid physiology III. The effect of phosphate ingestion in clinical hyperparathyroidism. J. Clin. Invest. **11**, 411–435 (1932)

Albright, F., Reifenstein, E.C.: The Parathyroid Glands and Metabolic Bone Disease. Baltimore: Williams and Wilkins, 1948

Amiel, C., Kuntziger, H.L., Richet, G.: Micropuncture study of handling of phosphate by proximal and distal nephron in normal and parathyroidectomized rat; evidence for distal reabsorption. Pflügers Arch. Ges. Physiol. **317**, 93–109 (1970)

Anderson, J., Osborn, S.B., Tomlinson, R.W.S., Wall, M.: Calcium dynamics of the gastrointestinal tract and bone in primary hyperparathyroidism. Q. J. Med. **33**, 421–438 (1964)

Arnaud, C.D., Goldsmith, R.S., Bordier, P.J., Sizemore, G.W.: Influence of immunoheterogeneity of circulating parathyroid hormone on results of radioimmunoassays of serum in man. Am. J. Med. **56**, 785–793 (1974)

ARNAUD, C.D., TSAO, H.S., LITTLEDIKE, T.: Radioimmunoassay of human parathyroid hormone in serum. J. Clin. Invest. **50**, 21–34 (1971)

AURBACH, G.D., CHASE, L.R.: Cyclic 3′,5′-adenylic acid in bone and the mechanism of action of parathyroid hormone. Fed. Proc. **29**, 1179–1182 (1970)

AURBACH, G.D., PHANG, J.M.: In: Medical Physiology. Mountcastle, V.B. (Ed.) 13th ed. St Louis, Missouri: Mosby, 1974, Vol. II, pp 1655–1695

BARLING, P.M., HENDY, G.N., EVANS, M.C., O'RIORDAN, J.L.H.: Region-specific immunoassays for parathyroid hormone. J. Endocrinol. **66**, 307–318 (1975)

BAXTER, L.A., DELUCA, H.F.: Stimulation of 25-hydroxyvitamin D_3-1α-hydroxylase by phosphate depletion. J. Biol. Chem. **251**, 3158–3161 (1976)

BECK, L.H., GOLDBERG, M.: Mechanism of the blunted phosphaturia in saline-loaded thyroparathyroidectomized dogs. Kidney Int. **6**, 18–23 (1974)

BÉLANGER, L.F.: Osteocytic resorption. In: Biochemistry and Physiology of Bone. Bourne, G.H. (Ed.) second ed. New York: Academic Press, 1971, Vol. III, pp 239–270

BÉLANGER, L.F., MIGICOVSKY, B.B.: Histochemical evidence of proteolysis in bone; the influence of parathormone. J. Histochem. Cytochem. **11**, 734–737 (1963)

BÉLANGER, L.F., ROBICHON, J., MIGICOVSKY, B.B., COPP, D.H., VINCENT, J.: Resorption without osteoclasts (osteolysis). In: Mechanisms of Hard Tissue Destruction. Sognnaes, R.F. (Ed.) Washington: Am. Assoc. Adv. Sci. 1963, pp 531–556

BERNSTEIN, D.S., HANDLER, P.: Effects of parathyroid extract on sulfate metabolism of cartilage and bone matrix of rachitic rats. Proc. Soc. Exp. Biol. Med. **99**, 339–340 (1958)

BINGHAM, P., BRAZELL, I., OWEN, M.: The effect of parathyroid extract on cellular activity and plasma calcium levels in vivo. J. Endocrinol. **45**, 387–400 (1969)

BISSET, G.W.: Neurohypophysial hormones. In: Peptide Hormones. Parsons, J.A. (Ed.) London: Macmillan, 1976, pp 145–177

BLUM, J.W., MAYER, G.P., POTTS, J.T. JNR.: Parathyroid hormone responses during spontaneous hypocalcemia and induced hypercalcemia in cows. Endocrinology **95**, 84–92 (1974)

BORLE, A.: Regulation of the mitochondrial control of cellular calcium homeostasis and calcium transport by phosphate, parathyroid hormone, calcitonin, vitamin D and cyclic AMP. In: Calcium-regulating Hormones. Talmage, R.V., Owen, M., Parsons, J.A. (Eds.) Amsterdam: Excerpta Media, 1975, pp 217–228

BRAZELL, I., OWEN, M.: Some effects of actinomycin D on ribonucleic acid and protein synthesis in osteogenic cells. Clin. Orthop. **79**, 173–186 (1971)

BULLAMORE, J.R., WILKINSON, R., MARSHALL, D.H.: Radiocalcium measurement of bone turnover in disorders of calcium metabolism using a model based on an expanding pool. In: Dynamic Studies with Radioisotopes in Medicine. Vienna: Int. A. E. Agency, 1971, pp 519–538

BYERS, P.D., SMITH, R.: Quantitative histology of bone in hyperparathyroidism. Quart. J. Med. **40**, 471–486 (1971)

CANIGGIA, A., GENNARI, C.: Early effects of calcitonin in man; comparison with the early effects of parathyroid hormone. In: Calcium-regulating Hormones. Talmage, R.V., Owen, M., Parsons, J.A. (Eds.) Amsterdam: Excerpta Medica, 1975, pp 154–156

CANTERBURY, J.M., BRICKER, L.A., LEVEY, G.S., KOZLOVSKIS, P.L., RUIZ, E., ZULL, J.E., REISS, E.: Metabolism of bovine parathyroid hormone; Immunological and biological characteristics of fragments generated by liver perfusion. J. Clin. Invest. **55**, 1245–1253 (1975)

CANTERBURY, J.M., LEVEY, G.S., REISS, E.: Activation of renal cortical adenylate cyclase by circulating immunoreactive parathyroid hormone fragments. J. Clin. Invest. **52**, 524–527 (1973)

CHABARDÈS, D., IMBERT, M., CLIQUE, A., MONTÉGUT, M., MOREL, F.: PTH-sensitive adenyl cyclase activity in different segments of the rabbit nephron. Pflügers Arch. **354**, 229–239 (1975)

CHAMBERS, D.J., SHÄFER, H., LAUGHARN, J.A., Jnr., JOHNSTONE, J., ZANELLI, J.M., PARSONS, J.A., BITENSKY, L., CHAYEN, J.: Dose-related activation by PTH of specific enzymes in various regions of the kidney. In: Endocrinology of Calcium Metabolism. Talmage, R.V., Copp, D.H. (Eds.) Amsterdam: Excerpta Medica, 1978, pp 216–220

CHASE, L.R., FEDAK, S.A., AURBACH, G.D.: Activation of skeletal adenyl cyclase by parathyroid hormone in vitro. Endocrinology **84**, 761–768 (1969)

COHEN, P.: Post-receptor responses to hormonal stimuli. In: Peptide Hormones. Parsons, J.A. (Ed.) London: Macmillan, 1976, pp 355–372

CONNOR, T.B., FREIJANES, J., STONER, R.E., MARTIN, L.G., JOWSEY, J.: Generalized osteosclerosis in primary hyperparathyroidism. In: Trans. Am. Clin. Climatol. Assoc. **85**, 185–201 (1973)

DELUCA, H.F.: Regulation of functional vitamin D metabolism; a new endocrine system involved in calcium homeostasis. In: Metabolism and Function of Vitamin D. Fraser, D.R. (Ed.) Biochem. Soc. London: *Spec. Publ. No 3,* 1974, p 5–26

DELUCA, H.F.: Recent advances in our understanding of the vitamin D endocrine system. J. Lab. Clin. Med. **87**, 7–26 (1976)

DOYLE, F.H.: Radiological patterns of bone disease in renal failure. Br. Med. Bull. **28**, 220–224 (1972)

DUBÉ, W.J., GOLDSMITH, R.S., RIGGS, B.L., ARNAUD, C.D.: Abnormal circadian rhythmicity of the calcium-parathyroid axis in osteoporosis. Clin. Res. **18**, 623 (1970)

DZIAK, R., BRAND, J.S.: Calcium transport in isolated bone cells: ii) calcium transport studies. J. Cell. Physiol. **84**, 85–96 (1974)

DZIAK, R., STERN, P.H.: Calcium transport in isolated bone cells III; effects of parathyroid hormone and cyclic 3',5'-AMP. Endocrinology **97**, 1281–1287 (1975)

EISMAN, J.A., HAMSTRA, A.J., KREAM, B.E., DELUCA, H.F.: 1,25-dihydroxyvitamin D in biological fluids: A simplified and sensitive assay. Science **193**, 1021–1023 (1976)

EPSTEIN, F.H.: Calcium and the kidney. Am. J. Med. **45**, 700–714 (1968)

EUGENIDIS, N., OLAH, A.J., HAAS, H.G.: Osteosclerosis in hyperparathyroidism. Radiology, **105**, 265–275 (1972)

FISCHER, J.A., BINSWANGER, U., DIETRICH, F.M.: Human parathyroid hormone; immunological characterization of antobodies against a glandular extract and the synthetic aminoterminal fragments 1–12 and 1–34 and their use in the determination of immunoreactive hormone in human sera. J. Clin. Invest. **54**, 1382–1394 (1974)

FONTAINE, M., LOPEZ, E.: Comparative endocrine aspects of calcium homeostasis. In: Endocrinology. James, V.H.T. (Ed.) Amsterdam: Excerpta Medica, ICS 403, 1977, Vol 2, pp 277–281

FOURMAN, P., ROYER, P.: Calcium metabolism and the bone. Second ed. Oxford: Blackwell Scientific Publications, 1968

FRASER, D.R., KODICEK, E.: Unique biosynthesis by kidney of a biologically active Vitamin D metabolite. Nature (London) **228**, 764–766 (1970)

FRICK, A., RUMRICH, G., ULLRICH, K.J., LASSITER, W.E.: Microperfusion study of calcium transport in the proximal tubule of the rat kidney. Pflügers. Arch. Ges. Physiol. **286**, 109–117 (1965)

FRIEDENSTEIN, A.J.: Precursor cells of mechanocytes. Int. Rev. Cytol. **47**, 327–359 (1976)

FRIEDLANDER, E.J., HENRY, H.L., NORMAN, A.W.: Effects of dietary calcium and phosphorus on the steady state levels of some components of the vitamin D endocrine system. In: Vitamin D. Norman, A.W. (Ed.) Berlin: De Gruyter, 1977, p 288–298

FROELING, P.G.A.M., BIJVOET, O.L.M.: Kidney-mediated effects of parathyroid hormone on extracellular homeostasis of calcium, phosphate and acid-base balance in man. Neth. J. Med. **17**, 174–183 (1974)

FROST, H.M.: A synchronous group of mammalian cells whose in vivo behaviour can be studied. Henry Ford Hosp. Med. Bull. **13**, 161–171 (1965)

FROST, H.M.: Relation between bone tissue and cell population dynamics, histology and tetracycline labelling. Clin. Orthop. **49**, 65–75 (1966)

FUJITA, T., OHATA, M., OTA, K., TANIMOTO, K., HANANO, Y., FUNASAKO, M., UEZU, A.: Aging and parathyroid hormone. In: Endocrinology of Calcium Metabolism. Copp, D.H., Talmage, R.V. (Eds.) Amsterdam: Excerpta Medica, 1977, pp 118–125

GAILLARD, P.J.: Parathyroid and bone in tissue culture. In: The Parathyroids. Greep, R.O., Talmage, R.V. (Eds.) Springfield: Thomas, Ill, 1961, pp 20–45

GAILLARD, P.J.: Observations on the effect of parathyroid products on explanted mouse limb-bone rudiments. In: The Parathyroid Glands; Ultrastructure, Secretion und Function. Gaillard, P.J., Talmage, R.V., Budy, A.M. (Eds.) Chicago: University Press, 1965, pp 145–152

GAILLARD, P.J.: The physiology and biochemistry of parathyroid function. In: Parathyroid Hormone and Thyrocalcitonin (Calcitonin). Talmage, R.V., Belanger, L.F., Clark, I. (Eds.) Amsterdam: Excerpta Medica, 1968, pp 18–24

GAILLARD, P.J.: The influence of ascorbic acid on the effect of parathyroid extract on the histology of explanted mouse radius rudiments. Proc. Kon. Ned. Akad. Wetensch. **C 77**, 101–115 (1974)

GAILLARD, P.J., WASSENAAR, A.M., VAN WIJHE-WHEELER, M.E.: Effects of parathyroid hormone and a synthetic fragment (PTH 1–34) on bone in vitro. Proc. Kon. Ned. Akad. Wetensch. **C80**, 267–280 (1977)

GENANT, H.K., BARON, J.M., PALOYAN, E., JOWSEY, J.: Osteosclerosis in primary hyperparathyroidism. Am. J. Med. **59**, 104–113 (1975)

GITTES, R.F., RADDE, I.C.: Experimental hyperparathyroidism from multiple isologous parathyroid transplants; homeostatic effect of simultaneous thyroid transplants. Endocrinology **78**, 1015–1022 (1966)

GOLTZMAN, D., PEYTREMANN, A., CALLAHAN, E.N., SEGRE, G.V., POTTS, J.T. Jr.: Metabolism and biological activity of parathyroid hormone in renal cortical membranes. J. Clin. Invest. **57**, 8–19 (1976)

GOLTZMAN, D., PEYTREMANN, A., CALLAHAN, E.N., TREGEAR, G.W., POTTS, J.T. Jr.: Analysis of the requirements for parathyroid hormone action in renal membranes with the use of inhibiting analogues. J. Biol. Chem. **250**, 3199–3203 (1975)

GOTHLIN, G., ERICSSON, J.L.E.: The osteoclast: Review of ultrastructure, origin and structure-function relationship. Clin. Orthop. **120**, 201–231 (1976)

GREEP, R.O.: The physiology and chemistry of the parathyroid hormone. In: The Hormones. Pincus, G., Thimann, K.V. (Eds.) New York: Academic Press, 1948, Vol 1, pp 255–299

HABENER, J.F., MAYER, G.P., DEE, P.C., POTTS, J.T. Jr.: Metabolism of amino- and carboxyl-sequence immunoreactive parathyroid hormone in the bovine: Evidence for peripheral cleavage of hormone. Metabolism **25**, 385–395 (1976)

HABENER, J.F., POWELL, D., MURRAY, T.M., MAYER, G.P., POTTS, J.T. Jr.: Parathyroid hormone: Secretion and metabolism in vivo. Proc. Natl. Acad. Sci. USA **68**, 2986–2991 (1971)

HABENER, J.F., SEGRE, G.V., POWELL, D., MURRAY, T.M., POTTS, J.T. Jr.: Immunoreactive parathyroid hormone in the circulation of man. Nature New Biol. **238**, 152-154 (1972)

HARRIS, W.H., HEANEY, R.P.: Skeletal renewal and metabolic bone disease. N. Engl. J. Med. **280**, 193–202; 253–259; 303–311 (1969)

HARRISON, H.E., HARRISON, H.C.: Intestinal transport of phosphate: action of vitamin D, calcium and potassium. Am. J. Physiol. **201**, 1007–1012 (1961)

HAUSSLER, M.R., BAYLINK, D.J., HUGHES, M.R., BRUMBAUGH, P.F., WERGEDAL, J.E., SHEN, F.H., NIELSEN, R.L., COUNTS, S.J., BURSAC, K.M., McCAIN, T.A.: The assay of 1α, 25-dihydroxyvitamin D_3: physiologic and pathologic modulation of circulating hormone levels. Clin. Endocrinol. **5, Suppl.**, 151–165 (1976)

HAUSSLER, M.R., BURSAC, K.M., BONE, H., PAK, C.Y.C.: Increased circulating 1α, 25-dihydroxy vitamin D_3 in patients with primary hyperparathyroidism. Clin. Res. **23**, 322A (1975)

HAUSSLER, M.R., MYRTLE, J.F., NORMAN, A.W.: The association of a metabolite of vitamin D_3 with intestinal mucosa chromatin in vivo. J. Biol. Chem. **243**, 4055–4064 (1968)

HEKKELMAN, J.W., HERRMANN-ERLEE, M.P.M., HEERSCHE, J.N.M., GAILLARD, P.J.: Studies on the mechanism of parathyroid hormone action on embryonic bone in vitro. In: Calcium regulating Hormones. Talmage, R.V., Owen, M., Parsons, J.A. (Eds.) Amsterdam: Excerpta Medica, 1975, pp 185–194

HELLER, M., McLEAN, F.C., BLOOM, W.: Cellular transformation in mammalian bones induced by parathyroid extract. Am. J. Anat. **87**, 315–339 (1950)

HELLER-STEINBERG, M.: Ground substance, bone salts and cellular activity in bone formation and destruction. Am. J. Anat. **89**, 347–372 (1951)

HELLMAN, D., AU, W.Y.W., BARTTER, F.C.: Evidence for a direct effect of parathyroid hormone on urinary acidification. Am. J. Physiol. **209**, 643–650 (1965)

HERRMANN-ERLEE, M.P.M., HEERSCHE, J.N.M., HEKKELMAN, J.W., GAILLARD, P.J., TREGEAR, G.W., PARSONS, J.A., POTTS, J.T. Jnr.: Effects on bone in vitro of bovine parathyroid hormone and synthetic fragments representing residues 1–34, 2–34 and 3–34. Endocrinol. Res. Commun. **3**, 21–35 (1976)

HODGKINSON, A.: Biochemical aspects of primary hyperparathyroidism: an analysis of 50 cases. Clin. Sci. **25**, 231–242 (1963)

HOSKING, D.J., CHAMBERLAIN, M.J., FREMLIN, J.H.: Changes in total body calcium content in primary hyperparathyroidism. Clin. Sci. **43**, 627–637 (1973)

HUGHES, M.R., BRUMBAUGH, P.F., HAUSSLER, M.R., WERGEDAL, J.E., BAYLINK, D.J.: Regulation of serum 1α, 25-dihydroxyvitamin D_3 by calcium and phosphate in the rat. Science **190**, 578–579 (1975)

Johnson, L.C.: Morphologic analysis in pathology; the kinetics of disease and general biology of bone. In: Bone Biodynamics, Frost, H.M. (Ed.) Boston: Little, Brown, 1964, pp 543–654

Johnson, L.C.: In: The Structural Organisation of the Skeleton, Bergsma, D., Milch, R.A. (Eds.) New York: National Foundation, March of Dimes, 1966, pp 66–142

Jowsey, J.: Bone in parathyroid disorders in man. In: Parathyroid Hormone and Thyrocalcitonin (Calcitonin). Talmage, R.V., Bélanger, L.F. (Eds.) Amsterdam: Excerpta Medica, 1968, pp 137–151

Jubiz, W., Canterbury, J.M., Reiss, E., Tyler, F.H.: Circadian rhythm in serum parathyroid hormone concentration in human subjects; correlation with serum calcium, phosphate, albumin, and growth hormone levels. J. Clin. Invest. 51, 2040–2046 (1972)

Kalu, D.N., Pennock, J., Doyle, F.H., Foster, G.V.: Parathyroid hormone and experimental osteosclerosis. Lancet 1, 1363–1366 (1970)

Kaye, M., Pritchard, J.E., Halpenny, G., Light, W.: Bone disease in chronic renal failure with particular reference to osteosclerosis. Medicine (Baltimore) 39, 157–190 (1960)

Kemper, B., Habener, J.F., Rich, A., Potts, J.T. Jnr.: Parathyroid secretion: discovery of a major calcium-dependent protein. Science 184, 167–169 (1974)

Kind, H.: Studien zur Frage der Osteolyse. Histologische und chemische Untersuchungen an experimentellen Frakturen und Transplantaten. Beitr. Pathol. Anat. 111, 283–312 (1951)

Knox, F.G., Lechene, C.P.: Distal site of action of parathyroid hormone on phosphate reabsorption in the thyroparathyroidectomized dog. Am. J. Physiol. 229, 1556–1560 (1975)

Kodicek, E.: Recent advances in vitamin D metabolites. Clin. Endocrinol. Metab. 1, 305–323 (1972)

Kodicek, E.: The story of Vitamin D; from vitamin to hormone. Lancet I, 325–329 (1974)

Lacroix, P.: The internal remodeling of bones. In: The Biochemistry and Physiology of Bone. Bourne, G.H. (Ed.) New York: Academic Press, 1972, Vol III, pp 119–144

Lafferty, F.W., Pearson, O.H.: Skeletal, intestinal and renal calcium dynamics in hyperparathyroidism. J. Clin. Endocrinol. Metab. 23, 891–902 (1963)

Lawson, E., Spencer, R., Charman, M., Wilson, P.: Recent studies on $1,25\text{-}(OH)_2D_3$ action in the intestine. In: Vitamin D. (Proc. 3rd Workshop) Norman, A.W. (Ed.) Berlin: Walter de Gruyter, 1977, p 265–275

Lawson, D.E.M., Wilson, P.W., Kodicek, E.: Metabolism of Vitamin D. A new cholecalciferol metabolite, involving loss of hydrogen at C-1, in chick intestinal nuclei. Biochem. J. 115, 269–277 (1969)

Lloyd, H.M.: Primary hyperparathyroidism: an analysis of the role of the parathyroid tumor. Medicine (Baltimore) 47, 53–71 (1968)

Luben, R.A., Goggins, J.F., Raisz, L.G.: Stimulation by parathyroid hormone of bone hyaluronate synthesis in organ culture. Endocrinology 94, 737–745 (1974)

MacIntyre, I., Colston, K.W., Evans, I.M.A., Lopez, E., MacAuley, S.J., Peignoux-Deville, J., Spanos, E., Szelke, M.: Regulation of vitamin D: An evolutionary view. Clin. Endocrinol. 5, Suppl., 85–95 (1976)

Mahgoub, A., Stern, P.H.: Carbon dioxide and the effect of parathyroid hormone on bone in vitro. Am. J. Physiol. 226, 1272–1275 (1974)

Mayer, G.P.: Effect of calcium and magnesium on parathyroid hormone secretion rate in calves. In: Calcium-regulating Hormones. Talmage, R.V., Owen, M., Parsons, J.A. (Eds.) Amsterdam: Excerpta Medica, 1975, pp 122–124

Mayer, G.P., Staley, J.A.S., Keaton, J.A., Gruel, J.B.: Relation between intravenous infusion rate of PTH and its plasma concentration. Proc. Endocrinol. Soc. 57th Ann. Meeting, Endocrnology 96, Suppl., 73 (1975)

McGuire, J.L., Marks, S.C. Jr.: The effects of parathyroid hormone on bone cell structure and function. Clin. Orthop. 100, 392–405 (1974)

McLean, F.C.: The parathyroid glands and bone. In: The Biochemistry and Physiology of Bone. Bourne, G.H. (Ed.) First Ed. New York: Academic Press, 1956, pp 705–727

Mears, D.C.: Effects of parathyroid hormone and thyrocalcitonin on the membrane potential of osteoclasts. Endocrinology 88, 1021–1028 (1971)

Meunier, P., Bernard, J., Vignon, G.: La mesure de l'élargissement periostéocytaire appliquée au diagnostic des hyperparathyroidies. Pathol. Biol. 19, 371–378 (1971)

Meunier, P., Vignon, G., Bernard, J., Edouard, C., Courpron, P.: Quantitative bone histology as applied to the diagnosis of hyperparthyroid states. In: Clin. Aspects of Metabolic Bone Disease. Frame, B., Parfitt, A.M., Duncan, H. (Eds.) Amsterdam: Excerpta Medica, 1973, pp 215–221

MILHAUD, G., BOURICHON, J.: Etude du métabolisme du calcium chez l'homme a l'aide de calcium 45. L'hyperparathyroidie et l'hypoparathyroidie. C.R. Acad. Sci (Paris) **258**, 3398–3401 (1964)

MILHAUD, G., LE DU, PERAULT-STAUB, A.M.: Mechanism of the rapid hypercalcemic effect of parathormone: inhibition of bone accretion. Rev. Eur. Etudes Clin. Biol. **16**, 451–454 (1971)

MUNSON, P.L., HIRSCH, P.F., TASHJIAN, A.H.: Parathyroid gland. Ann. Rev. Physiol. **25**, 325–360 (1963)

MURRAY, T.M., MUZAFFAR, S.A., PARSONS, J.A., KEUTMANN, H.T.: A biologically active hormonal fragment isolated from bovine parathyroid gland (bPTH 1–65). Biochemistry **14**, 2705–2711 (1975)

NORDIN, B.E.C., PEACOCK, M.: Role of kidney in regulation of plasma-calcium. Lancet **II**, 1280–1283 (1969)

NORDIN, B.E.C., PEACOCK, M., WILKINSON, R.: The relative importance of gut, bone and kidney in the regulation of serum calcium. In: Calcium, Parathyroid Hormone and the Calcitonins. Talmage, R.V., Munson, P.L. (Eds.) Amsterdam: Excerpta Medica, 1972, pp 263–272

NORMAN, A.W., HENRY, H.: 1,25 dihydroxycholecalciferol—a hormonally active form of vitamin D. Recent Prog. Horm. Res. **30**, 431–480 (1974)

OLSON, E.B. Jnr., DELUCA, H.F., POTTS, J.T. Jnr.: Calcitonin inhibition of Vitamin D-induced intestinal calcium absorption. Endocrinology **90**, 151–157 (1972)

O'RIORDAN, J.L.H., WATSON, L., WOODHEAD, J.S.: Secretion of parathyroid hormone in primary hyperparathyroidism. Clin. Endocrinol. **1**, 149–155 (1972)

OWEN, M.: Cellular dynamics of bone. In: Biochemistry and Physiology of Bone. Bourne, G.H. (Ed.) Second Ed. New York: Academic Press, 1971, Vol. III, pp 271–298

PARFITT, A.M.: The actions of parathyroid hormone on bone; relation to bone remodelling and turnover, calcium homeostasis and metabolic bone disease. Metabolism **25**, 809–844; 909–955; 1033–1069; 1157–1188 (1976)

PARSONS, J.A.: Parathyroid physiology and the skeleton. In: Biochemistry and Physiology of Bone. Bourne, G.H. (Ed.) New York: Academic Press, 1976, Vol IV, pp 159–225

PARSONS, J.A.: Functional interactions between vitamin D metabolism and other calcium-regulating hormones. In: Vitamin D. Lawson, D.E.M. (Ed.) London: Academic Press, 1978

PARSONS, J.A., NEER, R.M., POTTS, J.T. Jnr.: Initial fall of plasma calcium after intravenous injection of parathyroid hormone. Endocrinology **89**, 735–740 (1971)

PARSONS, J.A., POTTS, J.T. Jnr.: Physiology and chemistry of parathyroid hormone. Clin. Endocrinol. Metab. **1**, 33–78 (1972)

PARSONS, J.A., RAFFERTY, B., GRAY, D., REIT, B., ZANELLI, J.M., KEUTMANN, H.T., TREGEAR, G.W., CALLAHAN, E.N., POTTS, J.T. Jnr.: Pharmacology of parathyroid hormone and some of its fragments and analogues. In: Calcium-regulating Hormones. Talmage, R.V., Owen, M., Parsons, J.A. (Eds.) Amsterdam: Excerpta Medica, 1975, pp 33–39

PARSONS, J.A., REEVE, J., BERNAT, M., BIJVOET, O.L.M., NEER, R.M., POTTS, J.T. Jnr.: Anabolic and catabolic effects on the skeleton of the parathyroid hormone fragment hPTH 1–34. Israel J. Med. Sci. (1978)

PARSONS, J.A., REIT, B.: Chronic response of dogs to parathyroid hormone infusion. Nature (London) **230**, 254–257 (1974)

PARSONS, J.A., REIT, B., ROBINSON, C.J.: A bioassay for parathyroid hormone using chicks. Endocrinology **92**, 454–472 (1973)

PARSONS, J.A., ROBINSON, C.J.: Calcium shift into bone causing transient hypocalcaemia after injection of parathyroid hormone. Nature (London) **230**, 581–582 (1971)

PARSONS, J.A., ROBINSON, C.J.: Further evidence that the initial calcium shift into bone is a primary response to parathyroid hormone. In: Endocrinology, 1971. Taylor, S. (Ed.) London: Heinemann Medical Books, 1972, pp 358–362

PARSONS, J.A., ZANELLI, J.M., GRAY, D., RAFFERTY, B., STEVENSON, R.W.: Double isotope estimates of intestinal calcium absorption in rats; enhancement by parathyroid hormone and 1,25-dihydroxycholecalciferol. In: Calcif. Tissue Res. Suppl. **22**, pp 127–132 (1977)

PATT, H.M., LUCKHARDT, A.B.: Relationship of a low blood calcium to parathyroid secretion. Endocrinology **31**, 384–392 (1942)

Pearse, A.G.E., Tremblay, G.: Leucine aminopeptidase in rat parathyroid hormone production. Nature (London) **181**, 1532–1533 (1958)

Peck, W.A., Carpenter, J., Messinger, K., De Bra, D.: Cyclic 3′,5′ adenosine monophosphate in isolated bone cells; response to low concentrations of parathyroid hormone. Endocrinology **92**, 692–697 (1973)

Potts, J.T. Jnr.: Parathyroid hormone and calcitonin In: Peptide Hormones. Parsons, J.A. (Ed.) London: Macmillan, 1976, pp 119–143

Potts, J.T. Jnr., Buckle, R.M., Sherwood, L.M., Ramberg, C.F., Mayer, G.P., Kronfeld, D.S., Deftos, L.J., Care, A.D., Aurbach, G.D.: Control of secretion of parathyroid hormone. In: Parathyroid Hormone and Thyrocalcitonin (Calcitonin). Talmage, R.V., Bélanger, L.F. (Eds.) Amsterdam: Excerpta Medica, 1968a, pp 407–416

Potts, J.T. Jnr., Keutmann, H.T., Niall, H.D., Deftos, L.J., Brewer, H.B., Aurbach, G.D.: Covalent structure of bovine parathyroid hormone in relation to biological and immunological activity. In: Parathyroid Hormone and Thyrocalcitonin (Calcitonin). Talmage, R.V., Bélanger, L.F. (Eds.) Amsterdam: Excerpta Medica, 1968b, pp 44–53

Potts, J.T. Jnr., Murray, T.M., Peacock, M., Niall, H.D., Tregear, G.W., Keutmann, H.T., Powell, D., Deftos, L.J.: Parathyroid hormone: sequence, synthesis, immunoassay studies. Am. J. Med. **50**, 639–649 (1971)

Potts, J.T. Jnr., Tregear, G.W., Keutmann, H.T., Niall, H.D., Sauer, R., Deftos, L.J., Dawson, B.F., Hogan, M.L., Aurbach, G.D.: Synthesis of a biologically active N-terminal tetratriacontapeptide of parathyroid hormone. Proc. Natl. Acad. Sci. USA **68**, 63–67 (1971)

Pugsley, L.I., Selye, H.: The histological changes in the bone responsible for the action of parathyroid hormone on the calcium metabolism of the rat. J. Physiol. **79**, 113–117 (1933)

Purnell, D.C., Smith, L.H., Scholz, D.A., Elveback, L.R., Arnaud, C.D.: Primary hyperparathyroidism: a prospective clinical study. Am. J. Med. **50**, 670–678 (1971)

Raisz, L.G.: Physiologic and pharmacologic regulation of bone resorption. N. Engl. J. Med. **282**, 909–916 (1970)

Raisz, L.G., Brand, J.S., Au, W.Y.W., Niemann, I.: Interactions of parathyroid hormone and thyrocalcitonin on bone resorption in tissue culture. In: Parathyroid Hormone and Thyrocalcitonin (Calcitonin). Talmage, R.V., Bélanger, L.F. (Eds.) Amsterdam: Excerpta Medica, 1968, pp 370–380

Raisz, L.G., Trummel, C.L., Simmons, H.: Induction of bone resorption in tissue culture; prolonged response after brief exposure to parathyroid hormone or 25-hydroxycholecalciferol. Endocrinology **90**, 744–751 (1972)

Rasmussen, H.: Cell communication, calcium ion, and cyclic adenosine monophosphate. Science **170**, 404–412 (1970)

Rasmussen, H., Arnaud, C.D., Hawker, C.: Actinomycin D and the response to parathyroid hormone. Science **114**, 1019–1021 (1964)

Rasmussen, H., Bordier, Ph.J.: The physiological and cellular basis of metabolic bone disease. Baltimore: Williams and Wilkins, 1974

Rasmussen, H., DeLuca, H.F., Arnaud, C.D., Hawker, C., von Stedingk, M.: The relationship between vitamin D and parathyroid hormone. J. Clin. Invest. **42**, 1940–1946 (1963)

Rasmussen, H., Feinblatt, J.: The relationship between the actions of vitamin D, parathyroid hormone and calcitonin. Calcif. Tissue Res. **6**, 265–279 (1971)

Rasmussen, H., Tenenhouse, A.: Parathyroid hormone and calcitonin. In: Biochemical Actions of Hormones. Litwack, G. (Ed.) New York: Academic Press, 1970, pp 365–413

Reiss, E., Canterbury, J.M.: Radioimmunoassay for parathyroid hormone in man. Proc. Soc. Exp. Biol. Med. **128**, 501–504 (1968)

Reeve, J., Hesp, R., Williams, D., Hulme, P., Klenerman, L., Zanelli, J.M., Darby, A.J., Tregear, G.W., Parsons, J.A.: The anabolic effect of low doses of human parathyroid hormone fragment on the skeleton in postmenopausal osteoporosis. Lancet **1**, 1035–1038 (1976b)

Reeve, J., Hesp., R., Wootton, R., Zanelli, G.D., Slovik, D., Neer, R.M., Bernat, M., Vismans, J., Bijvoet, O.L.M., Darby, A.J., Meunier, P., Parsons, J.A., Potts, J.T. Jnr.: Clinical trial of hPTH (1–34) in 'idiopathic' osteoporosis. In: Endocrinology of Calcium Metabolism. Copp, D.H., Talmage, R.V. (Eds.) Amsterdam: Excerpta Medica, 1978 pp 71–74

Reeve, J., Treager, G.W., Parsons, J.A.: Preliminary trial of low doses of human parathyroid hormone in treatment of osteoporosis. In: Calcif. Tissue Res. Suppl. **20**, 469–477 (1976a)

Reiss, E., Canterbury, J.M., Bercovitz, M.A., Kaplan, E.L.: The role of phosphate in the secretion of parathyroid hormone in man. J. Clin. Invest. **49**, 2146–2148 (1970)

Reynolds, J.J., Dingle, J.T., Gudmundsson, T.V., MacIntyre, I.: Bone resorption in vitro and its inhibition by calcitonin. In: Calcitonin: Proceedings of the Symposium on Thyrocalcitonin and the C-cells. Taylor, S. (Ed.) London: Heinemann Medical Books, 1968, p 223–229

Ribovich, M.L., DeLuca, H.F.: The influence of dietary calcium and phosphorus on intestinal calcium transport in rats given Vitamin D metabolites. Arch. Biochem. Biophys. **170**, 529–535 (1975)

Riggs, B.L., Kelly, P.J., Jowsey, J., Keating, F.R. Jnr.: Skeletal alterations in hyperparathyroidism: determination of bone formation, resorption and morphologic changes by microradiography. J. Clin. Endocrinol. **25**, 777–783 (1965)

Robertson, W.G., Peacock, M., Atkins, D., Webster, L.A.: The effect of parathyroid hormone on the uptake and release of calcium by bone in tissue culture. Clin. Sci. **43**, 715–718 (1972)

Rodan, S.B., Rodan, G.A.: The effect of parathyroid hormone and thyrocalcitonin on the accumulation of cyclic adenosine 3′,5′-monophosphate in freshly isolated bone cells. J. Biol. Chem. **249**, 3068–3074 (1974)

Samiy, A.H., Hirsch, P.F., Ramsay, A.G: Localization of the phosphaturic effect of parathyroid hormone in the nephron of the dog. Am. J. Physiol. **208**, 73–77 (1965)

Sandri, G., Panfili, E., Sottocasa, G.L.: The calcium-binding glycoprotein and mitochondrial calcium movements. Biochem. Biophys. Res. Commun. **68**, 1272–1279 (1976)

Schajowicz, F., Cabrini, R.L.: Histochemical localization of acid phosphatase in bone tissue. Science **127**, 1447–1448 (1958)

Segre, G.V., Habener, J.F., Powell, D., Tregear, G.W., Potts, J.T. Jnr.: Parathyroid hormone in human plasma; immunochemical characterization and biological implications. J. Clin. Invest. **51**, 3163–3172 (1972)

Segre, G.V., Niall, H.D., Habener, J.F., Potts, J.T. Jr.: Metabolism of parathyroid hormone: Physiologic and clinical significance. Am. J. Med. **56**, 774–784 (1974)

Selye, H.: On the stimulation of new bone-formation with parathyroid extract and irradiated ergosterol. Endocrinology **16**, 547–558 (1932)

Shelling, D.H., Asher, D.E., Jackson, D.A.: Calcium and phosphorus studies; vii) the effects of variations in dosage of parathormone and calcium and phosphorus in the diet on the concentration of calcium and inorganic phosphorus in the serum and on the histology and chemical composition of the bones of rats. Bull. Johns Hopkins Hosp. **53**, 348–389 (1933)

Silverman, R., Yalow, R.S.: Heterogeneity of parathyroid hormone; clinical and physiologic implications. J. Clin. Invest. **52**, 1958–1971 (1973)

Singer, F.R., Segre, G.V., Habener, J.F., Potts, J.T. Jnr.: Peripheral metabolism of bovine parathyroid hormone in the dog. Metabolism **24**, 139–144 (1975)

Smith, D.M., Johnston, C.C.: Studies of the metabolism of separated bone cells, I; techniques of separation and identification. Calcif. Tissue Res. **11**, 56–69 (1973)

Stanbury, S.W.: Bony complications of renal disease. In: Renal Disease. Black, D.A.K. (Ed.) 2nd ed. Oxford: Blackwell, 1967, pp 665–713

Steiner, D.F.: Peptide hormone precursors: biosynthesis, processing and significance. In: Peptide Hormones. Parsons, J.A. (Ed.) London: Macmillan, 1976, pp 49–65

Talmage, R.V.: A study of the effect of parathyroid hormone on bone remodeling and on calcium homeostasis. Clin. Orthop. **54**, 163–173 (1967)

Talmage, R.V.: Calcium homeostasis – calcium transport – parathyroid action; the effects of parathyroid hormone on the movement of calcium between bone and fluid. Clin. Orthop. **67**, 210–224 (1969)

Talmage, R.V.: Effect of fasting and parathyroid hormone injection on plasma 45 Ca concentrations in rats. Calcif. Tissue Res. **17**, 103–112 (1975)

Talmage, R.V., Cooper, C.W., Park, H.Z.: Regulation of calcium transport in bone by parathyroid hormone. Vitam. Horm. **28**, 103–140 (1970)

Talmage, R.V., Elliott, J.R.: Parathyroid function as studied by continuous peritoneal lavage in nephrectomized rats. Endocrinology **61**, 256–263 (1958)

Tanaka, Y., DeLuca, H.F.: The control of 25-hydroxyvitamin D metabolism by inorganic phosphorus. Arch. Biochem. Biophys. **154**, 566–574 (1973)

TATEVOSSIAN, A.: Effect of parathyroid extract on blood calcium and osteoclast count in mice. Calcif. Tissue Res. **11**, 251–257 (1973)

TEMPLETON, A.W., JACONETTE, J.R., ORMOND, R.S.: Localised osteoclerosis in hyperparathyroidism. Radiology **78**, 955–958 (1962)

THOMSON, D.L., COLLIP, J.B.: The parathyroid glands. Physiol. Rev. **12**, 309–383 (1932)

TREGEAR, G.W., REITSCHOTEN, J. VAN, GREENE, E., KEUTMANN, H.T., NIALL, H.D., REIT, B., PARSONS, J.A., POTTS, J.T. Jnr.: Bovine parathyroid hormone: minimum chain length of synthetic peptide required for biological activity. Endocrinology **93**, 1349–1353 (1973)

URIST, M.: Biogenesis of bone; calcium and phosphorus in the skeleton and blood in vertebrate evolution. In: Am. Physiol. Soc. Handb., Section 7, Baltimore: Williams and Wilkins, 1976, Vol VII, pp 183–214

VAES, G.: La résorption osseuse et l'hormone parathyroidienne. Maloine, Paris (1967)

VAES, G.: The role of lysosomes and of their enzymes in the development of bone resorption induced by parathyroid hormone. In: Parathyroid Hormone and Thyrocalcitonin (Calcitonin). Talmage, R.V., Bélanger, L.F. (Eds.) Amsterdam: Excerpta Medica, 1968, pp 318–328

VAUGHAN, J.M.: The Physiology of Bone. Second Ed. Oxford: University Press, 1975

WAITE, L.C.: Carbonic anhydrase inhibitors, parathyroid hormone and calcium metabolism. Endocrinology **91**, 1160–1165 (1972)

WALKER, D.G.: The induction of osteopetrotic changes in hypophysectomized, thyroparathyroidectomized, and intact rats of various ages. Endocrinology **89**, 1389–1406 (1971)

WASSERMAN, R.H., CORRADINO, R.A., FULLMER, C.S., TAYLOR, A.N.: Some aspects of vitamin D action; calcium absorption and the vitamin D-dependent calcium-binding protein. Vitam. Horm. **32**, 299–324 (1974)

WASSERMAN, R.H., CORRADINO, R.A., TAYLOR, A.N., MORRISSEY, R.L.: Intestinal calcium absorption, vitamin D, adaptation and the calcium-binding protein. In: Cellular Mechanisms for Calcium Transfer and Homeostasis. Nichols, G., Wasserman, R.H. (Eds.) New York: Academic Press, 1971, pp 294–312

WASSERMAN, R.H., TAYLOR, A.N.: Some aspects of the intestinal absorption of calcium, with special reference to vitamin D. In: Mineral Metabolism. Comar, C.L., Bronner, F. (Eds.) New York: Academic Press, 1969, Vol III, pp 321–403

WASSERMAN, R.H., TAYLOR, A.N.: Intestinal absorption of phosphate in the chick: effect of Vitamin D and other parameters. J. Nutr. **103**, 586–599 (1973)

WEISBRODE, S.E., CAPEN, C.C., NAGODE, L.A.: Effects of parathyroid hormone on bone of thyroparathyroidectomized rats. Am. J. Pathol. **75**, 529–542 (1974)

WELLS, H., LLOYD, W.: Hypercalcemic and hypophosphatemic effects of dibutyryl cyclic AMP in rats after parathyroidectomy. Endocrinology **84**, 861–867 (1969)

WERGEDAL, J.E.: Characterization of bone acid phosphatase activity. Proc. Soc. Exp. Biol. Med. **134**, 244–247 (1970)

WIDROW, S.H., LEVINSKY, N.G.: The effect of parathyroid extract on renal tubular calcium reabsorption in the dog. J. Clin. Invest. **41**, 2151–2159 (1962)

WONG, G.L., COHN, D.V.: Separation of parathyroid hormone and calcitonin-sensitive cells from non-responsive bone cells. Nature (London) **252**, 713–715 (1974)

WONG, G.L., COHN, D.V.: Target cells in bone for parathormone and calcitonin are different; enrichment for each cell type by sequential digestion of mouse calvaria and selective adhesion to polymeric surfaces. Proc. Natl. Acad. Sci USA **72**, 3167–3171 (1975)

WOODHEAD, J.S., DAVIES, J.S., LISTER, D.: Two-site assay of bovine parathyroid hormone. J. Endocrinol. **73**, 279–288 (1977)

WOODS, K.R., ARMSTRONG, W.D.: Actions of parathyroid extracts on stable bone mineral using radiocalcium as a tracer. Proc. Soc. Exp. Biol. Med. **91**, 255–258 (1956)

YOUNG, R.W.: Specialization of bone cells. In: Bone Biodynamics. Frost, H.M. (Ed.) Boston: Little, Brown, 1964, pp 117–147

c) The Role of Vitamin D and Its Metabolites in Calcium and Phosphate Metabolism*

By

H. F. DeLuca and J. G. Ghazarian

With 7 Figures

1. Introduction

Osseous tissue contains up to 20–25% water. The dry matter is composed of mineral salts in an organic matrix. About 60% of the dry matter is inorganic and 40% is organic. The organic material is predominantly collagen with a small fraction of mucopolysaccharides and mucoprotein. Analysis of the ash of bone reveals a great abundance of calcium, a small amount of sodium, less magnesium, with still smaller quantities of potassium, and other basic elements. The anion is chiefly phosphate with some carbonate and small amounts of chloride and fluoride. Citrate has been found as a constituent of bone to the extent of about 1% of the dry matter. The hardness and rigidity of bone are due to the inorganic salts, while the elasticity and toughness are attributable to the organic matter.

It is essential to recognize that the bone calcium is in a state of dynamic flux with blood calcium. Hence bone salts are continually being resorbed and redeposited. This process of mineral mobilization and remineralization is under the control of a large number of factors, including several hormones. Vitamin D, parathyroid hormone, and calcitonin comprise the major hormones responsible not only for mineralization and resorption of bone, but also the utilization, retention and regulation of calcium and phosphate. This chapter will be devoted to only one of these factors, namely vitamin D, its hormonal forms, and its interaction with parathyroid hormone in carrying out these functions.

2. Historical

A deficiency of vitamin D results in the disease, rickets in the young, and osteomalacia in the adult. Although rickets became much more prominent following the industrial revolution, descriptions of the rachitic symptoms occur even in ancient literature and probably coincide with the civilized practices of man. The first clear and accurate description of the disease is attributed to WHISTLER in 1645 (SMERDON, 1950). However, the cause of the disease was not clear until placed on an experimental basis by Sir Edward Mellanby (MELLANBY, 1919a). He produced the disease in dogs by dietary means and prevented or cured it with cod liver oil (MELLANBY, 1919b). Inasmuch as McCOLLUM (McCOLLUM et al., 1916) had discovered the "fat soluble vitamin A" in cod liver oil, Sir Edward Mellanby attributed the ability of the cod liver oil to cure rickets to the vitamin A. McCOLLUM et al. (1922) demonstrated that heating and oxygenation of the cod liver oil destroyed the vitamin A activity, but

* Some of the original research reported in this manuscript was supported by grants No. AM–14881 and AM–15512 from the National Institutes of Health.

the ability to cure rickets remained. He, therefore, concluded that the antirachitic activity is due to another fat-soluble substance which he called vitamin D. However, at the time of Mellanby's brilliant work, Huldshinsky found that rachitic children could be cured by ultraviolet light (Huldshinsky, 1919). This dichotomy was resolved when Steenbock and Black demonstrated that ultraviolet light converts a fat soluble substance present in skin and food to the antirachitic vitamin (Steenbock and Black, 1924). This discovery provided the basis for elimination of rickets as a major medical problem by the irradiation of foods and also for the isolation of the D vitamins. In 1931, Askew and coworkers (Askew et al., 1931) and somewhat later Windaus and his colleagues (Windaus et al., 1932) isolated and identified vitamin D_2. Vitamin D_3 was subsequently isolated and identified in 1936 (Windaus et al., 1936) essentially drawing to a close the era of vitamin D discovery and isolation.

A new era was subsequently opened in 1966 (Lund and DeLuca, 1966) with the discovery that vitamin D is converted in the body to active forms before it functions. This recent advance will be highlighted in the ensuing chapter.

3. Metabolism of Vitamin D

3.1. Absorption and Transport

It is not yet clear where in the intestinal tract vitamin D is absorbed. When absorption of vitamin D from an alcoholic solution is examined, the most active site is the upper segments of small intestine (Schachter et al., 1964). When absorption from oily solutions is examined, absorption is from the ileum along with other fats (Norman and DeLuca, 1963; Kodicek, 1956). Bile is required for optimal absorption as might be suspected (Schachter et al., 1964; Greaves and Schmidt, 1933). The absorbed vitamin D is incorporated into chylomicrons (Avioli et al., 1967) which are cleared by the liver (Rikkers and DeLuca, 1967). Vitamin D may also be transported on a vitamin D transport protein which appears in the α-globulin fraction on electrophoresis. Some of it is also associated with β-lipoprotein but it is not carried on albumin (Rikkers and DeLuca, 1967; Rikkers et al., 1969; DeCrousaz et al., 1965).

The plasma protein which transports vitamin D_3 and its major polar metabolite has not yet been isolated in sufficient purity to allow a study of its properties. Peterson and his colleagues (Peterson, 1971) have reported the isolation of a protein of 55,000 molecular weight, which they believe represents the transport protein. However, there is not universal agreement on this. In any case, the plasma binding protein has been used to assay the 25-hydroxyvitamin D_3 (25-OH-D_3) (Belsey et al., 1971).

3.2. Excretion of Vitamin D

The primary route of excretion appears to be in the feces, accounting for virtually all the vitamin D given (Norman and DeLuca, 1963; Kodicek, 1956; Neville and DeLuca, 1966). Only 2–4% appears to be excreted in the urine (Avioli et al., 1967). The bile undoubtedly accounts for much of the fecal excretion with as much as 30% of a physiologic dose appearing in this fluid in the first 48 h after dose. The nature of these excretory products has not been determined although there is some evidence that glucuronides (NORMAN and DELUCA, 1963; AVIOLI et al., 1967; BELL and KODICEK, 1967) and sulfate esters (HIGAKI et al., 1965) are present. Much work remains to be done in this area to define more exactly the turnover and excretion of vitamin D_3.

3.3. Production of Vitamin D_3 in Skin

Following the work of HULDSHINSKY in 1919 (HULDSHINSKY, 1919) it is well accepted that the exposure of man or of animals to ultraviolet light results in elimination of rickets and of osteomalacia. Although the biochemical basis of this was not understood, the work of STEENBOCK and BLACK (1924) and HESS et al. (1925) demonstrated that this was due to the ultraviolet-induced conversion of a sterol precursor to the antirachitic substance. It is now well known that the epidermis contains large amounts of the sterol 7-dehydrocholesterol (IDLER and BAUMANN, 1952) which was shown to be a precursor of vitamin D_3 by WINDAUS et al. (1935). In addition, there is considerable evidence that ultraviolet light incident upon skin can penetrate to the epidermal regions which contain the 7-dehydrocholesterol (DANIELS, 1964). Since 7-dehydrocholesterol in organic solvents undergoes photoisomerization to produce previtamin D_3 which later thermoequilibrates to form vitamin D_3, it seems likely that this is the mechanism of ultraviolet-induced formation of the antirachitic substance in skin. Experiments have been carried out which show that ultraviolet irradiation of skin will produce antirachitic material. Unfortunately, the substance produced in the skin has not been satisfactorily isolated and its structure identified. Thus the idea that vitamin D_3 is produced in the skin is not proved but is an idea supported by a large body of circumstantial evidence. To what extent the skin can produce vitamin D is not entirely settled either. BEKEMEIER (1958) has reported on vitamin D production in skin, but his estimates appear to be high. On the other hand, more recent work involving more modern techniques has shown that continuing exposure to sunlight can significantly increase the circulating levels of 25-OH-D_3 (HADDAD and STAMP, 1974). There is much work, therefore, to be done in the area of skin production of vitamin D, both at the biochemical level and at the physiologic level to evaluate the importance of skin production of vitamin D in modern man.

It might be mentioned parenthetically that fish accumulate large amounts of vitamin D in their livers. This is also found in sharks, which do not possess significant amounts of calcified skeleton. The question of what the vitamin D is doing there and how it originates remains open. Attempts to demonstrate that fish possess a nonphotochemical method of producing vitamin D_3 have not yet been successful (BLONDIN et al., 1967), although results by BILLS suggest that there must be nonphotochemical vitamin D production in marine life (BILLS, 1954). Those results are also not conclusive. This also remains as an interesting and potentially important biological problem for pursuit.

3.4. Metabolism of Vitamin D to Its Metabolically Active Form(s)

(Fig. 1)

Following its absorption or synthesis in the skin, as much as 80% of the vitamin D is taken up by the liver (NORMAN and DELUCA, 1963; KODICEK, 1956; NEVILLE and DELUCA, 1966). In the liver, the vitamin undergoes hydroxy-

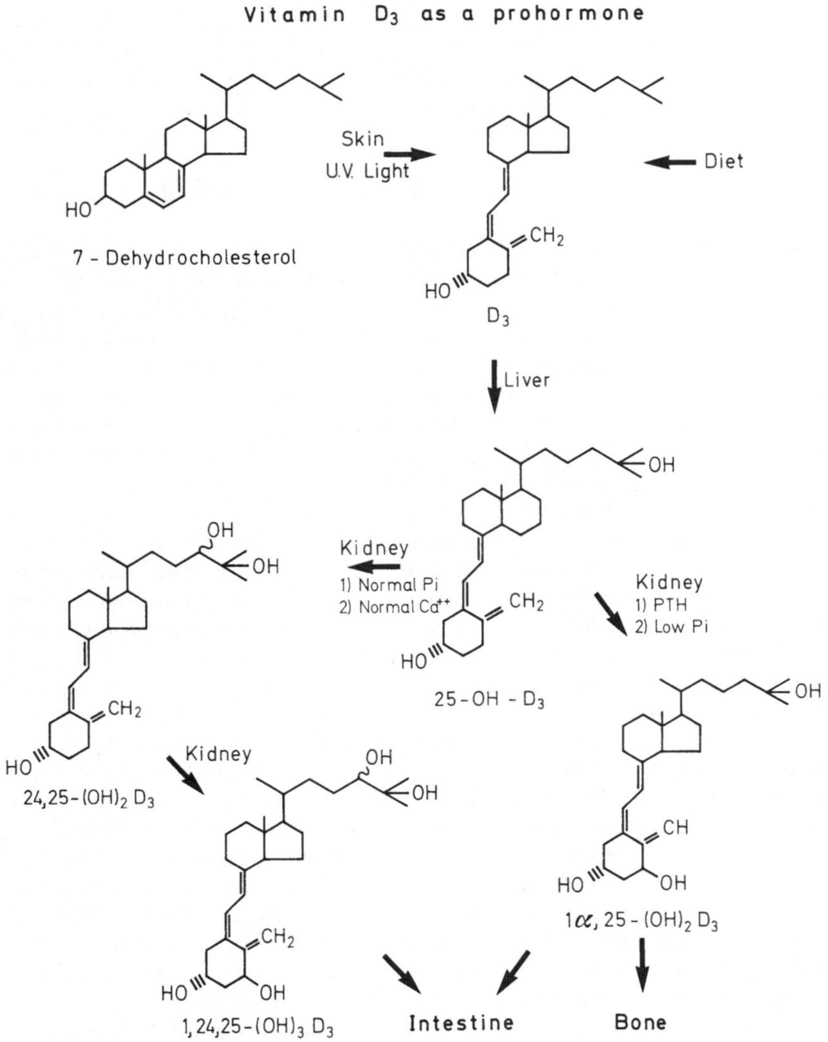

Fig. 1. Functional metabolism of vitamin D_3

lation on carbon 25 to yield 25-OH-D_3 (PONCHON et al., 1969; HORSTING and DELUCA, 1969). This reaction takes place in the endoplasmic reticulum and requires NADPH, Mg^{++}, and molecular oxygen (BHATTACHARYYA and DE-LUCA, 1974). It seems certain that the major if not sole 25-hydroxylation takes place in the liver under physiologic conditions. Although some 25-hydroxylation has been reported in intestine and kidney homogenates of chicks (TUCKER et al., 1973), it is uncertain if this takes place to any extent in vivo under physiologic conditions.

The 25-OH-D_3 appears in the blood from the liver and is the major circulating metabolite of vitamin D in plasma rivaling vitamin D itself (PONCHON and DELUCA, 1969; STANBURY et al., 1972). The normal levels in blood of this metabolite are 20–40 ng/ml (BELSEY et al., 1974; HADDAD and HAHN, 1974).

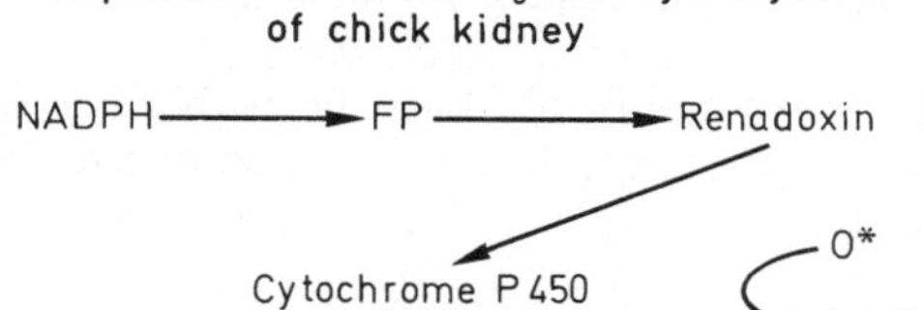

Fig. 2. Metabolic machinery involved in 1α-hydroxylation of 25-OH-D$_3$

The 25-OH-D$_3$ is transported on a specific α-globulin to the kidney where it undergoes further hydroxylation on either carbon 1 or carbon 24. To produce its known biological effects on intestine and bone, it must be hydroxylated on carbon 1 to yield 1,25-dihydroxyvitamin D$_3$ (1,25-(OH)$_2$D$_3$) (HOLICK et al., 1971). The C-1 hydroxylation takes place exclusively in kidney tissue and more specifically in mitochondria (FRASER and KODICEK, 1970; GRAY et al., 1971). This reaction has been conclusively shown to be a mixed function oxidase using a specific cytochrome P-450 to catalyze the hydroxylation according to Figure 2 (GHAZARIAN et al., 1973, 1974). In intact tissue Krebs cycle substrate oxidation catalyzes the energy-dependent transhydrogenation of internal NADP with NADH, which provides the reducing equivalents for the hydroxylation (GHAZARIAN and DeLUCA, 1974).

Clear evidence has been provided that 1,25-(OH)$_2$D$_3$ is a metabolically active form of vitamin D in intestinal calcium transport (BOYLE et al., 1972a), bone calcium mobilization (HOLICK et al., 1972a), and phosphate transport of intestine (CHEN et al., 1974). The possible necessity for its further metabolism before it can act has also been shown to be remote (FROLIK and DeLUCA, 1971, 1972; WONG et al., 1972).

As will be shown in a later section the need for calcium or for phosphorus stimulates the synthesis of 1,25-(OH)$_2$D$_3$ in the kidney. However, if serum calcium and phosphorus are normal, the synthesis of 1,25-(OH)$_2$D$_3$ ceases in animals given vitamin D, and instead the kidney mitochondria hydroxylate the 25-OH-D$_3$ on carbon 24 to produce 24,25-dihydroxyvitamin D$_3$ (24,25-(OH)$_2$D$_3$) (HOLICK et al., 1972b). The 24-hydroxylase has many properties similar to the 1-hydroxylase, but so far it has not been shown to be a cytochrome P-450 dependent enzyme system (KNUTSON and DeLUCA, 1974). The exact function of the 24,25-(OH)$_2$D$_3$ is not known as yet, but it is the major dihydroxyvitamin D metabolite found in man (HOLICK et al., 1972c) and rats (BOYLE et al., 1971). It is not rapidly excreted and is biologically active especially on intestine (BOYLE et al., 1973). To stimulate the intestine, it must first be hydroxylated to 1,24,25-trihydroxyvitamin D$_3$ (1,24,25-(OH)$_3$D$_3$) (HOLICK et al., 1973). This metabolite has intestinal calcium transport activity similar to 1,25-(OH)$_2$D$_3$, but is less active in the bone calcium mobilization system. Unfortunately, its significance is yet not known, although it has been detected as a normal metabolite in rats (HOLICK et al., 1973).

Another metabolite of vitamin D$_3$ has been isolated in pure form and identified as 25,26-dihydroxyvitamin D$_3$ (25,26-(OH)$_2$D$_3$) (SUDA et al., 1970). Its site of synthesis is unknown as is its significance. It has some calcium transport activity but has little effect on bone (LAM, SCHNOES and DeLUCA, unpublished results). Because nephrectomy prevents its activity on intestine, it likely must be hydroxylated on C-1 to act.

Other metabolites of vitamin D_3 have been discovered, but they have not been identified. Although much has been learned about vitamin D metabolism, much still remains to be learned and this area will remain active for some years to come.

Vitamin D_2

Vitamin D_2 is also metabolized to 25-hydroxyvitamin D_2 (25-OH-D_2) (Suda et al., 1969) and subsequently to 1,25-dihydroxyvitamin D_2 (1,25-$(OH)_2D_2$) or 24,25-dihydroxyvitamin D_2 (24,25-$(OH)_2D_2$) in a scheme completely analogous to the vitamin D_3 sequence (Jones and DeLuca, 1974). Of some interest is that chicks respond poorly to vitamin D_2 because they rapidly metabolize it to excretion products (Imrie et al., 1967).

4. Regulation of Vitamin D Metabolism

4.1. Role of Vitamin D and Its Metabolites

From the previous section it is indeed obvious that the active forms of vitamin D are synthesized exclusively in the kidney and have their function in intestine and bone. One might, therefore, surmise that the active forms of vitamin D can be considered hormones. As hormones it follows that their biosynthesis or secretion must be regulated in a feedback fashion by the substances it seeks to affect. This section will demonstrate that the production of the active form of vitamin D is in fact regulated by serum calcium, serum phosphorus, the parathyroid hormone, and by vitamin D itself.

The first demonstration that the formation of 1,25-$(OH)_2D_3$ is regulated took place immediately after the isolation and identification of this important metabolite. In that initial study Boyle et al. (1971) demonstrated that vitamin D-deficient rats produce large amounts of 1,25-$(OH)_2D_3$ regardless of their dietary calcium and phosphate intake. On the other hand, animals primed with vitamin D showed a depressed production of 1,25-$(OH)_2D_3$ with increasing dietary calcium and enhanced production of 24,25-$(OH)_2D_3$. From these studies it became clear that the animal must be primed with vitamin D before the hydroxylating systems in the kidney could be regulated in a feedback manner by calcium and phosphate. This finding in the rat was reaffirmed in the chick by studies of Omdahl et al. (1972). In every case vitamin D-deficient animals apparently lacked the ability to make 24,25-$(OH)_2D_3$. Thus among other factors vitamin D apparently induces or makes possible the synthesis of the 24,25-$(OH)_2D_3$. More recently, it has been shown that 1,25-$(OH)_2D_3$ itself is the active form in making possible the regulation of vitamin D metabolism (Tanaka and DeLuca, 1974). Evidence has been presented that the 1,25-$(OH)_2D_3$ probably induces the formation of the 24-hydroxylase. It is only after this modulation takes place that additional modulation can result from variations in serum calcium, phosphate, and parathyroid hormone levels. Whether 1,25-$(OH)_2D_3$ itself has any other role besides induction of the 24-hydroxylase in the regulation of vitamin D metabolism remains unknown although previous work had shown that the 1,25-$(OH)_2D_3$ is a product inhibitor of the 1α-hydroxylase enzyme of the kidney (Gray et al., 1972). It is, therefore, essential to realize that the ensuing discussion applies only to circumstances of animals or man primed with vitamin D.

4.2. Regulation of Vitamin D Metabolism by Calcium

Dietary calcium suppresses the synthesis of 1,25-$(OH)_2D_3$ while stimulating the synthesis of the 24,25-$(OH)_2D_3$ (BOYLE et al., 1971). Thus as the diet is made low in calcium, the synthesis and secretion of a calcium mobilizing hormone, 1,25-$(OH)_2D_3$, increases. This important observation led to the disclosure (BOYLE et al., 1972b) that the 1,25-$(OH)_2D_3$ might in part represent NICOLAY-SENS'S endogenous factor, a hormone which was postulated to be secreted by the skeleton which would direct the intestine to absorb calcium (NICOLAYSEN et al., 1953). Thus the well-known ability of animals and man to adapt to dietary calcium could well be accounted for on the basis of regulation of 1,25-$(OH)_2D_3$ synthesis. To establish this idea, both rats and chicks have been shown to lose their ability to adapt to dietary calcium when given a constant exogenous supply of 1,25-$(OH)_2D_3$ whereas their ability to adapt to dietary calcium is clearly evident in animals given an exogenous source of the immediate precursor, 25-OH-D_3 (OMDAHL and DELUCA, 1973; RIBOVICH and DELUCA, unpublished results). Thus it seems likely that 1,25-$(OH)_2D_3$ represents at least in large measure the endogenous factor which NICOLAYSEN was seeking years ago.

It is, however, difficult to imagine how the kidney enzyme system might sense the dietary calcium levels. A study in which the ability of animals in vivo to synthesize 1,25-$(OH)_2D_3$ relative to their serum calcium concentration was carried out (BOYLE et al., 1972b). The results which are illustrated in Figure 3 demonstrate that there is a very close relationship between the synthesis of the vitamin D metabolites and the serum calcium concentration. At normal serum calcium concentration which is 9.5 mg/100 ml in the authors' experimental animals, both 1,25-$(OH)_2D_3$ and 24,25-$(OH)_2D_3$ are made in approximately equal amounts. However, as the need for calcium is translated into even slight hypocalcemia there is a stimulation of 1,25-$(OH)_2D_3$ synthesis. However, as the animals become normal to hypercalcemic, the synthesis of this hormonal

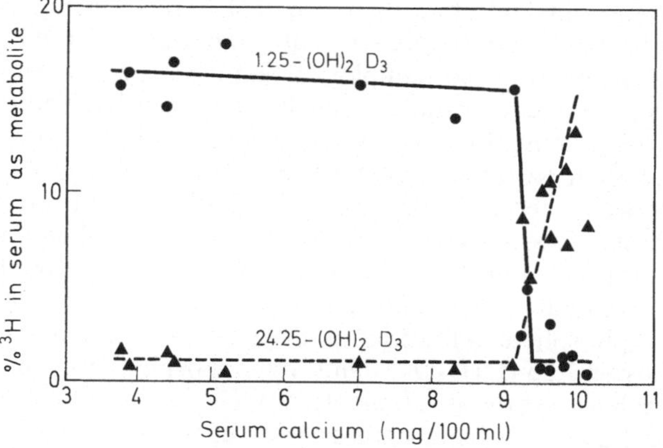

Fig. 3. Relationship of serum calcium concentration to biosynthesis of either 1,25-$(OH)_2D_3$ or 24,25-$(OH)_2D_3$ in intact rats (from BOYLE *et al.*,1972b, reproduced with the kind permission of the publisher)

substance is shut down. Under these circumstances $24,25\text{-}(OH)_2D_3$ is made. Thus the need for calcium is translated through hypocalcemia which is in turn in some way involved in the stimulation of $1,25\text{-}(OH)_2D_3$ synthesis. This relationship has been confirmed in other laboratories (GALANTE et al., 1972) and has led to the suggestion that calcium ions themselves might be the regulatory agent. However, if calcium itself is involved at the molecular level in the regulation, it must function in a manner more complex than as an inhibitor of the 1-hydroxylase.

4.3. Regulation of Vitamin D Metabolism by the Parathyroid Hormone

Because the serum calcium level can be shown to be closely involved in the negative regulation of synthesis of $1,25\text{-}(OH)_2D_3$, it was reasonable to suspect that the parathyroid gland and the parathyroid hormone might be involved in the calcemic regulation. It is already known that the parathyroid glands monitor serum calcium concentration and secrete parathyroid hormone in response to hypocalcemia. The parathyroid hormone therefore might be the actual agent which stimulates synthesis of $1,25\text{-}(OH)_2D_3$. This concept was clearly demonstrated (GARABEDIAN et al., 1972) and confirmed (FRASER and KODICEK, 1973; HILL and MAWER, 1972). It seems almost certain that the hypocalcemic control of $1,25\text{-}(OH)_2D_3$ synthesis is via the parathyroid glands and that in this instance it is the parathyroid hormone which in some unknown way stimulates synthesis of $1,25\text{-}(OH)_2D_3$ and shuts down the synthesis of the $24,25\text{-}(OH)_2D_3$.

4.4. Regulation of Vitamin D Metabolism by Phosphate

It is well known that severe hypophosphatemia brings about a marked stimulation of intestinal calcium absorption (MORRISSEY and WASSERMAN, 1971; TANAKA et al., 1973a). At least a large segment of this stimulation is due to the stimulation of $1,25\text{-}(OH)_2D_3$ synthesis (TANAKA et al., 1973a). Hypophosphatemia in the absence of thyroparathyroid glands will stimulate $1,25\text{-}(OH)_2D_3$ synthesis (TANAKA and DeLuca, 1973). In fact a relationship can be shown between serum inorganic phosphate concentration and $1,25\text{-}(OH)_2D_3$ synthesis provided that thyroparathyroid complex is removed (Fig. 4). Serum inorganic phosphate under these circumstances can be regulated by dietary deprivation and by means of glucose loading of the animals. These animals after they have adapted to such treatment for a period of at least a week show a clear relationship between serum inorganic phosphate concentration and $1,25\text{-}(OH)_2D_3$ synthesis (TANAKA et al., 1973a) (Fig. 4). Normal serum phosphorus in experimental rats is about 9–10 mg/100 ml. At this level without the parathyroid glands the animals make only $24,25\text{-}(OH)_2D_3$. On the other hand, as serum inorganic phosphate is lowered to levels below 8 mg/100 ml, the animals begin to synthesize $1,25\text{-}(OH)_2D_3$. Thus hypophosphatemia or the need for phosphate stimulates synthesis of the $1,25\text{-}(OH)_2D_3$. As will be shown in a later section the $1,25\text{-}(OH)_2D_3$ has not only its functions in calcium metabolism, but it also plays a direct role in the metabolism of phosphate. Thus it seems reasonable that serum phosphate should in some way control $1,25\text{-}(OH)_2D_3$ synthesis.

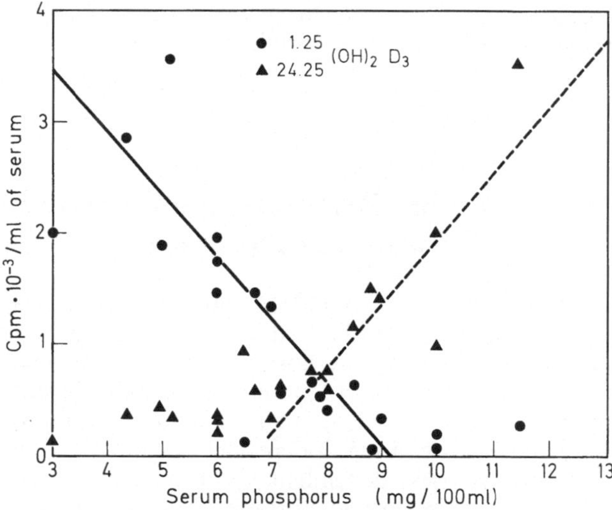

Fig. 4. Relationship of serum inorganic phosphate to production of 1,25-(OH)$_2$D$_3$ or 24,25-(OH)$_2$D$_3$ in thyroparathyroidectomized rats (from TANAKA and DeLUCA, 1972, reproduced with the kind permission of the publisher)

4.5. Molecular Mechanism of Regulation of the Renal Hydroxylases of 25-OH-D$_3$

As pointed out in a previous section, the regulation of vitamin D metabolism does not occur until the animals are primed with vitamin D presumably to generate at least some 1,25-(OH)$_2$D$_3$. The next important fact is that the regulation does not occur rapidly but the changeover in hydroxylases requires several hours to be accomplished if not days (GARABEDIAN et al., 1972). This is not consistent with an ionic inhibition or activation as has been suggested by several groups on the basis of reported inhibition of 1α-hydroxylase of mitochondria by addition of calcium or phosphate to the incubation medium. Calcium inhibition in vitro of the 1α-hydroxylase is known to occur provided the required reducing equivalents are from oxidation of Krebs cycle substrates. However, similar in vitro inhibition by calcium can also be obtained for the 24-hydroxylase despite the fact that high calcium in vivo stimulates 24,25-(OH)$_2$D$_3$ production. Furthermore, if one supplies an external source of NADPH then even up to 10 mM calcium will not inhibit the reaction of either the 1-hydroxylase or the 24-hydroxylase. It seems likely that in vitro calcium inhibition of the incubated intact mitochondria with Krebs cycle substrates results from an interference of oxidative phosphorylation. The resultant lack of high energy intermediates would retard the energy-dependent transhydrogenation and the generation of reducing equivalents for the hydroxylases. Other similar arguments can be made for the direct effects of inorganic phosphate.

The half-life of the 1α-hydroxylase is of the order of 2 h (TANAKA et al., 1972). A possible regulatory mechanism might, therefore, involve the synthesis and degradation of the hydroxylases. Thus it is possible that intracellular calcium and/or phosphorus might well regulate the synthesis of the hydroxylases or the degradation. So far this mechanism has not been adequately examined and thus the molecular mechanism which underlies the regulation phenomenon described has not been settled and must remain as a very active field of investigation.

5. The Interaction Between Vitamin D and the Parathyroid Hormone

From the work of Harrison et al. (1958) and later Rasmussen et al. (1963) it has become evident that a vitamin D-deficient animal is resistant to even large amounts of exogenous parathyroid hormone. Thus the hypercalcemic activity of the parathyroid hormone is absent in the vitamin D-deficient animal. There is some controversy, however, as to whether the parathyroid hormone-induced phosphate diuresis is vitamin D-dependent or not (Harrison and Harrison, 1964). Certainly it is less dependent upon vitamin D than the calcium mobilizing activity of the parathyroid hormone (Arnaud et al., 1966). There has been in addition a controversy as to whether the parathyroid hormone plays a direct role in stimulating intestinal calcium transport. Evidence for and against this has been put forth by a variety of investigators, suggesting that a small difference in protocol gave substantially different results.

With the understanding that the parathyroid hormone plays an important role in the regulation of synthesis of $1,25\text{-}(OH)_2D_3$ it seemed possible to clarify the interrelationship between these two important calcium homeostatic agents. Very recently, it has been possible to demonstrate that the $1,25\text{-}(OH)_2D_3$ induced bone calcium mobilization requires the presence of the parathyroid hormone (Garabedian et al., 1974). It had been previously shown that the parathyroid hormone-induced bone calcium mobilization requires the presence of vitamin D. On the other hand, the $1,25\text{-}(OH)_2D_3$ stimulates intestinal calcium transport equally well whether the parathyroid hormone is present or not and in fact the parathyroid hormone does not in any way enhance directly intestinal calcium transport (Garabedian et al., 1974). These results are supported by the findings that radioactive parathyroid hormone does not bind to intestine whereas it does bind to kidney, bone, and liver in vivo (Zull and Repke, 1972).

As a result of these new findings, the calcium homeostatic mechanism must be revised (Fig. 5). It seems likely that the hypocalcemic stimulus induces the secretion of parathyroid hormone. The parathyroid hormone causes a phosphate diuresis in the kidney and stimulates synthesis of $1,25\text{-}(OH)_2D_3$. The parathyroid hormone and the $1,25\text{-}(OH)_2D_3$ act at the bone site cooperatively to stimulate mobilization of calcium from bone. On the other hand, the $1,25\text{-}(OH)_2D_3$ acts directly on intestine to stimulate intestinal calcium absorption. Both mechanisms restore serum calcium to normal, shutting off parathyroid hormone secretion.

It is disturbing that the synthesis and secretion of $1,25\text{-}(OH)_2D_3$ can be carried out by hypocalcemic stimulus on one hand and hypophosphatemic stimulus on the other. This is further compounded by the fact that the $1,25\text{-}(OH)_2D_3$ not only stimulates intestinal calcium transport, but stimulates intestinal phosphate transport as well (Chen et al., 1974). It seems as though a single hormone with dual functions and dual stimuli for secretion could not specifically correct the original stimulus. However, the specificity of function at the physiologic level can be easily shown if the sequence of events following each stimulus is considered. Figure 6 demonstrates that the hypocalcemic stimulus results in

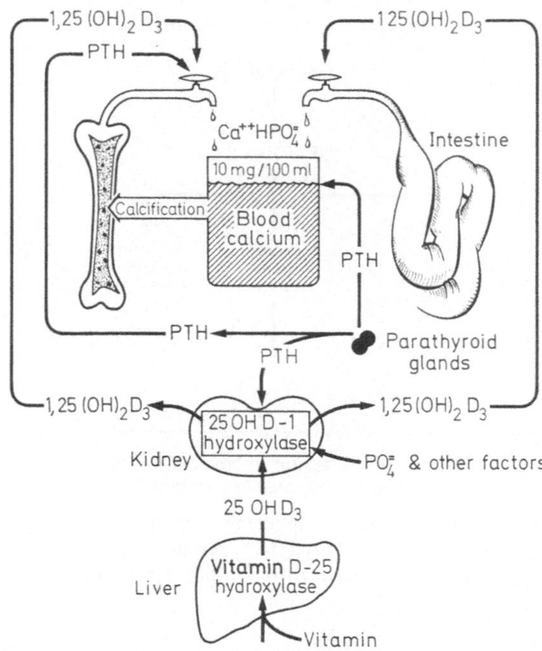

Fig. 5. Diagrammatic representation of calcium homeostatic mechanism involving vitamin D endocrine system of kidney and its interaction with parathyroid hormone. Note that calcitonin regulation of serum calcium concentration was not considered in this scheme

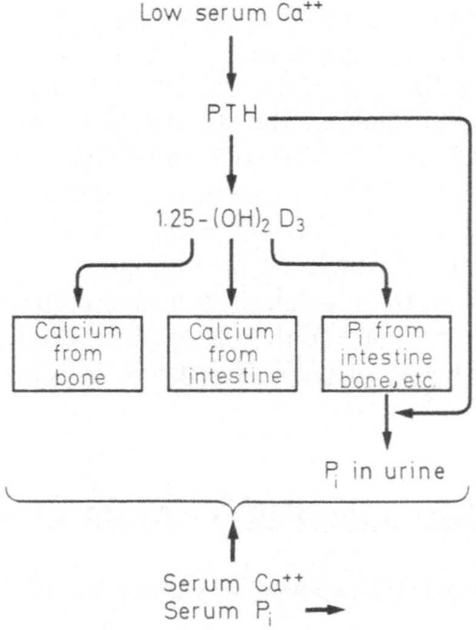

Fig. 6. Sequence of events following hypocalcemic stimulation of 1,25-(OH)₂D₃ synthesis. Note that hypocalcemic stimulus is specifically corrected through involvement of parathyroid hormone with vitamin D endocrine system

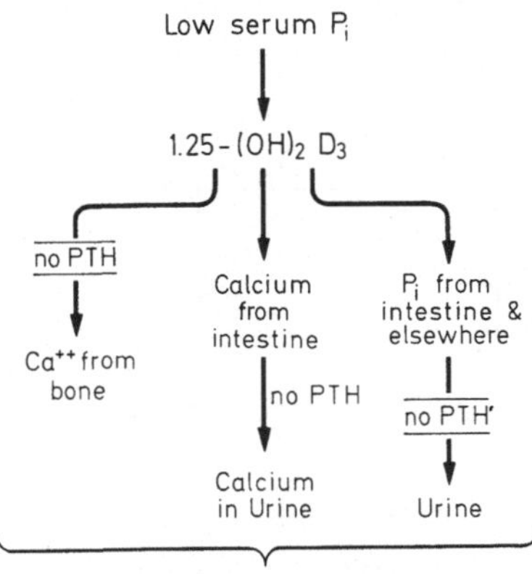

Fig. 7. Sequence of events following hypophosphatemic stimulus of 1,25-(OH)$_2$D$_3$ synthesis. Note that hypophosphatemia is corrected by 1,25-(OH)$_2$D$_3$ synthesis inasmuch as parathyroid hormone secretion is not involved in this stimulation

parathyroid hormone secretion which turns on synthesis of 1,25-(OH)$_2$D$_3$. Due to the presence of the parathyroid hormone, bone calcium can be mobilized by 1,25-(OH)$_2$D$_3$, calcium reabsoption is increased in the kidney. However, phosphate absorption and mobilization is also increased by 1,25-(OH)$_2$D$_3$. Parathyroid hormone, however, causes a large phosphate diuresis which negates the phosphatemic effect of the 1,25-(OH)$_2$D$_3$, resulting in a net increase in serum calcium and no change in serum inorganic phosphate.

The hypophosphatemic stimulus shown in Figure 7 demonstrates that in this case, 1,25-(OH)$_2$D$_3$ synthesis is stimulated in the absence of parathyroid hormone secretion and in fact under hypophosphatemic conditions, parathyroid hormone secretion is likely suppressed. Without parathyroid hormone, 1,25-(OH)$_2$D$_3$ does not mobilize calcium from bone. It can stimulate intestinal calcium transport, but the absence of the parathyroid hormone allows for calcium excretion in the urine. The 1,25-(OH)$_2$D$_3$ in addition stimulates phosphate mobilization and because parathyroid hormone is absent, the phosphate mobilized is not excreted in the urine. The net effect under these circumstances is a rise in serum phosphate and little or no change in serum calcium. Thus 1,25-(OH)$_2$D$_3$ can serve as both a calcium mobilizing hormone and a phosphate mobilizing hormone with a marked degree of physiologic specificity by its physiologic interaction with the parathyroid hormone system.

6. Mechanism of Vitamin D Action

6.1. Overall Physiologic Function of Vitamin D

The mineralization of bone can be regarded as the final end-effect of the mechanism of action of vitamin D. Although this final end-effect has been the stimulus for much work in the area of mineralization process, so far there is no clear evidence which would directly involve a function of vitamin D on the mineralization process (OMDAHL and DeLUCA, 1973). In fact, it appears that the major action of vitamin D is to elevate plasma calcium and phosphate levels to supersaturation which is in turn necessary for normal mineralization of bone. In the absence of vitamin D, the plasma is regarded as undersaturated which accounts in large measure for the lack of mineralization. The idea that vitamin D may function at the mineralization site, however, must remain open inasmuch as it cannot be excluded at the present time.

Vitamin D brings about the elevation of plasma calcium and phosphate to supersaturation by two well-known mechanisms and two others which are perhaps less well known. The best known mechanism is that vitamin D is essential for normal absorption of calcium (OMDAHL and DeLUCA, 1973). It has been believed that phosphate is the ion which accompanies calcium in this process, but in addition it has recently been shown that vitamin D activates a phosphate transport reaction of the intestine which is independent of calcium transport (CHEN et al., 1974). These two mechanisms then pump calcium and phosphate from the intestinal lumen to the extracellular fluid. Another well-established mechanism is the mobilization of calcium and hence phosphate from previously formed bone. This mechanism was originally discovered by CARLSSON (1952) and has been confirmed many times by several investigators. This mechanism would appear to decalcify bone rather than calcify it, however, it must be regarded as another mechanism whereby calcium and phosphate can be contributed to the extracellular fluid pool which is in turn necessary for the mineralization of newly forming bone.

Finally vitamin D is believed to increase renal reabsorption of calcium (GRAN, 1960). However, whether vitamin D actually plays a direct role in renal reabsorption of phosphate has not been entirely settled although recent evidence suggests that vitamin D plays little or no role in the renal reabsorption of phosphate mechanism (STEELE and DeLUCA, unpublished results).

6.2. Intestinal Calcium Transport

The vitamin D-stimulated intestinal calcium absorption is an active process in which metabolic energy is used to support the transfer of calcium from lumen of intestine against an electrochemical potential gradient to the serosal fluid (WASSERMAN et al., 1961; SCHACHTER, 1963). The exact mechanism whereby this transfer takes place remains largely unknown. SCHACHTER and his colleagues have put forth the idea that vitamin D stimulates both the entry of calcium into the intestinal cell across the brush border and also the exit of calcium across the basallateral membrane (SCHACHTER et al., 1966). WASSERMAN and Kallfelz (1962) have provided evidence that vitamin D increases the flux of calcium from lumen to blood and blood to lumen. MARTIN and DeLUCA (1969) have shown that the primary site of vitamin D action is in the brush border surface and that vitamin D does not influence the ratios of calcium flux from lumen to plasma and plasma to lumen in agreement with the studies of WASSER-MAN. ADAMS et al., (1970) have shown that if the intestinal brush border membrane is rendered permeable to calcium with the antibiotic filipin then the vitamin D-deficient intestine can transport calcium in a manner similar to the intestines from animals given vitamin D. Thus it seems clear that a major site of action of vitamin D is at the brush border surface. The nature of the change remains unsettled.

Taylor and Wasserman (1967) first described a specific calcium binding protein which appears in the intestine following vitamin D. There has been much extensive work on the calcium binding protein which in the case of the chick binds 4 moles of calcium per mole of protein (Wasserman, 1975). The protein has a molecular weight of somewhere in the neighborhood of 28,000 in the case of chick and around 8–12,000 in the case of mammalian species (Drescher and DeLuca, 1971). There is a rough correlation between the appearance of the calcium binding protein and the ability to transport calcium across intestine. However, the actual participation of this protein in the calcium transport process has not been established.

In embryonic organ cultures of intestine, $1,25\text{-}(OH)_2D_3$, $25\text{-}OH\text{-}D_3$, $1\alpha\text{-}OH\text{-}D_3$, and vitamin D itself all induce the formation of the calcium binding protein (Corradino, 1973). However, the concentrations of $1,25\text{-}(OH)_2D_3$ required are much less than that of vitamin D. It would appear from the results of Corradino, therefore, that the $1,25\text{-}(OH)_2D_3$ functions at least in part by inducing the formation of the calcium binding protein. However, in the young growing animal it is not entirely clear whether the transport response to $1,25\text{-}(OH)_2D_3$ involves induction and new protein synthesis. In the case of the rat, predosing with actinomycin D does not prevent the intestinal calcium transport response to $1,25\text{-}(OH)_2D_3$ while at the same concentration and in the same animals the $1,25\text{-}(OH)_2D_3$-induced bone calcium mobilization is blocked (Tanaka et al., 1971; Tanaka and DeLuca, 1971). On the other hand, Norman and his colleagues have reported that dosing every 2 h with actinomycin D can prevent the $1,25\text{-}(OH)_2D_3$-induced increase in intestinal calcium transport in the chick (Tsai et al., 1973) In the authors' laboratory the results with chick have been equivocal and in circumstances where the chick survives actinomycin D treatment, $1,25\text{-}(OH)_2D_3$ does induce intestinal calcium absorption. Whether new protein synthesis is required for $1,25\text{-}(OH)_2D_3$-induced intestinal calcium transport in growing animals has not, therefore, been settled.

Mention should be made of the calcium dependent adenosine triphosphatase of the brush border. Because of the necessity of metabolic energy for intestinal calcium transport and because the brush border is the site of vitamin D function, a vitamin D-dependent calcium adenosine triphosphatase activity was looked for. This activity could be demonstrated easily both in the chick and the rat and has since been studied extensively (Martin et al., 1969; Melancon and DeLuca, 1970). There is some evidence that the calcium-dependent ATPase is identical to intestinal alkaline phosphatase but this has not been proved as yet (Haussler et al., 1970). It is uncertain whether this complex plays a role in intestinal calcium absorption. Its time course of appearance does not correlate well with the elevation of intestinal calcium transport. However, the same can be said for the calcium binding protein of Wasserman and Taylor. In short very little can yet be concluded as to what the molecular mechanism of calcium transport across intestinal membrane is.

Because $1,25\text{-}(OH)_2D_3$ is similar to the steroid hormones in a variety of ways, there has been an attempt to develop the idea that $1,25\text{-}(OH)_2D_3$ works in the intestine by a mechanism similar to that which has been suggested for estrogen and other steroid hormones, namely that the $1,25\text{-}(OH)_2D_3$ binds to a cytoplasmic receptor protein which is then transferred into the nucleus where it undergoes a molecular weight change and where it somehow induces the transcription of messenger RNA of a specific gene(s) which in turn code for proteins responsible for intestinal calcium transport (Brumbaugh and Haussler, 1974). However, some laboratories have not yet been able to support this contention and thus it must also remain an open question. It is, therefore, clear that our present status of information concerning the intestinal calcium transport system which is assembled in response to $1,25\text{-}(OH)_2D_3$ is vague and much new information is required before any clear definition of this phenomenon can be made.

6.3. Intestinal Phosphate Transport

HARRISON and HARRISON (1941) attempted to show that vitamin D plays an important role in phosphate metabolism by suggesting that it is involved in renal tubular reabsorption of phosphate. They recognized at the time that this phenomenon might be secondary to changes in parathyroid hormone secretion. Although this has proved to be the case, the idea that vitamin D functions in phosphate metabolism must be regarded as an important one. It is known that an important component of the reversal of rachitic and osteomalacic lesions is the elevation of serum inorganic phosphate (SCRIVER, 1974). Although this had been thought to be secondary to intestinal calcium transport mechanism, more recent work has shown it to be quite independent. HARRISON and HARRISON first studied intestinal phosphate transport in the distal small intestine (HARRISON and HARRISON, 1961). They could show that vitamin D increased this transport and that the system appeared to be different from the intestinal calcium transport mechanism. However, they were unable to demonstrate that the process could take place in the absence of calcium. More recent work from KOWARSKI and SCHACHTER (1969) and from WASSERMAN and TAYLOR (1973) has shown that in fact there is a calcium-independent phosphate transport mechanism which is responsive to vitamin D. The uptake of phosphate is sodium-dependent, whereas intestinal calcium uptake is sodium-independent (TAYLOR, 1974). The system requires glucose and is stimulated by $1,25\text{-}(OH)_2D_3$ as well as $25\text{-}OH\text{-}D_3$, but not $24,25\text{-}(OH)_2D_3$ (CHEN et al., 1974). Nephrectomy prevents the response to physiologic amounts of $25\text{-}OH\text{-}D_3$ but does not prevent the response to the $1,25\text{-}(OH)_2D_3$ compound, suggesting that $1,25\text{-}(OH)_2D_3$ is the active form in that system as well. It is not known whether the phosphate transport reaction is an active or passive mechanism although the necessity for glucose or some oxidizable substrate is clear, suggesting that it probably is active. Little else is known about the phosphate transport reaction and much work remains to be done to understand this system.

6.4. Bone Calcium Mobilization System

Vitamin D-deficient animals placed on a low calcium diet develop a severe hypocalcemia. The administration of vitamin D_3 to these animals results in an elevation of serum calcium concentration up to normal. Since the diet is essentially devoid of calcium the rise in serum calcium must come from some other source. The only source large enough to sustain such an elevation is the skeleton and hence this represents a measure of the vitamin D-induced bone calcium mobilization. This conclusion has been verified by means of calcium 45-labeled bone mineral (CARLSSON, 1952) and by tissue culture experiments (TRUMMEL et al., 1969). In the latter system the $1,25\text{-}(OH)_2D_3$ is about 1000 times more effective than the $25\text{-}OH\text{-}D_3$ (RAISZ et al., 1972; REYNOLDS et al., 1973). Vitamin D_3 itself has little or no activity in inducing bone calcium mobilization. In in vivo experiments it can be shown that the $1,25\text{-}(OH)_2D_3$

is about 10 times more effective than vitamin D_3 and about twice as effective as the 25-OH-D_3 in this system (Tanaka *et al.*, 1973b). However, of great significance is the fact that nephrectomy which prevents 1-hydroxylation of 25-OH-D_3 prevents bone calcium mobilization response to 25-OH-D_3 and vitamin D_3 whereas it does not prevent the bone mineral mobilization response to the 1,25-$(OH)_2D_3$ compound, providing strong evidence that 1,25-$(OH)_2D_3$ is the metabolically active form in this system as well as in the intestine (Holick *et al.*, 1972a). Radioactive 1,25-$(OH)_2D_3$ has been used to demonstrate that it is not further metabolized before it causes calcium to come from bone.

The mechanism whereby 1,25-$(OH)_2D_3$ brings about mobilization of calcium from bone is not at all known. It is not at all clear whether this involves osteoclastic resorption, osteocytic osteolysis, or osteoblastic-mediated transfer of calcium from bone fluid to extra-cellular fluid. Likely, 1,25-$(OH)_2D_3$ does increase osteoclastic bone resorption but the remainder is still unknown. It is certain, however, that actinomycin D given prior to 1,25-$(OH)_2D_3$ will block mobilization of calcium from bone, whereas when it is given after the 1,25-$(OH)_2D_3$ it can no longer block that system, suggesting that transcription of DNA is involved in this response (Tanaka and DeLuca, 1971). Calcium binding protein has not been demonstrated in bone and hence the mechanisms in intestine and bone are likely to be different.

In addition, analogs of vitamin D have been prepared which stimulate the intestine but which do not stimulate the bone system. For example 1,24,25-$(OH)_3D_3$, a natural metabolite, will stimulate intestinal calcium transport but will not stimulate the mobilization of calcium from bone at physiologic doses (Holick *et al.*, 1973). More recently 3-deoxy-1α-OH-D_3 was found to be effective on intestinal calcium transport and has little or no activity in the mobilization of calcium from bone (Lam *et al.*, 1974). One can therefore say with confidence that the bone calcium mobilization system is distinct mechanistically from the intestinal calcium transport system responsive to 1,25-$(OH)_2D_3$.

Of some interest is that the parathyroid hormone and the 1,25-$(OH)_2D_3$ independently stimulate resorption of bone in culture (Trummel *et al.*, 1972). This contrasts to the situation in vivo in which both are required for the mobilization of calcium from bone. There have been many attempts at explaining the disparity of the results, but so far this has remained unanswered. The idea that the cultures retain residual parathyroid hormone and 1,25-$(OH)_2D_3$ cannot be excluded at the present time and at least for the moment this must represent the best possible explanation.

6.5. Metabolites and Analogs of Vitamin D and Their Effects on Intestine and Bone

There has been much recent activity in studying the structural-functional relationships in the vitamin D series. It seems quite clear that for normal or physiologic resorption of calcium from bone and for intestinal calcium transport, the 1-hydroxy functional group is required. It seems clear that for bone calcium mobilization both the 1-hydroxyl and the 25-hydroxyl are required and in fact more recent evidence has suggested that in addition the 3-hydroxyl is required for the bone system (Lam *et al.*, 1974; Stern and DeLuca, unpublished results). In contrast, the intestinal system is much less selective. The 3-deoxy-1α-OH-D_3 functions quite well in the intestine whereas it possesses little or no activity in the bone suggesting that the 3-hydroxyl function is not important in the intestinal system once the 1-hydroxyl is present. However, it is unclear whether the 25-hydroxyl is required for intestinal calcium transport. HAUSSLER and his colleagues have claimed that 25-hydroxylation is essential and that the administration of 1α-OH-D_3 results in rapid 25-hydroxylation before it functions (ZERWEKH *et al.*, 1974). However, until tritiated 1α-OH-D_3 is made, this question cannot be answered.

A summary of the results suggest that disturbances of the 25-hydroxy region of the molecule do not disturb the intestinal calcium transport system nearly as much as it disturbs the bone calcium mobilization system. This is exemplified by the $1,24,25$-$(OH)_3D_3$, which gives excellent calcium transport activity but which gives very little bone calcium mobilization activity.

Of the metabolites of vitamin D, it can be said that the $1,25$-$(OH)_2D_3$ is the most potent form in all systems known, whereas in the intestine its activity is rivaled by $1,24,25$-$(OH)_3D_3$ (HOLICK *et al.*, 1973). In the bone, however, $1,25$-$(OH)_2D_3$ appears to be supreme followed in a very poor second by 1α-OH-D_3 and 25-OH-D_3. In years to come, a continued study of structure-function relationships will not only serve to separate the known functions of vitamin D, but might yield compounds with specific biological responses which may be of use to clinicians treating metabolic bone disease.

7. Diseases of Bone as a Consequence of Defects in Vitamin D Metabolism

7.1. Renal Osteodystrophy

Perhaps the greatest number of patients who show a clear defect in vitamin D metabolism are those suffering from chronic renal failure. Certainly in late stages of chronic renal failure there is an absence of $1,25$-$(OH)_2D_3$ and other 1-hydroxylated forms of vitamin D. It is well known that patients suffering from chronic renal failure develop severe bone disease which has at least three components. One is osteomalacia, another is osteitis fibrosa due to secondary hyperparathyroidism, and a third is osteosclerosis. The osteomalacia likely results from a defective supply of active form of vitamin D which results in failure of mineral mobilization and deposition in bone. The development of the secondary hyperparathyroidism, however, is much more complex. BRICKER *et al.* (1969) have suggested that the secondary hyperparathyroidism results from nephron destruction causing a small but real rise in serum inorganic phosphate. This rise in serum inorganic phosphate represses ionized calcium causing hypersecretion of parathyroid hormone. The increased parathyroid hormone causes the remaining nephrons to reabsorb less phosphate. This cycle persists resulting in massive secondary hyperparathyroidism. However, TANAKA and DELUCA have shown that not only serum inorganic phosphate plays a role in synthesis of $1,25$-$(OH)_2D_3$, but the renal cortical levels of inorganic phosphate may be the actual regulator of the $1,25$-$(OH)_2D_3$ synthesis (TANAKA and DELUCA, 1973). Thus it seems possible that as nephrons are destroyed, the increased reabsorption of phosphate which occurs may cause a high renal cortical level of inorganic phosphate which would repress $1,25$-$(OH)_2D_3$ synthesis. Thus very early in the development of the disease, a rise in inorganic phosphate may shut off synthesis of this hormone, resulting in defective utilization of calcium and hence secondary hyperparathyroidism. In any case there is no doubt that a major component of the bone disease associated with chronic renal failure is a defective synthesis of 1,25-$(OH)_2D_3$ and it, therefore, is reasonable that results are now rapidly accumulating to show that 1,25-$(OH)_2D_3$ and its synthetic analog, 1α-OH-D_3, are very effective in the treatment of the bone disease associated with this disturbance (BRICKMAN et al., 1974; SILVERBERG et al., 1974).

7.2. Hypoparathyroidism and Pseudohypoparathyroidism

The discussion on regulation of vitamin D metabolism has illustrated the importance of the parathyroid hormone in the synthesis of 1,25-$(OH)_2D_3$ in response to a hypocalcemic stimulus. Clearly hypoparathyroid patients should lack the ability to make 1,25-$(OH)_2D_3$ in response to hypocalcemia. Although this has not yet been proved, it is well known that small physiologic doses of 1,25-$(OH)_2D_3$ and low doses of 1α-OH-D_3 plus dietary calcium produce a marked response in serum calcium concentration (GEGICK et al., 1974; FRASER, unpublished results). These patients are managed quite well with such small doses as 1 microgram of 1,25-$(OH)_2D_3$ per day and 2–4 micrograms of 1α-OH-D_3 per day.

Pseudohypoparathyroid patients are a complex group in which there is failure of end-organ responsiveness to the parathyroid hormone. These patients likely cannot make 1,25-$(OH)_2D_3$ in response to hypocalcemic stimulus also in spite of the fact they secrete the parathyroid hormone. These patients also respond to low doses of 1α-OH-D_3 and 1,25-$(OH)_2D_3$ (DeLuca, unpublished results).

7.3. Vitamin D Dependency Autosomal Recessive Resistant Rickets

This disease is one in which children who carry the genetic defect develop severe rickets in the face of normal intakes of vitamin D. Their disease can be prevented or completely cured by the administration of 50000–100000 units of vitamin D_3 daily. This disease now appears to be a metabolic defect in the 1α-hydroxylase of 25-OH-D_3. It seems likely that this enzyme is defective, having perhaps a high Michaelis constant for the substrate 25-OH-D_3. Children suffering from this disease can be cured with physiologic doses of 1,25-$(OH)_2D_3$ of 1 microgram/day (FRASER et al., 1973). Somewhat higher levels of 1α-OH-D_3 are required. There are, however, cases which show some degree of resistance which means that there may be more to the disease than a simple defect in the 1α-hydroxylase system (BALSAN, personal communication).

7.4. Hypophosphatemic Vitamin D-Resistant Rickets

This is an x-linked dominant disease in which severe rickets develops together with a severe hypophosphatemia. Treatments of these rachitic children have varied from introduction of large amounts of phosphate to the introduction of large amounts of vitamin D. In all cases treatments have been only partially successful. With the development of our understanding of vitamin D metabolism it was naturally conceived that this disease may represent a defect in vitamin D metabolism. Although this may still be the case, it is clear that no metabolite of vitamin D has yet proved successful in the treatment of the disease state.

The current best idea concerning its etiology is that the genetic disease results in a phosphate leak in a variety of systems, the most important being kidney, but which may be obvious in intestine and salivary gland (SCRIVER, 1974).

7.5. Dilantin- and Phenobarbital-Induced Bone Disease

In some surveys, as many as 30% of patients on long-term dilantin and phenobarbital treatment for epilepsy develop bone disease as measured by decrease in bone density and other parameters (KRUSE, 1968). Although there has been disagreement from some groups concerning the incidence of diseases among such patients, it seems clear that there is at least a fraction of this population which is at risk. Work by STAMP *et al.* (1972) and by MACLAREN and LIFSHITZ (1973) has shown that this disease is accompanied by low circulating levels of 25-OH-D$_3$. HAHN and collaborators have suggested that phenobarbital and dilantin might induce the destruction of vitamin D and its metabolites in the liver (HAHN *et al.*, 1972). On the other hand, the suggestion has been made that the phenobarbital and dilantin interfere with the 25-hydroxylation of vitamin D$_3$. Both are consistent with available information and it is clear that physiologic amounts of 25-OH-D$_3$ will correct the bone lesions. However, of some interest is that larger doses of vitamin D$_3$ will also correct the defect.

7.6. Summary of Clinical Uses of Vitamin D Metabolites

There are many disease states which bear consideration in terms of vitamin D metabolite therapy and the role of vitamin D metabolism in their etiology. It is clear that much new information will be forthcoming in this important new and developing area of therapeutics of bone disease. This will be enhanced by the synthesis of vitamin D analogs which will have presumably specific biological properties.

8. Conclusion

It is now clear that vitamin D in a manner analogous to cholesterol serves as a building block for at least one and possibly more hormones which play important physiologic roles in the regulation of divalent cation and inorganic phosphate metabolism. Other possible functions of vitamin D may be uncovered as the requirements for the calcium and phosphate metabolism role are met. Vitamin D, which is generated either in the skin or which is taken in the diet, is converted primarily in the liver to the 25-hydroxy derivative. The 25-OH-D$_3$ proceeds via a specific transport protein to the kidney where it undergoes either 1-hydroxylation or 24-hydroxylation depending upon the physiologic state of the organism. When the subject requires calcium as translated by hypocalcemia, the parathyroid glands secrete parathyroid hormone which among its other physiologic functions stimulates synthesis of 1,25-(OH)$_2$D$_3$. The 1,25-(OH)$_2$D$_3$ then proceeds to the active sites where it mobilizes calcium from intestine and bone. Under conditions of hypophosphatemia 1,25-(OH)$_2$D$_3$ is also made which in turn mobilizes phosphate from intestine and elsewhere. When serum calcium and phosphate are normal, 24,25-(OH)$_2$D$_3$ is made in large amounts with little or no 1,25-(OH)$_2$D$_3$ made. The 24,25-(OH)$_2$D$_3$ may be further metabolically activated to the 1,24,25-$(OH)_3D_3$ which has marked intestinal calcium transport activity and little bone mobilizing activity or phosphate mobilizing activity. This complex endocrine system which exists in the kidney plays a central role in calcium homeostasis and phosphate metabolism. Clear defects in the system result in a variety of bone diseases which are correctable by the administration of the missing form of vitamin D. Exactly how the active forms of vitamin D function at the target tissues remains unknown and is the current area of intensive investigation.

References

Adams, T.H., Wong, R.G., Norman, A.W.: Studies on the mechanism of action of calciferol. II. Effects of the polyene antibiotic, filipin, on vitamin D-mediated calcium transport. J. biol. Chem. **245**, 4432–4442 (1970).

Arnaud, C., Rasmussen, H., Anast, C.: Further studies on the interrelationship between parathyroid hormone and vitamin D. J. clin. Invest. **45**, 1955–1964 (1966).

Askew, F.A., Bourdillon, R.B., Bruce, H.M., Jenkins, R.G.C., Webster, T.A.: The distillation of vitamin D. Proc. roy. Soc. **B107**, 76–90 (1931).

Avioli, L.V., Lee, S.W., McDonald, J.E., Lund, J., DeLuca, H.F.: Metabolism of vitamin D_3-^3H in human subjects: distribution in blood, bile, feces, and urine. J. clin. Invest. **46**, 983–992 (1967).

Bekemeier, H.: Versuche zur maximalen antirachitischen UV-Aktivierung isolierter menschlicher Haut. Acta Biol. Med. Ger. **1**, 756–757 (1958).

Bell, P.A., Kodicek, E.: Investigations on metabolites of vitamin D in rat bile. Separation and partial identification of a major metabolite. Biochem. J. **115**, 663–669 (1969).

Belsey, R., Clark, M.B., Bernat, M., Glowacki, J., Holick, M.F., DeLuca, H.F., Potts, J.T., jr.: The physiologic significance of plasma transport of vitamin D and metabolites. Amer. J. Med. **57**, 50–56 (1974).

Belsey, R., DeLuca, H.F., Potts, J.T., jr.: Competitive binding assay for vitamin D and 25-OH vitamin D. J. clin. Endocr. Metab. **33**, 554–557 (1971).

Bhattacharyya, M., DeLuca, H.F.: Subcellular location of rat liver calciferol-25-hydroxylase. Arch. Biochem. **160**, 58–62 (1974).

Bills, C.E.: Vitamin D group. In: The Vitamins, Sebrell, W.H., Jr., Harris, R.S. (Eds.), New York: Academic Press, 1954, Vol. II, Chap. 6, pp. 132–223.

Blondin, G.A., Kulkarni, B.D., Nes, W.R.: A study of the origin of vitamin D from 7-dehydrocholesterol in fish. Comp. Biochem. Physiol. **20**, 379–390 (1967).

Boyle, I.T., Gray, R.W., DeLuca, H.F.: Regulation by calcium of *in vivo* synthesis of 1,25-dihydroxycholecalciferol and 24,25-dihydroxycholecalciferol. Proc. nat. Acad. Sci. (Wash.) **68**, 2131–2134 (1971).

Boyle, I.T., Gray, R.W., Omdahl, J.L., DeLuca, H.F.: Calcium control of the *in vivo* biosynthesis of 1,25-dihydroxyvitamin D_3: Nicolaysen's endogenous factor. In: Endocrinology 1971, Taylor, S. (ed.), London: Wm. Heinemann Medical Books Ltd., 1972b, pp. 468–476.

Boyle, I.T., Miravet, L., Gray, R.W., Holick, M.F., DeLuca, H.F.: The response of intestinal calcium transport to 25-hydroxy and 1,25-dihydroxy vitamin D in nephrectomized rats. Endocrinology **90**, 605–608 (1972a).

Boyle, I.T., Omdahl, J.L., Gray, R.W., DeLuca, H.F.: The biological activity and metabolism of 24,25-dihydroxyvitamin D_3. J. biol. Chem. **248**, 4174–4180 (1973).

Bricker, N.S., Slatopolsky, E., Reiss, E., Avioli, L.V.: Calcium, phosphorus and bone in renal disease and transplantation. Arch. intern. Med. **123**, 543–553 (1969).

Brickman, A.S., Coburn, J.W., Massry, S.G., Norman, A.W.: 1,25-Dihydroxyvitamin D_3 in normal man and patients with renal failure. Ann. intern. Med. **80**, 161–168 (1974).

Brumbaugh, P.F., Haussler, M.R.: 1α,25-Dihydroxycholecalciferol receptors in intestine. I. Association of 1α,25-dihydroxycholecalciferol with intestinal mucosa chromatin. J. biol. Chem. **249**, 1251–1257 (1974).

Carlsson, A.: Tracer experiments on the effect of vitamin D on the skeletal metabolism of calcium and phosphorus. Acta physiol. scand. **26**, 212–220 (1952).

CHEN, T.C., CASTILLO, L., KORYCKA-DAHL, M., DELUCA, H.F.: Role of vitamin D metabolites in phosphate transport of rat intestine. J. Nutr. **104**, 1056–1060 (1974).

CORRADINO, R.A.: Embryonic chick intestine in organ culture: response to vitamin D_3 and its metabolites. Science **179**, 402–404 (1973).

DANIELS, F., JR.: Handbook of Physiological Adaptation to Environment p. 969, FIELD, J., (Ed.). Baltimore: Williams and Wilkins 1964.

DECROUSAZ, P., BLANC, B., ANTENER, I.: Vitamin D activity in normal human serum and serum proteins. Helv. Odont. Acta **9**, 151–155 (1965).

DRESCHER, D., DELUCA, H.F.: Vitamin D stimulated calcium binding protein from rat intestinal mucosa. Purification and some properties. Biochemistry **10**, 2302–2307 (1971).

FRASER, D., KOOH, S.W., KIND, H.P., HOLICK, M.F., TANAKA, Y., DELUCA, H.F.: Pathogenesis of hereditary vitamin D dependent rickets: an inborn error of vitamin D metabolism involving defective conversion of 25-hydroxyvitamin D to 1α,25-dihydroxyvitamin D. New Engl. J. Med. **289**, 817–822 (1973).

FRASER, D.R., KODICEK, E.: Unique biosynthesis by kidney of a biologically active vitamin D metabolite. Nature (Lond.) **228**, 764–766 (1970).

FRASER, D.R., KODICEK, E.: Regulation of 25-hydroxycholecalciferol-1-hydroxylase activity in kidney by parathyroid hormone. Nature New Biology **241**, 163–166 (1973).

FROLIK, C.A., DELUCA, H.F.: 1,25-Dihydroxycholecalciferol: the metabolite of vitamin D responsible for increased intestinal calcium transport. Arch. Biochem. **147**, 143–147 (1971).

FROLIK, C.A., DELUCA, H.F.: Metabolism of 1,25-dihydroxycholecalciferol in the rat. J. clin. Invest. **51**, 2900–2906 (1972).

GALANTE, L., MACAULEY, S.J., COLSTON, K.W., MACINTYRE, I.: Effect of parathyroid extract on vitamin D metabolism. Lancet **1972I**, 985–988.

GARABEDIAN, M., HOLICK, M.F., DELUCA, H.F., BOYLE, I.T.: Control of 25-hydroxycholecalciferol metabolism by the parathyroid glands. Proc. nat. Acad. Sci. (Wash.) **69**, 1673–1676 (1972).

GARABEDIAN, M., TANAKA, Y., HOLICK, M.F., DELUCA, H.F.: Response of intestinal calcium transport and bone calcium mobilization to 1,25-dihydroxyvitamin D_3 in thyroparathyroidectomized rats. Endocrinology **94**, 1022–1027 (1974).

GEGICK, C.G., DANOWSKI, T.S., DELUCA, H.F., HOLICK, M.F.: Idiosyncratic reaction to 25-hydroxylated vitamin D_3. Ann. Intern. Med. **80**, 416 (1974).

GHAZARIAN, J.G., DELUCA, H.F.: 25-Hydroxycholecalciferol-1-hydroxylase: a specific requirement for NADPH and a hemoprotein component in chick kidney mitochondria. Arch. Biochem. **160**, 63–72 (1974).

GHAZARIAN, J.G., JEFCOATE, C.R., KNUTSON, J.C., ORME-JOHNSON, W.H., DELUCA, H.F.: Mitochondrial cytochrome P_{450}: a component of chick kidney 25-hydroxycholecalciferol-1α-hydroxylase. J. biol. Chem. **249**, 3026–3033 (1974).

GHAZARIAN, J.G., SCHNOES, H.K., DELUCA, H.F.: Mechanism of 25-hydroxycholecalciferol 1α-hydroxylation. Incorporation of oxygen-18 into the 1α-position of 25-hydroxycholecalciferol. Biochemistry **12**, 2555–2558 (1973).

GRAN, F.C.: The retention of parenterally injected calcium in rachitic dogs. Acta physiol. scand. **50**, 132–139 (1960).

GRAY, R., BOYLE, I., DELUCA, H.F.: Vitamin D metabolism: the role of kidney tissue. Science **172**, 1232–1234 (1971).

GRAY, R.W., OMDAHL, J.L., GHAZARIAN, J.G., DELUCA, H.F.: 25-Hydroxycholecalciferol-1-hydroxylase: subcellular location and properties. J. biol. Chem. **247**, 7528–7532 (1972).

GREAVES, J.D., SCHMIDT, C.L.A.: The role played by bile in the absorption of vitamin D in the rat. J. biol. Chem. **102**, 101–112 (1933).

HADDAD, J.G., JR., HAHN, T.J.: Natural and synthetic sources of circulating 25-hydroxyvitamin D in man. Nature (Lond.) **244**, 515–517 (1973).

HAHN, J.J., BIRGE, S.J., SCHARP, C.R., AVIOLI, L.V.: Phenobarbital-induced alterations in vitamin D metabolism. J. clin. Invest. **51**, 741–748 (1972).

HARRISON, H.E., HARRISON, H.C.: The renal excretion of inorganic phosphate in relation to the action of vitamin D and parathyroid hormone. J. clin. Invest. **20**, 47–55 (1941).

HARRISON, H.E., HARRISON, H.C.: Intestinal transport of phosphate: action of vitamin D, calcium, and potassium. Amer. J. Physiol. **201**, 1007–1012 (1961).

HARRISON, H.E., HARRISON, H.C.: The interaction of vitamin D and parathyroid hormone on calcium, phosphorus, and magnesium homeostasis in the rat. Metabolism **13**, 952–958 (1964).

Harrison, H.C., Harrison, H.E., Park, E.A.: Vitamin D and citrate metabolism. Effect of vitamin D in rats fed diets adequate in both calcium and phosphorus. Amer. J. Physiol. **192**, 432–436 (1958).

Haussler, M.R., Nagode, L.A., Rasmussen, H.: Induction of intestinal brush border alkaline phosphatase by vitamin D and identity with Ca-ATPase. Nature (Lond.) **228**, 1199–1201 (1970).

Hess, A.F., Weinstock, M., Helman, F.D.: The antirachitic value of irradiated phytosterol and cholesterol. J. biol. Chem. **63**, 305–308 (1925).

Higaki, M., Takahashi, M., Suzuki, T., Sahashi, Y.: Metabolic activities of vitamin D in animals. IV. Distribution of vitamin D sulfokinase in animal tissues and its isolation. J. Vitaminol. **11**, 266–270 (1965).

Hill, L.F., Mawer, E.B.: The interrelationships between vitamin D, parathyroid hormone and calcitonin. Abstract presented at Annual General Meeting of the Medical Research Society, December 1972.

Holick, M.F., DeLuca, H.F., Avioli, L.V.: Isolation and identification of 25-hydroxycholecalciferol from human plasma. Arch. intern. Med. **129**, 56–61 (1972c).

Holick, M.F., Garabedian, M., DeLuca, H.F.: 1,25-Dihydroxycholecalciferol: metabolite of vitamin D_3 active on bone in anephric rats. Science **176**, 1146–1147 (1972a).

Holick, M.F., Kleiner-Bossaller, A., Schnoes, H.K., Kasten, P.M., Boyle, I.T., DeLuca, H.F.: 1,24,25-Trihydroxyvitamin D_3: a metabolite of vitamin D_3 effective on intestine. J. biol. Chem. **248**, 6691–6696 (1973).

Holick, M.F., Schnoes, H.K., DeLuca, H.F., Gray, R.W., Boyle, I.T., Suda, T.: Isolation and identification of 24,25-dihydroxycholecalciferol: a metabolite of vitamin D_3 made in the kidney. Biochemistry **11**, 4251–4255 (1972b).

Holick, M.F., Schnoes, H.K., DeLuca, H.F., Suda, T., Cousins, R.J.: Isolation and identification of 1,25-dihydroxycholecalciferol. A metabolite of vitamin D active in intestine. Biochemistry **10**, 2799–2804 (1971).

Horsting, M., DeLuca, H.F.: In vitro production of 25-hydroxycholecalciferol. Biochem. Biophys. Res. Commun. **36**, 251–256 (1969).

Huldshinsky, K.: Heilung von Rachitis durch künstliche Höhensonne. Dtsch. med. Wschr. **45**, 712–713 (1919).

Idler, D.R., Baumann, C.A.: Skin sterols. II. Isolation of Δ^7-cholesterol. J. biol. Chem. **195**, 623–628 (1952).

Imrie, M.H., Neville, P.F., Snellgrove, A.W., DeLuca, H.F.: Metabolism of vitamin D_2 and vitamin D_3 in the rachitic chick. Arch. Biochem. **120**, 525–532 (1967).

Jones, G., DeLuca, H.F.: On the site of discrimination against vitamin D_2 in chicks. Fed. Proc. **33**, 680abs (1974).

Knutson, J.C., DeLuca, H.F.: 25-Hydroxyvitamin D_3-24-hydroxylase: subcellular location and properties. Biochemistry **13**, 1543–1548 (1974).

Kodicek, E.: Metabolic studies on vitamin D. In "Ciba Foundation Symposium on Bone Structure and Metabolism", Wolstenholme, G.W.E., O'Connor, C.M. (Eds.), pp. 161–174. Boston: Little, Brown and Co. 1956.

Kowarski, S., Schachter, D.: Effects of vitamin D on phosphate transport and incorporation into mucosal constituents of rat intestinal mucosa. J. biol. Chem. **244**, 211–217 (1969).

Kruse,R.: Osteopathien bei antiepileptischer Langzeittherapie. Mschr. Kinderheilk. **116**, 378–381 (1968).

Lam, H.Y., Onisko, B.L., Schnoes, H.K., DeLuca, H.F.: Synthesis and biological activity of 3-deoxy-1α-hydroxyvitamin D_3. Biochem. Biophys. Res. Commun. **59**, 845–849 (1974).

Lund, J., DeLuca, H.F.: Biologically active metabolite of vitamin D_3 from bone, liver and blood serum. J. Lipid Res. **7**, 739–744 (1969).

Maclaren, N., Lifshitz, F.: Vitamin D-dependency rickets in institutionalized, mentally retarded children on long term anticonvulsant therapy. II. The response to 25-hydroxycholecalciferol and to vitamin D_2. Pediat. Res. **7**, 914–922 (1973).

Martin, D.L., DeLuca, H.F.: Influence of sodium on calcium transport by the rat small intestine. Amer. J. Physiol. **216**, 1351–1359 (1969).

Martin, D.L., Melancon, M.J., Jr., DeLuca, H.F.: Vitamin D stimulated, calcium-dependent adenosine triphosphatase from brush borders of rat small intestine. Biochem. Biophys. Res. Commun. **35**, 819–823 (1969).

McCollum, E.V., Simmonds, N., Pitz, W.: The relation of the unidentified dietary factors, the fat-soluble A, and water-soluble B, of the diet to the growth-promoting properties of milk. J. biol. Chem. **27**, 33–43 (1916).

McCollum, E.V., Simmonds, N., Becker, J.E., Shipley, P.G.: Studies on experimental rickets. XXI. An experimental demonstration of the existence of a vitamin which promotes calcium deposition. J. biol. Chem. **53**, 293–312 (1922).

Melancon, M.J., Jr., DeLuca, H.F.: Vitamin D stimulation of calcium-dependent adenosine triphosphatase in chick intestinal brush borders. Biochemistry **9**, 1658–1664 (1970).

Mellanby, E.: An experimental investigation on rickets. Lancet **1919aI**, 407–412.

Mellanby, E.: A further determination of the part played by accessory food factors in the aetiology of rickets. J. Physiol. **52**, liii (1919b).

Morrissey, R.L., Wasserman, R.H.: Calcium absorption and calcium-binding protein in chicks on differing calcium and phosphorus intakes. Amer. J. Physiol. **220**, 1509–1515 (1971).

Neville, P.F., DeLuca, H.F.: The synthesis of [1,2-^{3}H] vitamin D_3 and the tissue localization of a 0.25 µg (10 IU) dose per rat. Biochemistry **5**, 2201–2207 (1966).

Nicolaysen, R., Eeg-Larsen, N., Malm, O.J.: Physiology of calcium metabolism. Physiol. Rev. **33**, 424–444 (1953).

Norman, A.W., DeLuca, H.F.: The preparation of H^3-vitamins D_2 and D_3 and their localization in the rat. Biochemistry **2**, 1160–1168 (1963).

Omdahl, J.L., DeLuca, H.F.: Regulation of vitamin D metabolism and function. Physiol. Rev. **53**, 327–372 (1973).

Omdahl, J.L., Gray, R.W., Boyle, I.T., Knutson, J., DeLuca, H.F.: Regulation of metabolism of 25-hydroxycholecalciferol by kidney tissue *in vitro* by dietary calcium. Nature (New Biology) **237**, 63–64 (1972).

Peterson, P.A.: Isolation and partial characterization of a human vitamin D-binding plasma protein. J. biol. Chem. **246**, 7748–7754 (1971).

Ponchon, G., DeLuca, H.F.: Metabolites of vitamin D_3 and their biologic activity. J. Nutr. **99**, 157–167 (1969).

Ponchon, G., Kennan, A.L., DeLuca, H.F.: "Activation" of vitamin D by the liver. J. clin. Invest. **48**, 2032–2037 (1969).

Raisz, L.G., Trummel, C.L., Holick, M.F., DeLuca, H.F.: 1,25-Dihydroxycholecalciferol: a potent stimulator of bone resorption in tissue culture. Science **175**, 768–769 (1972).

Rasmussen, H., DeLuca, H.F., Arnaud, C., Hawker, C., von Stedingk, M.: The relationship between vitamin D and parathyroid hormone. J. clin. Invest. **42**, 1940–1946 (1963).

Reynolds, J.J., Holick, M.F., DeLuca, H.F.: The role of vitamin D metabolites in bone resorption. Calc. Tiss. Res. **12**, 295–301 (1973).

Rikkers, H., DeLuca, H.F.: An *in vivo* study of the carrier proteins of ^{3}H-vitamins D_3 and D_4 in rat serum. Amer. J. Physiol. **213**, 380–386 (1967).

Rikkers, H., Kletzien, R., DeLuca, H.F.: Vitamin D binding globulin in the rat: specificity for the vitamin D. Proc. Soc. exp. Biol. **130**, 1321–1324 (1969).

Schachter, D.: Vitamin D and the active transport of calcium by the small intestine. In "The Transfer of Calcium and Strontium Across Biological Membranes", Wasserman, R.H. (Ed.), pp. 197–210. New York: Academic Press 1963.

Schachter, D., Finkelstein, J.D., Kowarski, S.: Metabolism of vitamin D. I. Preparation of radioactive vitamin D and its intestinal absorption in the rat. J. clin. Invest. **43**, 787–796 (1964).

Schachter, D., Kowarski, S., Finkelstein, J.D., Wang Ma, R.: Tissue concentration differences during active transport of calcium by intestine. Amer. J. Physiol. **211**, 1131–1136 (1966).

Scriver, C.R.: Rickets and the pathogenesis of impaired tubular transport of phosphate and other solutes. Amer. J. Med. **57**, 43–49 (1974).

Silverberg, D.S., Bettcher, K.B., Dossetor, J.B., Holick, M.F., Overton, T.R., DeLuca, H.F.: Effect of 1,25-dihydroxycholecalciferol in renal osteodystrophy: report of a case. Canad. J. med. Sci. **112**, 190–195 (1975).

Smerdon, G.T.: Daniel Whistler and the English Disease. A translation and biographical note. J. Hist. Med. **5**, 397–415 (1950).

Stamp, T.C.B., Round, J.M.: Seasonal changes in human plasma levels of 25-hydroxyvitamin D. Nature (Lond.) **247**, 563–565 (1974).

Stamp, T.C.B., Round, J.M., Rowe, J.F., Haddad, J.G.: Plasma levels and therapeutic effect of 25-hydroxycholecalciferol in epileptic patients taking anticonvulsant drugs. Brit. med. J. **4**, 9–12 (1972).

Stanbury, S.W., Mawer, E.B., Lumb, G.A., Hill, L.F., Holman, C.A., Jones, M., van den

Berg, C.J.: Some aspects of vitamin D metabolism in man. In "Endocrinology 1971" Taylor, S. (Ed.), pp. 487–499. London: Wm. Heinemann Medical Books Ltd. 1972.

Steenbock, H., Black, A.: Fat-soluble vitamins. XVII. The induction of growth-promoting and calcifying properties in a ration by exposure to ultraviolet light. J. biol. Chem. 61, 405–422 (1924).

Suda, T., DeLuca, H.F., Schnoes, H.K., Blunt, J.W.: The isolation and identification of 25-hydroxyergocalciferol. Biochemistry 8, 3515–3520 (1969).

Suda, T., DeLuca, H.F., Schnoes, H.F., Tanaka, Y., Holick, M.F.: 25,26-Dihydroxycholecalciferol, a metabolite of vitamin D_3 with intestinal calcium transport activity. Biochemistry 9, 4776–4780 (1970).

Tanaka, Y., Chen, T.C., DeLuca, H.F.: Dependence of 25-hydroxycholecalciferol-1-hydroxylase regulation on RNA and protein synthesis. Arch. Biochem. 152, 291–298 (1972).

Tanaka, Y., DeLuca, H.F.: Bone mineral mobilization activity of 1,25-dihydroxycholecalciferol, a metabolite of vitamin D. Arch. Biochem. 146, 574–578 (1971).

Tanaka, Y., DeLuca, H.F.: The control of 25-hydroxyvitamin D metabolism by inorganic phosphorus. Arch. Biochem. 154, 566–574 (1973).

Tanaka, Y., DeLuca, H.F.: Stimulation of 24,25-dihydroxyvitamin D_3 production by 1,25-dihydroxyvitamin D_3. Science 183, 1198–1200 (1974).

Tanaka, Y., DeLuca, H.F., Omdahl, J., Holick, M.F.: Mechanism of action of 1,25-dihydroxycholecalciferol on intestinal calcium transport. Proc. nat. Acad. Sci. (Wash.) 68, 1286–1288 (1971).

Tanaka, Y., Frank, H., DeLuca, H.F.: Intestinal calcium transport: stimulation by low phosphorus diets. Science 181, 564–566 (1973a).

Tanaka, Y., Frank, H., DeLuca, H.F.: Biological activity of 1,25-dihydroxyvitamin D_3 in the rat. Endocrinology 92, 417–422 (1973b).

Taylor, A.N.: In vitro phosphate transport in chick ileum: effect of cholecalciferol, calcium, sodium, and metabolic inhibitors. J. Nutr. 104, 489–494 (1974).

Taylor, A.N., Wasserman, R.H.: Vitamin D_3-induced calcium-binding protein: partial purification, electrophoretic visualization, and tissue distribution. Arch. Biochem. 119, 536–540 (1967).

Trummel, C.L., Raisz, L.G., Blunt, J.W., DeLuca, H.F.: 25-Hydroxycholecalciferol: stimulation of bone resorption in tissue culture. Science 163, 1450–1451 (1969).

Tsai, H.C., Midgett, R.J., Norman, A.W.: Studies on calciferol metabolism. VII. The effects of actinomycin D and cycloheximide on the metabolism, tissue and subcellular localization and action of vitamin D_3. Arch. Biochem. 157, 339–347 (1973).

Tucker, G., III, Gagnon, R.E., Haussler, M.R.: Vitamin D_3-25-hydroxylase: tissue occurrence and apparent lack of regulation. Arch. Biochem. 155, 47–57 (1973).

Wasserman, R.H.: Newer aspects of the properties and function of the vitamin D-dependent calcium binding protein. in "Proceedings of the 5th Parathyroid Conference", Talmage, R.V. (Ed.). Amsterdam: Excerpta Medica 1975.

Wasserman, R.H., Kallfelz, F.A.: Vitamin D_3 and unidirectional fluxes across rachitic chick duodenum. Amer. J. Physiol. 203, 221–224 (1962).

Wasserman, R.H., Kallfelz, F.A., Comar, C.L.: Active transport of calcium by rat duodenum in vivo. Science 133, 883–884 (1961).

Wasserman, R.H., Taylor, A.N.: Intestinal absorption of phosphate in the chick: effect of vitamin D_3 and other parameters. J. Nutr. 103, 586–599 (1973).

Windaus, A., Lettre, H., Schenck, F.: 7-Dehydrocholesterol. Ann. 520, 98–106 (1935).

Windaus, A., Linsert, O., Lüttringhaus, A.: Crystalline-vitamin D_2. Ann. 492, 226–241 (1932).

Windaus, A., Schenck, F., von Werder, F.: Über das antirachitisch wirksame Bestrahlungsprodukt aus 7-dehydro-Cholesterin. Hoppe-Seylers Z. physiol. Chem. 241, 100–103 (1936).

Wong, R.G., Myrtle, J.F., Tsai, H.C., Norman, A.W.: Studies on calciferol metabolism. V. The occurrence and biological activity of 1,25-dihydroxy-vitamin D_3 in bone. J. biol. Chem. 247, 5728–5735 (1972).

Zerwekh, J.E., Brumbaugh, P.F., Haussler, D.H., Cork, D.J., Haussler, M.R.: 1α-Hydroxyvitamin D_3. An analog of vitamin D which apparently acts by metabolism to $1\alpha,25$-dihydroxyvitamin D_3. Biochemistry 13, 4097–4102 (1974).

Zull, J.E., Repke, D.W.: The tissue localization of tritiated parathyroid hormone in thyroparathyroidectomized rats. J. biol. Chem. 247, 2195–2199 (1972).

d) Calcitonin: Discovery, Physiology and Effects on Calcium and Phosphate Metabolism

By

I. MacIntyre, I.M.A. Evans, L.S. Galante and C.J. Hillyard

With 16 Figures

1. History

Until 1961 calcium homeostasis was thought to be controlled solely by parathyroid hormone. In that year, Copp and his colleagues in Canada carried out some thyroparathyroid gland perfusion experiments in dogs. They found that the fall in the circulating calcium level seen on perfusing the gland complex with hypercalcemic blood was much more rapid than the hypocalcemic effect induced by thyroparathyroidectomy. Thus, Copp postulated the existence of a second calcium-regulating hormone, which he called "calcitonin," whose action was opposed to that of parathyroid hormone (Copp et al., 1961). Further work by Copp's group and by MacIntyre's group at Hammersmith confirmed the existence of this hormone (Copp et al., 1962; Copp and Cheney, 1962; Kumar et al., 1963). Initially Copp and colleagues thought that this new calcium-regulating hormone was produced by the parathyroid glands. However, the experiments of Hirsch and co-workers suggested that this might not be the case. These workers noted that when parathyroidectomy in rats was performed by cautery rather than surgery, the resulting hypocalcemia was more profound, suggesting that the cauterized thyroid tissue released a calcium-lowering factor. They called this factor "thyrocalcitonin" as it was thought to be distinct from Copp's hypocalcemic hormone (Hirsch et al., 1963). The issue was finally settled by Foster et al. in 1964 who carried out experiments in goats, whose superior parathyroid glands receive a blood supply independent of the thyroid. They showed conclusively that the hypocalcemic factor came from the thyroid gland and it is now universally agreed that Copp's "calcitonin" and Hirsch and Munson's "thyrocalcitonin" are identical (Fig. 1).

At this stage the cellular origin of calcitonin was unknown. However, the early histologic studies of a surgeon called E. Cresswell Baber (1876) had been largely overlooked. Baber first noted that the thyroid gland contained two cell types and, half a century later, Nonidez convincingly demonstrated the existence of both parafollicular and acinar cells in the canine thyroid (Nonidez, 1932). Nevertheless, these results were discounted at the time and the concensus of opinion was that parafollicular cells were in fact tangentially cut acinar cells. The results of Baber and Nonidez have now been fully vindicated. Foster et al. (1964) found that histologic changes occurred in these parafollicular cells after perfusion of dog thyroid with low- and high-calcium blood. Thus, during hypercalcemic perfusion, acid phosphatase levels increased and it was postulated that these cells were the source of calcitonin. They were named "C-cells" by Pearse in 1966 who noted that their electron-dense granules were discharged in response to a hypercalcemic stimulus. The C-cell origin of calcitonin has now been firmly established by the use of immunofluorescence techniques (Bussolati and Pearse, 1967; Pearse, 1968) (Fig. 2).

In mammals, calcitonin is mainly a thyroid hormone, although occasional

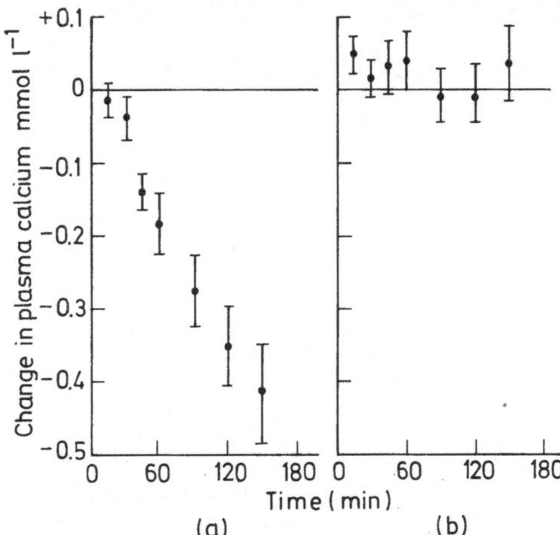

Fig. 1a and b. Hypercalcemic perfusion in goats using two resin columns. (a) Changes in systemic plasma calcium (*ordinate*) from basal level during thyroid-parathyroid perfusion in five goats. (b) Changes in calcium during parathyroid perfusion in five goats after thyroidectomy. Mean $\triangle$ Ca^{2+} $\pm$ SE plotted in all cases

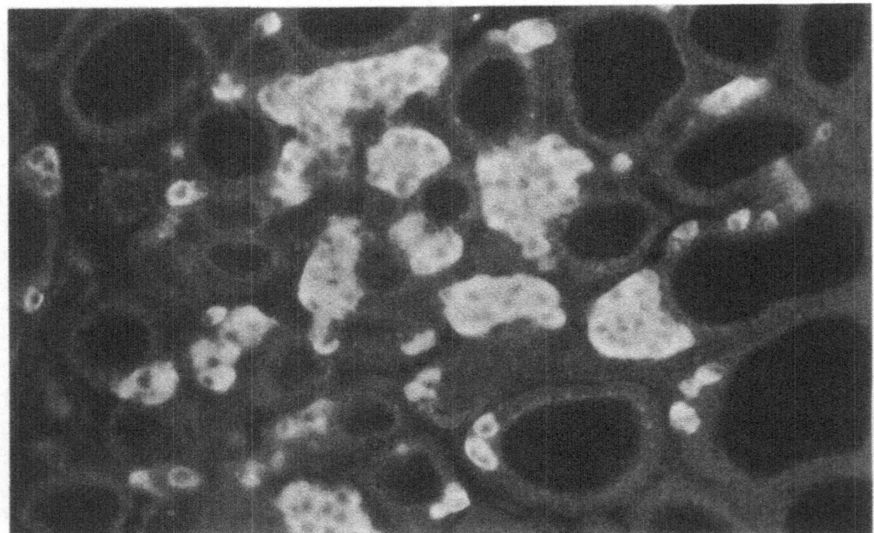

Fig. 2. Photograph of a section of dog thyroid showing specific fluorescence (*white areas*) associated only with the 'C' cells while the thyroid follicular cells remain unstained

C-cells may occur in the parathyroid and thymus glands in man (GALANTE *et al.,* 1968). Using a fluorogenic amine tracer method in rodents, CARVALHEIRA and PEARSE (1968) demonstrated that the calcitonin-secreting cells flow from the last ultimobranchial pouch and migrate into the thyroid during embryologic development. In mammals, these ultimobranchial cells fuse with the thyroid, but in submammalian vertebrates the C-cells are usually contained within a discrete ultimobranchial body (COPP *et al.,* 1968). LE DOUARIN and LE LIEVRE (1970) using chick embryos demonstrated that the C-cells of the ultimobranchial body really originate in the neural crest. The neural crest origin of the mammalian C-cells was shown by PEARSE and POLAK in 1971. While the C-cells may be concentrated in one organ, it must be expected that a few cells may exist along the routes of forward migration of the neural crest. This concept has practical implications, as it suggests that, in multifocal tumors of the C-cells, apparent metastases may in fact be independent primary tumors.

2. Chemistry

Following the preparation of crude extracts of rat thyroid by HIRSCH and his colleagues (HIRSCH et al., 1963) several groups of workers in England, Europe, and the United States became interested in the extraction and purification of the hormone. The first major attempts at purification used the readily available porcine material. The preliminary work of BAGHDIANTZ et al., 1964; HIRSCH et al., 1964; FOSTER et al., 1965; and TENENHOUSE et al., 1965 produced purification, but it was obvious that a purification of 100,000-fold would be necessary to isolate homogeneous material. The first correct announcement of the amino acid composition was by PUTTER et al. (1967) who found that the hormone was a polypeptide comprising 32 amino acid residues with a molecular weight of 3600. Following this, purification and sequence were simultaneously reported by KAHNT et al., 1968; NEHER et al., 1968a; POTTS et al., 1968; and BELL et al., 1968. Total synthesis of the active porcine material was achieved first by RITTEL et al., 1968; and soon after by GUTTMANN et al., 1968.

Immunologic studies showed that extracts of calcitonin from human thyroids did not cross-react with antibodies raised to porcine material (TASHJIAN, 1969; LEQUIN et al., 1969; DEFTOS et al., 1968) indicating that human and porcine calcitonins were likely to be different. BARRETT and BELL, 1964, and HAYMOVITS and ROSEN, 1967 had attempted to purify the peptide from human thyroids obtained at operation but because of the poor yields and the difficulty of obtaining sufficient material for extraction, little headway was made. WILLIAMS (1966, 1967) suggested that medullary carcinoma of the thyroid was a C-cell tumor and should contain calcitonin. CUNLIFFE et al. (1968) confirmed this hypothesis and extracts of these tumors were shown to contain several thousand times more calcitonin than normal human thyroids. Extraction of calcitonin from a mediastinal medullary carcinoma enabled the amino acid sequence of human calcitonin M (the monomer) to be determined (RINIKER et al., 1968; BYFIELD et al., 1968; NEHER et al., 1968b; and NEHER et al., 1968c). Total synthesis of the active peptide was achieved by SIEBER et al. (1968) and GREVEN and TAX (1970). Calcitonin M is a 32 amino acid polypeptide with a 1–7 disulfide bridge and a prolinamide at the carboxy terminus. The calcitonins from three other animal species were quickly isolated and their sequences determined: bovine and ovine (POTTS et al., 1970), ovine (BREWER and RONAN, 1969) and salmon (NIALL et al., 1969; GUTTMANN et al., 1970) (Fig. 3).

Recently, the structures of eel (ORIMO et al., 1976) and rat medullary carcinoma calcitonin and the identical normal hormone have also been reported (BYFIELD et al., 1976a, b; RAULAIS et al., 1976). The most remarkable feature of the human hormone when compared with the porcine is that there are eighteen substitutions in the amino acid sequence, some of which require a double base change in the genetic code. Ovine calcitonin, although further

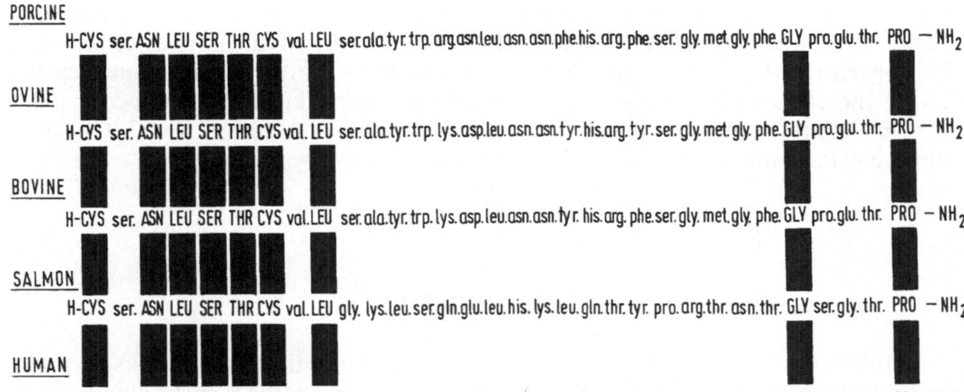

Fig. 3. Comparison of the amino acid sequence of porcine, ovine, bovine, salmon, and human calcitonins. The nine conserved residues are indicated by the *black bars*. The disulfide bridge linking residues 1–7 is not shown on the diagram

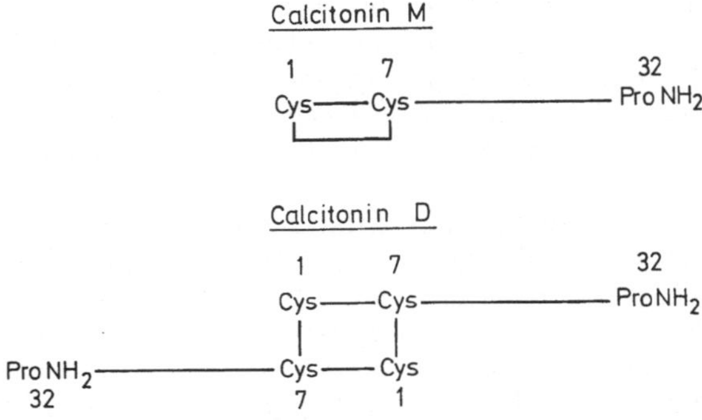

Fig. 4. Configuration of calcitonin M is shown (*above*). Configuration of the antiparallel dimer calcitonin D (*below*)

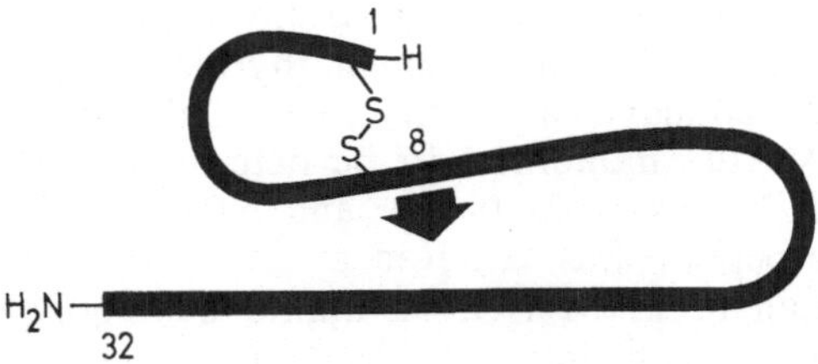

Fig. 5. Proposed shape of the monomer of human calcitonin based on immunochemical studies

substituted, is substantially similar to the porcine while there are 19 substitutions between salmon and porcine and 16 between salmon and human. A dimer of human calcitonin M has also been isolated and has been called calcitonin D (Neher *et al.*, 1968b) (Fig. 4). It is not known whether this is a form which occurs naturally in vivo or whether it may have arisen during the isolation procedures. Immunochemical studies (Byfield *et al.*, 1972) have provided some information on the shape of the molecule showing that calcitonin is probably folded with the disulfide ring system free and the region around residue 8 interacting with another region near the carboxy terminus (Fig. 5).

3. Physiology

3.1. Action on Bone

There is a continuous flux of ions in and out of bone and the hypocalcemic and hypophosphatemic action of calcitonin could be explained by an increased loss of either element from the blood or diminished return from the bone. It is possible that calcitonin acts on both bone formation and bone resorption. The evidence that calcitonin inhibits bone resorption is well documented in numerous experimental situations: isotopic experiments (MILHAUD et al., 1965; GUDMUNDSSON et al., 1966; JOHNSTON and DEISS, 1966; WALLACH et al., 1967; KLEIN et al., 1967); in bone culture (FRIEDMAN and RAISZ, 1965; ALIAPOULIOS et al., 1966; RAISZ et al., 1967; REYNOLDS, 1968; NISBET and NORDIN, 1968); in perfusion experiments (MACINTYRE et al., 1967; PARSONS and ROBINSON, 1968a, b); and measurement of hydroxyproline excretion (MARTIN et al., 1966; AER, 1968 and KLEIN and TALMAGE, 1968).

Calcitonin has been shown to reduce the number of osteoclasts both in vivo (FOSTER et al., 1966, 1967) and in vitro (REYNOLDS et al., 1968). The evidence that calcitonin has any effect on bone formation is fragmentary and contradictory. WASE et al. (1966, 1967) demonstrated increased uptake of ^{45}Ca and cortical bone thickening in rats following calcitonin administration. Using a bone culture system GAILLARD (1967) reported that calcitonin promoted increased numbers of osteoblasts and in chronically treated rats MATRAJT et al. (1968) suggested that calcitonin increased bone formation. However, MILHAUD and MOUKHTAR (1966), GOLDHABER et al. (1968), and KALU and FOSTER (1971) failed to show any effect of calcitonin on bone formation in vivo. In tissue culture neither REYNOLDS (1968) nor RAISZ (1965) were able to demonstrate increased osteoblast formation.

The effects of calcitonin on the skeleton may well be mediated via cAMP and an increase in cAMP concentration has been observed after calcitonin administration to fetal rat calvaria in vitro (KLEIN and RAISZ, 1971). In addition, calcitonin receptors which bind iodine-labeled calcitonins from a number of species have been identified in extracts of rat calvarial membranes (MARX et al., 1972).

3.2. Action on Kidney

Calcitonin was first shown to cause hyperphosphaturia in thyroparathyroidectomized rats (ROBINSON et al., 1966), thus separating the hyperphosphaturic effects of parathyroid hormone from those associated with the administration of calcitonin, and a similar effect was shown in man (SINGER et al., 1969).

The effects of calcitonin on urinary calcium excretion have not been precisely defined. Thus, BIJVOET et al. (1971) reported that synthetic porcine and human calcitonins increased calcium excretion in mild osteoporosis and Paget's disease and a similar response has also been noted in hypoparathyroidism (HAAS et al.,

1971). However, Woodhouse *et al.* (1971) were unable to show this effect in patients with Paget's disease treated with long-term human calcitonin M.

In man, a marked natriuresis occurs following calcitonin administration (Ardaillou *et al.*, 1967; Singer *et al.*, 1969) and a similar response is seen in rats (Keeler *et al.*, 1970). Salmon calcitonin produces a greater natriuretic effect than either the human or porcine hormones (Aldred *et al.*, 1970; Williams *et al.*, 1972). The effects on renal magnesium handling are not well documented: Cramer *et al.* (1969) and Aldred *et al.* (1970) noted decreased renal magnesium excretion following the administration of salmon and porcine calcitonins. It was thought that these changes could be explained by secondary release of parathyroid hormone (MacIntyre *et al.*, 1963) but later studies gave similar results in parathyroidectomized animals (Pors Nielsen *et al.*, 1971).

3.3. Action on Gut

In normocalcemic animals, the gut is not necessary for the hypocalcemic effect of the hormone (Aliapoulios *et al.*, 1966; Munson *et al.*, 1966) and in addition, calcium absorption from isolated gut loops is unaffected by calcitonin (Krainz and Kramer, 1966; Robinson *et al.*, 1969). Calcitonin, administered chronically to patients with Paget's disease, increases intestinal absorption of calcium and improves calcium balance (Woodhouse *et al.*, 1971). However, in normal subjects, calcitonin given intravenously stimulates secretion of sodium, potassium, chloride, and water, but has no effect on calcium (Gray *et al.*, 1973). Calcitonin has also been shown to decrease gastric acid (Becker *et al.*, 1973) and gastrin secretion in patients with peptic ulcers or Zollinger-Ellison syndrome and in normal subjects after meals (Becker *et al.*, 1974).

3.4. Metabolism of Calcitonin

Calcitonin is degraded by the liver and kidney, but the relative roles of these organs seem to be predetermined by the structure of the particular calcitonin used. De Luise *et al.* (1970) have shown that porcine calcitonin is rapidly inactivated by rat liver slices in vitro, whereas salmon calcitonin is much more resistant. In the dog, however, the major site of breakdown of human calcitonin was found to be the kidney (Clark *et al.*, 1974).

3.5. Regulation of Calcitonin Secretion

The level of plasma calcium has a direct influence on calcitonin secretion (Copp *et al.*, 1962; Kumar *et al.*, 1963). Deftos *et al.* (1968) using a radioimmunoassay, showed that in the rabbit, calcitonin was secreted under normal physiologic levels of calcium and responded to small changes in the concentration of this cation. Magnesium had a similar effect but only at supraphysiologic levels. Radde *et al.* (1968, 1970) found that high levels of calcium and magnesium increased release of calcitonin from thyroid slices.

The gastrointestinal hormones also induce increased secretion of calcitonin in medullary thyroid carcinoma (Hennessy *et al.*, 1973) and Telenius-Berg and colleagues (1975) have used pentagastrin and cholecystokinin to screen for familial medullary thyroid carcinoma. In animals, gastrin (Care *et al.*, 1971a;

DEFTOS, 1974a), pancreozymin (CARE *et al.*, 1971b; COOPER *et al.*, 1972), glucagon (CARE *et al.*, 1969), enteroglucagon (SWAMINATHAN *et al.*, 1973), and cholecystokinin (COOPER *et al.*, 1971) have also been shown to increase calcitonin secretion. Recently, it has been found that oral whisky will stimulate calcitonin secretion (DYMLING *et al.*, 1976; HILLYARD *et al.*, 1977). The physiologic implications of these findings have not been fully elucidated.

4. Calcitonin in Man

4.1. Physiology

Little is known of the physiologic significance of calcitonin in man. The normal circulating levels of immunoassayable calcitonin are less than 80 pg/ml (HILLYARD *et al.*, 1977) but the extremely high levels found in medullary thyroid carcinoma do not cause any disturbances in calcium metabolism. In addition, in normal adult man and in patients with mild osteoporosis, where the rate of bone turnover is slow, calcitonin produces little or no fall in plasma calcium (FOSTER *et al.*, 1966; SINGER *et al.*, 1969). However, when the rate of bone turnover is high, calcitonin produces a marked hypocalcemic response (BIJVOET *et al.*, 1968). There is some evidence that calcitonin may conserve bone in pregnancy (LEWIS *et al.*, 1971) and it seems likely that the bone-conserving function of the hormone is more important than its role in regulating plasma calcium.

Until recently, it was only possible to measure calcitonin in disease states such as medullary thyroid carcinoma, but methods are now available for measuring calcitonin levels in most normal subjects (PARTHEMORE *et al.*, 1975; DEFTOS *et al.*, 1976; HILLYARD *et al.*, 1977) and preliminary physiologic data are beginning to emerge. It has been shown that the circulating levels of calcitonin fluctuate during the day, such that a peak is observed around midday (Fig. 6). This increase in calcitonin is not necessarily associated with food intake as it has also been seen in subjects who continued fasting throughout the day.

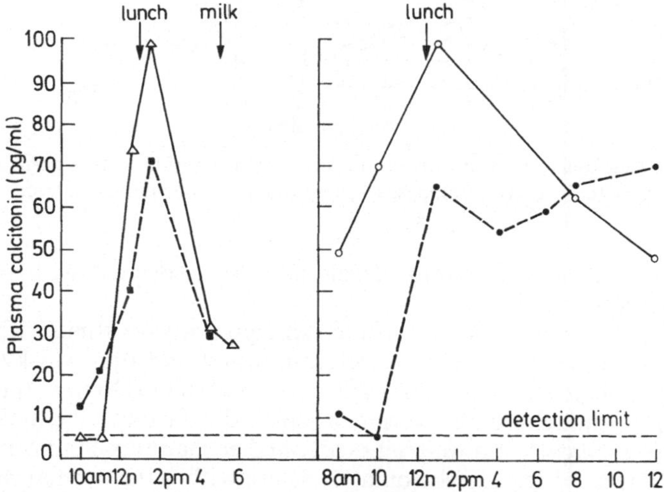

Fig. 6. Calcitonin levels throughout the day in four normal subjects (- - -) male (——) female. The evening meal, in the two subjects studied until midnight, commenced around 10.30 p.m.

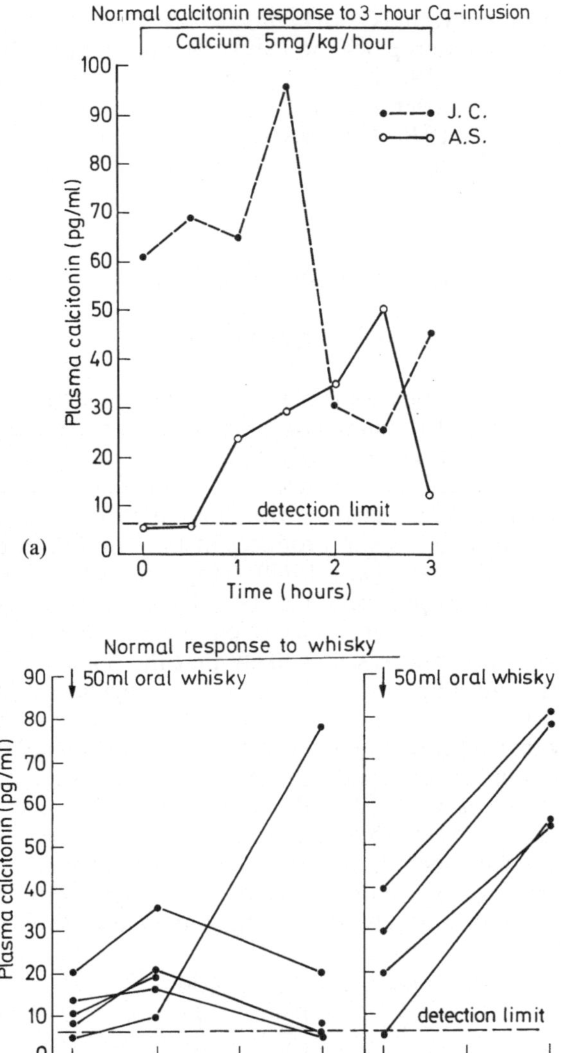

Fig. 7a and b. Calcitonin levels in response to 3-h calcium infusion in two normal subjects. (b) Calcitonin levels in response to 50 ml whisky in nine normal subjects

However, the increased calcitonin levels may be associated with the cephalic phase of gastric secretion.

Normal subjects also respond to the same provocative stimuli which release calcitonin in disease states. Thus, calcium infusion and oral whisky have both been shown to increase calcitonin levels in normal man (HILLYARD *et al.*, 1977) (Fig. 7a, b). Although some overlap existed, the fasting calcitonin levels in patients with hypercalcemia were markedly higher than those in normal subjects (Fig. 8). In Paget's disease, calcitonin levels are within the normal range.

Clearly our knowledge of calcitonin physiology is in its infancy, but with the new sensitive assay methods, rapid progress in this field can be anticipated.

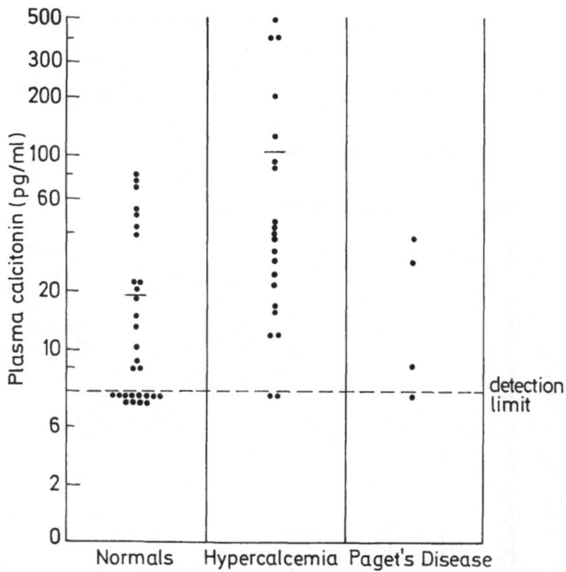

Fig. 8. Fasting plasma calcitonin levels in 28 normal subjects, 21 patients with hypercalcemia and four with Paget's disease

4.2. Medullary Carcinoma of the Thyroid

Medullary thyroid carcinoma (MCT) was first recognized as a distinct clinical entity by HAZARD *et al.* in 1959. Histologically, the hallmark of MCT is the presence of amyloid in the stroma, but the diagnosis can be made preoperatively by the measurement of the circulating calcitonin levels (CUNLIFFE *et al.*, 1968; DEFTOS, 1974b). Calcitonin measurements can also be used to monitor the postoperative progress in these patients (Fig. 9).

MCT can occur sporadically or as part of a familial syndrome which is inherited as an autosomal dominant (LJUNGBERG *et al.*, 1967). In the familial cases MCT usually occurs in conjunction with bilateral pheochromocytomas as first noted by SIPPLE (1961). MCT is also seen in association with mucosal neuromata, hyperparathyroidism, intestinal ganglioneuromatosis, characteristic facies, and a Marfanoid habitus (WILLIAMS and POLLOCK, 1966; STEINER *et al.*, 1968).

When studying familial cases of MCT, it is obviously important to identify those family members who carry the gene and who are therefore at risk of developing MCT or pheochromocytoma. It has been shown that an elevated calcitonin level precedes the development of a palpable thyroid tumor (JACKSON *et al.*, 1973). However, in such patients, proliferation of the C-cells can be demonstrated on fine-needle biopsy. These patients, in contrast to those with obvious thyroid tumors, may have undetectable basal levels of calcitonin. A number of provocative stimuli have been used to uncover this latent hypercalcitoninemia and calcium infusion (TASHJIAN and MELVIN, 1968), pentagastrin (HENNESSY *et al.*, 1973), and more recently oral whisky (DYMLING *et al.*, 1976) (Fig. 10) have been used to screen family members (Fig. 11). Oral whisky has obvious advantages over the other stimuli, in that it is pleasant to take and the magnitude of the response is similar to that observed during a 4-h calcium infusion (Fig. 12).

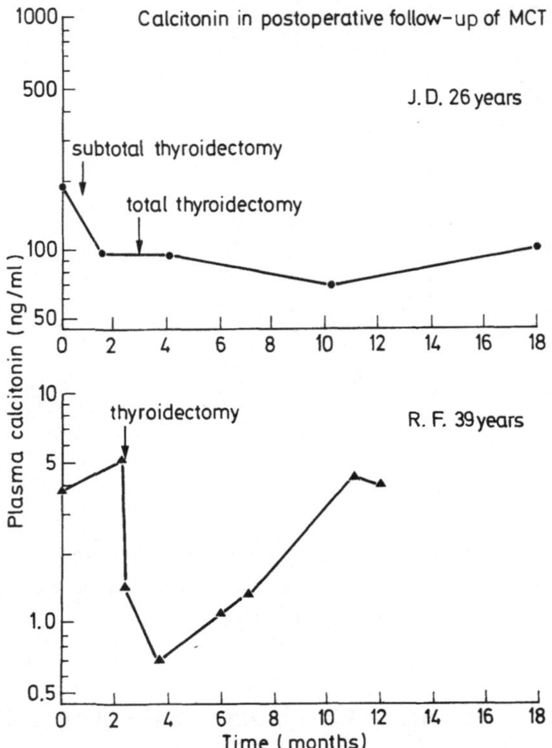

Fig. 9. Levels of plasma immunoreactive calcitonin in two patients with medullary thyroid carcinoma before and after surgery

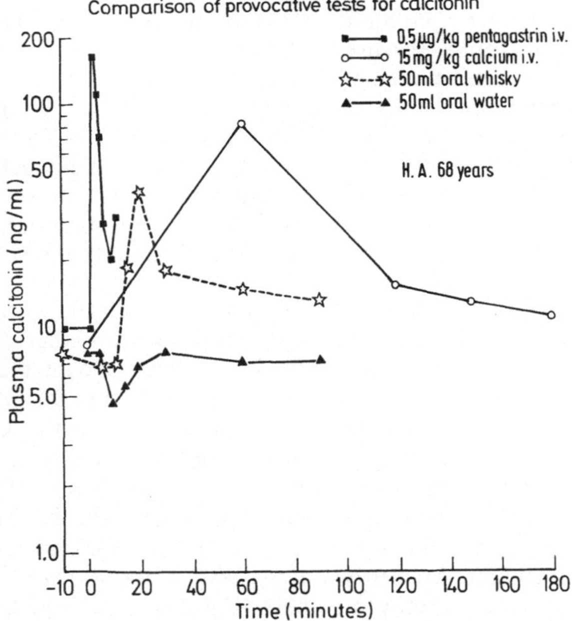

Fig. 10. Comparison of provocative tests for calcitonin secretion in a patient with medullary thyroid carcinoma

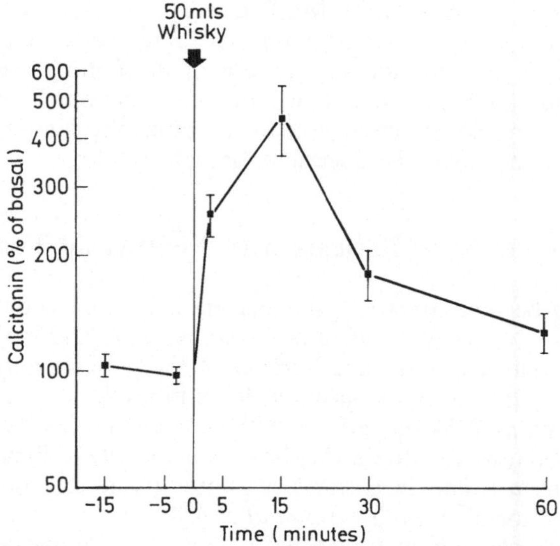

Fig. 11. Plasma calcitonin response to oral whisky in 15 members of a family with medullary thyroid carcinoma

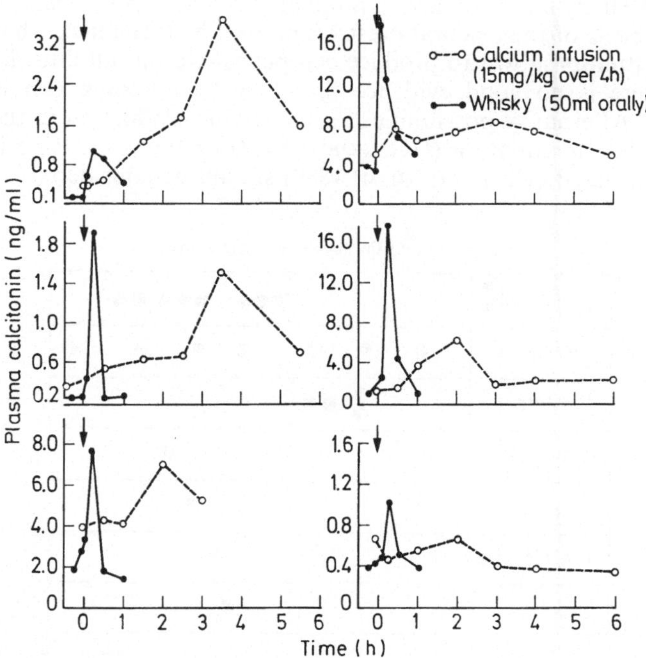

Fig. 12. Comparison of oral whisky and calcium infusion as provocative tests for calcitonin secretion in six members of a family with medullary thyroid carcinoma. Whisky given at time 0 (↓)

The prognosis of patients with MCT is very variable (Williams, 1967), ranging from a very benign course to one of rapidly advancing malignancy. This is seen both in the sporadic variety and in the familial cases, where the course of the disease tends to remain constant within any one family population. In view of this, it is obviously important to scrutinize the family history before embarking upon a particular therapeutic approach.

4.3. Calcitonin in Patients with Nonthyroid Tumors

It has recently become apparent that plasma calcitonin is detectable in patients with a variety of nonthyroid tumors (Silva *et al.*, 1973; Coombes *et al.*, 1974) (Fig. 13). In particular, a large number of the patients with lung, breast, and prostate tumors had elevated plasma calcitonin levels. In cases of bronchial carcinoma, as many as 75% of patients with oat cell tumors have been shown to have raised circulating calcitonin (McKenzie *et al.*, 1977). Elevated calcitonin levels have also been found in extracts of tumor tissue and this material has been shown to be bioactive (Hillyard *et al.*, 1974).

Recently, it has been demonstrated that the immunoreactive calcitonin found in the plasma and tumors of patients with nonthyroid malignancy is of ectopic rather than of thyroid origin. Thus, several tumors in tissue culture have been shown to release calcitonin (Ellison *et al.*, 1975; Coombes *et al.*, 1976). In addition, a breast carcinoma xenograft grown in immunodeprived mice was histologically identical to the original human tumor and the mouse-grown tumor was shown to release human calcitonin into the medium (Coombes *et al.*, 1976).

The mechanism of ectopic calcitonin production is as yet unknown, although several theories have been put forward. The "APUD" cell theory of Pearse (1969) has been claimed to link a number of "endocrine" cells in different sites, on the basis of their neural crest origin and histochemical characteristics. Many of the tumors shown to produce ectopic calcitonin fall into this category. However, there is no good evidence that breast carcinoma can be included in this group. Alternative possibilities for calcitonin production in these tumors, e.g., cellular dedifferentiation (Gellhorn, 1963) or tumors arising in primitive and undifferentiated cells (Cohnheim, 1889) should be considered.

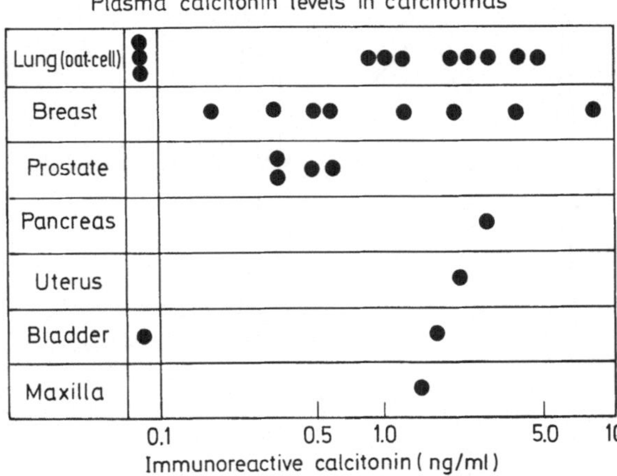

Fig. 13. Plasma calcitonin levels in patients with a variety of nonthyroid tumors

5. Calcitonin in the Treatment of Paget's Disease

In 1877 SIR JAMES PAGET described a condition that he named osteitis deformans and which has subsequently come to bear his name (PAGET, 1877). Paget's disease of bone is a potentially deforming and often painful skeletal disorder characterized by very high rates of both bone formation (which is disorderly) and resorption, the reasons for which still remain unknown. A similar rare bone disease known as juvenile Paget's disease or hereditary bone dysplasia with hyperphosphatasemia occurs in young children. Adult Paget's disease is a common disorder which has been estimated to affect at least $^3/_4$ of a million people in England and Wales alone (COLLINS, 1956). Reflecting the greatly accelerated bone turnover serum alkaline phosphatase levels are usually very high, hydroxyproline excretion in the urine is increased, and serum acid phosphatase levels are also elevated in severe cases. Widespread polyostotic Paget's disease thus appeared to be an appropriate disorder in which to study the effects of calcitonin and the first beneficial result was reported by BIJVOET and JANSEN in 1967. Porcine (HADDAD *et al.,* 1970), salmon (DE ROSE *et al.,* 1974), and human (WOODHOUSE *et al.,* 1970; WOODHOUSE *et al.,* 1971; GREENBERG *et al.,* 1974) calcitonins have all been used in the treatment of Paget's disease. The human synthetic preparation has the advantage that it does not induce antibody formation in patients during long-term treatment (EVANS, 1977).

The principal indications for therapy are bone pain which does not respond to simple analgesics, immobilization hypercalcemia, neurologic complications (potential or actual) caused by bony compression where neurosurgery is not contemplated or has failed, repeated fractures, and rapidly progressive deformity. Response to therapy may be assessed in terms of symptomatology, biochemical measurements (chiefly serum alkaline phosphatase and urinary hydroxyproline) (Fig. 14), quantitative bone histology, radiographic changes (Fig. 15), and radioisotope bone scans.

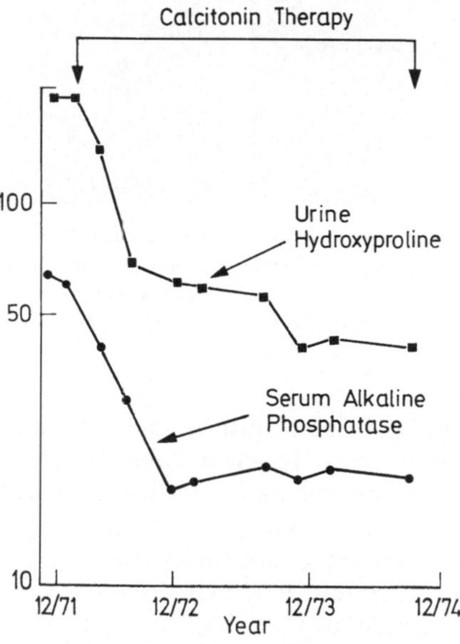

Fig. 14. Changes in urine hydroxyproline (mg/24 h) and serum alkaline phosphatase (K.A.U.) in a patient with Paget's disease during long-term treatment with human synthetic calcitonin. (Normal ranges: hydroxyproline < 45 mg/24 h, alkaline phosphatase 3–13 K.A.U.)

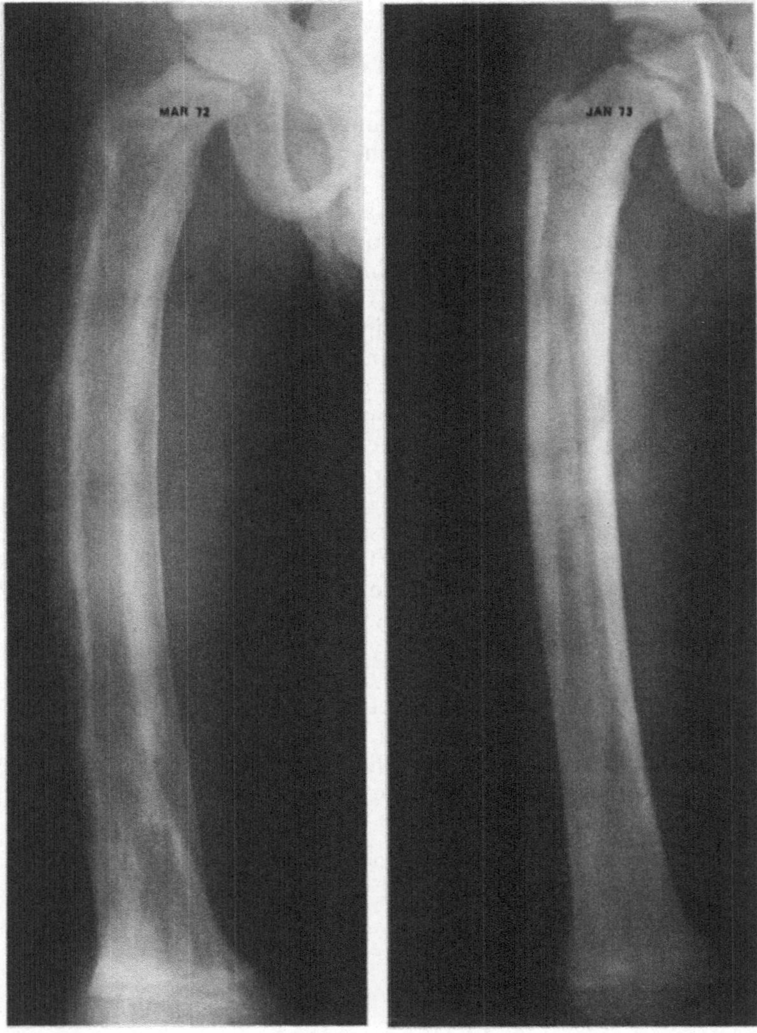

Fig. 15. Healing of the bones in juvenile Paget's disease treated by synthetic human calcitonin. Right femur before and after 10 months' treatment with calcitonin. Reduction in width and lateral curvature is particularly striking

Significant relief of pain is noted in most patients and usually occurs within the first few weeks of treatment. In most cases where pain relief is minimal or absent osteoarthritis is present as an additional problem and this would not be expected to respond to calcitonin. Serum alkaline phosphatase and urinary hydroxyproline levels tend to decrease rapidly during the first 3 months. Subsequently, the levels either (1) return slowly towards normal, or (2) level out above the normal range (plateau) (Fig. 16), or (3) return towards pretreatment values (relapse). The reason or reasons for these different responses are not entirely clear but in general the patients who relapse biochemically are those most severely affected. In some cases where the salmon and porcine calcitonins

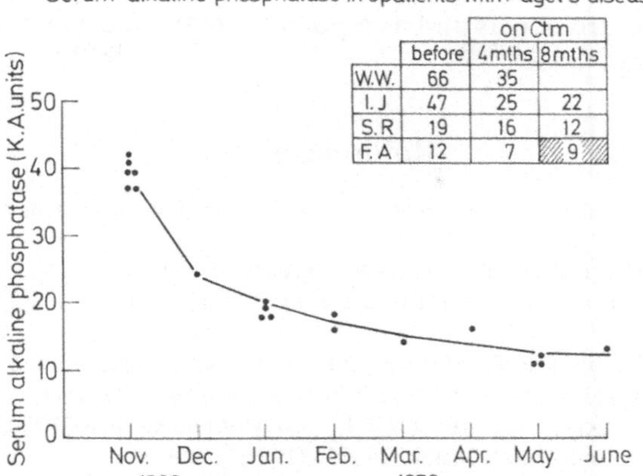

| | | on Ctm | |
	before	4 mths	8 mths
W.W.	66	35	
I. J	47	25	22
S. R	19	16	12
F. A	12	7	9

Fig. 16. Changes in alkaline phosphatase during an 8-month period of calcitonin treatment. The greatest decrease is seen in the first 3 months and this is followed by a tendency to plateau

are used a lack of response is associated with the development of high-titer antibodies but this is not the case with human calcitonin.

The plateau response tends to occur in cases of intermediate severity; in most cases it probably reflects continuing disease activity but in some it may represent a normal bone turnover in a larger than normal bone mass. There is no evidence to suggest that secondary hyperparathyroidism is responsible for the development of either the relapse or the plateau phases.

Quantitative bone histology shows that there is an immediate reduction in osteoclast numbers in response to calcitonin preceding a reduction in the active osteoblast surface. During treatment progressively more lamellar and less abnormal woven bone is seen. According to strict criteria, radiologic improvement has been observed after months or years (DOYLE et al., 1974a, b).

No serious side-effects have occurred using any calcitonin. In 20%–30% of patients facial flushing and a feeling of warmth may occur within a few minutes of the injection and last about 1 h; this may also be associated with mild nausea. Rare complications include diarrhea, vomiting, and the development of a rash (nonhuman calcitonins). Although diphosphonate treatment has the advantage of an oral preparation, these compounds have been shown to induce rachitogenic changes with long-term use and at the present time calcitonin is the treatment of choice in Paget's disease.

6. Conclusions

Since the discovery of calcitonin in 1961, there have been many advances in our knowledge of calcium-regulating hormones. Parathyroid hormone, calcitonin, and more recently 1,25-dihydroxycholecalciferol, the active metabolite of vitamin D, have been shown to act in concert in the regulation of calcium homeostasis. The precise interrelationships remain to be fully established, but in the next few years it should be possible to elucidate further the complicated interactions that exist between calcium and its regulating hormones. In the meantime, calcitonin has found important uses both as a diagnostic test for thyroid and other carcinomas and as a potent therapeutic agent in the treatment of Paget's disease of bone.

References

Aer, J.: Effect of thyrocalcitonin on urinary hydroxyproline and calcium in rats. Endocrinology **83**, 379 (1968).

Aldred, J.P., Kleszynski, R.R., Bastian, J.W.: Effects of acute administration of porcine and salmon calcitonin on urinary electrolyte excretion in rats. Proc. Soc. Exp. Biol. Med. **134**, 1175 (1970).

Aliapoulios, M.A., Goldhaber, P., Munson, P.L.: Thyrocalcitonin inhibition of bone resorption induced by parathyroid hormone in tissue culture. Science **151**, 330 (1966).

Aliapoulios, M.A., Voelkel, E.F., Munson, P.L.: Assay of human thyroid glands for thyrocalcitonin activity. J. Clin. Endocrinol. Metab. **26**, 897 (1966).

Ardaillou, R., Vuagnat, P., Milhaud, G., Richet, G.: Effet de la thyrocalcitonine sur l'excretion renale des phosphates, du calcium et des ions H^+ chez l'homme. Nephron **4**, 298 (1967).

Baber, E.C.: Contributions to the minute anatomy of the thyroid gland of dog. Proc. R. Soc. B. **24**, 240 (1876).

Baghdiantz, A., Foster, G.V., Edwards, A., Kumar, M.A., Slack, E., Soliman, H.A., MacIntyre, I.: Extraction and purification of calcitonin. Nature **203**, 1027 (1964).

Barrett, R.J., Bell, N.H.: Partial purification of porcine and human thyrocalcitonin. Endocrinology **84**, 647 (1969).

Becker, H.D., Konturek, S.J., Reeder, D.D.: Effect of calcium and calcitonin on gastrin and gastric acid secretiom in cats. Am. J. Physiol. **225**, 277 (1973).

Becker, H.D., Reeder, D.D., Scurry, M.T., Thompson, J.C.: Inhibition of gastrin release and gastric secretion by calcitonin in patients with peptic ulcer. Am. J. Surg. **127**, 71 (1974).

Bell, P.H., Barg, W.F. Jr., Colucci, D.F., Davies, M.C., Dziobkowiski, C., Englert, M.E., Heyder, E., Paul, R., Snedeker, E.H.: Purification and structure of porcine calcitonin—1. J. Am. Chem. Soc. **90**, 2704 (1968).

Bijvoet, O.L.M., Jansen, A.P.: Thyrocalcitonin in Paget's disease. Lancet **1967/II**, 471.

Bijvoet, O.L.M., Van der Sluys-Veer, J., Jansen, A.P.: Effects of calcitonin on patients with Paget's disease, thyrotoxicosis or hypercalcaemia. Lancet **1968/I**, 876.

Bijvoet, O.L.M., Van der Sluys-Veer, J., Vries, H.R., van Koppen, R.J.J.: Natriuretic effect of calcitonin in man. N. Engl. J. Med. **284**, 681 (1971).

Brewer, H.B., Ronan, R.: Amino acid sequence of bovine thyrocalcitonin. Proc. Natl. Acad. Sci. U.S.A. **63**, 940 (1969).

Byfield, P.G.H., Clark, M.B., Turner, K., Foster, G.V., MacIntyre, I.: Immunochemical studies of human calcitonin M leading to information on the shape of the molecule. Biochem. J. **127**, 199 (1972).

Byfield, P.G.H., Matthews, E.W., Heersche, J.N.M., Boorman, G.A., Girgis, S.I., MacIntyre, I.: Isolation of calcitonin from rat thyroid medullary carcinoma. FEBS Lett. **65**, 238 (1976b).

Byfield, P.G.H., McLoughlin, J.L., Matthews, E.W., MacIntyre, I.: A proposed structure for rat calcitonin. FEBS Lett. **65**, 242 (1976a).

Bussolati, G., Pearse, A.G.E.: Immunofluorescent localisation of calcitonin in the 'C' cells of the pig and dog thyroid. J. Endocrinol. **37**, 205 (1967).

Care, A.D., Bates, R.F.L., Gitelman, H.J.: The role of glucagon in the release of thyrocalcitonin. J. Endocrinol. **43**, IV (1969).

Care, A.D., Bates, R.F.L., Swaminathan, R., Ganguli, P.C.: The role of gastrin as a calcitonin secretagogue. J. Endocrinol. **51**, 735 (1971a).

Care, A.D., Bruce, J.B., Boelkins, J., Kenny, A.D., Conaway, H., Anast, C.S.: Role of pancreozymin—cholecystokinin and structurally related compounds as calcitonin secretagogues. Endocrinology **89**, 262 (1971b).

Carvalheira, A.F., Pearse, A.G.E.: Cytochemical evidence for the ultimobranchial origin of the 'C' cells in rodent thyroid. In: Calcitonin—Proceedings of the Symposium on Thyrocalcitonin and the 'C'-Cells. Taylor, S., (ed.). London: Heinemann Medical Books 1968, p. 122.

CLARK, M.B., WILLIAMS, C.C., NATHANSON, B.M., HORTON, R.E., GLASS, H.I., FOSTER, G.V.: Metabolic fate of human calcitonin in the dog. J. Endocrinol. **61**, 199 (1974).

COHNHEIM, J.: Lectures in general pathology (Tr. A.B. McKee). The New Sydenham Society, London. **7**, 789 (1889).

COLLINS, D.H.: Paget's disease of bone — Incidence and subclinical forms. Lancet **1956/II**, 53.

COOMBES, R.C., ELLISON, M.L., EASTY, G.C., HILLYARD, C.J., JAMES, R., GALANTE, L., GIRGIS, S., HEYWOOD, L., MACINTYRE, I., NEVILLE, A.M.: The ectopic secretion of calcitonin by lung and breast carcinomas. Clin. Endocrinol. **5**, Suppl., 387S (1976).

COOMBES, R.C., HILLYARD, C.J., GREENBERG, P.B., MACINTYRE, I.: Plasma immunoreactive calcitonin in patients with non-thyroid tumours. Lancet **1974/I**, 1080.

COOPER, C.W., SCHWESINGER, W.H., MAHGOUB, A.M., ONTJES, D.A.: Thyrocalcitonin: stimulation of secretion by pentagastrin. Science **172**, 1238 (1971).

COOPER, C.W., SCHWESINGER, W.H., ONTJES, D.A., MAHGOUB, A.M., MUNSON, P.L.: Stimulation of secretion of pig thyrocalcitonin by gastrin and related hormonal peptides. Endocrinology **91**, 1079 (1972).

COPP, D.H., CAMERON, E.C., CHENEY, B.A., DAVIDSON, A.G.F., HENZE, K.G.: Evidence for calcitonin, a new hormone from the parathyroid that lowers blood calcium. Endocrinology **70**, 638 (1962).

COPP, D.H., CHENEY, B.A.: Calcitonin — a hormone from the parathyroid which lowers the calcium level of the blood. Nature **193**, 381 (1962).

COPP, D.H., COCKCROFT, D.W., KEUH, Y., MELVILLE, M.: Calcitonin — ultimobranchial hormone. In: Calcitonin — Proceedings of the Symposium on Thyrocalcitonin and the C cells. Taylor, S., (ed.). London: Heinemann Medical Books 1968, p. 306.

COPP, D.H., DAVIDSON, A.G.F., CHENEY, B.: Evidence for a new parathyroid hormone which lowers calcium. Proc. Can. Fed. Biol. Soc. **4**, 17 (1961).

CRAMER, C.F., PARKES, C.O., COPP, D.H.: The effect of chicken and hog calcitonin on some parameters of Ca, P and Mg metabolism in dog. Can. J. Physiol. Pharmacol. **47**, 181 (1969).

CUNLIFFE, W.J., BLACK, M.M., HALL, R., JOHNSTON, I.D.A., HUDGSON, P., SHUSTER, S., GUDMUNDSSON, T.V., JOPLIN, G.F., WILLIAMS, E.D., WOODHOUSE, N.J.Y., GALANTE, L., MACINTYRE, I.: A calcitonin-secreting thyroid carcinoma. Lancet **1968/II**, 63.

DEFTOS, L.J.: Effect of gastrin on calcitonin secretion in man. In: Calcified Tissues 1972. Proceedings of the IXth European symposium on Calcified Tissues. Czitober, D., (ed.). Amsterdam Excerpta Medica (1974a).

DEFTOS, L.J.: Radioimmunoassay for calcitonin in medullary thyroid carcinoma. J. Am. Med. Assoc. **227**, 403 (1974b).

DEFTOS, L.J., LEE, M.R., POTTS, J.T.: A radioimmunoassay for thyrocalcitonin. Proc. Natl. Acad. Sci. U.S.A. **60**, 293 (1968).

DEFTOS, L.J., LEE, J., ROOS, B.A.: Calcitonin secretion in chronic renal disease. Abstract No. 385. V. International congress of Endocrinology, Hamburg. July 1976.

DE LUISE, M., MARTIN, T.J., MELICK, R.A.: Inactivation and degradation of porcine calcitonin by rat liver and relative stability of salmon calcitonin. J. Endocrinol. **48**, 181 (1970).

DE ROSE, J., SINGER, F.R., AVRAMIDES, A., FLORES, A., DZIAVIW, R., BAKER, R.K., WALLACH, S.: Response of Paget's disease to porcine and salmon calcitonin. Effects of long-term treatment. Am. J. Med. **56**, 858 (1974).

DOYLE, F.H., PENNOCK, J., GREENBERG, P.B., JOPLIN, G.F., MACINTYRE, I.: Radiological evidence of a dose-related response to long-term treatment of Paget's disease with human calcitonin. Br. J. Radiol. **47**, 1 (1974a).

DOYLE, F.H., WOODHOUSE, N.J.Y., GLEN, A.C.A., JOPLIN, G.F., MACINTYRE, I.: Healing of the bones in juvenile Paget's disease treated by human calcitonin. Br. J. Radiol. **47**, 9 (1974b).

DYMLING, J.F., LJUNGBERG, O., HILLYARD, C.J., GREENBERG, P.B., EVANS, I.M.A., MACINTYRE, I.: Whisky: A new provocative test for calcitonin secretion. Acta Endocrinol. **82**, 500 (1976).

ELLISON, M.L., WOODHOUSE, D., HILLYARD, C.J., DOWSETT, M., COOMBES, R.C., GILBY, E.D., GREENBERG, P.B., NEVILLE, A.M.: Immunoreactive calcitonin production by human lung carcinoma cells in culture. Br. J. Cancer **32**, 373 (1975).

EVANS, I.M.A.: Human calcitonin in the treatment of Paget's disease: long-term trials. In: Proceedings of the International Symposium on Human Calcitonin and Paget's disease. April, 1976 MacIntyre, I. (ed.). Hans Huber 1977, p. 111.

Foster, G.V., Baghdiantz, A., Kumar, M.A., Slack, E., Soliman, H.A., MacIntyre, I.: Thyroid origin of calcitonin. Nature **202**, 1303 (1964).

Foster, G.V., Baghdiantz, A., Soliman, H.A., MacIntyre, I.: Some chemical and physical properties of calcitonin. Biochem. J. **94**, 25 (1965).

Foster, G.V., Doyle, F.H., Bordier, P., Matrajt, H.: Effects of thyrocalcitonin on bone. Lancet **1966/II**, 1420.

Foster, G.V., Doyle, F.H., Bordier, P., Matrajt, H., Tun Chot, S.: Roentgenologic and histologic changes in bone produced by thyrocalcitonin. Am. J. Med. **43**, 691 (1967).

Foster, G.V., MacIntyre, I., Pearse, A.G.E.: Calcitonin production and the mitochondrion-rich cells of the dog thyroid. Nature **203**, 1029 (1964).

Friedman, J., Raisz, L.G.: Thyrocalcitonin: inhibitor of bone resorption in tissue culture. Science **150**, 1465 (1965).

Gaillard, P.J.: Bone culture studies with thyrocalcitonin. Proc. Konikl. Ned. Akad. Wetenschap. Ser. C. **70**, 309 (1967).

Galante, L.S., Gudmundsson, T.V., Matthews, E.W., Tse, A., Williams, E.D., Woodhouse, N.J.Y., MacIntyre, I.: Thymic and parathyroid origin of calcitonin in man. Lancet **1968/II**, 537.

Gellhorn, A.: The Unifying thread. Cancer. Res. **23**, 961 (1963).

Goldhaber, P., Stern, B.D., Glimcher, M.J., Chao, J.: The Effects of parathyroid extract and thyrocalcitonin on bone remodelling in tissue culture. In: Parathyroid hormone and thyrocalcitonin (Calcitonin). Talmage, R.V., Belanger, L.F. (eds.). Amsterdam: Excerpta Medical Foundation 1968 p. 182.

Gray, T.K., Bieberdorf, F.A., Fordtran, J.S.: Thyrocalcitonin and the jejunal absorption of calcium, water and electrolytes in normal subjects. J. Clin. Invest. **52**, 3084 (1973).

Greenberg, P.B., Doyle, F.H., Fisher, M.T., Hillyard, C.J., Joplin, G.F., Pennock, J., MacIntyre, I.: Treatment of Paget's disease of bone with synthetic human calcitonin. Biochemical and Roentgenologic changes. Am. J. Med. **56**, 867 (1974).

Greven, H.M., Tax, L.J.M.W.: Synthesis of human calcitonin. In: Calcitonin 1969 — Proceedings of the Second International Symposium. Taylor, S., Foster, G.V., (eds.). London: Heinemann Medical Books 1970 p. 34.

Gudmundsson, T.V., MacIntyre, I., Soliman, H.A.: The isolation of thyrocalcitonin and a study of its effects in the rat. Proc. roy. Soc. B **164**, 460 (1966).

Guttmann, St., Pless, J., Huguenin, R.L., Sandrin, Ed., Bossert, H., Zehnder, K.: Synthesis of a highly potent hypocalcaemic dotriacontapeptide having the properties of salmon calcitonin. In: Calcitonin 1969 — Proceedings of the Second International Symposium. Taylor, S., Foster, G.V., (eds.). London: Heinemann Medical Books 1970 p. 74.

Guttmann, St., Pless, J., Sandrin, Ed., Jaquenaud, P.A., Bassert, H., Willems, H.: Synthese des Thyrocalcitonins. Helv. Chim. Acta. **51**, 1155 (1968).

Haas, H.G., Dambacher, M.A., Gunčager, J., Lauffenburger, T.: Renal Effects of calcitonin and parathyroid extract in man. Studies in hypoparathyroidism. J. Clin. Invest. **50**, 2689 (1971).

Haddad, J.G., Birge, S.J., Avioli, L.V.: Effects of prolonged thyrocalcitonin administration on Paget's disease of bone. N. Engl. J. Med. **283**, 549 (1970).

Haymovits, A., Rosen, J.F.: Human thyrocalcitonin. Endocrinology **81**, 993 (1967).

Hazard, J.B., Hawk, W.A., Crile, G. Jr.: Medullary (solid) carcinoma of the thyroid — a clinicopathologic entity. J. Clin. Endocrinol. Metab. **19**, 152 (1959).

Hennessy, J.F., Gray, T.K., Cooper, C.W., Ontjes, D.A.: Stimulation of thyrocalcitonin secretion by pentagastrin and calcium in two patients with medullary carcinoma of the thyroid. J. Clin. Endocrinol. Metab. **36**, 200 (1973).

Hillyard, C.J., Cooke, T.J.C., Coombes, R.C., Evans, I.M.A., MacIntyre, I.: Normal plasma calcitonin: diurnal variation and response to stimuli. Clin. Endocrinol. **6**, 291 (1977).

Hillyard, C.J., Greenberg, P.B., Coombes, R.C., MacIntyre, I., Ljungberg, O., Dymling, J.F.: Applications of a radioimmunoassay for human calcitonin. In: Radioimmunoassay in Clinical Biochemistry. Pasternak, C.A., (ed.). London: Heyden & Son. 1975 p. 245.

Hirsch, P.F., Gauthier, G.F., Munson, P.L.: Thyroid hypocalcaemic principle and recurrent laryngeal nerve injury as factors affecting the response of parathyroidectomy in rats. Endocrinology **73**, 244 (1963).

HIRSCH, P.F., VOELKEL, E.F., MUNSON, P.L.: Thyrocalcitonin: hypocalcaemic, hypophosphataemic principle of the thyroid gland. Science **146**, 412 (1964).

JACKSON, C.E., TASHJIAN, A.H., BLOCK, M.A.: Detection of medullary thyroid cancer by calcitonin assay in families. Ann. Intern. Med. **78**, 845 (1973).

JOHNSTON, C.C. JR., DEISS, W.P. JR.: An inhibitory effect of thyrocalcitonin on calcium release *in vivo* and on bone metabolism *in vitro*. Endocrinology **78**, 1139 (1966).

KAHNT, F.W., RINIKER, B., MACINTYRE, I., NEHER, R.: Thyrocalcitonin: I. Isolierung und Charakterisierung wirksamer Peptide aus Schweineschilddrüsen. Helv. Chim. Acta **51**, 214 (1968).

KALU, D.N., FOSTER, G.V.: Effect of calcitonin on ^3H proline incorporation into bone hydroxyproline in the rat. J. Endocrinol. **49**, 233 (1971).

KEELER, R., WALKER, V., COPP, D.H.: Natriuretic and diuretic effects of salmon calcitonin in rats. Can. J. Physiol. Pharmacol. **48**, 838 (1970).

KLEIN, D.C., MORRI, H., TALMAGE, R.V.: Effect of thyrocalcitonin administered during peritoneal lavage, on removal of bone salts and their radioisotopes. Proc. Soc. Exp. Biol. Med. **124**, 527 (1967).

KLEIN, D.C., RAISZ, L.G.: Role of adenosine 3',5'-monophosphate in the hormonal regulation of bone resorption: studies with cultured fetal bone. Endocrinology **89**, 818 (1971).

KLEIN, D.C., TALMAGE, R.V.: Evidence for secretion of thyrocalcitonin at normal and subnormal plasma calcium levels. Endocrinology **82**, 132 (1968).

KRAINZ, L., CRAMER, C.F.: Lack of effect of thyrocalcitonin on calcium absorption from gut loops in the dog. Proceedings of the 48th meeting of the Endocrine Society, Chicago, p. 70 (1966).

KUMAR, M.A., FOSTER, G.V., MACINTYRE, I.: Further evidence for calitonin: rapid acting hormone which lowers plasma calcium. Lancet **1963/II**, 480.

LE DOUARIN, N., LE LIEVRE, C.: Demonstration de l'origine neural des cellules à calcitonine du corps ultimobranchial chez l'embryon de poulet. C.R. Acad. Sci. (Paris) Series D, **270**, 2857 (1970).

LEQUIN, R.M., HACKENG, W.H.L., SCHOPMAN, W.: A radioimmunoassay for porcine calcitonin. J. Endocrinol. **44**, 283 (1969).

LEWIS, P., RAFFERTY, B., SHELLEY, M., ROBINSON, C.J.: A suggested physiological role of calcitonin: the protection of the skeleton during pregnancy and lactation. J. Endocrinol. **49**, IX (1971).

LJUNGBERG, O., CEDERQUIST, E., VON STUDNITZ, W.: Medullary thyroid carcinoma and phaeochromocytoma: A familial chromaffinomatosis. Br. Med. J. **1967/I**, 279.

MACINTYRE, I., BOSS, S., TROUGHTON, V.A.: Parathyroid hormone and magnesium homeostasis. Nature **198**, 1058 (1963).

MACINTYRE, I., PARSONS, J.A., ROBINSON, C.J.: The effect of thyrocalcitonin on blood-bone calcium equilibrium in the perfused tibia of the cat. J. Physiol. (Lond.) **191**, 393 (1967).

MARTIN, T.J., ROBINSON, C.J., MACINTYRE, I.: The mode of action of thyrocalcitonin. Lancet **1966/I**, 900.

MARX, S.J., WOODARD, C., AURBACH, G.D.: Calcitonin receptors of kidney and bone. Science **179**, 999 (1972).

MATRAJT, H., BORDIER, PH., TUN CHOT, S., HIOCO, D., FOSTER, G.V., DOYLE, F.H.: Histological bone changes produced by calcitonin. In: Proceedings of the Symposium on Thyrocalcitonin and the C cells. Taylor, S., (ed.). London: Heinemann Medical Books. 1968 p. 338.

MCKENZIE, C.G., EVANS, I.M.A., HILLYARD, C.J., HILL, P., CARTER, S., TAN, M.K., MACINTYRE, I.: Biochemical Markers in bronchial carcinoma. Brit. J. Cancer **36**, 700 (1977)

MILHAUD, G., MOUKHTAR, M.S.: Thyrocalcitonin effects on calcium kinetics in the rat. Proc. Soc. Exp. Biol. Med. **123**, 207 (1966).

MILHAUD, G., PERAULT, A.-M., MOUKHTAR, M.S.: Etude du mécanisme de l'action hypocalcémiante de la thyrocalcitonine C.R. Acad. Sci. (Paris) **261**, 813, 1965.

MUNSON, P.L., HIRSCH, P.F., TASHJIAN, A.H., ALIAPOULIOS, M.A.: Calcitonin and thyrocalcitonin; evaluation of hypocalcaemic factors. In: Methods of Drug Evaluation. Mantegazza, P., Piccinini, F., (eds.). Amsterdam: North-Holland Publishing Co. 1966 p. 467.

NEHER, R., RINIKER, B., MAIER, R., BYFIELD, P.G.H., GUDMUNDSSON, T.V., MACINTYRE, I.: Human calcitonin. Nature (Lond.) **220**, 984 (1968c).

NEHER, R., RINIKER, B., RITTEL, W., ZUBER, H.: Menschliches Calcitonin III Struktur con Calcitonin M and D. Helv. Chim. Acta **51**, 1900 (1968b).

NEHER, R., RINIKER, B., ZUBER, H., RITTEL, W., KAHNT, F.W.: Thyrocalcitonin II. Struktur von alpha-thyrocalcitonin. Helv. Chim. Acta **51**, 917 (1968a).

Niall, H.D., Keutmann, H.T., Copp, D.H., Potts, J.T. Jr.: Amino acid sequence of salmon ultimobranchial calcitonin. Proc. Natl. Acad. Sci. U.S.A. **64**, 771 (1969).

Nisbet, J., Nordin, B.E.C.: Thyrocalcitonin inhibition of bone resorption in tissue culture. In: Proceedings of the Symposium on Thyrocalcitonin and the C cells. Taylor, S., (ed.). London: Heinemann Medical Books. 1968 p. 230.

Nonidez, J.F.: The origin of the parafollicular cell, a second epithelial component of the thyroid of the dog. Am. J. Anat. **49**, 479 (1932).

Orimo, H., Yamauchi, H., Ohyama, T.: Biological and immunological properties of eel calcitonin. Abstract no. 383. V. International Congress of Endocrinology, Hamburg, Juli, (1976) (In press).

Paget, J.: On a form of chronic inflammation of the bones (osteitis deformans). Medicochirurgical Transactions. **60**, 37 (1877).

Parsons, J.A., Robinson, C.J.: The effect of thyrocalcitonin on isolated perfused bone. In: Proceedings of the Symposium on Thyrocalcitonin and the C cells. Taylor, S., (ed.). London: Heinemann Medical Books. 1968 a p. 256.

Parsons, J.A., Robinson, C.J.: Studies of the effects of parathyroid hormone and calcitonin on the isolated perfused bone. Calcif. Tissue Res. **2**, Suppl. 19 (1968 b).

Parthemore, J.G., Deftos, L.J., Bronzert, D.: The regulation of calcitonin in normal human plasma as assessed by immunoprecipitation and immunoextraction. J. Clin. Invest. **56**, 835 (1975).

Pearse, A.G.E.: The cytochemistry of the thyroid C cells and their relationship to calcitonin. Proc. roy. Soc. B., **164**, 478 (1966).

Pearse, A.G.E.: Common cytochemical and ultrastructural characteristics of cells producing polypeptide hormones (the APUD series) and their relevance to thyroid and ultimobranchial C cells and calcitonin. Proc. roy. Soc. B., **170**, 71 (1968).

Pearse, A.G.E.: The cytochemistry and ultrastructure of polypeptide hormones producing cells of the apud series and the embryologic, physiologic and pathologic implications of the concept. J. Histochem. Cytochem. **17**, 303 (1969).

Pearse, A.G.E., Polak, J.M.: Cytochemical evidence for the neural crest origin of mammalian ultimobranchial C cells. Histochemie. **27**, 96 (1971).

Pors Nielsen, S., Buchanan-Lee, B., Matthews, E.W., Moseley, J.M., Williams, C.C.: Acute effects of synthetic porcine calcitonins on the renal excretion of magnesium, inorganic phosphate, sodium and potassium. J. Endocrinol. **51**, 455 (1971).

Potts, J.T. Jr., Niall, H.D., Keutmann, H.T., Brewer, H.B. Jr., Deftos, L.J.: The amino acid sequence of porcine thyrocalcitonin. Proc. Natl. Acad. Sci. U.S.A. **59**, 1321 (1968).

Potts, J.T. Jr., Niall, H.D., Keutmann, H.T., Deftos, L.J., Parsons, J.A.: Calcitonin: Recent chemical and immunological studies. In: Calcitonin 1969—Proceedings of the Second International Symposium. Taylor, S., Foster, G.V., (eds.). London: Heinemann Medical Books. 1970 p. 56.

Putter, I., Kaczka, E.A., Harman, R.E., Riches, E.L., Kempf, A.J., Chaiet, L., Rathrock, J.W., Wase, A.W., Wolf, F.J.: The isolation and properties of thyrocalcitonin. J. Am. Chem. Soc. **89**, 5301 (1967).

Radde, I.C., Parkinson, D.K., Witterman, E.R., Hoffken, B.: Magnesium and Calcium as Stimuli to *in vitro* Release of Calcitonin from Thyroid Slices. In: Calcitonin 1969—Proceedings of the Second International Symposium. Taylor, S., Foster, G.V., (eds.). London: Heinemann Medical Books. 1970 p. 376.

Radde, I.C., Witterman, E.R., Penswan, S.: Effect of thyroid and parathyroid on hypocalcemia occurring after a magnesium load. Endocrinology **83**, 1285 (1968).

Raisz, L.G.: Bone resorption in tissue culture. Factors influencing the response to parathyroid hormone. J. Clin. Invest. **44**, 103 (1965).

Raisz, L.G., Au, W.Y.W., Friedman, J., Niemann, I.: Thyrocalcitonin and bone resorption: studies employing a tissue culture bioassay. Am. J. Med. **43**, 684 (1967).

Raulais, D., Hagaman, J., Ontjes, D.A., Lundblad, R.L., Kingdon, H.S.: The complete amino acid sequence of rat calcitonin. Europ. J. Biochem. **64**, 607 (1976).

Reynolds, J.J.: Inhibition by calcitonin of bone resorption induced *in vitro* by vitamin A. Proc. roy. Soc. B. **170**, 61 (1968).

Reynolds, J.J., Dingle, J.T., Gudmundsson, T.V., MacIntyre, I.: Bone resorption *in vitro* and its inhibition by calcitonin. In: Proceedings of the Symposium on Thyrocalcitonin and the C cells. Taylor, S., (ed.). London: Heinemann Medical Books. 1968 p. 223.

RINIKER, B., NEHER, R., MAIER, R., KAHNT, F.W., BYFIELD, P.G.H., GUDMUNDSSON, T.V., GALANTE, L., MACINTYRE, I.: Menschliches Calcitonin. 1. Isolierung und Charakterisierung. Helv. Chim. Acta **51**, 1738 (1968).

RITTEL, W., BRUGGER, M., KAMBER, B., RINIKER, B., SIEBER, P.: Thyrocalcitonin. III. Die Synthese des alpha-Thyrocalcitonins. Helv. Chim. Acta. **51**, 924 (1968).

ROBINSON, C.J., MARTIN, T.J., MACINTYRE, I.: Phosphaturic effect of thyrocalcitonin. Lancet **1966/II**, 83.

ROBINSON, C.J., MATTHEWS, E.W., MACINTYRE, I.: The effect of parathyroid hormone and thyrocalcitonin on the intestinal absorption of calcium and magnesium. In: Le Tissue Calcifies Ve Symposium European. 1969 p. 279.

SIEBER, P., BRUGGER, M., KAMBER, B., RINIKER, B., RITTEL, W.: Menschliches Calcitonin. IV. Die Synthese von Calcitonin. Helv. Chim. Acta. **51**, 2057 (1968).

SILVA, O.L., BECKER, K.L., PRIMACK, A., DOPPMAN, J., SNIDER, R.H.: Ectopic production of calcitonin. Lancet **1973/II**, 317.

SINGER, F.R., WOODHOUSE, N.J.Y., PARKINSON, D.K., JOPLIN, G.F.: Some acute effects of administered porcine calcitonin in man. Clin. Sci. Mol. Med. **37**, 181 (1969).

SIPPLE, J.H.: The association of phaeochromocytoma with carcinoma of the thyroid. Am. J. Med. **31**, 163 (1961).

STEINER, A.L., GOODMAN, A.D., POWERS, S.R.: Study of a kindred with pheochromocytoma, medullary thyroid carcinoma, hyperparathyroidism and Cushing's disease: multiple endocrine neoplasia, type 2. Medicine (Baltimore) **47**, 371 (1968).

SWAMINATHAM, R., BATES, R.F.L., BLOOM, S.R., GANGULI, P.C., CARE, A.D.: The relationships between food, gastro-intestinal hormones and calcitonin secretion. J. Endocrinol. **59**, 217 (1973).

TASHJIAN, A.H. JR.: Immunoassay of thyrocalcitonin 1. The method and its serological specificity. Endocrinology **84**, 140 (1969).

TASHJIAN, A.H., MELVIN, K.E.W.: Medullary carcinoma of the thyroid gland. Studies of thyrocalcitonin in plasma and tumor extracts. N. Engl. J. Med. **279**, 279 (1968).

TELENIUS-BERG, M., ALMQVIST, S., HEDNER, P., INGEMANSSON, S., TIBBLIN, S., WÄSTHED, B.: Screening for medullary carcinoma of the thyroid. Lancet **1975/I**, 390.

TENENHOUSE, A., ARNAUD, C., RASMUSSEN, H.: The isolation and characterisation of thyrocalcitonin. Proc. Natl. Acad. Sci. U.S.A. **53**, 818 (1965).

WALLACH, S., CHAUSMER, A., MITTLEMAN, R., DIMICK, A.: *In vivo* inhibition of bone resorption of thyrocalcitonin. Endocrinology **80**, 61 (1967).

WASE, A.W., PETERSON, A., RICHES, E., SOLEWSKI, J.: Some effects of thyrocalcitonin on the calcium metabolism of the rat. Endocrinology **79**, 687 (1966).

WASE, A.W., SOLEWSKI, J., RICHES, E., SIEDENBERG, J.: Action of thyrocalcitonin on bone. Nature **214**, 388 (1967).

WILLIAMS, C.C., MATTHEWS, E.W., MOSELEY, J.M., MACINTYRE, I.: The effects of synthetic human and salmon calcitonins on electrolyte excretion in the rat. Clin. Sci. Mol. Med. **42**, 129 (1972).

WILLIAMS, E.D.: Histogenesis of medullary carcinoma of the thyroid. J. Clin. Path., **19**, 114 (1966).

WILLIAMS, E.D.: Medullary carcinoma of the thyroid. J. Clin. Pathol. **20**, Suppl. 395 (1967).

WILLIAMS, E.D., POLLOCK, D.J.: Multiple mucosal neuromata with endocrine tumours: a syndrome allied to von Recklinghausen's disease. J. Pathol. **91**, 71 (1966).

WOODHOUSE, N.J.Y., REINER, M., BORDIER, PH., KALU, D.N., FISHER, M., FOSTER, G.V., JOPLIN, G.F., MACINTYRE, I.: Human calcitonin in the treatment of Paget's bone disease. Lancet **1971/I**, 1139.

WOODHOUSE, N.J.Y., REINER, M., KALU, D.N., GALANTE L., LEESE, B., FOSTER, G.V., JOPLIN, G.F., MACINTYRE, I.: Some effects of acute and chronic calcitonin M administration in man. In: Calcitonin 1969 — Proceedings of the Second International Symposium Taylor, S., Foster, G.V. (eds.). Heinemann Medical Books 1970, p. 504.

Untersuchungsmethoden

A. Radiologische, Histologische und Biochemische Untersuchungen

I. Radiologische Methoden

a) Röntgenologie, Densitometrie, Neutronen- und Protonenaktivierungsanalyse und Ultraschall-Untersuchungen

Von

F. Heuck und K. Vanselow

Mit 119 Abbildungen und 25 Tabellen

Der Knochen ist Baustein des Endoskeletts von Mensch und Tier; er stellt einen Gewebsverband dar, der sich zusammensetzt aus dem eigentlichen Knochengewebe (Tela ossea), dem Markgewebe als Blutbildungsstätte und Bindegewebselementen wie dem gefäß- und nervenreichen Periost, den Sehnen und Bändern, die in den Knochen eintreten. Bei diesem „Organ Knochen" handelt es sich um ein sehr dynamisches System, das als Mineraldepot entscheidend an der Homöostase des Kalzium- und Phosphatstoffwechsels beteiligt ist und eine große reaktive Plastizität besitzt.

Die zerstörungsfreie Darstellung von Organen und Geweben des Menschen im Röntgenbild beruht auf der unterschiedlichen Schwächung von Röntgenstrahlen durch den Körper infolge verschiedenartiger atomarer Zusammensetzung der einzelnen Gewebselemente. Die besonders hohe Strahlenabsorption des Knochens und damit seine „Schattendichte" im Röntgenbild wird aus dem Gehalt der Tela ossea an Elementen höherer Ordnungszahl, insbesondere Kalzium und Phosphor verständlich. Im gesunden Knochengewebe liegt das Kalziumphosphat in Form des Hydroxylapatit vor, an dessen Kristalloberfläche andere Kalksalze und Ionen angelagert sind. Bei den verschiedenartigen Osteopathien kann die Zusammensetzung der Knochenminerale Veränderungen erfahren, doch ist die Art der chemischen Bindung, in der das Kalzium vorliegt, für die Absorption von ionisierenden Strahlen im „Organ Knochen" belanglos. Die Verteilung und die Konzentration der Kalksalze in den Lamellensystemen der Osteone und der Spongiosabälkchen, aus denen sich ein Knochen zusammensetzt, können nur mit Hilfe der Mikroradiographie erfaßt werden (Abb. 1) (Engström, 1946, 1970; Jowsey u. Mitarb., 1965, 1966, 1969; Heuck, 1961, 1963, 1973, 1976; Rasmussen u. Bordier, 1975). Bei Störungen im Mineralhaushalt des Organismus kommt es zu Abweichungen im Stoffwechsel des Knochengewebes, die sich mikroradiographisch als Mineralisationsdefekte der Tela ossea (Abb. 2) oder stärkere Entkalkungen im Bereich der dem Flüssigkeitsstrom benachbarten Knochenbezirke und der periosteozytären Region nachweisen lassen (Belanger u. Mitarb., 1965; Bohatirchuk, 1966; Heuck, 1963, 1968, 1974, 1976). Im weiteren Verlauf der Erkrankung sind Entgleisungen der normalen Umbauvorgänge im Knochen festzustellen, deren Ergebnis eine Verminderung oder Vermehrung

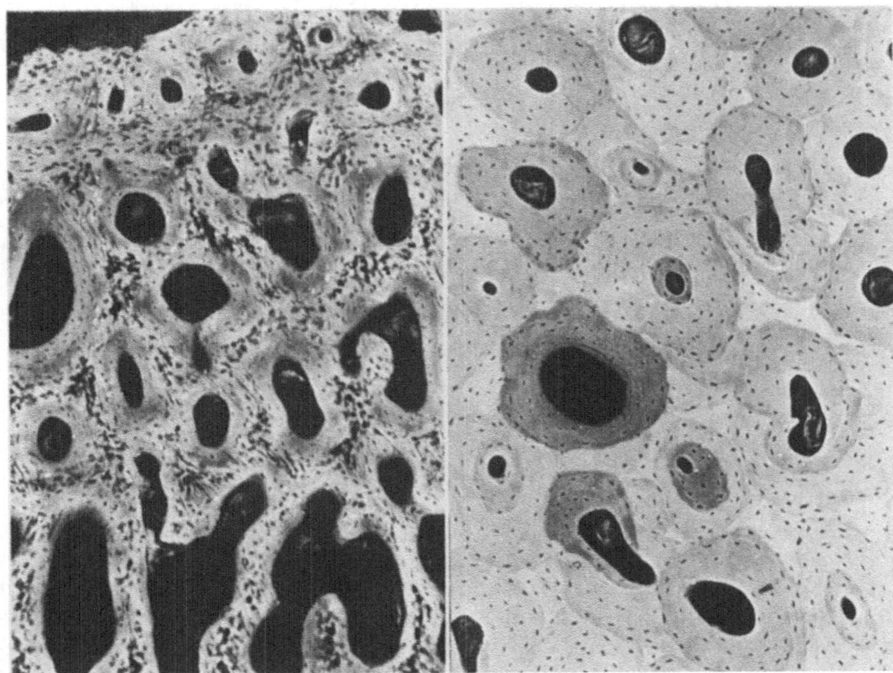

Abb. 1. Darstellung von Unterschieden der Mineralkonzentration des Knochengewebes im Mikroradiogramm. Die Dünnschliffe des unentkalkten Knochengewebes (50 μ) aus der proximalen Femurdiaphyse eines Kleinkindes (2 Monate altes Mädchen — li. Bild) und eines Erwachsenen (33 Jahre
alter Mann — re. Bild) zeigen nicht nur den verschiedenartigen feingeweblichen Aufbau der Tela
ossea und die unterschiedliche Anzahl der Osteozytenlakunen sondern auch die an den Bauelementen
des Knochens orientierten Kalksalzeinlagerungen

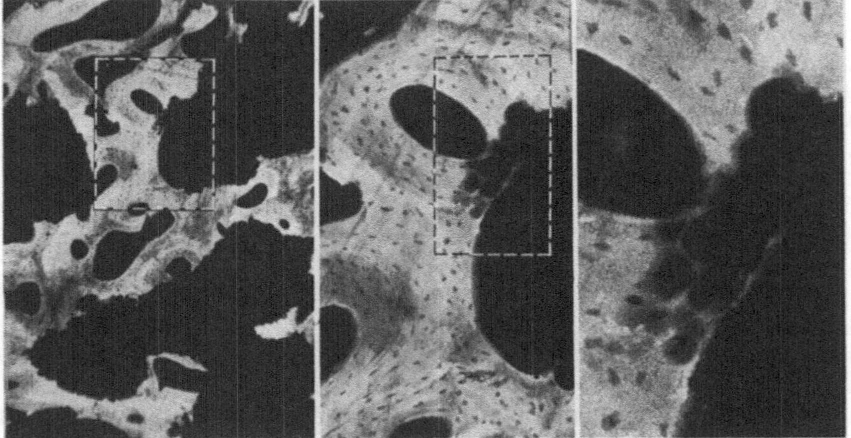

Abb. 2. Mineralisationsdefekte des Knochengewebes infolge verstärkter Transformation bei renaler
Osteopathie, die topographisch-histologisch nur im Mikroradiogramm erkennbar sind. Neben osteo-
klastärem Abbau in den Randzonen findet sich periosteozytär eine deutlich verminderte Kalksalzkonzentration der Tela ossea. (Nach Heuck, 1969)

des Knochengewebes mit oder ohne pathologische Veränderungen der Makrostruktur im Organ Knochen sein kann.

1. Der Informationswert des Durchstrahlungsbildes

Das Röntgenbild des Knochens ist nicht nur ein „Schattenbild", das Lage, Gestalt, Größe und Konturen eines Skelettbausteines im lebenden Organismus darstellt, sondern gleichzeitig ein „Durchstrahlungsbild", mit dessen Hilfe Strukturen und Bauelemente jedes einzelnen Knochens in den makroskopischen Dimensionen erfaßt und analysiert werden können (Abb. 3). Für die röntgenologische Beurteilung sind die Strukturen erster Ordnung nach KNESE (1959, 1970), also das Kompakta-Spongiosa-Verhältnis von Bedeutung. Die Strukturen zweiter und dritter Ordnung, die Lamellensysteme und deren topographisch-spezifische Zusammenlagerung, kommen im Röntgenbild nicht zur Darstellung. Strukturauflockerungen oder Verdichtungen im Knochen, umschriebene, pathologisch gesteigerte Abbauvorgänge oder ein verstärkter Anbau, also eine lokale Sklerose des Knochens, können im Röntgenbild erkannt werden. Eine hohe Mineralisation der Tela ossea wird sich infolge großer Dichte der Bauelemente des Knochens durch scharf konturierte homogene Schatten im Röntgenbild erkennen lassen, während unvollkommen mineralisiertes Knochengewebe unscharfe Konturen und ein inhomogenes Schattenbild zur Folge haben muß. Betont sei, daß im „Hartgewebe Knochen" *nur die kalziumhaltige Mineralkomponente der Tela ossea die Strahlung deutlich stärker als die Grundsubstanz und die Weichteile absorbiert.* Knochengewebe mit schweren Mineralisationsdefekten oder weitgehend entkalkte Tela ossea wird sich dem röntgenologischen Nachweis entziehen. Aus einer verminderten „Schattendichte" des Knochens und unschar-

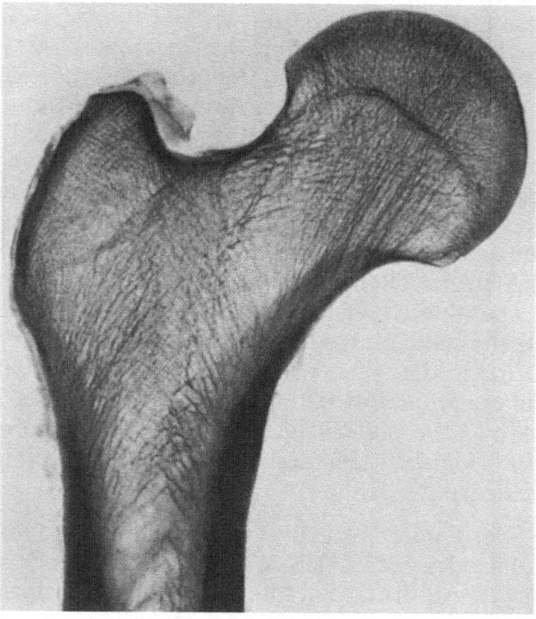

Abb. 3. Das Röntgenbild eines Präparates vom proximalen Femur gibt nicht nur Informationen über Gestalt, Größe und Konturen, sondern als „Durchstrahlungsbild" auch über Strukturen und Architektur der Bauelemente dieses Knochens

fen oder rarefizierten Randkonturen von Kompakta und Kortikalis darf daher keineswegs der Schluß gezogen werden, daß an dieser Stelle Knochengewebe abgebaut worden sei. Die pathologischen Veränderungen der Tela ossea im Organ Knochen, die nur histologisch-mikroradiographisch erkannt werden können, müssen bei jeder radiologischen Beurteilung dieses Gewebsverbandes beachtet werden.

Mit Hilfe energiereicher *Protonen-Strahlen* kommen bereits minimale Unterschiede der Dichte zwischen den Weichteilen (Muskeln, Parenchym der Organe, Fettgewebe u.a.) und dem Stützgerüst zur Darstellung, da die Protonen infolge der verschiedenartigen Gewebsdichten sehr unterschiedlich abgebremst werden. Die *Protonen-Durchleuchtung* verspricht einmal eine wirkungsvolle Ergänzung der Röntgenuntersuchung zu werden, da die Strahlenbelastung der Patienten sehr gering ist. Der interessierende Bereich wird nicht global bestrahlt, sondern es wird ein feiner Protonenstrahl Zeile für Zeile über den zu untersuchenden Bereich geführt. Aus mehr als einer Million Einzelmessungen entsteht ein elektronisch gewonnenes Bild.

1.1. Röntgenbefunde der Strukturen des Knochens

Die Reaktionsmöglichkeiten der Knochen als Bauelemente des Skeletts auf eine *allgemeine Störung* der Lebensvorgänge sind begrenzt. Es kommen generalisierte und lokalisierte Strukturauflockerungen oder/und Strukturverdichtungen, Formänderungen oder/und Größenänderungen vor, die nicht immer als Krankheit im eigentlichen Sinne angesehen werden können. Unter den zahlreichen Empfehlungen für eine sinnvolle Ordnung der generalisierten Veränderungen des Skeletts ist es schwierig, die richtige Auswahl zu treffen. Die vorliegenden Kenntnisse über die Zusammenhänge der meist komplexen Störungen im Stoffwechsel — insbesondere im Mineralstoffwechsel — des Organismus mit dem Stoffaustausch und der Transformation der Tela ossea sind lückenhaft. Über die Rolle des Markgewebes im Organ Knochen bei normaler und gestörter Transformation der Tela ossea wissen wir wenig (Burkhardt u. Mitarb., 1969, 1974). Der Einfluß der Blutzirkulation und damit des Flüssigkeitsaustausches auf die Lebensvorgänge in den verschiedenen Gewebselementen des Knochens ist unzureichend aufgeklärt. Die Wechselwirkungen zwischen Knochen und umgebendem Gewebe wie Muskulatur, Haut, Bindegewebe und Fettgewebe bei generalisierten und lokalisierten Erkrankungen sind kaum erforscht und in der klinischen Medizin selten beachtet worden.

Zu den wenig charakteristischen pathologischen Knochenveränderungen, die Spongiosa, Kortikalis und Kompakta betreffen, gehören die *diffusen Strukturauflockerungen* (von denen die Altersatrophie der Knochen nicht klar abgegrenzt werden kann) und die *diffusen Strukturverdichtungen*, die bei *Systemerkrankungen des Skeletts oder „Osteopathien"* gefunden werden. Unter den *generalisierten Veränderungen der Makrostruktur* des Knochens können folgende elementare Vorgänge unterschieden werden:

1. Die Atrophie oder Osteoporose als Ausdruck einer Strukturauflockerung.
2. Die Hypertrophie oder Osteosklerose als Resultat einer Strukturverdichtung.
3. Die Dystrophie als Ausdruck einer ungeordneten Transformation.

Als *Knochenatrophie* werden solche Veränderungen bezeichnet, die über eine gestörte Transformation der Makrostruktur einen Verlust an Knochengewebe zur Folge haben. Bei der Osteoporose tritt ein Verlust an Tela ossea ein unter

Erhaltung der äußeren Form und der Ordnungsprinzipien der Strukturen von Spongiosa und Kompakta. Dagegen kommt es bei einer Osteolyse zu lokalen Knochendefekten, die sowohl die innere Struktur als auch die äußere Form eines Knochens verändern.

Die *Knochenhypertrophie* oder Osteosklerose ist durch eine Neubildung von Knochengewebe charakterisiert. Es kann ein vermehrter Knochenanbau bei normalem Abbau oder ein normaler Knochenanbau bei vermindertem Abbau vorliegen. Die Hypertrophie kann als Periostreaktion an der Kompakta oder Kortikalis oder in der Spongiosa als „Spongiosklerose" entwickelt sein.

Während bei der Knochenatrophie oder Knochenhypertrophie eine *quantitative* Regulationsstörung des geordneten Umbaues der Tela ossea vorliegt, handelt es sich bei der *Knochendystrophie* um eine Störung der normalen Transformation, die einen pathologischen, ungeordneten Knochenumbau zur Folge hat. Diese gestörte Transformation führt bei allen Formen der Dystrophie zu schweren Veränderungen der gesamten Struktur und Architektur von Spongiosa und Kompakta. Es finden sich im Bereich der spongiösen Anteile, aber auch in der Kompakta ungeordnete fein- und grobwabige, zum Teil „wollige" Strukturen mit sklerotischen oder kalkarmen Bezirken. Meist geht eine Veränderung der äußeren Kontur des Knochens mit dieser Transformationsstörung parallel.

1.1.1. Strukturauflockerungen

Die Strukturauflockerung des Knochens kommt meist generalisiert, seltener lokalisiert vor. Die Ursachen eines Substanzverlustes an Tela ossea sind unterschiedlich. Es ist versucht worden, eine „Altersatrophie" oder „Altersosteoporose" von der „pathologischen Osteoporose" abzugrenzen, oder eine „reine Osteoporose" als Ausdruck einer Inaktivitätsatrophie von den „gemischtförmigen Osteoporosen" zu unterscheiden (JESSERER u. KIRCHMAYR, 1955; BARTELHEIMER u. SCHMITT-ROHDE, 1956; WAGNER, 1965; HAAS, 1966, 1973; DEQUECKER, 1972; KROKOWSKI, 1974, 1976; HEUCK, 1976). Die im makroskopischen Bereich des Röntgenbildes darstellbaren Strukturveränderungen des Knochens sind monoton und Ausdruck eines Substanzverlustes an Tela ossea zugunsten fibrösen Gewebes und/oder Markgewebes. Dabei kann die verkalkte Matrix eine Reduktion bis zu 75% des normalen Volumens erfahren. Bei den *erworbenen* Formen der Osteopathie bleiben die *äußeren Dimensionen des Knochens* unverändert. Dagegen ist bei den *kongenitalen* Formen der Osteopathien die Knochenbildung fehlerhaft, und dadurch werden Größe und Gestalt der Knochen verändert.

Die Beurteilung einer Strukturauflockerung des Knochens im Röntgenbild erfordert die Kenntnis der Grundvorgänge bei der Resorption und der Apposition von Tela ossea im Laufe eines Transformationsprozesses, so wie er unter pathologischen Bedingungen abläuft. Die zugrunde liegende Störung bestimmt dabei die Art, die Intensität und die Dauer der pathologischen Transformation der Tela ossea. Es können drei histologisch definierbare Gangarten des pathologischen Knochenumbaues bei Systemerkrankungen oder Osteopathien unterschieden werden, die allerdings nur selten in reiner Form vorkommen, sondern meist kombiniert gefunden werden:

1. Osteoporotische Formen,
2. Osteomalazische Formen,
3. Osteoklastische Formen.

Die Makrostruktur des Knochens wird die zugrunde liegende Form einer Strukturauflockerung nur *dann im Röntgenbild widerspiegeln,* wenn Verände-

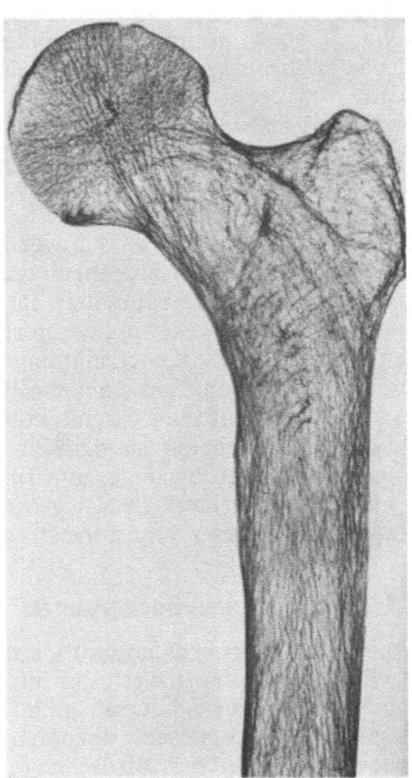

Abb. 4. Osteoporotische Strukturauflockerung und Verminderung der Knochengewebssubstanz (Hypostose) bei scharfer Konturierung der grobmaschig-strähnigen Spongiosa, Verschmälerung und Aufblätterung der Kompakta

rungen der Architektur des spongiösen Knochens und der homogen dichten Struktur der Kompakta auftreten. Zum Verständnis *der strukturellen Veränderungen bei Systemerkrankungen des Skeletts*, wie sie das Röntgenbild darzustellen erlaubt, sind vergleichende histologisch-mikroradiographische Untersuchungen hilfreich (Frost, 1964; Jowsey, 1966; Rasmussen u. Bordier, 1975; Heuck, 1976). Die *osteoporotischen Formen* einer Strukturauflockerung zeigen in der Regel *scharfe Konturen* der Bauelemente des Knochens, während die *Osteomalazie* infolge der unvollständigen Mineralisation der Tela ossea *unscharfe Konturen* aufweist. Bei den *osteoklastischen Formen* wird neben der Unschärfe der Konturen sehr frühzeitig auch eine *Veränderung der Architektur des spongiösen Knochens*, der Struktur und Kontur der Kompakta und Kortikalis erkennbar sein.

Der morphologische Befund einer *pathologischen Osteoporose* im Röntgenbild ist durch eine Verminderung der Knochengewebssubstanz bei gleichzeitig scharfer Konturierung der Strukturen gekennzeichnet, die als grobmaschige oder grobsträhnige Auflockerung der Spongiosa, Verschmälerung oder Aufblätterung und Spongiosierung der Kompakta imponieren (Abb. 4). Die Ursachen einer Verminderung der Tela ossea als Ausdruck der Osteoporose sind verschieden (Frost, 1964). Neben der Altersatrophie des Knochens kommen *vorwiegend osteoporotische Strukturauflockerungen* bei angeborenen Störungen wie der Osteogenesis imperfecta, endokrinen Störungen durch Ausfall der Sexualhor-

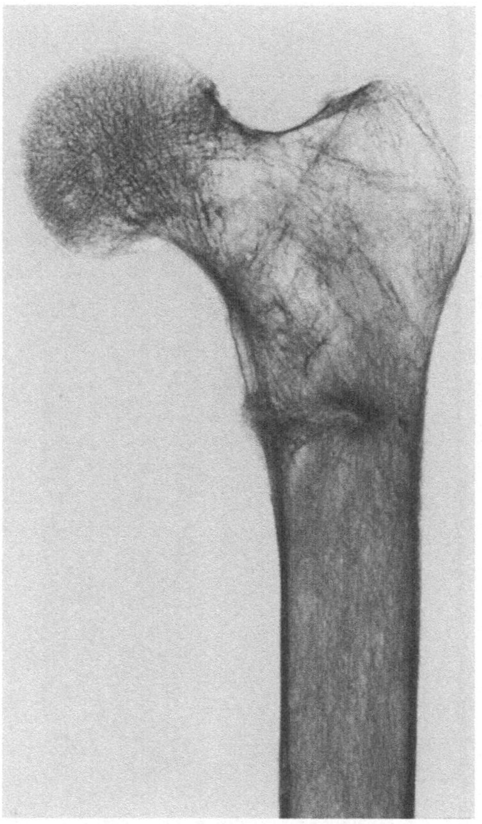

Abb. 5. Osteomalazische Strukturauflockerung mit Substanzverlust in Spongiosa und Kompakta, verminderter Dichte und unscharf verwaschenen Konturen infolge ungenügender Mineralisation der Tela ossea. Typische Umbauzone mit den Zeichen reparativer Prozesse

mone, Störungen der Hypophysenfunktion und der Nebennierenrindenfunktion, bei der Hyperthyreose und bei gastro-intestinalen Störungen verschiedenster Art, sowie nach Hungerzuständen vor (s.S. 681).

Bei einer *Osteomalazie* steht die *gestörte Verkalkung* der organischen Matrix im Vordergrund der strukturellen Veränderungen der Tela ossea. Vergleichende Untersuchungen im mikroskopischen Bereich haben wesentlich zum Verständnis der verschiedenen morphologischen Befunde bei osteomalazischen Strukturauflockerungen des Knochens beigetragen. Der *makroskopische Befund* des Knochens bei Osteomalazie im Röntgenbild ist durch eine verminderte Dichte, unscharfe, verwaschene Konturen der spongiösen Strukturen, Verschmälerung von Kompakta und Kortikalis sowie durch Deformierungen der Knochen (Verbiegungen infolge statischer Insuffizienz), Umbauzonen und pathologische Frakturen als Folge der „Knochenerweichung" gekennzeichnet (Abb. 5). Die Röntgen-Morphologie der Folgeerscheinungen einer osteomalazischen Strukturauflockerung des Knochens kann sehr vielgestaltig sein.

Bei der *osteoklastischen Form* der Strukturauflockerung des Knochens steht eine auffallend verstärkte zelluläre Aktivität der Osteoklasten und der Osteozyten im Vordergrund. Die *dissezierende Fibroosteoklasie* des Knochens ist für den Hyperparathyreoidismus charakteristisch. Eine größere Anzahl von Osteoklasten

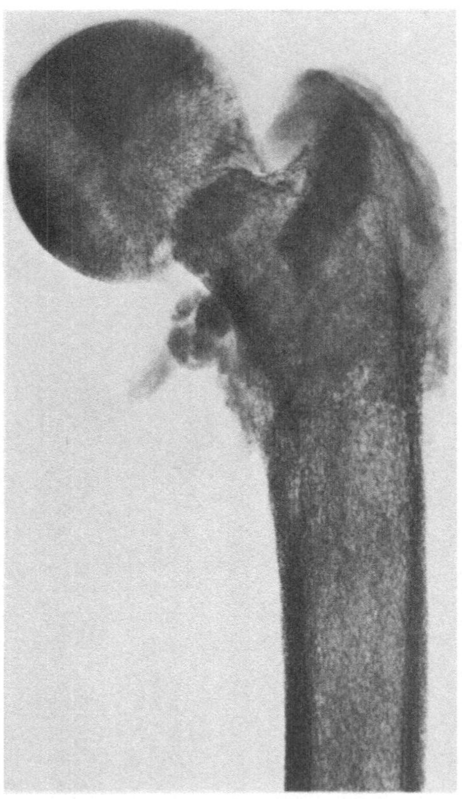

Abb. 6. Osteoklastische Strukturauflockerung infolge dissezierender Fibroosteoklasie bei sekundärem Hyperparathyreoidismus (renale Osteopathie). Spongiosa und Kompakta sind stark verändert, regional zerstört oder sklerosiert. Pathologische Fraktur des Femurhalses

in Howshipschen Lakunen weist bei einer Transformationsstörung des Knochens auf eine verstärkte Aktivität der Nebenschilddrüsen im Sinne des *regulativen Hyperparathyreoidismus* hin.

Die sog. *Osteoklasten-Osteoporose* ist dadurch gekennzeichnet, daß sowohl die Spongiosa als auch die Kompakta und die Kortikalis einen verstärkten Umbau und/oder Abbau erkennen lassen (Abb. 6). Es resultiert eine meist unregelmäßige Kontur des Knochengewebes, die auch im subperiostalen Bereich der Kompakta und Kortikalis nachweisbar ist. Besonders eindrucksvoll sind die im Röntgenbild erkennbaren kortikalen *subperiostalen „Osteolysen"* und die im spongiösen Knochen auftretenden Defekte im Sinne einer *fibrozystischen Osteoklasie* bei einem primären oder sekundären Hyperparathyreoidismus (Abb. 7a u. b). Es sind alle Knochen des Skeletts betroffen. Infolge des häufig rasanten Knochenabbaues sind Zusammensinterungen und Spontanfrakturen nicht selten. Die sog. dissezierende Fibroosteoklasie führt in der Diaphysenkompakta der Knochen zu einer Aufsplitterung und Spongiosierung (Wimberger, 1925; M.B. Schmidt, 1937; Uehlinger, 1958; Meema u.Mitarb., 1968, 1970, 1972, 1973). Das biologische Geschehen ist bei allen Formen der osteoklastären Zerstörung von Knochengewebe, die zu einer Strukturauflockerung führen, wahrscheinlich sehr viel komplizierter als dies bisher angenommen wurde. Mit zunehmender Kenntnis der Steuerungsmechanismen des Knochenumbaues wer-

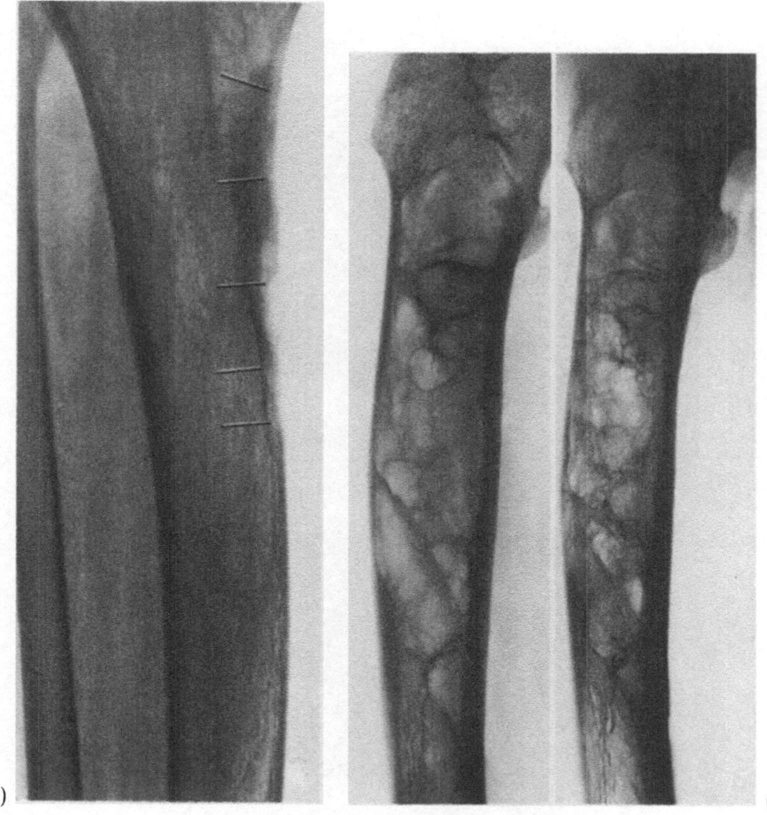

(a)   (b)

Abb. 7. (a) Regional stärkere Strukturauflockerung durch subperiostale Entkalkung und Resorption in der medialen Kompakta der Tibia bei einer 66jährigen Frau mit primärem Hyperparathyreoidismus. (Nach HEUCK u. v. BABO, 1974). (b) Ausgedehnte Strukturveränderungen des Femur im Sinne einer fibrozystischen Osteoklasie bei einer 68jährigen Frau mit primärem Hyperparathyreoidismus. Nach operativer Entfernung eines solitären Nebenschilddrüsen-Adenoms geringfügige Rückbildung des pathologischen Befundes. (Nach HEUCK u. v. BABO, 1974)

den viele bisher unklare röntgen-morphologische Befunde im Verlaufe einer Osteopathie verständlich werden (SISSONS u. Mitarb., 1960; JOWSEY u. PHIL, 1966; RASMUSSEN u. BORDIER, 1973, 1975; HEUCK, 1974, 1976; u.a.).

1.1.2. Strukturverdichtungen

Durch überschießende Knochenneubildung kommt es bei verschiedenartigen Erkrankungen zur Verdickung der Spongiosastrukturen, die sich als generalisierte oder umschriebene, manchmal fleckige Verdichtung oder *„Osteosklerose"* im Röntgenbild darstellt. Der Begriff „Osteosklerose" ist im strengen Sinne falsch, da pathologisch-anatomisch darunter eine *qualitative* Beschaffenheit der Knochensubstanz, also eine ungewöhnliche Härte der Tela ossea durch hohe Mineralkonzentration verstanden wird. Die *quantitative Vermehrung* des Knochengewebes über das normale Maß hinaus zu Lasten des Markraumes sollte präziser als *„endostale Hyperostose"* oder als *„Spongiosklerose"* bezeichnet werden (UEHLINGER, 1941). Der pathologische Prozeß kann soweit fortschreiten,

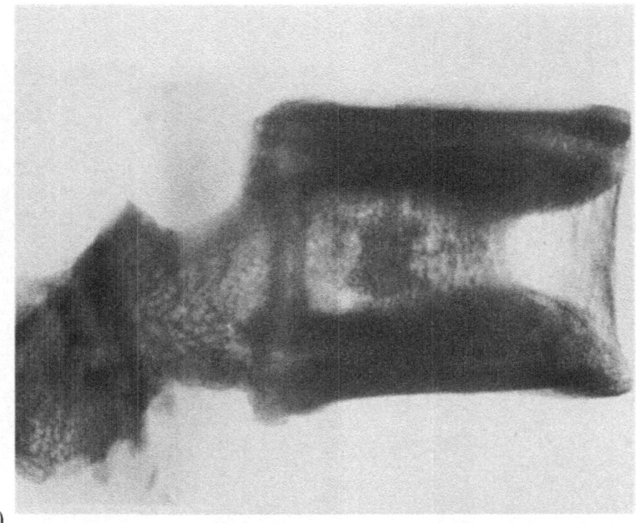

(a)

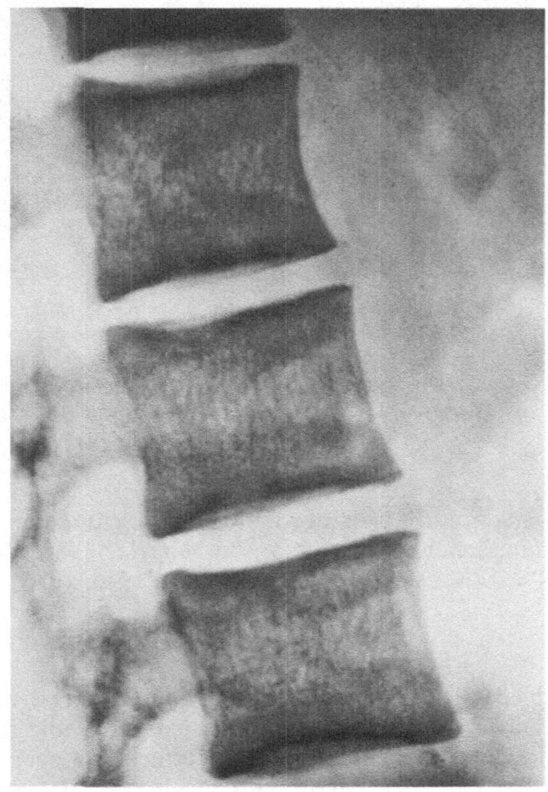

(b)

Abb. 8. (a) Spongiosklerose in den Deckplatten-nahen Bezirken der Wirbelkörper bei Osteopetrose (Marmorknochen-Krankheit) und (b) weniger ausgeprägt und etwas ungleichmäßiger bei renaler Osteopathie (Dreischichtung oder „Rugger-jersey Symptom")

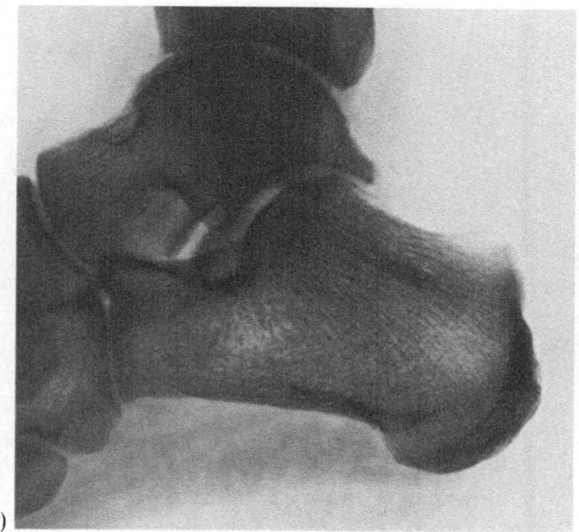

(a)

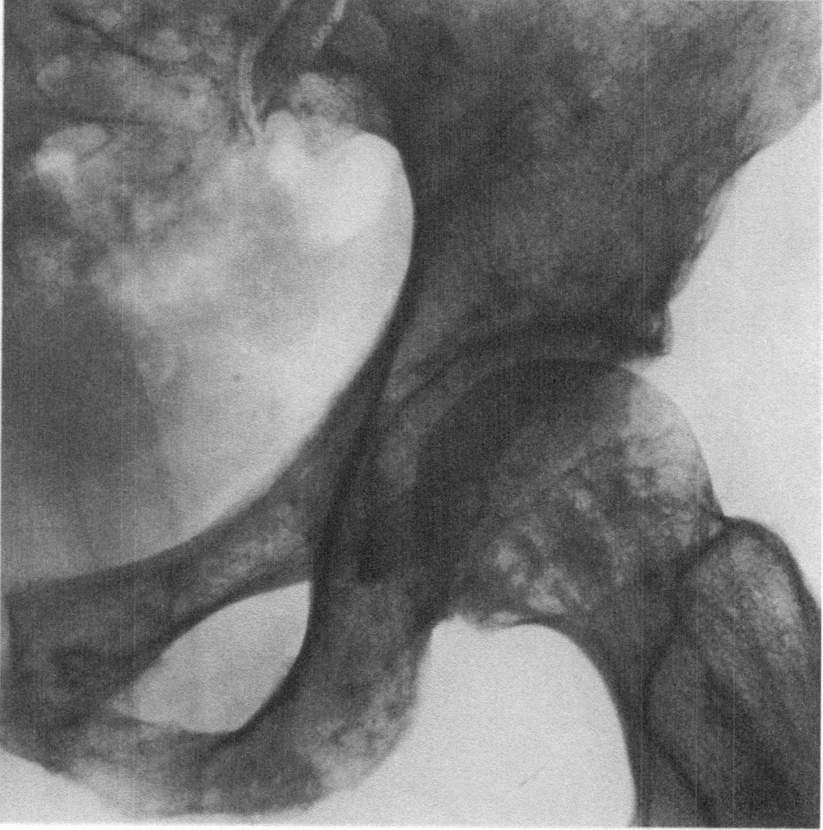

(b)

Abb. 9. (a) Kompaktainsel nach der Verlaufsrichtung der Spongiosabälkchen eines Fersenbeines leicht ovalär ausgebildet. (b) Polytope, lokalisierte, manchmal konfluierende Spongiosklerosen bei Osteopoikilie. 45jährige Frau

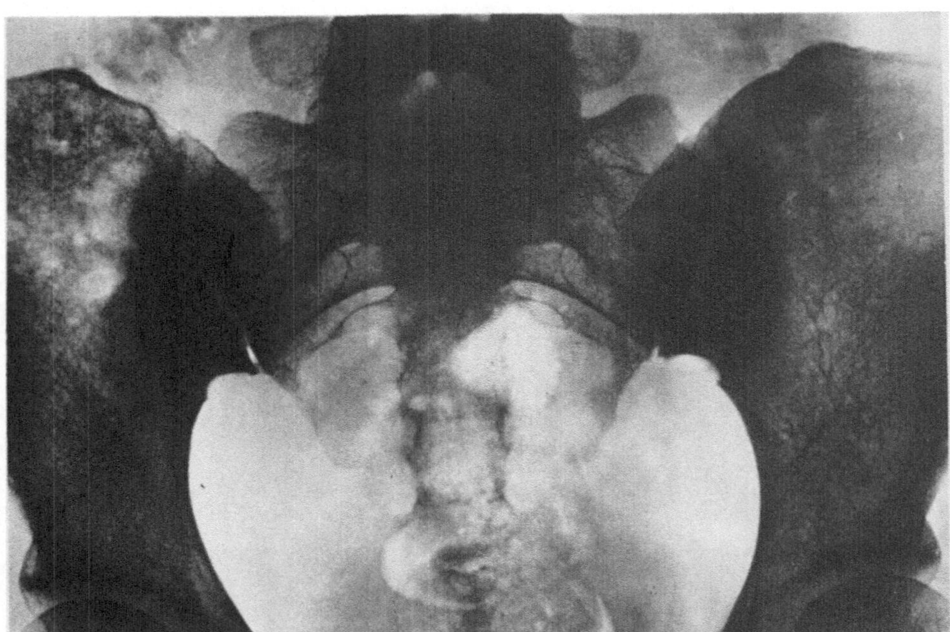

Abb. 10. Lokalisierte, massive Spongiosklerose der Gelenk-nahen Bezirke des Os ilium beiderseits („Hyperostosis ossis ilii")

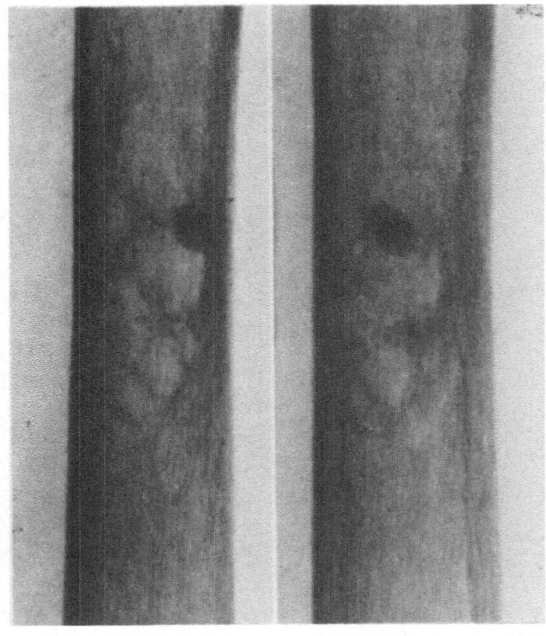

(a)

Abb. 11. (a) Herdförmige Sklerose neben pseudozystischen Strukturveränderungen bei primärem Hyperparathyreoidismus. (Nach Heuck, 1976.) (b) (S. 233) Generalisierte Spongiosklerose bei renaler Osteopathie eines 18jährigen Mannes. (Nach Heuck, 1976)

daß die eigentliche Spongiosastruktur oder -architektur nicht mehr erkennbar ist. Der gesamte Markraum des Knochens wird dann durch neugebildete, oft ungeordnet entwickelte Tela ossea ausgefüllt. Bei einer generalisierten oder lokalisierten Strukturverdichtung kann parallel zu der Spongiosasklerose auch eine periostale Knochenneubildung auftreten.

Das Röntgenbild der *generalisierten Spongiosklerosen* läßt in der Regel die ursprüngliche Architektur der Bauelemente des Knochens noch erkennen. Je nach Intensität des pathologischen Prozesses wird die Spongiosa entweder fein- oder grobmaschig verdichtet sein und bei weitgehender Eburnisierung Kompakta-Charakter annehmen können. Diese generalisierten, manchmal lokalisiert etwas stärker betonten *Spongiosklerosen* können verschiedene Ursachen haben (Abb. 8).

Neben *generalisierten* Strukturverdichtungen der Spongiosa mit oder ohne Appositionen an der Diaphysenkompakta oder Kortikalis kommen *umschriebene*

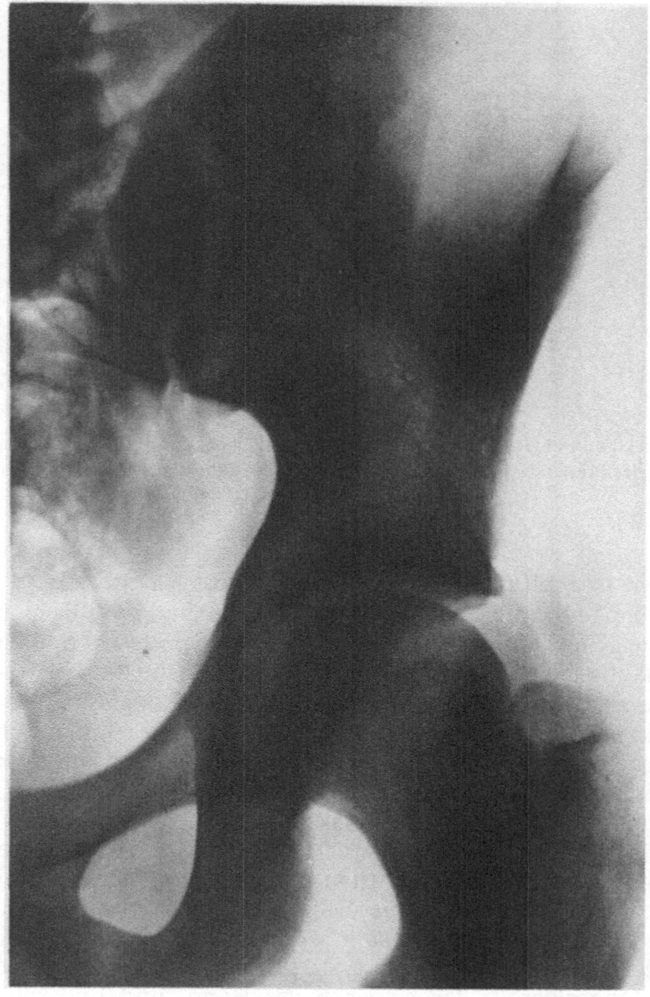

Abb. 11 b

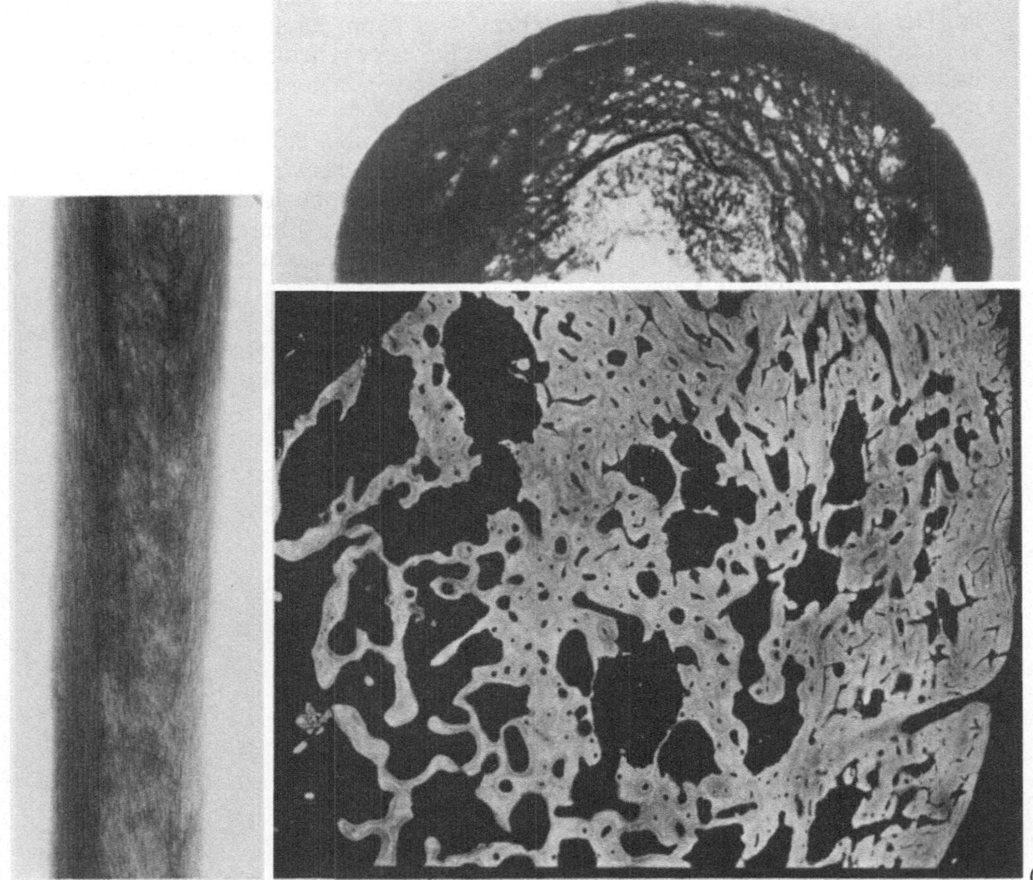

Abb. 12. (a) Fleckige Spongiosklerose und endostale Knochenapposition bei Osteomyelosklerose. (b) Röntgenbild des Präparat-Querschnittes der Femurkompakta und Mikroradiogramm eines Ausschnittes. (Nach Heuck, 1976)

multizentrische und diffuse monostisch oder polyostisch entwickelte Hyperostosen vor. Es können kleinflächige oder kugelähnliche und großflächige oder massive kompakte Knochensklerosen auftreten. Die *lokalisierten* Spongiosklerosen erlauben es häufig nicht, Grenzen zwischen Normvarianten und pathologischem Geschehen aufzuzeigen. Die bekannteste lokalisierte Spongiosklerose ist die solitäre Kompaktainsel (Abb. 9a). Eine solche Strukturverdichtung kommt in der Spongiosa der kleinen Knochen und in den Epiphysen der langen Röhrenknochen nicht selten vor. Bei der als *Osteopoikilie* bekannten genetischen Osteopathie tritt diese Strukturanomalie polytop in fast allen spongiösen Knochen des Skelettes in Erscheinung (Claus, 1968; Remmele, 1968). Durch Konfluieren von Einzelherden können größere Areale zustande kommen (Abb. 9b). Einige in ihrer Pathogenese noch unbekannte Hyperostosen kommen oft als Nebenbefund im Röntgenbild zur Darstellung. Genannt sei die Hyperostose des Hirnschädels im Bereich der Tabula interna (meist als „Hyperostosis frontalis interna" bekannt), eine Osteosklerose der Knochen des Hand- und Fußskeletts, die als „Akroosteosklerose" durch hormonale Dysregulationen verschiedener Art zu-

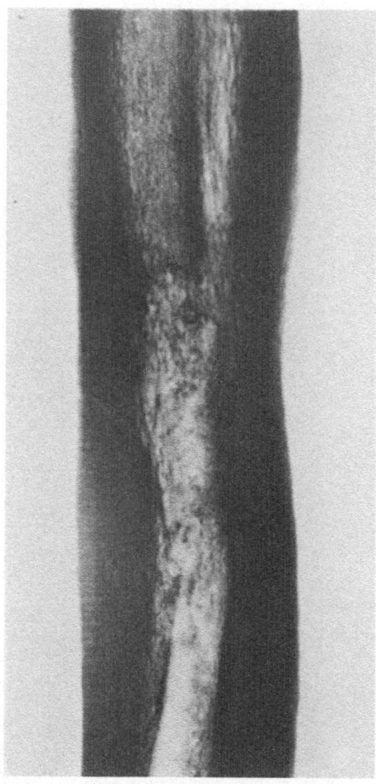

Abb. 13. Ausgeprägte endostale und periostale Knochenapposition im Bereich der Femurdiaphyse
bei einer Osteopetrose (Marmorknochen-Krankheit)

stande kommen soll (BARTHELHEIMER, 1939; ALBRIGHT u. REIFENSTEIN, 1948;
DEÁK u. FRIED, 1960; u.a.), ebenso wie die „Hyperostosis ossis ilii" des Beckenskeletts (ELLEGAST, 1962). Diese häufig symmetrisch entwickelte, lokale, flächen-
haft ausgebreitete Spongiosklerose ist auch als „Ostitis condensans ilii" bekannt
geworden (Abb. 10). Die lange Zeit gültige Annahme, es handele sich um eine
entzündliche Erkrankung, ist umstritten (ELLEGAST, 1962; GLOGOWSKI, 1963;
DIHLMANN, 1967). Bei Osteopathien, insbesondere solchen Systemerkrankungen,
denen ein Hyperparathyreoidismus zugrunde liegt, sind umschriebene Spongiosklerosen der Knochen oder diffuse Strukturverdichtungen als Folge der gestörten
Transformation der Tela ossea beobachtet worden. Der morphologische Röntgenbefund bei der „renalen Osteodystrophie" ist durch lokale Strukturverdichtungen (Abb. 11), seltener eine massive Spongiosklerose gekennzeichnet (UEH-
LINGER, 1958, 1963; STANBURY, 1968, 1971; OLAH u.Mitarb., 1970; DOYLE,
1971; HAAS u.Mitarb., 1974; HEUCK, 1974, 1976). Die generalisierte oder lokalisierte Spongiosklerose geht nicht selten mit einer Zunahme der Schichtdicke
der Diaphysenkompakta durch endostalen, manchmal auch periostalen Knochenanbau einher (Abb. 12 u. 13).

1.1.3. Periostale Reaktionen

Das Periost kann als larviertes osteomedulläres Blastem angesehen werden,
dessen Funktionen noch nicht alle bekannt sind (PLIESS, 1974). Es ist in eine
äußere und eine innere Schicht gegliedert. Die äußere, fibröse Schicht entspricht

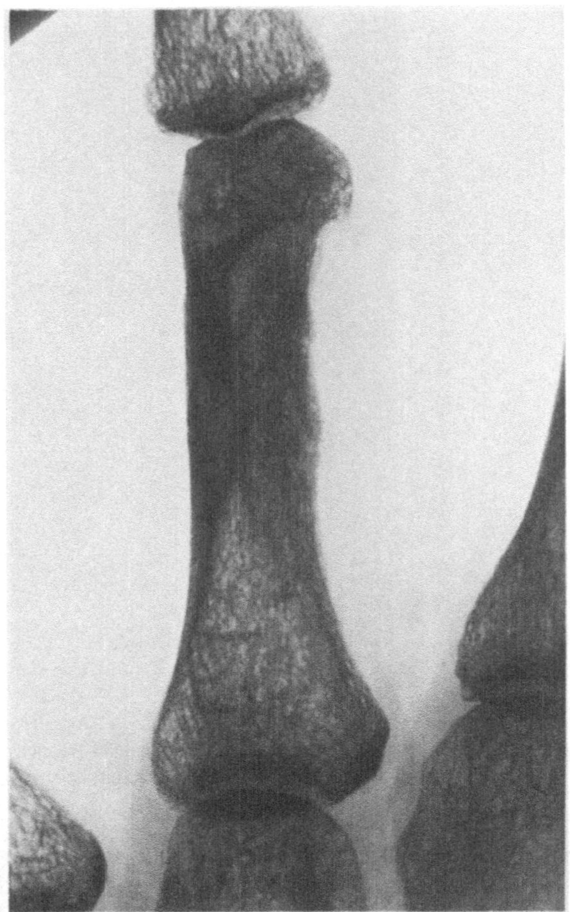

Abb. 14. Marginale, subperiostale Entkalkung und Osteolyse an den Phalangen bei sekundärem
Hyperparathyreoidismus

dem larvierten Rest des Sklero- und Skeletto-Blastems. Die innere oder „Kambium-Schicht" ist ein persistierendes Periblastem. Der Blastemcharakter des Periostes der Knochen ermöglicht sowohl die Reaktion einer ossifizierenden Periostitis oder Periostose, als auch einer reaktiven parossalen Hyperostose. Neben der periostalen Apposition ist die periostale Resorption bekannt, die unter verschiedenartigen Bedingungen auftreten kann. *Das Röntgenbild erlaubt die Darstellung des morphologischen Substrates* einer periostalen Reaktion der Knochen nach verschiedenartigen Schädigungen und *die Beurteilung der Dynamik des Prozesses*, die von der Osteogenese und der Transformation der Tela ossea bestimmt wird.

Eine besondere diagnostische Bedeutung bei Systemerkrankungen des Skelettes kommt der *subperiostalen Entkalkung* des Knochens mit nachfolgender *Osteolyse oder Destruktion* der Randkonturen eines Knochens zu. Diese eigenartige periostale Reaktion tritt bei hormonellen Störungen der Umbauvorgänge des Knochens, insbesondere beim primären und den verschiedenen Formen des sekundären Hyperparathyreoidismus auf. Der Röntgenbefund einer marginalen

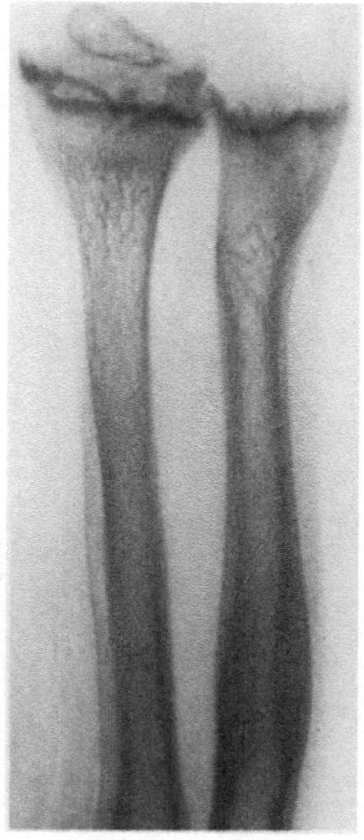

(a)

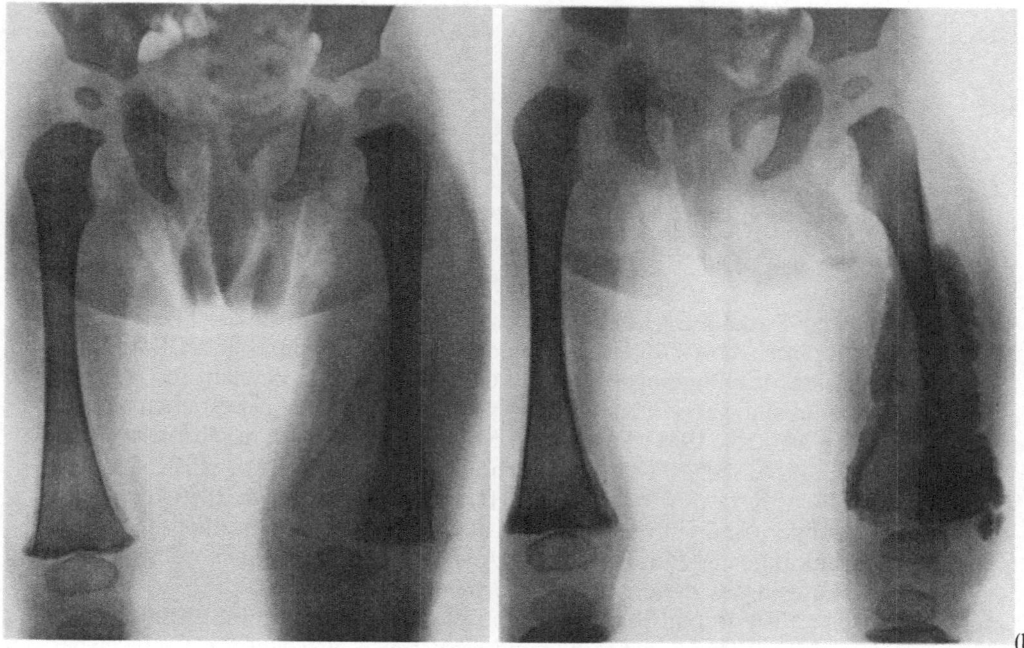

(b)

Abb. 15a u. b. Solide Periostappositionen: (a) Floride Rachitis bei $1^1/_2$jährigem Knaben. (b) Subperiostale Blutung nach Epiphysenlösung im Bereich des linken Femur bei Vitamin C-Mangel (Möller-Barlow). Die Verlaufsbeobachtung zeigt nach monströser Verkalkung eine Knochenneubildung. (Nach HEUCK, 1976)

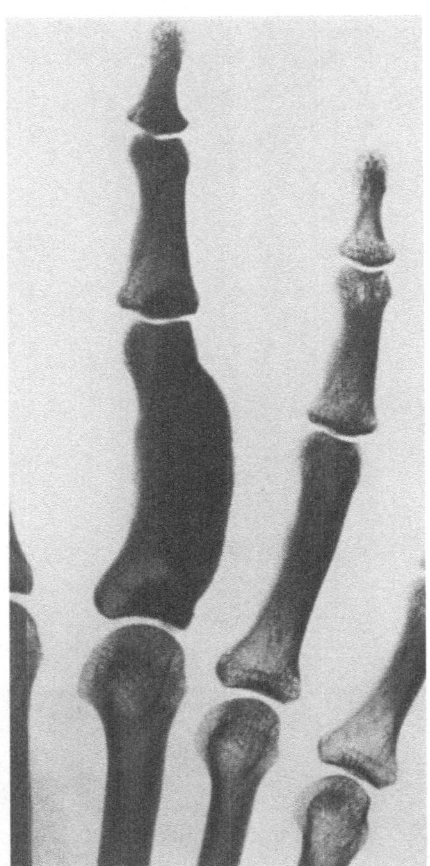

Abb. 16. Massive, homogene periostale Knochenapposition an der Grundphalanx des Mittelfingers bei Melorheostose (Beobachtung: K. Ranniger)

subperiostalen Entkalkung und Osteolyse ist für diese Form der Osteopathie pathognomonisch (Abb. 14). Im Bereich der medialen Kompakta der Extremitätenknochen, an den Phalangen des Handskeletts und im Bereich des lateralen Klavikulaendes sind subperiostale Osteolysen am häufigsten beschrieben worden (Albright u.Mitarb., 1941; Herbert u.Mitarb., 1941; Dent u. Hodson, 1954; Uehlinger, 1956; Stanbury u.Mitarb., 1969; Greenfield, 1972; Meema u.Mitarb., 1973; Ritz u.Mitarb., 1973; Heuck u.Mitarb., 1974, 1976; u.a.). Die marginale subperiostale Osteolyse von Knochengewebe kommt auch bei neurogenen Erkrankungen und im Bereich der Ansatzstellen von Sehnen oder Bändern bei Erkrankungen des rheumatischen Formenkreises vor.

Eine generalisierte und lokalisierte, polyostotische oder monostotische *periostale Apposition* ist bei *angeborenen und erworbenen Osteopathien* nachweisbar. Im Röntgenbild werden diese Veränderungen erst dann erkannt werden können, wenn aufgrund der periostalen Prozesse entweder Röder Knochen neu gebildet worden ist und bereits Mineral enthält, oder der Periostschlauch selbst eine Mineraleinlagerung aufweist. Eine über das normale Maß hinausgehende Neubildung von Knochengewebe kann zu einer „Knochenhypertrophie" führen. Die *reaktiven periostalen Auflagerungen* können — entsprechend dem resultierenden morpholo-

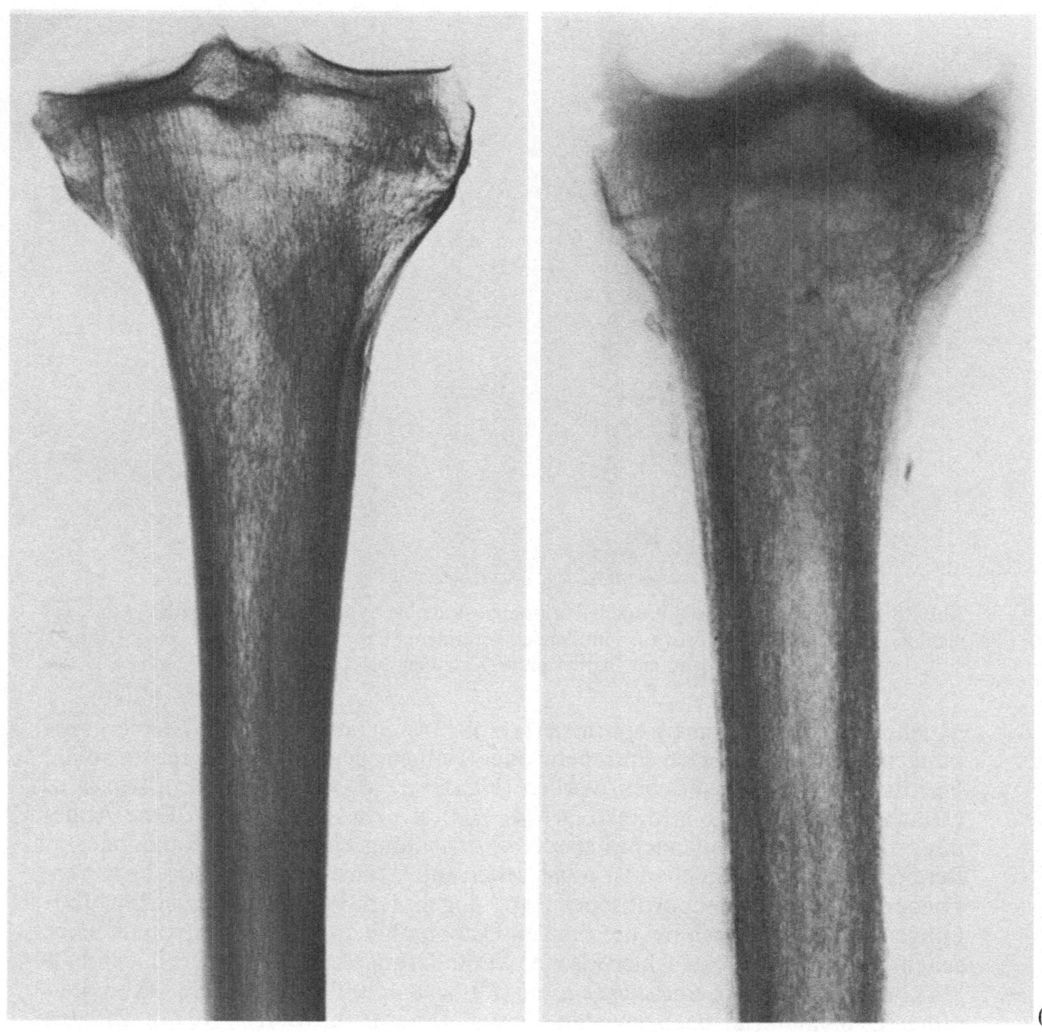

Abb. 17a u. b. Unterbrochene, lamelläre Periostreaktionen bei (a) osteoporotischer Form (gastrointestinale Osteopathie) und (b) osteoklastischer Form (renale Osteopathie) einer Systemerkrankung des Skeletts

gischen Befund im Röntgenbild — in *solide* und *unterbrochene* Knochenappositionen unterteilt werden (COCCHI, 1953; EDEIKEN u. HODES, 1973). Bei den soliden Periostappositionen kommen von 1 mm dicken Schichten bis zu massiven, manchmal elliptischen Verdickungen sehr unterschiedliche Varianten vor (Abb. 15). Als *physiologische Form* einer *soliden Periostapposition* ist der Anbau von Tela ossea nach Frakturen und subperiostalen Blutungen bekannt. Das Periost kann bei *generalisierten* Störungen der Knochenbildung und des Knochenumbaues auch *unregelmäßige Appositionen* entwickeln. So finden sich bei verschiedenen Erbkrankheiten des Skeletts im periostalen Bereich der Knochen ausgebildete unregelmäßige, bizarre, manchmal wulstige exostosenartige Appositionen, wie z.B. bei der Osteopetrose oder Marmorknochenkrankheit und der Melorheostose (ALTHOFF, 1968; GASSMANN, 1968). Der neu angebaute Knochen

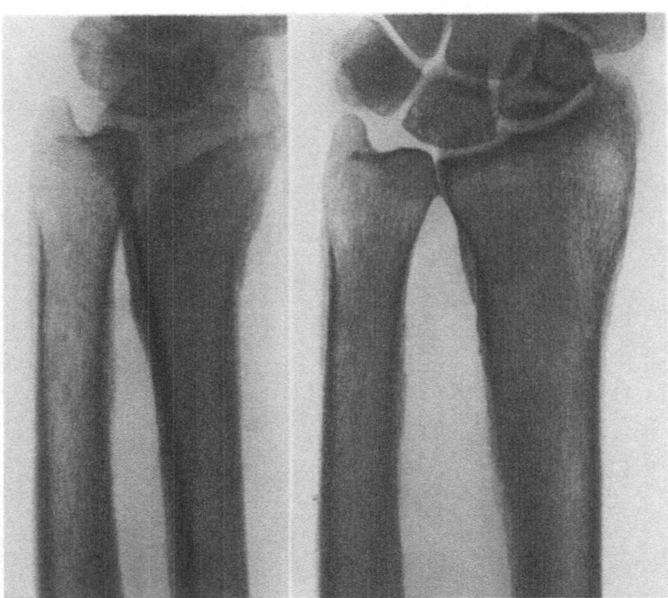

Abb. 18. Generalisierte, lamelläre, solide Periostapposition bei hypertropher Osteoarthropathie, die nicht nur am Unterarm, sondern auch im Bereich der unteren Extremität entwickelt war (57jähriger Mann mit Plattenepithel-Karzinom der Lunge)

ist sehr dicht, elfenbeinartig eburnisiert (Abb. 16). Bei erworbenen Systemerkrankungen oder Osteopathien sind mehr oder weniger gleichmäßig begrenzte solide Periostreaktionen beschrieben worden (HEATH u. MARTIN, 1970; EUGENIDIS u. Mitarb., 1972; MEEMA u.Mitarb., 1974; HEUCK u. v. BABO, 1974). Eine Abhebung des Periostes mit nachfolgender Entwicklung einer feinen Randzone im Bereich der Röhrenknochen ist nicht selten mit Transformationsstörungen verbunden, die dem „osteoporotischen Typ" angehören. Periostale Knochenneubildungen finden sich auch bei der renalen Osteopathie oder Osteodystrophie nicht selten zusammen mit osteosklerotischen Veränderungen (Abb. 17). In einigen Fällen konnte gleichzeitig eine *subperiostale Resorption* und eine stärkere Osteoidbildung (Osteomalazie) nachgewiesen werden (MEEMA u.Mitarb., 1974). Zu den generalisierten Formen einer lamellären soliden Periostreaktion sind die Veränderungen bei der *hypertrophischen Osteoarthropathie* zu rechnen, die im Verlauf von chronischen Lungenerkrankungen, neoplastischen Prozessen in der Lunge oder Tumorbildungen in anderen Geweben auftreten können (Abb. 18). Es handelt sich nicht um einen isolierten Skelettprozeß, sondern um eine generalisierte oder paraneoplastische Stoffwechselstörung im Bindegewebe, deren Wirkungsmechanismus noch nicht hinlänglich aufgeklärt ist. Nach Heilung oder Besserung der Grundkrankheit können diese periostalen Knochenneubildungen mit dem Hauptknochen verschmelzen und sind dann als solche nicht mehr nachweisbar.

1.2. Spezialmethoden zur röntgenologischen Strukturanalyse

Ein besonderer Informationswert kommt den Strukturanalysen des Knochens bei *Verlaufsbeobachtungen* zur Beurteilung der normalen oder gestörten Transformation zu. Die Vorgänge der Resorption und Apposition im Knochen lassen sich wesentlich besser verfolgen, als dies mit der einmaligen Biopsie und histologisch-mikroradiographischen Untersuchung möglich ist. *Das einmal entnommene Knochenstück steht für weitere Beobachtungen der Biodynamik nicht mehr zur Verfügung, und in der Nachbarschaft werden sich zusätzliche Veränderungen als Reaktion auf das gesetzte Trauma entwickeln.* Besonders gut geeignet für Langzeitbeobachtungen sind die kleinen Knochen der Hand und des Fußes sowie die Rippen, da umschriebene Zonen bei nur geringer Weichteilüberlagerung unter gut reproduzierbarer Aufnahmegeometrie scharf dargestellt werden können. Das hohe Auflösungsvermögen der gewonnenen Röntgenbilder erlaubt eine Weiterverarbeitung der im Bildträger gespeicherten Information und schließt noch nach Jahren die Möglichkeit eines Vergleiches ein.

1.2.1. Mikroradioskopie

Eine einfache, in der klinischen Radiologie praktikable Technik zum Nachweis von Strukturauflockerungen in der Diaphysenkompakta und von Rarefizierungen oder Umbauvorgängen in der Spongiosa haben MEEMA und SCHATZ (1970) empfohlen. Bei diesem als „Mikroradioskopie" bezeichneten Verfahren werden Röntgenaufnahmen des Handskeletts unter speziellen Aufnahmebedingungen (55–60 kV, 600 mAs, Spezialfilm für die Mammographie oder die Materialuntersuchung) angefertigt und mit Hilfe einer Lupenvergrößerung analysiert (Abb. 19).

In der Diaphysenkompakta der Metakarpalia und der Fingerknochen können Strukturauflockerungen durch intrakortikale Resorption des Knochens erkannt werden (Abb. 20). Die Beobachtungen stimmen mit mikroradiographischen Befunden bei Osteopathien überein und entsprechen einer stärkeren, lakunenartigen Erweiterung der Haversschen und Volkmannschen Kanäle. Sie kommen durch beschleunigten Umbau der Knochen mit Mineralisationsdefekten in der Tela ossea bei folgenden Osteopathien zustande:

1. Thyreotoxikose.
2. Primärer Hyperparathyreoidismus.
3. Renale Osteopathie.
4. Osteomalazie.
5. Hormonale Osteopathien (Akromegalie, M. Cushing).
6. Rheumatische Erkrankungen.

Von MEEMA (1973) wurde mikroradioskopisch die Zunahme eines Resorptionskanals durch Osteoklasie bei einer 32jährigen Patientin mit einem primären Hyperparathyreoidismus erfaßt. Der Kanal hat sich in proximaler und distaler Richtung ausgebreitet, so daß unter Berücksichtigung der Beobachtungszeit die Resorptionsrate pro Tag mit etwa 20 µ berechnet werden konnte. Dieser Wert lag unter den von anderen Untersuchern aufgrund histologischer Beobachtung angegebenen osteoklastischen Resorptionsgeschwindigkeiten im Knochen von 40 µ pro Tag, die jedoch im Tierexperiment am Hund gefunden worden sind (JAWORSKI u. LOK, 1972). In den Kompakta der Diaphysen können mit der Mikroradioskopie Strukturauflockerungen durch achsenparallele Resorption von Tela ossea nachgewiesen werden, die von MEEMA u. Mitarb. (1972) besonders häufig bei einer *Thyreotoxikose* beobachtet worden sind (Abb. 21). Eine Gegenüberstellung der Befunde von Mikroradioskopie, Morphometrie und Densitometrie bei renaler Osteopathie und Thyreotoxikose verdeutlicht den hohen Aussagewert der Mikroradioskopie bei der thyreotoxischen Osteopathie (Tabelle 1).

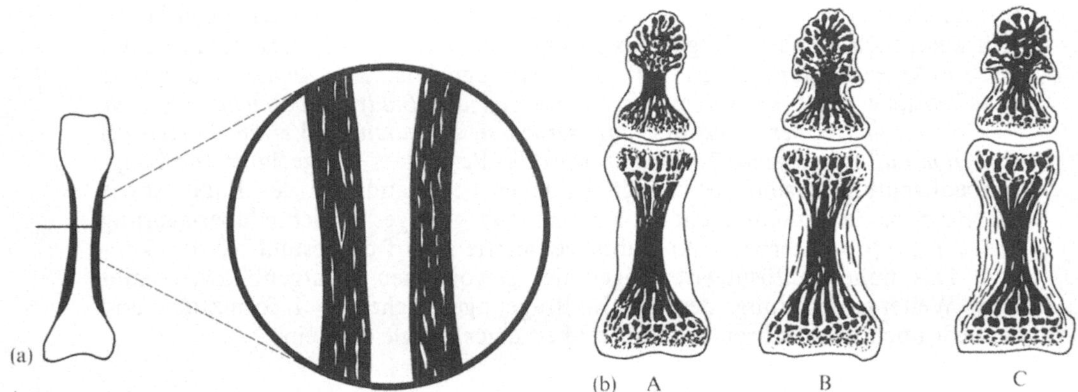

Abb. 19a u. b. Prinzip der Mikroradioskopie der Knochen des Handskeletts. (a) Untersuchungsgebiet am Metakarpale. (b) Befunde der Mittel- und Endphalanx der Finger. A — Normalbefund. B — Normvariante. C — Pathologische Strukturveränderungen

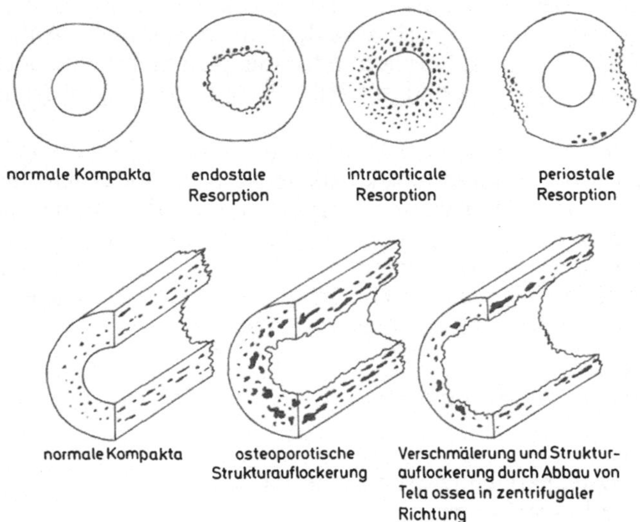

Abb. 20. Schematische Darstellung von Veränderungen der Diaphysenkompakta bei Osteopathien. (Nach Meema u. Meema, 1969)

Weitere interessante Befunde einer Strukturauflockerung in dem kompakten Knochen der Diaphysen konnten beim *Hyperparathyreoidismus*, dem *Morbus Cushing* und der *Akromegalie* erhoben werden. Eine periostale Knochenneubildung bei Störungen des Knochenumbaues infolge Dysfunktion der Hypophyse mit Akromegalie hat Doyle (1967) als röntgenologisches Frühsymptom beschrieben. Mit Hilfe der Mikroradioskopie konnten Meema und Meema (1973) bei drei von zwölf Patienten zwischen 27 und 71 Jahren mit einer Akromegalie atypische Streifenzeichnung und lamelläre Knochenappositionen im periostalen Bereich der Diaphysen nachweisen.

Dagegen findet sich eine *subperiostale Demineralisation* mit nachfolgender *Osteolyse und Destruktion* von Tela ossea bei dem primären und sekundären

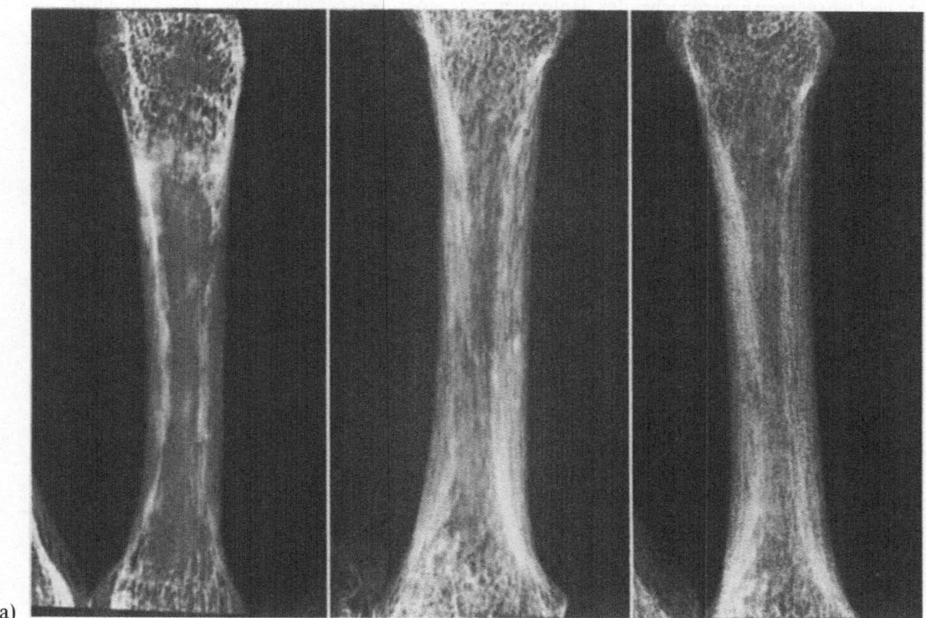

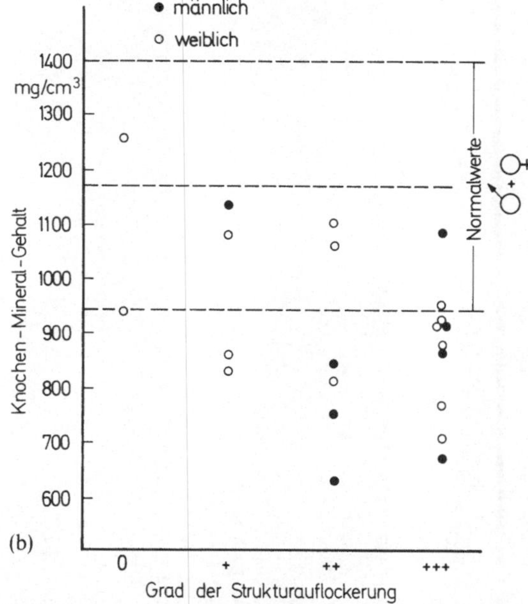

Abb. 21. (a) Vergrößerungsaufnahmen des Metacarpale II zur mikroradioskopischen Befundanalyse (die Aufnahmen li. und Mitte wurden auf Industriefilm, die Aufnahme re. auf normalem Röntgenfilm angefertigt). (b) Gegenüberstellung der Ergebnisse der Mikroradioskopie bei Patienten mit einer Thyreotoxikose (Gradeinteilung: 0, +, ++, +++ nach MEEMA u. SCHATZ, 1970) und densitometrischer Messung des Mineralgehaltes

Tabelle 1. Ergebnisse vergleichender Untersuchungen der Mikroradioskopie, Morphometrie und Densitometrie bei thyreotoxischer und renaler Osteopathie. (Nach Meema u. Meema, 1972)

	Thyreo-toxikose	chronische renale Insuffizienz
Anzahl der Patienten	22	32
Altersgruppen	20–50	19–51
1. Mikroradioskopische Befunde		
a) Subperiostale Resorption	keine	53%
b) Betonte Streifung der Phalangen	ja	ja
c) Streifung der Metakarpalia (+ + oder + + +)	73%	16%
2. Morphometrische Befunde		
a) Verminderte Kompaktadicke des Metakarpale	9%	22%
b) Verminderte Kompaktadicke des Radius	5%	16%
3. Densitometrische Befunde (Radius)		
a) Verminderte Knochenmasse (mg/cm^2)	36%	38%
b) Verminderte Knochendichte (mg/cm^3)	68%	53%

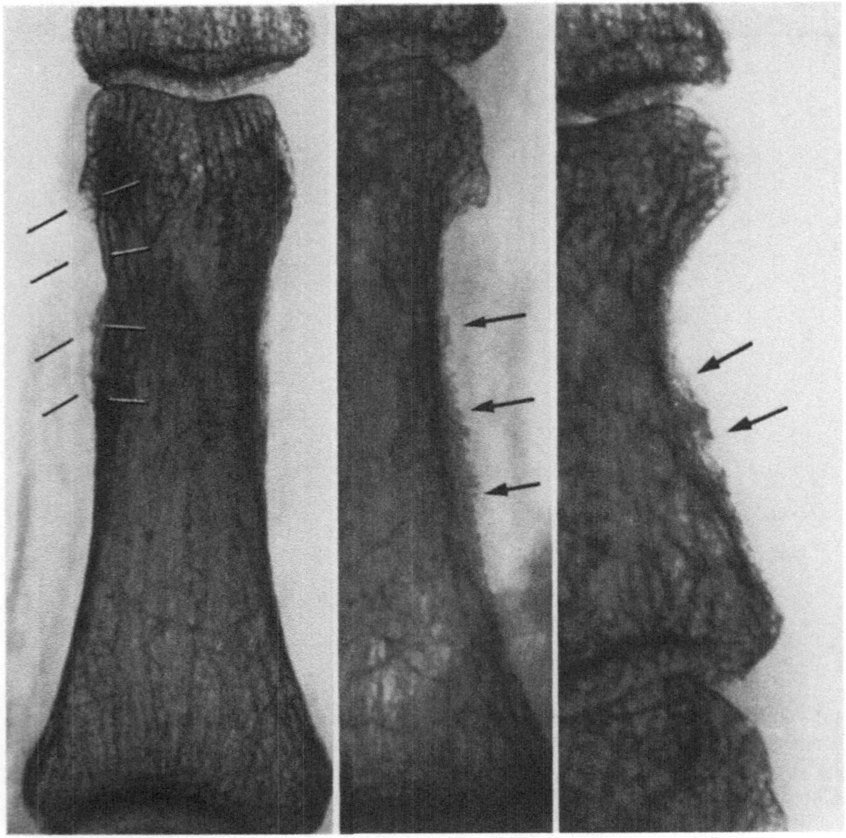

Abb. 22. Subperiostale Entkalkungen, Osteolysen mit spikula-ähnlichen Knochenformationen und Destruktionen an verschiedenen Fingerknochen bei Hyperparathyreoidismus. Vergrößerungsaufnahmen. (Nach Heuck u. v. Babo, 1974)

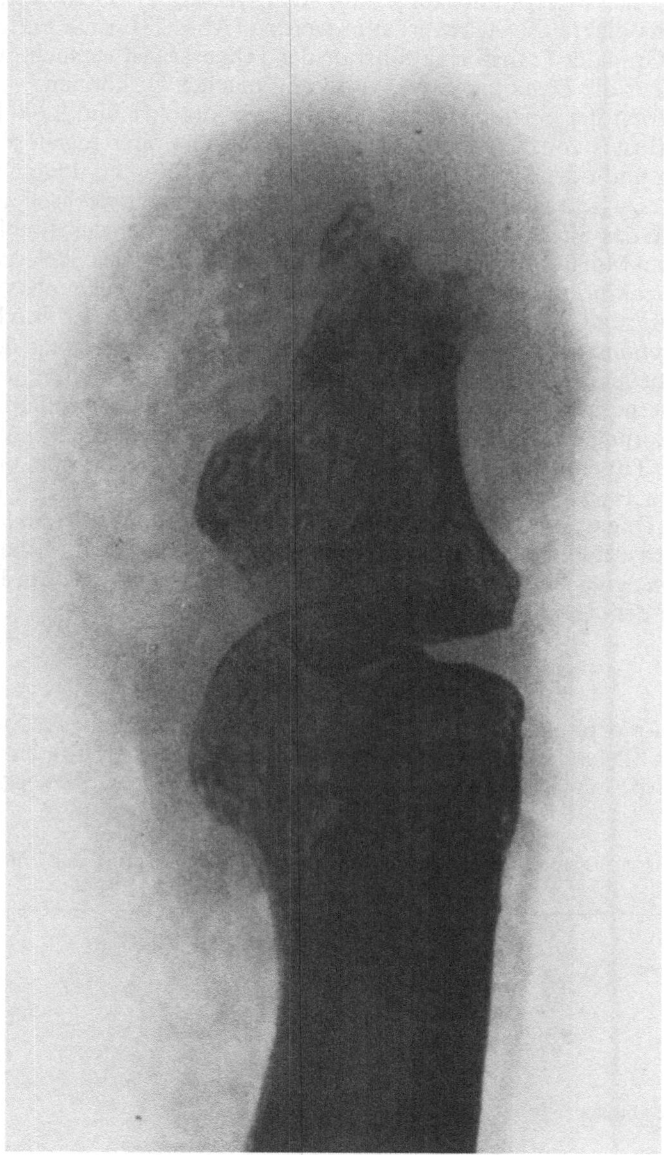

Abb. 23. Vergrößerungsaufnahme einer Akroosteolyse am Processus unguicularis des Daumengliedes bei renaler Osteopathie. (Nach HEUCK, 1976)

Hyperparathyreoidismus oder der renalen Osteodystrophie an den Diaphysen der Metakarpalia und der Phalangen (Abb. 22). Ähnliche Veränderungen sind auch an der medialen Kompakta oder Kortikalis der langen Röhrenknochen und an den Rippen beobachtet worden (DENT u. HODSON, 1954; MEEMA u. Mitarb., 1965; STANBURY u. Mitarb., 1969; GREENFIELD, 1972; RITZ u. Mitarb., 1973; v. BABO u. HEUCK, 1974; GENANT u. Mitarb., 1975)

Eine frühzeitige Objektivierung von *Strukturveränderungen im Bereich des spongiösen Knochens* der Endphalangen, insbesondere der Processus unguiculares, ist mit Hilfe der Mikroradioskopie möglich (Meema, 1973; Heuck, 1976). Es können bereits diskrete Defekte erkannt werden (Abb. 23). Eine Differenzierung nach dem Grad der Transformationsrate der Tela ossea ist versucht worden, um Aussagen über die Dynamik der Erkrankung machen zu können.

Einige Kriterien der Strukturveränderungen, wie die Art und Lokalisation des Substanzverlustes von Knochengewebe, die geordnete oder regellose Strukturauflockerung und/oder Strukturverdichtung sind als differentialdiagnostische Hinweise auf die zugrunde liegende Störung des Knochenstoffwechsels und der Umbauvorgänge des Skeletts gewertet worden (Abb. 20). Bei der Involutionsosteoporose, beim Morbus Cushing oder dem Kortisonschaden des Skeletts stehen eine *endostale Strukturauflockerung* und die Verschmälerung der Diaphysenkompakta im Vordergrund. Die Hyperthyreose oder Thyreotoxikose ist durch *intrakortikale Resorptionsvorgänge* mit Aufblätterung und Spongiosierung der Diaphysenkompakta gekennzeichnet (in 73% der Patienten mit einer Thyreotoxikose erkennbar; Meema u. Mitarb., 1970, 1974). Wenn auch diese streifenförmige Strukturauflockerung der Diaphysenkompakta des Metakarpale nicht pathognomonisch für eine Thyreotoxikose ist, so kann ein solcher Befund bei dem primären oder sekundären Hyperparathyreoidismus nicht in gleicher Häufigkeit nachgewiesen werden. Dagegen ist die *subperiostale Demineralisation und Osteolyse* für den Hyperparathyreoidismus charakteristisch. Eine deutlich nachweisbare *periostale Apposition* neben einer diskreten intrakortikalen Resorption ist im Diaphysenknochen bei der *Akromegalie* zu finden.

1.2.2. Direkte Vergrößerungsaufnahmen

Zur röntgen-morphologischen Strukturanalyse von Knochen bei Systemerkrankungen des Skeletts hat sich die direkte Vergrößerung mit Hilfe eines Feinfokus (0,3 mm $\varnothing$) bewährt (Zimmer, 1951, 1953; Fletcher u. Rowley, 1951;

Tabelle 2. Physikalische Faktoren, durch die die Bildqualität bei der Feinstruktur-Untersuchung des Skeletts beeinflußt wird

1. Filme und Folien
  a. Empfindlichkeit
  b. Kontrast
  c. Schärfe
  d. Korngröße

2. Geometrie
  a. Geometrische Unschärfe (Fokus-Größe)
  b. Objekt-Form

3. Charakteristik der Strahlung
  a. Strahlen-Härte (KV)

4. Betrachtungs-Art
  a. Beleuchtungsstärke (Film-Dichte)
  b. Bild-Größe (optische Vergrößerung)

5. Praktische Gesichtspunkte
  a. Strahlendosis
  b. Diagnostischer Nutzen

Schrifttum: Genant, H.K., Doi, K., Rossmann, K., Williams, J.R.: Fine-detail skeletal radiography: Theoretical and practical considerations. In: Proc. of the First Workshop on Bone Morphometry, p. 63–69. Ottawa/Canada: Univ. of Ottawa Press 1973.

Tabelle 3. Röntgenbefunde auf Vergrößerungsaufnahmen von Fingerknochen bei Patienten mit renaler Osteodystrophie

Bezeichnung	Röntgenologisches Bild	
Normal	Kompakta:	Gleichmäßige Dichte, höchste Breite zum Köpfchen hin
	Periostale Oberfläche:	Scharf und gut erkennbar
	Endostale Oberfläche:	Etwas wellig und im Kopfgebiet in Spongiosa übergehend
	Trabekel:	Sind zum Phalanxende hin zahlreicher. Primäre und sekundäre können unschwer differenziert werden. Relativ scharfe Konturen
Osteomalazie (beginnend)	Kompakta:	Intakt und so breit wie normal
	Trabekel:	Ausreichend vorhanden, aber zusammen mit der Kompakta geben sie ein verschwommenes Bild wie Milchglas (überschießendes Osteoid)
Osteomalazie (fortgeschritten)	Kompakta:	Dünn und teilweise resorbiert, die Grenzen der verbliebenen Kompakta sind nicht gut zu erkennen
	Trabekel:	Alle vorhanden, aber wie mit einem „Nebelfilm" bedeckt
Ostitis fibrosa	Kompakta:	Vollständig zerstört. Durchgehend Milchglas-Bild. Spiculae der Spongiosa liegen direkt neben den Weichteilen

Schrifttum: CALENOFF, L., NORFRAY, J.: Magnification digital roentgenography: A method for evaluating renal osteodystrophy in hemodialyzed patients. Amer. J. Roentgenol. **118**, 282–292 (1973).

WERNER u. BADER, 1954; BÜCHNER, 1954, 1961; TAKAHASHI u. SAKUMA, 1975; GENANT u. Mitarb., 1976, 1977). Selbst im Bereich der großen Röhrenknochen und der Knochen des Stammskeletts kann die direkte Röntgen-Vergrößerungstechnik noch eine brauchbare Bildqualität erbringen (siehe Tabelle 2 von GENANT u. Mitarb., 1975). Besonders gute Resultate erzielt die Vergrößerungstechnik bei kleinen Knochen, die von einem dünnen Weichteilmantel umschlossen werden (Abb. 22 u. 23). Von ALBANESE u. Mitarb. (1969) wurde nachgewiesen, daß die Fingerknochen — insbesondere die Mittelphalanx von Ring- und Kleinfinger — den gleichen Mineralgehalt besitzen, einem gleichartigen Alterungsprozeß unterliegen und bei Erkrankungen in gleicher Weise reagieren wie die übrigen Knochen des Skeletts (FEIST, 1970). Die äußere Form, die Konturen und die Struktur von Kompakta und Spongiosa sind unter normal-anatomischen Bedingungen so charakteristisch, daß es leicht gelingt, pathologische Veränderungen zu differenzieren (Tabelle 3) (CALENOFF u. NORFRAY, 1973). Die verbesserte Darstellung der Konturen und Strukturen des Knochens bei direkter Vergrößerung erlaubt den frühzeitigen Nachweis pathologischer Veränderungen bei Systemerkrankungen des Skeletts (GENANT u. Mitarb., 1975). Durch die dargelegten Methoden wird eine Lücke im Grenzbereich zwischen dem konventionellen Röntgenbild, das die Form und die Makrostruktur der Knochen erfaßt, und der Mikroradiographie der Tela ossea ausgefüllt.

1.2.3. Xeroradiographie

Mit Hilfe der Xeroradiographie können die Strukturelemente der Knochen insbesondere dann gut dargestellt werden, wenn das Volumen des zu untersuchenden Körperabschnittes eine Exposition mit harter Strahlung (bis 120 kV Anodenspannung) erforderlich macht. Die Aufhärtung der Strahlung ist ohne Verlust an Bildkontrast möglich. Da im Xeroradiogramm die *Darstellung von Konturen* erfolgt, muß der Bildcharakter ein anderer sein als beim Röntgenfilm.

Infolge der Konturenverstärkung bei der Xeroradiographie kommen *Grenzbereiche* zwischen verschiedener Dicke oder Dichte besonders deutlich zur Darstellung, während *feine Strukturen* und geringe Objektkontraste in unmittelbarer Nachbarschaft grober Strukturen nicht dargestellt werden (Auslöschphänomen). Großflächige Kontrastunterschiede der Knochen, wie sie bei Osteopathien auftreten, werden nur angedeutet abgebildet (Puppe, 1971; Reinhard u.Mitarb., 1974; Wegener u.Mitarb., 1977). Wenn es im Verlauf einer hormonalen Osteopathie zu *umschriebenen* Strukturveränderungen, Pseudozysten oder periostalen Reaktionen sowie Weichteilverkalkungen kommt, so kann die Xeroradiographie diese Befunde gut erfassen (Peters u.Mitarb., 1974).

1.2.4. Vergleichende Strukturanalyse

Die subjektive Beurteilung von Veränderungen der Spongiosastruktur im Knochen mit Hilfe des Röntgenbildes ist schwierig. Vergleichende *Untersuchungen der Spongiosastruktur* im Köpfchen von Metakarpal- und Metatarsalknochen bei Gesunden und bei Patienten mit einer chronischen Polyarthritis an 300 μ dicken Schliffpräparaten hat Virtama (1961) durchgeführt. Er fand eine gute Übereinstimmung zwischen den Strukturen und dem Aschegehalt der Knochen und meint, daß eine Analyse der Spongiosaarchitektur Informationen über den Mineralgehalt im Gesamtvolumen eines Knochenareals geben kann. Bei der Polyarthritis ist die Spongiosastruktur reduziert, das Trabekelgefüge wird unregelmäßig und enthält kleine Verdichtungen.

Eine weitere, einfache Methode zur Beurteilung einer Osteoporose aus dem Röntgenbild hat Saville (1965, 1967) empfohlen und folgende Grad-Einteilung (Abb. 24) als Beurteilungskriterium der Lendenwirbel vorgeschlagen:

0 = Normale Knochendichte
1 = Geringer Dichteverlust, Deckplatten treten schärfer hervor
2 = Vertikale Bälkchenzeichnung wird deutlicher, Deckplatten werden dünner
3 = Stärkerer Verlust an Knochensubstanz und Dichte, Deckplatten sind weniger gut erkennbar
4 = Schemenhafte Wirbelkörper, deren Dichte kaum größer ist als die der Weichteile. Eine Bälkchenzeichnung ist nicht mehr sichtbar

Diese Beurteilungskriterien der Wirbelosteoporose wurden mit Messungen der Kompaktadicke der proximalen Radiusdiaphyse (nach Meema u. Meema, 1963) zur Analyse einer Osteoporose bei rheumatischen Erkrankungen eingesetzt (Saville, 1967).

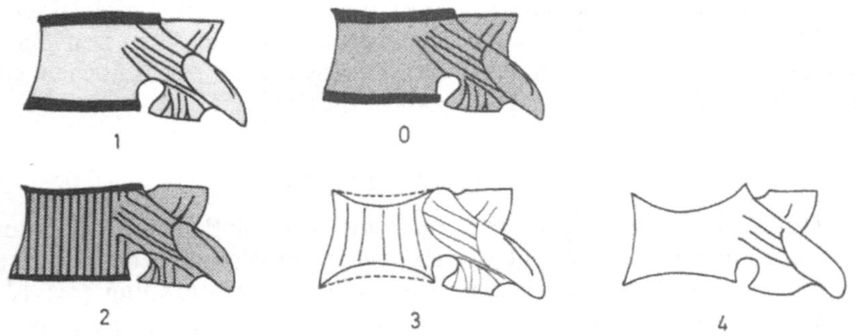

Abb. 24. Schematische Darstellung der Stadieneinteilung einer Wirbelosteoporose. (Nach Saville, 1965, 1967)

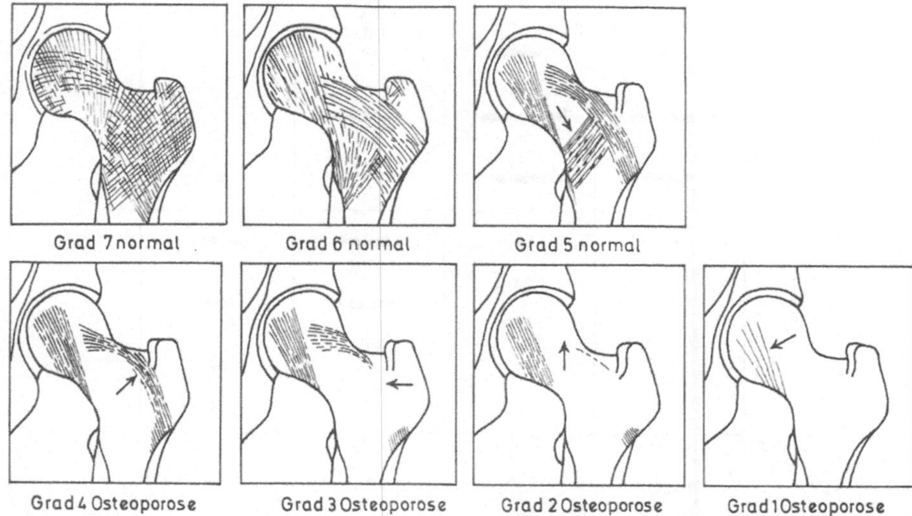

Abb. 25. Strukturmuster der Spongiosa im proximalen Femur nach der Einteilung von SINGH (1970, 1973) in 7 Grad-Kategorien

Tabelle 4. Ergebnisse einer klinischen Anwendung der Struktur-Analyse der Femur-Spongiosa nach SINGH bei 316 Gesunden. 102 Osteoporose-Patienten (mit Kompressionsfrakturen der Wirbel) und 51 Patienten mit Schenkelhalsfrakturen. (Nach SINGH, 1973, 1976)

Spongiosa-Bild-Index	Anzahl der Normal-Werte	Osteoporose der WS	Femurhals-Fraktur
Analyse von Patienten mit Grad 5–7 (Gesunde)			
Grad 7	159	–	–
Grad 6	70	–	–
Grad 5	54	5[a]	5[a]

[a] Die meisten hatten ein mehr oder weniger schweres Trauma erlitten.

Analyse von Patienten mit Grad 4–1 (Osteoporosen)			
Grad 4	11	18	3
Grad 3	7	11	16
Grad 2	15	63	21
Grad 1	–	5[a]	6[a]

[a] Die meisten waren seit längerer Zeit bettlägerig.

Zur Beurteilung der Strukturauflockerung eines spongiösen Knochens haben SINGH u. Mitarb. (1970, 1972, 1973) die Spongiosaarchitektur im proximalen Femurabschnitt in 7 verschiedene Strukturmuster eingeteilt (Abb. 25). Die gewählte Klassifikation der Trajektorien der Spongiosa, repräsentiert durch die Hauptkompressions- und Hauptzuglinien, wurde an Vergleichsuntersuchungen von 316 Normalpersonen und 102 Osteoporose-Patienten erprobt. Als Kriterium für eine Osteoporose wurden pathologische Frakturen im Bereich der Wirbelsäule betrachtet. Daneben sind 51 Patienten mit Schenkelhalsfrakturen in die Untersuchung einbezogen worden (Tabelle 4). Als Ergebnis wurde festgestellt,

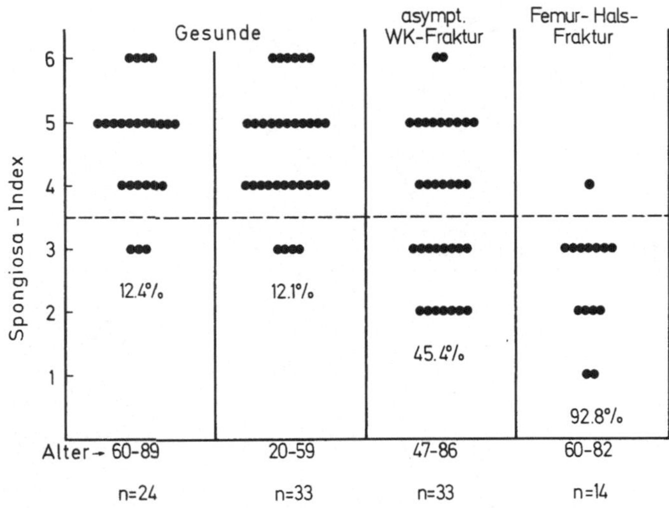

Abb. 26. Resultate der Bewertung der Spongiosastruktur des proximalen Femur nach Singh bei 57 Gesunden, 33 Patienten mit asymptomatischen Wirbelfrakturen und 14 Patienten mit Schenkelhalsfrakturen. (Nach Dequeker u. Mitarb., 1973, 1976)

daß der Strukturgrad 7–5 als normal zu bewerten ist, während der Strukturgrad 4–1 eine Osteoporose mit Neigung zu pathologischen Frakturen repräsentiert. Bei solchen Patienten, die trotz einer Wirbelfraktur einen normalen Strukturgrad (7–5) zeigten, handelte es sich um Frakturen nach einem schweren Trauma.

Nach vergleichenden Untersuchungen von Mielke u. Mitarb. (1972) ist eine Übereinstimmung der Struktur des proximalen Femurabschnittes mit Veränderungen der Diaphysenschichtdicke des Knochens sowie mit den Aschewerten der Knochen nicht zu finden. Über Untersuchungen der Struktur des proximalen Femur und Resultate der Absorptionsdensitometrie mit ^{125}J im Bereich der Radiusdiaphyse haben Kranendonk u. Mitarb. (1972) berichtet und keine Übereinstimmung gefunden. Einer Beurteilung der Spongiosastruktur im proximalen Femur nach der Methode von Singh wird nur begrenzter Wert zugestanden.

Mit der Methode nach Singh (1970, 1972, 1973) konnten Dequeker u. Mitarb. (1973, 1976) u. Wahner u. Mitarb. (1973) bei Patienten mit einer Osteoporose gute prognostische Aussagen über die Strukturauflockerung des proximalen Femur und dessen statische Belastbarkeit machen (Abb. 26). Die praktische klinische Anwendung der von Singh u. Mitarb. (1972) angegebenen Symptome einer Strukturauflockerung der Spongiosa im proximalen Femurabschnitt zur Beurteilung der Knochenbrüchigkeit haben Nilsson und Hagberg (1976) erprobt. Sie fanden keine gute Übereinstimmung des Schweregrades des Spongiosaverlustes (Singh-Grad 1–6) mit der Frakturhäufigkeit im Schenkelhalsgebiet. Dagegen war die Messung der Kortikalisschichtdicke am medialen Schenkelhalsabschnitt oberhalb des Trochanter minor und deren Verminderung ein zuverlässiges Zeichen für eine drohende Fraktur.

1.3. Schwärzungsvergleiche im Röntgenbild

Die Schwächung der Röntgenstrahlung durch einen Knochen bestimmt die Schwärzung der photographischen Schicht des Röntgenfilmes. Dabei ist die

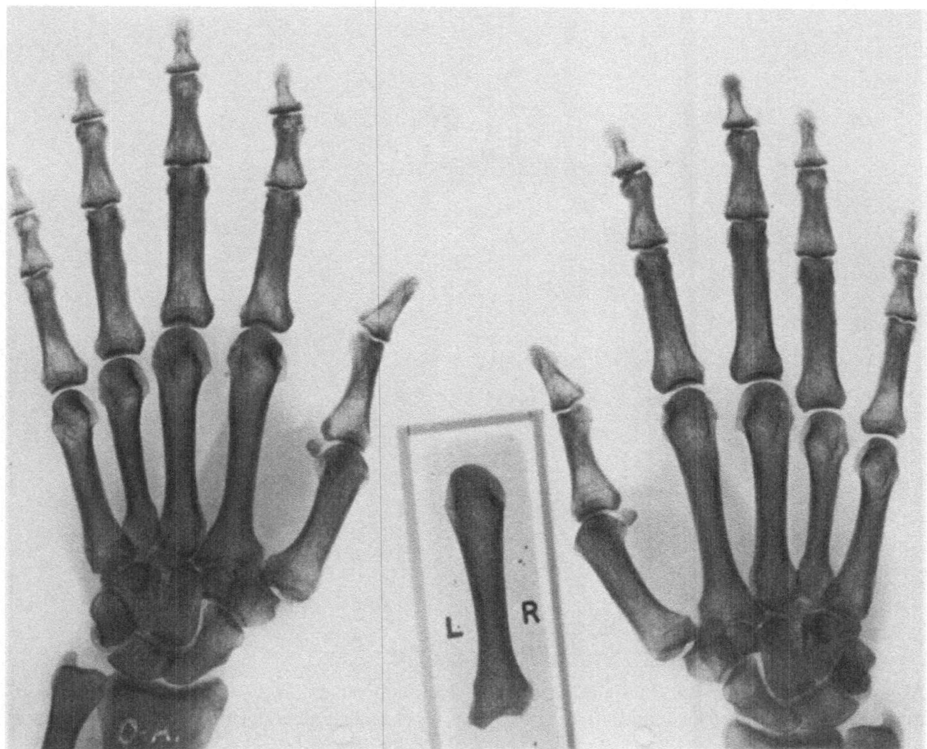

Abb. 27. Vergleichsaufnahme der Hände mit dem „Standardknochen". (Nach STEVEN, 1947)

Strahlenabsorption von der Knochenstruktur und der Konzentration der Kalksalze in der Tela ossea abhängig. Ein gleichmäßiger, generalisierter Verlust von Knochengewebe oder eine Verminderung der Mineralkonzentration in der Tela ossea fallen im Röntgenbild erst sehr spät auf. So ist die Frage, wann eine Knochenatrophie oder eine Entkalkung des Knochengewebes bereits im Standard-Röntgenbild erkannt werden können, Gegenstand zahlreicher Untersuchungen gewesen. Während BAASTRUP (1923), RIEDER (1937) und SUDECK (1938) die Ansicht vertraten, daß eine Atrophie von 10–13 Gewichtsprozenten im Röntgenbild erkennbar sei, hat CORYN (1937) festgestellt, daß bereits ein Kalkverlust von 10% im Röntgenbild sichtbar wird. Von LACHMANN und WHELAN (1935) wird betont, daß die Annahme, eine Entkalkung von 10–15% könne noch erkannt werden, falsch sei. Diese Aussage basiert auf Tierversuchen. Unter günstigen Umständen ist eine Entkalkung des Knochens *unter* 20% erkennbar, doch werden im allgemeinen Mineralverluste von 20–40% nachgewiesen werden können. Dabei ist zu beachten, daß der Grad einer eben noch nachweisbaren Entkalkung in den einzelnen Knochen des Skeletts, aber auch in den verschiedenen Abschnitten ein und desselben Knochens in Abhängigkeit von der Makrostruktur sehr stark variieren kann. Nach experimentellen Untersuchungen an Phantomen konnte VIRTAMA (1960) feststellen, daß Dichteänderungen von 3–4% durch das Auge *dann noch erfaßt werden können*, wenn das stärker absorbierende Material *gleichmäßig* verteilt ist. Bei einer *ungleichmäßigen* Verteilung des stärker absorbierenden Stoffes — wie es im Knochen durch die Strukturen von Spongiosa und Kompakta der Fall ist — sind Unterschiede von 13–14% erkennbar.

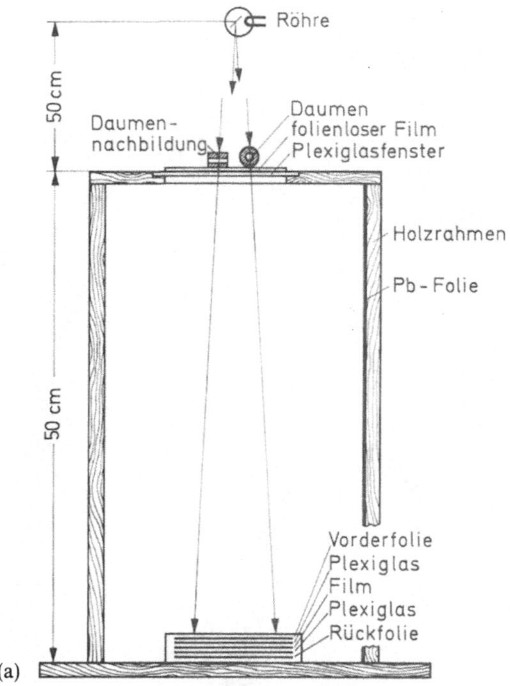

Abb. 28a–c. Aufnahmevorrichtung (a) und Röntgenaufnahmen zur Lagekontrolle (b) und zur Auswertung (c) für die visuelle quantitative Beurteilung des Knochenmineralgehaltes im Daumengrundglied. (Nach Balz, 1970)

Diese Versuche zeigen, daß die Struktur des Knochens eine Früherkennung von Substanzverlusten oder einer Entkalkung der Tela ossea erschwert. Im Bereich der Wirbelsäule erlaubt das Röntgenbild bei sonst normaler Knochenstruktur, Differenzen von 30% zu erfassen. Babaiantz (1948) weist darauf hin, daß 30% Entkalkung noch erkennbar ist, während Mineralverluste des Wirbelkörpers von 50%–70% im Röntgenbild gut sichtbar sind.

Die Schwierigkeiten bei der Beurteilung des Mineralgehaltes der Knochen aus dem Röntgenbild müssen in verschiedenen Faktoren gesucht werden. Neben der Aufnahme-Geometrie, also der unterschiedlichen Projektion eines Knochens bei verschiedenen Aufnahmen, spielen die ungleichmäßige Verteilung des mineralhaltigen Knochengewebes im „Organ Knochen" und die Probleme der Röntgenphotographie eine Rolle (Heuck, 1970). So ist die Beurteilung des Mineralgehaltes aus dem Röntgenbild einerseits von dem subjektiven Eindruck des Beobachters, andererseits von zahlreichen physikalischen oder photographischen Faktoren abhängig, die bei dem Zustandekommen eines Röntgenbildes beachtet werden müssen. Nur optimale Röntgenaufnahmen und die große Erfahrung eines Untersuchers werden Vermutungen über Veränderungen des Mineralgehaltes im Knochen erlauben. Die ersten Versuche einer Verbesserung der Aussage über den Mineralgehalt eines Knochens basieren auf dem Vergleich von Schwärzungen zwischen dem interessierenden Knochen einerseits und einem sogenannten „Standardknochen" (Steven, 1947) andererseits (Abb. 27). Der Gedanke, *allein durch visuellen Vergleich von Schwärzungen* frühzeitig Veränderungen des Mineralgehaltes in einem Knochen erfassen zu können, hat zu weiteren Versu-

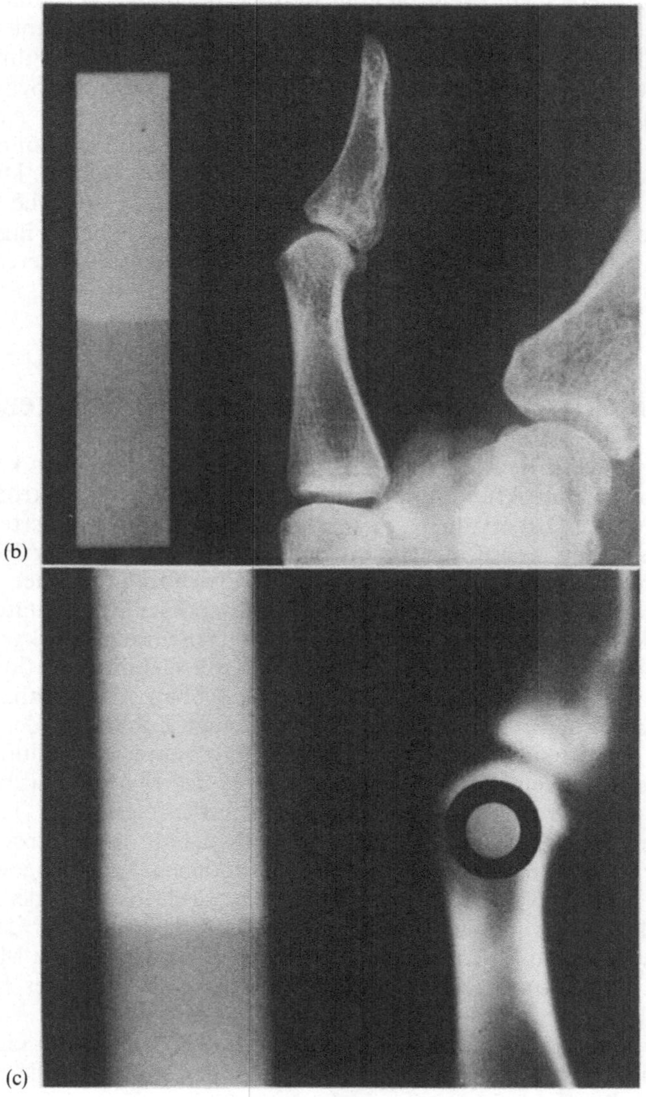

Abb. 28 b u. c

chen Anlaß gegeben. *Das Auge ist ein ausgezeichneter Detektor* für Helligkeits-unterschiede. Eine als *„visuelle Photometrie"* bezeichnete Methode hat BALZ (1968, 1970) mit Hilfe eines Aluminium-Phantoms als Referenzsystem mitgeteilt. Der Vergleichskörper besteht aus zwei Plexiglasplatten von 5 mm Dicke (als Weichteilersatz dem Durchmesser der Weichteile des Daumens entsprechend), zwischen die ein Aluminiumblech von 4,0 und 4,6 mm Schichtdicke eingefügt wird. Die Untersuchungen wurden am Daumenskelett vorgenommen (Abb. 28). Die Aufnahme-Geometrie und eine Spezialkassette für den Röntgenfilm (zwischen der hoch verstärkenden Folie und dem Röntgenfilm ist eine 1 mm dicke Plexi-glasscheibe eingefügt) ergeben ein *vergrößertes unscharfes Bild*, so daß Schwär-zungsvergleiche zwischen dem Knochen und der Aluminium-Referenz durch

Strukturunterschiede nicht beeinträchtigt werden. Bei dieser Vergrößerungstechnik wird die Streustrahlung unwirksam und die Zone des Daumenknochens für den visuellen Vergleich erheblich vergrößert. Ferner werden Film- und Folienfehler weitgehend ausgeschaltet. Der *subjektive Vergleich* der Schwärzungen von Knochen und Aluminium-Referenz mit dem unbewaffneten Auge *ist gut möglich*. Durch *photometrische Auswertung* der Röntgenbilder können Unterschiede des Knochenmineralgehaltes von 3–4% noch erfaßt werden. Dieser einfache Vergleich soll bei sorgfältiger Aufnahmetechnik für die praktische Routinearbeit zur Erkennung von Dichteunterschieden in den kleinen Fingerknochen gut brauchbar sein. Die Methode stellt eine konsequente Weiterentwicklung der von Steven (1947) gegebenen Empfehlung dar.

2. Die objektive, quantitative Analyse des Röntgenbildes

Die konventionelle Beurteilung des Röntgenbildes der Knochen kann Formabweichungen und Strukturveränderungen erfassen, die im makroskopischen Bereich liegen. Bei Osteopathien weist der pathologisch veränderte Knochen Störungen des Umbaues auf, die mit einer Volumenabnahme oder Volumenzunahme des Knochengewebes in den spongiösen Partien und mit einer Verschmälerung oder Verdickung der Kompakta der Diaphysen der Extremitätenknochen einhergehen. Die Verschiebung der Relation Knochengewebe/Markgewebe wird eine Abnahme oder Zunahme der „globalen Kalksalzkonzentration" in den untersuchten spongiösen Knochen ergeben. Die Abbau- oder Anbauvorgänge der Kompakta werden sich in gleicher Weise in einer Zunahme oder Abnahme des Gesamtmineralgehaltes im Knochenquerschnitt (unter Einschluß des Knochenmarkes) ausdrücken. *Veränderungen im Anteil des Knochengewebes* am Gesamtvolumen des „Organs Knochen" infolge krankhaft gestörter Transformationsvorgänge können bei Störungen im Mineralhaushalt des Makroorganismus von einer *stärkeren Entkalkung* des bereits vorhandenen Knochengewebes oder einer *mangelhaften Verkalkung* der neu angebauten Tela ossea begleitet werden. Eine krankhafte Steigerung der Mineralisation der Tela ossea über das normale Maß hinaus ist selten zu finden. Diese Vorgänge werden sowohl die Mineralkonzentration in der Volumeneinheit eines spongiösen als auch eines kompakten Knochenabschnittes beeinflussen.

Die Bestimmung des Anteiles der anorganischen Kalksalze am Gesamtvolumen eines Knochens ist mit verschiedenen Methoden möglich. Die größte Genauigkeit wird *die chemische Analyse* aufweisen, doch ist hierzu eine Zerstörung des Knochens erforderlich. Durch quantitative Analysen von Knochenproben aus verschiedenen Skelettpartien konnte nachgewiesen werden, daß die Zusammensetzung der einzelnen Knochen während des Alterungsprozesses Veränderungen erfährt. Da sich bei knochengesunden Menschen die äußere Form und Größe eines Knochens im Laufe des Lebens nur unbedeutend ändert, können die verschiedenen Gewebselemente zueinander in Beziehung gesetzt werden. Der Mineralgehalt im Knochen steigt bis zum 4. Dezennium an und fällt dann kontinuierlich — beim weiblichen etwas stärker als beim männlichen Geschlecht — ab. Hierdurch verringert sich das spezifische Gewicht eines Knochens im Laufe des Alterungsprozesses (Dulce, 1970; Heuck, 1970, 1976). Am *lebenden Menschen* sind Rückschlüsse auf das Knochengewebsvolumen und den Mineralgehalt im einzelnen Skelettbaustein (halbquantitative oder quantitative Messungen der Kalksalzkonzentration eines Knochens oder eines Knochenabschnittes) *nur mit Hilfe physikalischer Methoden* möglich. Die Elemente, aus denen sich der Gewebsverband Knochen zusammensetzt, absorbieren Röntgenstrahlen oder Gammastrahlen eines Isotops unterschiedlich. Die Größenordnung der Absorption (oder Schwächung) ist von der Ordnungszahl der Elemente, der Dicke und der Dichte der durchstrahlten Medien abhängig. Einen zusätzlichen Einfluß haben die Qualität der verwendeten Strahlung und die Makrostruktur des Knochens.

Die *quantitative Radiologie* des Skeletts verwendet verschiedenartige Methoden wie die *Morphometrie,* die *elektronischen und optischen Strukturanalysen* und die *Densitometrie.* Es erscheint zum leichteren Verständnis der Grenzen und Möglichkeiten einer Objektivierung der Aussagen über das Knochengewebe (Tela ossea) und den Mineralgehalt in einem Knochen durch radiologische Methoden sinnvoll, die im Prinzip verschiedenartigen Verfahren getrennt zu besprechen. Dabei sollen alle ähnlichen Meßmethoden zusammengefaßt dargelegt werden unter besonderer Berücksichtigung der Reproduzierbarkeit und Genauigkeit des Verfahrens, der klinischen Einsatzmöglichkeiten und der mit der jeweiligen Methode bisher erarbeiteten Ergebnisse. Auf eine Übersicht der historischen Entwicklung der zurückliegenden drei Jahrzehnte kann verzichtet werden, da sie bereits an anderer Stelle gegeben worden ist (HEUCK, 1970, 1976). Eine detaillierte Auseinandersetzung mit den theoretischen Grundlagen, insbesondere den physikalischen und mathematischen Voraussetzungen der verschiedenen Verfahren erscheint an dieser Stelle wenig sinnvoll, so daß auf Originalmitteilungen oder Übersichten verwiesen wird. Dagegen können die bisher erarbeiteten Meßergebnisse an verschiedenen normalen Knochen des Skeletts (auch deren Bestätigung durch die chemische Analyse) und Zusammenstellungen von Meßwerten, die bei verschiedenen Knochenerkrankungen gewonnen werden konnten, unabhängig von der noch nicht abgeschlossenen methodischen Entwicklung von Morphometrie und Densitometrie, für die klinisch-radiologische Arbeit bedeutsam sein. Es ist bisher nicht abzusehen, welche der verschiedenen Methoden sich in der klinischen Routinearbeit durchsetzen wird. Ausdrücklich betont sei jedoch, daß der Einsatz aller Verfahren der Morphometrie und Densitometrie *ohne eine vorangegangene radiologische Bildanalyse* zur Beurteilung von Form, Größe, Konturen und Strukturen eines Knochens im Röntgenbild wenig sinnvoll ist. Eine *diskrete Abnahme oder Zunahme* der globalen Mineralkonzentration im Knochen kann mit radiologischen Meßverfahren frühzeitig und damit auch für eine Therapie rechtzeitig erfaßt werden.

2.1. Die Röntgen-Morphometrie

Eine Störung der Transformation des Knochens bei Osteopathien, die zu Strukturauflockerungen führt, ist mit einer allgemeinen Verminderung der Knochenmasse verbunden, die sich an der Kompakta von Diaphysen und an der Kortikalis spongiöser Knochen meist auch in einer Reduktion der Schichtdicke zu erkennen gibt (s. Abb. 4, 5, 6, 20). Reihenuntersuchungen am Knochen haben ergeben, daß Messungen der Kompaktaschichtdicke leichter zu erhalten sind als Meßresultate an der Spongiosa. Die Veränderungen des *spongiösen Knochens* gehen den am kompakten Knochen gefundenen Abbauvorgängen zwar *zeitlich voran,* doch wurde auch eine Parallelität der erhobenen Befunde festgestellt. Mit dem Ausbau der Biostatistik und der Datenverarbeitung ist die Untersuchung größerer Kollektive gesunder und kranker Menschen möglich geworden. Messungen am Skelett während Wachstum und Reifung sind nicht unbekannt.

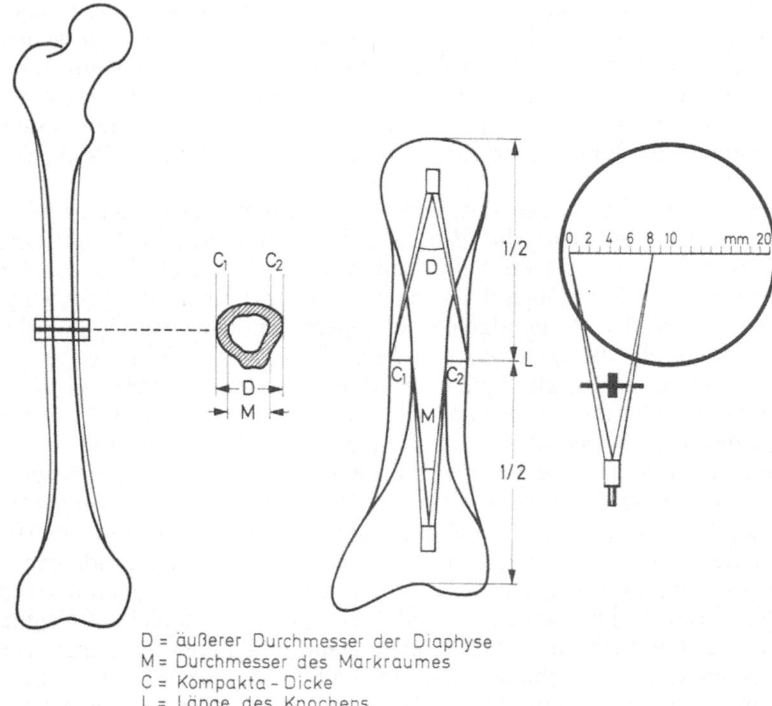

Abb. 29. Meßstrecken zur Röntgen-Morphometrie der Extremitäten-Knochen

Neben einer Weiterentwicklung der *Radiometrie,* über die Büchner (1970) zusammenfassend berichtet hat, wurden neue Begriffe der *Röntgenmorphometrie* des Knochens von Barnett und Nordin (1961), Meema u.Mitarb. (1964–1969), Garn u.Mitarb. (1968–1970), Virtama und Helelä (1969), Fischer und Hausser (1970) eingeführt. Zur Beurteilung generalisierter oder lokalisierter Störungen der Lebensvorgänge des Knochens haben folgende Meßwerte Bedeutung erlangt:

1. Einfache Kompakta- oder Kortikalis-Dicke (Abb. 29)

$$C_1 \quad \text{oder} \quad C_2$$

2. Kombinierte Kompakta-Dicke

$$C_1 + C_2 \quad (\text{oder } D - M)$$

minimale Kompakta-Dicke (Abb. 30 nach Meema u. Meema)

3. Kompakta-Index

$$\frac{C_1 + C_2}{D}$$

4. Barnett-Nordin-Index

$$\frac{C_1 + C_2}{D} \times 100$$

5. Exton-Smith-Index

$$\frac{D^2 - M^2}{D \times L}$$

6. Fläche des Kompakta-Querschnitts. (Nach GARN)

$$(D^2 - M^2) \times 0{,}785$$

7. Prozentuale Kompakta-Fläche. (Nach GARN)

$$\frac{D^2 - M^2}{D^2} \times 100$$

Neben dem Kompaktaindex (nach Multiplikation mit 100 auch „Barnett-Nordin-Index" genannt) als röntgen-morphometrischer Begriff für Messungen im Bereich der Extremitätenknochen („peripherer Index") wurde für das Stamm-skelett die *Röntgen-Morphometrie der Wirbelkörper* empfohlen und zur Bestimmung eines „zentralen Index" (BARNETT u. NORDIN, 1961) eingesetzt (Abb. 31).

Die Meßwerte können aus jedem Röntgenbild unter Verwendung eines Maß-stabes oder mit Hilfe der Photo-Densitometrie gewonnen werden. Die Meßfehler bei photometrischer Dickenbestimmung sind größer als bei direkter Auswertung

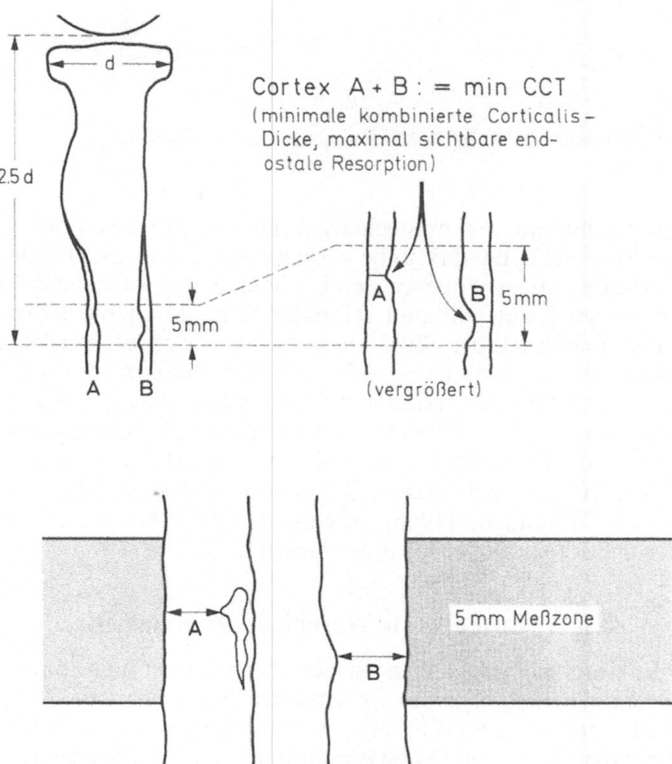

Abb. 30. Schema zur Bestimmung der minimalen kombinierten Kompakta-Dicke nach MEEMA und MEEMA (1973, 1976). Gemessen wird die Summe der geringsten Schichtdicke der proximalen Kompakta des Radius, um die Resorptionsprozesse bei Osteopathien zu berücksichtigen

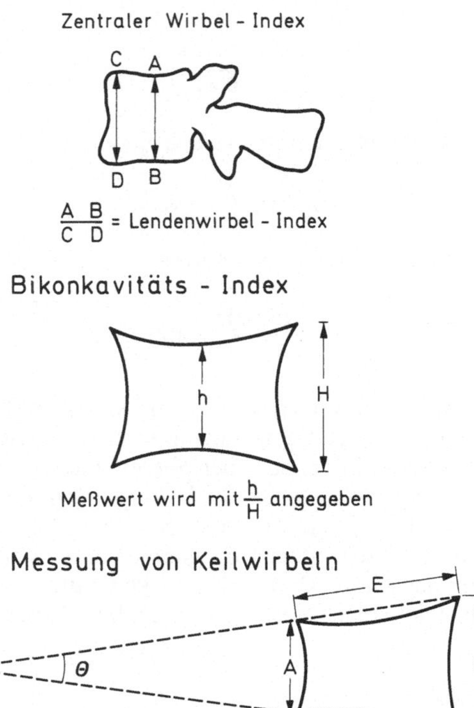

Abb. 31. Methoden der Röntgen-Morphometrie von Wirbel-Körpern

durch den Untersucher mit einem Stechzirkel. Dies dürfte durch die Physiologie des Sehens bedingt sein, da das unbewaffnete Auge für die Festlegung von Kanten oder Grenzen einen größeren Bereich heranzieht, während die Photometrie mit einem engen Lichtspalt und schmaler Spur durch die Körnigkeit der Filmemulsion zu Fehlern führt. Zusätzliche Schwierigkeiten werden auftreten, wenn die Tela ossea ungleichmäßig oder unvollständig mineralisiert ist oder sich in einem raschen Umbau befindet. Die Randkonturen der Spongiosabälkchen, der Kortikalis und der Kompakta von Diaphysen kommen dann im Röntgenbild unscharf zur Darstellung, so daß sich die Meßungenauigkeit weiter verstärken kann. Auf die Problematik der Meßmethodik und der Meßgenauigkeit haben Garn u. Mitarb. (1966), Hiness (1968), Breitling und Hiness (1971–1973) und Buchmann (1973) hingewiesen.

2.1.1. Normalwerte verschiedener Knochen

In größeren Untersuchungsreihen an verschiedenen Populationen sind *Normalwerte* von einigen Knochen des Skeletts erarbeitet worden. Vergleichende Studien über die biometrisch erfaßbaren Veränderungen an der subperiostalen und endostalen Oberfläche der Diaphysenkompakta verschiedener Knochen bei 15036 Menschen aus 37 Nationen Nord- und Mittelamerikas haben Garn u. Mitarb. (1968) vorgelegt. Einen Katalog über die morphometrischen Untersuchungsergebnisse an 38013 Knochen des menschlichen Skeletts aus einer Bevöl-

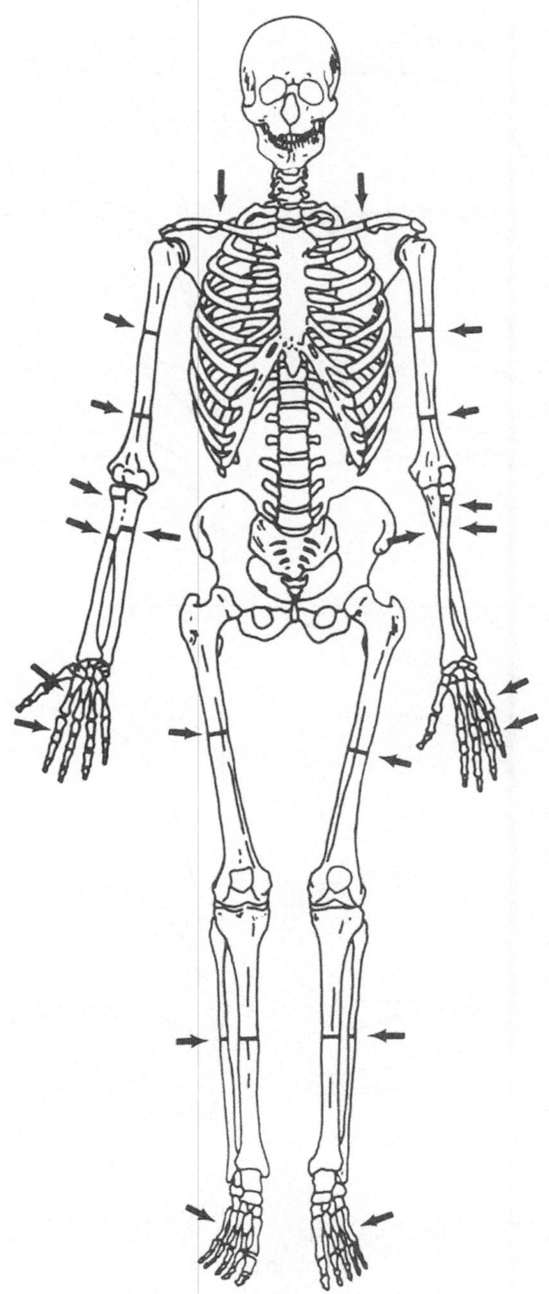

Abb. 32. Für die Röntgen-Morphometrie des Skeletts geeignete Meßzonen, die von VIRTAMA und HELELÄ (1969) angegeben wurden

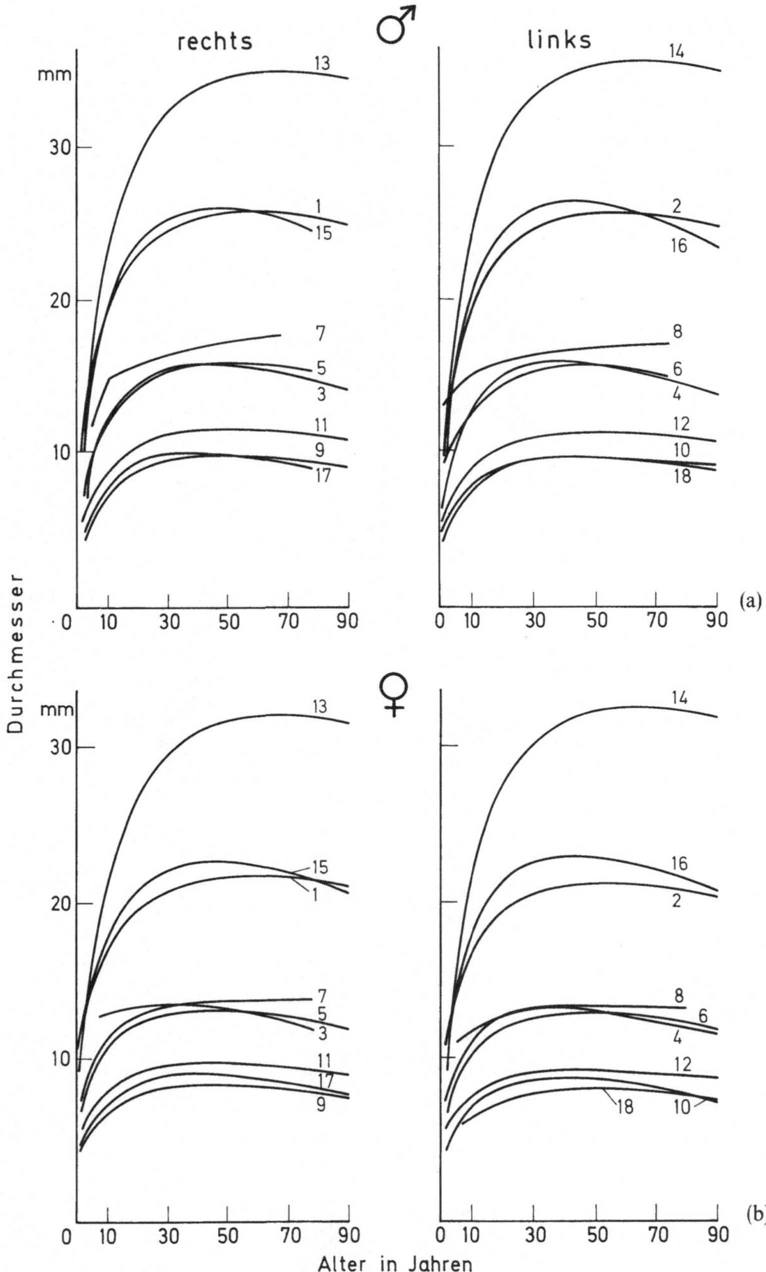

Abb. 33a u. b. Ergebnisse von Messungen des äußeren Durchmessers verschiedener Diaphysen des Skeletts. (Nach Virtama u. Helelä, 1969.) Die im Laufe der Alterung beim männlichen (a) und weiblichen (b) Geschlecht nachweisbaren Veränderungen sind seitengetrennt graphisch dargestellt. 1+2=Proximaler Humerus, 3+4=Radiushals, 5+6=Proximale Radiusdiaphyse, 7+8= Ulna, 9+10=Metakarpale II, 11+12=Proximale Phalanx 2. Finger, 13+14=Femur, 15+16=Tibia, 17+18=Metatarsale II

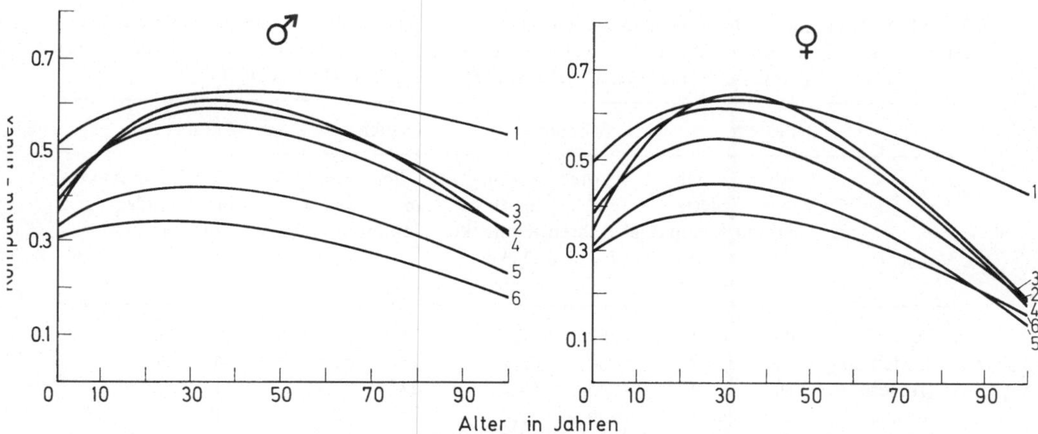

Abb. 34. Veränderungen des „Kompakta-Index" einiger Röhrenknochen im Laufe der Alterung. (Nach Virtama u. Helelä, 1969.) 1 = Femur, 2 = Humerus, 3 = Metatarsale II, 4 = Metakarpale II, 5 = Grundglied des 2. Fingers, 6 = Radius

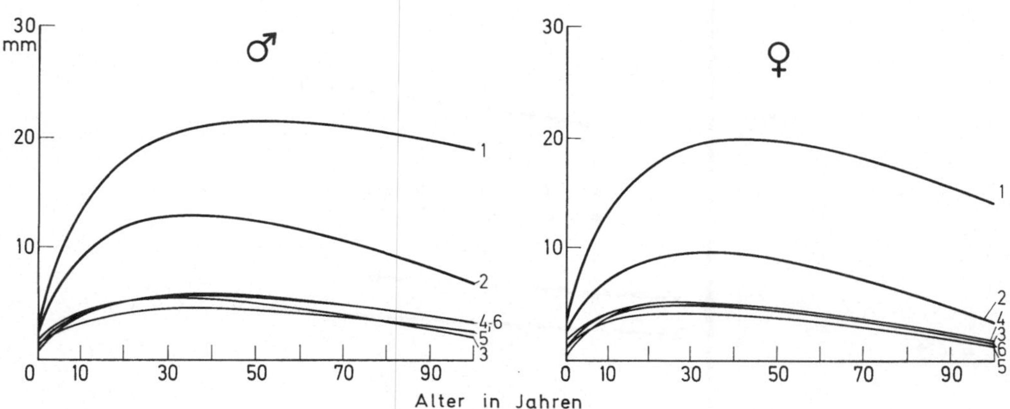

Abb. 35. Meßergebnisse der „kombinierten Kompakta-Dicke" der Diaphysen einiger Röhrenknochen und deren Veränderungen während der Alterung. (Nach Virtama u. Helelä, 1969.) 1 = Femur, 2 = Humerus, 3 = Radius, 4 = Metatarsale II, 5 = Grundglied des 2. Fingers, 6 = Metakarpale II

kerung Südwest-Finnlands haben Virtama und Helelä (1969) herausgegeben. Die zur Messung herangezogenen kurzen und langen Röhrenknochen mit den Meßzonen an den Diaphysen sind in Abb. 32 dargestellt. Im Laufe von Wachstum und Alterung nachweisbare Veränderungen an der Diaphysenkompakta verschiedener Knochen sind in den Abb. 33, 34, 35 aufgezeigt. Eine Zusammenstellung der Maximalwerte von *kombinierter Kompaktadicke und Kompaktaindex* in einigen Röhrenknochen bei beiden Geschlechtern findet sich in Tabelle 5 mit Angabe des Lebensalters, in dem diese Werte gemessen worden sind.

Während des ganzen Lebens sind *Umbauvorgänge* des Knochens im Bereich der Grenze zum Markraum und in der subperiostalen Region festzustellen. Beim männlichen Geschlecht tritt ein Verlust an Knochengewebe der Diaphysenkompakta von etwa 3% pro Dekade auf, während beim weiblichen Geschlecht ein Verlust von 8% beobachtet worden ist (Garn u. Mitarb., 1965, 1966). Zusammenstellungen über Meßresultate verschiedener Arbeitsgruppen hat Epker

Tabelle 5. Zusammenstellung der Lebensalter, in denen die Maximalwerte von „kombinierte Kompakta-Dicke", und „Kompakta-Index" in einigen Röhrenknochen röntgen-morphometrisch bei beiden Geschlechtern festgestellt worden sind. (Nach Helelä, 1970)

	Frauen		Männer		Frauen		Männer	
	Alter in Jahren	kombinierte Kompakta-Dicke in mm	Alter in Jahren	kombinierte Kompakta-Dicke in mm	Alter in Jahren	Kompakta-Index in mm	Alter in Jahren	Kompakta-Index in mm
re. Femur	41	85,1	50	87,7	31	50,5	40	42,6
re. 2. Metatarsale	30	65,3	34	63,8	28	59,5	34	47,3
re. Humerus	30	72,4	33	66,2	27	57,2	31	43,3
re. Radius	29	64,1	30	62,2	25	42,5	21	30,7
re. 2. Metakarpale	30	77,7	33	76,6	31	65,9	36	56,2
re. prox. Phalanx des 2. Fingers	32	61,8	33	56,5	27	51,9	30	32,2

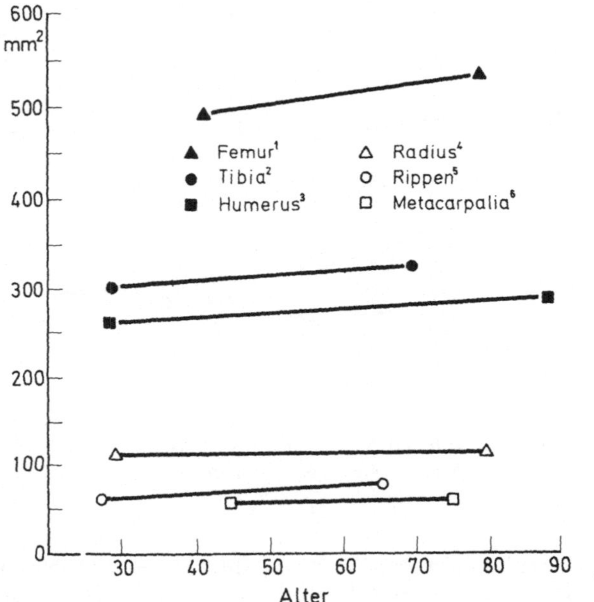

Abb. 36. Ergebnisse von Querschnittsmessungen mehrerer Autoren, die an verschiedenen Knochen des Skeletts gewonnen wurden. (Nach Epker, 1973, 1976)

(1973) vorgelegt und den Alterungsprozeß des Skeletts beschrieben. Das Knochenvolumen und der Durchmesser verschiedener Knochen (Knochenquerschnitt von Femur, Tibia, Humerus, Radius, Rippen, Metakarpale) nehmen im Laufe der Alterung *nicht* ab, sondern lassen im allgemeinen eine Zunahme erkennen (Abb. 36). Die Kompakta oder Kortikalis der Knochen zeigt eine mit dem Alter zunehmende Verminderung der Schichtdicke, die bei beiden Geschlechtern verschieden ausgeprägt sein kann. Die spongiösen Knochen verlieren von der Pubertät bis ins hohe Alter hinein etwa 25–45% der Knochensubstanz.

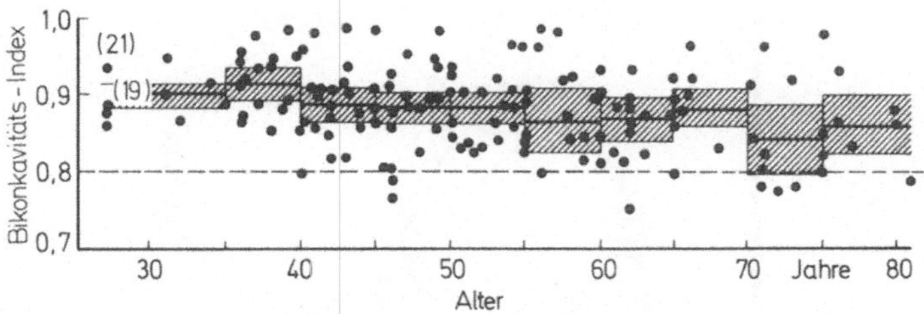

Abb. 37. Bikonkavitäts-Index und Standardabweichungen in den einzelnen Dezennien (Normalwerte von 152 Frauen). (Nach NORDIN u. Mitarb., 1965)

Daraus resultiert eine statische Insuffizienz mit Zusammensinterung, pathologischen Frakturen und vermehrter Knochenbrüchigkeit bei der Altersosteoporose. Die *morphometrischen Messungen* pathologischer Veränderungen der rein spongiösen Wirbelkörper berücksichtigen die Keilform eines nach ventral verschmälerten Wirbelkörpers und eine bikonkave Form der Deckplatten, die Ausdruck einer Osteoporose sein können. Die *Bikonkavität* wird gemessen als Verhältnis der Wirbelkörperhöhe in der Mitte zur vorderen Höhe dieses Wirbels (Abb. 31). Das Bikonkavitätsverhältnis ist unabhängig vom Alter und ergab bei Kontrollen Werte zwischen 0,80 und 0,97 (BARNETT u. NORDIN, 1970; RESCHEF u. Mitarb., 1971; DEQUEKER, 1972). Der Grad der Bikonkavität eines Wirbels geht nicht parallel mit der Dichte der Wirbelspongiosa und deren Veränderungen bei der Osteoporose (VIRTAMA u. Mitarb., 1962). Dennoch ist es bemerkenswert, daß im Laufe der Alterung die Höhe der Wirbel abnimmt (Abb. 37).

An folgenden Knochenabschnitten sind *Messungen der Kompakta- oder Kortikalis-Schichtdicke* durchgeführt worden:

Metakarpalknochen: Am zweiten Metakarpalknochen haben GARN und Mitarb. (1964) Messungen vorgenommen. Es fanden sich Gesetzmäßigkeiten des Umbauprozesses im Laufe des Lebens, so daß folgende Phasen unterschieden werden konnten:

1. Die initiale Phase der endostalen Resorption.
2. Die steroid-gesteuerte Reifungsphase der endostalen Apposition.
3. Die Erwachsenen-Phase der endostalen Resorption.

Während der Alterung äußern sich die Transformationsvorgänge an der subperiostalen Fläche des Knochens in *einer Richtung,* nämlich als eine diskrete Apposition von Tela ossea (Abb. 38). Eine Ausnahme bildet lediglich die Wachstumszone der noch nicht geschlossenen Epiphysenfuge. Demgegenüber ist die endostale Oberfläche der Röhrenknochen während des gesamten Lebens einem ständigen Wandel in wechselnder Richtung unterworfen, so daß hier Resorption und Apposition festzustellen sind. Diese Gesetzmäßigkeiten der Transformation der Diaphysenkompakta von Röhrenknochen wurden vornehmlich am *Metakarpale II* untersucht (Abb. 39). Die gewonnenen Resultate eines grundsätzlichen Trendverhaltens dürften für jeden anderen Röhrenknochen des Organismus von Mensch und Tier gültig sein.

In der *initialen Phase des Knochenwachstums* vom ersten Lebensjahr bis zum Beginn der Pubertät ist die subperiostale Apposition stärker als der endostale Abbau, so daß es zu einem *Zuwachs an Kompaktadicke* kommt (Tabelle 6). Jeder Röhrenknochen wird nach außen hin dicker und die Markhöhle wird während des Wachstums etwas größer. Wie densitometrische Untersuchungen gezeigt haben, nimmt *gleichzeitig der Mineralgehalt der Tela ossea* auch in der

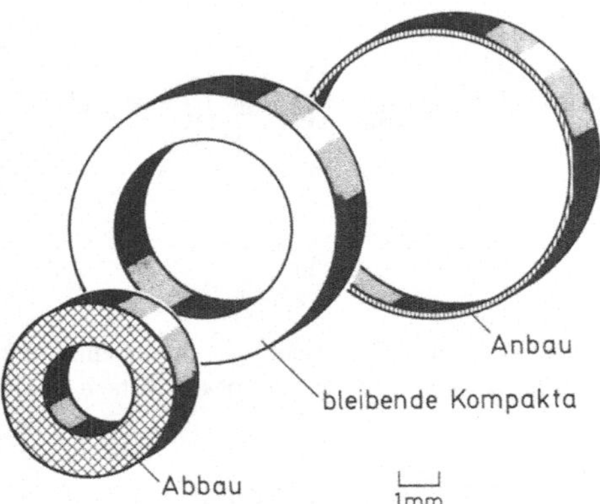

Abb. 38. Kompakta-Abbau und -Anbau beim weiblichen Geschlecht zwischen 30 und 80 Jahren. Schematische Darstellung einer Scheibe aus dem Metakarpale II. Der linke Kreis symbolisiert den Anteil des Abbaus in 5 Dekaden; der mittlere Kreis stellt die bis zum 80. Lebensjahr verbleibende Kompakta dar; der rechte große Kreis zeigt den periostalen Anbau in 5 Dekaden. (Nach Garn, 1970)

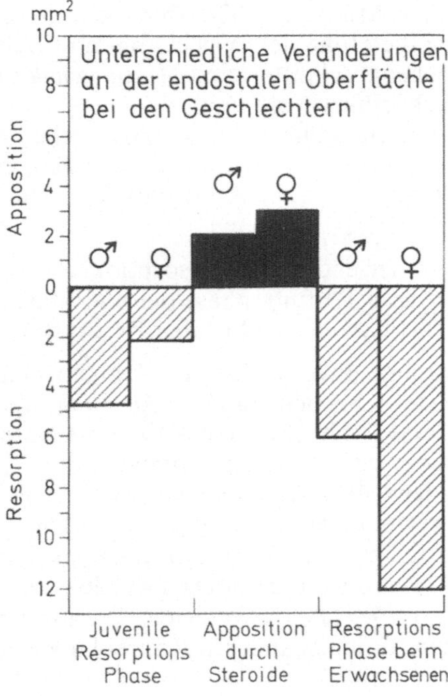

Abb. 39. Graphische Darstellung von Abbau und Anbau im Bereich der endostalen Oberfläche während der verschiedenen Lebensphasen bei beiden Geschlechtern. Links: Juvenile Resorptionsphase. Beim männlichen ist die Resorption stärker als beim weiblichen Geschlecht. Mitte: Hormonbeeinflußte Entwicklungsphase mit endostaler Apposition bei beiden Geschlechtern und stärkerem Anbau bei den Frauen. Rechts: Im Alter kommt es wieder zur Resorption, die bei Frauen erheblich stärker ist als bei Männern. (Nach Garn, 1970)

Tabelle 6. Kompakta-Dicke und Dickenwachstum bei Jugendlichen

Alter	Kompakta-Dicke (mm)		Kompakta-Wachstum (pro Jahr) in mm	
	Knaben	Mädchen	Knaben	Mädchen
1	1,5	1,5		
2	1,9	1,8	0,40	0,30
4	2,5	2,3	0,30	0,25
6	3,0	2,8	0,25	0,25
8	3,4	3,2	0,20	0,20
10	3,9	3,5	0,25	0,35
12	4,3	4,2	0,20	0,35
14	4,9	4,9	0,30	0,35
16	5,3	5,1	0,20	0,10
18	5,7	5,2	0,20	0,05

Schrifttum: St.M. Garn: The Earlier Gain and the Later Loss of Cortical Bone. Springfield/Ill.: Ch.C. Thomas 1970.

Diaphysenkompakta zu. Dabei zeigen die Knaben eine stärkere und länger andauernde *endostale Resorption,* verglichen mit den Mädchen. Diese geschlechts-spezifischen Unterschiede sind an 3586 Knaben und Mädchen ermittelt worden und ergaben etwa 13% Differenz. Die Markhöhle erreicht beim männlichen Geschlecht die größte Lumenweite im 16.–19. Lebensjahr (GARN, 1970).

Der Übergang der initialen, endostalen Resorptionsphase in die Steroid-gesteuerte Reifungsphase einer *endostalen Apposition* setzt bei den Mädchen früher ein als bei den Knaben und ist im Zeitraum vom 12.–16. Lebensjahr nachweisbar. Beim männlichen Geschlecht beginnt die endostale Appositions-Phase erst mit dem 20. Lebensjahr, doch ist die endostale Zuwachsrate bei der Frau etwa doppelt so groß wie beim Mann. Selbst bei mehrgebärenden Frauen war trotz erhöhter Beanspruchung des Kalziumhaushaltes durch Schwangerschaft und Laktation die Zuwachsrate gegenüber dem gleichaltrigen männlichen Geschlecht zwei- bis dreifach höher. Einige Beobachtungen zeigten, daß die endostale Knochenapposition bei vielgebärenden Frauen größer war als bei solchen Frauen, die nur wenige Graviditäten durchmachten.

Im Erwachsenenalter beginnt bei beiden Geschlechtern zwischen dem 30. und 40. Lebensjahr erneut eine *endostale Resorption* (Tabelle 7 u. 8). Die Markhöhle wird auf Kosten der Diaphysenkompakta zunehmend größer und es kommt zu einem Verlust an Knochensubstanz von 30% beim weiblichen und etwa 12% beim männlichen Geschlecht. Im Lebensalter von 55 Jahren hat die Frau den endostalen Zuwachs wieder verloren, den sie in der Steroid-gesteuerten Appositionsphase vom 12.–30. Lebensjahr gewonnen hatte (Tabelle 9). Mit höherem Lebensalter nimmt die Schichtdicke der Kompakta ständig weiter ab, obgleich in der 7. und 8. Dekade des Lebens manchmal ein verstärkter Anbau im Bereich der subperiostalen Außenkontur der Röhrenknochen festzustellen ist. Insgesamt überwiegt die endostale Resorption, so daß es schwierig ist, eine Grenze zwischen dem normalen Alterungsprozeß und pathologischen Zuständen des alternden Knochens festzustellen.

BARNETT und NORDIN (1961) konnten am *Metakarpale II* einen „Handindex" erarbeiten. Dabei wird die Schichtdicke der medialen und lateralen Kortikalis addiert, durch den Gesamtdurchmesser des Metakarpale dividiert und der erhal-

Tabelle 7. Altersveränderungen der Kompakta-Dicke des Metakarpale II bei Weißen

Alter	Männer (mm)		Frauen (mm)	
	Mittelwerte	Standardabweichung	Mittelwerte	Standardabweichung
1	1,47	0,30	1,49	0,31
2	1,86	0,39	1,81	0,37
4	2,48	0,37	2,34	0,35
6	2,98	0,45	2,78	0,43
8	3,42	0,47	3,22	0,41
10	3,88	0,50	3,54	0,48
12	4,31	0,62	4,16	0,55
14	4,90	0,70	4,87	0,56
16	5,29	0,52	5,08	0,61
18	5,72	0,68	5,16	0,70
22	5,80	0,61	5,31	0,75
30	5,87	0,63	5,36	0,77
40	5,76	0,71	5,46	0,74
50	5,71	0,69	5,23	0,74
60	5,28	0,58	4,56	0,58
70	5,02	0,67	3,99	0,63
80	4,89	0,56	3,30	0,51

Schrifttum: St.M. Garn: The Earlier Gain and the Later Loss of Cortical Bone. Springfield/Ill.: Ch.C. Thomas 1970.

Tabelle 8. Altersgang der prozentualen Kompaktafläche (PKF)

Alter	Kompaktafläche (%)		Relative Zu- oder Abnahme	
	Männer	Frauen	Männer	Frauen
1	55,5	56,5	1,0	1,0
2	58,1	59,9	1,0	1,1
4	68,2	67,0	1,2	1,2
6	74,1	73,2	1,3	1,3
8	76,4	75,7	1,4	1,3
10	78,9	76,4	1,4	1,4
12	80,9	80,1	1,5	1,4
14	81,4	86,1	1,5	1,5
16	82,5	88,0	1,5	1,6
18	85,0	87,4	1,5	1,5
30	86,1	89,1	1,6	1,6
40	85,0	89,6	1,5	1,6
50	84,0	88,3	1,5	1,6
60	79,4	81,3	1,4	1,4
70	78,0	71,8	1,4	1,3
80	78,6	63,7	1,4	1,1

$$PKF = 100\,\frac{D^2 - M^2}{D^2}$$

D = Äußerer Durchmesser des Knochenschaftes
M = Durchmesser der Markhöhle

Schrifttum: St.M. Garn: The Earlier Gain and the Later Loss of Cortical Bone. Springfield/Ill.: Ch.C. Thomas 1970.

Tabelle 9. Vergleich der Knochenverminderung von Erwachsenen in 3 Ländern bei beiden Geschlechtern [GARN, ST.M., ROHMANN, CH.G., WAGNER, B.: Fed. Proc. **26**, 1729 (1967), Tabelle 1]

Alters-gruppen	Männer				Frauen			
	Anzahl der Fälle	Kompaktadicke in mm	Kompaktafläche in %	Nordin-Index	Anzahl der Fälle	Kompaktadicke in mm	Kompaktafläche in %	Nordin-Index
Vereinigte Staaten, Ohio								
30	62	5,9	86,1	62,8	153	5,4	89,1	68,4
40	92	5,8	85,0	62,4	85	5,5	89,6	67,9
50	60	5,7	84,0	60,0	61	5,2	88,3	65,8
60	35	5,3	79,4	54,6	40	4,6	81,3	56,8
70	23	5,0	78,0	53,2	32	3,9	71,8	47,0
80	12	4,9	78,6	53,8	22	3,3	63,7	39,8
Guatemala								
30	89	5,45	87,3	64,3	159	5,03	90,3	68,9
40	92	5,19	85,5	61,9	137	4,77	87,5	64,7
50	62	5,38	85,8	62,3	101	4,73	85,9	62,6
60	42	5,12	83,5	59,5	51	3,91	76,8	51,9
70	24	4,72	79,0	54,3	38	3,73	72,9	47,9
80	11	4,80	80,3	55,6	17	3,22	66,9	42,5
El Salvador								
30	57	5,34	85,5	61,9	101	5,19	91,0	70,1
40	46	5,40	85,9	62,6	80	5,05	89,4	67,5
50	22	5,51	86,4	63,2	71	4,87	87,3	64,4
60	29	5,11	83,4	59,3	48	4,02	78,4	53,6
70	14	4,80	77,7	52,9	29	3,74	73,4	48,6
80	11	4,44	76,4	51,4	8	3,11	62,9	39,0

tene Wert mit 100 multipliziert (Barnett-Nordin-Index). Ein Indexwert von 44 zeigt bereits eine Osteoporose an. Weitere Ergebnisse von Messungen des Kompakta-Index und der Kompakta-Fläche des Metakarpale II haben HELELÄ und VIRTAMA (1968, 1970) und DEQUEKER (1973) mitgeteilt (Abb. 40 u. 41 u. Tabelle 10). Die Resultate von SMITH u. Mitarb. (1969) zeigten die gleiche Tendenz einer Verminderung des Gewebsvolumens oder Mineralgehaltes im Knochen des *Metakarpale III*. Beim weiblichen Geschlecht konnte zwischen dem 40. und 80. Lebensjahr ein Substanzverlust von etwa 40%, beim männlichen Geschlecht von annähernd 16% festgestellt werden. MORGAN u. Mitarb. (1967) berichten über Veränderungen der Kompaktaschichtdicke des Metakarpale (Tabelle 10) im Laufe des Alterungsprozesses bei Männern und Frauen und stellen fest, daß die densitometrische Methode keine besseren Resultate ergibt als die einfache Messung der Schichtdicke der Diaphysenkompakta. Der Anstieg der Dichte des Knochens und damit des Knochenminerals mit dem Alter ist bis zum 20. Lebensjahr besonders deutlich, da in jungen Knochen das Verhältnis von organischer Substanz zum Mineral ein anderes ist und der Knochen auch einen höheren Wassergehalt aufweist (DOLLERUP, 1964; FRERCKS, 1968). YOUNG und NORDIN (1969) haben morphometrische Untersuchungen der Metakarpalia II und III bei Frauen nach doppelseitiger Ovarektomie vorgenommen. Sie fanden, daß

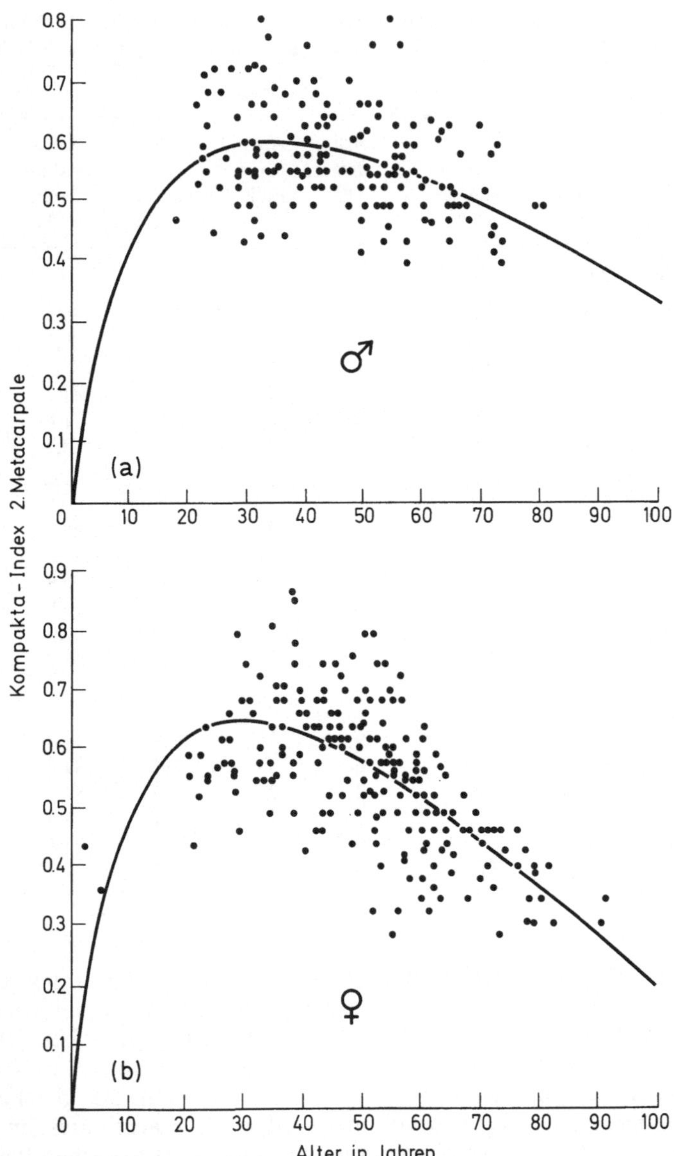

Abb. 40a u. b. Meßresultate des Kompakta-Index vom Metakarpale II bei gesunden Männern (a) und gesunden Frauen (b), deren Mittelwert das Absinken des Index im Laufe des Alterungsprozesses erkennen läßt. (Nach Helelä u. Virtama, 1968, 1970)

der Knochenabbau unmittelbar oder sehr bald nach der Operation einsetzt und dies unabhängig vom Alter der Patientin geschieht. Walker u. Mitarb. (1970, 1971, 1972) haben morphometrische Messungen des Metakarpale II an südafrikanischen Bantus und Mischlingen durchgeführt. Es handelte sich um Gruppen aus unteren sozialen Schichten, um Gruppen mit wenig Kalzium in der Nahrung und um Frauen, die zahlreiche Schwangerschaften und Stillperioden hinter sich hatten. Horsman und Nordin (1972, 1973) haben mit einer

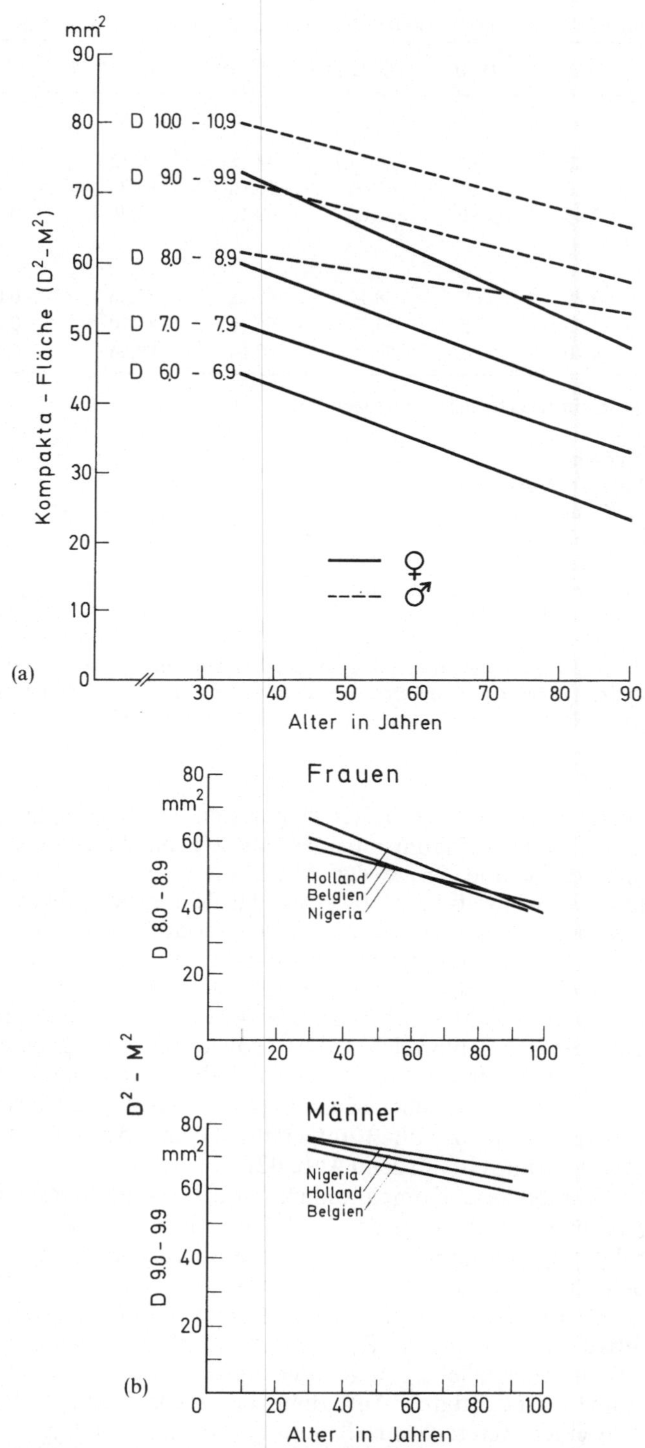

Abb. 41 a u. b. Ergebnisse von Bestimmungen der Kompakta-Fläche des Metakarpale II bei beiden Geschlechtern (a) und der Regression im Laufe der Alterung bei drei verschiedenen Bevölkerungs-gruppen (b). (Nach DEQUEKER, 1973)

Tabelle 10. Knochen-Meßwerte des zweiten Metakarpale der Altersgruppen 25 bis 34 Jahre

L	D	M	$D\text{-}M$	$D\text{-}M/D\%$	$D^2\text{-}M^2$	$D^2\text{-}M^2/D^2$	$D^2\text{-}M^2/DL$
Frauen ♀							
6,10	7,0	2,20	4,80	68,57	44,16	90,12	0,1034
6,30	8,0	2,80	5,20	65,00	56,16	87,75	0,1114
6,55	9,0	3,45	5,55	61,66	69,10	85,30	0,1172
Männer ♂							
6,80	8,0	3,35	4,65	58,12	52,78	82,46	0,0970
7,00	9,0	3,85	5,15	57,22	66,18	81,70	0,1050
7,25	10,0	4,40	5,60	56,00	80,64	80,64	0,1112

Die Messungen wurden in Knochenmitte durchgeführt.

$L =$ Länge

$D =$ äußerer Durchmesser

$M =$ innerer Durchmesser (Markhöhle)

$D\text{-}M =$ kombinierte Kompakta-Dicke

$D\text{-}M/D = \%$ Kompakta-Dicke

$D^2\text{-}M^2 =$ Kompakta-Fläche

$D^2\text{-}M^2/D^2 = \%$ Kompakta-Fläche/Gesamt-Fläche

$D^2\text{-}M^2/DL =$ Kompakta-Fläche/Oberfläche

Schrifttum: Dequeker, J.: Quantitative radiology of cortical bone at the second metacarpal — Influence of skeletal size — Bone loss in different populations. In: Proc. of the First Workshop on Bone Morphometry, p. 44–47. Ottawa/Kanada: Univ. of Ottawa Press 1973.

einfachen Methode versucht, die bisher bekannten Meßwerte zu verbessern. Es wurden standardisierte Aufnahmen beider Hände gemacht und Gesamtdurchmesser, Kompaktadicke und Breite der Markhöhle der Metakarpalia II, III und IV bestimmt. Aus jeweils 6 Meßwerten wurde der Mittelwert errechnet. Die Methode soll besonders zuverlässig sein bei Verlaufsmessungen. Sie wurde von den Autoren an 77 gesunden Frauen im Fünf-Jahres-Abstand geprüft. Horsman und Simpson (1975) haben mit der Methode Frauen vor und nach der Menopause untersucht. Nordin u. Mitarb. (1974) ermittelten mit der Meßmethode die Effekte einer kalziumreichen Diät sowie den Erfolg einer Vitamin D-Behandlung zur Verhinderung von Femurhals-Frakturen nach der Menopause. Ergebnisse morphometrischer Messungen am Grundglied des 3. Fingers haben Exton-Smith u. Mitarb. (1969) mitgeteilt, die mit der von ihnen vorgeschlagenen Methode ermittelt wurden (Abb. 42).

Radius: Die „kombinierte Kompaktadicke" (oder „kombinierte Kortikalisdicke") des proximalen Radius, gemessen 1–2 cm distal der Tuberositas radii im Bereich der Diaphysenkompakta, wurde an größeren Kollektiven von Normalpersonen beiderlei Geschlechts durch Meema u. Mitarb. (1962, 1963, 1968) bestimmt (Abb. 43, Tabelle 11). Um sowohl den endostalen als auch den intrakompakten Abbau im proximalen Radius festzustellen, entwickelten Meema u. Mitarb. (1964) eine zusätzliche röntgen-densitometrische Methode. Nach der für die Morphometrie benötigten Aufnahme des Radius wurde der Arm im Wasserbad neben einer Referenz aus Kaliumhydrogen-Phosphat geröntgt und densitometrisch ausgewertet (s.S. 323ff.). Meema und Meema (1969) haben mit dieser Methode Unterschiede des Knochenabbaues der Kompakta bei den Geschlechtern herausgearbeitet und festgestellt, daß im Alter bei Männern die

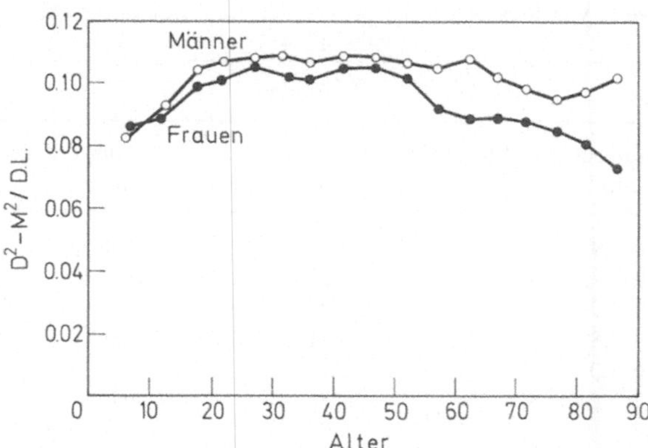

Abb. 42. Alterskurven der Mittelwerte des Exton-Smith-Index bei gesunden Männern und Frauen, gemessen am Grundglied des 3. Fingers. (Nach Exton-Smith u.Mitarb., 1969)

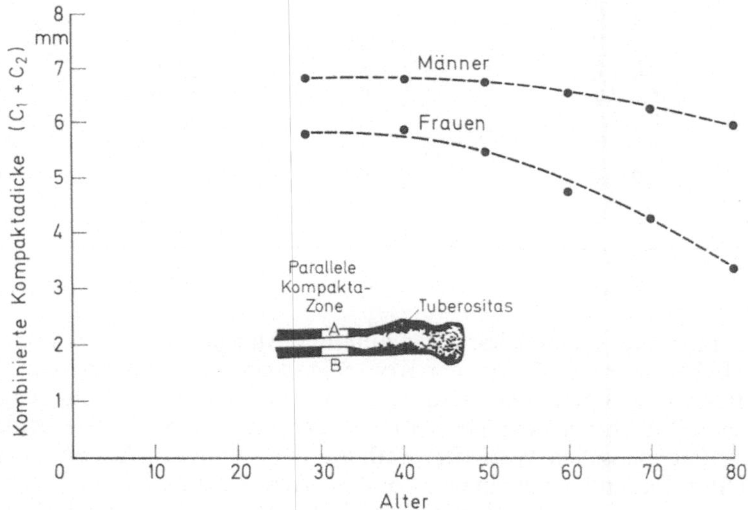

Abb. 43. Meßergebnisse der kombinierten Kompakta-Dicke in der proximalen Diaphyse des Radius. (Nach Meema u.Mitarb., 1963.) Die Abnahme der Kompakta-Dicke ist beim weiblichen Geschlecht im Laufe der Alterung deutlicher

Kompaktadichte abnimmt, während es bei Frauen zu einer Abnahme der Dicke kommt. Saville (1965) hat durch morphometrische Messungen der kombinierten Kompaktadicke des *proximalen Radius* nach Meema (1963) den Altersgang bei Männern und Frauen bestimmt. Er konnte eine signifikante Beziehung zwischen der kombinierten Kompaktadicke und den Bestimmungen der fettfreien Trockensubstanz aus Beckenkamm-Knochenproben herausarbeiten. Später konnte Saville (1970) einen direkten Zusammenhang zwischen Wirbelfrakturen und einer verminderten Kompaktadicke des Radius bei Frauen über 45 Jahren feststellen.

Humerus: Messungen an der Diaphyse des Humerus durch Meema und Meema (1963) ergaben eine Verminderung der Schichtdicke bei beiden Geschlechtern, doch war beim weiblichen Geschlecht ein früherer Beginn und

Tabelle 11. Normalwerte von Messungen der proximalen Radiusdiaphyse (Meema, Harris u. Porrett, 1964)

Männer		Frauen	
Alter in Jahren	komb. Kompakta-Dicke in mm	Alter in Jahren	komb. Kompakta-Dicke in mm
19	7,8–7,9	19	6,0–7,0
19	7,0	20	6,0–6,5
21	6,9–7,0	21	6,0–6,3
22	7,4–7,8	21	6,0
28	8,6–9,0	25	5,5
31	7,2	25	6,0
33	6,4	26	5,3
38	7,0	30	5,3–6,0
39	7,0–7,4	30	6,3–6,7
40	6,0	31	5,2
40	8,5	31	6,3–6,7
40	5,6	32	5,8–6,1
40	8,0	38	5,8
43	7,0–7,2	39	5,5–6,0
47	6,3–7,0	41	6,0–6,2
49	7,0	42	5,5
54	8,0	43	5,0–5,8
60	7,0	44	5,0
		46	6,0–6,4
		62	6,2–6,8

ein stärkerer Grad nachweisbar. Im Laufe des Alterungsprozesses konnte nach dem 45. Lebensjahr ein Verlust der Kompaktadicke des Humerus von 7% und des Radius von 8% gefunden werden. Beim weiblichen Geschlecht reagiert der Radius empfindlicher als der Humerus, so daß die Morphometrie beider Knochen den diagnostischen Wert der Methode nur wenig erhöht. Bei keinem der untersuchten Patienten mit einer „kombinierten Kortikalisdicke" von 5 oder mehr waren Kompressionsfrakturen der Wirbel als Ausdruck einer Osteoporose nachweisbar. Dagegen waren bei 43% der Patienten mit einer „kombinierten Kortikalisdicke" von 2 und bei 31% der Patienten mit einem Meßwert von 3 multiple Kompressionsfrakturen zu finden. Eine „kombinierte Kortikalisdicke" von 4 ist etwa der Grenzwert für eine Strukturauflockerung. Bloom und Laws (1970) haben mit morphometrischen Messungen der Kompaktadicke an nicht ausgewählten Meßarealen versucht, eine Osteoporose zu diagnostizieren (Abb. 44).

Femur: An der Diaphyse des Femur haben Nordin u. Mitarb. (1965) im Bereich des größten Durchmessers Messungen der Kompaktadicke durchgeführt (Abb. 45). Bei einem Wert unter 46 im kompakten Knochen handelt es sich um eine Atrophie. Mit der endostalen Resorption geht *gleichzeitig* eine geringe periostale Apposition einher (Smith u. Walker, 1964). Die Änderung des *Kompakta-Index vom Femur* während des Alterungsprozesses haben Helelä und Virtama (1968, 1970) mitgeteilt (Abb. 46). Untersuchungen der Struktur der Femurdiaphyse ergaben eine ansteigende Porosität, die auch zu einem Abfall der Dichte führen muß (Smith u. Frame, 1965). Im Mikroradiogramm konnte mit zunehmendem Alter ein Anstieg der Dichte des Knochengewebes durch Zunahme der Mineralkonzentration in der Tela ossea festgestellt werden (Jow-

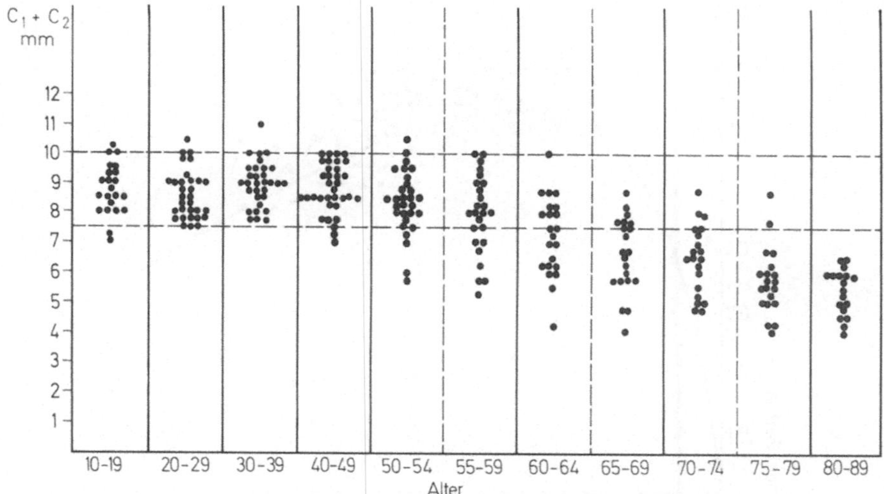

Abb. 44. Altersabhängige Veränderungen der kombinierten Kompakta-Dicke der Humerusdiaphyse bei 254 gesunden Frauen. (Nach BLOOM u. LAWS, 1970)

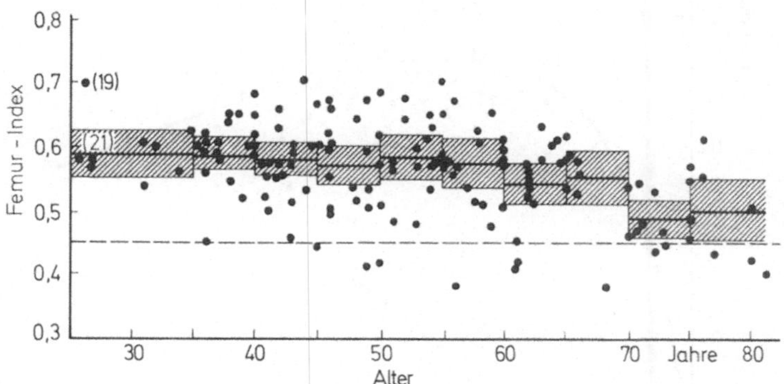

Abb. 45. Femur-Index mit Standardabweichung bei gesunden Frauen verschiedener Altersgruppen. (Nach NORDIN u. Mitarb., 1965)

SEY, 1960), so daß auch bei Substanzverlusten die Gesamtdichte des Knochens densitometrisch längere Zeit konstant bleiben kann. Messungen am Femur waren weniger zuverlässig als solche im Metakarpalknochen oder am proximalen Radius.

Tibia: Morphometrische Untersuchungen in der Mitte der Tibia-Diaphyse wurden zuerst von BERNARD und LAVAL-JEANTET (1960, 1962) durchgeführt, später folgten VIRTAMA und HELELÄ (1969). Es konnte ein Altersabfall gemessen werden. Bei Frauen betrug die Dicke der Kompakta im Alter von 45 Jahren 11,7 mm und fiel bis zum 80. Lebensjahr auf 9,0 mm ab. Das bedeutet eine jährliche Abbaurate von 0,7%. Bei Männern lagen die Werte bei 14,0 mm im 50. Lebensjahr bis 12,9 mm im hohen Alter. Dies bedeutet einen jährlichen Abbau um 0,3%.

Klavikula: Im Bereich des kranialen Anteils der Klavikula sind Kompakta-Messungen in Knochenmitte von ANTON (1969) und von FISCHER und HAUSSER

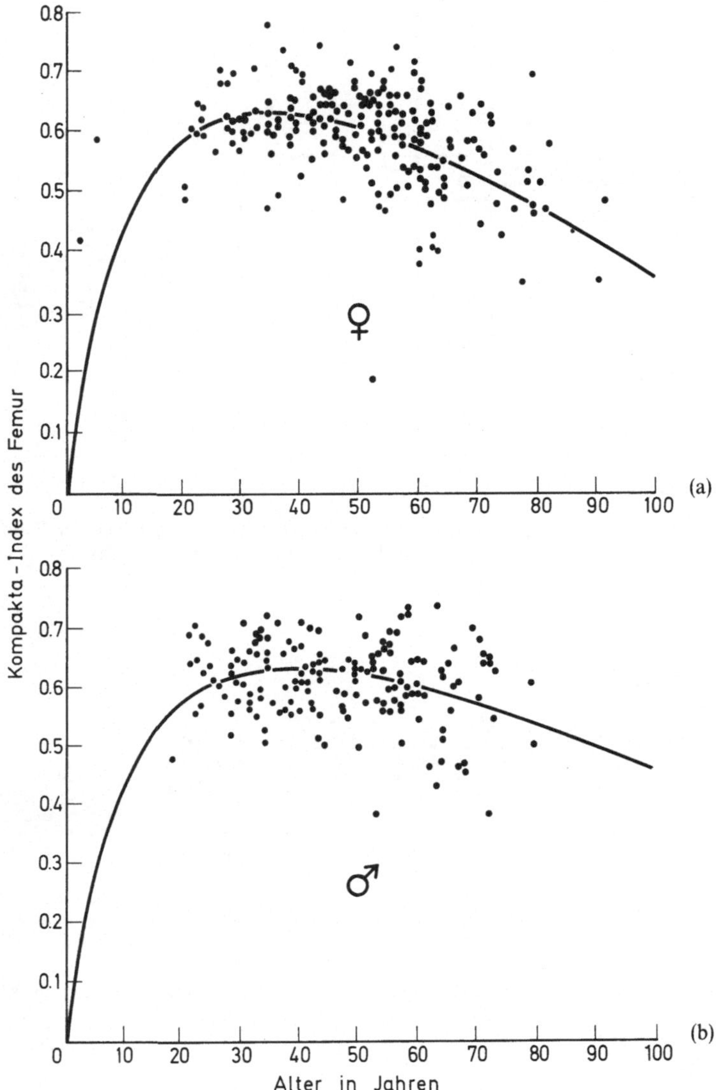

Abb. 46a u. b. Meßergebnisse des Kompakta-Index vom Femur bei gesunden Frauen (a) und Männern (b). (Nach Helelä u. Virtama 1968, 1970)

(1970) durchgeführt worden (Tabelle 12). Dort findet sich eine signifikante Beziehung der Verminderung der Schichtdicke der Kompakta zu weiteren Zeichen der Osteoporose in anderen Skelettabschnitten. Es sind jeweils zwei Messungen in einem Abstand von 1 cm vorgenommen und aus den Resultaten ist der Mittelwert bestimmt worden (Abb. 47 u. 48). Ein meßbarer, deutlicher Abbau ist vom 6. Dezennium an nachweisbar, und die Schichtdicke verringert sich von $2{,}84 \pm 0{,}45$ mm auf $2{,}21 \pm 0{,}58$ mm während der Alterung bei gesunden Menschen beiderlei Geschlechts annähernd gleichmäßig (Fischer und Hausser, 1970). Bezogen auf den Ausgangswert beträgt der Kompaktaschwund 22% bei beiden Geschlechtern. Beim weiblichen Geschlecht ist die Schichtdicke der

Tabelle 12. Kompakta-Dicke der Klavikula von 120 Thoraxaufnahmen. (Nach Anton, 1969)

Altersgruppen	Anzahl der Fälle	Kompakta-Dicke (mm)	
		Mittel-Wert	Standard-Abweichung
Frauen			
20–39	14	2,78	0,56
40–59	19	2,50	0,42
60+	29	1,91	0,57
Männer			
20–39	20	2,87	0,54
40–59	12	2,70	0,84
60+	26	2,44	0,48

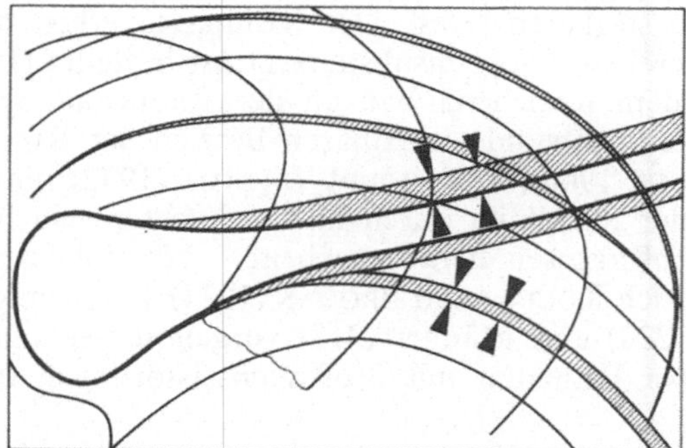

Abb. 47. Meßzonen der Klavikula-Kompakta und der Rippen-Kortikalis (4. Rippe dorsal). (Nach Fischer u. Hausser, 1970)

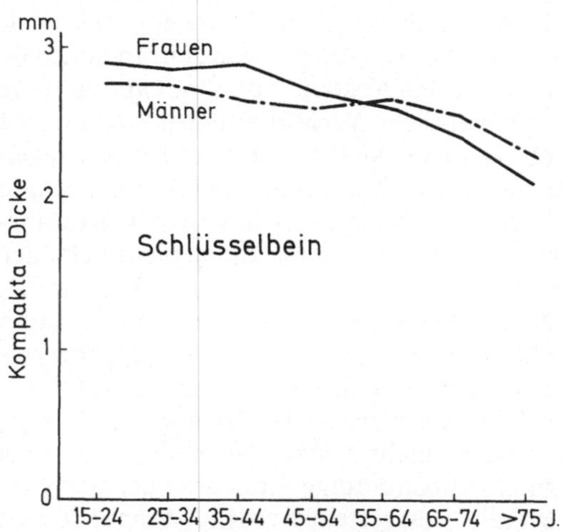

Abb. 48. Mittelwerte der Kompakta-Dicke der Klavikula bei Gesunden beiderlei Geschlechts. (Nach Fischer u. Hausser, 1970)

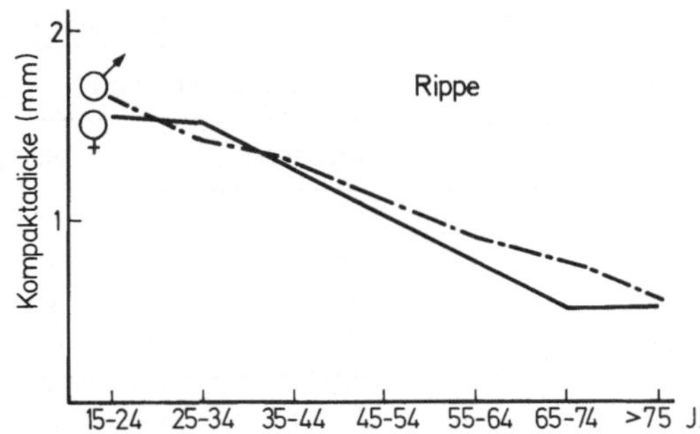

Abb. 49. Mittelwerte der einfachen Kompakta-Dicke der dorsal-kranialen Rippen-Kompakta 4 und 5 bei Gesunden beiderlei Geschlechts. (Nach Fischer u. Hausser, 1970)

Schlüsselbein-Kompakta in den ersten vier Dezennien signifikant größer als bei Männern, doch beginnt der Abbau des Knochens um zwei Dezennien früher und erreicht einen stärkeren Grad. Der Kompaktaverlust des Schlüsselbeines ist von einem generellen Knochensubstanzverlust begleitet (Ingalls, 1931) und vergleichbar mit dem Knochenabbau an der Radiusdiaphyse (Meema, 1963) sowie dem Kortikalisschwund im axillären Bereich der Rippen (Sedlin, 1964; Takahashi u. Frost, 1966). Rusch und Virtama (1972) führten morphometrische Messungen der Klavikula durch und versuchten, einen Hinweis auf das Risiko von Rippenfrakturen herauszuarbeiten. Messungen der Schlüsselbeinkompakta haben auch Kocian und Brodan (1974) an einem größeren Kollektiv gesunder Frauen (220) und Männer (218) vorgenommen und im Vergleich zu den Meßwerten bei Patienten mit Stoffwechselstörungen deutliche Veränderungen gefunden.

Rippen: Den Verlust des Knochengewebes in der *Rippen-Kortikalis*, die Umbauvorgänge und diskrete periostale Appositionen im Laufe der Alterung haben Epker u.Mitarb. (1965) mit morphometrischen und histologischen Methoden bestimmt. Messungen der kranialen Kortikalis von Rippen haben Fischer und Hausser (1970) an der 4. und 5. Rippe in einer dorsalen Meßzone — etwa in Höhe der Skapularlinie — durchgeführt und die gewonnenen Werte zusammengestellt (Abb. 49). Als Meßinstrument diente eine Schublehre mit einer Meßgenauigkeit von 0,1 mm. Die Messungen wurden an normalen Thoraxaufnahmen, die bei einem Fokus-Film-Abstand von 2 m exponiert worden sind, vorgenommen, so daß der geometrische Vergrößerungsfaktor unberücksichtigt bleiben konnte. Es ist sinnvoll, aus zwei Meßstellen einer Rippe (ungefähr 1 cm Abstand voneinander) den Mittelwert zu bestimmen, um von den angrenzenden Strukturen unabhängig zu sein. Die Methode kann in der Routine-Arbeit eingesetzt werden. Bei gesunden Erwachsenen nimmt die Schichtdicke der Rippenkortikalis gleichmäßig vom 3. Dezennium an von 1,63 ($\pm$0,72) mm auf 0,54 ($\pm$0,25) mm ab, das sind 67%, auf den Ausgangswert bezogen. Es konnte eine eindeutige Abnahme der Schichtdicke im Laufe des Alterungsprozesses bei beiden Geschlechtern festgestellt werden. Beim weiblichen Geschlecht ist eine stärkere Verschmälerung der Kompakta nach der Menopause sowohl an den Rippen als auch am Schlüsselbein nachweisbar. Nach dem 75. Lebensjahr kann bei beiden Geschlechtern eine hochgradige Abnahme der Schichtdicke der Rippenkompakta (oder Kortikalis) festgestellt werden. Manchmal ist die exakte Auffindung von Meßpunkten bei Osteopathien schwierig, insbesondere dann, wenn nur noch eine sehr dünne Restkortikalis besteht.

Die Rippen weisen im Laufe der Alterung und bei Störungen der Transformation des Knochens infolge pathologischer Veränderungen des Hormon- oder Mineralstoffwechsels eine *besondere Empfindlichkeit* auf. Die Morphometrie der Rippenkortikalis kann daher *bereits frühzeitig* einen Knochenabbau anzeigen (FROST u. Mitarb., 1966; SEDLIN u. Mitarb., 1963; HAUSSER, 1967; WU u. Mitarb., 1967). Neben der Rippenkompakta ist ein Knochenschwund gleichzeitig an der Kompakta des Schlüsselbeines bei verschiedenen Erkrankungen (renale Osteopathie, Polyarthritis, Ulkuskrankheit, Diabetes mellitus und Leberzirrhose) festgestellt worden (Abb. 58). Der Knochenabbau erfolgte von der inneren, endostalen Zone her und ist weit größer als der in späteren Lebensjahren erkennbare diskrete periostale Knochenanbau. Die Rippenkompakta geht der Kompakta des Schlüsselbeines meist voran, so daß bei pathologischem Knochensubstanzverlust zunächst die Rippen betroffen sind. Der unterschiedliche Grad des Knochenabbaues (Osteopenie) der Rippen als Teil des Achsenskeletts und der Klavikula als Teil des Extremitätenskeletts erlaubt eine gute Beurteilung des Zustandes vom gesamten Skelett, zumal die Klavikula als bindegewebig und nicht knorpelig präformierter Knochen eine Sonderstellung einnimmt.

Die Morphometrie im Bereich der *Metaphysenregion der Knochen* soll eine größere Empfindlichkeit aufweisen (ATKINSON u. Mitarb., 1962). Eine Kombination von Morphometrie und Dichtemessungen mit einem Vergleichskörper aus Aluminium ist von DOYLE (1961), MACK u. Mitarb. (1967) u.a. empfohlen worden. Vergleichende Untersuchungen der Beziehungen zwischen der Kompaktadicke und den densitometrisch ermittelten Werten des Mineralgehaltes der Diaphysenkompakta haben in größerem Umfang MEEMA u. Mitarb. (1968) vorgenommen. Am proximalen Radiusende konnte MEEMA (1966) zeigen, daß die *Densitometrie* die empfindlichere Methode ist, um *Frühveränderungen* festzustellen. Die Kombination von Morphometrie und Densitometrie lieferte optimale Informationen über den Zustand eines Knochens. Die Frage, inwieweit die an einem einzigen Knochen − z.B. am Metakarpale II − ermittelten Meßwerte für Umbau- und Abbauprozesse des Gesamtskeletts bei Osteopathien repräsentativ sind, hat NORDIN (1976) eingehend erörtert und empfohlen, bei solchen Fragen möglichst *viele verschiedene Knochen eines Patienten* zu untersuchen.

2.1.2. Messungen bei Osteopathien

Die Morphometrie wurde in der klinischen Radiologie zur Beurteilung von Osteopathien durch verschiedene Arbeitskreise eingesetzt (MEEMA u. Mitarb., 1963, 1969; KUHLENCORDT u. Mitarb., 1967; VIRTAMA u. HELELÄ, 1969; ANTON, 1969; FISCHER u. HAUSSER, 1970; GENANT u. Mitarb., 1973; u.v.a.). Die vorgelegten Meßwerte großer Kollektive von Normalpersonen haben eine fundierte Basis zum breiten Einsatz der Morphometrie in der Klinik geliefert.

Von GARN (1970) ist der *Alterungsprozeß* auch bei *angeborenen Systemerkrankungen* der Knochen (erbliche Osteopathien) untersucht worden. Im ersten Lebensjahr schreitet die *Apposition* langsamer fort als die *endostale* Resorption, so daß es zu der „physiologischen Osteoporose" kommt. Ein Umbau an der endostalen Oberfläche des Knochens findet bei beiden Geschlechtern statt, doch ist er beim weiblichen Geschlecht bis zum 30. Lebensjahr deutlicher. In der *Gravidität* steigt die endostale Apposition an und während der Stillzeit erfolgt wieder ein Abbau von der endostalen Oberfläche her. Zu der wichtigen Frage, ob und wie sich eine endostale Oberfläche umbaut und aufbaut, sind Untersuchungen bei der *Osteogenesis imperfecta* durchgeführt worden. Es zeigte sich, daß auch bei dieser angeborenen Osteopathie während der Schwangerschaft

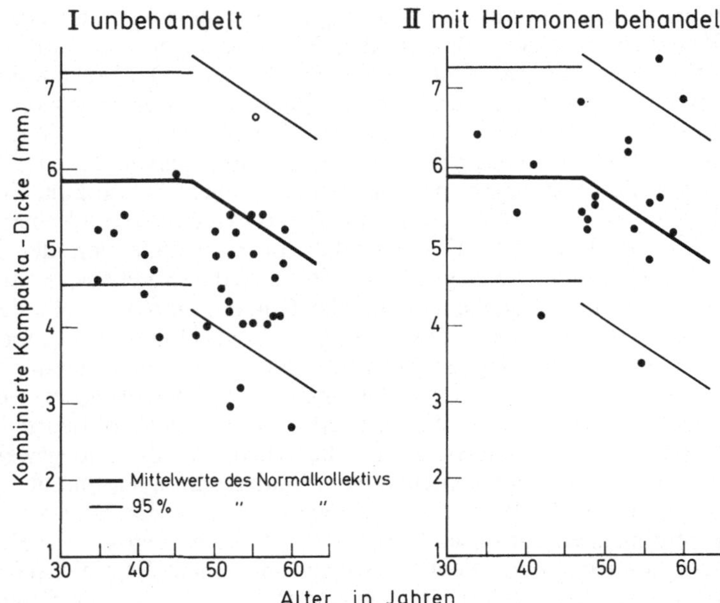

Abb. 50. Ergebnisse vergleichender Messungen der kombinierten Kompakta-Dicke im proximalen rechten Radius bei unbehandelten und mit Hormonen behandelten Frauen nach Ovarialexstirpation. Die Normalwerte und das 95% Vertrauensintervall sind mit aufgetragen. (Nach Meema u. Meema, 1968)

Tabelle 13. Zusammenstellung von Meßergebnissen des Knochenmineralgehaltes — Flächenwerte (mg/cm^2) und Volumenwerte (mg/cm^3) — und der kombinierten Kompakta-Dicke (mm) bei chronisch-nierenkranken Patienten und Normalpersonen beiderlei Geschlechts. (Nach Meema u. Mitarb., 1972)

	Mittelwerte ± Standard-Abweichung		Signifikanz-Zahl der Differenz der Mittelwerte (α)
	renale Osteopathie	normale Kontrollen	
Knochen-Mineral-Menge in mg/cm^2			
Männer ($n=25$)	$649,92 \pm 151,44$	$799,94 \pm 105,11$ ($n=116$)	$<0,001$
Frauen ($n=7$)	$515,14 \pm 95,92$	$718,54 \pm 103,09$ ($n=192$)	$<0,001$
Kombinierte Kompakta-Dicke in mm			
Männer ($n=25$)	$6,74 \pm 1,19$	$7,09 \pm 0,76$ ($n=116$)	nicht signifikant
Frauen ($n=7$)	$5,35 \pm 0,56$	$6,05 \pm 0,62$ ($n=172$)	$<0,001$
Hydroxylapatit-Gehalt in mg/cm^3			
Männer und Frauen ($n=32$)	$963,19 \pm 150,06$	$1163,00 \pm 108,62$ ($n=288$)	$<0,001$

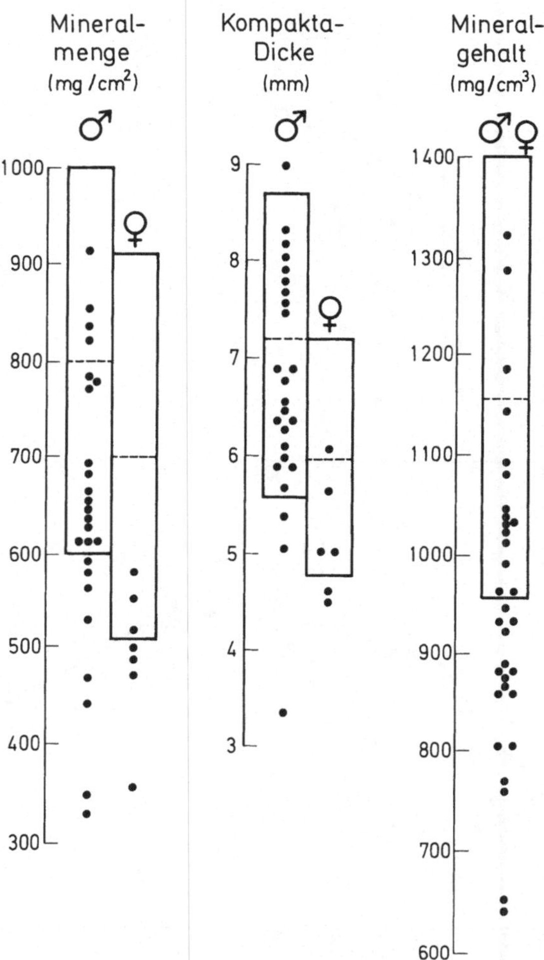

Abb. 51. Ergebnisse kombinierter morphometrisch-densitometrischer Untersuchungen der proximalen Radiusdiaphyse bei 32 Patienten mit chronischer Niereninsuffizienz. Die Rechtecke zeigen die Streubreite der Normalwerte, die unterbrochenen Linien die Mittelwerte an. (Nach MEEMA u. MEEMA, 1972)

und in der Reifungsphase (bei beiden Geschlechtern) eine endostale Apposition erfolgt. Eine endostale Resorption kann unter verschiedenen Bedingungen bis zum Ende der 4. Dekade wieder ausgeglichen werden. Es konnte ferner nachgewiesen werden, daß bei den genetisch bedingten Osteopathien (wie z.B. der Osteogenesis imperfecta) nach endostaler Resorption erneut eine Apposition von Knochengewebe und damit ein Ausgleich möglich ist.

MEEMA und MEEMA (1968) haben bei *Frauen nach der Menopause* die Wirksamkeit einer Hormonbehandlung (Oestrogene und Androgene) auf den Knochen morphometrisch kontrolliert. Es fand sich ein deutlicher Unterschied der kombinierten Kortikalisdicke am *rechten Radius* zwischen behandelten und unbehandelten Patientinnen nach Ovarialexstirpation (Abb. 50). Kombinierte morphometrisch-densitometrische Messungen an der Radiusdiaphyse bei 32 Patienten mit *schwerer chronischer Niereninsuffizienz* wurden von MEEMA und MEEMA

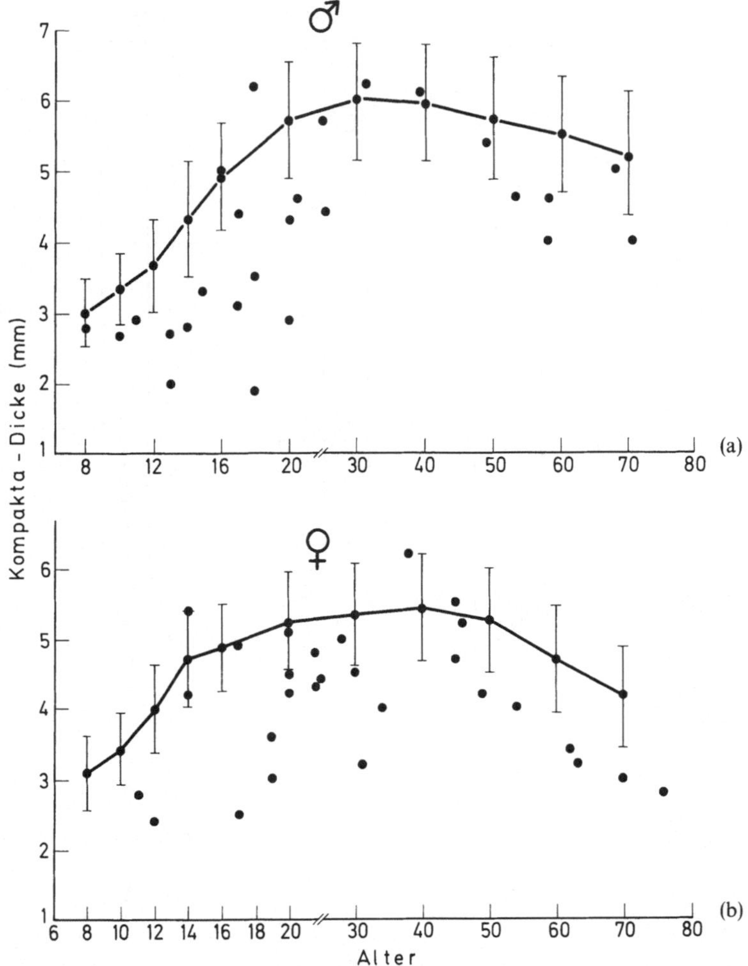

Abb. 52. Ergebnisse von Messungen der Kompakta-Dicke des Metakarpale II bei Patienten mit entzündlichen Erkrankungen des Magen-Darm-Kanals. Die Meßwerte sind zusammen mit den Mittelwerten von Garn aufgetragen (± 1 SD), (a) bei Männern, (b) bei Frauen. (Nach Genant u.Mitarb., 1976)

(1972) durchgeführt. Nicht selten fand sich bei diesen Patienten eine subperiostale Resorption am Handskelett (Tabelle 13) (Abb. 51 u. 14). Die Aufnahmen zur Messung wurden in Supinationsstellung des Radius angefertigt. Der Meßpunkt am Radiusschaft wurde 2,5 $\varnothing$-Längen des Radiusköpfchens nach distal hin gewählt. Als Meßzone wurde ein ungefähr 5 mm breiter Bereich herangezogen, da dort zuerst Umbauvorgänge auftreten (Abb. 30). Die Untersuchungsergebnisse am Radius und am Metakarpale bei Gesunden und einem gemischten Kollektiv zeigten, daß Messungen an beiden Knochen geeignet sind! Beim männlichen Geschlecht ist nach Meema (1963) das Metakarpale II der empfindlichere Knochen zur Früherkennung des Knochenabbaues bei Stoffwechselstörungen, beim weiblichen Geschlecht ist der proximale Radius empfindlicher. Fujita u.Mitarb. (1971) führten Messungen an der Klavikula von Patienten *nach Gastrek-*

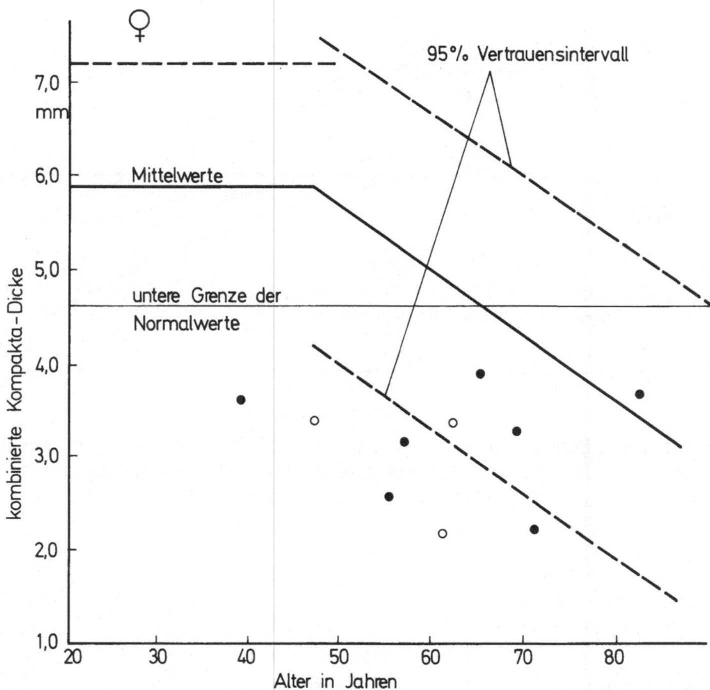

Abb. 53. Ergebnisse von Messungen der „kombinierten Kompakta-Dicke" der proximalen Radiusdiaphyse bei 10 Frauen mit Osteomalazie, zusammen mit den Normalwerten aufgetragen. (Nach MEEMA u. MEEMA, 1973)

tomie durch. Sie fanden neben dem altersbedingten Abbau einen verstärkten Verlust der Kompaktadicke bei diesen Patienten. Mit Hilfe der Morphometrie am Metakarpale II konnten GENANT u. Mitarb. (1976) Störungen der Knochenbildung und des Knochenumbaues sicher nachweisen, die im Verlauf und als Folge *entzündlicher Erkrankungen des Magen-Darm-Kanals* aufgetreten waren (Abb. 52). Die Meßwerte von 54 Patienten lagen zum größten Teil im unteren Bereich der Normalwerte oder niedriger, so daß eine Osteopenie angenommen wurde. Messungen der kombinierten Kompaktadicke an der *Radiuskompakta* und des Exton-Smith-Index am Metakarpale II bei *Osteomalazie* haben MEEMA und MEEMA (1973) vorgenommen und neben einer Abnahme des Knochengewebsvolumens mikroradioskopisch eine Strukturauflockerung gefunden (Abb. 53 u. 54). Untersuchungen der kortikalen Knochenmasse bei *Akromegalie* mit morphometrischen Methoden (Exton-Smith-Index) haben IKKOS u. Mitarb. (1974) durchgeführt und einen statistisch signifikanten Anstieg des äußeren Diameters und der Kompaktadicke ermittelt.

Bei *primärem Hyperparathyreoidismus* wurde von SHAPIRO u. Mitarb. (1972) ein Abbau der Radiuskompakta festgestellt. GENANT u. Mitarb. (1973) haben Bestimmungen der kombinierten Kompaktadicke am *Metakarpale II* vorgenommen und die Meßwerte zu den Normalwerten von GARN (1970) in Beziehung gesetzt (Abb. 55). Die Verminderung des Knochengewebsvolumens ist deutlich. FRASER u. Mitarb. (1971) bestimmten am Metakarpale III bei unbehandelter Thyreotoxikose insbesondere bei Frauen über 50 Jahren eine Verschmälerung der Kompakta. Eine Verschmälerung der Diaphysenkompakta des Metakarpale

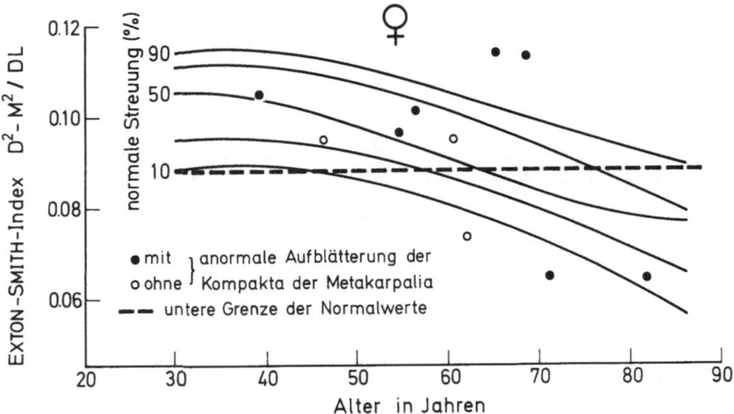

Abb. 54. Ergebnisse von Bestimmungen des Exton-Smith-Index am Metakarpale II bei 10 Patienten mit Osteomalazie. Es wurde auch die Aufblätterung der Diaphysen-Kompakta mitbewertet. (Nach MEEMA u. MEEMA, 1973)

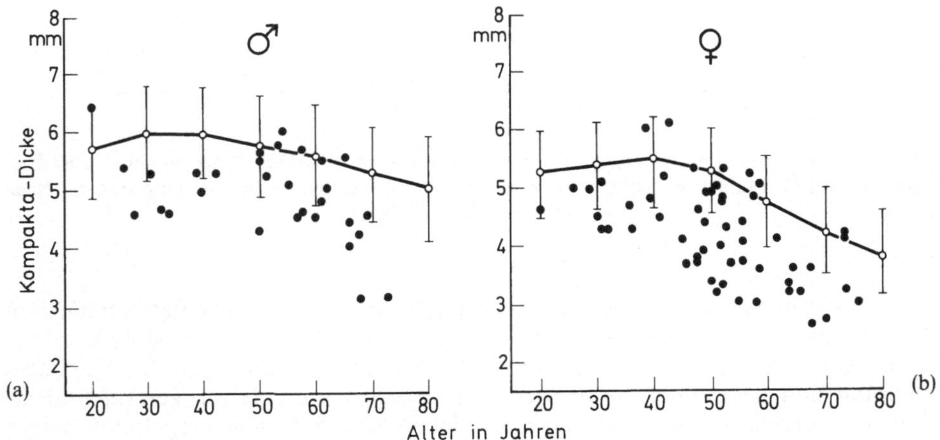

Abb. 55a u. b. Kombinierte Kompakta-Dicke des Metakarpale II bei Männern (a) und Frauen (b) mit primärem Hyperparathyreoidismus mit den Normalwerten von GARN (1970) aufgetragen. (Nach GENANT u. Mitarb., 1973)

II bei Thyreotoxikose konnten MEEMA und SCHATZ (1970), IKKOS u.Mitarb. (1971), MEEMA und MEEMA (1972) objektivieren (Abb. 56). RESCHEF u.Mitarb. (1971) konnten durch Morphometrie eine Verminderung der *Femur-Kompakta-dicke nach Frakturen* messen. BJELLE und NILSSON (1970) ermittelten mit derselben Methode eine Kompaktadicken-Verminderung bei *rheumatischer Arthritis*, und SEVASTIKOGLOU u.Mitarb. (1969) kamen nach Amputationen zu denselben Ergebnissen.

Morphometrische Messungen bei *Rheumatismus* und *Morbus Bechterew* am *Metakarpale II* und an der *Tibia* sowie Bestimmungen des *Wirbelindex* (BARNETT u. NORDIN, 1961) sind von HAVELKA u.Mitarb. (1973) ausgeführt worden, um eine Strukturauflockerung im Sinne der Osteoporose oder Osteopenie zu objektivieren. BJELLE und NILSSON (1971) konnten bei *rheumatischer Arthritis* einen signifikanten Zusammenhang zwischen der Schwere der Erkrankung, die sich

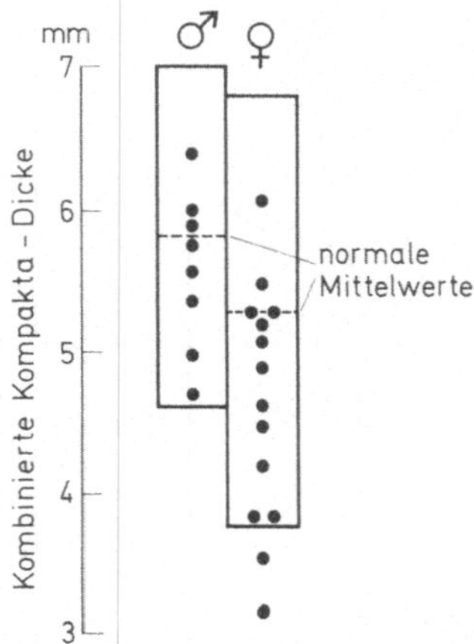

Abb. 56. Meßresultate der kombinierten Kompakta-Dicke der Diaphyse des Metakarpale II bei 22 Patienten mit Thyreotoxikose. Normalwerte sind als Rechtecke, Mittelwerte als unterbrochene Linien dargestellt. (Nach MEEMA u. MEEMA, 1972)

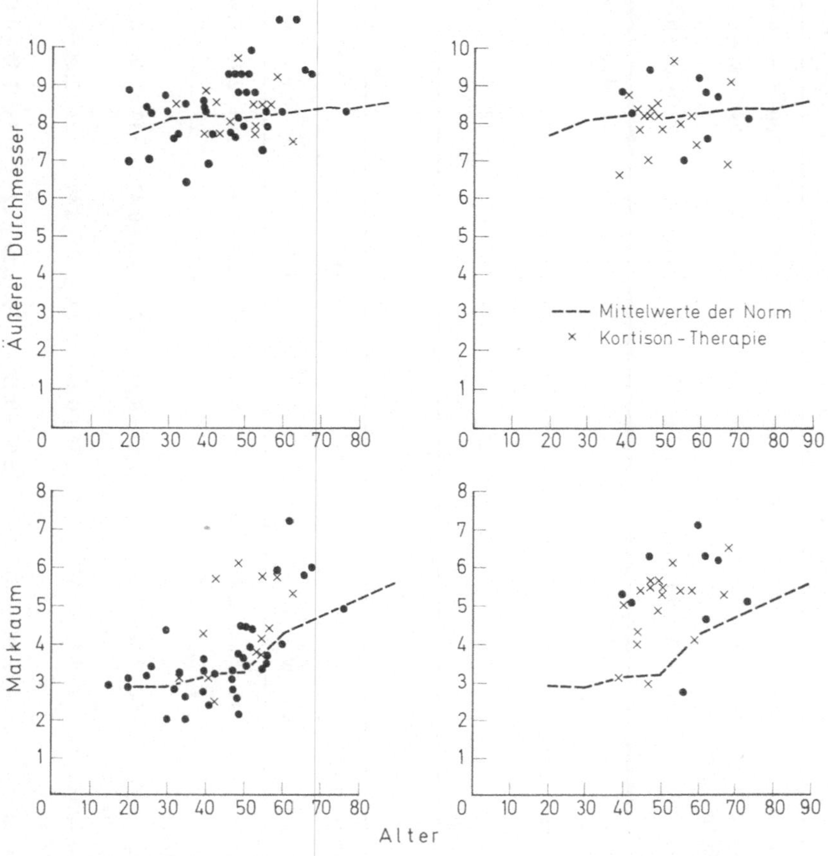

Abb. 57. Veränderungen des äußeren Durchmessers (D) und des Markraumes (M) in der Mitte des Metakarpale II bei 78 Patienten mit chronischer Polyarthritis. (Nach DEQUEKER, 1972)

Tabelle 14. Mittelwerte der Rippenkompaktadicke in mm

Altersgruppen	15–24			25–34			35–44			45–54			55–64			65–74			>75 Jahre		
	n	$\bar{x}$	σ	n	$\bar{x}$	σ	n	$\bar{x}$	σ	n	$\bar{x}$	σ	n	$\bar{x}$	σ	n	$\bar{x}$	σ	n	$\bar{x}$	σ
Norm	**190**	**1,63 ± 0,27**		**200**	**1,43 ± 0,29**		**200**	**1,29 ± 0,33**		**200**	**1,05 ± 0,39**		**200**	**0,90 ± 0,30**		**200**	**0,68 ± 0,29**		**94**	**0,54 ± 0,25**	
Chron. Nephritis	4	1,28 ± 0,27		13	1,13 ± 0,15		17	0,90 ± 0,23		29	0,61 ± 0,21		10	0,45 ± 0,16		5	0,37 ± 0,03		1	0,35	
Ulkus- krankheit	11	1,20 ± 0,16		16	1,07 ± 0,22		23	0,82 ± 0,19		39	0,60 ± 0,14		22	0,44 ± 0,09		18	0,41 ± 0,10		8	0,33 ± 0,04	
Chron. Poly- arthritis	3	1,30		7	1,15 ± 0,35		14	0,95 ± 0,06		21	0,56 ± 0,06		22	0,45 ± 0,08		11	0,36 ± 0,04		5	0,33 ± 0,04	
Diabetes mellitus	7	1,17 ± 0,21		7	1,03 ± 0,20		16	0,99 ± 0,24		38	0,70 ± 0,33		61	0,56 ± 0,19		71	0,50 ± 0,15		14	0,41 ± 0,08	
Leber- zirrhose	2	1,42		2	1,22		7	0,91 ± 0,31		18	0,64 ± 0,23		12	0,55 ± 0,19		17	0,45 ± 0,11				

Tabelle 15. Mittelwerte der Klavikulakompaktadicke in mm

Altersgruppen	15–24			25–34			35–44			45–54			55–64			65–74			>75 Jahre		
	n	$\bar{x}$	σ	n	$\bar{x}$	σ	n	$\bar{x}$	σ	n	$\bar{x}$	σ	n	$\bar{x}$	σ	n	$\bar{x}$	σ	n	$\bar{x}$	σ
Norm	**190**	**2,84 ± 0,45**		**200**	**2,82 ± 0,45**		**200**	**2,77 ± 0,40**		**200**	**2,70 ± 0,46**		**200**	**2,64 ± 0,51**		**200**	**2,48 ± 0,49**		**94**	**2,21 ± 0,58**	
Chron. Nephritis	4	2,65 ± 0,22		13	2,77 ± 0,62		17	2,50 ± 0,60		29	2,41 ± 0,37		10	2,12 ± 0,48		5	1,98 ± 0,26		1	2,20	
Ulkus- krankheit	11	2,60 ± 0,26		16	2,59 ± 0,34		23	2,48 ± 0,47		39	2,36 ± 0,35		22	2,13 ± 0,44		18	2,22 ± 0,36		8	2,10 ± 0,36	
Chron. Poly- arthritis	3	2,52 ± 0,37		7	2,56 ± 0,44		14	2,50 ± 0,49		21	2,24 ± 0,57		22	2,17 ± 0,60		11	2,06 ± 0,35		5	2,20 ± 0,20	
Diabetes mellitus	7	2,80 ± 0,61		7	2,60 ± 0,23		16	2,59 ± 0,25		38	2,52 ± 0,55		61	2,46 ± 0,42		71	2,44 ± 0,38		14	2,28 ± 0,06	
Leber- zirrhose	2	2,35		2	2,40		7	2,61 ± 0,15		18	2,65 ± 0,23		12	2,33 ± 0,43		17	2,28 ± 0,49				

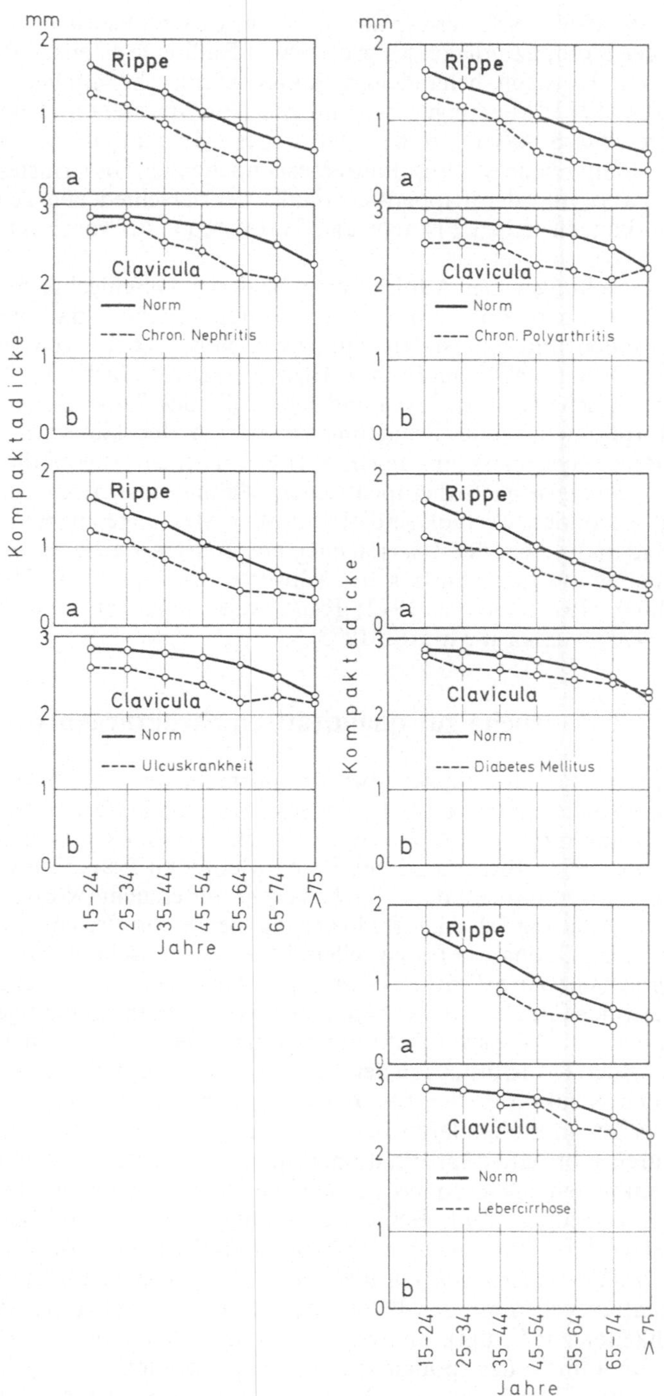

Abb. 58. Meßwerte der einfachen Kompakta-Dicke der 4. und 5. Rippe (Mittelwerte) und der Klavikula bei verschiedenartigen Osteopathien, aufgetragen mit den Normalwerten. (Nach Fischer u. Hausser, 1970)

durch Verschwinden des Gelenkspaltes und Ankylosen ausdrückt, und der Verminderung der Kompaktadicke des proximalen Radius feststellen. Bei unbehandelten und mit Kortison behandelten Patienten mit chronischer Polyarthritis hat Dequeker (1972) Messungen des äußeren Durchmessers und des Markraumes (innerer Durchmesser) in der Mitte des Metakarpale II durchgeführt (Abb. 57). Umfangreiche Meßresultate eines Knochengewebsverlustes in der Klavikula-Kompakta und der Rippen-Kortikalis bei verschiedenen generalisierten Skeletterkrankungen haben Fischer und Hausser (1970) vorgelegt (Tabelle 14 u. 15, Abb. 58).

Die Untersuchungen bei Adoleszenten beiderlei Geschlechts mit „Down's-Syndrom" über einen Zeitraum von 2,5 Jahren ergaben, daß die Vorgänge der subperiostalen und endostalen Apposition von Knochengewebe durch die angeborene Störung *nicht* beeinflußt werden (Garn u. Mitarb., 1972).

Die radiologische Untersuchung und Kontrolle des Skeletts mit den Methoden der Morphometrie und Densitometrie hat in der klinischen Diagnostik von angeborenen Systemerkrankungen oder erworbenen Osteopathien sowie bei *Verlaufsbeobachtungen* nach therapeutischen Maßnahmen bereits große Bedeutung erlangt. Besonders wertvoll sind quantitative Messungen neben der morphologischen Bildanalyse bei der *Überwachung von Dialyse-Patienten* und der Kontrolle des Behandlungsergebnisses bei schweren Osteopathien (Heuck, 1970; Ritz u. Mitarb., 1972; Doyle, 1972; Krokowski u. Mitarb., 1973; Dequeker u. Mitarb., 1973; Meema u. Mitarb., 1973).

2.2. Versuche zur quantitativen Strukturanalyse

Eine ergänzende Information über die normale oder gestörte Architektur der spongiösen Bauelemente eines Knochens kann mit Hilfe von Mikrodensitometern in Verbindung mit Computern gewonnen werden (Rockoff, 1965; Rokkoff u. Selzer, 1968). Bisher sind mit diesen Methoden Präparate von spongiösen Knochen, insbesondere dem *Wirbelkörper* untersucht worden (Abb. 59). Im Laufe der Alterung ist eine Reduzierung der Strukturelemente (Bälkchen und Lamellen) der Spongiosa festzustellen. Eine anatomische Analyse der Strukturen im Bereich der Wirbelkörper, Messungen der Form der Wirbel und Prüfungen der Belastungsfähigkeit in Abhängigkeit vom Gesamtmineralgehalt in der Volumeneinheit hat Arnold (1968) durchgeführt. Bei Osteopathien kommt es durch Störung der Transformation der Tela ossea bekanntlich zuerst zu Veränderungen in den Strukturen der Spongiosa und in der Zusammensetzung des Knochengewebes im molekularen Bereich. Eine quantitative Analyse der Spongiosastrukturen gibt daher Informationen über den Zustand des Knochens bei Systemerkrankungen, insbesondere bei solchen, die durch Stoffwechselstörungen im Organismus bedingt sind. Bei Untersuchungen an der Wirbelsäule ist *es nicht zwingend erforderlich, immer die gleiche Aufnahmegeometrie des Röntgenbildes für Kontrolluntersuchungen einzuhalten.* Die Mikrodensitometrie erfaßt die Bälkchenschatten pro mm² der Fläche des Röntgenbildes. Eine Verbesserung der Möglichkeiten zur Strukturanalyse wird in der Verwendung qualitativ hochwertiger Tomogramme des spongiösen Knochens gesehen.

Versuche einer Strukturanalyse der Spongiosa des Kalkaneus haben Nagel u. Mitarb. (1973, 1974) durchgeführt. Kontrolluntersuchungen bei einem Patientenkollektiv in Abständen von 6 Monaten ergaben keine signifikanten Veränderungen in den zur Analyse herangezogenen Strukturen, so daß die Methode für die klinische Routine noch nicht geeignet erscheint. Ein Verfahren zur Be-

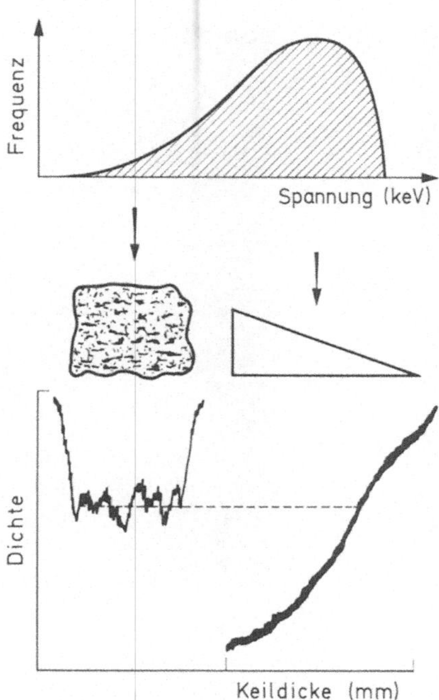

Abb. 59. Schematische Darstellung einer Methode der Mikrodensitometrie der Wirbelspongiosa mit Hilfe eines Referenzsystems. (Nach ROCKOFF, 1965)

stimmung des Knochengewebsvolumens in der Spongiosa von Oberkiefer- und Fingerknochen durch elektronische Mikrodensitometrie haben WING und BIRRING (1976) in einer Modifikation der von COLBERT und GARRETT (1969) angegebenen Methode beschrieben. Eine Analyse der Knochenstruktur des Unterkiefers aus dem Röntgenbild zur Früherkennung von Erkrankungen des Parodontiums und des Zahnhalteapparates hat LICHTENAU (1977) versucht. Mit Hilfe eines Photometer-Mikroskops wurde die optische Information des Röntgenbildes entlang von Meßlinien in eine Datenverarbeitungsanlage übertragen. Mit der Methode wurden Verlaufsbeobachtungen von Veränderungen der Desmodontalspaltbreite des Alveolarrandes bei Parodontopathien und nach Zahnextraktion durchgeführt.

Eine Strukturanalyse der Spongiosa von Knochen des Handskeletts mit Hilfe kohärent-optischer Methoden haben BLOSS, HEUCK und SAACKEL (1976, 1977) versucht. Die gewonnenen Bilder der Frequenzebene geben Informationen über die Vorzugsrichtung der Bauelemente in einem spongiösen Knochen und zeigen Veränderungen bei pathologischen Strukturen auf, die als Folge einer gestörten Transformation der Tela ossea entstehen können. Zur Beurteilung der mineralisierten Tela ossea in der Kompakta der Diaphysen wurde eine Methode entwickelt, mit der in einem ausgewählten Areal die Transmission gemessen werden kann und gegebenenfalls mit einer geeichten Referenz Konzentrationen bestimmt werden können. Die Messungen können entlang einer vorwählbaren Schnittebene durchgeführt und auf einem XY-Schreiber ausgegeben werden. Die Abb. 60 zeigt Röntgenbildausschnitte der Kompakta von drei Femurdiaphysen mit unterschiedlicher Menge an Knochensubstanz. Neben einer normalen Femurkompakta sind die pathologisch veränderte Kompakta bei einer

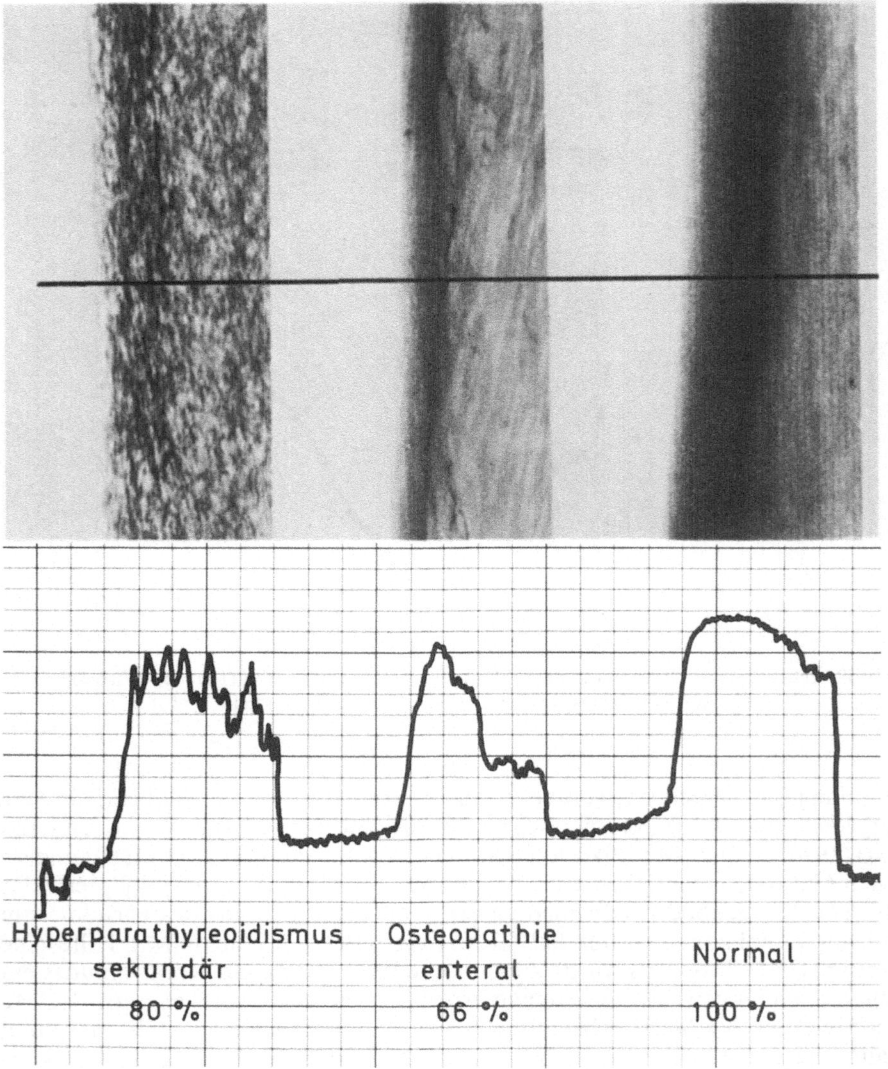

Abb. 60. Analyse von Strukturveränderungen einer Diaphysenkompakta bei verschiedenartigen Osteopathien am Beispiel des Femur demonstriert. Die Densitometerkurve gibt die Art der Struktur wieder. Das Integral der Kurven ist ein Maß für die Menge der mineralisierten Knochensubstanz bezogen auf den normalen Knochen, der gleich 100% gesetzt wurde. (Nach Heuck, 1974)

enteralen Osteopathie (osteoporotische Form) und bei einem sekundären Hyperparathyreoidismus (osteoklastische Form) dargestellt. Darunter sind die Kurven abgebildet, deren jeweiliges Integral ein Maßstab für die Menge der mineralisierten Knochensubstanz ist. Die Prozentangaben sind auf den Normalfall bezogen (Heuck, 1974). Für Routineanalysen müssen noch Normalwerte der Kompakta verschiedener Knochen erarbeitet werden.

3. Die Densitometrie des Knochens

3.1. Theoretisch-physikalische Grundlagen

3.1.1. Strahlenquellen

Strahlenquelle, Meßmethode und Auswertung bilden eine Meßkette. Das schwächste Glied dieser Kette bestimmt die Verwendbarkeit. Das Angebot an Quellen verschiedener Strahlenqualität ist begrenzt. Dadurch werden erhöhte Anforderungen an die Meßmethode gestellt.

3.1.1.1. Erzeugung und Qualität von Röntgenstrahlen

Bei der quantitativen Bestimmung des Mineralgehaltes des Knochens aus dem Röntgenbild ist es erforderlich, daß die auf das Meßobjekt fallende Röntgenstrahlung an Intensität und effektiver Strahlenhärte über dem zu messenden Bereich innerhalb vorgegebener Toleranzen gleichbleibend ist. Aus der Art der Erzeugung von Röntgenstrahlen und deren Richtungsverteilung ergibt sich jedoch, daß es zu Abweichungen in dem zu messenden Bereich kommt.

Die aus der Kathode emittierten Elektronen werden durch die Hochspannung an der Röntgenröhre beschleunigt und treffen auf die Antikathode (Anode) auf. Hier kommt es zu physikalischer Wechselwirkung zwischen Elektronen und Anodenmaterial durch Anregung und Ionisation sowie Erzeugung von Bremsstrahlung.

Wegen der Streuung von Elektronen im Anodenmaterial und der Vorzugsrichtung der Elektronen hängt nicht nur die Intensität, sondern auch die Strahlenhärte von der Austrittsrichtung der Röntgenstrahlen aus der Röhre ab (ANDREWS, 1961; GRIMSEHL, 1968; GLOCKER u. MACHERAUCH, 1971; GERTHSEN u. KNESER, 1971). Bei ausreichend kleinem Austrittswinkel, den man durch einen entsprechenden Fokus-Objekt-Film-Abstand erreicht, sind die geometrischen Abweichungen von Intensität und Strahlenhärte sehr gering.

Bremsstrahlung: Die Intensität der Bremsstrahlung bei massiven Anoden und konstanter Röhrenscheitelspannung steigt von der kurzwelligen Grenze $\lambda_0 = 12{,}407/U_s$ linear mit abnehmender Frequenz der Strahlung an, um bei weiter abnehmenden Frequenzen wegen der zunehmenden Absorption in der Anode stark abzufallen. Ist die Spannung an der Röntgenröhre nicht konstant, so wird die spektrale Intensitätsverteilungskurve zusätzlich durch die Eigenart des Spannungsverlaufes bestimmt. Dies geschieht sowohl in der Kurvenform als auch im zeitlichen Verlauf durch das periodische Durchlaufen der Spannung.

Fluoreszenzstrahlung: Ist die Energie der durch die Spannung an der Röntgenröhre beschleunigten Elektronen gleich oder größer als die Energie der Elektronen in den einzelnen Schalen der Atome des Anodenmaterials, so werden deren Niveaus angeregt. Durch diese Anregung treten monochromatische Linien entsprechend den Energien in den angeregten Schalen auf. Diese Strahlung wird als charakteristische Strahlung, Eigenstrahlung oder Fluoreszenzstrahlung bezeichnet. Das Linienspektrum überlagert das kontinuierliche Bremsspektrum.

Monochromatische Röntgenstrahlung: Eine monochromatische Röntgenstrahlung kann durch Ausfilterung der Eigenstrahlung gewonnen werden. Es muß ein Anodenmaterial verwendet werden, das die K-Eigenstrahlung im gewünschten Wellenlängenbereich hat. Diese Strahlung wird durch die Schicht eines Elementes gefiltert, dessen Absorptionskante etwas kurzwelliger ist als die intensivste Wellenlänge der Eigenstrahlung der Anode.

Ferner kann durch Röntgenstrahlbeugung am Kristallgitter Röntgenstrahlung *einer* Wellenlänge, also monochromatische Strahlung gewonnen werden. Wenn die Intensität der gesamten Bremsstrahlung und Eigenstrahlung auch hoch ist, so ist die Intensität für einen eng ausgeblendeten Wellenlängenbereich ganz erheblich geringer.

3.1.1.2. Isotopenstrahlung

Die γ-Spektren radioaktiver Isotope sind Linienspektren. Neben der primären γ-Strahlung ist oft eine sekundäre kontinuierliche γ-Strahlung vorhanden, die durch die Bremsstrahlung von β-Strahlen hervorgerufen wird. Bei Gewinnung rein monochromatischer Strahlung müssen die übrigen γ-Linien durch geeignete Filter unterdrückt werden.

Je weicher die Strahlung sein soll, um so schwieriger wird die Herstellung von Isotopenquellen mit ausreichender Strahlenleistung pro Flächeneinheit, da die Eigenabsorption der Isotope dem Grenzen setzt. Als Sättigungswert in bezug auf die emittierte γ-Strahlung wird der Wert genommen, bei dem 90% der maximal möglichen Photonenemission erreicht wird. Bei Americium-241 beträgt der Sättigungswert für die 59,5 keV-Linie ca. 750 Ci/cm^2 und für den Weichstrahlanteil von 11,9 bis 26 keV ca. 140 Ci/cm^2. Werden von einem Isotop mit einer γ-Strahlung um 60 keV die pro Flächeneinheit austretenden Photonen mit denen einer Röntgenröhre derselben Strahlenhärte verglichen, so zeigt sich, daß die Röntgenröhre mehr als das 4000fache an Photonen emittiert.

Isotopen-Bremsstrahlungsquellen: Die Bremsstrahlungsquellen von Isotopen sind Röntgenquellen mit einem Energiebereich von 1 bis 150 keV. Sie enthalten ein langlebiges radioaktives β-strahlendes Isotop. Dieses Isotop ist mit einem nichtradioaktiven Material umgeben, das die β-Strahlung in Bremsstrahlung und Fluoreszenzstrahlung umwandelt. Als Beispiel sei das Radioisotop Krypton-147 mit Kohlenstoff als Bremsmaterial aufgeführt. Die Halbwertzeit beträgt 10,6 Jahre, der brauchbare Energiebereich liegt bei 25–80 keV. Untersucht werden können 2 bis 8 cm dicke Schichten je nach Absorption. Die Isotopen-Bremsstrahlungsquellen haben eine sehr geringe Intensität, ihre Anschaffungskosten sind gering und sie sind leicht transportabel.

Vergleich der einzelnen Strahlenquellen: Für die quantitative Messung des Mineralgehaltes des Knochens ist monochromatische Strahlung sehr gut geeignet. Daher ist immer wieder versucht worden, andere Strahlung als die Bremsstrahlung der Röntgenröhre zu verwenden. Alle Strahlenquellen — so auch die Röntgenröhre — sind nicht ideal für die quantitative Bestimmung des Mineralgehaltes im Knochen. Man wird daher einen Kompromiß schließen müssen. Die sehr hohe Strahlenintensität der Röntgenbremsstrahlung ist ein Vorteil, der offensichtlich von den Eigenschaften monochromatischer Quellen nicht aufgewogen werden kann.

3.1.2. Zerstörungsfreie radiologische Substanzanalyse

Die im „Organ Knochen" zusammengeschlossenen Gewebselemente können als ein Gemisch aufgefaßt werden, das sich aus je zwei unterschiedlich absorbierenden Elementgruppen zusammensetzt:

1. Die organischen Stoffe (bestehend aus Wasserstoff, Kohlenstoff, Sauerstoff und Stickstoff).

2. Die anorganischen Mineralien (Verbindungen aus Kalzium, Phosphor, Magnesium und Spurenelementen).

Für die Strahlenabsorption im Knochen sind die im Vergleich zu den Weichteilen zusätzlich schweren Elemente wie Kalzium und Phosphor maßgebend. Die Zusammensetzung der Stoffe, insbesondere deren chemische Bindungen haben keinen Einfluß auf die Strahlenabsorption.

Das mit der Intensität I_0 eintretende Parallelstrahlenbündel tritt nach Durchdringen der zu untersuchenden Schicht mit der Intensität I aus. Die die Schwächung bewirkenden physikalischen Größen werden durch den linearen Schwächungskoeffizienten μ und die Schichtdicke d charakterisiert. Die Schwächungsgleichung ergibt sich damit zu:

$$I = I_0\, e^{-\mu d}$$

Unter Berücksichtigung der Dichte ρ der zu untersuchenden Schicht ergeben sich als für die Schwächung verantwortliche Größen der Massenschwächungskoeffizient μ/ρ und die Flächendichte $w = \rho d$ und damit für die Schwächungsgleichung:

$$I = I_0\, e^{-\frac{\mu}{\rho} w}$$

In dem für die Radiologie wichtigen Energiebereich wird die Röntgenstrahlung geschwächt durch elastische Streuung (Rayleigh-Streuung), photoelektrische Absorption, Compton-Streuung und bei Energien über 1,02 MeV in zunehmenden Maße durch Elektron-Positron-Paarbildung. Der Schwächungskoeffizient μ setzt sich dementsprechend additiv zusammen aus dem Rayleigh-Streukoeffizienten σ_R, dem Photoabsorptionskoeffizienten τ, dem Compton-Streukoeffizienten σ_C und dem Paarbildungskoeffizienten κ: $\mu = \sigma_R + \tau + \sigma_C + \kappa$.

Bei zunehmender Spannung, also kürzerer Wellenlänge tritt der Photoeffekt gegenüber dem Comptoneffekt zurück, wodurch die Ordnungszahl der einzelnen Substanzen in der Mischung an Bedeutung verliert. Hierdurch wird die Absorptionsdifferenz und dadurch der Kontrast zwischen den Weichteilen einerseits und dem Knochengewebe andererseits gering.

Für Stoffgemische und chemische Verbindungen ergibt sich der resultierende Massenschwächungskoeffizient μ/ρ aus den Massenschwächungskoeffizienten $(\mu/\rho)_1$, $(\mu/\rho)_2$ usw. der einzelnen Komponenten, sowie deren Anteilen p_1, p_2 usw. an der Gesamtmasse nach der Beziehung

$$\frac{\mu}{\rho} = P_1 \frac{\mu_1}{\rho_1} + P_2 \frac{\mu_2}{\rho_2} + \cdots.$$

mit: $1 = P_1 + P_2 + \cdots$.

Die oben entwickelten und dargestellten Beziehungen gelten exakt nur für eine monochromatische Strahlung, doch lassen sie sich auch anwenden, wenn die Untersuchung mit einer polychromatischen Strahlung durchgeführt wird, deren Strahlenhärte gleich der einer monochromatischen ist. Tabelle 16 zeigt die Massenanteile der am Aufbau von Knochen, Muskeln und Wasser im wesentlichen beteiligten Elemente, sowie die Massenschwächungskoeffizienten für eine effektive Strahlenhärte von 40 KV (JAEGER, 1959; JAEGER u. HÜBNER, 1974).

Die Aufsummierung der Massenschwächungskoeffizienten der einzelnen Komponenten ergibt jeweils denjenigen für Knochen, Muskeln bzw. Wasser. Ist die Dichte in g/cm^3 bekannt, so können die linearen Schwächungskoeffizienten, wie die Tabelle 16 zeigt, berechnet werden. Je weicher die Strahlung, um so mehr treten im Knochen der Anteil des Kalzium und in geringerem Maße der des Phosphors hervor.

Tabelle 16

Element	Knochen			Muskeln			Wasser		
	P_i	μ_i/ρ_i $cm^2\,g^{-1}$	$P_i\dfrac{\mu_i}{\rho_i}$ $cm^2\,g^{-1}$	P_i	μ_i/ρ_i $cm^2\,g^{-1}$	$P_i\dfrac{\mu_i}{\rho_i}$ $cm^2\,g^{-1}$	P_i	μ_i/ρ_i $cm^2\,g^{-1}$	$P_i\dfrac{\mu_i}{\rho_i}$ $cm^2\,g^{-1}$
H	0,064	0,346	0,022	0,100	0,346	0,035	0,111	0,346	0,0384
C	0,278	0,205	0,057	0,120	0,205	0,025			
N	0,027	0,229	0,006	0,040	0,229	0,009			
O	0,410	0,257	0,105	0,730	0,257	0,188	0,889	0,257	0,2285
Mg	0,002	0,450	0,001	0,0004					
P	0,070	0,729	0,051	0,002	0,729	0,001			
S	0,002	0,897	0,002	0,002	0,897	0,002			
K				0,0035	1,430	0,005			
Ca	0,147	1,770	0,260	0,0001					
			0,504			0,265			0,267

$$\sum_i P_i\frac{\mu_i}{\rho_i}=\left(\frac{\mu}{\rho}\right)_{\text{Knochen}} \qquad \sum_i P_i\frac{\mu_i}{\rho_i}=\left(\frac{\mu}{\rho}\right)_{\text{Muskel}} \qquad \sum_i P_i\frac{\mu_i}{\rho_i}=\left(\frac{\mu}{\rho}\right)_{\text{Wasser}}$$

$$=0,504 \qquad\qquad =0,265 \qquad\qquad =0,267$$

$$\rho_{\text{Knochen}}=1,5\ \text{g/cm}^3 \qquad \rho_{\text{Muskel}}=1,05\ \text{g/cm}^3 \qquad \rho_{\text{Wasser}}=1\ \text{g/cm}^3$$

$$\mu_{\text{Knochen}}=\left(\frac{\mu}{\rho}\right)\cdot\rho \qquad \mu_{\text{Muskel}}=\left(\frac{\mu}{\rho}\right)\cdot\rho \qquad \mu_{\text{Wasser}}=\left(\frac{\mu}{\rho}\right)\cdot\rho$$

$$=0,754\ \text{cm}^{-1} \qquad\qquad =0,278\ \text{cm}^{-1} \qquad\qquad =0,267\ \text{cm}^{-1}$$

Da das Kalzium-Phosphor-Verhältnis im Knochen nur sehr geringfügige Abweichungen aufweist, kann aus den Schwächungskoeffizienten von Ca und P auf den Kalksalzgehalt geschlossen werden. Zur Messung der *Kalksalzkonzentration* ist die Kenntnis der Schwächungskoeffizienten μ_{org} und μ_{anorg} der organischen und anorganischen Stoffe, die Ermittlung der Eintrittsintensität I_0, der Intensitätsminderung der Röntgenstrahlen durch die Weichteile I_w und durch die Weichteile und den Knochen I_{wk}, sowie die Kenntnis des Durchmessers des untersuchten Knochens $\varDelta$ und des Gesamtdurchmessers von Weichteilen und Knochen D notwendig und wichtig.

Messungen ohne Berücksichtigung des Knochendurchmessers geben lediglich eine Information über die Gesamtmineralsubstanz, die eine Schwächung der verwendeten Strahlung verursacht hat. Über die *interessierende Konzentration* an Kalksalzen im durchstrahlten Knochenareal sind ohne Berücksichtigung des Knochendurchmessers keine Aussagen möglich.

Für die Untersuchung eines in Weichteilen eingebetteten Knochens (Abb. 61) ergeben sich folgende Gleichungen:

$$I_W=I_0\,e^{-\mu_{\text{org}}D}$$

$$I_{Wk}=I_0\,e^{-\mu_{\text{org}}(D-\varDelta)-\mu_{\text{anorg}}\varDelta}$$

Daraus folgt:

$$\frac{I_W}{I_{Wk}}=e^{+(\mu_{\text{anorg}}-\mu_{\text{org}})\varDelta},\quad \text{bzw.:}\quad \mu_{\text{anorg}}-\mu_{\text{org}}=\frac{\ln\dfrac{I_W}{I_{Wk}}}{\varDelta}$$

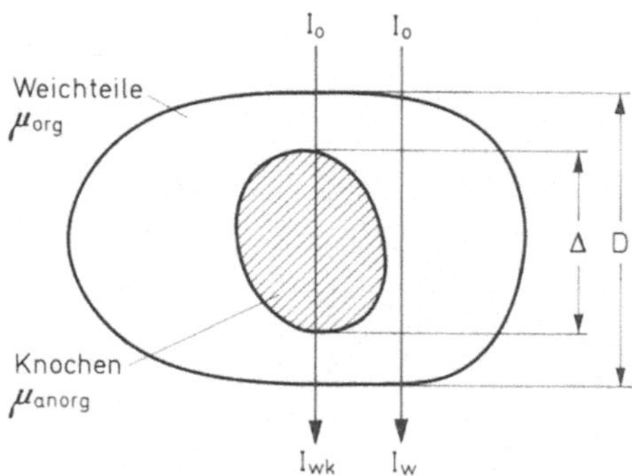

Abb. 61. Schematische Darstellung der Schwächung einer Strahlung durch Knochen und Weichteile

Die Meßergebnisse werden dann eine relativ große Genauigkeit aufweisen, wenn die Unterschiede der Schwächung einer Strahlung durch die organischen und anorganischen Fraktionen des Knochens möglichst groß sind. Eine solche Voraussetzung ist bei niedrigen Spannungen einer polychromatischen Röntgenstrahlung gegeben (bei 50–60 kV Anodenspannung). Mit ansteigender Anodenspannung zur Erzeugung einer Röntgenstrahlung werden diese Unterschiede schließlich sehr gering, so daß die Schwärzung auf dem Röntgenfilm von Knochen einerseits und Weichteilen andererseits fast gleich ist. Die photometrische Auswertung der Filme wird dann eine sehr hohe Fehlerquote aufweisen.

Für Messungen der Mineralkonzentration im Knochen ist es bei allen Meßmethoden erforderlich, die Intensität sowohl innerhalb als auch außerhalb des „Knochenschattens" zu ermitteln. Die gemessenen Intensitäten können dann zu denen hinter einem Vergleichskörper gemessenen in Beziehung gesetzt werden und Schwächungsgleichwerte angegeben oder die Mineralkonzentration direkt berechnet werden.

3.1.3. Einfluß der Struktur des Knochens

Die bisher in der klinischen Medizin verwendeten Methoden der Messung der Strahlenabsorption zur Bestimmung des Knochenmineralgehaltes haben die Besonderheiten der Struktur des Knochens unberücksichtigt gelassen. Die Knochenspongiosa mit ihrer Bälkchen- und Lamellenarchitektur kann nicht als *homogenes Medium* angesehen werden. Deutliche Schwärzungsunterschiede auf dem Röntgenfilm sind bei etwa gleichem Mineralgehalt in der Volumeneinheit Knochengewebe vorhanden, je nachdem, ob dieses aus grob- oder feinstrukturierten Spongiosabälkchen zusammengesetzt ist (HEUCK u. SCHMIDT, 1960).

Berechnung zur Problematik des Einflusses der Knochenstruktur auf die Strahlenschwächung:

Das Material mit geringer Absorption soll im folgenden mit dem Index W gleich Wasser gekennzeichnet, und das mit großer Absorption, im folgenden mit A gleich anorganische Substanz (Apatit) gekennzeichnet werden. Es habe zur Vereinfachung der Rechnung gleich große Struktur und werde als Würfel mit der Kantenlänge Δd angenommen. In jeder dieser Schichten sei der Bruchteil $q = v_A/V$ mit Apatitwürfeln und der Bruchteil $1 - q = v_W/V$ mit Wasserwürfeln gefüllt. Für die erste Schicht betrage die Eintrittsintensität I_0 und die Austrittsintensität $I_1 = I_{1A} + I_{1W}$ und zwar für den Apatitwürfel I_{1A} und die Wasserwürfel

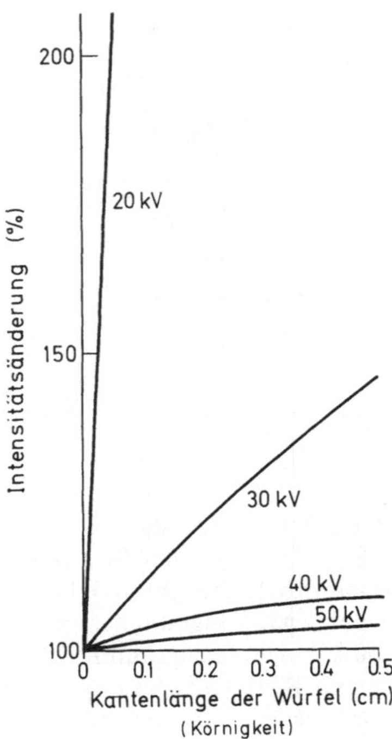

Abb. 62. Einfluß der Struktur eines bestimmten Materials bei gleichem Flächengewicht auf die durchgelassene Strahlenintensität: Al in Wasser bei gleichen Volumenteilen von homogener Verteilung bis zu Würfeln von 0,5 cm Kantenlänge bei einer Gesamtdicke von $d = 1$ cm. Angegeben ist die Intensitätsänderung bezogen auf homogene Verteilung in Prozenten in Abhängigkeit von der Kantenlänge der Würfel

I_{1W} mit:

$$I_{1A} = I_0\, e^{-\mu_A \Delta d} \quad \text{und} \quad I_{1W} = I_0 (1-q)\, e^{-\mu_W \Delta d}$$

Nach Durchlaufen von $n = d/\Delta d$ Schichten, also der Gesamthöhe d, ist dann die Strahlenintensität

$$I = I_0 [q\, e^{-\mu_A \Delta d} + (1-q)\, e^{-\mu_W \Delta d}]^{\frac{d}{\Delta d}}$$

vorhanden. Nach dieser Gleichung kann man den Einfluß der Größe der Struktur des Knochens auf die Absorption der Röntgenstrahlen berechnen, wobei der Einfluß der Streustrahlung, die zusätzlich mit austritt, nicht berücksichtigt ist. Die Streustrahlung scheint diesen Effekt noch zu verstärken. Wird der Grenzübergang $\Delta d \rightarrow 0$ durchgeführt und berücksichtigt, daß $q\,d = d_A$ und $(1-q)\,d = d_W$ ist, so wird die Gleichung zu

$$I = I_0\, e^{-\mu_A d_A - \mu_W d_W}$$

In Abb. 62 sind aus den beiden Gleichungen die verschiedenen Abhängigkeiten berechnet und dargestellt worden.

3.1.4. Meßfehler

Je mehr besondere Eigenschaften des Meßobjektes, die einen Einfluß auf den Meßwert haben können, bei der Messung berücksichtigt werden, um so kleiner wird der Meßfehler. Der Betrag der Abschwächung der durch das zu messende Objekt tretenden Strahlung ist abhängig von der Dicke des Objektes, von dem Schwächungskoeffizienten und von der Struktur des Objektes. Für Spongiosastrukturen sind die Durchmesser der Bälkchen sowie bei gleichen Flächenmaßen die Mineralkonzentration zu berücksichtigen. Der Anteil der Abschwächung durch die im Meßobjekt begründeten Eigenschaften ist zusätzlich in starkem Maße von der Härte der Strahlung abhängig.

Bei der Angabe des Meßfehlers in Form der relativen Standardabweichung wird in der Regel die statistische Sicherheit von $P=68\%$ angenommen. Dies bedeutet, daß bei 100 Meßwerten 68 Einzelwerte innerhalb und 32 Einzelwerte außerhalb des Bereiches der relativen Standardabweichung zu erwarten sind. Wird bei der Fehlerangabe nicht die zugrunde gelegte statistische Sicherheit angegeben, so sind Fehler verschiedener Autoren nicht zu vergleichen.

Zum Vergleich der Meßfehler verschiedener Versuchsreihen sind die *Versuchsvoraussetzungen* zu berücksichtigen (DIN 1319). Bei Messungen unter „Wiederhol-Bedingungen" bestimmt der Beobachter den Meßwert mit ein und demselben Meßgerät unter gleichen Arbeitsbedingungen. Hierbei sind *systematische Fehler nicht erkennbar*. Im Extremfall werden bei der Erstellung der Meßreihe die Lage des Patienten und die Einstellung des Röntgengerätes nicht verändert. Der Fehler bleibt bei dieser Art der Meßwerterstellung sehr klein.

Ein sehr viel größerer Fehler tritt bei Messungen unter „Vergleichs-Bedingungen" auf. Hierbei führen *verschiedene Beobachter Messungen* in mehreren Kliniken mit *verschiedenen Strahlenquellen und Meßgeräten* der gleichen Bauart durch. Auf diese Art werden *systematische Fehler,* verursacht durch die Eigenschaften der Beobachter und der Meßgeräte verschiedener Kliniken, als Fehler *erfaßt*.

Fehler, die dem Meßverfahren oder der Methode anhaften — unabhängig von Beobachter und verwendetem Gerät —, werden durch Messungen unter Vergleichs-Bedingungen nicht erfaßt. Um auch diese Fehler zu erkennen, bei denen es sich ebenfalls um systematische Fehler handelt, muß ein und derselbe Meßgegenstand nach *verschiedenen Verfahren und Methoden* gemessen werden. Es müssen nicht nur die verschiedenen radiologischen Verfahren, sondern auch die *chemische Analyse* als andersartige Meßmethode herangezogen werden. Bei genügend großer Anzahl von Messungen mit verschiedenen Verfahren an mehreren Kliniken lassen sich die Standardabweichungen an einer Klinik (Wiederhol-Bedingungen), zwischen verschiedenen Kliniken (Vergleichs-Bedingungen) und zwischen mehreren Meßmethoden mit Hilfe der Varianzanalyse trennen. Bekannte systematische Fehler können, da sie einen bestimmten Betrag und ein bestimmtes Vorzeichen besitzen, bei Messungen unter Wiederhol-Bedingungen durch Korrektur des Meßwertes ausgeschaltet werden.

Mit den vielschichtigen Problemen der quantitativen radiologischen Messung des Mineralgehaltes in verschiedenen Knochen des Skeletts (Mineraläquivalent-Bestimmung) haben sich unter Berücksichtigung unterschiedlicher Methoden COLBERT u. Mitarb. (1968, 1970), KRIESTER (1968), GEBHARDT und ZWICKER (1970), VANSELOW und HEUCK (1970), FROHNMEYER (1970), GOLDSMITH u. Mitarb. (1971), GRIFFITHS u. Mitarb. (1973), RASSOW (1974) u.a. kritisch auseinandergesetzt. Bereits von STEIN (1937) wurde, offenbar aus Unkenntnis der systematischen Fehler bei der Bestimmung des Knochenmineralgehaltes mit einer Elfenbeintreppe als Referenzsystem ein Fehler von nur 0,1% angegeben (s. GERSHON-COHEN u. Mitarb., 1958). In einer Vergleichsstudie haben COLBERT u. Mitarb. (1970) verschiedenartige Methoden zur Bestimmung des Knochenmineralgehaltes — die direkte Absorptionsmessung mit ^{125}J (27,4 KeV) nach CAMERON und SØRENSON (1963) und die Photodensitometrie von Röntgenbildern (Literatur-

Zusammenstellung bei Heuck, 1970) – geprüft. Die Genauigkeit von Wiederholungsmessungen mit diesen Methoden war sehr groß (1–2% Variations-Koeffizienten). Die Aschegewichte der verwendeten Knochenproben lagen zwischen 0,4–2,0 g. Der Fehler gegenüber dem Aschegewicht betrug bei der Isotopen-Absorptions-Densitometrie 3% und bei der Röntgen-Photodensitometrie 6%. Die Korrelationen lagen für die Absorptions-Densitometrie bei $r=0,995$, für die Röntgen-Photodensitometrie (50 mAs) bei $r=0,983$ und (70 mAs) bei $r=0,979$. Weitere vergleichende Untersuchungen zur Beurteilung der Meßgenauigkeit und der Austauschbarkeit von Meßresultaten, die mit der Röntgen-Photodensitometrie und der Isotopen-Absorptionsdensitometrie gewonnen worden sind, haben Meema u.Mitarb. (1976) vorgelegt. In die Studie wurden sowohl kompakte Abschnitte der Radiusdiaphyse als auch der spongiöse Anteil der distalen Radiusmetaphyse einbezogen. Die Ergebnisse zeigten eine gute Übereinstimmung, obgleich die Meßareale im Bereich des Radius, die Meßmethodik und die verwendeten Maßeinheiten unterschiedlich waren. Aus den Resultaten der vorgelegten Untersuchungen ist der Schluß berechtigt, daß die Röntgen-Photodensitometrie und die Isotopen-Absorptionsdensitometrie hinsichtlich ihrer Meßgenauigkeit vergleichbar sind.

3.1.5. Definition des Meßergebnisses

Eine besondere Bedeutung kommt der präzisen Begriffsbestimmung des densitometrischen Meßergebnisses zu. Bisher konnte eine einheitliche und international anerkannte Bezeichnung nicht gefunden werden. Im Schrifttum wird häufig vom „Mineralgehalt" eines Knochens oder der „Kalksalzkonzentration" gesprochen. Es sind jedoch weitere verschiedenartigste Angaben von Meßwerten zu finden. Jede radiologische Messung der anorganischen Fraktion oder der Kalksalze *eines Knochens am Lebenden* sollte einen Meßwert anstreben, der sich auf den Gesamtknochen (die „Frischsubstanz" der chemischen Analyse) bezieht. Ein Vergleich der mit unterschiedlicher Methodik gewonnenen Werte der Mineralkonzentration eines Knochens oder Knochenbezirkes ist nur dann möglich, wenn *alle Werte* auf die Frischsubstanz des gesamten Knochens berechnet und in mg/ml Knochenvolumen angegeben werden. Als einheitliche Meßbasis für die Kalksalzkonzentration haben sich Einheiten des im *gesunden Knochen* vorwiegend nachgewiesenen Hydroxylapatit durchgesetzt (Heuck, 1970, 1976; Nordin, 1976). Folgende Bezeichnungen und Meßeinheiten erscheinen sinnvoll (nach Rassow u.Mitarb., 1974):

1. Hydroxylapatit = HA-Äquivalent

Der Bezug auf eine für die Knochenminerale repräsentative Substanz ist für die zerstörungsfreie physikalische Knochenanalyse am lebenden Menschen grundsätzlich erforderlich. Mit „Schwächungsmessungen" können nur Aussagen darüber gemacht werden, welche Menge an Referenzsubstanz bekannter Zusammensetzung den Kalksalzen des untersuchten Knochens innerhalb des durchstrahlten Volumens bezüglich der Schwächungseigenschaften äquivalent ist.

2. HA-Längenwert (mg/cm)

Der Hydroxylapatit-Längenwert wird durch Scan-Methoden mit Röntgenstrahlen oder Gammastrahlen verschiedener Isotope bestimmt und gibt durch Integration über einen Knochenquerschnitt eine Aussage über die Knochenmineral-masse einer Scheibe des Knochens der axialen Länge von 1 cm, ausgedrückt in der äquivalenten Hydroxylapatit-Masse pro cm axialer Länge. Bei dieser Meßgröße werden die Absolutmessungen des Knochenquerschnittes, über den der Scan ausgeführt wurde, nicht berücksichtigt. Der Hydroxylapatit-Längenwert eignet sich deshalb ohne zusätzliche Bestimmung des Knochenquerschnittes weniger für die Festlegung von Normalbereichen. Er ist jedoch infolge guter Reproduzierbarkeit besonders für *Verlaufskontrollen* an Patienten eingesetzt worden.

3. *HA-Flächenwert* (mg/cm^2)

Der Hydroxylapatit-Flächenwert beschreibt die Schwächungseigenschaften der Kalksalze eines Knochens durch Angabe der äquivalenten Hydroxylapatit-Masse, die pro Flächeneinheit (cm^2) vorhanden und von dem Strahlenbündel durchdrungen wurde. Ähnlich wie der Hydroxylapatit-Längenwert ist auch der Hydroxylapatit-Flächenwert ohne zusätzliche Bestimmung der durchstrahlten Knochenschichtdicke *nur für Verlaufskontrollen* geeignet.

4. *HA-Volumenwert* (mg/cm^3)

Der Hydroxylapatit-Volumenwert („Apatitwert" nach HEUCK u. SCHMIDT, 1954, 1960) gibt eine von den individuellen äußeren Knochenabmessungen unabhängige spezifische Größe an: die äquivalente Hydroxylapatit-Konzentration oder die Hydroxylapatit-Masse pro Volumeneinheit (cm^3) eines Knochens oder Knochenabschnittes. Diese Größe ist für die Festlegung von Normalbereichen und den Vergleich der Meßwerte, die von verschiedenen Untersuchern mit unterschiedlichen Methoden gewonnen worden sind, besonders geeignet. Die Reproduzierbarkeit ist wegen der schwierig zu bestimmenden Knochengeometrie-Meßdaten oft weniger gut als bei Hydroxylapatit-Längenwerten oder Hydroxylapatit-Flächenwerten.

Wenn nicht nur *relative* Meßresultate für Verlaufskontrollen gewonnen werden sollen, so ist eine möglichst genaue *Dickenmessung* der durchstrahlten Schicht von Knochen und Weichteilen erforderlich. Die präzise Bestimmung der Schichtdicke des interessierenden Knochenbezirkes wird nicht nur für Messungen eines Volumenwertes des Knochenminerals mit Hilfe einer monochromatischen oder polychromatischen Strahlung, sondern auch bei Methoden, die zwei Strahlenenergien verwenden, unerläßlich sein. Alle die Zahl der Meßgrößen vermindernden oder die Messung und Auswertung erleichternden Näherungen werden zu erheblichen systematischen Fehlern führen, die sehr oft bei guter Reproduzierbarkeit nicht erkannt werden und dann Fehlurteile hervorrufen (RASSOW u.Mitarb., 1974). Bei Vergleichen von Meßresultaten *verschiedener Patienten-Kollektive,* insbesondere bei der Festlegung von „Normalbereichen" wird die Bestimmung von *Volumenwerten* sinnvoller sein, während die Längen- und Flächenwerte nur für Verlaufsuntersuchungen herangezogen werden sollten. Die Gewinnung von *brauchbaren Normalwerten* ist anzustreben, da alle diagnostischen Verbesserungen das Ziel haben, möglichst frühzeitig mit einer Therapie einzusetzen. Nach bisher vorliegenden Resultaten sind die Abweichungen der Meßwerte des Knochenmineralgehaltes bei den verschiedensten Erkrankungen selbst unter Berücksichtigung der großen biologischen Streubreite der Normalwerte so deutlich, daß die densitometrische Bestimmung des Knochenmineralgehaltes eine wichtige ergänzende Information darstellt.

3.2. Schwärzungsmessungen des Röntgenbildes

(Quantitative Photo-Densitometrie)

Es ist außerordentlich schwierig und nur dem sehr geübten Untersucher möglich, unmittelbar aus den Schwärzungswerten eines Filmes auf den Kalksalzgehalt des dargestellten Knochens oder Knochenabschnittes zu schließen. Die Probleme der Schwärzungsmessung von Röntgenfilmen zur Bestimmung des Mineralgehaltes in einem Knochen oder einer Knochenzone, insbesondere der Einfluß der verwendeten Strahlenqualität und der Streustrahlung, der Entwicklung und Verarbeitung des Filmmaterials, der Bestimmung der Schichtdicke des Knochens bei Messungen der Kalksalzkonzentration in der Volumeneinheit sind bereits an anderer Stelle ausführlich abgehandelt worden (Heuck, 1970). Auf die Erörterung von Einzelheiten der historischen Entwicklung photo-densitometrischer Methoden kann daher verzichtet werden.

Eine quantitative Analyse von Stoffgemischen mit Hilfe der Photo-Densitometrie eines Röntgenbildes als Informationsträger ist nur dann sinnvoll, wenn *Vergleichskörper bekannter Zusammensetzung* zur Messung herangezogen werden. Ferner ist eine Standardisierung des Streueffektes der den Knochen umgebenden Weichteile erforderlich. Zur Erzielung vergleichbarer Meßresultate wurden entweder die den Knochen umgebenden Weichteilgewebe durch Kompression planparallel umgeformt, wobei der Vergleichskörper unmittelbar neben dem interessierenden Knochenareal plaziert werden muß, oder die zur Untersuchung herangezogene Extremität wurde mit dem Vergleichskörper in ein Wasserbad oder ein weichteiläquivalentes Medium eingelegt. Bei dieser Aufnahmeanordnung sind sowohl der zu untersuchende Knochen als auch der Vergleichskörper während der Exposition des Röntgenfilmes, der nachfolgenden Verarbeitung des Filmmaterials und der Photo-Densitometrie *immer denselben Störfaktoren* unterworfen. Ein bemerkenswerter Vorzug der röntgen-densitometrischen Meßverfahren zur Ermittlung des Mineralgehaltes in einem Knochenareal wird in der Möglichkeit einer *sehr guten räumlichen Orientierung* über *Meßort* und *Knochenstruktur* im Meßfeld gesehen.

3.2.1. Vergleichskörper oder Referenzsysteme

Die gleichzeitige Darstellung eines Vergleichskörpers oder Referenzsystems neben dem zu untersuchenden Knochen auf demselben Film schafft die Voraussetzungen, einen jederzeit reproduzierbaren Meßwert zu erhalten, wenn die Strahlenexposition Filmschwärzungswerte ergibt, die auf dem linearen Teil der Gradationskurve des Filmes liegen. Die photodensitometrisch ermittelte Filmschwärzung in den Bereichen des Vergleichskörpers wird zu der Filmschwärzung in dem interessierenden Areal des Knochens in Beziehung gesetzt, um den Meßwert für das Knochenmineral ermitteln zu können. Bei diesem Vorgehen wird die Schwärzung nur als Indikator benutzt, um festzustellen, ob Schwärzungsgleichheit zwischen dem zu untersuchenden Bezirk und einer entsprechenden Schichtdicke des Referenzsystems besteht. Wenn die Schwärzungsunterschiede des Referenzsystems fein genug sind, so braucht nicht interpoliert zu werden, und das Meßverfahren ist unabhängig von der Gradationskurve des Filmes.

Als Vergleichskörper sind Aluminium oder Aluminiumlegierungen, Kalziumverbindungen und knochen-äquivalente chemische Verbindungen (Kaliumhydrogenphosphat, Zinkchlorid), Material aus tierischen Knochen, Elfenbein, Mischungen aus Hydroxylapatit oder Kalksalzen mit Kunststoffen verwendet worden (Mack u. Mitarb., 1949; Henny, 1950; Jackson, 1951; Baud, 1957; Reich u. Mitarb., 1958). Folgende Substanzen wurden benutzt und erprobt: Elfenbein von Stein (1937), Rinder-Femurkompakta von Jackson (1951), Rinderknochenpulver von Omnell (1957), Kalziumchlorid von Reich u. Mitarb. (1958), Hydroxylapatit von Heuck und Schmidt (1960), Kaliumhydrogenphosphat von Meema u. Mitarb. (1964), Wirbelkörper von Leichen von Nordin u. Mitarb. (1962) sowie Kalziumsulfat von Pridie (1967). Folgende Autoren haben mit Al-Verbindungen gearbeitet: McFarland (1954), Schraer (1958) und Vose (1969). Reine Al-Keile oder -Treppen benutzten Anderson u. Mitarb. (1966) sowie Morgan u. Mitarb. (1967). Die Form der Vergleichskörper wurde meist als Keil oder Treppe gewählt. Das Ergebnis des Vergleiches der Schwächung einer Röntgenstrahlung durch den Knochenbezirk einerseits und das Referenzsystem andererseits wird als „Schwächungsgleichwert" angegeben. Die Bestimmung eines „Schwächungsgleichwertes" z.B. auf Aluminiumbasis erlaubt eine Umrechnung in den Kalziumgehalt der untersuchten Knochenregion. Besonders betont sei jedoch, daß alle der Zusammensetzung des Knochenminerals nicht äquivalenten Referenzsysteme bei Kontrollen und Verlaufsuntersuchungen von der Strahlenqualität abhängig sind.

Als jederzeit reproduzierbares knochenähnliches Referenzsystem ist eine Mischung aus Hydroxylapatit (dem im Knochen vorwiegend vorhandenen Kalziumphosphat) und einem Kunststoff verwendet worden (Abb. 63; Heuck u. Schmidt 1954, 1959, 1960). In einem solchen Vergleichskörper werden das Markgewebe und die organische Grundsubstanz der Tela ossea durch den Kunststoff (verschiedene Zusammensetzungen sind möglich) repräsentiert, während Schwächungsunterschiede durch die Zunahme des Fettmarks im Knochen des alten Menschen unberücksichtigt bleiben müssen. Auf die Bedeutung des Fettgehaltes in spongiösen Knochen für photo-densitometrische Messungen haben Heuck (1970) und Rassow u. Mitarb. (1974) hingewiesen und den Einfluß dieser Fehlerquelle auf das Meßresultat experimentell bewiesen (Rassow, 1976).

Für die Strahlenabsorption in Stoffmischungen ist nicht nur das Verhältnis der unterschiedlich absorbierenden Medien zueinander von Bedeutung, sondern auch die *Teilchengröße* der stärker absorbierenden Substanz sowie deren gleichmäßige oder ungleichmäßige Verteilung, wie dies auch im spongiösen Knochen der Fall ist (Heuck u. Schmidt, 1960; Heuck, 1970). Im allgemeinen geht man davon aus, daß die Strahlenabsorption von den Flächenmaßen der absorbierenden Substanzen abhängt. Dies trifft nur für eine homogene Verteilung der Komponenten zu, nicht dagegen bei Konzentration einer oder mehrerer Komponenten zu Strukturen wie beim spongiösen Knochen. Werden die Spongiosabälkchen zur einfacheren Berechnung als Würfel mit der Kantenlänge Δd (s. S. 294), die Knochendicke mit d, die Gesamtdicke (Knochen und Gewebe) mit D (s. S. 293), die Flächenmaße an Apatit bzw. Mineral mit M_A^*, die Apatit- bzw. Mineral-Konzentration mit K, das spezifische Gewicht des Knochenminerals mit ρ_A und die Indizes für den Schwächungskoeffizienten μ für Apatit mit A und für Wasser bzw. Weichteilgewebe mit W angenommen, so ergibt sich für die Strahlenabsorption bei konstant gehaltener Gesamtdicke D und konstant gehaltener Flächenmasse M_A^* des Knochenminerals die Gleichung:

$$I = I_0 \left[\frac{K}{\rho_A} e^{-\mu_A \Delta d} + \left(1 - \frac{K}{\rho_A}\right) e^{-\mu_W \Delta d} \right]^{\frac{M^*}{K \Delta d}} e^{-\mu_W \left(D - \frac{M_A^*}{K}\right)}.$$

Aus der Gleichung geht hervor, daß bei spongiösem Knochen entgegen der üblichen Annahme die Strahlenabsorption bei konstant gehaltener Flächenmas-

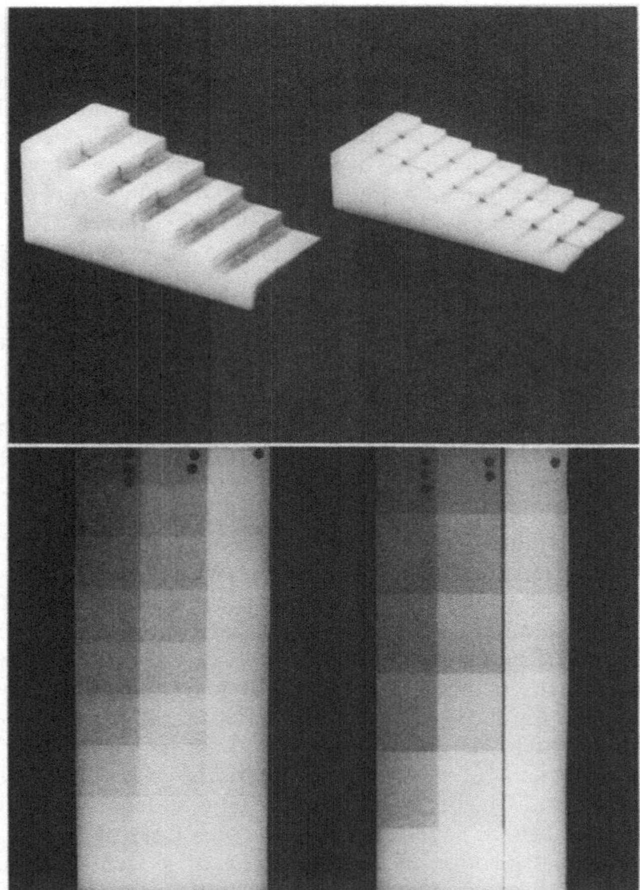

Abb. 63. Ansicht und Röntgenaufnahmen von treppenförmigen, in der Zusammensetzung einem Knochen ähnlichen Referenzsystemen. (Nach Heuck u. Schmidt, 1954, 1960). Die Dimensionen der Referenztreppen, die Konzentration und die Teilchengröße des Hydroxylapatit im Kunstharz sind unterschiedlich

se M_A^* des Knochenminerals von dessen Konzentration K in mg/cm³ (Hydroxyl-apatit-Volumenwert) abhängt. Hieraus ergibt sich die Notwendigkeit, ein Referenzsystem aus mehreren Treppen unterschiedlicher Mineralkonzentration zu verwenden. Wird bei gleichen Mengenverhältnissen statt des spongiösen Knochens eine homogene Kalksalzverteilung angenommen, so ergibt sich für die Strahlenschwächung folgende Gleichung:

$$I = I_0\, e^{-\frac{\mu_A}{\rho_A} M_A^*}\, e^{-\mu_W \left(D - \frac{M_A^*}{\rho_A}\right)}.$$

Diese Gleichung unterscheidet sich bei gleicher Menge der Komponenten ganz wesentlich von der ersten Gleichung und ist unabhängig von der Konzentration K des Knochenminerals.

Eine für die praktische Arbeit brauchbare knochengleiche Referenztreppe zur quantitativen photo-densitometrischen Bestimmung des Knochenmineralgehaltes ist nur dann universell zur Untersuchung spongiöser und kompakter

Knochenregionen geeignet, wenn zwei, besser drei verschiedene Hydroxylapatit-Konzentrationen vorliegen und die Schichtdicke der Treppenstufen der sehr unterschiedlichen Schichtdicke der interessierenden Knochenareale angepaßt ist.

3.2.2. Meßzonen der Knochen

Für densitometrische Messungen sind solche Skelettbausteine besonders gut geeignet, in denen planparallele Kortikalisflächen einen *spongiösen Knochen* begrenzen. Diese Forderung erfüllt in erster Linie der *Kalkaneus*. Die gonadenferne Lage dieses Knochens vermeidet bei densitometrischen Messungen eine nennenswerte Strahlenbelastung. Als weitere Meßareale wurden die spongiösen Abschnitte der *distalen Radiusmetaphyse* (QUINTAR, 1962), der *Schenkelhalsregion* (HEUCK u. SCHMIDT, 1954, 1960) und der *Lendenwirbelkörper* (KROKOWSKI u.Mitarb., 1959, 1964, 1974) gewählt. Ferner sind Mineralgehaltsbestimmungen in den *kompakten Knochen der Diaphysen* vorgenommen worden. Neben der *Diaphyse von Radius und Ulna* (DOYLE, 1961; CAMERON u. SØRENSON, 1963; MEEMA u.Mitarb., 1954; ADACHI u. OKUYAMA, 1966; SCHUSTER u.Mitarb., 1969) sind die *Fingerknochen* (STRANDJORD u. LANZL, 1965, 1966; GENANT u.Mitarb., 1973; SCHRAER, 1958; MORGAN u.Mitarb., 1962), der *Femur* (HENNY, 1950) und der *Humerus* (SØRENSON u.Mitarb., 1968) für Bestimmungen des Kalksalzgehaltes herangezogen worden.

Die Knochenregionen, in denen vorwiegend Kompakta vorhanden ist oder den spongiösen Knochen eine relativ dicke Kortikalis umschließt, werden bei entsprechender Schichtdicke der Kompakta einen hohen Mineralgehalt in der Volumeneinheit aufweisen. Wenn eine Strukturauflockerung und/oder eine Verschmälerung der Diaphysenkompakta auftritt, wird sich dies in einer Verminderung der Mineralkonzentration im *gesamten Querschnitt* des Knochens ausdrükken. Ein kompakter Knochen reagiert bekanntlich weniger empfindlich auf Stoffwechselstörungen im Organismus als die Spongiosa, so daß Veränderungen hier erst relativ spät erkannt werden können.

3.2.3. Klinische Anwendung und Ergebnisse

Aus der großen Zahl der im Schrifttum zu findenden Methoden haben nur wenige in der klinischen Medizin Anwendung gefunden und eine praktische Bedeutung erlangt (Zusammenstellung bei HEUCK, 1970).

Vergleichende Densitometrie des Röntgenbildes mit Standardknochen

Eine *densitometrische Filmanalyse* von seitlichen Tomogrammen der Lendenwirbelsäule haben NORDIN u.Mitarb. (1962) und SMITH und NORDIN (1964) zur Bestimmung der „relativen Wirbeldichte" (Relative Vertebral Density= R.V.D.) bei Osteoporosen oder Osteopathien vorgenommen. Als Vergleichskörper dienten „Standardwirbel", die neben dem zu untersuchenden Patienten lokalisiert und auf dem Röntgenfilm mit dargestellt wurden. Mit einem Photo-Densitometer kann die Dichte im Bereich der Wirbelkörper und der Bandscheiben der Vergleichswirbelsäule zu der Dichte der Wirbelsäule des Patienten in Beziehung gesetzt werden (Abb. 64). Wenn die Strahlendichte des Wirbelkörpers größer ist als die der Bandscheibe, dann wird die R.V.D. positiv, liegt gleiche Dichte vor, dann ist die R.V.D. null, und ist die Dichte des Wirbelkörpers geringer als die der Bandscheibe, dann weist die R.V.D. negative Werte auf. Diese Methoden werden nur dann zum Einsatz kommen können, wenn die

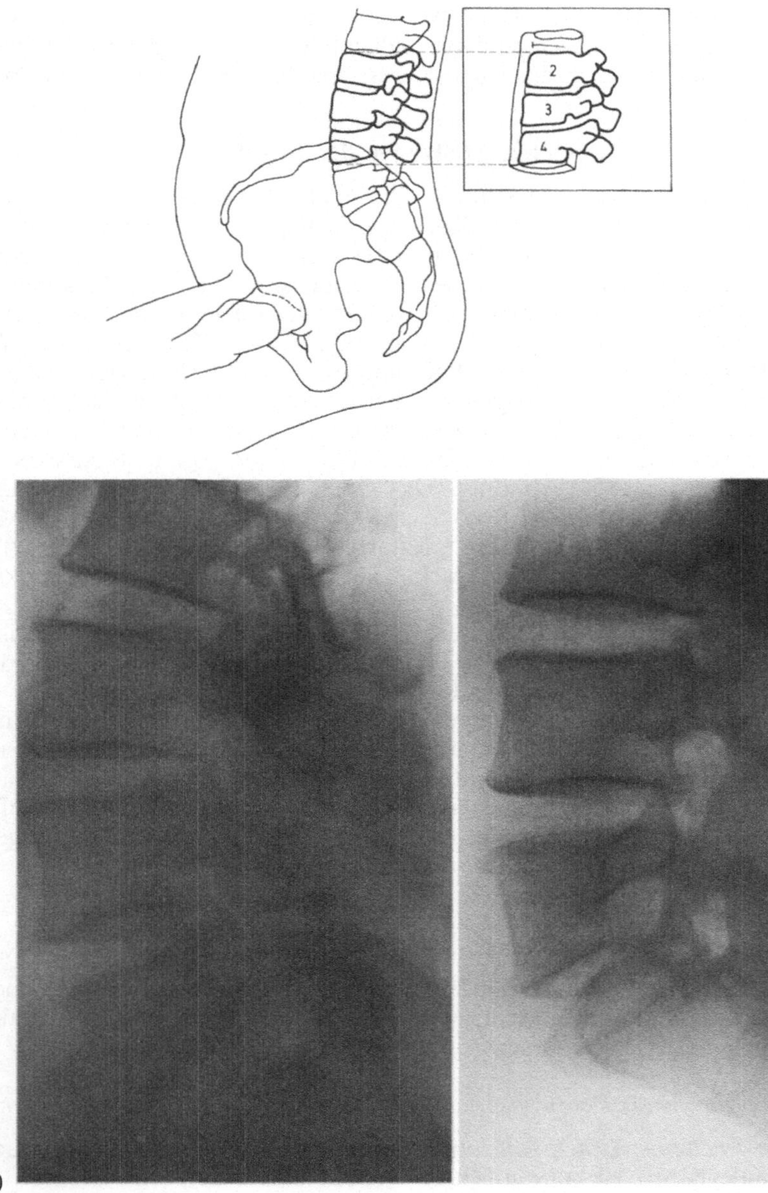

(a)

Abb. 64a u. b. Methode zur Bestimmung der „Relativen Wirbeldichte" (Relative Vertebral Density =
R.V.D.) mit einer „Standardwirbelsäule" als Vergleichsphantom. (Nach Nordin u.Mitarb., 1962)
(a) Schema der Aufnahmeanordnung und Beispiel einer seitlichen Röntgenaufnahme der Lendenwirbelsäule mit Vergleichsphantom. (b) Densitometerkurven einer osteoporotischen und einer normalen
Lendenwirbelsäule mit den Kurven der „Standardwirbelsäule". (Von Nordin zur Verfügung gestellt)

Wirbelsäule bei der Strahlenexposition zur Tomographie *exakt eingestellt* worden ist und keine gröberen Randwülste oder exostosenartige Knochenneubildungen vorhanden sind, durch die der Bandscheibenraum überlagert wird. Eine
Standardaufnahme der Lendenwirbelsäule in 2 Ebenen ist Voraussetzung für
diese Technik der Wirbel-Röntgendensitometrie.

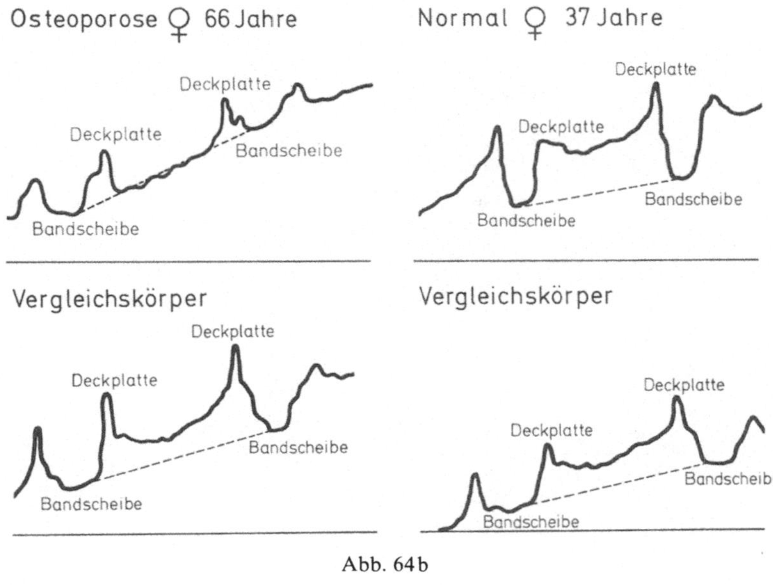

Abb. 64b

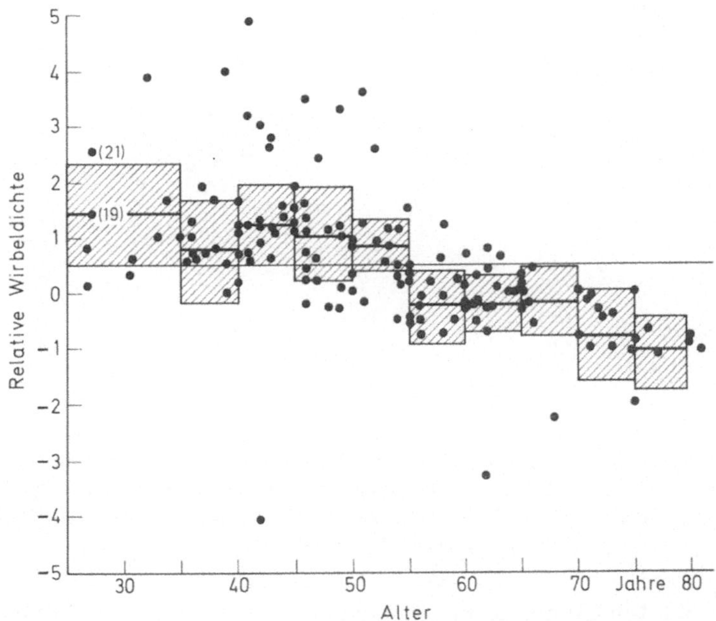

Abb. 65. Meßergebnisse der „Relativen Wirbeldichte" mit Standardabweichung bei 152 gesunden Frauen. (Nach NORDIN u. Mitarb., 1965)

Das Ergebnis von Untersuchungen an 152 Frauen verschiedenen Alters zeigte einen deutlichen Abfall der R.V.D. mit zunehmendem Alter (Abb. 65). Bei Patienten mit einer Osteoporese fand sich eine deutlich niedrigere Dichte der Wirbelkörper (Abb. 66). Kontrolluntersuchungen nach Behandlung mit Kalziumpräparaten konnten eine Dichtezunahme in der Wirbelspongiosa objektivie-

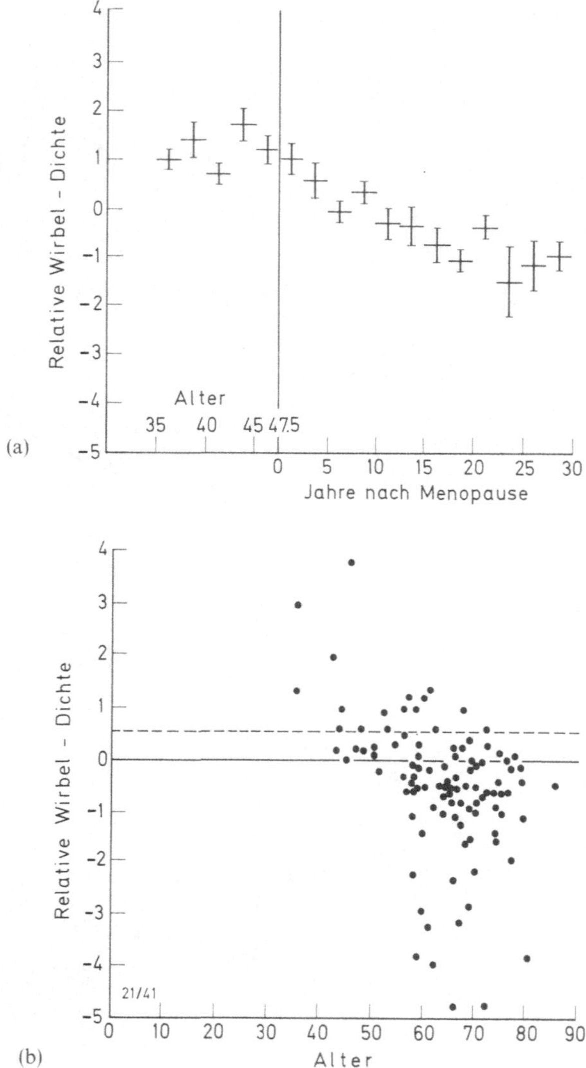

Abb. 66. (a) Absinken der „Relativen Wirbeldichte" nach der Menopause (horizontale Linien markieren die Mittelwerte, vertikale Linien die Standardabweichung). (b) Ergebnisse der Bestimmung der „Relativen Wirbeldichte" bei Patienten mit Rückenschmerzen, von denen etwa 80% eine Osteoporose erkennen ließen. (Nach Smith u. Nordin, 1963)

ren (Abb. 67). Ein Computer-Programm zur Durchführung der Röntgen-Densitometrie der Wirbelsäule und zur Bestimmung der relativen Wirbeldichte (R.V.D.) nach Nordin wurde von Bojtar u. Mitarb. (1972) ausgearbeitet. Die ersten Resultate wurden an Standardpräparaten und gesunden Menschen sowie von einigen Patienten mit einer Osteoporose gewonnen. Der klinische Einsatz dieser sehr einfachen Methode wird empfohlen.

Vergleichende Densitometrie mit Aluminium-Referenzsystemen

Eine exakte Bestimmung der Knochendichte als Ausdruck des Knochengewebsanteiles oder Mineralkonzentration im durchstrahlten Areal mit Hilfe eines

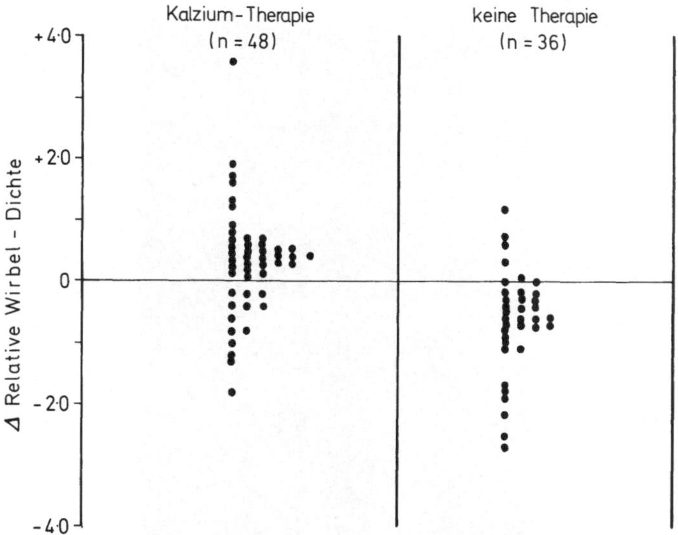

Abb. 67. Zusammenstellung von Meßergebnissen der „Relativen Wirbeldichte" im Zeitabstand von 4 bis 24 Monaten bei Osteoporose-Patientinnen mit und ohne Kalzium-Therapie. (Nach SMITH u. NORDIN, 1963)

Referenzkeiles oder einer Treppe aus *Aluminium* oder *Aluminiumlegierungen* haben zuerst HODGE u. Mitarb. (1935), HODGE und WARREN (1936), STEIN (1937), SANDERS (1937) und NACHLAS und PARKE (1937) versucht. Vergleichende Untersuchungen an Normal-Kollektiven und Kranken haben ENGSTRÖM und WELIN (1949) bei der Polyarthritis, McFARLAND (1954), GERSHON-COHEN, SCHRAER und BLUMBERG (1955) und SCHRAER (1958, 1965) bei Kindern und Erwachsenen zum Nachweis der *Altersosteoporose,* BALZ und BIRKNER (1956), WAGNER und SCHAAF (1961), MAINLAND (1956) und KEANE, SPIEGLER und DAVIS (1959) bei verschiedenen Osteopathien durchgeführt. MORGAN u. Mitarb. (1962) haben nach der von SCHRAER (1958) dargelegten Methoden der Röntgen-Densitometrie der Mittelphalanx des 5. Fingers den Altersgang bei Erwachsenen untersucht.

Sie konnten bei Frauen eine Verminderung des Mineralgehaltes zwischen 50 und 65 Jahren herausarbeiten, während bei Männern desselben Alters kein Abbau auftrat. Nach dem 65. Lebensjahr konnten die Autoren keinerlei Veränderungen bei beiden Geschlechtern feststellen. Von DOYLE (1961), HODGKIN-SON, EXTON-SMITH und CROWLEY (1963) und MACK (1965) wurden Messungen des Mineralgehaltes an vorwiegend kompakten Knochenabschnitten mit Aluminiumvergleichskörpern bei Systemerkrankungen des Skeletts und nach länger dauernder Immobilisation vorgenommen. Röntgen-densitometrische Messungen des Knochenmineralgehaltes im *distalen Abschnitt der Ulna* (Abb. 68) bei 183 Frauen im Alter von 15–80 Jahren hat DOYLE (1970) durchgeführt und einen Verlust an spongiöser Knochensubstanz von etwa 50% und an kompaktem Knochen in der Diaphysenregion von etwa 16% nach dem 40. Lebensjahr gefunden. Untersuchungen mit einem standardisierten Aluminium-Äquivalent (nach ANDERSON u. Mitarb., 1966) an 312 Männern und 317 Frauen haben SMITH u. Mitarb. (1969) durchgeführt und neben *Dichtemessungen am Metakarpale III* morphometrische Bestimmungen der Diaphysenkompakta vorgenommen (Abb. 69, Tabelle 17). Es fand sich ein deutlicher Anstieg der Werte bei beiden Geschlechtern, bis zum 34. Lebensjahr beim weiblichen und bis zum 36. Lebensjahr beim männlichen Geschlecht. Später war — insbesondere beim weiblichen

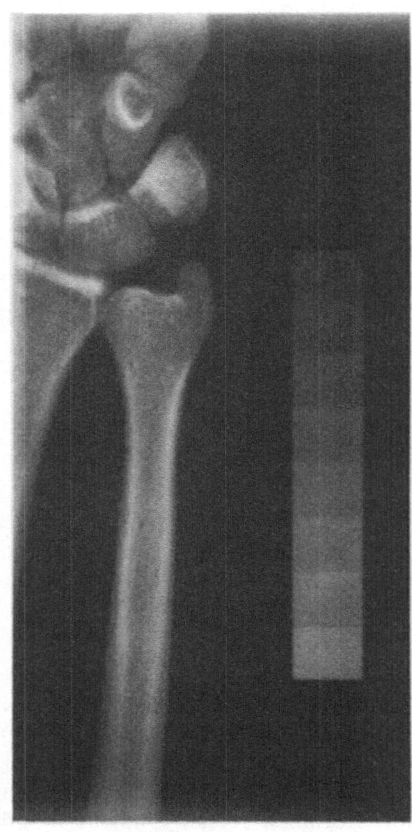

(a)

Abb. 68a–d. Methode zur Messung der Mineralkonzentration in der Ulna. (Nach Doyle, 1961.) (a) Röntgenaufnahme des Unterarmes im Wasserbad mit Al-Treppe als Referenzsystem. (b) Meß- oder Referenzpunkte an der Ulna. (c) Schema zur Auswertung des Röntgenbildes. (d) Darstellung eines Kurvenverlaufes der Meßpunkte der Ulna (65jährige Frau); der Meßwert von 100 mg/ml Knochenmineral liegt an der unteren Grenze der Norm

Geschlecht nach dem 50. Lebensjahr — ein deutlicher Abfall der Werte festzu- stellen. Bemerkenswerte Unterschiede des Mineralgehaltes zwischen verschiede- nen Berufsgruppen konnten nicht gefunden werden, obgleich einige Autoren mitteilen, daß die Knochen von Handarbeitern des männlichen Geschlechts einen etwas höheren Mineralgehalt aufweisen (Nordin u. Smith, 1965; Keane, Spiegler u. Davis, 1959). Photo-densitometrische Untersuchungen an den Fin- gerknochen 5–2 mit Hilfe einer Al-Treppe als Referenz-System haben Albanese u. Mitarb. (1969) durchgeführt. Sie fanden bei Gesunden einen sehr geringen Abfall der Dichtewerte bei Männern im Gegensatz zu den Werten bei Frauen.

Eine Methode zur Photo-Densitometrie der *Lendenwirbelsäule* unter Verwen- dung eines Referenzsystems aus Plexiglas und einer Aluminium-Treppe haben Baylink u. Mitarb. (1964), Vose u. Mitarb. (1964) und Hurxthal und Vose (1965, 1969) zu Verlaufsbeobachtungen des Mineralgehaltes in der Wirbelspon- giosa herangezogen. Mit diesem Verfahren wurden Stoffwechseluntersuchungen während eines längeren Zeitraumes diätetischer Ernährung von Osteoporose- Patienten ergänzt. Es konnte festgestellt werden, daß z.B. bei Osteoporose-

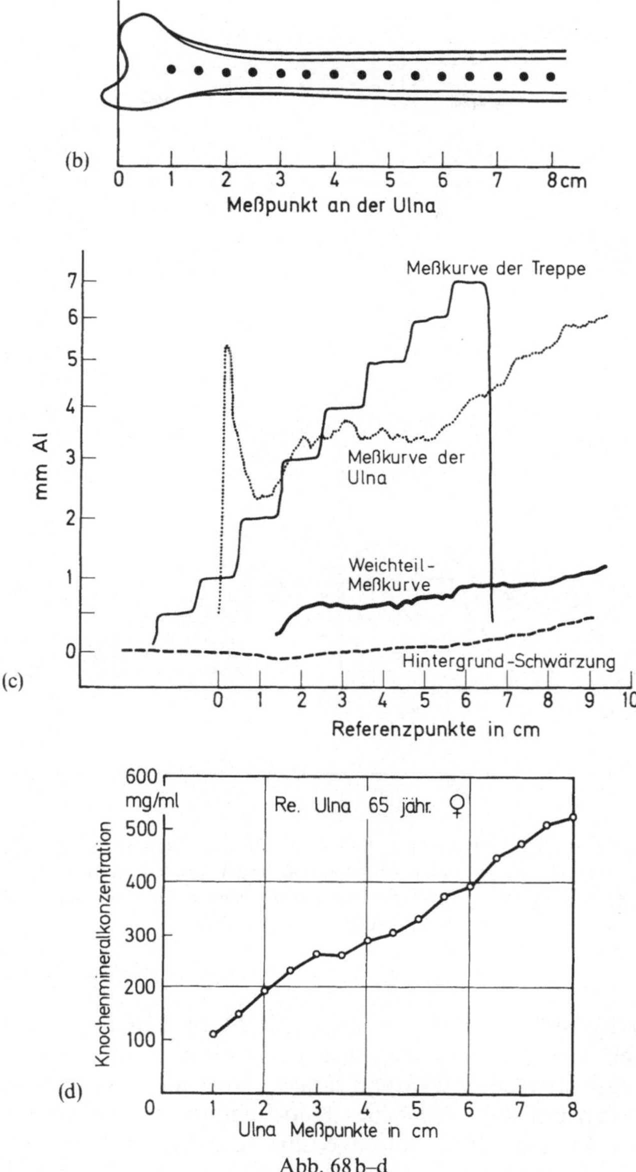

Abb. 68 b–d

Patienten der Mineralgehalt der Wirbelspongiosa um 60% niedriger war als bei Kontrollpersonen. Der Einfluß einer kalziumarmen Kost auf die Entstehung einer Osteoporose sollte bewiesen werden.

Eine verbesserte photo-densitometrische Röntgenbildanalyse mit Hilfe eines Computer-Programms haben VOSE und HURXTHAL (1969) zum Studium des Einflusses einer länger dauernden Bettruhe und der anschließenden Remobilisation und Belastung auf den Mineralgehalt der Spongiosa des *Kalkaneus* eingesetzt. Photo-densitometrische Untersuchungen des Mineralgehaltes in der *Kalkaneusspongiosa* bei bettlägerigen Kindern haben VOSE und KEELE (1970) durchge-

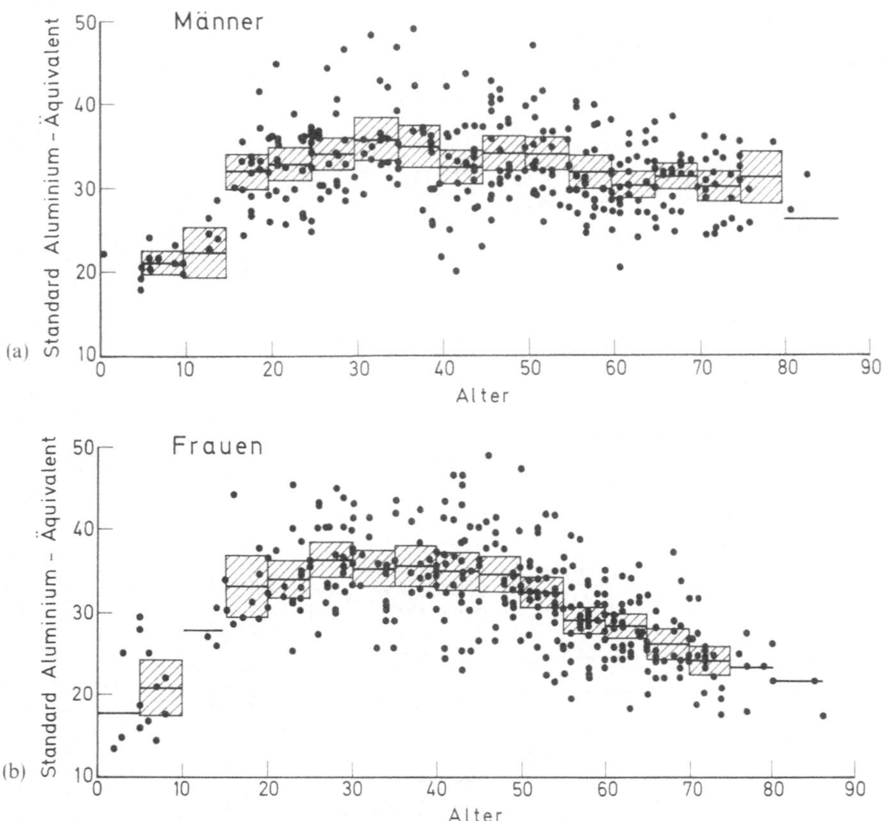

Abb. 69a u. b. Ergebnisse der röntgen-photometrischen Dichtemessungen am Metakarpale III mit einem Aluminium-Standard bei gesunden Männern (a) und gesunden Frauen (b) nach Smith u. Mitarb. (1969). Der Mittelwert und die Standardabweichungen sind in den 5-Jahres-Gruppen eingetragen

führt, um den Einfluß einer Behandlung mit Fluorpräparaten und anabolen Hormonen objektivieren können (Keele u. Vose, 1971). Weitere Untersuchungen über den Mineralstoffwechsel während länger dauernder Bettruhe bei 5 jungen gesunden Männern mit Kontrollen des Knochenmineralgehaltes im Kalkaneus haben Hulley u. Mitarb. (1971) durchgeführt. Die Behandlung mit Phosphat-Präparaten hatte keinen signifikanten Einfluß auf den Mineralgehalt in der Spongiosa des Kalkaneus.

Messungen des Mineralgehaltes in einer distalen *spongiösen* und in einer in Schaftmitte gelegenen *kompakten Knochenzone* von *Radius und Ulna* mit Hilfe eines Aluminium-Standards an 456 Personen haben Ekman, Ljundquist und Stein (1970) durchgeführt (Abb. 70). Die Strahlenabsorption durch die Weich-teile wurde mit Hilfe einer 0,86%igen Salzlösung ausgeglichen. Der Variations-koeffizient für den „prozentualen Knochenmineralgehalt" betrug bei Bewertung *beider Meßzonen* der Knochen sowie des linken und des rechten Unterarmes für den Radius ±1,5% und für die Ulna ±2,7% auch unter Berücksichtigung der Fehler, die durch eine unterschiedliche Technik verschiedener Assistentinnen auftreten können. Mit zunehmendem Alter wurde eine Abnahme der Mineral-

Tabelle 17. Normalwerte des Aluminium-Äquivalents und der Dichte vom Metakarpale III bei Männern und Frauen. (Nach SMITH u.Mitarb., 1969). Die Unterschiede zwischen den Geschlechtern wurden in den 5-Jahresgruppen nach dem *T*-Test ermittelt und sind meist nicht signifikant (N.S.)

Alters-gruppen	Al-Äquivalent				Knochen-Dichte			
	♀	♂	*T*-Test		♀	♂	*T*-Test	
5– 9	20,9	21,2	0,15	N.S.	4,41	4,78	1,29	N.S.
10–14	27,9	22,3	1,73	N.S.	5,73	4,61	2,83	N.S.
15–19	33,3	31,9	0,73	N.S.	5,40	5,25	0,65	N.S.
20–24	34,1	32,7	0,92	N.S.	5,55	5,32	1,27	N.S.
25–29	36,5	33,9	1,87	N.S.	5,74	5,59	1,05	N.S.
30–34	35,4	35,5	0,07	N.S.	5,80	5,45	1,93	N.S.
35–39	35,7	34,6	0,60	N.S.	5,95	5,47	2,52	N.S.
40–44	35,1	32,1	1,99	N.S.	5,72	5,50	1,53	N.S.
45–49	34,7	33,8	0,61	N.S.	5,78	5,56	1,34	N.S.
50–54	32,9	33,7	0,58	N.S.	5,73	5,79	0,38	N.S.
55–59	29,2	31,5	1,82	N.S.	5,74	5,53	1,31	N.S.
60–64	28,5	29,9	1,48	N.S.	5,75	5,65	0,58	N.S.
65–69	26,3	31,0	4,21	<0,001	5,65	5,71	0,33	N.S.
70–74	24,3	29,7	4,58	<0,001	5,70	5,72	0,12	N.S.
75–79	23,5	30,8	3,30	<0,001	5,54	6,38	2,39	<0,05
80 +	21,8	25,8	1,14	N.S.	5,58	6,37	0,72	N.S.

konzentration in Radius und Ulna mit besonderer Bevorzugung des weiblichen Geschlechts festgestellt. Es fand sich eine gute Übereinstimmung der Meßergebnisse mit denen anderer Arbeitsgruppen (GITMAN, KAMHOLTZ u. LEVINE, 1958; BECK u. NORDIN, 1960; NORDIN, 1970). Bei Patienten mit einer Urolithiasis haben HISAZUMI und KATSUMI (1970) röntgen-densitometrische Messungen mit einer Aluminium-Treppe am distalen *Ende der Ulna* vorgenommen. Bei 28 Patienten fanden sich gegenüber 35 gesunden Erwachsenen keine signifikanten Unterschiede, doch konnte bei einer 25jährigen Frau mit Verdacht auf einen Hyperparathyreoidismus ein deutlich verminderter Mineralgehalt in der Ulna nachgewiesen werden. Das männliche Geschlecht wies in Übereinstimmung mit den Meßergebnissen anderer Populationen einen höheren Mineralgehalt auf.

Eine *computer-gesteuerte* rechnerische Verbesserung der Densitometrie des Röntgenbildes der Hand mit Hilfe einer *Aluminium-Referenz* haben COLBERT und BACHTELL (1973) empfohlen und durch die mathematische Filterung der Störfaktoren eine Reduzierung der Abweichungen auf 3,5% erreichen können. Das System kann phototechnisch unzureichende Röntgenaufnahmen erkennen und ausschalten.

Vergleichende Densitometrie mit Knochen- oder knochenähnlichen Referenzsystemen

Unter den photo-densitometrischen Methoden, die ein *knochenähnliches Referenzsystem* zugrunde legen, haben die Messungen mit einem *Elfenbeinkeil oder Elfenbeinzylinder* aus dem Arbeitskreis von MACK u.Mitarb. (1949, 1965, 1967) Beachtung gefunden (Abb. 71). Dieses Verfahren wurde zur Kontrolle des Mineralgehaltes in der Spongiosa des *Kalkaneus* bei Untersuchungen der *Gemini-Piloten* eingesetzt. Es fanden sich abweichende Resultate bei unterschiedlichen Meßmethoden und deutliche Differenzen der individuellen Meßwerte von einzelnen

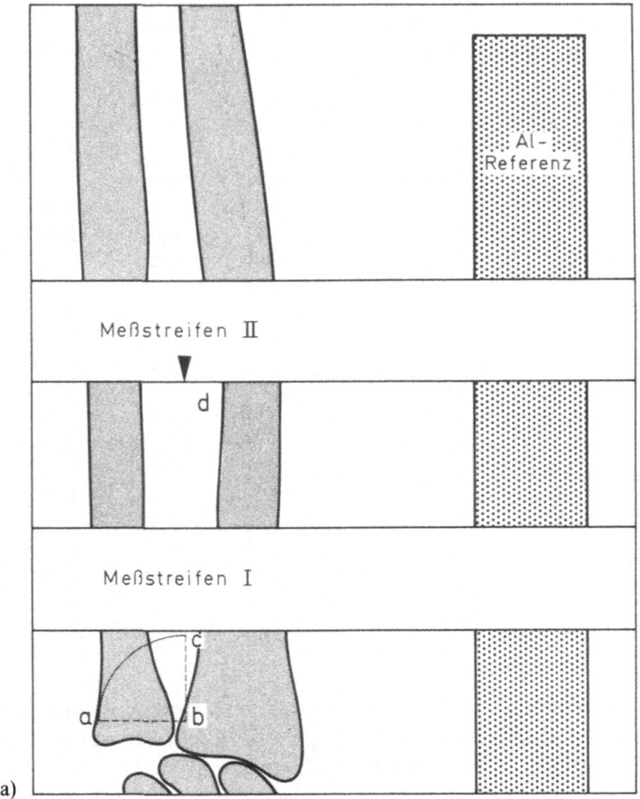

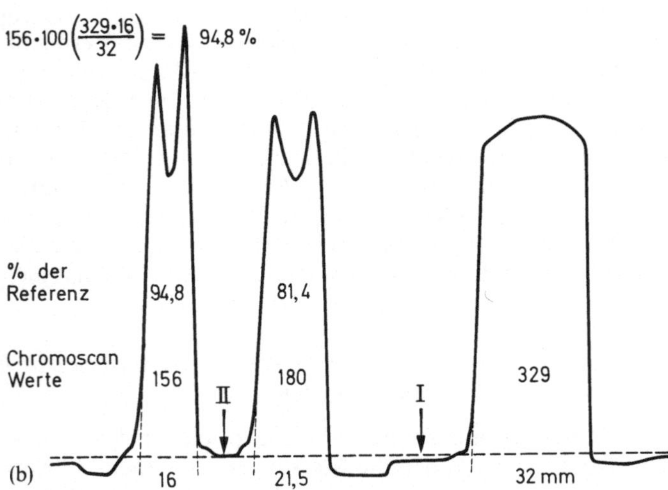

Abb. 70a u. b. Röntgen-Densitometrie der Unterarmknochen mit einem Al-Referenzsystem nach
Ekman u. Mitarb., 1970. (a) Schematische Darstellung der Meßzonen. Bestimmung der Meßstreifen:
der größte Durchmesser der distalen Ulna (a–b) wird in Punkt b nach proximal aufgetragen und
so Punkt c ermittelt. Dies ist die distale Grenze des ersten Meßstreifens. Der zweite Meßstreifen
liegt in vierfacher Entfernung von b bei Punkt d. (b) Densitometerkurve einer Messung

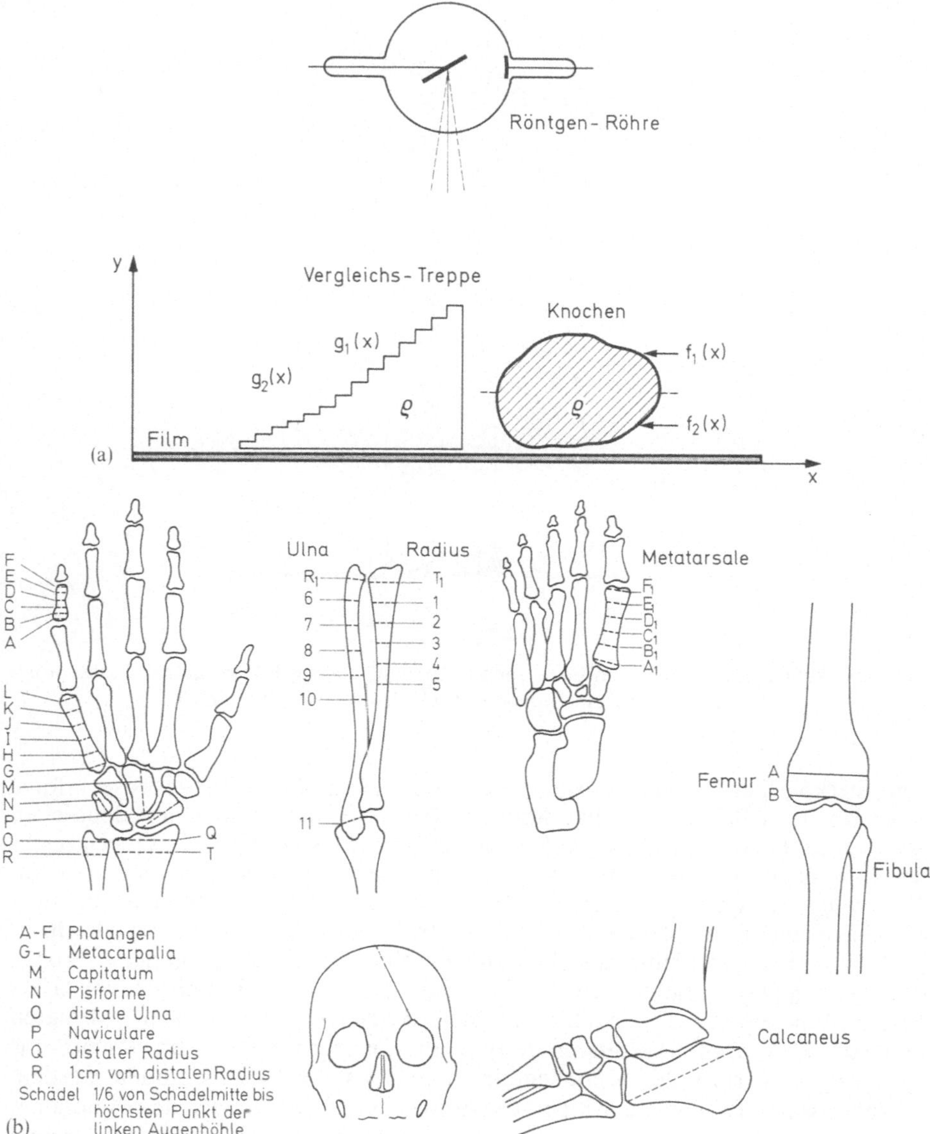

Abb. 71. (a) Schematische Darstellung der Aufnahmeanordnung von Knochen und Elfenbein-Vergleichstreppe. (Nach MACK u. Mitarb., 1949.) (b) Schematische Darstellung der Meßlinien an verschiedenen Knochenpartien. Vom Metakarpale V, dem Mittelglied des 5. Fingers, von Radius, Ulna und Metatarsale I sind mehrere Meßlinien berücksichtigt worden

Astronauten unabhängig von der Dauer des Aufenthaltes im Raumschiff. Der Mineralverlust der *Kalkaneusspongiosa* war selbst nach 14 Tage dauerndem Raumflug relativ gering und schwankte zwischen 2,9% und 9,2% (VOSE, 1974). Ferner haben SCHMID (1960) und RETHMEIER (1965) mit Vergleichskörpern aus Elfenbein Untersuchungen an *Knochen des Handskeletts* durchgeführt. Eine röntgen-photometrische Objektivierung des Behandlungsresultates nach einer Kal-

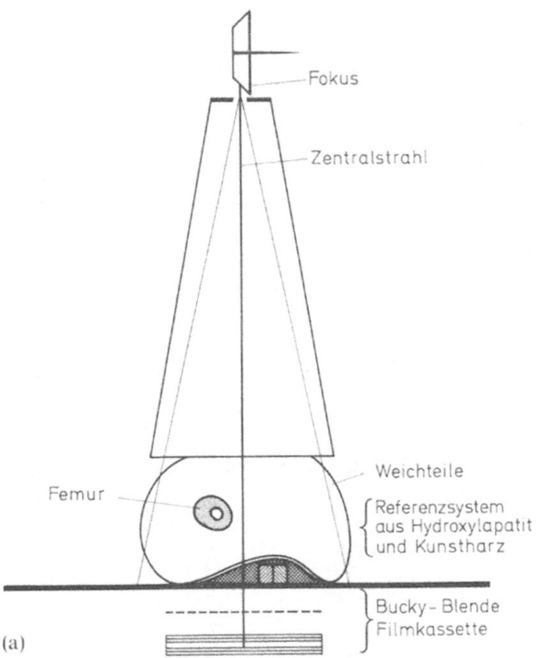

Abb. 72a. Aufnahmeanordnung von Femur und Referenzsystem. (b) Röntgenaufnahme des proximalen Femur mit Apatittreppe. (Nach Heuck u. Schmidt, 1960)

ziumtherapie bei Involutionsosteoporose und sekundärer Osteoporose infolge einer Kortison-Behandlung hat Schmid (1963) versucht und einen deutlichen Anstieg der Dichte der *Grundphalanx des Daumens* festgestellt. Mit einer geeichten Elfenbeintreppe hat Bohr (1974) photo-densitometrische Messungen am *Femurkopf, Kalkaneus* und *Radius* bei Kindern von 4–12 Jahren ausgeführt, die wegen einer Coxa plana längere Zeit Bettruhe einhalten mußten. Bei gleichzeitiger Zunahme der Kalziumausscheidung, die einen Maximalwert in der 4. Woche mit 200 mg/Tag erreichte, wurde ein Mineralverlust im *Kalkaneus* von 17% nach 3 Monaten, von 23% nach 6 Monaten, im *Femur* von 20% nach 3 Monaten und von 30% nach 6 Monaten festgestellt. Dagegen konnte im *Radius* nur ein geringer Verlust des Knochenmineralgehaltes von 4% gefunden werden.

Interessante Ergebnisse röntgen-densitometrischer Messungen des Mineralgehaltes in der Mitte des *Metakarpale IV* mit Hilfe einer Kalziumsulfattreppe konnte Pridie (1967) vorlegen. Er untersuchte 150 Knochengesunde und 85 Patienten nach einer Gastrektomie. Vor der Messung wurde die Hand in einem Wasserbad geröntgt. Bei beiden Gruppen fand sich im Alter über 60 Jahren eine Zunahme der Dichte des kompakten Knochens. Es werden die Untersuchungsergebnisse von Sissons (1962) zur Erklärung herangezogen, der in Mikroradiogrammen der Knochen alter Menschen sehr dichte Bezirke im Bereich der Osteone und Haversschen Kanäle fand. Nach den Untersuchungen von Frercks (1968) wurde in der fettfreien Trockensubstanz des Knochens in den letzten beiden Dezennien ein leichter Anstieg der Mineralkonzentration beobachtet.

Ein dem Knochen weitgehend gleiches Referenzsystem aus *Hydroxylapatit* und Kunstharz haben Heuck und Schmidt (1954, 1959, 1960) zur photo-densito-

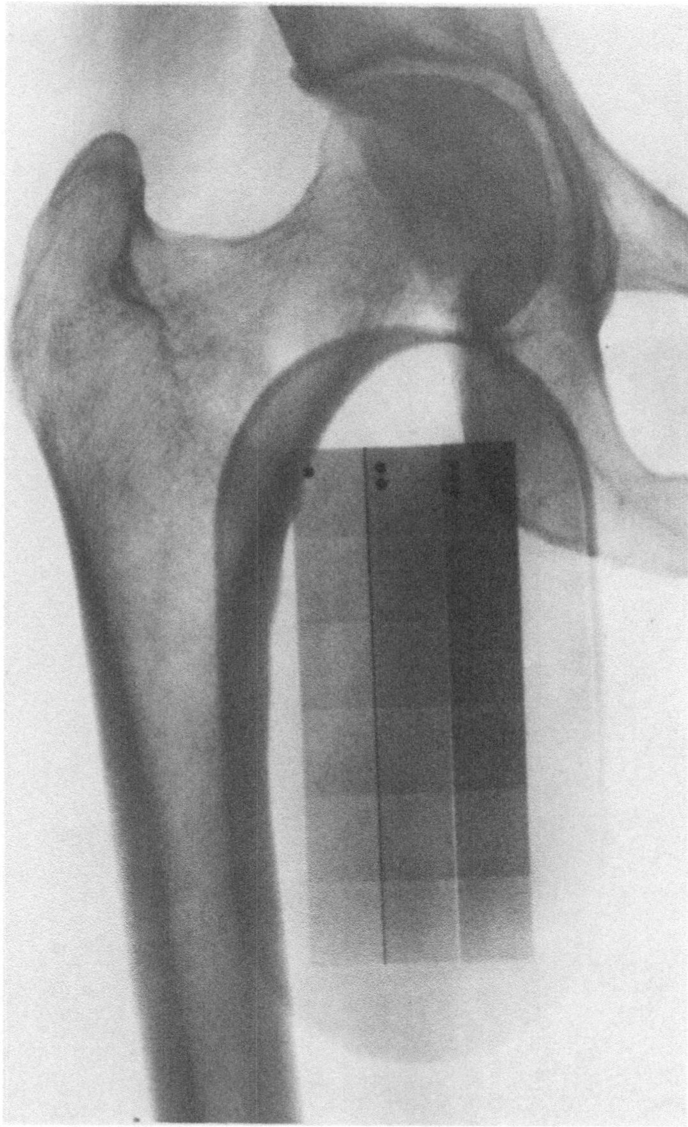

Abb. 72 b

metrischen Messung der Kalksalzkonzentration in spongiösen Zonen von *Kalkaneus, Femurhals und Radiusmetaphyse* verwendet. Die Vergleichskörper wurden in verschiedenen Größen hergestellt und sind aus drei Treppen zusammengefügt, die jeweils unterschiedliche Konzentrationen an Hydroxylapatit im Kunststoff aufweisen (Abb. 63). Der dem Knochenmineral äquivalente Hydroxylapatit liegt in diesem Vergleichskörper in Teilchen von der Größenordnung der Spongiosabälkchen und Lamellen vor, da theoretische Überlegungen und mathematische Berechnungen sowie experimentelle Untersuchungen ergeben haben, daß die Teilchengröße und die Raumerfüllung der stärker absorbierenden Substanz in

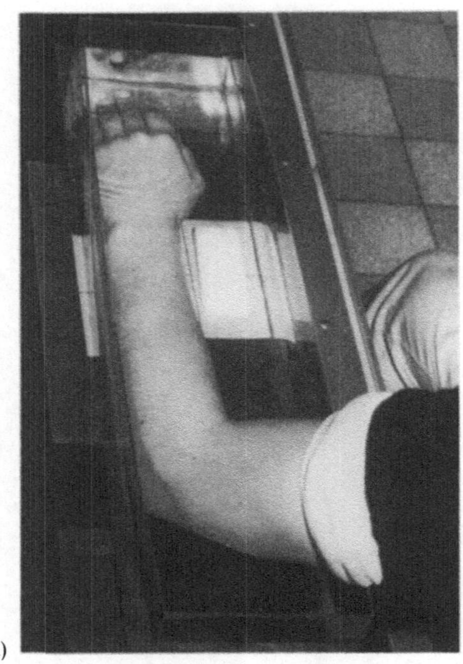

(a)

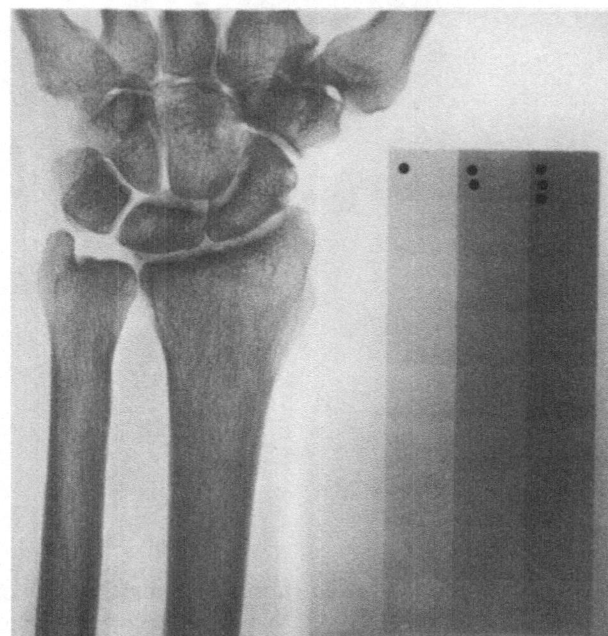

(b)

Abb. 73. (a) Aufnahmeanordnung von Unterarm und Referenzsystem im Wasser- oder Alkoholbad.
(b) Röntgenaufnahme von Radius und Referenzsystem. (Nach Quintar, 1962)

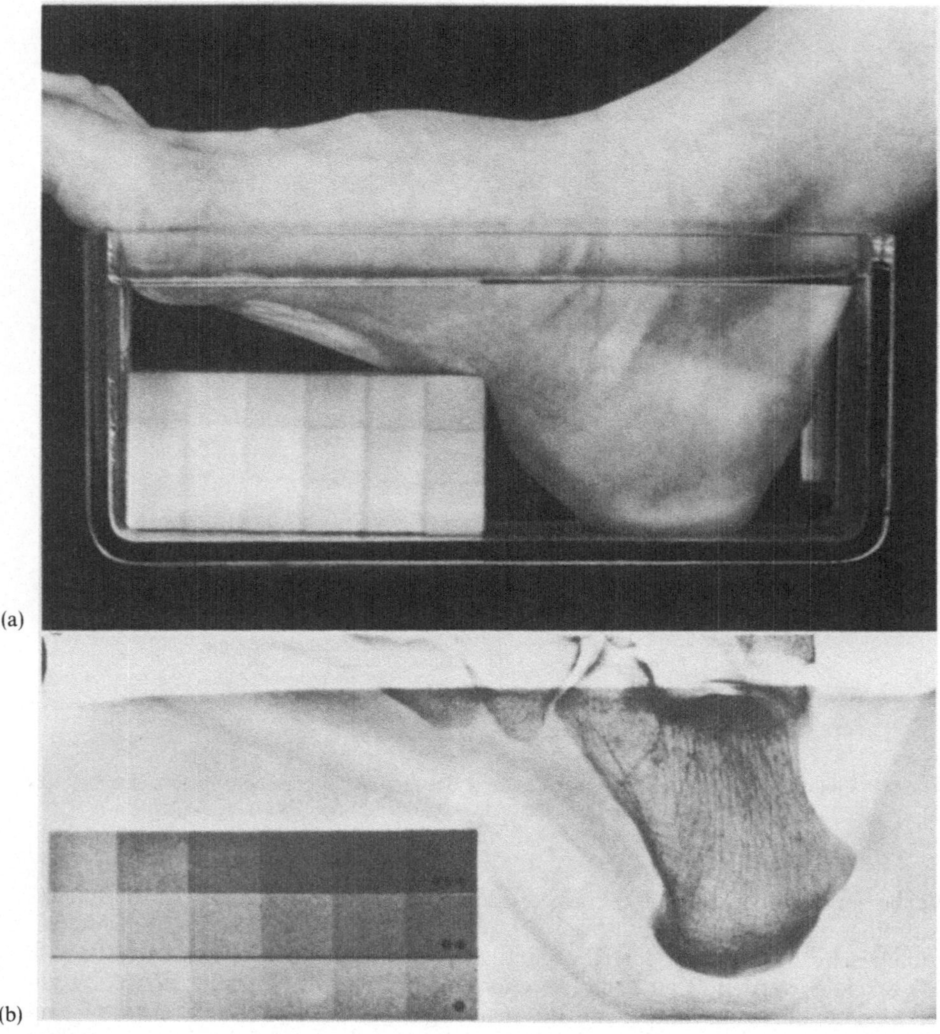

Abb. 74. (a) Aufnahmeanordnung von Referenzsystem und Fuß im Wasser- oder Alkoholbad. (b) Röntgenaufnahme von Kalkaneus und Referenzsystem zur Bestimmung der Mineralkonzentration. (Nach Heuck u. Schmidt, 1960)

einer Mischung für die Strahlenabsorption von Bedeutung sind (s. S. 293 ff.). Die Zusammensetzung des Referenzsystems, insbesondere die Konzentration an Hydroxylapatit im Kunststoff wird durch chemische Analyse überprüft. Dieses *jederzeit reproduzierbare* Referenzsystem ist in seinen physikalischen Eigenschaften dem Knochen praktisch gleich, so daß sich alle Fehler der Photo-Densitometrie sowohl auf das Referenzsystem als auch auf den zu untersuchenden Knochen in gleicher Weise auswirken müssen (Abb. 72, 73, 74). Eine Standardisierung der Weichteilüberlagerung wurde durch ein Wasserbad, später durch 70%igen Alkohol oder durch eine Paste aus Paraffin, Bienenwachs und Sägespäne angestrebt. Für Messungen an der Schenkelhalsspongiosa wurde eine planparallele Kompression der Weichteile mit einem besonderen Tubus vorgenommen. Eine weitere

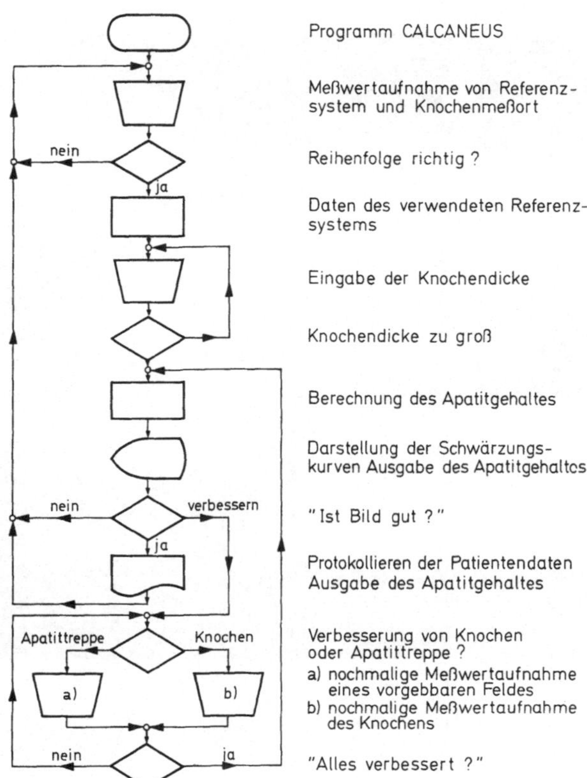

Abb. 75. Flußdiagramm zur Computer-gesteuerten Bestimmung des Knochenmineralgehaltes aus einem Röntgenbild. (Nach Nagel u. Mitarb., 1974)

Verbesserung der Methodik konnte durch Standardisierung der Aufnahmean-ordnung, der Strahlenqualität, der Filmentwicklung und durch die photo-densi-tometrische Auswertung der Röntgenfilme mit Hilfe eines Computers (Abb. 75, 76) erreicht werden (Epple u. Heuck, 1972; Nagel u. Mitarb., 1974). Durch entsprechende Programmierung können ungeeignete Aufnahmen erkannt und eliminiert werden. Es wird eine größere Sicherheit der photometrischen Analyse und eine Reduzierung der Fehlerbreite erreicht. Als besonderer Vorzug der densitometrischen Meßverfahren zur Bestimmung des Knochenmineralgehaltes unter Zugrundelegung des Röntgenbildes wird die Möglichkeit einer besseren räumlichen Orientierung über dem Meßort bei gleichzeitiger Beurteilung struktu-reller Veränderungen des Knochens gesehen. Dabei können eventuelle Fehler-quellen, wie Weichteilüberlagerungen, Verkalkungen oder lokale Knochende-fekte *sofort erkannt* und bei der Interpretation des Meßresultates berücksichtigt werden. Mit Hilfe der photo-densitometrischen Methode unter Verwendung eines knochengleichen Referenzsystems haben Heuck und Schmidt (1960) an einem größeren Kollektiv Gesunder die globale Mineralkonzentration in der Spongiosa des Kalkaneus, des Schenkelhalses und zusammen mit Quintar (1962) in der Radiusmetaphyse ermittelt (Abb. 77, 78, 79). Erste Meßergebnisse der Kalksalzkonzentration in der Spongiosa des Kalkaneus bei 370 knochengesunden Säuglingen und Kindern haben Hansen u. Mitarb. (1962, 1964) vorgelegt (Abb. 80). Im Wachstumsalter findet sich ein kontinuierlicher Anstieg des Mine-

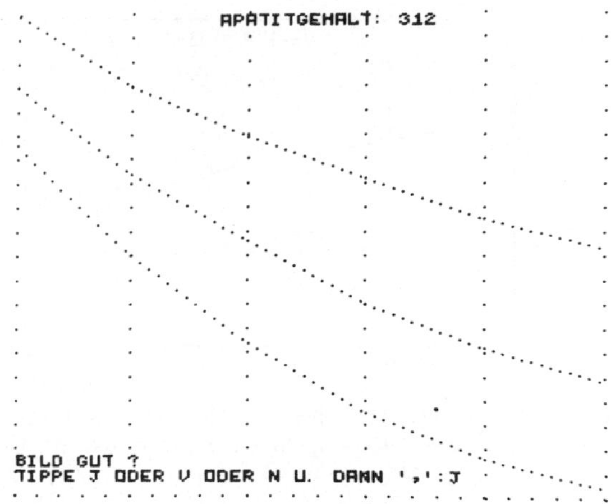

Abb. 76. Darstellung des Interpolationsverfahrens zur Errechnung des Apatitgehaltes im Knochen. Meßkurven und Apatitwert eines Kalkaneus im Monitorbild des Rechners. (Nach NAGEL u. Mitarb., 1974)

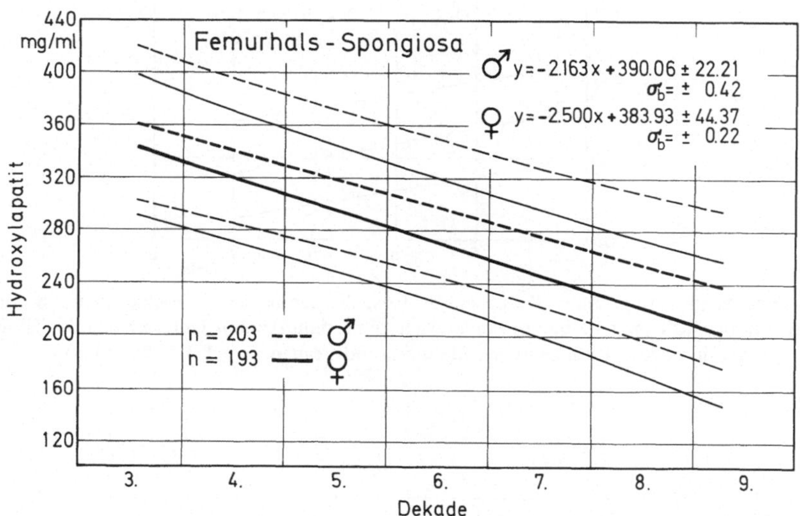

Abb. 77. Normalwerte mit statistischer Berechnung der Streubreite der Mineralkonzentration („Apatitwert" nach HEUCK u. SCHMIDT, 1960) in der Femurhalsspongiosa bei beiden Geschlechtern

ralgehaltes in der Volumeneinheit des spongiösen Knochens („Apatitwert" in mg/ml Knochen angegeben), und nach dem 3. Lebensjahrzehnt ist bereits eine geringfügige, später eine Verminderung der Mineralkonzentration um etwa 20% insbesondere beim weiblichen Geschlecht festzustellen. Eine Verminderung der Mineralkonzentration im Kalkaneus bei Frauen um 20% und etwa 10% bei Männern haben auch DALÉN und JACOBSON (1973) beobachtet. Über Ergebnisse des Einsatzes der Methode in der klinischen Routine und Verlaufsbeobachtungen des „Apatitwertes" wurde berichtet (HEUCK 1968, 1972).

Eine Verminderung der Mineralkonzentration im spongiösen Knochen bei der primär-chronischen Polyarthritis konnte objektiviert werden (Abb. 81). Die röntgenologisch nachweisbaren Veränderungen des Skeletts bei einer größeren

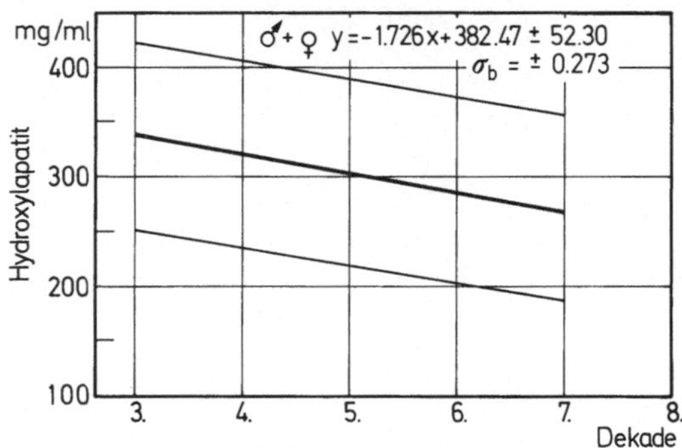

Abb. 78. Knochenmineralgehalt in der Metaphyse des Radius („Apatitwert" nach Heuck u. Schmidt, 1960) bei beiden Geschlechtern. Kein signifikanter Unterschied der Normalwerte zwischen Männern und Frauen

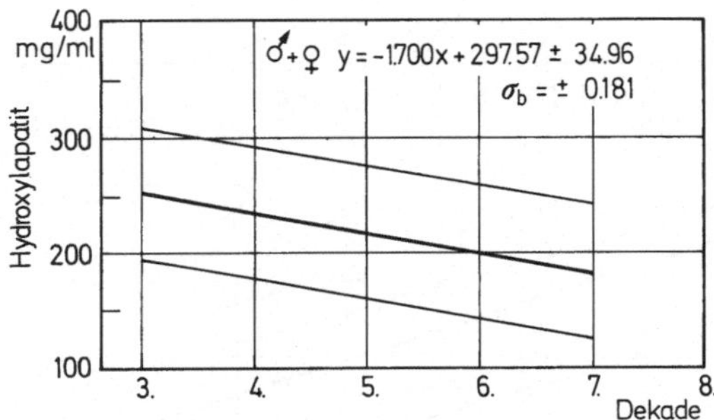

Abb. 79. Knochenmineralgehalt im Kalkaneus bei Erwachsenen beiderlei Geschlechts mit Streubreite der Norm. In der Kalkaneusspongiosa fanden sich keine signifikanten Unterschiede der Hydroxylapatitkonzentration zwischen Männern und Frauen. (Nach Heuck, 1968)

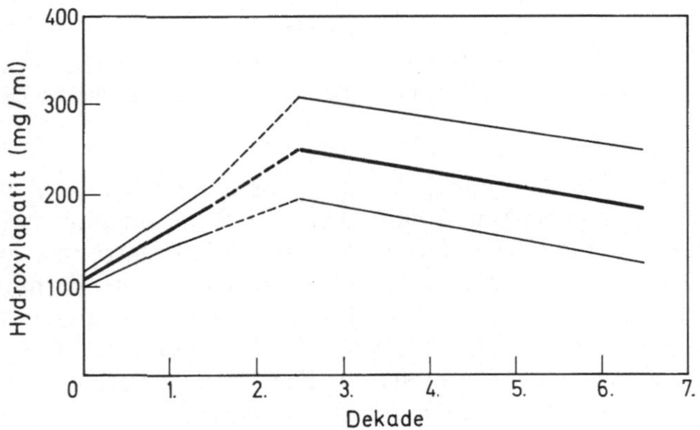

Abb. 80. Verlaufskurve von Hydroxylapatitkonzentration in der Kalkaneusspongiosa vom Säuglingsbis zum Greisenalter nach Meßwerten von Hansen und v. Patey (1962) und Heuck und Schmidt (1960). Im zweiten Jahrzehnt war die Anzahl der Fälle sehr klein

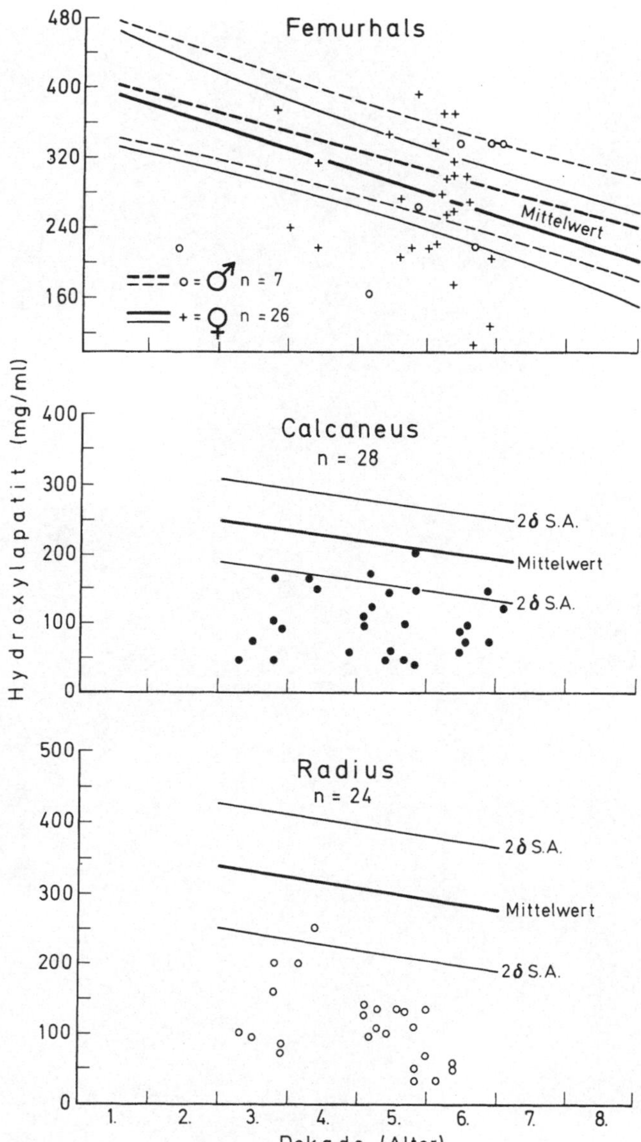

Abb. 81. Ergebnisse der röntgen-densitometrischen Bestimmung der Mineralkonzentration in einigen spongiösen Knochen bei primär-chronischer Polyarthritis. (Nach Heuck, 1968)

Zahl Nierenkranker haben Ritz u. Mitarb. (1973) den Ergebnissen klinischer und labor-chemischer Untersuchungen gegenübergestellt (Tabelle 18). Mit zunehmender Dialyse-Dauer fand sich eine Abnahme des Knochenmineralgehaltes in der Spongiosa und eine Reduktion des Knochengewebsvolumens in der Diaphysenkompakta in verschiedenen Abschnitten des Skeletts.

Das Prinzip der photo-densitometrischen Bestimmung des Knochenmineralgehaltes von Heuck und Schmidt (1954, 1960) wurde in der Veterinärmedizin durch Priboth, Börner und Fritzsche (1966) zur Beurteilung der Mineralkon-

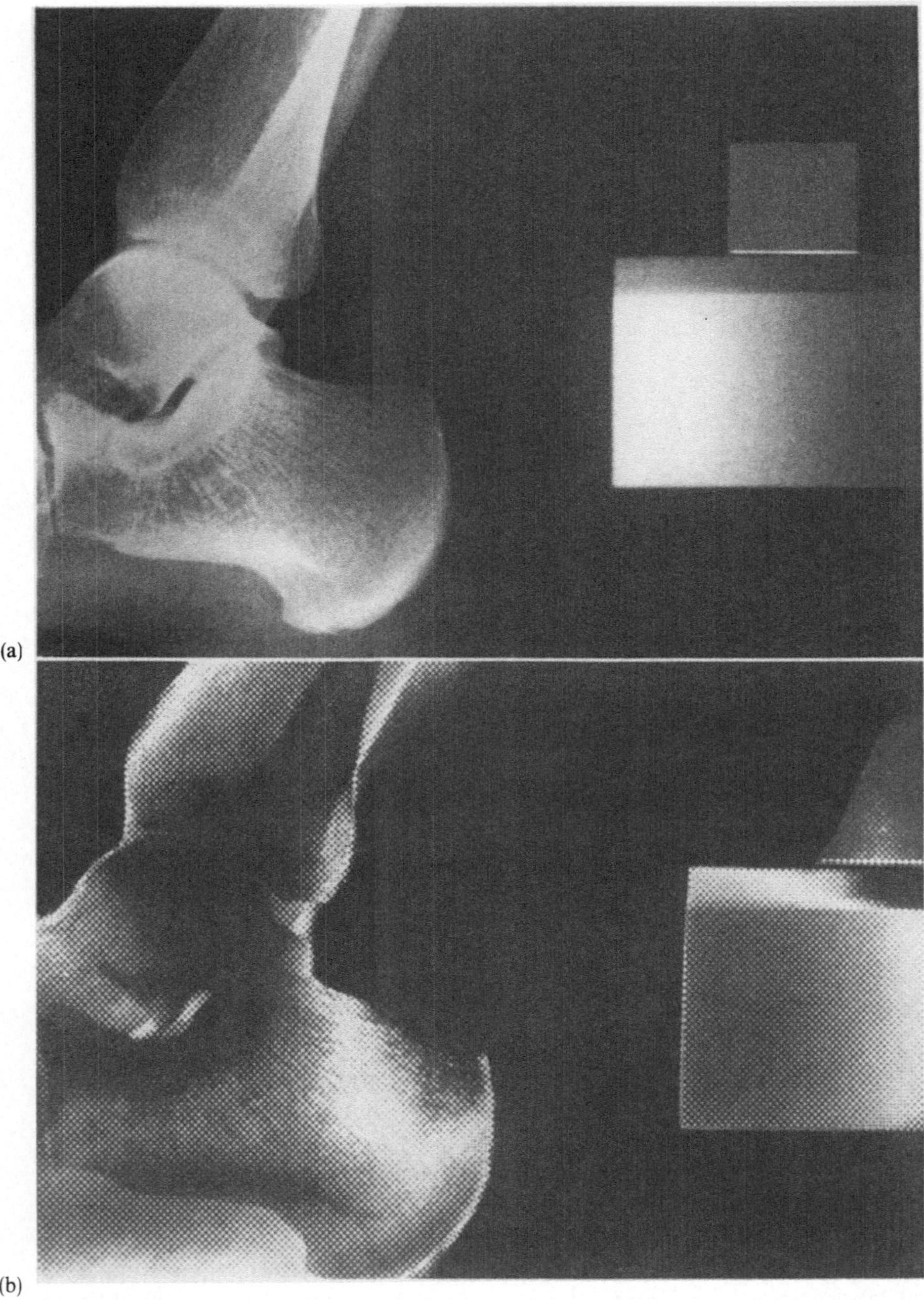

Abb. 82a–d. Methode der „Raster-Äquidensitometrie". (a) Röntgenbild des Kalkaneus mit Vergleichskörper in Form eines Al-Keils und einem Kupferfilter. (b) Raster-Äquidensitenbild von (a). (c) Umsetzung von Filmschwärzungen in Symbole mit Hilfe der Rasterkopie auf Agfa-Kontour-Film. (d) Schematische Darstellung der Relation von Hydroxylapatitkonzentration in mg/ml, Schichtdicke des Al-Keiles D für verschiedene Knochendicken (d). (Nach Borcke u. Heuck, 1972, 1975)

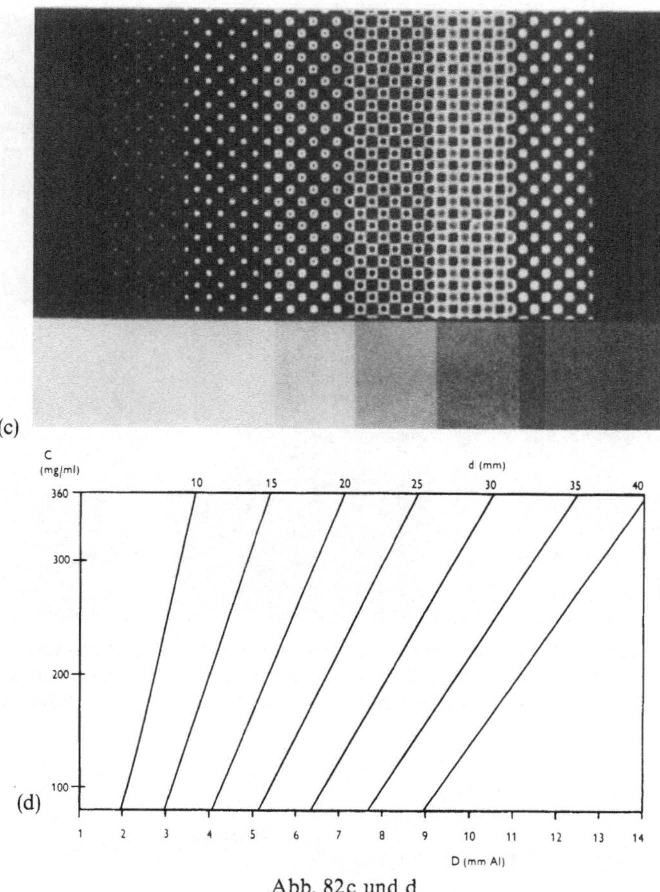

Abb. 82c und d

Tabelle 18. Beziehung zwischen Röntgensymptomen und Serum-PTH, Skelettmineralgehalt und Kompaktadicke. (Nach RITZ u.Mitarb., 1973)

	Positiver Röntgenbefund	Negativer Röntgenbefund	p
	Schädelosteoporose		
Serum-PTH [a]	1931 ± 223	$1001 \pm 48,1$	$0,10 < p < 0,05$
Mineralgehalt [b]	$136 \pm 8,54$	$176 \pm 7,76$	$0,05$
Barnett-Index	$0,467 \pm 0,0117$	$0,51 \pm 0,0084$	$0,05$
	Akromioklavikulargelenkerweiterung		
Serum-PTH	2393 ± 386	$1237 \pm 88,8$	$0,05$
Mineralgehalt	$153 \pm 16,9$	$170 \pm 7,55$	N.S.
Barnett-Index	$0,473 \pm 0,017$	$0,505 \pm 0,075$	$0,10 < p < 0,05$
	Extraossale Verkalkungen		
Serum-PTH	2013 ± 476	$1315 \pm 95,8$	$0,05$
Mineralgehalt	$143 \pm 10,5$	$180 \pm 7,89$	$0,05$
Barnett-Index	$0,502 \pm 0,016$	$0,493 \pm 0,074$	N.S.

[a]   pgÄq bovines PTH/ml.
[b]   mg Hydroxylapatit/ml Knochenvolumen.

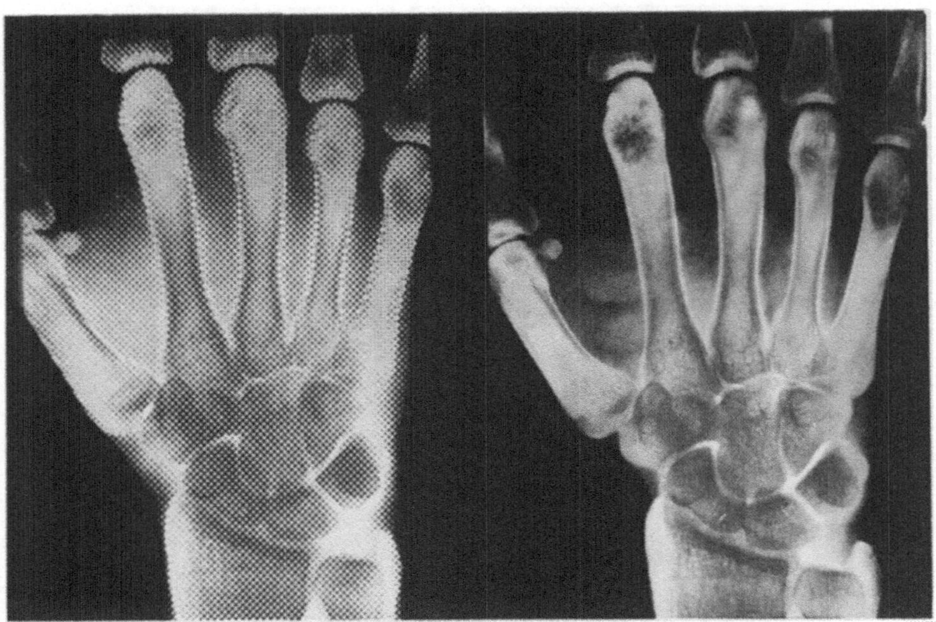

Abb. 83. Kopien des Röntgenbildes einer Hand auf zwei verschiedene Agfa-Kontour-Filme mit 10 (li.) und 20 (re.) Rasterpunkten/cm. Die Differenzierung von Schwärzungsunterschieden mit Hilfe der Schwarz-Weiß-Äquidensitometrie ist möglich. (Nach Müllenberg, 1974)

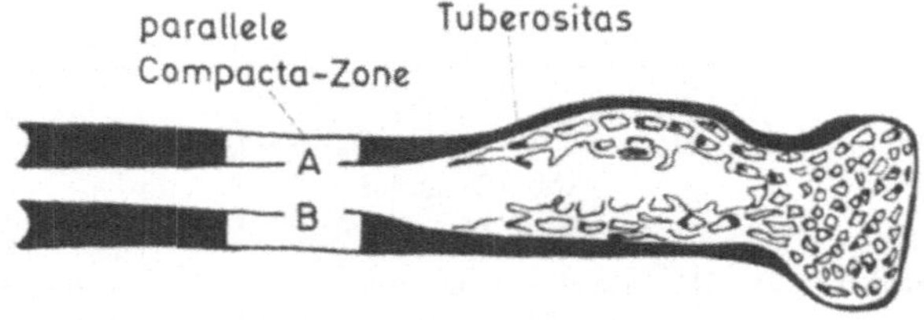

Abb. 84. Meßbezirk im Bereich des Radius distal der Tuberositas radii. (Nach Meema u. Mitarb., 1964)

zentration in der proximalen Diaphyse des 7. Schwanzwirbels bei Rindern eingesetzt, um eine Verminderung des Mineralgehaltes im Knochen bei kranken Tieren objektivieren zu können. Messungen des Mineralgehaltes an Rattenknochen haben Grossmann u. Mitarb. (1970) durchgeführt und im Humerus gegenüber dem Femur höhere Mineralwerte gefunden. Eine Modifikation der Methodik ist von verschiedenen Arbeitskreisen angegeben worden (Okuyama, 1965; Adachi u. Okuyama, 1966).

Die *Transformation der Grauwerte* eines Röntgenfilmes in *Farbunterschiede* mit Hilfe elektronischer Verfahren oder in *unterschiedliche Symbole* durch photographische Methoden zeigt neue Wege zur quantitativen Analyse des Röntgenbildes auf (Ranz, 1971, 1973; Borcke u. Heuck, 1972, 1975; Bauer, 1975). Durch Umwandlung der Schwärzungsunterschiede des Filmes mit einem besonderen Kopierverfahren können „Raster-Äquidensiten" gewonnen werden, deren unterschiedliche Symbole zum Vergleich der Dichte zwischen verschiedenen Referenz-

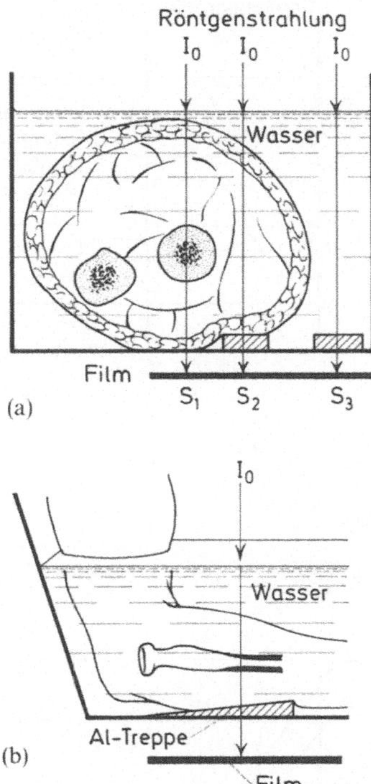

Abb. 85 a u. b. Aufnahmeanordnung von Unterarm und Referenzsystem im Wasserbad. (Nach MEEMA u. Mitarb., 1964)

systemen und dem interessierenden Knochenareal herangezogen werden (Abb. 82). Für Untersuchungen des Mineralgehaltes im Kalkaneus wurden als Referenzsystem neben der Hydroxylapatit-Treppe unterschiedliche Schichtdikken von Aluminium verwendet. Mit Hilfe eines geeichten Diagrammes läßt sich bei gleichbleibender Strahlenqualität für die Röntgenaufnahmen die Mineralkonzentration im Knochen ermitteln. Der Dichteumfang, der auf einer Aufnahme erfaßt werden kann, hängt vom Schwärzungsumfang der Rasterpunkte ab und ist diesem gleichwertig. Für die praktische Anwendung des Äquidensiten-Verfahrens mit Agfa-Konturfilm stehen zwei Raster zur Verfügung, die 10 oder 20 Punkte/cm aufweisen (Abb. 83). Mit dem 20-Punkte-Raster ist die Differenzierung von Schwärzungsunterschieden im Röntgenbild sehr gut möglich, so daß Dichteunterschiede von weniger als 0,1 quantitativ erfaßt werden können (MÜLLENBERG, 1974). Eine Weiterentwicklung dieser Verfahren für die Routinediagnostik erscheint sinnvoll.

Vergleichende Densitometrie mit Referenzsystemen aus knochen-äquivalenten Verbindungen

Eine Methode zur Messung der Mineralkonzentration im Knochen der Diaphysenkompakta des *Radius* mit einem Referenzsystem aus Kaliumhydrogenphosphat (K_2HPO_4) haben MEEMA, HARRIS und PORRETT (1964) entwickelt. Als Meßort wurde das proximale Ende des Radius etwa 1–2 cm distal von der Tuberositas radii gewählt (Abb. 84). In diesem Bereich des Radius ist die Schichtdicke der Kompakta relativ gleichmäßig ausgebildet. Bei der Aufnahme

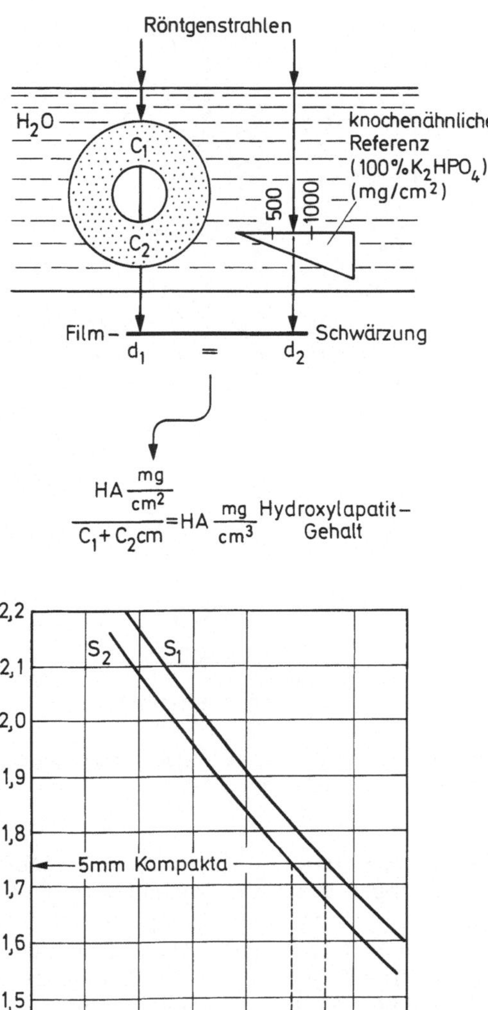

$$\frac{HA\,\frac{mg}{cm^2}}{C_1+C_2\,cm} = HA\,\frac{mg}{cm^3}\ \text{Hydroxylapatit-Gehalt}$$

Abb. 86. Schema der schrittweisen densitometrischen Auswertung des Röntgenfilmes vom Radius mit Hilfe eines knochen-ähnlichen Referenzsystems. (Nach Meema u. Meema, 1969)

werden der Unterarm und das Referenzsystem in einem Wasserbad nebeneinander dargestellt (Abb. 85). Die Filmschwärzung im Bereich der interessierenden Bezirke kann miteinander verglichen und die photo-densitometrisch ermittelten Schwärzungskurven zueinander in Beziehung gesetzt werden (Abb. 86). Ein Korrekturfaktor ist nicht erforderlich. Meema (1973, 1976) hat vergleichende Untersuchungen der Röntgen-Densitometrie und der Gamma-Absorptionsmessung mit ^{125}J durchgeführt. Diese Werte wurden auch den Aschewerten gegenübergestellt. Der Aschegehalt des Knochens (kompakter Knochen oder fettfreie Trokkensubstanz) variiert bei gesunden Menschen beiderlei Geschlechts, ebenso wie bei Tieren, nur sehr wenig (Tabelle 19). Dagegen ist das Knochenmineral oder die Knochenmasse im Gesamtvolumen eines lebenden Knochens selbst sehr

Tabelle 19. Mineralgehalt in der Diaphysen-Kompakta. (Bone Mineral Density nach MEEMA, 1973, 1976)

Knochen-Asche g/cm³	Anzahl der Fälle	Untersucher
1,144–1,212	3	ARNOLD (1960)
1,060	4	WOODARD (1962)
1,102–1,262	10	GONG u. Mitarb. (1964)
1,060–1,262 Schwankungsbreite		

Mineralgehalt g/cm³		
0,90–1,44	4	ROWLAND u. Mitarb. (1959)
0,94–1,50	12	VOSE (1962)
1,10–1,30	7	JOWSEY u. Mitarb. (1964)
0,90–1,50 Schwankungsbreite		

Tabelle 20. Normalwerte des Knochenmineralgehaltes in der proximalen Radius-Diaphyse in g/cm³. (Nach MEEMA u. MEEMA, 1970)

Geschlecht	Anzahl der Fälle	Alter	Mittelwert	Schwankungsbreite
Männer	109	21–50	1,140	0,940–1,340
Frauen (vor Menopause)	176	21–55	1,180	0,960–1,400

variabel. Es fanden sich bei wiederholten Messungen im Bereich des Radius keine deutlichen Abweichungen zwischen der Röntgen-Densitometrie und der Gamma-Absorptionsmessung im Radius. Mit dieser Methode kann eine kombinierte morphometrische und photo-densitometrische Analyse der Kompakta des Knochens durchgeführt werden (Abb. 87 u. Tabelle 20).

Mit dem Knochensubstanzverlust im Alter tritt eine *statische Insuffizienz* und Knochenbrüchigkeit auf. MEEMA und MEEMA (1974) fanden eine Häufung von Wirbelkompressionen und Schenkelhalsfrakturen beim weiblichen Geschlecht nach dem 50. Lebensjahr und gleichzeitig Meßwerte im proximalen Radius, die meist unterhalb der unteren Grenze der Norm lagen (Abb. 88, 89, Tabelle 21).

Die *kombinierte Meßmethode* von MEEMA und MEEMA (1968) gibt Informationen über die *Knochenmasse und die Mineralkonzentration* im kompakten Knochen der Diaphysen, so daß stoffwechselbedingte *Entkalkungen der Tela ossea* als Vorstufe der Strukturauflockerung des Knochens infolge gestörter Transformation erfaßt werden können (Abb. 90, 91, 92, 21, 51).

Vergleichende Untersuchungen der Mikroradioskopie, der Morphometrie und der Densitometrie bei der *Osteomalazie* haben MEEMA und MEEMA (1973, 1976) an den Knochen des Handskeletts und am proximalen Ende des Radius durchgeführt (Abb. 93, Tabelle 22). Sie fanden ein hohes Zusammentreffen von streifiger Strukturauflockerung und Aufblätterung im Bereich der Kompakta der Metakarpalknochen, die an Befunde von MORGAN (1973) sowie an die Ergebnisse histologischer und mikroradiographischer Untersuchungen von FROST (1966)

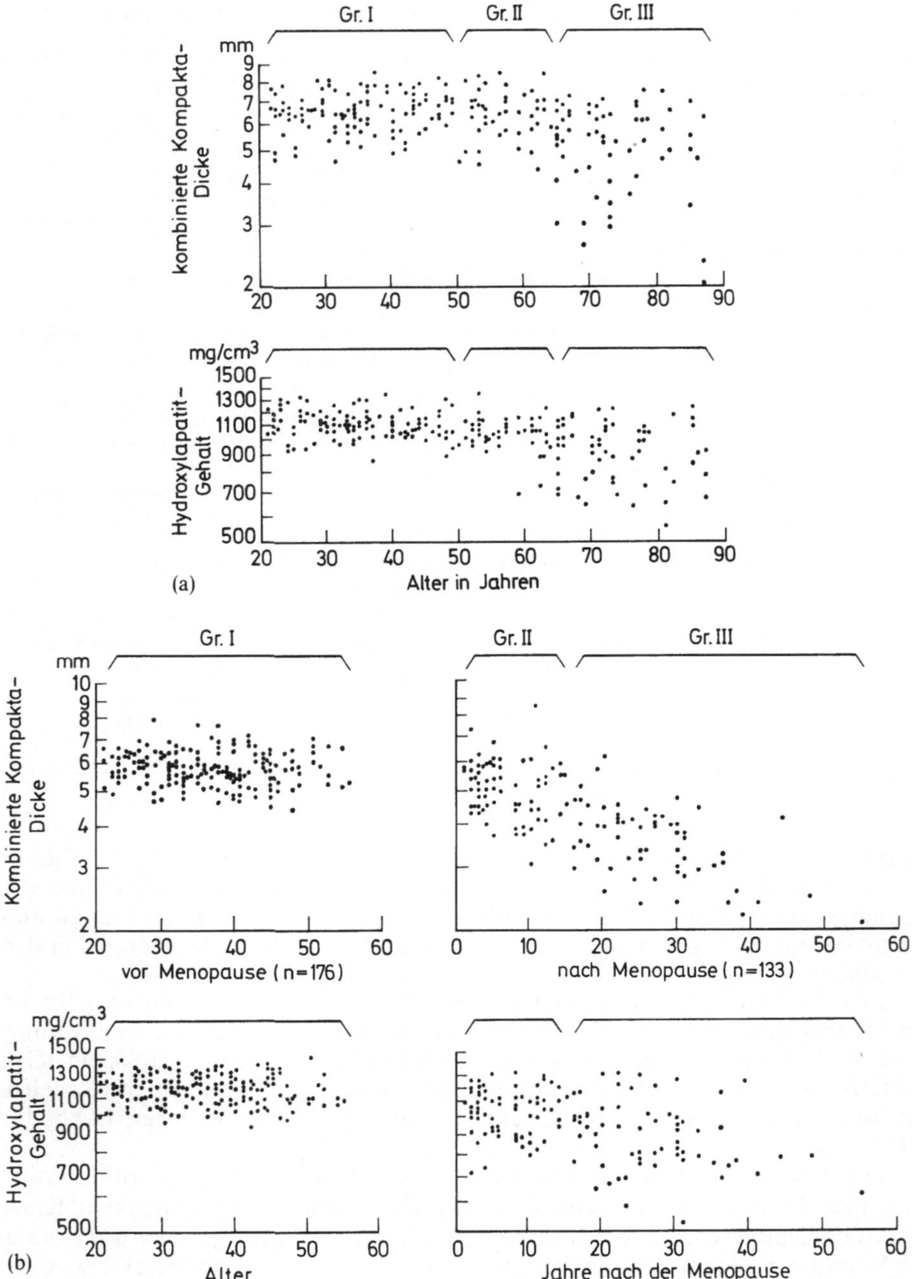

Abb. 87a u. b. Ergebnisse kombinierter Untersuchungen des Mineralgehaltes (ausgedrückt in Volumenwerten des Hydroxylapatit und der kombinierten Kompaktadicke) im proximalen Abschnitt der Radiusdiaphyse. (Nach Meema u. Meema, 1969.) (a) Graphische Darstellung der Meßwerte von 211 knochengesunden Männern. Die Werte sind exponentiell aufgetragen, um den Altersgang darzustellen. (b) Meßresultate von 309 gesunden Frauen. Die Ergebnisse sind in Altersgruppen zusammengefaßt und nach Meßwerten *vor* und *nach* der Menopause geordnet

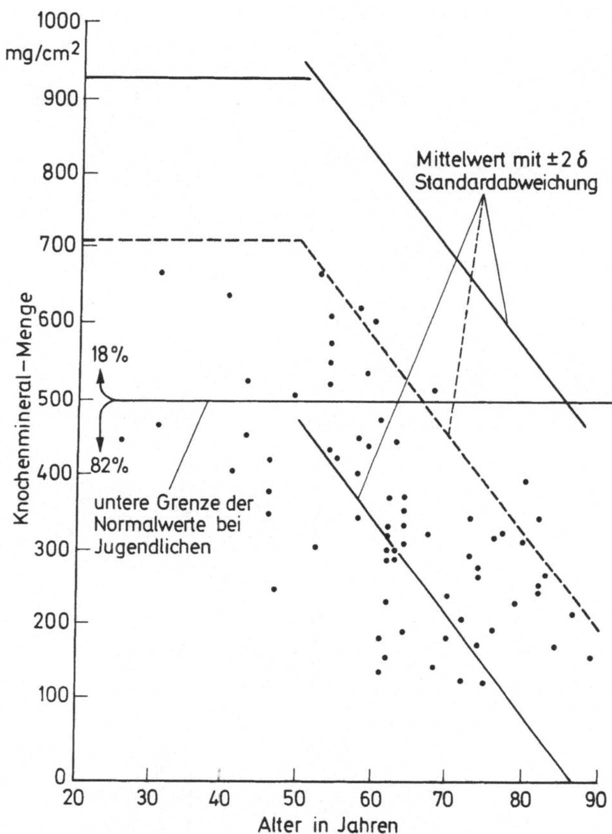

Abb. 88. Knochenmineralgehalt in der proximalen Radiusdiaphyse von 71 Frauen mit Wirbelfrakturen infolge Involutionsosteoporose — zusammen mit Normalwerten aufgetragen. (Nach MEEMA u. MEEMA, 1974)

und HEUCK (1968) erinnern. Diese streifenförmigen Strukturauflockerungen in der Diaphysenkompakta werden als Resorptionskanäle aufgefaßt, die denen des sekundären Hyperparathyreoidismus sehr ähnlich sind (JOHNSON, 1964; RASMUSSEN u. BORDIER, 1975). Mit Zunahme der Knochenveränderungen ist nicht nur die Knochenneubildung, sondern auch die Mineralisation des Osteoid gestört, so daß bei Verschlimmerung der Erkrankung reparative Vorgänge nur unvollständig ablaufen (JAWORSKI, 1971). Gegenüber der streifenförmigen Strukturauflockerung der Diaphysenkompakta ist ein ausgesprochen deutlicher endostaler Knochenabbau sowohl bei der Osteomalazie als auch bei Erkrankungen mit einer Osteoporose zu finden und daher ohne großen differentialdiagnostischen Wert. Eine deutliche Verschmälerung der Diaphysenkompakta gegenüber dem Normalbefund spricht jedoch immer für eine Osteopathie, der unterschiedliche Stoffwechselstörungen zugrunde liegen können. Eine sorgfältige klinische und laborchemische Durchuntersuchung ist bei solchen Befunden angezeigt. Den gleichen Informationswert besitzt eine densitometrische Messung des Mineralgehaltes in der proximalen Radiusdiaphyse (oder in irgendeinem anderen Skelettareal), da diesem Befund ebenfalls keine differentialdiagnostische Bedeutung zukommt. Die *Kombination* verschiedener Untersuchungsmethoden bei Osteopathien wird wertvolle Hinweise zur Art der Erkrankung geben können.

328

F. HEUCK und K. VANSELOW: Röntgenologie

Tabelle 21. Zusammenstellung von Meßergebnissen mit statistischer Auswertung von Knochendurchmesser, kombinierter Kompakta-Dicke und Knochenmineral-Gehalt (Volumenwerte Hydroxylapatit) der proximalen Radiusdiaphyse von Gesunden beiderlei Geschlechts sowie von Patienten mit Wirbelfrakturen. (Nach MEEMA u. MEEMA, 1969)

	Alters-gruppen	Anzahl der Fälle	Mittleres Alter	Mittlere Jahre nach Menopause	Knochen-Durchmesser (cm)	Kombinierte Kompakta-Dicke (mm)+α	Hydroxylapatit-Gehalt (mg/cm³)+α
Normale ♂							
I. Alter	21–50	109	34,6		$1,47 \pm 0,01$	$6,67 \pm 0,87$	$1134,4 \pm 101,7$
						$< 0,05$	$< 0,001$
II. Alter	51–65	52	58,4		$1,46 \pm 0,02$	$6,32 \pm 1,11$	$1051,0 \pm 131,5$
						$< 0,001$	$< 0,01$
III. Alter	66–87	50	75,4		$1,46 \pm 0,02$	$5,32 \pm 1,40$	$961,4 \pm 172,1$
						$< 0,01$	$< 0,05$
Wirbelfrakturen Alter	49–85	27	64,6		$1,46 \pm 0,02$	$4,47 \pm 1,14$	$869,4 \pm 167,5$
Normale ♀							
I. Alter (vor Menopause)	21–55	176	35,5		$1,19 \pm 0,01$	$5,77 \pm 0,62$	$1183,0 \pm 105,8$
						$< 0,001$	$< 0,001$
II. Alter (1–15 J. nach Menopause)	27–69	71	52,3	6,8	$1,21 \pm 0,01$	$5,01 \pm 0,84$	$1057,4 \pm 140,1$
						$< 0,001$	$< 0,001$
III. Alter (über 15 J. nach Menopause)	45–91	62	72,0	27,0	$1,22 \pm 0,01$	$3,61 \pm 0,84$	$935,0 \pm 192,4$
						n.s.	n.s.
Wirbelfrakturen Alter	31–84	35	63,8	20,4	$1,19 \pm 0,02$	$3,69 \pm 0,96$	$911,2 \pm 215,3$

$\alpha =$ Signifikanz-Zahl der Differenz der Mittelwerte.

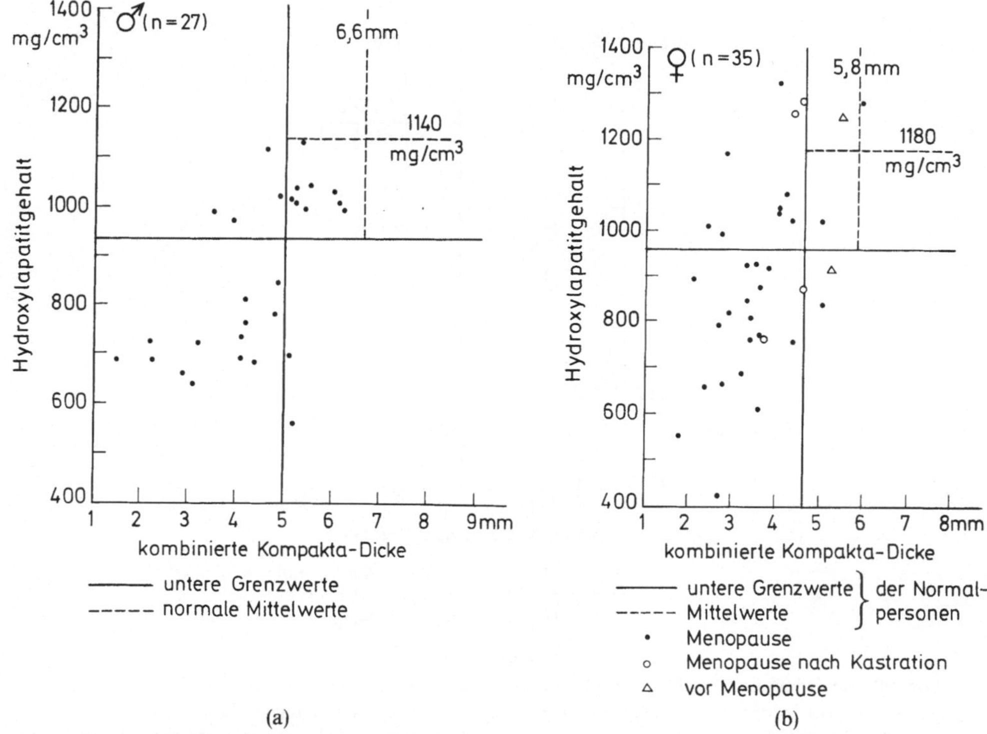

Abb. 89a u. b. Meßergebnisse vom Knochenmineralgehalt (Volumenwerte des Hydroxylapatit) und kombinierter Kompaktadicke bei Patienten beiderlei Geschlechts, die wegen Wirbelfrakturen behandelt wurden. (a) Bei Männern im Alter von 49 bis 84 Jahren ($n=27$) weisen Patienten mit einer Wirbelfraktur häufig pathologische Werte auf. Nur etwa ein Drittel zeigte noch normale Werte. (b) Bei Frauen im Alter von 31 bis 84 Jahren ($n=35$) mit Wirbelfrakturen sind häufiger pathologische Meßresultate festzustellen. Dabei ist der Meßwert der kombinierten Kompakta-Dicke bis auf wenige Ausnahmen vermindert. Der Mineralgehalt ist bei etwa einem Drittel der Frauen noch normal. (Nach MEEMA u. MEEMA, 1969)

CHALMERS (1973) hat Untersuchungen des distalen Radius mit einem treppenförmigen Referenzsystem aus Plexiglas, das mit einer 10%igen Kaliumhydrogenphosphat-Lösung gefüllt war, durchgeführt. Mit der Meßmethode konnte er eine Verminderung der Mineralkonzentration von 25% bei älteren Frauen (♀ = 1% pro Jahr) und von 6% bei älteren Männern (♂ = 0,25% pro Jahr) gegenüber der Norm feststellen. Mit einem Referenzkörper aus einer $ZnCl_2$-Lösung in Konzentrationen, die dem zu untersuchenden Knochenareal angepaßt wurden (nach SPIERS, 1964), haben KATRANOUSHOV und DYANKOV (1972) Untersuchungen an den *Metakarpalknochen* vorgenommen.

3.2.4. Vergleichende photo-densitometrische Messungen mit verschiedenen Strahlenqualitäten

Die Bestimmung des Mineralgehaltes in einem Knochen durch vergleichende photometrische Messungen unter Verwendung differenter Strahlenqualitäten bei Herstellung von zwei unterschiedlichen Röntgenaufnahmen haben theoretisch OMNELL (1957) und praktisch KROKOWSKI u. Mitarb. (1959, 1968) versucht. Bei

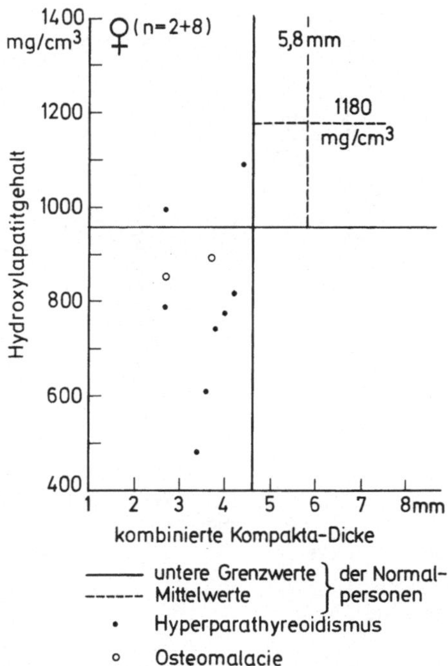

Abb. 90. Knochenmineralgehalt und kombinierte Kompakta-Dicke in der proximalen Diaphyse des Radius bei Patienten mit Hyperparathyreoidismus und Osteomalazie. Die Meßwerte sind in das Schema der Mittelwerte von Gesunden eingetragen. (Nach MEEMA u. MEEMA, 1969)

Tabelle 22. Ergebnisse bei 10 Frauen mit Osteomalazie

Patient	Alter	Mikroradioskopie		Densitometrie	
		Metakarpal-Streifung	Subperiostal-Resorption	Knochen-Mineral in g/cm²	Knochen-Dichte in g/cm³
1. C.L.	39	+ +	0	0,39	1,11
2. V.C.	47	+	0	0,25	0,78
3. V.S.	55	+ + +	+ +	0,14	0,54
4. U.A.	57	+ +	+	0,34	0,74
5. A.S.	61	+	0	0,14	0,46
6. G.R.	62	+	+	0,35	0,72
7. M.M.	65	+ +	0	0,27	0,56
8. E.G.	69	+ +	+	0,37	0,89
9. S.C.	71	+ +	+ +	−	−
10. L.H.	82	+ +	+ +	0,26	0,58
		um % anormal		*Normal-Werte*	
		70%	30%	0,51–0,91	0,96–1,40

0 = ohne Veränderung   + + = erkennbare Veränderung
+ = geringe Veränderung   + + + = starke Veränderung

Schrifttum: Meema, H.E., Meema, S.: Intracortical porosity in osteomalacia. A radiologic study including microradioscopy, morphometry and densitometry. In: Proc. 1st Workshop on Bone Morphometry. Ottawa: Univ. of Ottawa Press 1976.

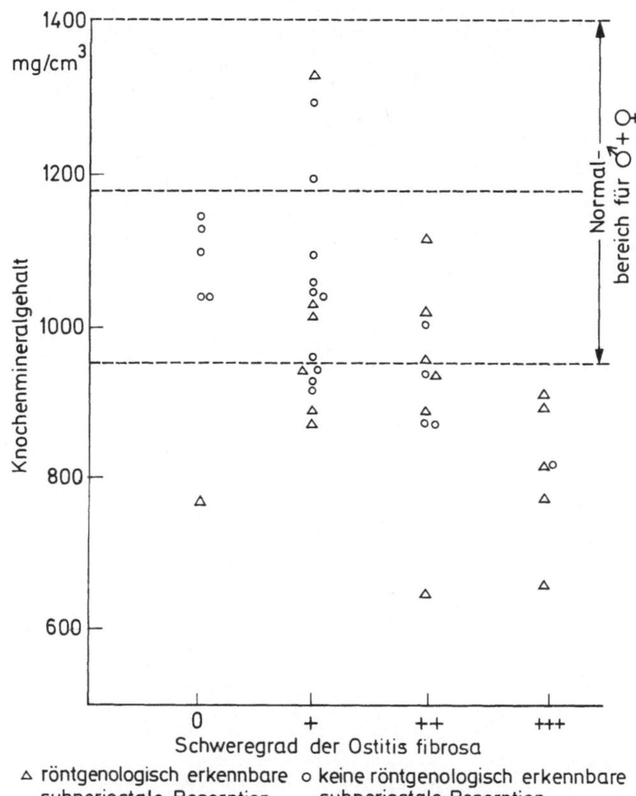

Abb. 91. Knochenmineralgehalt in der proximalen Radiusdiaphyse, verglichen mit dem Grad der Knochenfibrose im Beckenkamm bei Patienten mit Niereninsuffizienz ($n=38$), die mit oder ohne Dialyse behandelt wurden. (Nach MEEMA u. Mitarb., 1973)

Anwendung verschiedener Strahlenqualitäten ist allein die Ordnungszahl der durchstrahlten Stoffe für das Meßergebnis von Bedeutung, so daß der Flächenwert (SPIEGLER, 1959) auch ohne Kenntnis der Dicke des durchstrahlten Knochens bestimmt werden kann. Für eine Aussage über die *Mineralkonzentration* in einem Knochenareal ist zusätzlich die Kenntnis der Schichtdicke des durchstrahlten Knochens erforderlich. Das Prinzip der Methode einer vergleichenden photo-densitometrischen Bildanalyse bei Anwendung differenter Strahlenqualitäten von KROKOWSKI u. Mitarb. (1959, 1961, 1968) zur Bestimmung des Mineralgehaltes im Knochen ist in Abb. 94 dargestellt. Die Strahlung wurde mit einer Anodenspannung von 50 kV und 250 kV erzeugt. Zunächst diente als Vergleichskörper zur Eliminierung der Weichteilabsorption ein mit Wasser gefülltes Plexiglasphantom. Es wurden Schwächungsgleichwerte ermittelt und in der späteren Weiterentwicklung des Verfahrens in die Mineralkonzentration, ausgedrückt in Hydroxylapatit-Volumenwerten, umgerechnet. Das Verfahren wurde darauf ausgerichtet, den Mineralgehalt in den Wirbelkörpern bestimmen zu können. Die ersten Meßresultate, die an der Wirbelsäule gewonnen worden sind, haben KROKOWSKI und SCHLUNGBAUM (1959) mitgeteilt. Der Alterungsprozeß hat auch im Bereich der Wirbelspongiosa eine kontinuierliche Verminderung des globalen Mineralgehaltes vom 4. Lebensjahrzehnt an zur Folge (Abb. 95, Tabelle 23).

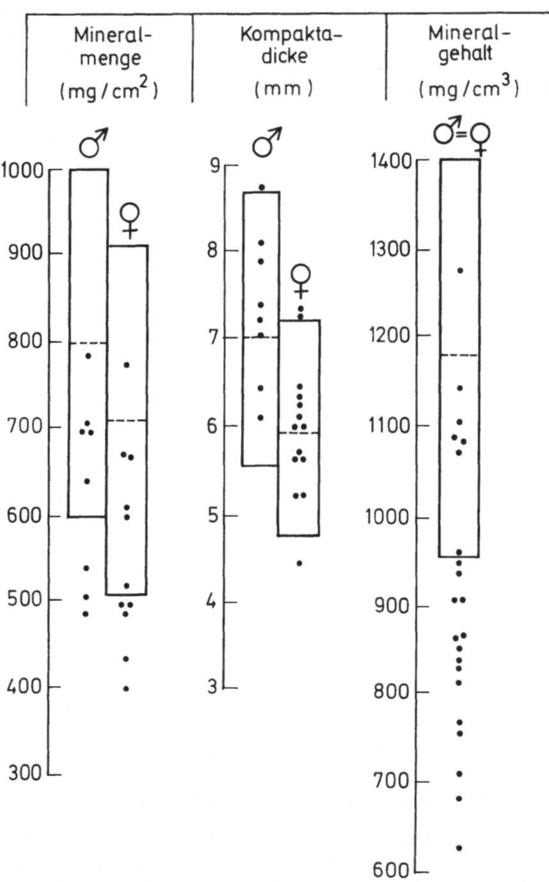

Abb. 92. Meßwerte des Knochenmineralgehaltes (Flächenwerte und Volumenwerte) und der kombinierten Kompakta-Dicke in der proximalen Diaphyse des Radius von 22 Patienten mit Thyreotoxikose. Die Rechtecke zeigen die Streubreite der Normalwerte, die unterbrochenen Linien die jeweiligen Mittelwerte an. (Nach Meema u. Meema, 1972)

Mit Hilfe der erarbeiteten Normalwerte des Hydroxylapatit-Gehaltes in den *Lendenwirbelkörpern* in Abhängigkeit von Lebensalter und Geschlecht konnten Meßresultate, die bei Osteopathien gewonnen worden sind, ausgewertet werden. Es sind Untersuchungsreihen zur Objektivierung der „präsenilen Osteoporose" und der „postmenopausischen Osteoporose" durchgeführt worden. Ein kausaler Zusammenhang zwischen Oestrogenmangel in der Menopause und einer Osteoporose konnte nicht bewiesen werden. Die physiologische Altersregression ist zwar bei Frauen deutlicher als bei Männern, doch war eine Stufen- oder Knickbildung im Verlaufe der Regressionskurve beim weiblichen Geschlecht nicht zu finden.

Die Methode der vergleichenden photo-densitometrischen Messung der Filmschwärzung unter Verwendung verschiedener Strahlenqualitäten ist auch zur Bestimmung des Mineralgehaltes in der *Kalkaneusspongiosa* und der *Radiusspongiosa* eingesetzt worden. Nach den Untersuchungen von Oeser und Krokowski (1963) ist im Laufe des Lebens ein Abfall der Mineralkonzentration bei beiden Geschlechtern von etwa 30–40% zu finden. Eine deutliche Abnahme des Kalk-

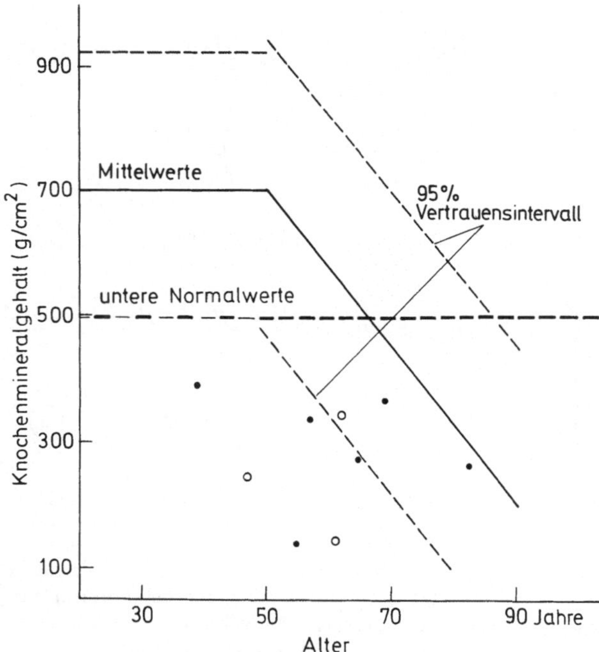

Abb. 93. Knochenmineralgehalt (Flächenwerte = Bone Mineral Mass) in der proximalen Radiusdiaphyse bei 9 Frauen mit Osteomalazie. (Nach MEEMA u. MEEMA, 1973, 1976)

Tabelle 23. Ergebnisse der Messungen des Hydroxylapatitgehaltes vom 4. Lendenwirbelkörper, angegeben in *mg/ml Gesamtknochen*. [STRESEMANN, E., KROKOWSKI, E.: Klin. Wschr. **45**, 564 (1967),
Tabelle 1]

Alters-gruppen (Jahre)	♂				♀			
	An-zahl n	Mittel-wert $\bar{\chi}$	$2\,\sigma$	Normbereich $\bar{\chi}\pm2\,\sigma$	An-zahl n	Mittel-wert $\bar{\chi}$	$2\,\sigma$	Normbereich $\bar{\chi}\pm2\,\sigma$
15–19	9	261,44	21,6	239,84–283,04	13	275,54	33,4	242,14–308,94
20–24	12	279,50	20,4	259,10–299,90	15	295,93	30,6	265,33–326,53
25–29	18	291,17	27,4	263,77–318,57	17	307,76	28,2	279,56–335,96
30–34	19	302,53	29,0	273,53–331,53	16	310,13	37,6	272,53–347,73
35–39	17	310,65	30,6	280,05–341,25	22	313,55	33,6	279,95–347,15
40–44	17	311,12	27,8	283,32–338,92	14	312,71	31,2	281,51–343,91
45–49	20	312,20	30,2	282,00–342,40	26	305,42	30,8	247,62–336,22
50–54	21	306,52	32,4	274,12–338,92	27	298,48	30,2	268,28–328,68
55–59	27	298,56	37,6	260,96–336,16	38	288,39	29,6	258,79–317,99
60–64	26	297,69	25,2	272,49–322,89	31	277,00	25,6	251,40–302,60
65–69	32	288,84	29,2	259,64–318,04	28	261,96	26,4	235,56–288,36
70–74	24	278,04	26,0	252,04–304,04	20	247,65	25,4	222,25–273,05
75–79	14	265,29	23,8	241,49–289,09	18	230,33	24,8	205,53–255,13
80–84	16	251,50	23,0	228,50–274,50	16	213,00	24,2	188,80–237,20
85–89	16	236,50	22,0	214,50–258,50	9	196,89	22,4	174,49–219,29
90–94	13	222,92	18,8	204,12–241,72	4	178,25	16,8	161,45–195,05

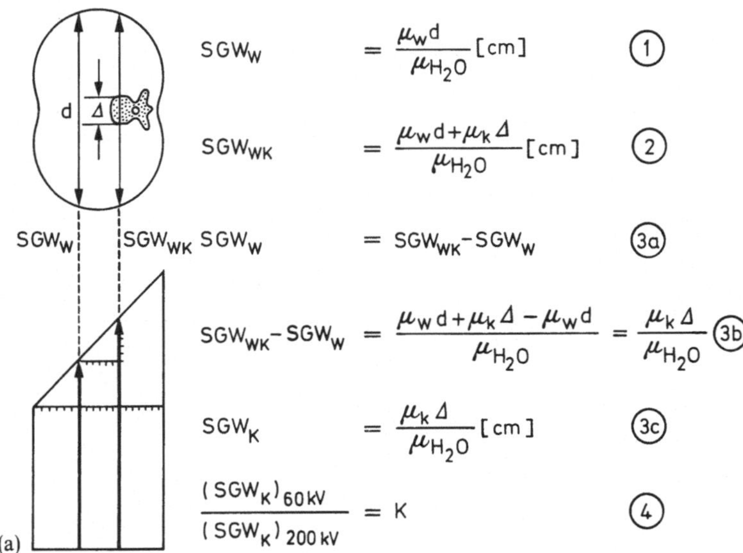

$$SGW_W = \frac{\mu_w d}{\mu_{H_2O}}\,[cm] \qquad (1)$$

$$SGW_{WK} = \frac{\mu_w d + \mu_k \Delta}{\mu_{H_2O}}\,[cm] \qquad (2)$$

$$SGW_W = SGW_{WK} - SGW_W \qquad (3a)$$

$$SGW_{WK} - SGW_W = \frac{\mu_w d + \mu_k \Delta - \mu_w d}{\mu_{H_2O}} = \frac{\mu_k \Delta}{\mu_{H_2O}} \qquad (3b)$$

$$SGW_K = \frac{\mu_k \Delta}{\mu_{H_2O}}\,[cm] \qquad (3c)$$

$$\frac{(SGW_K)_{60\,kV}}{(SGW_K)_{200\,kV}} = K \qquad (4)$$

Abb. 94. Prinzip der röntgenologischen Substanzanalyse des spongiösen Knochens der Wirbelkörper mit differenten Strahlenqualitäten. (a) Theoretische Ableitung der Formeln zur „vergleichenden Schwächungsmessung". (b) Schema zur praktischen Durchführung der Messung. (Nach Krokowski u. Schlungbaum, 1959; Krokowski, 1965)

salzgehaltes in der Radiusspongiosa fanden Krokowski, Krokowski und Schliack (1963) bei länger bestehender Parese einer Extremität, die insbesondere bei jungen Menschen stärker ausgeprägt war. Der Unterschied zwischen der physiologischen Abnahme des Mineralgehaltes im spongiösen Knochen und einer schubweisen Verminderung bei den pathologischen Formen der Osteoporose, wie sie nach Frakturen, länger dauernder Bettruhe oder Osteopathien nachweisbar ist, wurde von Krokowski und Krokowski (1974) herausgearbeitet. In der ersten Phase ist ein rasches Absinken des Mineralgehaltes zu beobachten, während in der nachfolgenden zweiten Phase kaum eine Änderung auftritt. Die Objektivierung dieser Befunde ist für den frühzeitigen Beginn einer geeigneten Behandlung mit Fluorpräparaten erforderlich, die eine Reossifizierung oder Rekalzifizierung der Tela ossea anstrebt (Krokowski u. Mitarb., 1973; Haas u. Mitarb., 1973).

3.3. Die direkte Densitometrie mit ionisierenden Strahlen

Die Messungen der Mineralkonzentration in einem bestimmten Knochenvolumen auf photo-densitometrischem Wege unter Verwendung des Röntgenfilmes machen die Beachtung oder Standardisierung zahlreicher Störfaktoren erforderlich, deren Elimination für quantitative Messungen anzustreben ist. Die Schwierigkeiten und Probleme dieser Meßmethoden können dadurch umgangen werden, daß die Strahlenabsorption durch den Knochen direkt gemessen wird und aus dem Meßergebnis der Mineralgehalt im durchstrahlten Knochenareal errechnet werden kann. Die physikalischen Grundlagen dieser Meßverfahren sind zuerst von Spiers (1964) erörtert worden. Bisher sind zur direkten Densitometrie mit Hilfe einer Messung der Strahlenschwächung monochromatische und poly-

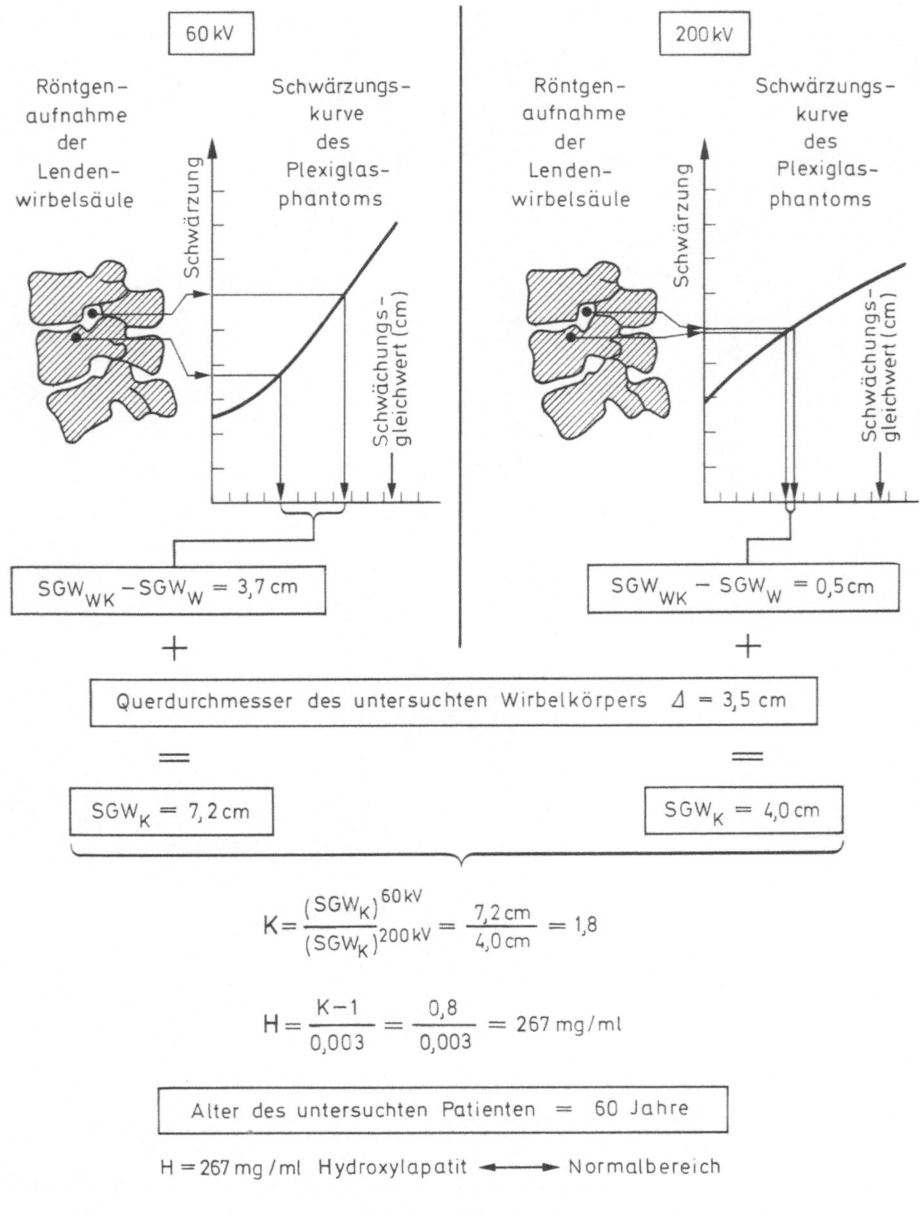

$$SGW_{WK} - SGW_W = 3{,}7 \text{ cm}$$

$$SGW_{WK} - SGW_W = 0{,}5 \text{ cm}$$

$$+$$

Querdurchmesser des untersuchten Wirbelkörpers $\Delta = 3{,}5$ cm

$$=$$

$$SGW_K = 7{,}2 \text{ cm}$$

$$SGW_K = 4{,}0 \text{ cm}$$

$$K = \frac{(SGW_K)^{60\,kV}}{(SGW_K)^{200\,kV}} = \frac{7{,}2\text{ cm}}{4{,}0\text{ cm}} = 1{,}8$$

$$H = \frac{K-1}{0{,}003} = \frac{0{,}8}{0{,}003} = 267 \text{ mg/ml}$$

Alter des untersuchten Patienten $=$ 60 Jahre

$H = 267$ mg/ml Hydroxylapatit $\longleftrightarrow$ Normalbereich

Abb. 94 b

chromatische Röntgenstrahlung sowie die Gammastrahlung verschiedener Isotope verwendet worden.

Durch Einsatz *verschiedener Strahlenqualitäten* von Röntgenstrahlen oder Gammastrahlen der Isotope konnte eine Verbesserung der Meßergebnisse erreicht werden. Die Methoden beruhen auf einer unterschiedlichen Schwächung der verwendeten Strahlung durch die zu untersuchende Region des Knochens, so daß über eine direkte Absorptionsmessung und Diskriminierung (Zwei-Energie-Methode) eine Bestimmung der Mineralkonzentration im Gesamtvolumen

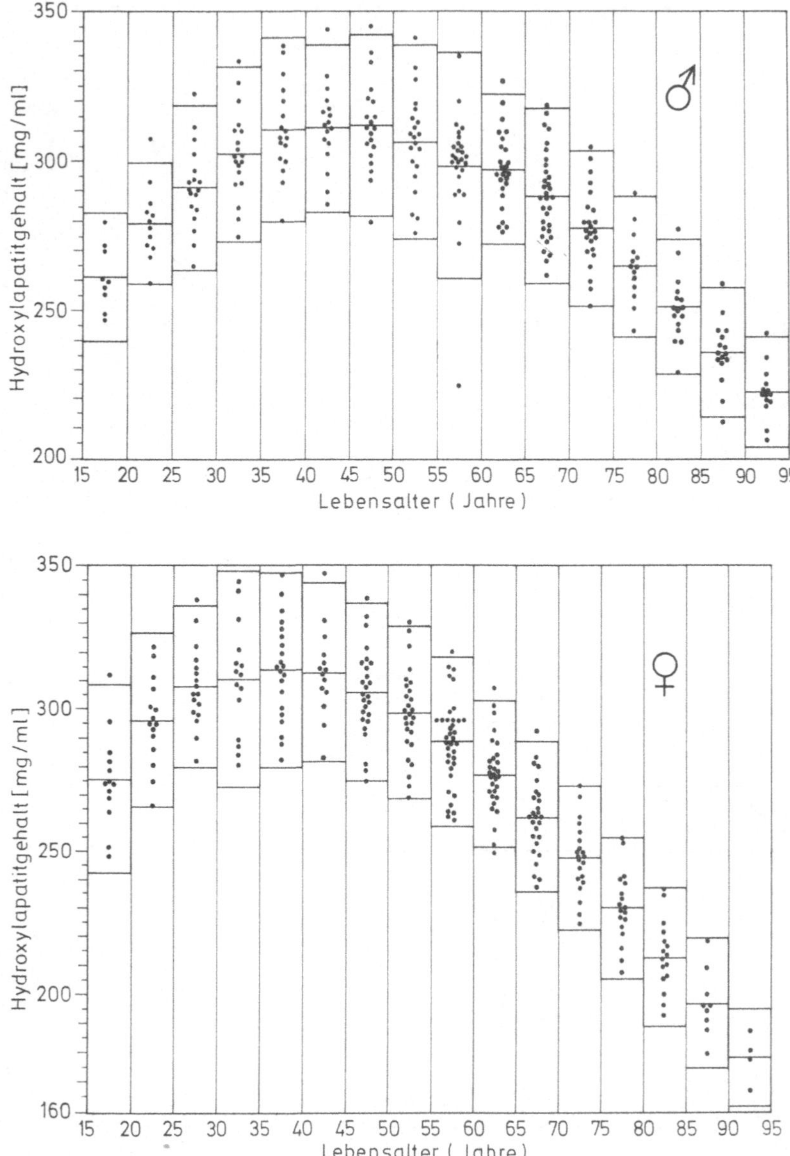

Abb. 95. Normalwerte und Streubreite des Hydroxylapatit-Gehaltes im Lendenwirbelkörper in Abhängigkeit von Lebensalter und Geschlecht. (Nach Krokowski u. Haasner, 1968)

der interessierenden Knochenregion vorgenommen werden kann (Krokowski, 1964; Rassow, 1976; Mazess u. Mitarb., 1974). Die Verwendung von *zwei Strahlenenergien* hat folgende Vorteile:

1. Unabhängige und genaue Berechenbarkeit sowohl des Hydroxylapatit-Volumenwertes als auch der Bindegewebskonzentration ohne fehlerträchtige Näherungen und Voraussetzungen.

2. Eine wesentliche Verringerung des Einflusses des Knochendicken-Meßfehlers.

3. In erster Näherung den Wegfall des Einflusses des Weichteilmantels und dessen Dickenmeßfehlers.

Die vielschichtigen Probleme einer quantitativen densitometrischen Bestimmung des Knochenmineralgehaltes lassen die Forderung berechtigt erscheinen, auch den Meßverfahren der direkten Messung einer Strahlenschwächung eine Eichung durch Referenzsysteme zugrunde zu legen, um möglichst einen Abgleich der Meßwerte zu erreichen. Die Vielzahl der bisher verwendeten Referenzsysteme brachte den entscheidenden Nachteil mit sich, daß alle Resultate nur durch komplizierte Rechenoperationen vergleichbar waren. Mit der Weiterentwicklung und dem Einsatz densitometrischer Meßverfahren wurde zunehmend als einheitliche Basis bei Messungen der Mineralkonzentration im Knochen ein Hydroxylapatit-Äquivalent angestrebt. Es ist sicher sinnvoll, vergleichende Messungen auf der Basis des im Knochen vorwiegend nachweisbaren Calciumphosphates, dem Hydroxylapatit, vorzunehmen und für internationale Vergleiche den „Apatitwert" zugrunde zu legen (HEUCK, 1970, 1976; MEEMA u.Mitarb., 1964; RASSOW, 1974).

3.3.1. Transmissionsmessungen der Schwächung von Röntgenstrahlen

Die genaueste Methode für Einzelmessungen ist die Bestimmung der Absorption einer Strahlung bekannter Energie und Intensität, wobei eine *monochromatische Strahlung* wünschenswert erscheint. Die Beugung von Röntgenstrahlen an Kristallgittern liefert monochromatische Strahlung. Wegen der geringen Intensität eignet sich diese Strahlung jedoch nur zur Untersuchung sehr kleiner Schichtdicken, wie sie an den Fingerknochen vorliegen. Die charakteristische Strahlung einer Röntgenröhre hat selbst bei geeigneter Wahl des Anodenmaterials im Untergrund eine starke Bremsstrahlung, so daß nicht von einer streng monochromatischen Strahlung gesprochen werden kann. Die von FROMMHOLD und SCHOKNECHT (1960) angegebene Methode verwendet als Strahlenquelle eine Feinstrukturröhre mit Molybdän-Anode und einem Punktfokus und erzeugt durch Reflexion an einem Kalkspatkristall die monochromatische Strahlung (Abb. 96), die zur Absorptionsmessung an Fingerknochen Verwendung findet (Abb. 97). Es konnte ein Absinken des Mineralgehaltes im Mittelglied des 5. Fingers nachgewiesen werden. Auch GEBHARDT u.Mitarb. (1973, 1976) haben Versuche zur Bestimmung des Knochenmineralgehaltes mit monochromatischer Röntgenstrahlung durchgeführt, mußten jedoch feststellen, daß diese Methoden für eine praktische Anwendung in der klinischen Medizin nicht geeignet sind.

Über eine Methode zur Objektivierung der Knochendichte durch Messungen der Röntgenstrahlen-Absorption im Knochengewebe hat VOSE (1958) berichtet. Das Prinzip der Methode beruht darauf, aus dem Verhältnis der austretenden Intensität einer polychromatischen Röntgenstrahlung zur Eintrittsintensität einen „Transmissionsfaktor" zu bestimmen, der als Maß für die Mineralkonzentration in dem durchstrahlten Knochenbezirk betrachtet werden kann (Abb. 98). Es sind Messungen am distalen, aus reiner Spongiosa zusammengesetztem Femurende im Bereich der Kondylen ausgeführt worden. Die Reproduzierbarkeit des Meßergebnisses war mit etwa 2% Abweichung sehr gut. Diese Differenzen sind durch Änderungen der Meßposition am Knochen bedingt. An einer Untersuchungsreihe knochengesunder Personen beiderlei Geschlechts konnten neben

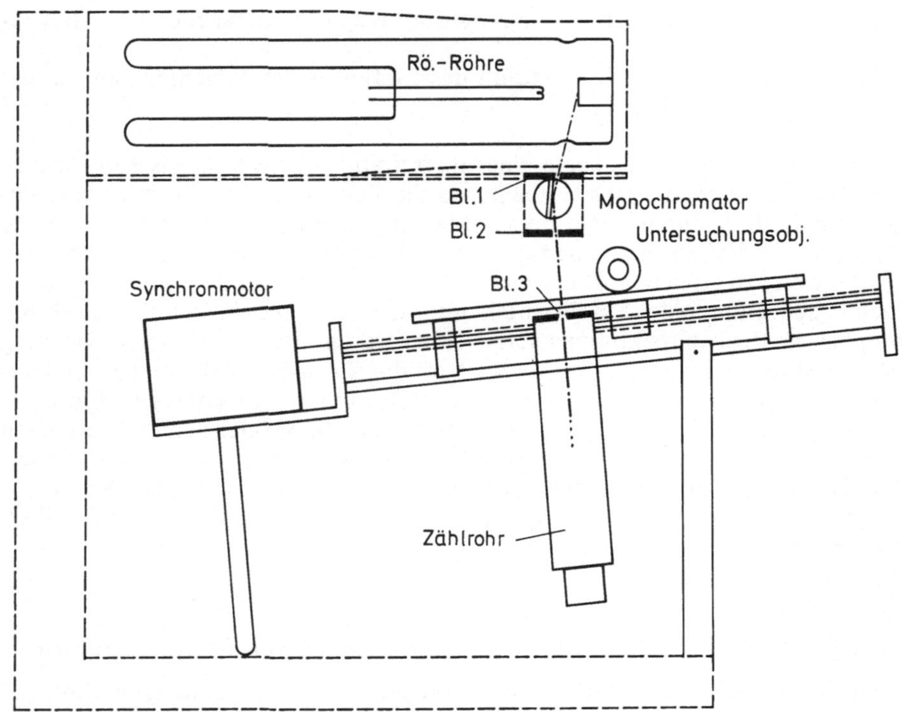

Abb. 96. Spezialröntgenapparat (C.H.F. Müller — MC 50) in Verbindung mit einem Feinstruktur-untersuchungsapparat Mikro 111. Schematische Darstellung der Meßapparatur zur Untersuchung der Absorption und Feinstruktur von Knochen. (Nach Frommhold u. Schoknecht, 1960)

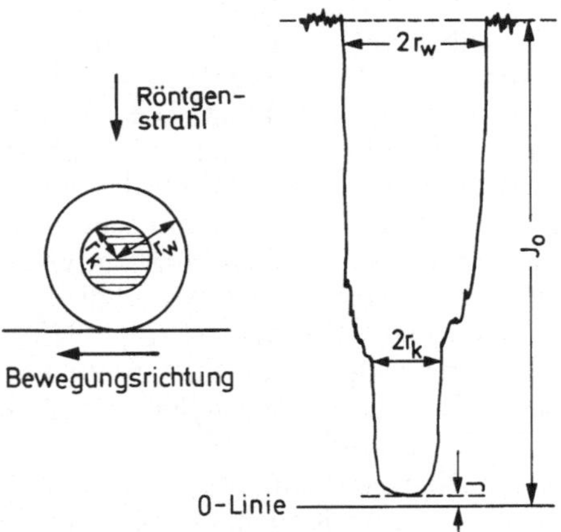

Abb. 97. Idealisierter Querschnitt durch einen Finger und Beispiel für eine Absorptionskurve bei Durchlaufen des Röntgenstrahles in der angegebenen Bewegungsrichtung. (Nach Frommhold u. Schoknecht, 1960)

einer großen Variationsbreite des Mineralgehaltes in der Femurspongiosa Abweichungen bei Osteopathien festgestellt werden (Abb. 99).

In der klinischen Medizin sind Messungen des Transmissionsfaktors oder des linearen Schwächungskoeffizienten im Bereich der Femurkondylen von

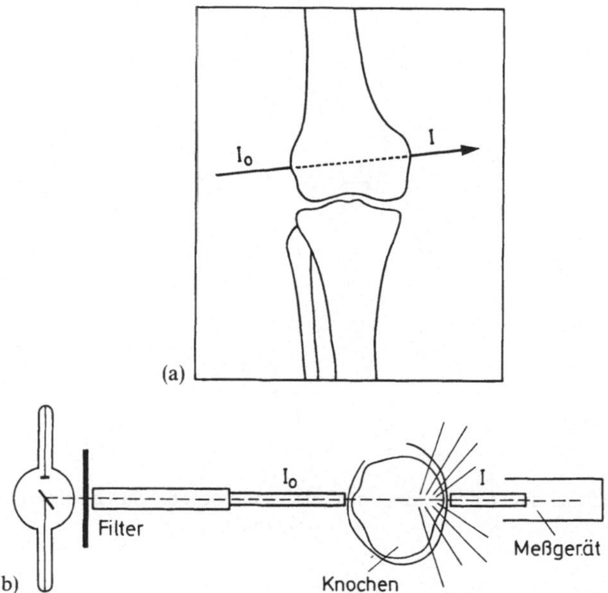

Abb. 98a u. b. Schematische Darstellung des Meßortes (a) und des Prinzips zur Messung des Transmissionsfaktors (b). (Nach Vose, 1958)

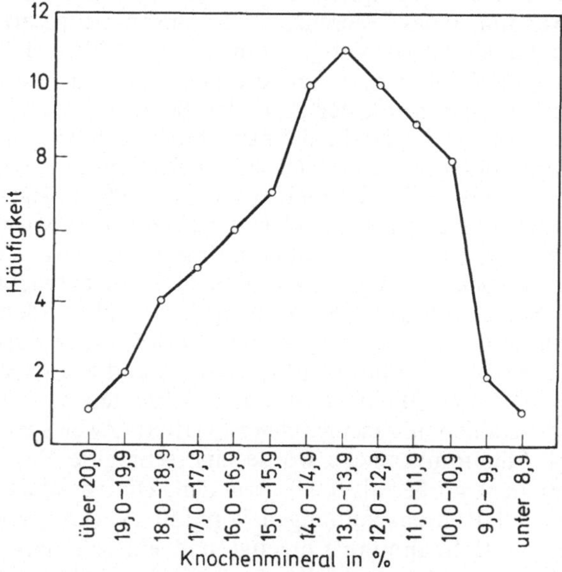

Abb. 99. Häufigkeitsverteilung des Knochenmineralgehaltes im Bereich der Spongiosa der Femurkondylen von 76 Erwachsenen beiderlei Geschlechtes, ermittelt durch den „Transmissionsfaktor". (Nach Vose, 1959)

GYÖRGYI und BOZÓKI (1961) durchgeführt worden. Als Strahlenquelle diente eine normale stabilisierte Röntgenröhre, und als Detektor wurde eine Kondensator-Kammer verwendet. Die Knochendicke, die Dosisleistungsschwankungen der Röntgenröhre und der Einfluß des Aufhärtungseffektes auf die Meßkammer

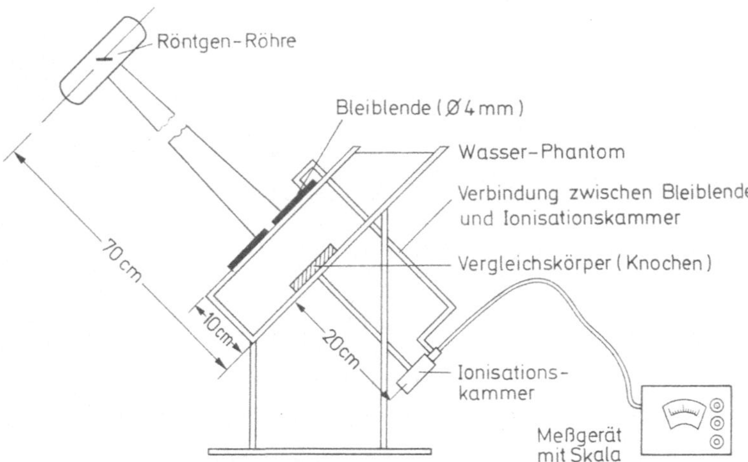

Abb. 100. Schema zur direkten Messung der Strahlenabsorption durch Ulna und Radius. (Nach OKUYAMA, 1965)

blieben unberücksichtigt. Es sind einige Meßergebnisse vorgelegt worden, die eine Abweichung des Mineralgehaltes im Gesamtvolumen des Knochens bei verschiedenen Krankheiten aufzeigen. Mit Hilfe einer direkten Röntgenstrahlen-Dosimetrie hat OKUYAMA (1965) quantitative Messungen des Knochenmineralgehaltes unter Verwendung eines Referenzsystems (zusammengesetzt aus Kalziumphosphat und Kalziumcarbonat) vorgenommen (Abb. 100). Nach Mamma-Amputation fand sich im *Ulnaknochen* der kranken Seite eine Verminderung des Mineralgehaltes im Vergleich mit der gesunden Seite. ARCHER-HALL u. Mitarb. (1973) haben eine Methode der direkten Absorptionsmessung von Röntgenstrahlen mit einem Szintillations-Kristall-Detektor zur Bestimmung des Mineralgehaltes in der *Ulna* beschrieben. Der Meßfehler wird mit 2% angegeben.

Eine Weiterentwicklung der Methoden der *direkten Messung der Strahlenschwächung* durch einen Knochen ist mit dem Einsatz von *zwei unterschiedlichen Strahlenqualitäten* versucht worden. In konsequenter Fortentwicklung der durch KROKOWSKI und SCHLUNGBAUM (1959) angegebenen photo-densitometrischen Methode zur Bestimmung des Mineralgehaltes in *Lendenwirbelkörpern* mit unterschiedlichen Strahlenqualitäten haben REISS, KILLIG und SCHUSTER (1973) sowie KILLIG und REISS (1973, 1975) ein Verfahren zur direkten Messung der Schwächung von Röntgenstrahlen unterschiedlicher Qualität (Zwei-Spektren-Methode) angegeben. Durch Phantomversuche wurde eine sehr gute Reproduzierbarkeit (Korrelationskoeffizient größer als 0,99) gefunden. Die verschiedenen Strahlenqualitäten werden bei Röhrenspannungen von 150 kV (konstante Spannung!) und 60–90 kV (variable Spannung!) erzeugt und ein sehr eng eingeblendetes Strahlenbündel durch eine variable Kupferschicht von 1–5 mm Schichtdicke gefiltert. Das Verfahren ist so konzipiert, daß der Röntgengenerator die Spannung mit einer Frequenz von 5 Hz umschalten kann und der Taktgeber gleichzeitig einen Umschalter in der Meßelektronik steuert. Mit diesem Verfahren wird eine sehr hohe Strahlenintensität erreicht, so daß auch tiefer gelegene Knochen untersucht werden können. Es sind jeweils zwei Messungen erforderlich, und zwar über dem Wirbelkörperknochen (in seitlicher Projektion) und über dem unmittelbar neben dem Knochen liegenden Weichteilgebiet, um die Meßwerte zur Berechnung des *Hydroxylapatit-Flächenwertes* (mg/cm^2) mit Hilfe eines

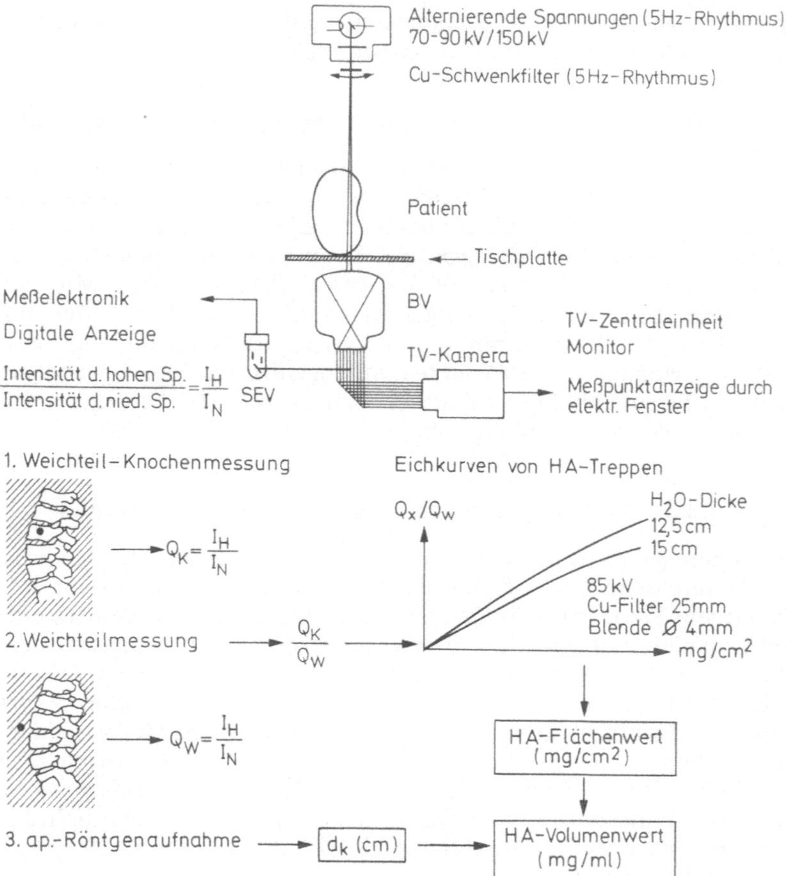

Abb. 101. Prinzip der vergleichenden direkten Absorptionsdensitometrie der Wirbel mit unterschiedlichen Strahlenqualitäten (70–90 kV und 150 kV) zur quantitativen Bestimmung des Mineralgehaltes. Die Hydroxylapatitkonzentration wird aus den Meßkurven unter Einbeziehung der durchstrahlten Knochendicke ermittelt. (Nach SCHUSTER u. SCHORN, 1976)

Computers verwenden zu können. Bei Kenntnis der durchstrahlten *Schichtdicke* des Knochens können *Hydroxylapatit-Volumenwerte* errechnet werden. Das Prinzip dieser Methode zur röntgenologischen Substanzanalyse des Knochens mit differenten Strahlenqualitäten ist in Abb. 101 dargestellt.

DALÉN und JACOBSON (1974) führten röntgen-spektrophotometrische Untersuchungen des Mineralgehaltes mit zwei unterschiedlichen Strahlenenergien (JACOBSON, 1964) an sieben Meßpunkten von Knochen bei 170 gesunden Menschen verschiedenen Alters und Geschlechtes durch. Nach den Meßergebnissen von DALÉN und LAMKE (1974) von verschiedenen Knochenregionen des Skeletts (3. Lendenwirbel, Femurhals und Femurschaft, Kalkaneus, Metakarpale II, Radius, Ulna, Humeruskopf) tritt mit dem Alter ein größerer Mineralverlust im spongiösen Knochenareal als in der Kompakta auf. Beim weiblichen Geschlecht war im hohen Lebensalter der globale Mineralgehalt in denjenigen Abschnitten des Skeletts besonders niedrig, die häufig Frakturen erleiden, wie der distale Radius, der proximale Humerus und der Femurhals. Der Knochenmineralgehalt

der Spongiosa zeigte in diesen Regionen eine gute Korrelation zu den röntgen-
morphologischen Befunden einer Osteoporose.

3.3.2. Die Messung der Compton-Streuung von Röntgenstrahlen

Während die Messung der Strahlenabsorption die Mineralkonzentration in
einem Knochenabschnitt bestimmt, erlaubt eine *Messung der Streustrahlung* die
exakte Bestimmung der Durchschnittsdichte in einem ausgewählten Volumen,
so daß die *anorganische und organische Komponente* im spongiösen Knochen
ermittelt werden kann (LUTHER, 1973; REISS u. STEINLE, 1973). Mit einem eng
eingeblendeten Strahlenbündel haben REISS u. Mitarb. (1976) Messungen an
einem Wirbelsäulenphantom mit verschiedenen Strahlenqualitäten, die bei 150
und 300 kV gewonnen werden konnten, durchgefürt. Die Substanzanalyse durch
Messung der Streustrahlung wird als *„Compton-Methode"* bezeichnet. Es liegen
noch keine vergleichbaren Meßresultate vor.

3.3.3. Die Computer-Tomometrie mit Röntgenstrahlen

Der Mineralgehalt eines Knochens oder Knochenabschnittes kann definiert
werden als durchschnittliche Kalksalzkonzentration in einem bestimmten Volumen des Organs Knochen. Während die bisher bekannten und klinisch erprobten
Methoden der intravitalen Messung des Knochenmineralgehaltes in der Volumeneinheit (s.S. 312ff.) und der Knochenmasse (Schichtdicke der Tela ossea in
einem Knochen) mit unterschiedlicher Fehlerbreite belastet waren, verspricht
die transaxiale Röntgen-Computer-Tomographie genauere Meßwerte der Mineralkonzentration in der Volumeneinheit eines Knochens zu liefern (REICH u.
Mitarb., 1976; RÜEGSEGGER u. Mitarb., 1976). Die *„Computer-Tomometrie"* erlaubt die direkte intravitale, quantitative Messung des Kalksalzgehaltes in *jeder
Knochenregion* im lebenden Organismus. Es wird eine sehr hohe Meßgenauigkeit
(Korrelation $R = 0,97$) angegeben.

Die Möglichkeiten einer quantitativen Bestimmung des Knochenmineralgehaltes mit der Röntgen-Computer-Tomographie unter Verwendung von *zwei
unterschiedlichen Strahlenqualitäten* (erzeugt bei 100 kV und 140 kV Anodenspannung) haben GENANT u. Mitarb. (1977) an Modellversuchen theoretisch und
praktisch dargelegt. Als Vergleichskörper dienten Lösungen von Kaliumhydrogenphosphat (K_2HPO_4) in verschiedener Konzentration, um einen Dichtever-
gleich vornehmen zu können. Über Bestimmungen des Mineralverlustes im Kno-
chenlager des Femur nach operativ durchgeführter Gelenkendoprothese mit
Hilfe der Röntgen-Computer-Tomographie haben RÜEGSEGGER und HINDERLING
(1976) berichtet. In vergleichenden Modellversuchen ist eine Möglichkeit zur
Elimination von Fehlern studiert worden, die durch Artefakte (Metallprothese!)
zustande gekommen sind.

Von besonderem Wert ist die Entwicklung eines Verfahrens zur quantitativen
Bestimmung des Mineralgehaltes in Wirbelknochen. Nach Modelluntersuchun-
gen von RUTHERFORD u. Mitarb. (1975) an homogenen, flüssigen und festen
Substanzen haben BANZER u. Mitarb. (1977) die Leistungsfähigkeit der Röntgen-
Computer-Tomographie zur Messung des Mineralgehaltes im Achsenskelett an
Knochenpräparaten von Leichenknochen geprüft. Die *„Computer-Tomometrie"*
des interessierenden Wirbelknochenareals im mit Wasser gefüllten Plexiglas-
Phantom erfolgte in einer Schichtdicke von 13 mm mit einer Röhrenspannung
von 140 kV bei einer Scan-Zeit von 20 sec. Als willkürliche Maßeinheit wurde
zunächst in einem Knochenausschnitt von 28 mm Durchmesser der Wirbelmitte

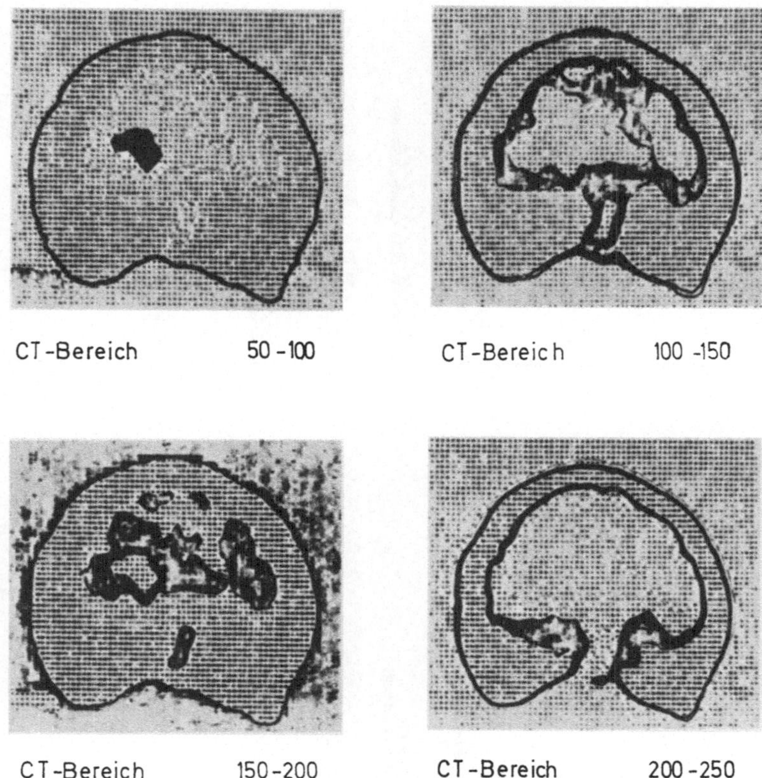

Abb. 102. Graphische Darstellung eines 4 mm dicken CT-Schnittes durch einen Lendenwirbelkörper in Form des Ausdrucks von CT-Zahlen mit Markierung einer unterschiedlich gewählten ROI

die sogenannte *mittlere „EMI-Zahl"* berechnet. Diese Meßwerte wurden mit den Hydroxylapatit-Werten verglichen, die mit Hilfe einer Ein-Isotopen-Methode (^{125}J-Quelle) nach BANZER u.Mitarb. (1973) gewonnen worden sind. Das Meßverfahren ergab nach Repositionierung eine gute Reproduzierbarkeit mit einem Fehler von etwa 1,5% und eine statistisch signifikante Korrelation ($R = 0,81, p < 0,01$) zwischen dem mittleren „EMI-Wert" und dem wirklich absorptiometrisch bestimmten Hydroxylapatit-Gleichwert in demselben spongiösen Wirbelareal.

LICHTENAU u.Mitarb. (1979) haben mit der Röntgen-Computer-Tomographie (RCT) die Dichteverteilung der Spongiosa in Lendenwirbelkörpern untersucht, sowie eine quantitative Bestimmung des Mineralgehaltes im Wirbelkörper vorgenommen. Die RCT-Untersuchungen wurden in vivo und in vitro mit 125 kV Röhrenspannung bei einer Scan-Zeit von 5 Sekunden an 4 mm dicken Abtastschichten durchgeführt. Es wurde je eine Schicht medial, cranial und caudal unter Aussparung der Deckplatten durch den Wirbelkörper gelegt. Das Dichte-Auflösungsvermögen des verwendeten Gerätes lag bei einem Kontrastunterschied von 0,5% bei 7 mm — die geometrische Auflösung dagegen bei 1 mm. Dabei wurden die einzelnen Meßwerte als CT-Zahlen innerhalb einer

Dichte-Skala von 2000 Stufen definiert: $\text{CT-Zahl} = \dfrac{\mu_x - \mu_w}{\mu_w} \cdot 1000$, wobei μ_x

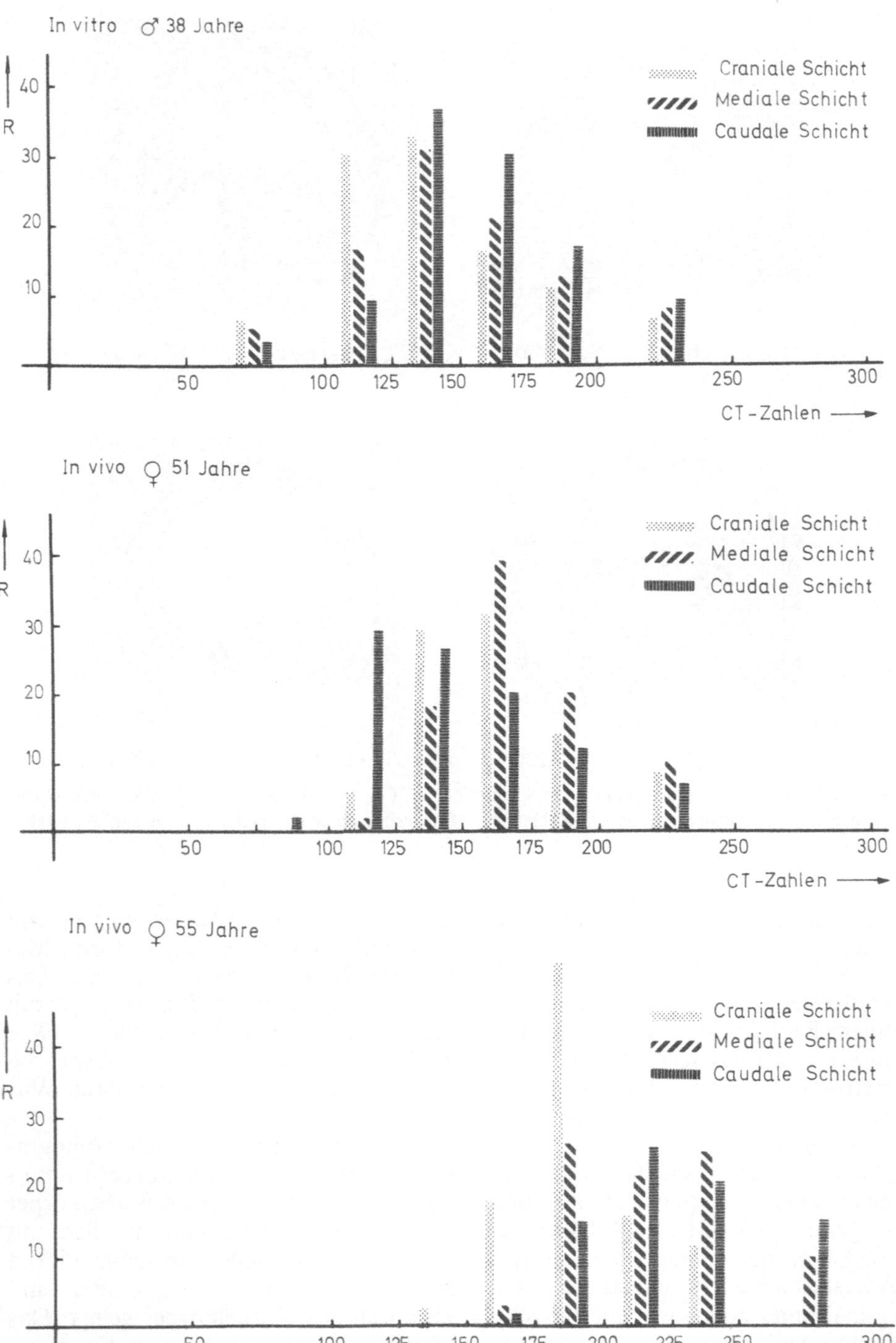

Abb. 103. Graphische Darstellung der Dichte-Verteilung in der Wirbelspongiosa in Abhängigkeit von CT-Werten und prozentual angegebene, auf die Gesamt-Spongiosafläche eines Lendenwirbelkörperschnittes bezogene Teilflächen

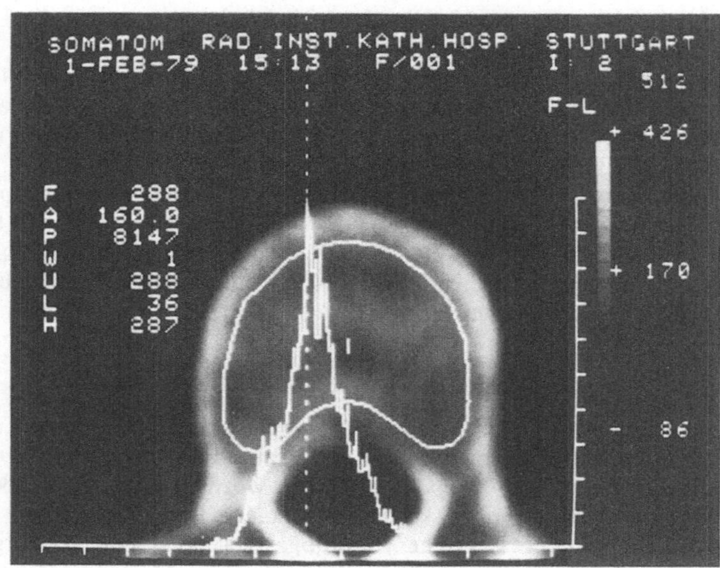

Abb. 104. Histogramm der Dichte-Verteilung innerhalb eines Lendenwirbelkörperschnittes. F = Häufigkeit (hier maximale Häufigkeit); A = mittlere Dichte (hier mittlere Dichte der maximalen Häufigkeit); P = Anzahl der zur Bestimmung des Histogramms herangezogenen Werte; W = Mittelungsbreite; U = größte Häufigkeit; L = kleinster Dichtewert auf der Abszisse; H = höchster Dichtewert auf der Abszisse

der lineare Schwächungskoeffizient des jeweils durchstrahlten Stoffes ist und μ_w der lineare Schwächungskoeffizient des Wassers bezogen auf die verwendete Strahlenqualität. Als Grundlage für Untersuchungen der Dichteverteilung in der Spongiosa von Lendenwirbelkörpern diente die graphische Darstellung eines CT-Bildes in Form von ausgedruckten CT-Zahlen mit Einblendung eines besonders interessierenden Bereiches (Region of Interest = ROI), wie dies Abb. 102 zeigt. Zur quantitativen Auswertung wurden die Teilflächen mit vorgewählten CT-Zahlenwerten prozentual auf die spongiöse Gesamtfläche bezogen. Von drei auf diese Weise untersuchten Lendenwirbelkörpern sind die Meßergebnisse der je drei Abtastschnitte in kranialer, medialer und kaudaler Lage in Abb. 103 dargestellt. Es zeigte sich, daß die Häufigkeitsverteilung der Spongiosa im menschlichen Wirbelkörper von in vitro-Messungen mit denen der in vivo ermittelten Werte vergleichbar ist in der Lage innerhalb der CT-Zahlen-Skala, und folglich weitere Aussagen möglich werden. So fand sich bei einer 55jährigen Patientin mit einer lymphatischen Erkrankung eine Verschiebung der Spongiosadichte zu höheren CT-Zahlen hin.

Weiteren Aufschluß über die Dichteverteilung in der Spongiosa bietet das Histogramm des interessierenden Wirbelareals (Abb. 104). Um einen Vergleich der CT-Zahlen mit dem Mineralgehalt eines Wirbelkörperpräparates vornehmen zu können, wurden aus je einer kranialen, medialen und kaudalen Schicht vier zentral gelegene Volumenelemente der Größe $4 \times 4 \times 6$ mm ausgewählt und verascht. CT-Zahlen, Veraschungswerte und röntgendensitometrisch ermittelte Apatitwerte wurden einander gegenübergestellt. Der Vergleich der mit drei verschiedenen Meßverfahren ermittelten Ergebnisse zeigte eine Korrelation von >0,9. Die Positionierung des Patienten zur Reproduktion der Messungen oder bei Kontrolluntersuchungen wurde erleichtert durch die Möglichkeit der Erstellung einer Übersichtsaufnahme der Lendenwirbelsäule mit dem für die Untersuchungen verwendeten Computer-Tomographie-Gerät.

Um ein brauchbares Meßergebnis am lebenden Menschen zu erhalten, ist die Beachtung folgender Punkte wichtig: sehr sorgfältige Lagerung des Patienten, exakte Bestimmung der Meßebene und ein mehrfacher Scan-Vorgang mit sich überlappenden Meßebenen.

Die Möglichkeiten der Röntgen-Ganzkörper-Computer-Tomographie zur objektiven quantitativen Bestimmung der Mineralkonzentration in den bekannten, hierzu geeigneten Skelettregionen versprechen einen erheblichen Fortschritt auf diesem Gebiet, doch müssen Meßgenauigkeit und Auflösungsvermögen des Verfahrens noch geprüft werden.

3.3.4. Densitometrie mit Isotopen

Zur Bestimmung der Dichte oder der Mineralkonzentration eines Knochens oder Knochenabschnittes sind verschiedene Verfahren einer *direkten Densitometrie mit Gammastrahlen von Isotopen* entwickelt worden. Aus der großen Zahl bisher mitgeteilter Meßmethoden können nur solche kurz beschrieben werden, die bereits Eingang in die klinische Radiologie gefunden und Meßergebnisse erbracht haben. Die methodische Entwicklung von Absorptionsmessungen mit Hilfe der Gammastrahlung eines Isotops wurde an anderer Stelle bereits dargelegt (Heuck, 1970, 1976). Wohl zuerst untersuchten Gershon-Cohen, Cherry und Boehnke (1958) mit der Gammastrahlung von ^{192}Ir die Dichte des 3. Lendenwirbels. Ein Meßverfahren zur quantitativen Bestimmung des Mineralgehaltes in *kleinen Knochen* auf der Basis der direkten Photonenabsorption haben Cameron u. Mitarb. (1962, 1965) entwickelt und geprüft. Als Strahlenquelle wurde ^{125}J (mit einer Strahlungsenergie von 28,5 keV) verwendet. Die Bündelung der Strahlung durch einen Kollimator kann der Meßaufgabe angepaßt werden. Durch eine 0,06 mm dicke Zinnfolie wird die ganz weiche Strahlung abgefiltert. Zinn hat eine K-Absorptionskante von 29 keV und eliminiert die 31 und 35 keV Komponente des ^{125}J, so daß nur die 28,5 keV-Linie übrig bleibt. Bei den ersten Untersuchungen war die wirksame Fläche der Strahlenquelle 0,7 mm^2. Als Detektor wurde ein Natriumjodidkristall mit einem Durchmesser von 1 cm bei einer Schichtdicke von 2 mm gewählt. Das Meßsystem kann mit einem Rechner verbunden werden, um eine Auswertung der Resultate erreichen zu können.

Isotope als Quelle für eine Gammastrahlung haben in den meisten Fällen ein Linienspektrum, aus dem die störenden Linien entfernt werden müssen. Bei den für die radiologische Diagnostik notwendigen Strahlenhärten von 30–130 keV (^{125}J, ^{210}Pb, ^{241}Am, ^{170}Tm, ^{57}Co und andere) ist die Eigenabsorption sehr groß. So beträgt bei 5 Ci ^{170}Tm bei einer aktiven Fläche von 1 mm^2 die Dosisrate in 1 m Abstand 0,21 mR/min. Bei einer vergleichbaren Röntgenstrahlung von 60 kV und einem Röhrenstrom von 1 mA bei 1 mm Al Gesamtfilterung beträgt die Dosisrate in 1 m Abstand 800 mR/min. In diesem Fall wird die Belichtungszeit der Isotopenstrahlung gegenüber der Röntgenstrahlung 4000mal länger sein müssen, um vergleichbare Effekte zu erzielen. Die gebräuchlichen Strahlenquellen sind nicht ideal für quantitative Bestimmungen des Knochenmineralgehaltes geeignet, so daß immer ein Kompromiß erforderlich erscheint, der am zweckmäßigsten durch Eichung mit einem Referenzsystem abgesichert wird (Vogel u. Mitarb., 1972; Rassow u. Mitarb., 1974). In der praktischen Arbeit werden neben ^{125}J die Isotope ^{241}Am, ^{153}Gd und ^{57}Co verwendet (Cameron u. Sørenson, 1968; Mazess u. Mitarb., 1974; Bevan, 1974).

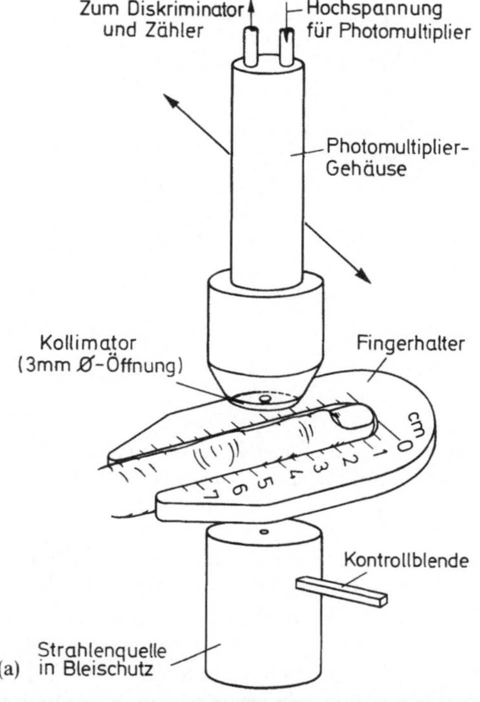

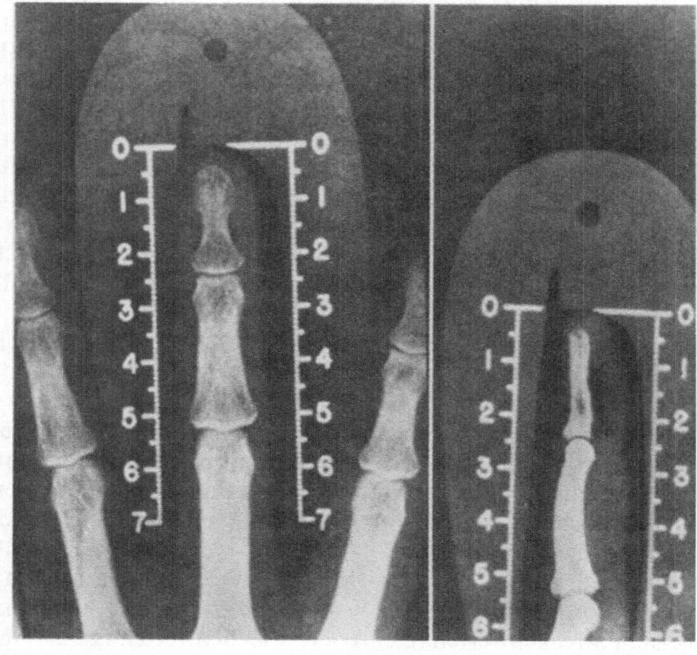

(b)

Abb. 105. (a) Schema der Meßanordnung zur Bestimmung des Mineralgehaltes mit ^{125}J. (b) Spezial-halterung zur Messung in Fingerknochen. (Nach STRANDJORD u. LANZL, 1965)

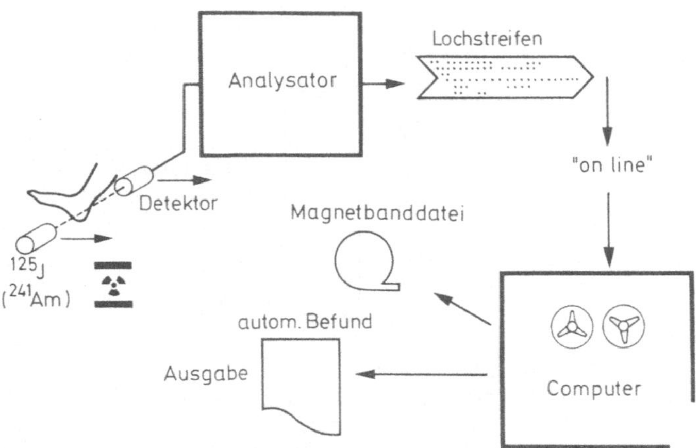

Abb. 106. Schema der Photonen-Absorptiometrie zur Bestimmung des Knochenmineralgehaltes (BMC) mit einem Computer. (Nach Banzer u. Mitarb., 1976)

Als *geeignete Meßzonen* im Bereich der Extremitätenknochen wurden die Diaphysen von *Fingerknochen* (Abb. 105), *Metakarpalia, Radius und Ulna, Humerus, Tibia* und *Fibula* sowie die *Metaphysenregionen von Tibia und Fibula* ausgewählt (Sørenson u. Mitarb., 1968; Börner u. Mitarb., 1969; Strandjord u. Mitarb., 1970; Horsman, 1971; Aitken u. Mitarb., 1973; Nilsson u. Westlin, 1973; Nordin, 1976). Unter den rein spongiösen Knochen sind *Kalkaneus* und *Lendenwirbelkörper* zu Messungen herangezogen worden (Cameron u. Mitarb., 1962; Jensen u. Mitarb., 1972; Bevan, 1974; Banzer u. Mitarb., 1974). Nachdem die Bedeutung der Makrostrukturen eines Knochens für Messungen des globalen Mineralgehaltes oder des Knochengewebsanteiles (Knochenmasse, Knochenvolumen) im interessierenden Knochenareal erkannt wurde, haben einige Arbeitsgruppen das Verhältnis des spongiösen zum kompakten Anteil in Radius und Ulna bestimmt (Johnston u. Mitarb., 1968; Smith u. Mitarb., 1968, 1970; Nilsson u. Westlin, 1973; Schlenker, 1976). Versuche zur Messung des Knochenmineralgehaltes im Unterkiefer mit der Gammadensitometrie (^{125}J) und Verlaufskontrollen nach oralen Eingriffen wurden durchgeführt (Henrikson u. Mitarb., 1974; v. Wowern, 1974).

Ebenso wie bei den geschilderten densitometrischen Meßverfahren wurden auch bei der Gammadensitometrie mit Isotopen die den Knochen umgebenden Weichteile durch ein Wasserbad oder weichteiläquivalentes Medium ausgeglichen (Banzer u. Mitarb., 1974; Schuster u. Mitarb., 1969, 1971, 1976).

Bei den meisten Methoden ist der Detektor mit der Strahlenquelle und einem Impulshöhenanalysator fest verbunden, so daß der interessierende Knochenbezirk nach einem Rasterverfahren gleichmäßig abgetastet werden kann. Mit Hilfe eines Rechnerprogramms (Abb. 106) wird das Meßresultat direkt ermittelt und ausgedruckt (Cameron u. Mitarb., 1968; Banzer u. Mitarb., 1976; Schuster u. Mitarb., 1976; Vogel u. Whittle, 1976). Der Knochenmineralgehalt wird meist in Streckenwerten (g/cm) oder Flächenwerten (g/cm^2) des Hydroxylapatit und im Bereich der annähernd runden Knochen (Ulnadiaphyse) oder planparallel begrenzter Knochenmeßareale als Volumenwert (g/cm^3) angegeben oder umgerechnet (Abb. 107). Zur Kontrolle der Formen und Strukturen des Knochens am Meßort und zur Bestimmung der Meßgeometrie wurde die Anfertigung von Röntgenaufnahmen in 2 Ebenen gefordert (Strüter u. Rassow, 1969;

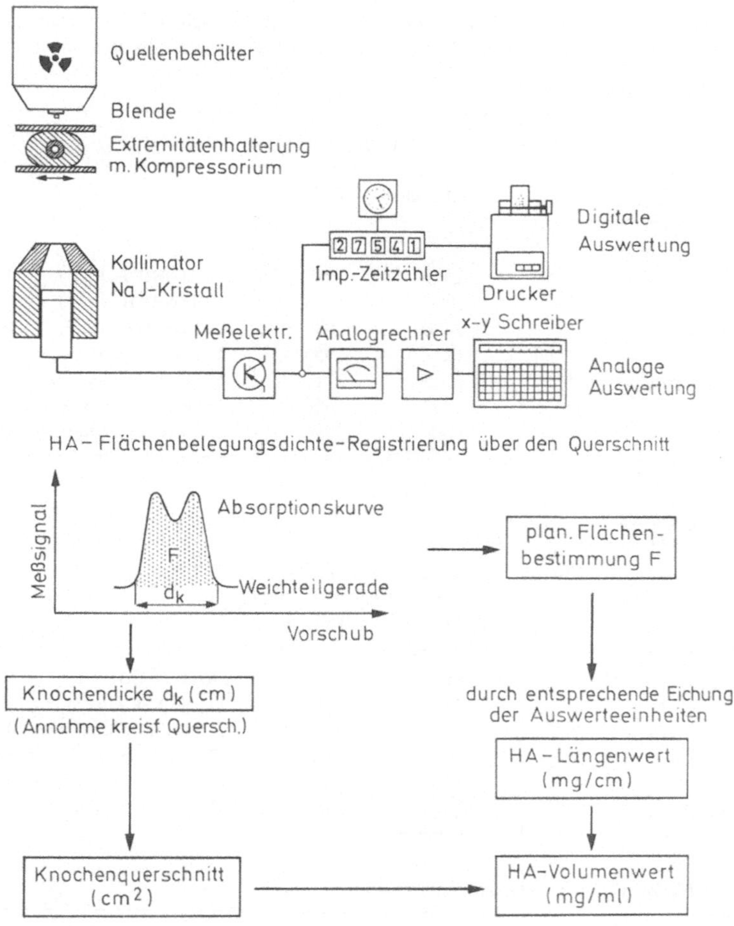

Abb. 107. Schema der einzelnen Schritte zur quantitativen Bestimmung des Knochenmineralgehaltes mit der Absorptionsdensitometrie mittels monochromatischer Gamma-Strahlung von Isotopen (eindimensionale Scanmethode). (Nach Schuster u. Schorn, 1976)

Banzer u. Schneider, 1973). Bei einem solchen Vorgehen können nicht nur Fehlinterpretationen des Meßergebnisses vermieden, sondern auch Volumenwerte der globalen Mineralkonzentration im Meßareal errechnet werden. Dieser Wert ist klar definiert und kann als *Absolutwert* mit solchen Meßergebnissen verglichen werden, die mit Hilfe ganz andersartiger Methoden (z.B. chemische Analyse, Röntgen-Photodensitometrie, Computer-Tomometrie u.a.) an den gleichen oder an anderen Knochenarealen gewonnen worden sind.

Aus der großen Anzahl von Ergebnissen der Messungen am *gesunden Skelett* sind die für die klinische Arbeit brauchbaren Resultate in Tabelle 24 zusammengestellt. Es erscheint bemerkenswert, daß die bereits mit photodensitometrischen Röntgen-Methoden ermittelten Meßresultate und die nachgewiesene *Verminderung der Mineralkonzentration im Laufe des physiologischen Alterungsprozesses* in einigen spongiösen und kompakten Knochenarealen auch durch die Gamma-Densitometrie mit verschiedenen Isotopen bestätigt werden konnten. Nach Kenntnis der „Normalwerte" lassen sich unter Berücksichtigung der großen

Tabelle 24. Densitometrische Werte des Mineralgehaltes im Knochen (Messungen mit Gamma-Strahlung und mit Röntgen-Strahlen, Mittelwerte von Männern und Frauen im 4. Dezennium)

I. Normale Hydroxylapatit-Streckenwerte

Meßbereich	Energie	Meßwert (mg/cm)		Autoren
		Männer	Frauen	
Radius distal				
(Weiße)	J^{125}	1329	946	Goldsmith (1973)
(Asiaten)	J^{125}	1267	938	Goldsmith (1973)
(Neger)	J^{125}	1450	1036	Goldsmith (1973)
	J^{125}	1317	955	Mazess u. Cameron (1973)
Humerus-Diaphyse	J^{125}	2732	2117	Mazess u. Cameron (1973)
Ulna distal	J^{125}	590	510	Mazess u. Cameron (1973)
Femur distal	Am^{241}	5000	3800	Overton u. Mitarb. (1973)

II. Normale Hydroxylapatit-Flächenwerte

Meßbereich	Energie	Meßwert (mg/cm^2)		Autoren
		Männer	Frauen	
Radius distal	J^{125}	850	750	Boyd (1973)
	J^{125}	540	450	Dequeker (1973)
	J^{125}	830	740	Ringe u. Mitarb. (1976)
	J^{125}	—	710	Grossmann u. Mitarb. (1977)
Ulna distal	J^{125}	860	750	Ringe u. Mitarb. (1977)
Metakarpale II	J^{125}	630	570	Dequeker (1973)

III. Normale Hydroxylapatit-Volumenwerte

Meßbereich	Energie	Meßwerte (mg/ml)		Autoren
		Männer	Frauen	
Radius-Metaphyse distal (Spongiosa)	Röntgen	340	320	Heuck u. Schmidt (1960)
	Röntgen	280	250	Krokowski u. Steiner (1961)
	Röntgen	290	265	Quintar (1962)
	Am^{241}	350	300	Alhava u. Karjalainen (1973)
Radius-Kompakta proximal	Röntgen	1170	1230	Meema u. Mitarb. (1964)
Ulna	Röntgen	330	375	Okuyama (1965)
Femurhals (Spongiosa)	Röntgen	350	330	Heuck u. Schmidt (1960)
Kalkaneus (Spongiosa)	Röntgen	270	240	Krokowski (1965)
	Röntgen	250	230	Heuck (1968)
	J^{125}	300	290	Banzer u. Mitarb. (1976)
HWS (Spongiosa)	Röntgen	325	310	Krokowski (1963)
BWS (Spongiosa)	Röntgen	300	275	Krokowski (1963)
LWS (Spongiosa)	Röntgen	310	315	Krokowski u. Haasner (1968)

biologischen Streubreite Meßresultate bei verschiedenen Erkrankungen beurteilen und in der klinischen Arbeit richtig werten.

Für die Gamma-Densitometrie von Knochen sind verschiedenartige Methoden entwickelt, erprobt und praktisch eingesetzt worden. Nachfolgend sollen daher nicht nur die methodischen Grundlagen, sondern die bereits vorliegenden Ergebnisse mitgeteilt werden. Die diagnostische Aussage über eine Veränderung des Mineralgehaltes ist bei dem *einzelnen Patienten* problematisch, da sich die Werte mit denen des Normal-Kollektivs überschneiden können. Dagegen sind *Kontrollen der Meßwerte* bei Verlaufsbeobachtungen über längere Zeiträume von großem Wert und bereits häufig in der klinisch-radiologischen Routinearbeit mit Nutzen verwendet worden. Die biologische Streubreite der Normalwerte aller Meßmethoden schränkt generell die Früherkennung von Osteopathien ein.

3.3.4.1. Die Ein-Isotopen-Methoden

Die bekanntesten und bisher am häufigsten verwendeten Methoden der Gamma-Densitometrie verwenden *ein Isotop*, meist ^{125}J oder ^{241}Am, in letzter Zeit ^{153}Gd als Strahlenquelle. Eingehende Untersuchungen über die physikalischen Grundlagen, die Meßprobleme — hervorgerufen durch die Zusammensetzung von Knochen und Weichteilen im Meßareal — die Reproduzierbarkeit und die Genauigkeit von Messungen des Knochenmineralgehaltes mit der Ein-Isotopen-Absorptionsmessung haben CAMERON u. Mitarb. (1968), JUDY (1970, 1971, 1973), SØRENSON und MAZESS (1970), WOOTEN, JUDY und GREENFIELD (1973) und WATT und LOGAN (1974) durchgeführt. Die *Reproduzierbarkeit* der Isotopen-Meßmethoden bei Einsatz am Patienten wird mit 2–5% angegeben. In der Radius-Diaphyse (etwa 6 cm distal vom Radiusköpfchen) fanden WOOTEN u. Mitarb. (1973) einen Fehlerbereich von 1,5–5,5% nach Messungen mit ^{125}J (27 keV) und von 2,5–8,5% nach Messungen mit ^{241}Am (60 keV), allein durch die Einstelltechnik bedingt. Von BREUEL u. Mitarb. (1975) werden Abweichungen des Meßwertes von 7–35% bei Messungen des Mineralgehaltes in der Mittelphalanx des linken Zeigefingers mit dem ^{125}J Profilscanner („Spongiograph") angegeben. Unter Verwendung einer besonders gefertigten Form für die Lagerung der Hand und einer zusätzlichen Röntgenkontrolle konnte BJÖRK (1965) nach Kontrollmessungen mit ^{125}J bis zu 6 Monaten an der 2. Phalanx bei 5 Frauen und 5 Männern eine Reproduzierbarkeit von 2% erreichen. Bei Messungen des Metakarpale II hat HORSMAN (1971) auf die Probleme der Feststellung des genauen Meßortes wegen der Geometrie des Knochens hingewiesen. Bei diesen Messungen wurde aus den erwähnten Gründen eine Reproduzierbarkeit von weniger als 6% erreicht. Die *Genauigkeit* der Messungen — ein Vergleich der Densitometrie mit den Ergebnissen der chemischen Analyse oder der Aschewerte am Präparat — weist Abweichungen von 8,4% (Mittelwert) nach OVERTON und SILVERBERG (1973) oder einen Korrelationskoeffizienten von 0,96 auf (CAMERON, 1968). Vergleichende Untersuchungen an menschlichen Ulna-Präparaten ergaben nach ZIMMERMAN u. Mitarb. (1976) einen systematischen Fehler von 3–6%.

Der *Einfluß des Fettgewebsanteils* im Knochen auf das Meßresultat ist untersucht worden. Die allein durch das Fettgewebe im Meßareal verursachte Abweichung betrug 1,2% (^{125}J mit 27,5 keV) oder 1,8% (^{241}Am mit 59,4 keV) und war unabhängig von der Einstelltechnik konstant nachweisbar (SØRENSON und MAZESS, 1967; WOOTEN, JUDY und GREENFIELD, 1973). Zur Beseitigung des Fehlers, der durch unterschiedliche Volumina an Fettgewebe im Meßbereich des Knochens bedingt ist, hat KARJALAINEN (1973) einen Korrekturfaktor erarbeitet. An Autopsiepräparaten des Radius wurden Messungen in einem Wasserbad mit dem Isotop ^{241}Am durchgeführt. Der nach dem Verfahren von Cameron u. Mitarb. (1963, 1966) und Spring (1967) bestimmte Mineralgehalt des Knochens in verschiedenen kompakten und spongiösen Zonen des distalen Radiusendes wurde den Aschewerten gegenübergestellt, die aus der Meßregion gewonnen worden sind. Der Korrekturfaktor wurde errechnet und eingesetzt. Der Variationskoeffizient lag bei in vitro-Studien unter 3%, bei Messungen in vivo unter 5% im Bereich der kompakten Knochen der Diaphyse und unter 7% im Bereich des spongiösen Knochens der Metaphyse.

In der Regel wurde ein kleineres Knochenareal oder eine Knochenscheibe zur Messung herangezogen. Mit den Ein-Isotopen-Methoden kann das Integral der registrierten Dichte-Kurven über dem Knochenquerschnitt als Maß für den Mineralgehalt in diesem Abschnitt angesehen und in mg/cm^2 angegeben werden. Wenn die Geometrie des Knochens im Meßareal bestimmt werden kann, so läßt sich der vergleichbare Volumenwert in mg/cm^3 (oder ml) berechnen. Die Verwendung eines *größeren Knochenbezirkes* zur Messung des Mineralgehaltes mit einer Ein-Isotopen-Scan-Methode haben Schneider und Banzer (1973) und Ullman u. Mitarb. (1973) empfohlen.

Neben *physiologischen Veränderungen* der Mineralkonzentration von Spongiosa und Kompakta in verschiedenen Knochen des Skeletts im Laufe der Knochenreifung und des Alterungsprozesses interessiert der Zustand des Skeletts bei verschiedenartigen Systemerkrankungen, die als *Osteopathien* klinische Bedeutung erlangt haben. Sørenson u. Mitarb. (1968) haben mit einem Gamma-Scanner die Wachstumsrate des *Humerus* bei *Kindern* untersucht. Im Alter zwischen 7 und 16 Jahren wurde bei Knaben annähernd eine Verdoppelung der Knochenmasse in Schaftmitte pro Längeneinheit festgestellt. (Die Werte stiegen bei Knaben von 1,2 g/cm auf 2,5 g/cm und bei Mädchen von 1,1 g/cm auf 1,9 g/cm.) Messsungen des Knochenmineralgehaltes und der Knochendicke an *Radius, Ulna und Humerus* bei *Kindern* im Alter von 5–19 Jahren, bei Erwachsenen im Alter von 20–49 Jahren und im Alter über 50 Jahre haben Mazess und Cameron (1973) durchgeführt und festgestellt, daß bei beiden Geschlechtern eine Zuwachsrate von 8% pro Jahr im Wachstum auftritt. Bei Männern bleiben die Werte bis zum 50. Lebensjahr konstant und fallen dann um 4% pro Jahrzehnt ab. Frauen lassen in den 40iger Jahren ein Absinken erkennen und verlieren von 45–75 Jahren etwa 10% pro Jahrzehnt, um danach ungefähr 4% Substanz oder Mineral zu verlieren. Atkinson und West (1970) konnten durch Densitometrie der *Femurkompakta* Mineralverluste von etwa 8% bei stillenden Frauen messen. Ähnliche, mehr oder weniger deutlich abweichende Resultate an den gleichen oder anderen Extremitätenknochen sind auch von weiteren Arbeitsgruppen gefunden worden (Schuster u. Mitarb., 1969; Goldsmith u. Mitarb., 1973; Kuhlencordt u. Mitarb., 1973; Smith u. Mitarb., 1973).

Veränderungen des Mineralgehaltes in der *Spongiosa des Kalkaneus* während des *Wachstums* wurden von Banzer u. Mitarb. (1976) an gesunden Probanden ermittelt. Es konnte festgestellt werden, daß der globale Kalksalzgehalt im Kalkaneus mit dem Alter zunimmt und beim weiblichen Geschlecht bereits mit dem 15. Lebensjahr eine relativ hohe Mineralkonzentration im Gesamtvolumen der Kalkaneus-Spongiosa — verglichen mit den Werten von Erwachsenen — vorliegt (Abb. 108). Die Resultate stimmen mit den von Hansen und v. Patey (1961) gefundenen Werten der Mineralkonzentration in der Kalkaneusspongiosa im Kindesalter überein, die mit der photodensitometrischen Methode nach Heuck und Schmidt (1960) gemessen worden sind (Abb. 80).

Der Mineralgehalt des *distalen Radius* wurde von Johnston u. Mitarb. (1968) gemessen und bei Frauen über 50 Jahre ein Mineralverlust von 1% pro Jahr

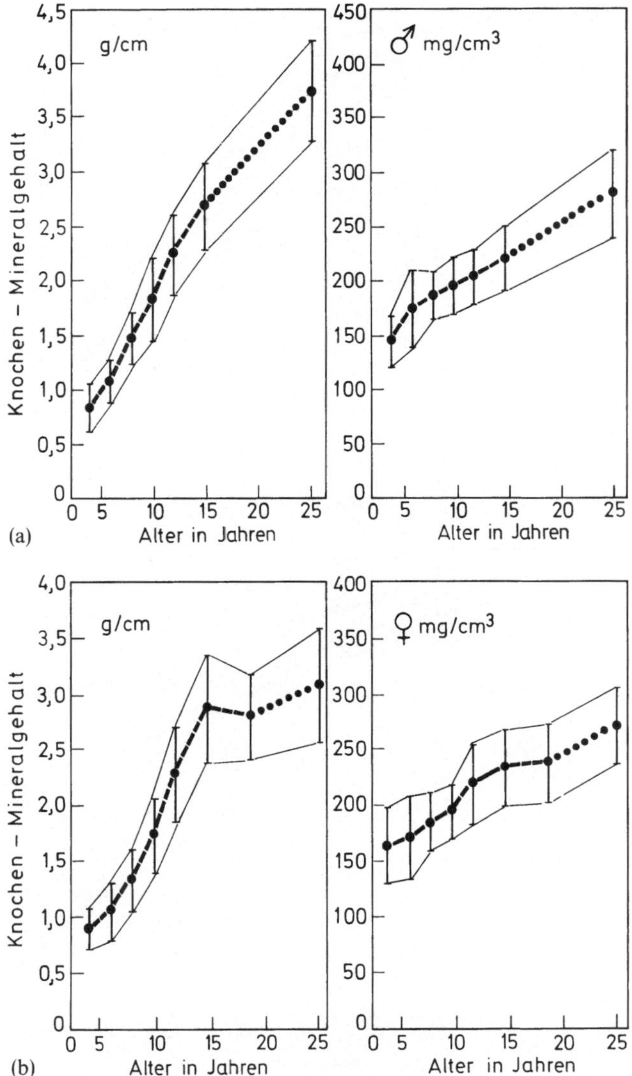

Abb. 108a u. b. Anstieg des Knochenmineralgehaltes (BMC = Bone Mineral Content) in der Kalkaneusspongiosa während des Wachstums (a) bei Knaben, (b) bei Mädchen. (Nach BANZER u.Mitarb., 1976)

festgestellt, während bei Männern jenseits des 55. Lebensjahres die Abnahme 0,5% pro Jahr betrug. Mit der Photonenabsorptionsmessung unter Verwendung von ^{125}J (Methode von CAMERON u. SØRENSON, 1963) haben RINGE u.Mitarb. (1977) an einem größeren Kollektiv die physiologischen Änderungen des Mineralgehaltes im kompakten Knochen der Diaphysen von *Radius* und *Ulna* (Übergang vom mittleren zum distalen Drittel) in Abhängigkeit vom Lebensalter bei beiden Geschlechtern objektiviert (Abb. 109). Der Kurvenverlauf von Radius und Ulna ist nach dem Altersgang bei Männern und Frauen etwa gleich. Dies zeigt, daß die mineralisierte Knochensubstanz im Bereich der gemessenen Querschnitte beider Knochen etwa gleich ist. Die Standardabweichungen sind für die Ulna größer als für den Radius, so daß der Radius für Kontroll-Untersuchun-

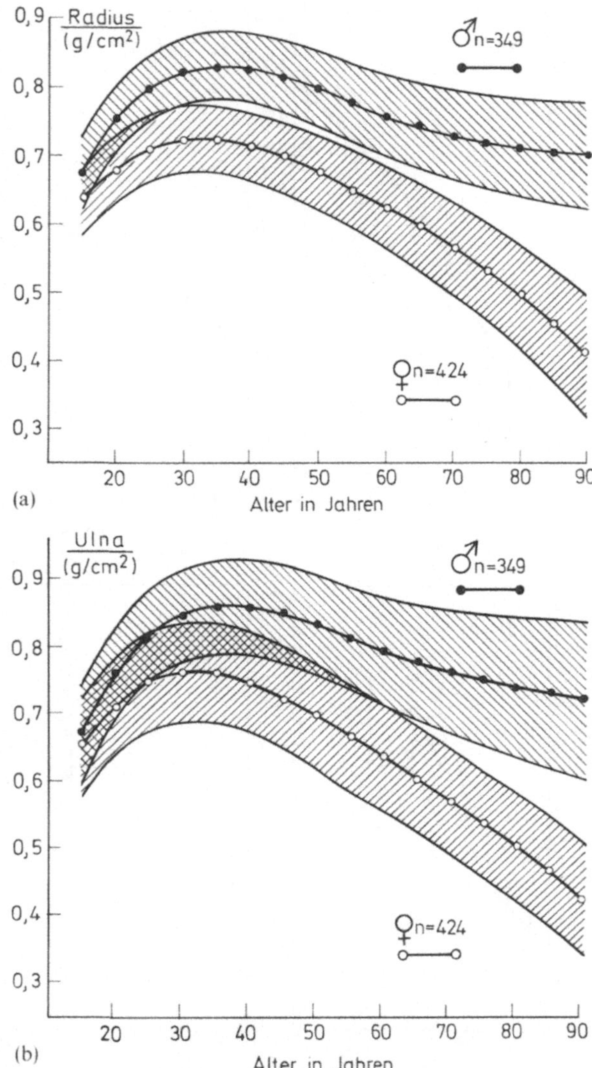

Abb. 109a u. b. Ergebnisse der ^{125}J-Photonenabsorptionsmessung des Mineralgehaltes von (a) Radius und (b) Ulna mit Normalbereichen für 349 gesunde Männer und 424 gesunde Frauen. (Nach Ringe u. Mitarb., 1977.) Die Werte vom 6. bis 18. Lebensjahr siehe Kuhlencordt u. Ringe: Fortschr. Röntgenstr. **129**, 766–770 (1978)

gen besser geeignet erscheint. Die Knochenmasse und damit der Mineralgehalt ist bei Männern größer; bis zum 36. Lebensjahr nehmen die Werte in Radius und Ulna zu, um dann *langsam* abzufallen. Bei Frauen kommt es nach dem 32. Lebensjahr zunächst zu einem langsamen, ab dem 50. Lebensjahr zu einem stärkeren Absinken des Meßwertes.

Vergleichende Untersuchungen des spongiösen und kompakten Anteils beider *Radiusknochen* von 40 Frauen *vor* und 83 Frauen *während und nach der Menopause* haben Heer u. Mitarb. (1973, 1976) mit der Ein-Isotopen-Methode (Norland-Cameron-Bone Mineral Analyser) durchgeführt. Gleichzeitig wurde die Schichtdicke des Radius bestimmt und die Lendenwirbelsäule dargestellt. Die Beurteilung der Röntgenbilder der Wirbelsäule erfolgte durch verschiedene Untersucher nach drei Kriterien: 1. Normales Bild (0); 2. Verminderter Kontrast zwischen Wirbelkörper und Bandscheibe (1a); 3. Grobe Strukturen mit verschmälerter Kortikalis (1b). In *beiden* Altersgruppen fanden sich osteoporoseverdächtige Patientinnen, so daß angenommen wird, daß der Knochensubstanzverlust keineswegs ein gleichmäßiger Prozeß ist. Einige Frauen reagieren vielleicht empfindlicher, so daß bereits *vor dem 40. Lebensjahr* und der Menopause ein Substanzverlust auftritt. Nach dem 50. Lebensjahr nimmt die Knochenmineralkonzentration rapide, aber nicht bei allen Frauen gleichmäßig ab. Den kombinierten Einsatz verschiedenartiger röntgen-morphometrischer Methoden, röntgenologischer Strukturanalysen und der Absorptions-Densitometrie (kombinierte Kompakta-Dicke des proximalen Radius — MEEMA und MEEMA; Bikonkavitäts-Index der Wirbel — BARNETT und NORDIN; Strukturbeurteilung der Lendenwirbelkörper — SAVILLE; Struktur-Index des proximalen Femur — SINGH; Absorptions-Koeffizient und relative Kompakta-Dicke an der Mittelphalanx des Mittelfingers) haben HERMANUTZ u. Mitarb. (1977) zum Nachweis von Knochenveränderungen bei doppelseitig ovariektomierten Frauen erprobt. Eine hormonbehandelte Gruppe ($n=33$) zeigte gegenüber einer Kontrollgruppe ($n=36$) nur geringe pathologische Veränderungen und eine signifikant höhere Knochendichte. Dieser Befund kann als positiver Effekt der Oestrogen-Medikation gewertet werden.

Normalwerte der Diaphysen-Kompakta von Radius und Ulna sowie der Radius-Spongiosa (1,5 cm vom distalen Ende des Radius gemessen) mit einer Ein-Isotopen-Methode mit ^{241}Am haben ALHAVA und KARJALAINEN (1973) erarbeitet und nur eine leichte Abnahme der Mineraldichte in der Radius-Spongiosa gefunden (Abb. 110). Diese Werte dienten Vergleichsuntersuchungen an Patienten nach Gastrektomie, unter denen insbesondere beim weiblichen Geschlecht eine Osteoporose im spongiösen Knochen auftrat. Die Untersuchungsergebnisse von BOYD (1973, 1976) an 360 gesunden Männern und Frauen ergaben einen Anstieg der Mineralkonzentration oder der Knochenmasse im distalen Drittel des Radius während des Wachstums und einen Abfall im Laufe des Alterungsprozesses. Beim weiblichen Geschlecht war ein deutlicher Abfall des Knochenmineralgehaltes von der 5. Lebensdekade an festzustellen. Eine Gegenüberstellung der nach der Methode von CAMERON (1963) mit ^{125}J gefundenen Werte des Mineralgehaltes in der Radiusdiaphyse (distales Drittel) mit dem Körpergewicht und der Körpergröße ergab den erwarteten Anstieg der Meßwerte mit Zunahme von Größe und Gewicht. Von 37 Hämodialyse-Patienten wiesen 31 Werte auf, die unterhalb der Streubreite der Norm lagen, so daß eine Verminderung des Knochenmineralgehaltes gesichert war (Abb. 108).

SHAPIRO u. Mitarb. (1973) haben mit der Gamma-Strahlen-Densitometrie des mittleren und proximalen Radius festgestellt, daß *Neger* im Gegensatz zu Weißen mehr Knochenmasse besitzen und daß bei ihnen auch der Abbau langsamer verläuft. Untersuchungen des Knochenmineralgehaltes der Diaphysen von Radius, Ulna und Humerus eines größeren Kollektivs gesunder Eskimos mit der ^{125}J-Absorptionsmessung haben MAZESS und MATHER (1974) durchgeführt. Im Vergleich zu den bei der weißen Bevölkerung der Vereinigten Staaten gemessenen Werten zeigten Eskimo-Kinder einen um 5–10% niedrigeren Mineralgehalt, doch muß ihre geringe Körpergröße und der zierliche Knochenbau berücksichtigt werden. Die Werte waren im Erwachsenenalter gleich. Nach dem 40. Lebensjahr ergab sich bei beiden Geschlechtern erneut ein Defizit von 10–15% gegenüber weißen Amerikanern. Für diese Unterschiede wird die relativ eiweiß-

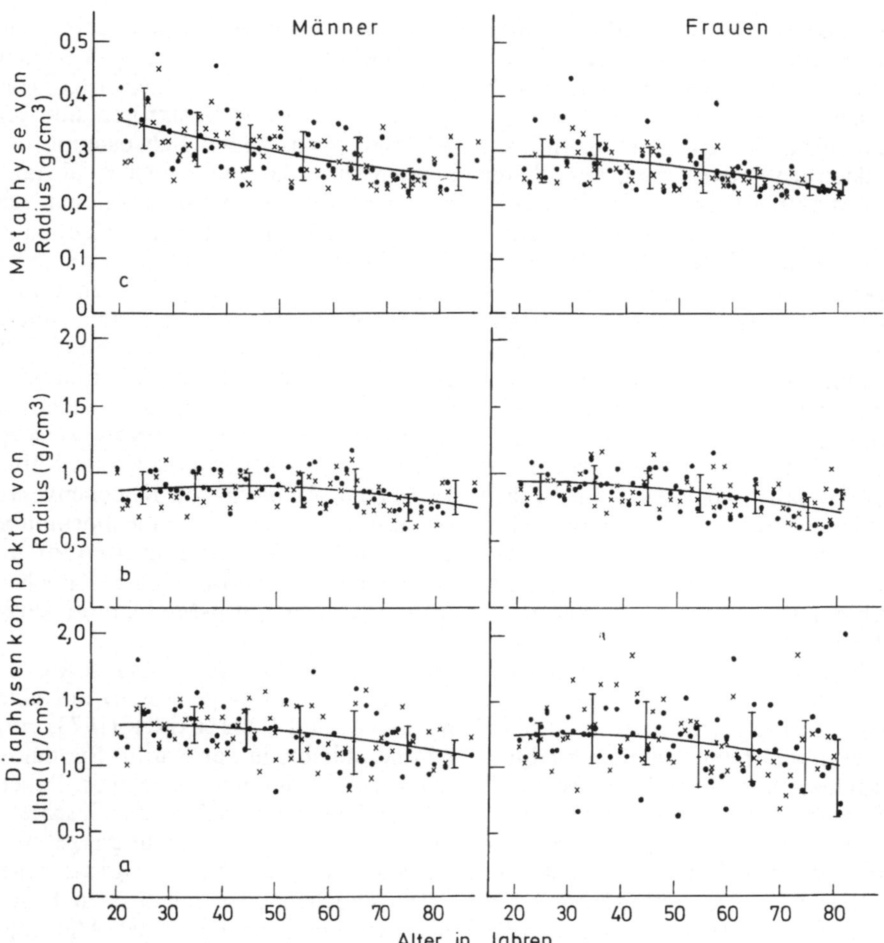

Abb. 110 a–c. Normal-Meßwerte der Mineralkonzentration g/cm^3 in der Diaphysenkompakta von (a) Ulna. (b) Radius und (c) Spongiosa der distalen Radiusmetaphyse bei beiden Geschlechtern. Absorptionsdensitometrie mit ^{241}Am. (Nach Alhava u. Karjalainen, 1973)

reiche und kalziumarme Kost verantwortlich gemacht. Es ist jedoch anzunehmen, daß sowohl die Kompakta-Dicke als auch die Knochen-Dichte genetisch vorbestimmt sind. Erbfaktoren der Skelett-Masse und -Größe müssen bei der Bestimmung des altersabhängigen Knochenabbaues mit berücksichtigt werden. Aitken u. Mitarb. (1973) haben das *Metakarpale III* bei Frauen nach der Menopause über längere Zeiträume untersucht und meinen, daß im Winter eine vermehrte Anbaurate, im Sommer ein Knochenabbau zu beobachten ist. Mit der Gamma-Strahlen-Densitometrie der *Phalangen* konnten Davis u. Mitarb. (1970) die positive Wirkung einer Therapie mit Oestrogenen auf den postmenopausischen Knochenabbau objektivieren.

Messungen des Knochenmineralgehaltes im *distalen Abschnitt der Femurkompakta* oder der Spongiosa der Femurkondylen mit ^{241}Am (60 keV-Strahlung) haben Reed (1960), Reed u. Mitarb. (1968, 1970), Nilsson (1970) und West und Reed (1970) durchgeführt. Hierzu konstruierten sie eine Apparatur, mit deren Hilfe die Knochenmeßzone gleichmäßig an der Strahlenquelle vorbeige-

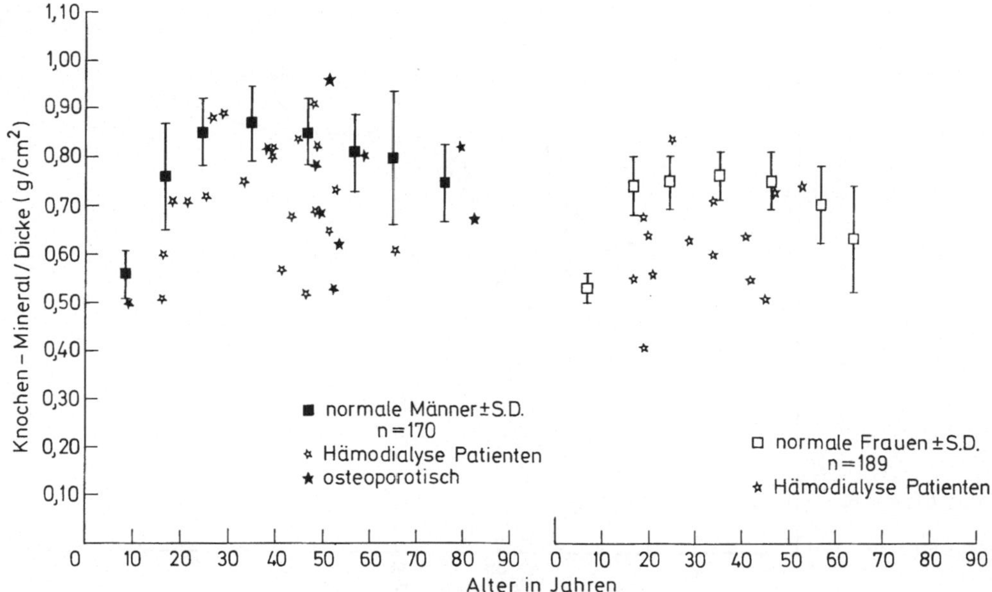

Abb. 111. Mineralgehalt im distalen Radius bei 37 Dialyse-Patienten beiderlei Geschlechts, bestimmt nach der Methode von CAMERON und SÖRENSON mit ^{125}J. Die meisten Werte liegen unterhalb der Streubreite der Norm. (Nach BOYD, 1973, 1976)

führt werden konnte. Im Meßareal wurde ein Knochenschwund während des Alterungsprozesses festgestellt, der bei Frauen größer ist als bei Männern. Die therapeutische Wirkung von fluorhaltigem Wasser bei einer frühen Menopause auf den Knochenmineralgehalt konnte NILSSON (1970) beweisen. Der Einfluß einer intravenösen Kalziumtherapie über längere Zeit bei postmenopausischer und seniler Osteoporose wurde von LINDAHL (1970) beobachtet. Mit der Meßtechnik konnte eine Beobachtung von ATKINSON und WEATHERELL (1967) bestätigt werden, nach der im *anterioren Teil der Kompakta des Femur* im Laufe des Alterungsprozesses ein höherer Knochenschwund auftritt als in der posterioren Kompakta (REED u. Mitarb., 1968). Die Befunde wurden durch Untersuchungen an Autopsiematerial bestätigt. Darüber hinaus konnte festgestellt werden, daß die Muskel-Fett-Relation der Weichteile im distalen Abschnitt des Oberschenkels abhängig ist vom Alter und Geschlecht. Es sind ferner Serienuntersuchungen an stillenden Müttern von ATKINSON und WEST (1970) durchgeführt worden.

Für die Erforschung medizinischer Probleme der *Raumfahrt* waren Untersuchungen des Mineralgehaltes im Knochen *während einer längeren Periode der Ruhigstellung des Organismus* von Bedeutung (VOGEL u. FRIEDMAN, 1970; RAMBAUT u. Mitarb., 1972; VOGEL u. ANDERSON, 1972). Die Kontrollen des Mineralgehaltes erfolgten im *Kalkaneus* mit ^{125}J nach der von CAMERON u. Mitarb. (1962) angegebenen Methode, die eine exakte Positionierung erlaubt. In einer Versuchsserie sind drei gesunde Männer über einen Zeitraum von 30–36 Wochen durch totale Bettruhe ruhiggestellt worden. Messungen der Mineralkonzentration in der Zentralregion des Kalkaneus (reine Spongiosa) ergaben einen Abfall von 25–45%. Nach Remobilisation konnte ein Wiederanstieg des Knochenminerals etwa entsprechend der verlorengegangenen Menge nachgewiesen werden (Abb. 112). Mit Hilfe einer modifizierten Methodik (^{125}J oder/und ^{241}Am) ha-

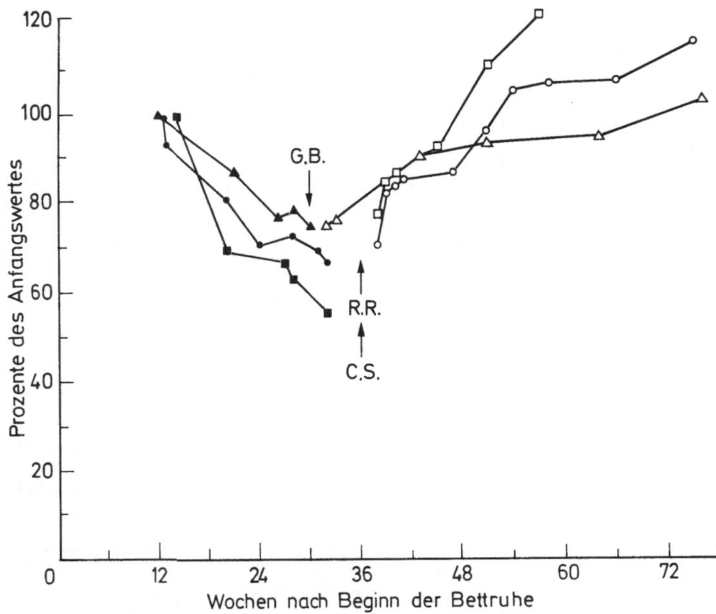

1. Versuchsperson (G.B.)   2. Versuchsperson (R.R.)   3. Versuchsperson (C.S.)

Abb. 112. Ergebnisse von Messungen des Mineralgehaltes in der Kalkaneus-Spongiosa mit der Ein-Isotopen-Methode mit ^{125}J nach Ruhigstellung und Reaktivierung (Pfeile!) von drei jungen gesunden Männern (Immobilisation durch Bettruhe von 30–36 Wochen). Aus dem Kurvenverlauf wird deutlich, daß der Mineralgehalt in der Kalkaneus-Spongiosa nach der Reaktivierung die Anfangswerte übersteigt. (Nach Vogel u. Anderson, 1972)

ben Vogel u. Mitarb. (1976) Messungen des Knochenmineralgehaltes im Kalkaneus bei Astronauten vor und nach Apollo-Flügen und Gemini-Flügen durchgeführt. In der Regel wurden 9 Meßwege durch den spongiösen Anteil des Kalkaneus festgelegt, die für möglichst präzise Kontrollmessungen auf einem Röntgenbild markiert worden waren. Die Eichung der Meßapparatur erfolgte zuvor jeweils mit einer Hydroxylapatit-Treppe (nach Heuck u. Schmidt, 1960). Die Meßresultate bei den Astronauten waren unterschiedlich. Besonders auffallend war ein sehr rascher Mineralverlust in der Kalkaneusspongiosa bei den Astronauten der Apollo-Flüge 14 und 15. Auch die Kontrolluntersuchungen des Knochenmineralgehaltes im *Kalkaneus*, im rechten *Radius* und in der rechten *Ulna* bei den Besatzungen von Skylab 2, 3 und 4 ergaben nach dem Raumflug sehr unterschiedliche Veränderungen und keineswegs nur einen Abfall der vor dem Raumflug gemessenen Werte (Vogel u. Whittle, 1976). Wenn eine Verminderung des Mineralgehaltes festgestellt werden konnte, so zeigten Kontrollen bis etwa 3 Monate nach dem Raumflug eine Rückkehr der Meßresultate zu den Ausgangswerten. Bei Patienten mit Lähmungen und Paraplegien konnten Griffiths u. Mitarb. (1972) bei wenig veränderter Kompakta-Dicke am Metakarpale II und an der Klavikula eine Abnahme der Knochendichte in der Spongiosa des Radius feststellen.

Lundberg und Nilsson (1968) haben vergleichende Untersuchungen des Mineralgehaltes im *Humeruskopf* bei Periarthritis humero-scapularis mit der gesunden Seite durchgeführt. In der Mehrzahl der Fälle lag der Mineralverlust bei 50%. Nach Normalisierung der Beweglichkeit oder nach Therapie kam es jedoch nicht zu einem Anstieg der Mineralkonzentration. Eine Verminderung

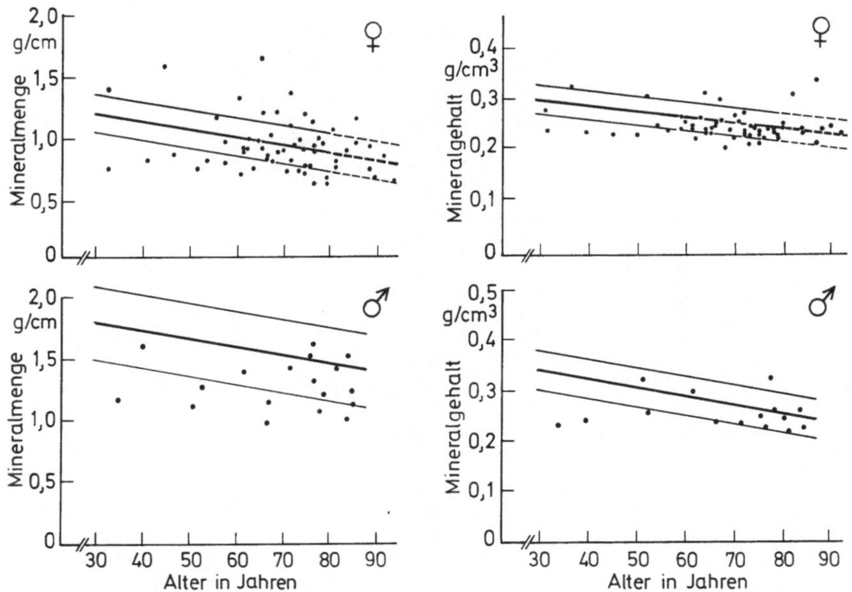

Abb. 113. Mineralmenge g/cm und Mineralkonzentration g/cm³ in der distalen Metaphysenspongiosa des Radius bei 80 Patienten mit pathologischen Femurhalsfrakturen, in Beziehung gesetzt zu den Normalwerten. Die Messungen wurden mit ²⁴¹Am durchgeführt. (Nach ALHAVA u. KARJALAINEN, 1973)

des Mineralgehaltes im distalen Femur nach *Knieverletzung* haben NILSSON und WESTLIN (1969) gefunden und den reparativen Heilungsprozeß des Knochengewebes objektivieren können.

Zur Objektivierung einer *Osteoporose* oder *generalisierten Osteopathie* ist die Ein-Isotopen-Gamma-Densitometrie von zahlreichen Arbeitsgruppen verwendet worden (CAMERON u. Mitarb., 1962; BARTTER, 1968; JOHNSTON, 1968; NILSSON, 1970; STRANDJORD, 1968; BANZER u. SCHNEIDER, 1973). GOLDSMITH u. Mitarb. (1971) haben Vergleichsuntersuchungen mit vier Densitometrie-Methoden an 7 verschiedenen Knochenregionen durchgeführt. Sie konnten herausarbeiten, daß dem distalen Radius gegenüber Phalangen und Kalkaneus zum Nachweis einer Osteoporose der Vorzug zu geben ist, doch kann auch eine Messung an diesen Knochen bei der Diagnostik einer Wirbelsäulen-Osteoporose Schwierigkeiten bereiten.

In einer umfassenden Studie mit ¹²⁵J haben GOLDSMITH u. Mitarb. (1973) an 8434 Personen den Mineralgehalt im *Radius* gemessen und die Ergebnisse mit den Röntgenbildern der Lendenwirbelsäule verglichen, um frühzeitig eine Osteoporose erkennen zu können. Das Maximum des Mineralgehaltes im Radius lag bei allen untersuchten Menschen beiderlei Geschlechts im Alter um das 35. Lebensjahr. Danach konnte bei Frauen vom 45. und bei Männern vom 65. Lebensjahr an eine deutliche Verminderung des Mineralgehaltes im Knochen gefunden werden. Etwa 33% der Frauen und 11% der Männer hatten die Zeichen einer *leichten* Osteoporose im Bereich der Lendenwirbelkörper. Vergleichende Messungen der Mineralkonzentration mit ¹²⁵J im *Radius* und im *Metakarpale II* bei 19 Patienten mit pathologischen Wirbelfrakturen und 57 Gesunden haben DEQUEKER u. Mitarb. (1976) durchgeführt. Es sind pro Patient in einem

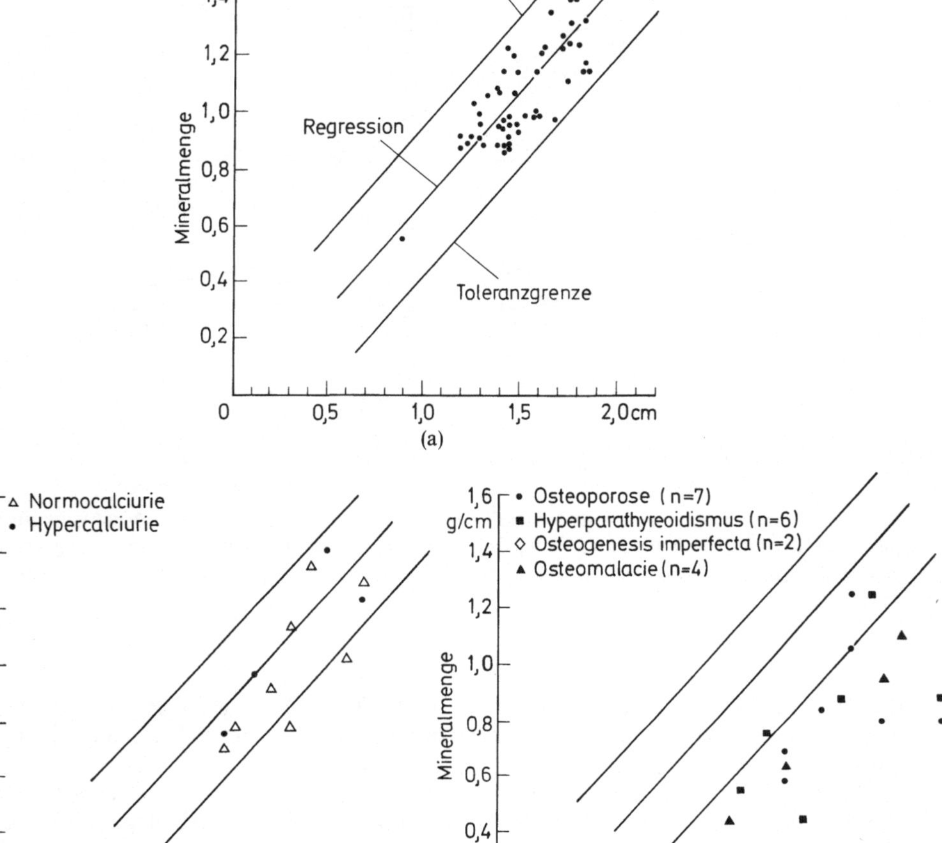

Abb. 114a–c. Ergebnisse von Messungen des Mineralgehaltes (g/cm) in verschiedenen Abschnitten der Radiusdiaphyse. (a) Normalwerte von 61 gesunden Menschen. Die Abszisse zeigt die Schichtdicke des Knochenareals an. (b) Mineralgehalt bei chronisch Nierenkranken, (c) bei verschiedenartigen Osteopathien. (Nach Evens u. Mitarb., 1969)

Jahr zwei Messungen vorgenommen worden. Bei pathologischen Wirbelfrakturen war auch eine Verminderung des Mineralgehaltes im Radius und Metakarpale II festzustellen. Die *beste Reproduzierbarkeit* der Meßwerte konnte im *distalen Abschnitt des Radius* gefunden werden.

Über Zusammenhänge zwischen der Häufigkeit von Schenkelhalsfrakturen und einer Abnahme von Mineralgehalt sowie Knochengewebsvolumen in der Diaphysenkompakta von *Radius* und *Ulna* (gemessen mit ^{241}Am) haben Alhava und Karjalainen (1973) berichtet (Abb. 113). Die Beeinflussung der Knochen-

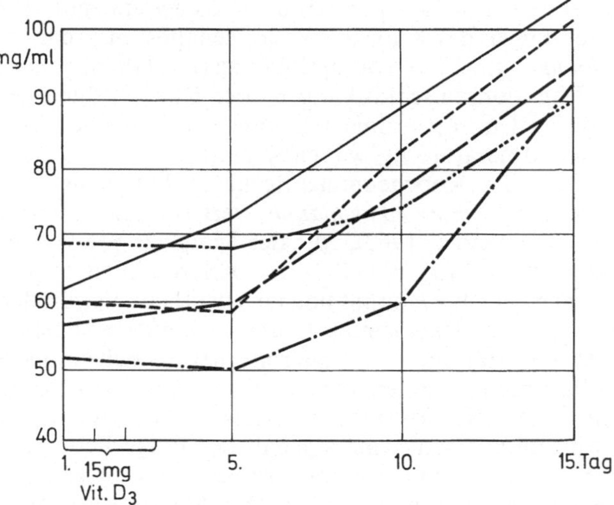

Abb. 115. Verlaufskontrollen des Mineralgehaltes in der distalen Ulnadiaphyse bei Säuglingen mit florider Rachitis nach Vitamin D₃-Therapie. Geringer Anstieg des Mineralgehaltes nach etwa 15 Tagen, Messungen mit Ein-Isotopen-Methode ^{125}J. (Nach SCHUSTER u. Mitarb., 1969)

masse und/oder des Mineralgehaltes in einem Knochen bei älteren Menschen durch physikalische Therapie oder Bewegungsübungen konnte SMITH (1973) nachweisen.

Nach den Ergebnissen von EVENS u. Mitarb. (1969) ist die Streubreite des Mineralgehaltes in der *Radiuskompakta* zwar sehr groß, doch fallen die bei *Stoffwechselerkrankungen* gemessenen Werte deutlich aus dieser heraus (Abb. 114). SCHUSTER, REISS und KRAMER (1969) haben die Ergebnisse von Kontrollen des Knochenmineralgehaltes bei Kindern mit Entwicklungsstörungen, florider Rachitis oder Osteogenesis imperfecta mitgeteilt (Abb. 115). Nach etwa dreimonatiger Kortikosteroid-Therapie bei Kindern fand SCHUSTER (1971) eine Verminderung des Mineralgehaltes in der Ulna von 20–30% gegenüber den zu Beginn der Behandlung gemessenen Werten. Bei Kindern mit einem Phosphat-Diabetes konnte das Versagen der Therapie mit Vitamin D₃ objektiviert werden (SCHUSTER u. SCHORN, 1976).

Die Resultate einer Therapie von Patienten mit *schwerer Osteoporose* mit Kalzium- und Fluorpräparaten haben BÖRNER u. Mitarb. (1969) am *Mittelglied des Mittelfingers* mit einem ^{125}J Profilscanner kontrolliert. Über Verlaufsbeobachtungen während und nach einer differenzierten Osteoporose-Therapie bei Patienten zwischen 36 und 80 Jahren haben SHAPIRO u. Mitarb. (1973) berichtet.

Untersuchungen der Mineralkonzentration in der *Kalkaneusspongiosa* mit einer Ein-Isotopen-Methode (^{125}J-Strahlenquelle) bei Patienten mit *metastasierendem Mamma-Karzinom* haben RISCH, BANZER und SCHNEIDER (1977) durchgeführt und gegenüber gesunden Frauen der gleichen Altersgruppe sowie solchen Mamma-Karzinom-Patientinnen, bei denen noch keine klinisch-radiologisch nachweisbaren Metastasen vorlagen, eine deutliche Verminderung des Kalksalzgehaltes festgestellt. Diese interessanten Ergebnisse werden im Zusammenhang mit dem *paraneoplastischen Hyperkalzämie-Syndrom* erörtert, das häufig bei Mamma-Karzinomen gefunden wurde.

Die Anwendung der Ein-Isotopen-Absorptionsmessung mit ^{241}Am zur Erfassung von Veränderungen des Knochenmineralgehaltes im proximalen Abschnitt von *Tibia* und *Fibula* haben Nilsson und Andersson (1976) versucht. Als Folge von Frakturen, Funktionseinschränkungen oder Ruhigstellung der unteren Extremität nach Kniegelenksoperationen konnte ein deutlicher Verlust an Knochensubstanz oder Mineral nachgewiesen werden.

Die Bestimmung des Knochenmineralgehaltes hat in der Diagnostik und Verlaufskontrolle der *renalen Osteopathie* wertvolle Informationen gebracht (Schuster, Reiss u. Kramer, 1969). Mit der Meßmethode von Börner u.Mitarb. (1968) haben Ritz u.Mitarb. (1972) bei Dialyse-Patienten den Knochenmineralgehalt im Fingerskelett bestimmt und eine deutliche Verminderung der Knochendichte im kompakten Knochen im Laufe der Zeitdauer einer Dialyse festgestellt. Es konnte eine stärkere Verminderung des Knochenmineralgehaltes bei älteren Dialyse-Patienten gefunden werden, doch waren Geschlechtsunterschiede nicht festzustellen. Die arterio-venösen Fisteln zur Durchführung der Dialyse hatten keinen Einfluß auf den Mineralgehalt der Fingerknochen. Während die Kompaktadicke abnahm, konnten Veränderungen am Biopsiematerial der Spongiosa des Os ileum mit Hilfe morphometrischer Messungen nicht nachgewiesen werden. Einen deutlichen Mineralverlust in der *Kalkaneusspongiosa* um durchschnittlich 30% und maximal 50% fanden Banzer u. Mitarb. (1973) bei 39 von 44 Patienten mit terminaler Niereninsuffizienz unter Dauerdialyse. Die Röntgenbefunde des Skeletts waren jedoch nicht immer eindrucksvoll. Einige weitere interessante Meßergebnisse sind in der Abb. 116 dargestellt.

Verlaufsbeobachtungen bei chronisch Nierenkranken, insbesondere solchen, die in Hämodialyse-Behandlung stehen, erlauben die Kontrolle des Mineralgehaltes in der zur Messung herangezogenen Knochenregion. Atkinson u. Mitarb. (1970) haben starke Verluste des Mineralgehaltes *im Femurschaft* bei Dialyse-Patienten gemessen, wobei die Werte bei Peritoneal-Dialyse-Patienten 17% Verlust pro Jahr betrugen, während es bei der Hämodialyse 6% pro Jahr waren.

Brauchbare Resultate wurden mit modifizierten Ein-Isotopen-Methoden mit ^{125}J am *Kalkaneus* (Schuster u. Mitarb., 1969; Banzer u. Schneider, 1973) und mit ^{241}Am am *distalen Femur* (Overton u.Mitarb., 1973, 1976) und am *Radius* (Diamond u. Mitarb., 1976; Mayor u. Mitarb., 1976; Parfitt u. Mitarb., 1976) erzielt. Die gleichzeitige morphometrische Bestimmung der Schichtdicke der Diaphysenkompakta im Meßareal ergab gegenüber Normalbefunden bei chronisch Nierenkranken nur eine geringfügige Verminderung der Kompaktadicke bei deutlichem Absinken des Mineralgehaltes im Knochen. Der Zustand des Skeletts vor und nach einer *Nierentransplantation* kann durch röntgenologische Verlaufsbeobachtungen und densitometrische Kontrolluntersuchungen gut beurteilt werden (Atkinson u. Mitarb., 1973; Griffiths u.Mitarb., 1973).

Vergleichende Untersuchungen von 11 Patienten mit *primärem Hyperparathyreoidismus* und 34 Dialyse-Patienten mit *sekundärem Hyperparathyreoidismus* über einen längeren Zeitraum ergaben nach Ringe u.Mitarb. (1976) einen durchschnittlichen Mineralverlust im *Radius* von 24,8% bei primärem Hyperparathyreoidismus, während die Meßwerte bei dem sekundären Hyperparathyreoidismus ganz niedrig bis normal waren, unabhängig davon, wie die Hämodialyse-Behandlung durchgeführt worden war.

Pathologische Veränderungen im Knochen bei verschiedenartigen *hormonellen Störungen* können erfaßt werden. Forland u.Mitarb. (1968) haben Patienten mit primärem Hyperparathyreoidismus untersucht. Die Gamma-Strahlen-Densitometrie (^{125}J) zeigte bei etwa 75% der Patienten einen Knochenabbau. Drei Patienten wurden nach der Parathyreoidektomie gemessen und in jedem der

Fälle war eine Besserung der Knochendichte festzustellen. Einen ausgeprägten Knochenabbau des Metakarpale II beim Hyperparathyreoidismus konnten Hossain u. Mitarb. (1970) finden. Von GENANT u. Mitarb. (1973) wurden die Resultate von Messungen des linearen Absorptionskoeffizienten mit der Ein-Isotopen-Methode (STRANDJORD u. LANZL, 1965) am *Metakarpale II* bei Patienten mit Hyperparathyreoidismus vorgelegt (Abb. 117). Ferner wurden Untersuchungen

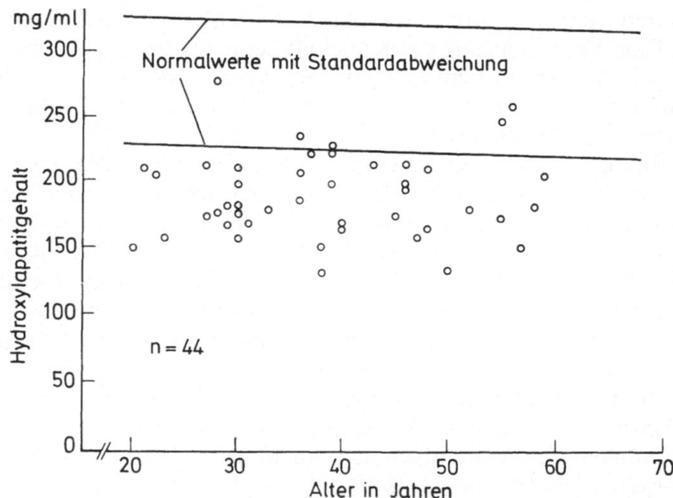

Abb. 116. Absinken des Knochenmineralgehaltes in der Kalkaneus-Spongiosa bei 44 Dialyse-Patienten. (Nach BANZER u. SCHNEIDER, 1973)

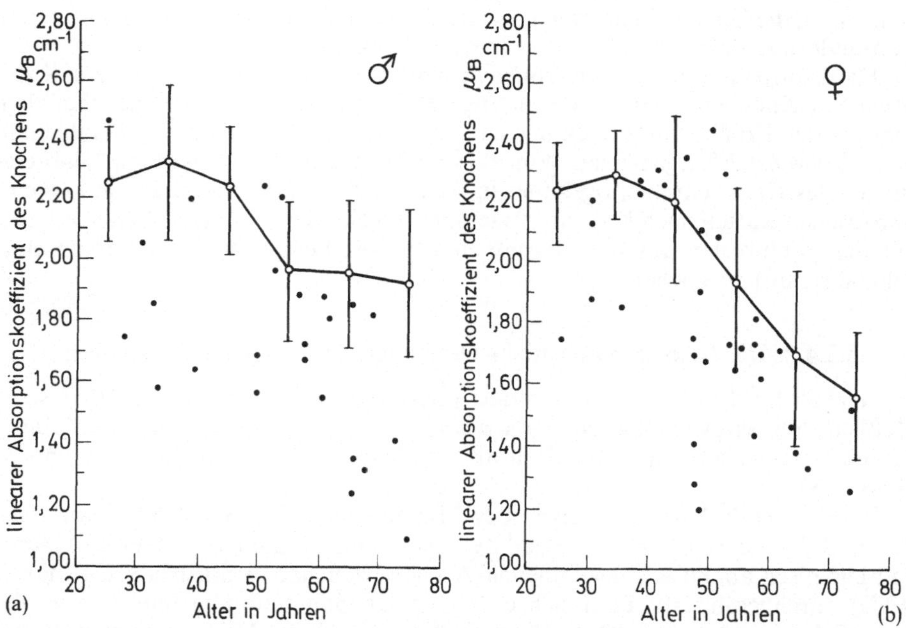

Abb. 117. Bestimmung des linearen Absorptions-Koeffizienten im Metakarpale II mit einer Ein-Isotopen-Methode bei Hyperparathyreoidismus. a) Meßwerte bei 25 Männern, b) bei 35 Frauen mit den Normalwerten der entsprechenden Altersgruppen aufgetragen. (Nach GENANT u. Mitarb., 1973)

des Handskeletts und der Wirbelsäule mit densitometrischen und röntgen-morphometrischen Methoden bei 87 Patienten mit einem primären Hyperparathyreoidismus durchgeführt. Patienten mit Hyperparathyreoidismus oder Osteomalazie, Frauen mit chronischer idiopathischer Steatorrhoe und Patienten nach Operationen am Magen-Darm-Trakt zeigten alle eine Verminderung der Knochenmasse gegenüber den Werten von Gesunden gleichen Alters und Geschlechts (SMITH u. Mitarb., 1968). Den Verlust von Spongiosa im distalen Radius konnten FRASER u. Mitarb. (1971) bei Patienten mit einer Thyreotoxikose bestimmen. Eine Verminderung der Knochendichte als Ausdruck einer Abnahme des Mineralgehaltes im spongiösen und kompakten Knochen bei 176 Patienten mit Schilddrüsenerkrankungen fanden GREHN u. Mitarb. (1973) durch Messungen mit einem ^{125}J-Profilscanner.

Eine Verminderung des Knochenmineralgehaltes in der *distalen Diaphysenkompakta* von *Radius* und *Ulna* des linken Armes bei länger bestehendem, nicht kompliziertem *Diabetes mellitus* (die Patienten mit einer diabetischen Nephropathie wurden eliminiert) fanden RINGE u. Mitarb. (1976) in 31% von 36 Frauen und 48% von 21 Männern. Die diabetische Polyneuropathie und Retinopathie waren mit 30–40% in etwa gleicher Häufigkeit zu finden. Das Zusammentreffen dieser Komplikationen mit einer Verminderung des Knochenmineralgehaltes wurde bei mehr als 50% der Patienten beobachtet. Bemerkenswert ist, daß bei diesen Patienten keine pathologischen Frakturen oder klinische Symptome wie Schmerzen in einem Skelettabschnitt auftraten.

Untersuchungen des Mineralgehaltes im *distalen Drittel des Radius* und in der *Mitte der Grundphalanx des Zeigefingers* mit der *Ein-Isotopen-Methode* (^{125}J) bei 105 Patienten mit *chronischer Polyarthritis, Arthrosen, Spondylitis ankylosans* und *Spondylochondrose* haben HINESS u. Mitarb. (1974) durchgeführt. Bei Auswertung der Messungen an 101 Patienten mit chronischer Polyarthritis und Arthrosen, die keine Mischformen darstellten, konnte eine statistisch signifikante Verminderung des Mineralgehaltes nur bei Frauen festgestellt werden.

Die Isotopen-Gamma-Densitometrie wurde auch bei *Tierversuchen* zur Kontrolle des Knochenmineralgehaltes eingesetzt. In einer Versuchsreihe über den Einfluß der Ernährung an Kühen hat ZETTERHOLM (1974) den Mineralgehalt im *2. Schwanzwirbel* gemessen. Von BANZER u. Mitarb. (1977) wurden Veränderungen des Knochenmineralgehaltes im Schwanzwirbel bei normalen und osteoporotischen Ratten nach Kalzium-freier Diät objektiviert und nach Versuchsende mit den Meßwerten aus der Diaphysenmitte des Femur und dem proximalen Tibiaabschnitt verglichen.

3.3.4.2. Die Gamma-Absorptions-Densitometrie mit mehreren Isotopen

Neben der Ein-Isotopen-Methode (CAMERON u. Mitarb., 1962, 1963) sind Meßverfahren entwickelt worden, die *mehrere Isotope* verwenden, um die Meßgenauigkeit verbessern und den Einfluß der Weichteile eliminieren zu können (Abb. 118).

Vergleichende Untersuchungen des Mineralgehaltes in Schaftmitte von *Radius* und *Metakarpale III* mit einer Zwei-Isotopen-Methode (^{125}J und ^{241}Am) und chemisch-analytisch gewonnenen Aschewerten haben SHIMMINS u. Mitarb. (1972) durchgeführt. Es fand sich eine gute Übereinstimmung und eine große Genauigkeit der Isotopen-Densitometrie. Über eine hohe Meßgenauigkeit dieser Methode mit einer Präzision von ±2% bei einem Meßzeitraum von 2 Monaten haben auch DE PUEY und BURDINE (1972) berichtet. Eine kritische Studie über Probleme der Eichung von Meßgeräten zur Zwei-Isotopen-Densitometrie haben

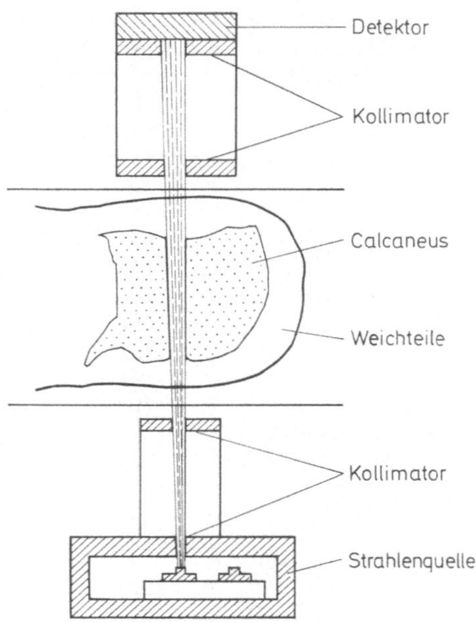

Abb. 118. Meßanordnung zur Bestimmung des Mineralgehaltes im Kalkaneus mit einer Zwei-Isotopen-Methode mit ^{125}J und ^{241}Am. (Nach COHEN u. GILSON, 1965)

VAN DER VEEN und NETELENBOS (1974) vorgelegt und neben Abweichungen bis 5% keine brauchbaren Ergebnisse gewinnen können.

Von LINDERGÅRD u. Mitarb. (1974) wurden an 50 Dialyse-Patienten eine Ein-Isotopen-Messung mit ^{241}Am und eine Zwei-Isotopen-Messung mit ^{241}Am und ^{125}J an *beiden Unterarmknochen* verglichen und ein Variationskoeffizient für die erstere von 1,6–2,2%, für die letztere von 1,8–5,6% gefunden.

Messungen des Knochenmineralgehaltes im *Kalkaneus* bei gesunden Kindern von 4–15 Jahren mit einer Zwei-Energie-Methode ergaben einen kontinuierlichen Anstieg bis zu einem Mittelwert von 198 mg/cm^3 (RASSOW u. STRUETER, 1969). Bei Kindern mit einer chronischen Nierenerkrankung wurden niedrigere Werte gefunden.

Bei einer größeren Zahl von Patienten mit verschiedenartigen Osteopathien haben BANZER und SCHNEIDER (1973) mit der Zwei-Isotopen-Methode den Mineralgehalt im *Kalkaneus* gemessen (Tabelle 25). Die Kontrolle der Meßgeometrie und des Meßortes erfolgte durch Röntgenaufnahmen in 2 Ebenen, die jeweils gleichzeitig mit der Messung angefertigt worden sind. Eine Verminderung des Mineralgehaltes im Kalkaneus bei arterieller Verschlußkrankheit der unteren Extremität konnte HAUSCHILD (1974) nachweisen (Abb. 119).

Mit einer Zwei-Isotopen-Methode (^{241}Am und ^{137}Cs) haben ROOS und SKÖLDBORN (1974, 1975) Messungen des Mineralgehaltes der Spongiosa im *3. und 4. Lendenwirbelkörper* durchgeführt. Nach einer kombinierten Osteoporose-Therapie mit Natriumfluorid, Kalzium und Vitamin D-Präparaten konnten HANSSON und ROOS (1976) einen deutlichen Anstieg der Mineralkonzentration in der Wirbelspongiosa nachweisen.

Die Strahlung des 153-Gadolinium (44 und 100 KeV) ist für Messungen des Knochenmineralgehaltes *in Wirbelkörpern* besonders geeignet (MAZESS u. Mitarb., 1974; PRICE u. Mitarb., 1976). Die Meßgenauigkeit liegt bei ±5%, wenn

Tabelle 25. Ergebnisse von Mineralgehaltsmessungen im Kalkaneus bei verschiedenen Krankheiten. (Nach Banzer u. Schneider, 1973)

	Mineral-Gehalt (mg/ml)	Standardabweichung
Normal-Fälle ($n=108$)	266	$\pm 31,7$
Nieren-Insuffizienz ($n=41$)	199	$\pm 66,0$
Hämodialyse ($n=52$)	191	$\pm 35,4$
Nieren-Transplantation ($n=8$)	176	$\pm 47,2$
Gonaden-Insuffizienz ($n=31$)	210	$\pm 48,5$
Kastration ($n=35$)	214	$\pm 52,8$
Hyperthyreose ($n=22$)	169	$\pm 34,3$
Thyreoidektomie ($n=11$)	180	$\pm 42,2$
Rheumatismus ($n=23$)	210	$\pm 47,3$
Gefäßerkrankung (untere Extremität) ($n=64$)	193	$\pm 33,9$
Arthrose (untere Extremität) ($n=20$)	202	$\pm 46,5$

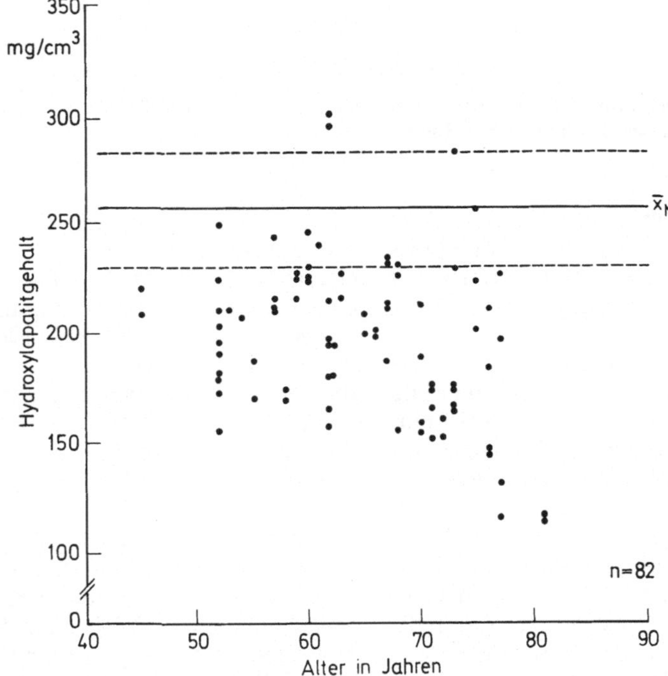

Abb. 119. Meßwerte des globalen Mineralgehaltes im Kalkaneus bei arteriellen Durchblutungsstörungen der unteren Extremität. (Nach Hauschild, 1974)

die Wirbelspongiosa im Bereich des *12. Brustwirbelkörpers bis 5. Lendenwirbelkörpers* untersucht werden kann. Eine Verbesserung der Methodik läßt den klinischen Einsatz aussichtsreich erscheinen.

Es wurden ferner die Isotope ^{57}Co, ^{109}Cd, ^{133}Xe zur Untersuchung von Knochen verschiedener Geometrie erprobt (Dissing, 1974; Mazess u. Mitarb., 1974). Ein klinischer Einsatz ist noch nicht erfolgt.

Bestimmungen des Knochenmineralgehaltes mit *drei verschiedenen Isotopen* (^{57}Co, ^{241}Am, ^{125}J) haben STRUETER und RASSOW (1969) empfohlen. Zur Berechnung des Mineralgehaltes wurde als Eichkörper das Referenzsystem von HEUCK und SCHMIDT (1960) verwendet. Eine andersartige Meßmethode mit drei unterschiedlichen Isotopen (153-Gadolinium — 44 KeV und 100 KeV, ^{125}J — 28 KeV, ^{241}Am — 60 KeV) konnte bisher an Knochenmodellen sowie an einigen anatomischen Knochen-Präparaten erprobt werden (KAN u. Mitarb., 1973; HANSON, 1973; McDONALD u. ZEITZ, 1973; SCHMELING, 1973).

Die *Mehr-Isotopen-Densitometrie* zur Kontrolle des Knochenmineralgehaltes wurde auch in Kombination mit Methoden der Röntgen-Morphometrie eingesetzt, um Stoffwechselstörungen des Skeletts und hormonale Osteopathien kontrollieren oder eine Verminderung der Mineralkonzentration im Knochen nach Funktionsstörungen des Bewegungsapparates (Lähmungen, Versteifungen) messen zu können (MUELLER, 1976; RISCH u. Mitarb., 1976; CHRISTIANSEN u. RODBRO, 1976; GENANT u. Mitarb., 1976; BANZER u. Mitarb., 1976).

3.3.5. Die Messung der Compton-Streuung von Isotopen

Zur Messung der Mineralkonzentration in einem Knochenareal sind solche Meßmethoden besonders gut geeignet, die mit Hilfe der Compton-Streuung die Kalksalzkonzentration pro Volumeneinheit ermitteln. Es werden die absorbierte und die gestreute Strahlung bestimmt, unabhängig von Größe und Geometrie eines Knochens, und über ein Detektor-Computer-System der Meßwert gewonnen. Die für diese Methodik geeigneten Isotope müssen Gammastrahlen im Energiebereich von 80–220 keV abgeben (GARNETT u. Mitarb., 1973), sowie eine Halbwertzeit von mehr als 100 Tagen besitzen, da sie sonst wegen der hohen Kosten ungeeignet sind. Die Bestimmung der Knochendichte und des Knochenmineralgehaltes durch Messung der Compton-Streuung bietet den Vorteil einer *absoluten Dichtemessung* (mg/ml), unabhängig von der Größe der Knochenregion und der Dichte des umgebenden Gewebes. Es sind Methoden entwickelt worden, die folgende Isotope als Strahlenquellen benutzen: ^{153}Gd (100 keV), ^{170}Tm (84 keV), ^{241}Am (60 keV), ^{137}Cs (660 keV). Die klinische Einsatzmöglichkeit der Methoden, insbesondere auch an der Wirbelsäule ist erprobt worden (PIPER u. Mitarb., 1973; PIPER u. PREUSS, 1976; KENNETT u. Mitarb., 1972; CLARKE u. VAN DYK, 1973; WALFORD u. FENTON, 1975; OLKKONEN u. Mitarb., 1975, 1976; WEBER, 1976). Von OLKKONEN und KARJALAINEN (1975) wurden am *distalen Radius* bei 26 Personen Untersuchungen durchgeführt. Meßresultate an der *Kalkaneusspongiosa* von 52 gesunden Menschen beiderlei Geschlechts und 16 Patienten mit Osteoporose, die mit einer 1,7 Ci ^{153}Gd-Quelle gewonnen worden sind, hat WEBBER (1976) mitgeteilt.

3.3.6. Die Isotopen-Computer-Tomometrie

Von BÖRNER u. Mitarb. (1972) wurde über ein empfindliches radiologisches Meßverfahren zur getrennten Bestimmung der Mineraldichte von Spongiosa oder Kompakta der *Fingerknochen* berichtet. Hierbei wird die Schwächung der 27,4 keV-Strahlung von ^{125}J entlang eines Fingerquerschnittes registriert. Veränderungen der Knochendichte machen sich zuerst durch Änderung des Schwächungskoeffizienten der Spongiosa bemerkbar. Dieser wird aus Diagrammen abgelesen, die mit Hilfe eines Computers berechnet werden. Die Empfindlichkeit der Methode konnte an Patienten mit Osteoporose und nach Therapieversuchen mit Kalzium- und Fluorpräparaten geprüft werden. Die Ergebnisse von Langzeitversuchen sprechen dafür, daß eine Erhöhung des Kalksalzgehaltes im Knochen durch die Verabreichung von Fluor, jedoch nicht durch eine Kalziumtherapie allein erreicht werden kann.

Die Umwandlung der mit dem Profilscanner ermittelten Schwächungswerte

Mit einer ähnlichen Methode haben REINERS u. Mitarb. (1973) neben der Schichtdicke der Kompakta auch Asymmetrien der *Fingerknochen* und Unterschiede in der Knochendichte von Kompakta und Spongiosa ermittelt. Durch Verlaufsbeobachtungen können Veränderungen der Schichtdicke der Knochen und des Mineralgehaltes nachgewiesen werden. Die Methode wurde an Patienten mit chronischer Niereninsuffizienz, die regelmäßig hämodialysiert werden mußten, über einen Zeitraum von 6 Monaten erprobt. Bei Kenntnis der Mittelwerte von Normalpatienten erscheint es möglich, selbst diskretere Veränderungen in der Kompakta erfassen zu können.

Eine Methode zur quantitativen Bestimmung des globalen Mineralgehaltes in spongiösen und kompakten Anteilen von *Unterarmknochen* sowie deren getrennte Darstellung mit Hilfe einer gebündelten Gamma-Strahlung des ^{125}J haben RÜEGSEGGER u. Mitarb. (1974, 1976) angegeben. Die ersten Meßergebnisse an Modellen und mazerierten Knochen ergaben eine Genauigkeit von $\pm 2\%$ bei Bestimmungen am spongiösen Anteil der Knochen. Es können ferner der Gesamtmineralgehalt, die Kompaktaschichtdicke und die mittlere Dichte bestimmt werden. Mit dem Verfahren der Gamma-Computer-Tomometrie fanden ELSÄSSER und RÜEGSEGGER (1976) deutliche Unterschiede in der Mineralkonzentration der Unterarmknochen, insbesondere im Spongiosaabschnitt bei Gesunden sowie bei Patienten mit einer chronischen Nierenerkrankung oder hormonellen Störung.

4. Messungen des Kalzium mit der Neutronen- und der Protonen-Aktivierungsanalyse

Die *Neutronen-Aktivierungsanalyse* zur intravitalen Bestimmung des Kalziumgehaltes im gesamten Organismus oder einem Körperabschnitt wurde zur Aufklärung von Stoffwechselstörungen des Skeletts oder von Osteopathien sowie zu Verlaufsbeobachtungen und zur Kontrolle von Behandlungsergebnissen eingesetzt (COHN u. Mitarb., 1972; MCNEILL u. Mitarb., 1971; RISCH u. Mitarb., 1976; SCHREIBER, 1965). Die Genauigkeit der Methode ist davon abhängig, wie gleichmäßig das Kalzium im Körper durch die eingestrahlten Neutronen zu ^{49}Ca aktiviert werden kann. Eine Exposition des Patienten von beiden Seiten in Bauch- und Rückenlage ist optimal. Untersuchungen des Kalziumgehaltes und Experimente zur Bestimmung des Phosphor sind von PALMER u. Mitarb. (1968) durchgeführt worden. Der Kalziumgehalt im Organismus wurde von MCNEILL, HARRISON und CABEZA (1971) mit Plutonium-Beryllium-Quellen ermittelt. PALMER u. Mitarb. (1968) geben an, daß der Kalziumgehalt des menschlichen Körpers nach der Neutronen-Aktivierungsmethode auf $\pm 8\%$ und die Änderung der Gesamtmenge auf 3% genau bestimmt werden könne. Dabei muß eine gleichmäßige Neutronenbestrahlung durch den ganzen Körper gewährleistet sein. Mit der Ganzkörper-Neutronen-Aktivierungsanalyse haben NELP u.Mitarb. (1972) das Körper-Kalzium bestimmt. Kontrolluntersuchungen der chemisch-analytischen Werte in fünf Skeletten ergaben ebenso wie Untersuchungen des Gesamt-Kalzium bei acht gesunden Personen Werte zwischen 933 und 1361 g Ca (Mittelwert 1093 g Ca) in Abhängigkeit von der Skelettgröße. Bei fünf Patienten mit Osteopenie verschiedener Ätiologie war die Knochenmasse auf 23–35% des Normalwertes reduziert.

Neben Messungen im Bereich des *Rumpfes* (Schulter bis Mitte Oberschenkel) sind Untersuchungen am *Fußgelenk* vorgenommen worden. *Regionale Messungen* mit der Neutronen-Aktivierungsanalyse ergeben zwar keine Absolutwerte, doch können sie für *Verlaufsbeobachtungen* des Kalziumgehaltes eingesetzt werden (CATTO u.Mitarb., 1973). Eine Methode zur Bestimmung des Kalziumgehaltes im *Handskelett* hat SEILER (1977) entwickelt.

Es sind eine Reihe von *Vergleichsuntersuchungen der Resultate der Neutronen-Aktivierungsanalyse zur Bestimmung des Gesamt-Kalziumgehaltes mit den Meßwerten anderer Methoden zur Bestimmung des Knochenmineralgehaltes* durchgeführt worden. Bei 71 Patienten konnten HARRISON u. Mitarb. (1974) eine gute Korrelation der Meßresultate der Neutronen-Aktivierungsanalyse und der Röntgen-Photo-Densitometrie im *proximalen Abschnitt des Radius* (gemessen nach der Methode von MEEMA u. Mitarb., 1964) feststellen. Die Mineralkonzentration im *distalen Radius* (gemessen mit der Photonen-Absorptiometrie) ergab bei beiden Geschlechtern eine gute Übereinstimmung mit den Meßwerten der Neutronen-Aktivierungsanalyse (COHN u.Mitarb., 1974, 1975, 1976; CHESTNUT u.Mitarb., 1973). Die Interpretation der Untersuchungsergebnisse bei Stoffwechselerkrankungen, die mit einer hohen und unterschiedlichen Umbaurate in der Spongiosa und Kompakta einhergehen, erfordert kritische Vorsicht (WILSON, 1973; COHN u. Mitarb., 1974, 1975). Vergleichende Untersuchungen bei Rheuma-Patienten, die zu einem Teil mit Kortison behandelt worden sind, haben COHN u.Mitarb. (1974) sowie ZANZI u.Mitarb. (1976) durchgeführt. Das Gesamt-Kalzium war bei den mit Kortikosteroiden behandelten Patienten gegenüber dem nicht behandelten Kollektiv vermindert. Noch deutlicher war diese Abnahme des Gesamt-Kalzium im Organismus bei den Patientinnen *nach der Menopause*. Die gefundenen Werte des Knochenmineralgehaltes im Radius stimmten sehr gut überein mit den Befunden des Gesamt-Kalzium, die mit der Neutronen-Aktivierungsanalyse erhoben worden sind. Es fand sich jedoch keine Korrelation zwischen dem Gesamt-Kalzium im Organismus mit der Dauer der Erkrankung oder dem Zeitraum und der Dosis der Steroidbehandlung. Bemerkenswert ist die große Bedeutung der Altersosteoporose, insbesondere beim weiblichen Geschlecht und bei der Entwicklung und Ausprägung der Osteoporose infolge einer chronischen Polyarthritis (DUNCAN, 1972; HAHN u. Mitarb., 1976; MÜLLER u. Mitarb., 1973, 1976; ZANZI u. Mitarb., 1976).

Der Kalziumindex der Knochen fällt bei physiologischen und pathologischen *Osteoporosen* und bei *Osteopathien* verschiedenster Genese gegenüber Normalwerten ab (CHESTNUT u. Mitarb., 1973). Demgegenüber ist bei der *Osteoporose* oder einem ausgeprägten *Morbus Paget* (Osteodystrophia deformans) ein Anstieg festzustellen. Bei Patienten mit *osteomalazischen Erkrankungen* oder *genetisch bedingten Osteopathien* konnte das Resultat einer Behandlung über lange Zeit verfolgt und die fortschreitende Mineralisation der Tela ossea objektiviert werden (HARRISON u. MCNEILL, 1976).

Erste experimentelle Versuche zur Bestimmung des Kalziumgehaltes in der Lendenwirbelsäule mit Hilfe der *Protonen-Aktivierungsanalyse* hat EILBERT

(1973) durchgeführt, doch stehen einer praktischen Erprobung der Methode am Menschen noch zahlreiche Schwierigkeiten entgegen.

5. Dichtemessungen des Knochens mit der Ultraschalltechnik

Die Beurteilung der Zusammensetzung eines Knochens mit Hilfe der Ultraschallanalyse wurde mit unterschiedlichen Methoden versucht. Die Laufzeit der Schallwellen hängt unter anderem vom Flächengewicht des Kalziums und bei bekanntem Knochendurchmesser von der Kalzium-Konzentration ab. Rich u. Mitarb. (1963, 1966) benutzten für diese Messungen eine Schallfrequenz von 3 MHz. Aus zahlreichen Messungen ging hervor, daß pro mg Ca/mm^2 eine Laufzeit von $0,811 \pm 0,057$ μsec notwendig ist. Eine Ultraschallmessung der *Knochendichte* haben Jurist u. Mitarb. (1970, 1973) am Ulnaknochen im Unterarm erprobt. Das Schallsignal wird verstärkt und über ein Oszilloskop graphisch registriert. Es sind Versuche unternommen worden, Ultraschall-Frequenzmessungen auch am Tibiaknochen, an der Klavikula, im Bereich des Beckenskeletts, des Schädeldaches und der Kieferknochen durchzuführen. Vergleichende Untersuchungen von Ultraschall-Resonanzfrequenz eines Knochens und Mineralgehalt, Biegungsfestigkeit, Stärke und geometrischen Abmessungen der Ulna haben Foltz, Rolnick und Jurist (1976) durchgeführt. Es fand sich eine gute Übereinstimmung zwischen den Meßwerten und dem Knochenmineralgehalt sowie der Biegungsfestigkeit des Knochens.

Eine Frequenzbestimmung der „ulnaren Resonanz" bei verschiedenen Formen der Osteoporose haben Jurist u. Mitarb. (1970, 1973) durchgeführt. Dazu wurden Patientinnen ausgewählt, bei denen zuvor röntgenologisch pathologische Wirbelfrakturen oder Schenkelhalsfrakturen nach einem geringfügigen Trauma gefunden worden sind. Neben 400 gesunden Personen sind 28 Frauen mit einer Osteoporose (Durchschnittsalter 74 Jahre) untersucht worden. Die Meßresultate, ausgedrückt in Hz/cm-Längeneinheit, wurden bei gesunden Frauen mit 4550 Hz/cm gefunden. Dieser Wert soll bis zum 15. Lebensjahr kontinuierlich ansteigen und jenseits des 20. Lebensjahres bereits wieder absinken. Bei gesunden Frauen nach dem 50. Lebensjahr soll ein Abfall um jährlich 1% erfolgen. Die Patientinnen mit einer Osteoporose zeigten einen um 44% niedrigeren Wert. Messungen bei Patientinnen mit einem Diabetes mellitus hatten einen geringgradigen um etwa 25% niedrigeren Meßwert ergeben.

Die experimentellen Untersuchungen über die Bedeutung der Ultraschallanalyse des Knochens sind noch nicht abgeschlossen. Eine für die Klinik brauchbare Meßmethode wird angestrebt.

6. Schlußbetrachtungen

Im gesunden Organismus bleiben Größe, äußere Gestalt und Grundzüge der Architektur eines Knochens bis in das Greisenalter weitgehend unverändert. Dagegen erfahren die Strukturen 2. und 3. Ordnung wie Bälkchen, Lamellen und Röhrensysteme der Spongiosa sowie die Osteone und Schaltlamellen der Kompakta infolge ständig ablaufender Umbauprozesse etwa vom 5. Dezennium an eine physiologisch bedingte Strukturauflockerung durch Abnahme des Knochengewebsvolumens im Gesamtknochen. Dieser Verlust an Tela ossea wird zwangsläufig eine Verminderung der Mineralkonzentration im Gesamtvolumen des Knochens zur Folge haben. Zu einer Verminderung von Knochensubstanz kommt es auch dann, wenn die Konzentration der Kalksalze der Tela ossea unverändert bleibt oder etwas zunimmt. Parallel zur Strukturauflockerung des spongiösen Knochens mit Reduktion der Tela ossea zugunsten des Markgewebes, insbesondere des Fettmarkes, entwickelt sich in der Kompakta der Diaphysen durch endostalen Abbau langsam eine Verschmälerung der Knochenschichtdicke, aus der eine Verbreiterung des Markraumes resultiert. Dieser Abbau von Spongiosa und Kompakta findet *in jedem Knochen des Skeletts statt;* er setzt beim weiblichen Geschlecht etwas früher ein als beim männlichen und hat die *physiologische oder Altersosteoporose* zur Folge, die jedoch keinen Krankheitswert besitzt. Die bisher erarbeiteten *Normalwerte der Mineralkonzentration* in verschiedenen spongiösen und kompakten Knochenarealen und deren Abnahme mit dem Alterungsprozeß folgen alle etwa dem Verlauf einer Parabel. Sie ergeben die Vergleichsbasis, um bei generalisierten Störungen von Transformation oder Mineralisation des Skeletts Verlaufskontrollen durchführen zu können. Ein solcher parabelähnlicher Kurvenverlauf als Ausdruck der Alterung ist nicht auf die Mineralkonzentration im Knochen beschränkt. Auch die übrigen durch physiologisches Altern bedingten Veränderungen der Hirndurchblutung oder der Organgewichte zeigen diesen Verlauf. Die Standardabweichungen und die biologische Streubreite sind relativ groß, so daß deren Berücksichtigung bei der klinischen Wertung von Meßresultaten der Mineralkonzentration bei Systemerkrankungen des Skeletts unerläßlich ist.

Im Falle der Systemerkrankungen des Skeletts kommt es zu den als pathologische Osteoporose — besser als Osteopathie — bezeichneten Störungen der normalen Transformation des Knochens. Diese Störungen lassen sich zunächst nur im histologischen und mikroradiographischen Bereich erkennen und sind in den makroskopischen Dimensionen des Röntgenbildes meist nur schwer nachweisbar. Eine Volumenabnahme und Strukturauflockerung (Porose) oder eine Volumenzunahme mit Strukturverdichtung (Sklerose) des spongiösen Knochens und eine Verschmälerung oder Verdickung der Diaphysenkompakta — also eine Verschiebung der Relation Knochengewebe zu Markgewebe — wird eine Abnahme bzw. Zunahme der globalen Mineralkonzentration in den untersuchten Knochenarealen ergeben. Eine quantitative Analyse der Abbau- und Anbauvorgänge erfordert neben einer Bestimmung der globalen Kalksalzkonzentration in einem Knochen oder Knochenabschnitt auch Messungen von Kompakta oder Kortikalis, die an verschiedenen Abschnitten des Skeletts durchgeführt werden sollten. Die Densitometrie und die Morphometrie der Skelettbausteine sind wichtige ergänzende Verfahren, um möglichst lückenlose Informationen über gestörte Lebensvorgänge im Organ Knochen zu erhalten. Zur radiologischen Analyse des *Mineraldepots Tela ossea* im „Organ Knochen" können folgende Methoden eingesetzt werden:

1. Die visuelle Röntgenbildanalyse,
auch mit dem lupenbewaffneten Auge (Mikroradioskopie).

2. Die Morphometrie
zur Bestimmung der Schichtdicke des Knochens in Kompakta bzw. Kortikalis.

3. Die quantitative Strukturanalyse
mit der elektronischen Mikrodensitometrie zur Ermittlung der Packungsdichte der Spongiosa oder der Porosität der Kompakta.

4. Die indirekte oder direkte Densitometrie mit Röntgenstrahlen oder Isotopen zur Messung der globalen Mineralkonzentration im Knochen oder einem Knochenareal.

5. Die Neutronenaktivierungsanalyse
des ganzen Körpers oder eines Körperabschnittes als ergänzende Verfahren.
6. Die Ultraschallmessungen
der Dichte eines Skelettabschnittes.

Eine Kombination der Morphometrie der Diaphysenkompakta verschiedener Knochen des Skeletts mit der Densitometrie desselben Meßareals vermag neben Bestimmungen der Knochenmasse auch den Mineralisationsgrad der Tela ossea oder der Strukturauflockerung des kompakten Knochens (Spongiosierung) zu erfassen. Insbesondere dort, wo Spongiosa und Kompakta ineinander übergehen, liegen interessante Bereiche für die Kombination von Röntgenbildanalyse und Densitometrie. Bei sehr verschiedenartigen Systemerkrankungen kann die Spongiosierung der Diaphysenkompakta bis zur Transformation des gesamten Diaphysenknochens in einen spongiösen Knochen beobachtet werden. Über die pathogenetischen Zusammenhänge dieser Vorgänge wissen wir noch wenig.

Bei Verlaufsbeobachtungen über längere Zeiträume können Veränderungen des Gesamtmineralgehaltes in einem Knochenareal nur dann sinnvoll gewertet werden, wenn das Einzelindividuum zu Kontrollmessungen herangezogen wird. Die biologisch begründeten interindividuellen Schwankungen der Mineralkonzentration von verschiedenen Knochen sind so groß, daß Kollektiv-Vergleiche nur mit Kritik möglich erscheinen, insbesondere dann, wenn die Wirkung therapeutischer Maßnahmen beurteilt werden soll.

Literatur

Adachi, T., Okuyama, T.: A study of the quantitative analysis on the mineral contents of the bone by X-rays. Bull. Tokyo Med. dent. Univ. 13, 349–367 (1966)

Adams, P., Davies, G.T., Swetman, P.M.: Osteoporosis and effects of aging on bone mass in elderly men and women. Quart. J. Med. 39, 601–615 (1970)

Aitken, J.M., Anderson, J.B., Horton, P.W.: Seasonal variations in bone mineral content after the menopause. Nature (Lond.) 241, 59–60 (1973)

Aitken, J.M., Gordon, S., Anderson, J.B., Hart, D.M., Lindsay, R., Horton, P.W., Smith, C.B., Smith, D.A., Shimmins, J.: Seasonal variations in calcium and phosphorus homeostasis in man. In: Clinical Aspects of Metabolic Bone Disease. Ed.: Frame, Parfitt and Duncan. Amsterdam: Excerpta Medica 1973

Albanese, A.A., Edelson, A.H., Lorenze, E.J., Wein, E.H.: Quantitative radiographic survey technique for detection of bone loss. J. Amer. Geriat. Soc. 17, 142–154 (1969)

Albright, F., Burnett, C.H., Cope, O., Parson, W.: Acute atrophy of bone (osteoporosis) simulating hyperparathyroidism. J. clin. Endocr. 1, 711–716 (1941)

Albright, F., Reifenstein, E.C.: The Parathyroid Glands and Metabolic Bone Diseases. Baltimore: Williams & Wilkins Co., 1948

Alhava, E.M.: Correlations of histological, radiological and gamma transmission methods in evaluating osteoporosis in patients with fractured hips. Ann. Clin. Res. 6, 241–245 (1974)

Alhava, E.M., Karjalainen, P.: The mineral content and mineral density of bone of the forearms in healthy persons measured by Am-241 gamma ray attenuation method. Ann. Clin. Res. 5, 238–243 (1973)

Alhava, E.M., Karjalainen, P.: Mineral content and density of the forearm bones measured by Am-241 Gamma ray attenuation method in 80 patients with osteoporotic hip fractures. Ann. Clin. Res. 5, 244–247 (1973)

Althoff, H.: Marmorknochenkrankheit (Morbus Albers-Schönberg). In: Handbuch Med. Radiologie, Bd. V/3. Berlin-Heidelberg-New York: Springer 1968

Anderson, J.B., Shimmins, J., Smith, D.A.: A new technique for the measurement of metacarpal density. Brit. J. Radiol. 39, 443–450 (1966)

Andrews, H.L.: Radiation Physics. New Jersey: Prentice-Hall 1961

ANTON, H.C.: Width of clavicular cortex in osteoporosis. Brit. med. J. 1, 409–411 (1969)

ARCHER-HALL, J.A., CARPENTER, P.B., EDWARDS, J.P.N., FRANCOIS, P.E.: A new method of bone mineral estimation using a conventional X-ray set. Brit. J. Radiol. 46, 375–380 (1973)

ARNOLD, J.S.: External and trabecular morphologic changes in lumbar vertebrae in aging. In: Progress in Methods of Bone Mineral Measurement. U.S. Dept. Health, Education, Welfare Washington, D.C. 1968

ARNOLD, J.S.: Focal excessive endosteal resorption in aging and senile osteoporosis. In: Osteoporosis. Ed.: Barzel. New York: Grune & Stratton 1970

ARNOLD, J.S.: Some early volumetric quantification of human trabecular and cortical bone recalled. In: Proceedings 1st Workshop on Bone Morphometry. Ottawa/Canada: Univ. of Ottawa Press 1973

ATKINSON, P.J.: Variation of trabecular structure of vertebrae with age. Calc. Tiss. Res. 1, 24–32 (1967)

ATKINSON, P.J., HANCOCK, D.A., ACHARYA, V.N., PARSONS, F.M., PROCTOR, E.A., REED, G.W.: Changes in skeletal mineral in patients on prolonged maintenance dialysis. Brit. med. J. 4, 519–522 (1973)

ATKINSON, P.J., WEATHERELL, J.A., WEIDMANN, S.M.: Changes in density of the human femoral cortex with age. J. Bone Jt Surg. 44B, 496–502 (1962)

ATKINSON, P.J., WEATHERELL, J.A.: Variation in the density of the femoral diaphysis with age. J. Bone Jt Surg. 49B, 731–788 (1967)

ATKINSON, P.J., WEST, R.R.: Loss of skeletal calcium in lactating women. J. Obstet. Gynaec. Brit. Cwlth 77, 555–560 (1970)

ATKINSON, P.J., WEST, R.R., PARSONS, F.M., REED, G.W.: Loss of skeletal calcium by patients on maintenance dialysis. Brit. med. J. 3, 490–492 (1970)

ATKINSON, P.J., WOODHEAD, C.: Changes in human mandibular structure with age. Arch. oral Biol. 13, 1453–1463 (1968)

BAASTRUP, C.I.: "The acute bone atrophy" and roentgen picture. Acta radiol. (Stockh.) 2, 364 (1923)

BABAIANTZ, L.: Les ostèoporoses. Radiol. clin. 16, 291–322 (1947)

BABO, H. VON, HEUCK, F.: Hormonal bedingte Knochenveränderungen bei der renalen Osteopathie. Untersuchungen über die Makro- und Mikrostruktur des Knochens. Radiologe 14, 225–231 (1974)

BALZ, G.: Evaluating the mineral content of bone without photometric measurement. Symposium Ossium, London 1968, p. 229–231. Edinburg-London: Livingstone 1970

BALZ, G.: Röntgenologisches Verfahren zur quantitativen Beurteilung des Mineralgehaltes an der Grundphalanx des Daumens. Fortschr. Röntgenstr. 113, 581–589 (1976)

BALZ, G., BIRKNER, R.: Die Bestimmung des Aluminiumschwächungsgleichwertes von Knochengewebe am Lebenden. Strahlentherapie 99, 221–227 (1956)

BANZER, D., KLEMM, T., SCHNEIDER, U.: Der Mineralgehalt des wachsenden Knochens. Dtsch. med. Wschr. 101, 1794–1797 (1976)

BANZER, D., SCHNEIDER, U.: A computerized method of determination of bone mineral content by a transmission scanner. Clinical use. Internat. Conf. Bone Mineral Measurement, Chicago 1973, DHEW Publ. No. (NIH) 75-683, p. 206–213

BANZER, D., SCHNEIDER, U., HAUSER, K.-P., KNOOP, H.: Radiologischer Nachweis der renalen Osteopathie unter Dauderdialyse. Dtsch. med. Wschr. 99, 48–51 (1974)

BANZER, D.H., SCHNEIDER, U., RISCH, W.D., BOTSCH, H.: Roentgen signs of vertebral demineralization and mineral content of peripheral cancellous bone. 3rd Internat. Conf. Bone Mineral Measurement, New Orleans 1976. Amer. J. Roentgenol. 126, 1306–1308 (1976)

BANZER, D.H., SCHNEIDER, U., WEGENER, O.-H., RISCH, W.D.: Computertomometrie des Wirbelknochens – Untersuchungen zur Mineralgehaltsbestimmung im Achsenskelett. 58. Tag. Dtsch. Röntgen-Gesellschaft Münster 1977

BARNETT, E., NORDIN, B.E.C.: The radiological diagnosis of osteoporosis: A new approach. Clin. Radiol. 11, 166–174 (1960)

BARNETT, E., NORDIN, B.E.C.: Radiological assessment of bone density. Brit. J. Radiol. 34, 683–692 (1961)

BARTELHEIMER, H.: Die Hyperostosis frontalis interna als Symptom des hypophysären Diabetes. Wien. med. Wschr. 89, 341–343 (1939)

Bartelheimer, H.: Zur metabolischen Osteologie. Internist (Berl.) 7, 551–552 (1966)

Bartelheimer, H., Schmitt-Rohde, J.M.: Osteoporose als Krankheitsgeschehen. Ergebn. inn. Med. Kinderheilk. 7, N.F., 454–585 (1956)

Baud, Ch.-A.: Radiographies et microradiographies osseuses quantitatives. Rev. suisse Méd. 46, 329–331 (1957)

Baud, C.A., Langer, B., Mach, R.S., de Siebenthal, J., Tupling, M.R.: Effects of prolonged thyrocalcitonin administration in human senile osteoporosis. Abstracts Calcitonin-Symp. London 1969, p. 54

Bauer, K.: Elektronische Umsetzer für Grauwerte in Farbtöne. Elektronik 5, 56–58 (1975)

Baylink, D.J., Vose, G.P., Dotter, W.E., Murythal, L.M.: Two new methods for the study of osteoporosis and other metabolic bone diseases. Lahey Clin. Found. Bull. 13, 217–227 (1964)

Beck, J.S., Nordin, B.E.C.: Histological assessment of osteoporosis by iliac crest biopsy. J. Path. Bact. 80, 391–397 (1960)

Becker, R., Hehn, G.: Radiographie mit schnellen Neutronen. Atomkernenergie 26, 201–203 (1975)

Bélanger, L.F., Semba, T., Tolnai, S., Copp, D.H., Krook, L., Gries, C.: The two faces of resorption. 3. Europ. Symp. Calc. Tiss. 1965 Davos, p. 1–10

Bell, G.H., Dunbar, O., Beck, J.S.: Variations in strength of vertebrae with age and their relation to osteoporosis. Calc. Tiss. Res. 1, 75–86 (1967)

Bernard, J., Laval-Jeantet, M.: L'épaisseur relative de la corticale du tibia, application à l'évaluation des ostéoporoses et des ostéocleroses. Presse méd. 68, 889–892 (1960)

Bernard, J., Laval-Jeantet, M.: L'épaisseur relative de la corticale du tibia, application à l'évaluation des ostéoporoses et des ostéocleroses. Presse méd. 70, 889–890 (1962)

Bernard, J., Laval-Jeantet, M., Juster, M., Dlugath, J.: Les structures fines de l'os diaphysaire au cour de la croissance: de la radiographie à la microradiographie. Ann. Radiol. 7, 339–350 (1964)

Bevan, J.A.: Bone mineral measurements in the clinical situation. Proc. Symp. Bone Mineral Determination, Studsvik, Stockholm 1974, 1, 89

Bjelle, A.O., Nilsson, B.E.: Osteoporosis in rheumatoid arthritis. Calc. Tiss. Res. 5, 327–332 (1970)

Bjelle, A.O., Nilsson, B.E.: The relationship between radiologic changes and osteoporosis of the hand in rheumatoid arthritis. Arthr. and Rheum. 14, 646–649 (1971)

Björk, L.: Radiographic determination of the bone mineral content in osteoporosis. Acta radiol. (Stockh.) 3, 218–224 (1965)

Björk, N.: 125 J point determination of bone mineral content in finger. In: Proc. Symp. on Bone Mineral Determination, Vol. 1, Studsvik, Stockholm 1974, p. 155

Bloom, R.A., Laws, J.W.: Humeral cortical thickness as an index of osteoporosis in women. Brit. J. Radiol. 43, 522–527 (1970)

Börner, W., Grehn, S., Moll, E., Rauh, E.: Messung der Dichte der Knochensubstanz am Finger mit einem 125J-Profilscanner. In: Radioisotope in Pharmakokinetik und klinischer Biochemie. Nucl.-Med. (Stuttg.), Suppl. 8, 391 (1968)

Börner, W., Grehn, S., Moll, E., Rauh, E.: Messung der Absorption des Fingerknochens mit einem 125J-Profilscanner. Quantitative Methode zur Erkennung der Osteoporose. Fortschr. Röntgenstr. 110, 378–387 (1969)

Börner, W., Grehn, S., Moll, E., Rauh, E., Seybold, K.: Altersphysiologie und pathologische Veränderungen der Dichte und Dicke des Fingerknochens. Radiologische Messung mit einem 125J-Profilscanner an 223 Frauen. Fortschr. Röntgenstr. 116, 552–558 (1972)

Börner, W., Heieis, G., Moll, E., Rauh, E., Bracharz, H., Longin, F.: Therapiekontrolle bei Osteoporose-Kranken mit einem 125J-Profilscanner. Klin. Wschr. 47, 1115–1116 (1969)

Börner, W., Moll, E., Rauh, E., Heieis, G.: Ein empfindliches Meßverfahren zur radiologischen Bestimmung der Mineralsalzdichte in Spongiosa und Kompakta des Fingerknochens. Z. Orthop. 108, 503–507 (1970)

Bohatirchuk, F.: Calciolysis as the initial stage of bone resorption. Amer. J. Med. 41, 836–846 (1966)

Bohr, H.: On the loss of calcium from the skeleton during immobilization. Proc. Symp. Bone Mineral Determinations Studsvik, Stockholm, 51

Bojtor, I., Illés, A., Horváth, F., Holló. I.: Computer evaluation to the x-ray densitometry method for the diagnosis of calcipenic osteopathy. Fortschr. Röntgenstr. 117, 720–724 (1972)

BONNARD, G.D.: Cortical thickness and diaphyseal diameter of the metacarpal bones from the age of three months to eleven years. Diss. Zürich 1968

BORCKE, E., HEUCK, F.: Rasteräquidensiten zur Ermittlung des Mineralgehaltes im Knochen. Dtsch. Röntgen-Kongr. **53**, 338 (1972). Stuttgart: Thieme 1973

BORCKE, E., HEUCK, F.: Das „quantitative Röntgenbild" des Knochens. Röntgen **22**, 3–9 (1975)

BOULET, P., MIROUZE, J.: Les ostéoporoses diabétiques. Ann. Méd. **55**, 674–721 (1954)

BOYD, R.M.: Bone mineral content in vivo-photon absorptiometry. In: Proceedings 1st Workshop on Bone Morphometry. Ottawa/Kanada: Univ. of Ottawa Press 1973/76

BOYD, R.M., CAMERON, E.C., McINTOSH, H.W., WALKER, V.R.: Measurement of bone mineral content in vivo using photon absorptiometry. Canad. med. Ass. J. **111**, 1201–1205 (1974)

BREITLING, G., HINESS, R.: Probleme der Dickenmessung. In: Densitometrie in der Radiologie. Herausgeb.: F. Heuck. Stuttgart: Thieme 1971/73

BREUEL, H.P., HESCH, R.-D., HENNING, H.V., EMRICH, D.: Osteoporose-Diagnostik durch Messung der 125-J-Absorption am Finger. Radiologe **15**, 251–255 (1975)

BREUEL, H.-P., HESCH, R.-D., HENNING, H.-V., LUIG, H., EMRICH, D.: Osteoporose-Diagnostik mit einem 125J-Profilscanner bei renaler Osteopathie. Klin. Wschr. **51**, 767–768 (1973)

BUCHMANN, F.: Vermeßbarkeit des Röntgenbildes. In: Densitometrie in der Radiologie. Herausgeb.: F. Heuck. Stuttgart: Thieme 1971/73

BÜCHNER, H.: Direkte Röntgenvergrößerung und normale Aufnahme. Vergleichende Untersuchungen zur klinischen Abgrenzung. 1. Teil. Fortschr. Röntgenstr. **80**, 71–87 (1954)

BÜCHNER, H.: Direkte Röntgenvergrößerung und normale Aufnahme. Vergleichende Untersuchungen zur klinischen Abgrenzung. 2. Teil. Fortschr. Röntgenstr. **80**, 502–514 (1954)

BÜCHNER, H.: Die Indikation zur direkten Röntgenvergrößerung bei Knochenaufnahmen. Radiologe **1**, 222–229 (1961)

BÜCHNER, H.: Radiometrie. Berlin-Heidelberg-New York: Springer 1970

BURKHARDT, R.: Farbatlas der klinischen Histopathologie von Knochenmark und Knochen. Berlin-Heidelberg-New York: Springer 1970

BURKHARDT, R.: Wechselwirkungen zwischen Knochenmark und Knochen. Verh. dtsch. Ges. Path. **58**, 205–218 (1974)

BURKHARDT, R., DEMMLER, K.: Altersveränderungen von Knochenmark und Knochen. Z. Gerontol. **2**, 263 (1969)

BURKHARDT, R., PABST, W., KLEBER, A.: Knochenmark-Histologie und Klinik der Polycythaemia vera. Arch. klin. Med. **216**, 64–104 (1969)

CALENOFF, L., NORFRAY, J.: Magnification digital roentgenography: A method for evaluating renal osteodystrophy in hemodialized patients. Amer. J. Roentgenol. **118**, 282–292 (1973)

CAMERON, J.R.: Summary of data on the bone mineral of the radius in normals. In: Determination of Body Composition Progress Report. Madison: Univ. of Wisconsin Press 1969

CAMERON, J.R., GRANT, R., MACGREGOR, R.: An improved technique for the measurement of bone mineral content in vivo. Radiology **78**, 117 (1962)

CAMERON, J.R., MAZESS, R.B., SØRENSON, J.A.: Precision and accuracy of bone mineral determination by direct photon absorptiometry. Invest. Radiol. **3**, 141–150 (1968)

CAMERON, J.R., SØRENSON, J.A.: Measurement of bone mineral in vivo: an improved method. Science **142**, 230–232 (1963)

CAMERON, J.R., SØRENSON, J.A.: Bone mineral measurement by improved photon absorption technique. In: Progress in Development of Methods on Bone Densitometry. NASA Sci. Techn. Inf. Div. Washington, D.C. 1965/66

CAMERON, J.R., SØRENSON, J.A.: The measurement of bone mineral and body composition in vivo. Proc. 4th Nordic Meeting Clin. Physics Helsinki 1966

CAMERON, J.R., SØRENSON, J.A.: Measurement of bone mineral by a direct photon absorption method. Principles and instrumentation. In: Progress in Methods of Bone Mineral Measurements. U.S. Dept. Health. Education, Welfare Washington, D.C. 1968

CATTO, G.R.D., McINTOSH, J.A.R., MACDONALD, A.F., MACDONALD, M.: Hemodialysis therapy and changes in skeletal calcium. Lancet **1973 I**, 1150–1153

CATTO, G.R., McINTOSH, J.A., MACLEOD, M.: Partial body Neutron activation analysis in vivo: A new approach to the investigation of metabolic bone disease. Phys. Med. Biol. **18**, 508–517 (1973)

CHALMERS, J.: Distribution of osteoporotic changes in the aging skeleton. In: Clinics in Endocrinology and Metabolism. Ed.: Nordin. London: Saunders 1973

CHALMERS, J.: Distribution of osteoporotic changes in the aging skeleton. J. clin. Endocr. 2, 203–220 (1973)

CHALMERS, J., CONACHER, W.D.H., GARDINER, D.L., SCOTT, P.J.: Osteomalacia—a common disease in elderly women. J. Bone Jt Surg. 49B, 403–423 (1967)

CHESTNUT, C.H., MANZKE, E., BAYLINK, D., NELP, W.B.: Preliminary report—Correlation of total body calcium (bone mass), as determined by Neutron activation analysis with regional bone mass as determined by photon absorptiometry. In: Internat. Conf. Bone Mineral Measurement, Chicago/Ill. 1973, U.S. Dept. Health, Education, Welfare

CHESTNUT, C.H., NELP, W.B., DENNEY, J.D., SHERRARD, D.J.: Measurement of total body calcium (bone mass) by neutron activation analysis: Applicability to bone-wasting disease. In: Clinical Aspects of Metabolic Bone Disease. Ed.: Frame-Parfitt-Duncan. Amsterdam: Excerpta Medica 1973

CHRISTIANSEN, C., RODBRO, P.: Bone mineral content in anticonvulsant osteomalacia. 3rd Internat. Conf. Bone Mineral Measurement, New Orleans 1976. Amer. J. Roentgenol. 126, 1302–1303 (1976)

CLARKE, R.L., VAN DYK, G.: A new method for the measurement of bone mineral content using both transmitted and scattered beams of gamma rays. Phys. Med. Biol. 18, 532–539 (1973)

CLAUS, H.G.: Osteopoikilie. In: Handbuch Med. Radiologie, Bd. V/3. Berlin-Heidelberg-New York: Springer 1968

COCCHI, U.: Die Röntgendiagnose der Knochentumoren und die Indikation zur Strahlenbehandlung derselben. Fortschr. Röntgenstr. 79, 421–435 (1953)

COCHRAN, M., BULUSU, L., HORSMAN, A., STASIAK, L., NORDIN, B.E.C.: Hypocalcaemia and bone disease in renal failure. Nephron 10, 113–140 (1973)

COHN, S.H., ELLIS, K.J.: Predicting radial bone mineral content in normal subjects. Int. J. Nucl. Med. Biol. 2, 53–57 (1975)

COHN, S.H., ELLIS, K.J., CASELNOVA, A.C., ASAD, S.N., LETTERI, J.M.: Correlation of radial mineral content with total body calcium in chronic renal failure. J. Lab. clin. Med. 86, 910–919 (1975)

COHN, S.H., ELLIS, K.J., GOLDSMITH, N.F.: Validity of the absorptiometric measurement of bone mineral content of the radius. 3rd. Internat. Conf. Bone Mineral Measurement, New Orleans 1976. Amer. J. Roentgenol. 126, 1286–1287 (1976)

COHN, S.H., ELLIS, K.J., WALLACH, S., ZANZI, I., ATKINS, H.L., ALOIA, J.F.: Absolute and relative deficit in total-body skeletal calcium and radial bone mineral in osteoporosis. J. Nucl. Med. 15, 428–435 (1974)

COHN, S.H., ELLIS, K.J., ZANZI, I., LETTERI, J.M., ALOIA, J.: Correlation of radial bone mineral content with total body calcium. In: Internat. Conf. on Bone Mineral Measurement, Chicago/Ill. 1973, U.S. Dept. Health, Education, Welfare

COHN, S.H., SHUKLA, K.K., ELLIS, K.J.: A multivariate predictor for total body calcium in man based on activation analysis. Int. J. Nucl. Med. Biol. 1, 131–134 (1974)

COHN, S.H., SHUKLA, K.K., FAIRCHILD, R.G.: Design and calibration of a "broadbeam" 238Pu, Be source for total body neutron activation analysis. J. Nucl. Med. 13, 487–492 (1972)

COLBERT, CH.: The osseous system. An overview. Invest. Radiol. 7, 223–239 (1972)

COLBERT, C., BACHTELL, R.S.: Progress in radiographic photodensitometry. Internat. Conf. Bone Mineral Measurement, Chicago 1973, DHEW Publ. No. (NIH) 75–683, p. 169–176

COLBERT, C., GARRETT, C.: Photodensitometry of bone roentgenograms with an on-line computer. Clin. Orthop. 65, 39–45 (1969)

COLBERT, C., MAZESS, R.B., SCHMIDT, P.B.: Bone mineral determination in vitro by radiographic photodensitometry and direct photon absorptiometry. Invest. Radiol. 5, 336–340 (1970)

CORYN, G.: Introduction a l'étude des affections endocriniennes du squelette. Presse méd. 90, 93, 103, 611 (1937)

DALÉN, N.: Bone mineral assay—choice of measuring sites. Internat. Conf. Bone Mineral Measurement, Chicago 1973, DHEW Publ. No. (NIH) 75–683, p. 60

DALÉN, N., EDSMYR, F.: Bone mineral content of the femoral neck after irradiation. Acta radiol. (Stockh.) 13, 97–101 (1974)

DALÉN, N., JACOBSON, B.: Bone mineral assay—choice of measuring sites. In: M.D. Thesis: Bone

Mineral Assay: Measuring Sites: Clinical Applications. Dept. Med. Engin. Karolinska Institute Stockholm 1973

DALÉN, N., JACOBSON, B.: Bone mineral assay: choice of measuring sites. Invest. Radiol. **9**, 174–185 (1974)

DALÉN, N., LAMKE, B.: Grading of osteoporosis by skeletal roentgenology and bone scanning. Acta radiol. (Stockh.) **15**, 177–186 (1974)

DALÉN, N., LAMKE, B., WALLGREN, A.: Bone mineral losses in oophorectomized women. J. Bone Jt Surg. **56A**, 1235–1238 (1974)

DAVIS, M.E., LANZL, L.H., COX, A.B.: Detection, prevention, and retardation of menopausal osteoporosis. Obstet. Gynec. **36**, 187–198 (1970)

DEÁK, P., FRIED, L.: Über die einzelnen Formen der endostalen Hyperostose. Radiol. diagn. **1**, 73–79 (1960)

DELLER, D.J., BEGLEY, M.D., EDWARDS, R.G., ADDISON, M.: Metabolic effects of partial gastrectomy with special reference to calcium and folic acid. I. Changes in calcium metabolism and bones. Gut **5**, 218–225 (1964)

DENT, C.E., HODSON, C.J.: Radiological changes associated with certain metabolic bone diseases. Brit. J. Radiol. **27**, 605–618 (1954)

DE PUEY, E.G., BURDINE, J.A., MURPHY, P.: Determination of bone-mineral content using the scintillation camera. J. nucl. Med. **12**, 351–352 (1970)

DEQUEKER, J.: Bone Loss in Normal and Pathological Conditions. Leuven: Leuven Univ. Press 1972

DEQUEKER, J.: Quantitative radiology of cortical bone at the second metacarpal. Influence of skeletal size–bone loss in different populations. In: Proceedings 1st Workshop on Bone Morphometry. Ottawa/Canada: Univ. of Ottawa Press 1973/76

DEQUEKER, J., FRANSSEN, R., BORREMANS, A.: Relationship between peripheral and axial osteoporosis and osteoarthrosis. Clin. Radiol. **22**, 74–77 (1971)

DEQUEKER, J., REMANS, J., FRANSSEN, R., WAES, J.: Ageing patterns of trabecular and cortical bone and their relationship. Calc. Tiss. Res. **7**, 23–30 (1971)

DEQUEKER, J., ROH, Y.S., GAUTAMA, K.: Evaluation of the femoral trabecular pattern grading system, its value in spinal osteoporosis and femoral neck fracture. In: Proceedings 1st Workshop on Bone Morphometry. Ottawa/Canada: Univ. of Ottawa Press 1973/76

DIAMOND, L.H., SMITH, R., PIERCE, L.: Bone mineral analysis in renal osteodystrophy. Amer. J. Roentgenol. **126**, 1291 (1976)

DIHLMANN, W.: Röntgendiagnostik der Iliosakralgelenke und ihrer nahen Umgebung. Stuttgart: Thieme 1967

DIN 1319: Grundbegriffe der Meßtechnik, Begriffe für die Fehler beim Messen. Köln: Beuth-Vertriebs GmbH 1972

DISSING, E.: Performance of a dichromatic and simultaneously operating gamma-ray absorptiometer. In: Symp. on Bone Mineral Determinations, Stockholm 1974. Stockholm: Studsvik 1974

DOI, K., GENANT, H.K., ROSSMANN, K.: Comparison of image quality obtained with optical and radiographic magnification techniques for fine-detail skeletal radiography: effect of object thickness. Radiology **118**, 189–195 (1976)

DOLLERUP, E.: Chemical analysis and microradiographic investigations on bone biopsies from cases of osteoporosis and osteomalacia as compared with normal. I. Calcium, phosphorus, and nitrogen content of normal and osteoporotic human bone. In: Bone and Tooth. Ed.: Blackwood. Oxford: Pergamon Press 1964

DOMINOK, G.W.: Der altersbedingte Wandel des feingeweblichen Bildes menschlicher Knochen. Ergebn. allg. Path. path. Anat. **49**, 229–274 (1968)

DONALDSON, C.L., HULLEY, S.B., VOGEL, J.M., HATTNER, R.S., BAYERS, J.H., McMILLAN, D.E.: Effect of prolonged bed rest on bone mineral. Metabolism **19**, 1071–1084 (1970)

DOYLE, F.H.: Ulnar mineral concentration in metabolic bone diseases. Brit. J. Radiol. **34**, 698–712 (1961)

DOYLE, F.H.: Radiologic assessment of endocrine effects on bone. Radiol. Clin. N. Amer. **5**, 289 (1967)

DOYLE, F.H.: Age-related bone changes in women. In: Progress in Methods of Bone Mineral Measurement. U.S. Dept. Health, Education, Welfare Washington, D.C. 1968/70

DOYLE, F.H.: Radiological measurement of skin thickness and bone mineral. Scient. Basis Med. Ann. Reviews 1969, 133–145

Doyle, F.: Involutional osteoporosis. Clin. Endocr. Metab. 1, 143–167 (1972)

Doyle, F.H.: Radiological patterns of bone disease associated with renal glomerular failure in adults. Brit. med. Bull. 28, 220–224 (1972)

Doyle, F.H., Aung, T., Carroll, R.N.P., Williams, E.D., Shackman, R.: Bone resorption in chronic renal failure. A comparison of radiological and histological assessment. Brit. med. Bull. 28, 225–226 (1972)

Doyle, F.H., Pennock, J.M.: Simple measurements and indices of bone mass. In: Proc. 1st Workshop Bone Morphometry 1973. Ottawa/Kanada: Univ. Ottawa Press 1976

Dulce, H.-J.: Biochemie des Knochens. In: Handbuch Med. Radiologie, Bd. IV/1. Berlin-Heidelberg-New York: Springer 1970

Duncan, H.: Osteoporosis in rheumatoid arthritis and corticosteroid-induced osteoporosis. Orthop. Clin. N.A. 3, 571–583 (1972)

Edeiken, J., Hodes, P.J.: Roentgen Diagnosis of Diseases of Bone. Baltimore: Williams & Wilkins Co. 1973, 2. Aufl.

Eilbert, R.: In vivo calcium determination by proton activation analysis. In: Internat. Conf. Bone Mineral Measurement, Chicago/Ill. 1973, U.S. Dept. Health, Education, Welfare

Ekman, B., Ljungquist, K.G., Stein, U.: Roentgenologic-photometric method for bone mineral determinations. Acta radiol. (Stockh.) 10, 305–325 (1970)

Ellegast, H.H.: Über Sakroiliakalveränderungen bei „ossipenischen" Osteopathien und Dysharmonien. Wien. klin. Wschr. 74, 797–801 (1962)

Elsasser, U., Rüegsegger, P.: Bone densitometry with the aid of computerized transaxial tomography. 3rd Internat. Conf. Bone Mineral Measurement, New Orleans 1976. Amer. J. Roentgenol. 126, 1275–1277 (1976)

Engström, A.: Quantitative micro- and histological elementary analysis by roentgen absorption spectrography. Acta radiol. (Stockh.) Suppl. 63, (1946)

Engström, A.: Microradiography of normal bone. In: Handbuch Med. Radiologie, Bd. IV/1. Berlin-Heidelberg-New York: Springer 1970

Engström, A., Welin, S.: A method for the quantitative roentgenological determination of the amount of calcium salts in bone tissue. Acta radiol. (Stockh.) 31, 483–502 (1949)

Epker, B.N.: The mode of bone loss at the organ level with aging: A review. In: Proceedings 1st Workshop on Bone Morphometry. Ottawa/Canada: Univ. of Ottawa Press 1973

Epker, B.N., Frost, H.M.: Periosteal appositional bone growth from age two to age seventy in man. Anat. Rec. 154, 573–577 (1966)

Epker, B.N., Kelin, M., Frost, H.M.: Magnitude and location of cortical bone loss in human rib with aging. Clin. Orthop. 41, 198–203 (1965)

Epple, E., Heuck, F.: Vereinfachte und verbesserte Bestimmung des Knochen-Mineral-Gehaltes aus dem Röntgenbild mit Hilfe digitaler Datenverarbeitung. Wiss. Kongreß „Medizin-Technik", Stuttgart 1972

Eugenidis, N., Olah, A.J., Haas, H.G.: Osteosclerosis in hyperparathyroidism. Radiology 105, 265–275 (1972)

Evans, F.G. (Ed.): Studies on the Anatomy and Function of Bone and Joints. Berlin-Heidelberg-New York: Springer 1966

Evens, R.G., Pak, Ch.Y.C., Ashburn, W., Bartter, F.C.: Clinical investigation in metabolic bone disease. Quantitative measurements of bone mineral. Invest. Radiol. 4, 364–369 (1969)

Exton-Smith, A.N., Millard, P.H., Payne, P.R., Wheeler, E.F.: Method for measuring quantity of bone. Lancet 1969 II, 1153–1157

Feist, J.H.: Biological basis of radiologic findings in bone disease: recognition and interpretation of abnormal bone architecture. Radiol. Clin. N. Amer. 8, 183–214 (1970)

Fischer, E., Hausser, D.: Kompaktadicke von Rippen und Schlüsselbein. Einfluß demineralisierender Erkrankungen. Med. Klin. 65, 1212–1216 (1970)

Fletcher, D.E., Rowley, K.A.: Radiographic enlargements in diagnostic radiology. Brit. J. Radiol. 24, 598–604 (1951)

Fletcher, D.E., Rowley, K.A.: The radiological features of rheumatic arthritis. Brit. J. Radiol. 25, 282–295 (1952)

Foltz, A.S., Rolnick, D.J., Jurist, J.M.: The relationships between bending stiffness, mineral content, geometry, and strength of the human ulna. 3rd Internat. Conf. Bone Mineral Measurement, New Orleans 1976. Amer. J. Roentgenol. 126, 1270 (1976)

FRASER, S.A., ANDERSON, J.B., SMITH, D.A., WILSON, G.M.: Osteoporosis and fractures following thyrotoxicosis. Lancet 1971 I, 981–983

FRERCKS, J.: Vergleichende chemisch-analytische Untersuchungen des spongiösen und kompakten Knochens aus fünf verschiedenen Skelettbezirken. Diss. Kiel 1968

FROHNMEYER, G.: Über die Genauigkeit densitometrischer Verfahren. Deutscher Röntgen-Kongreß 1969, S. 27. Stuttgart: Thieme 1970

FROMMHOLD, W., SCHOKNECHT, G.: Untersuchungen über die Absorption und Feinstruktur von Knochen mittels monochromatischer Röntgenstrahlung. Fortschr. Röntgenstr. 93, 358–366 (1960)

FROST, H.M.: The Laws of Bone Structure. Springfield/Ill.: Thomas 1964

FROST, H.M.: Mathematical Elements of Lamellar Bone Remodelling. Springfield/Ill.: Thomas 1964

FROST, H.M.: Relation between bone tissue and cell population dynamics, histology and tetracycline labelling. Clin. Orthop. 49, 65–75 (1966)

FROST, H.M.: Bone Dynamics in Osteoporosis and Osteomalacia. Springfield/Ill.: C.C. Thomas 1966

FROST, H.M., VILLANUEVA, A.R., RAMSER, J.R., ILNICKI, L.: Knochenbiodynamik bei 39 Osteoporose-Fällen, gemessen durch Tetracyclinmarkierung. Internist (Berl.) 7, 572–578 (1966)

FUJITA, T., OKUYAMA, Y., HANDA, N., ORIMO, H., OMATA, M., YOSHIKAWA, M., AKIYAMA, H., KOGURE, T.: Age-dependent bone loss after gastrectomy. J. Amer. Geriat. Soc. 19, 840–846 (1971)

FUJITA, T., ORIMO, H., YOSHIKAWA, M.: Changes in the cortical thickness and radiographic density of metacarpals according to age. J. Amer. Geriat. Soc. 14, 350–357 (1966)

GALANTE, J., ROSTOKER, W., RAY, R.D.: Physical properties of trabecular bone. Calc. Tiss. Res. 5, 236–246 (1970)

GARN, S.M.: Dynamics of change at the endosteal surface of tubular bones. In: Progress in Methods of Bone Mineral Measurement. U.S. Dept. Health, Education, Welfare Washington, D.C. 1968

GARN, S.M.: The Earlier Gain and the Later Loss of Cortical Bone, in Nutritional Perspective. Springield/Ill.: Thomas 1970

GARN, S.M., FEUTZ, E., COLBERT, C., WAGNER, B.: Comparison of cortical thickness and radiographic microdensitometry in the measurement of bone loss. In: Progress in Development of Methods on Bone Densitometry. NASA Sci. Techn. Inf. Div., Washington, D.C. 1965/66, p. 65–75

GARN, S.M., GALL, J.C., NAGY, J.M.: Preliminary radiogrammetric analysis of the bone recovery phase in adolescents with Down's syndrome. Invest. Radiol. 7, 97–101 (1972)

GARN, S.M., LARSON, K.E.: Stature-shrinkage and bone loss from the fourth through the ninth decades. In: Proc. of 1st Workshop on Bone Morphometry 1973. Ottawa/Kanada: Univ. of Ottawa Press 1976

GARN, S.M., PAO, E.N., RIHL, M.E.: Compact bone in Chinese and Japanese. Science 143, 1439–1440 (1964)

GARN, S.M., POZNANSKI, A.K., NAGY, J.M.: Bone measurement in the different diagnosis of osteopenia and osteoporosis. Radiology 100, 509–518 (1971)

GARN, S.M., ROHMAN, C.G., WAGNER, B.: Bone loss as a general phenomenon in man. Fed. Proc. 26, 1729 (1967)

GARNETT, E.S., KENNETT, T.J., KENYON, D.B., WEBBER, C.E.: A photon scattering technique for the measurement of absolute bone density in man. Radiology 106, 209–212 (1973)

GASSMANN, W.: Melorheostose. In: Handbuch Med. Radiologie, Bd. V/3. Berlin-Heidelberg-New York: Springer 1968

GEBHARDT, M., ZWICKER, H.: Zur röntgenologischen Mineraläquivalenzbestimmung des Knochens. 1. Die korrekte Anwendung der „röntgenologischen Substanzanalyse mittels differenter Strahlenqualität". Fortschr. Röntgenstr. 112, 798–805 (1970)

GEBHARDT, M., HEINEN, H., ZWICKER, H.: Zur röntgenologischen Mineraläquivalenzbestimmung des Knochens. 3. Ein universell verwendbares, exaktes Mineraläquivalenzmeßgerät zur Bestimmung von Entkalkungsvorgängen im Fingerknochen. Fortschr. Röntgenstr. 118, 574–578 (1973)

GEBHARDT, M., HERMANUTZ, K.D.: Experiences with the X-ray bone scanner, developed in Bonn. 3rd Internat. Conf. Bone Mineral Measurement, New Orleans 1976. Amer. J. Roentgenol. 126, 1269 (1976)

GENANT, H.K., BOYD, D.: Quantitative bone mineral analysis using dual computarized tomography. Invest. Radiol. 12, 545–551 (1977)

GENANT, H.K., DOI, K.: High-resolution radiographic techniques for the detection and study of skeletal neoplasms. In: Handbuch d. Med. Radiologie, Bd. V/6. Berlin-Heidelberg-New York: Springer 1977

GENANT, H.K., DOI, K., MALL, J.C.: Optical versus radiographic magnification for fine-detail skeletal radiography. Invest. Radiol. **10**, 160–172 (1975)

GENANT, H.K., DOI, K., MALL, J.C.: Comparison of non-screen techniques (Medical versus industrial film) for fine-detail skeletal radiography. Invest. Radiol. **11**, 486–500 (1976)

GENANT, H.K., DOI, K., ROSSMANN, K., WILLIAMS, J.R.: Fine-detail skeletal radiography: Theoretical and practical considerations. In: Proceedings 1st Workshop on Bone Morphometry. Ottawa/ Canada: Univ. of Ottawa Press 1973

GENANT, H.K., HECK, L.L., LANZL, L.H., VANDER HORST, J., ROSSMANN, K., PALOYAN, E.: Primary hyperparathyreoidism: The utility of conventional roentgenography bone densitometry, and fine detail radiography. Radiology **109**, 513–524 (1973)

GENANT, H.K., KOZIN, F., BEKERMAN, C., McCARTY, D.J., SIMS, J.: The reflex sympathetic dystrophy syndrome. A comprehensive analysis using fine-detail radiography, photon absorptiometry, and bone and joint scintigraphy. Radiology **117**, 21–32 (1975)

GENANT, H.K., MALL, J.C., LANZL, L.H., VANDER HORST, J., WAGONFELD, J.B.: Quantitative bone mineral analyses in patients with inflammatory bowel disease. 3rd Internat. Conf. Bone Mineral Measurement, New Orleans 1976. Amer. J. Roentgenol. **126**, 1303–1304 (1976)

GENANT, H.K., MALL, J.C., WAGONFELD, J.B., VANDER HORST, J., LANZL, L.H.: Skeletal demineralization and growth retardation in inflammatory bowel disease. Invest. Radiol. **11**, 541–549 (1976)

GENANT, H.K., VANDER HORST, J., LANZL, L.H., MALL, J.C., DOI, K.: Skeletal demineralization in primary hyperparathyroidism. Internat. Conf. Bone Mineral Measurement, Chicago 1973, DHEW Publ. No. (NIH) 75-683, p. 177–194

GERSHON-COHEN, J., CHERRY, N.H., BOEHNKE, M.: Bone density studies with a Gamma gage. Radiat. Res. **8**, 509–515 (1958)

GERSHON-COHEN, J., SCHRAER, H., BLUMBERG, N.: Bone density measurements of osteoporosis in the aged. Radiology **65**, 416–419 (1955)

GERTHSEN, C., KNESER, H.O.: Physik. 11 Aufl. Berlin-Heidelberg-New York: Springer 1971

GITMAN, L., KAMHOLTZ, T.H., LEVINE, J.: Osteoporosis in the aged: Radiographic survey with clinical and biochemical correlations. J. Geront. **13**, 43–47 (1958)

GLOCKER, R., MACHERAUCH, E.: Röntgen- und Kernphysik für Mediziner und Biophysiker. Stuttgart: Thieme 1971

GLOGOWSKI, G.: Abschließender Beitrag zur Ostitis condensans ilii. Z. Orthop. **97**, 123–124 (1963)

GOLDSMITH, N.F., JOHNSTON, J.O., PICETTI, G., GARCIA, C.: Bone mineral in the radius and vertebral osteoporosis in an insured population. A correlative study using J125 photon absorption and miniature roentgenography. J. Bone Jt Surg. **55A**, 1276–1293 (1973)

GOLDSMITH, N.F., JOHNSTON, J.O., URY, H., VOSE, G., COLBERT, C.: Bone-mineral estimation in normal and osteoporotic women: a comparability trial of four methods and seven bone sites. J. Bone Jt Surg. **53A**, 83–100 (1971)

GREENFIELD, G.B.: Roentgen appearance of bone and soft tissue changes in chronic renal disease. Amer. J. Roentgenol. **116**, 749–757 (1972)

GREHN, S., SEYBOLD, K., REINERS, CHR., BÖRNER, W., MOLL, E.: Veränderungen der Skelettmineralisation durch Schilddrüsenerkrankungen, Messung von Knochendichte und -dicke mit einem J125-Profilscanner. Med. Klin. **68**, 306–309 (1973)

GRIEBEL, L., GREHN, S., REINERS, CHR., BÖRNER, W., MOLL, E., KLÜTSCH, K.: Skelettmineralgehalt bei Dialysepatienten (Strahlenabsoprtionsmessung mit einem 125J-Profilscanner). 2. Walldorfer Arbeitstreffen über Probleme des Kalzium-Stoffwechsels bei Niereninsuffizienz 1972

GRIFFITH, E.G., STONEBRIDGE, J.B., LEHMANN, J.F.: Current methods of in vivo measurement of osteoporosis. Amer. J. Phys. Med. **52**, 75–91 (1973)

GRIFFITHS, H.J., D'ORSI, C.J., ZIMMERMAN, R.E.: Use of 125J photon scanning in the evaluation of bone density in a group of patients with spinal cord injury. Invest. Radiol. **7**, 107–111 (1972)

GRIFFITHS, H.J., ZIMMERMAN, R.E.: An overview of clinical applications of photon absorptiometry. 3rd Internat. Conf. Bone Mineral Measurement, New Orleans 1976. Amer. J. Roentgenol. **126**, 1301–1302 (1976)

GRIFFITHS, H.J., ZIMMERMAN, R.E., BAILEY, G., SNYDER, R.: The use of photon absorptiometry in the diagnosis of renal osteodystrophy. Radiology **109**, 277–281 (1973)

GRIMSEHL, E.: Struktur der Materie. In: Lehrbuch der Physik, Bd. 4. Herausgeb.: W. Schallreuter. Leipzig: Teubner 1968

GROSSMANN, I., SCHMIDT, U.J., BRÜSCHKE, G., TÖPELMANN, I.: Röntgenologische Möglichkeiten zur Bestimmung der Knochendichte. Dtsch. Gesundh.-Wes. **25**, 1984–1990 (1970)

GÜCK, U.: Über vergleichende histologische und röntgenologische Untersuchungen an menschlichem Knochengewebe. Fortschr. Röntgenstr. **86**, 728–740 (1957)

GUGGENHEIM, K., MENCZEL, J., RESHEF, A., SCHWARTZ, A., BEN-MENACHEM, Y., BERNSTEIN, D.S., HEGSTED, D.M., STARE, F.J.: A epidemiological study of osteoporosis in Israel. Arch. environm. Hlth **22**, 259–264 (1971)

GYÖRGYI, G., BOZÓKY, L.: Der lineare Schwächungskoeffizient als ein Maßstab des Mineralgehaltes der Knochen. Fortschr. Röntgenstr. **94**, 667–672 (1961)

HAAS, H.G.: Knochenstoffwechsel und Parathyreoideaerkrankungen. Stuttgart: Thieme 1966

HAAS, H.G.: Generalisierte Osteopathien — Fragen des Internisten an den Radiologen. Radiologe **13**, 94–96 (1973)

HAAS, H.G., DAMBACHER, M.A., GUNCAGA, J.: Klinische Erfahrungen mit der Fluortherapie der Osteoporose. Therapiewoche **23**, 3999–4002 (1973)

HAAS, H.G., DAMBACHER, M.A., LAUFFENBURGER, TH., OLAH, A.J.: Entwicklung und Stand der Fluortherapie der Osteoporosen — Stoffwechselaspekte. Therapiewoche **23**, 3967–3970 (1973)

HAAS, H.G., DAMBACHER, M.A., LAUFFENBURGER, TH., OLAH, A.J.: Klinische Aspekte des Knochenstoffwechsels — Beziehungen zur Morphologie. Verh. dtsch. Ges. Path. **58**, 135–136 (1974)

HAHN, T.J., BOISSEAU, V.C., AVIOLI, L.V.: Effect of chronic corticosteroid administration on diaphyseal and metaphyseal bone mass. J. clin. Endocr. **39**, 274–282 (1976)

HAKOLA, H.P.A., KARJALAINEN, P.: Bone mineral content in hereditary polycystic osteodysplasia associated with progressive dementia. Acta radiol. Ser. Diagn. **16**, 385–392 (1975)

HANSEN, H.G., PATEY, R. v.: Persönliche Mitteilung 1961

HANSON, J.: Analysis of 153Gd and of 125I/241Am sources. In: Internat. Conf. Bone Mineral Measurement, Chicago/Ill. 1973, U.S. Dept. Health, Education, Welfare

HANSSON, T., ROOS, B.: Effect of combined therapy with sodium fluoride, calcium, and vitamin D on the lumbar spine. Amer. J. Roentgenol. **126**, 1294–1296 (1976)

HARRISON, J.E., MCNEILL, K.G.: Partial body calcium measurements by in vivo neutron activation analysis. 3rd Internat. Conf. Bone Mineral Measurement. New Orleans 1976. Amer. J. Roentgenol. **126**, 1308 (1976)

HARRISON, J.E., MCNEILL, K.G., MEEMA, H.E., FENTON, S., OREOPOULOS, D.G., STURTRIDGE, W.C.: Partial-body calcium measurements by in vivo neutron activation analysis comparisons with x-ray photo-densitometry measurements of the radius. J. nucl. Med. **15**, 929–934 (1974)

HAUSCHILD, O.: Untersuchungen zum Knochenmineralgehalt bei arteriellen Durchblutungsstörungen. Diss. FU Berlin 1974

HAUSSER, D.: Die Kompaktadicke der Rippe und des Schlüsselbeins als Index für den Mineralgehalt des Skelets (röntgenologische Untersuchungen am Lebenden). Diss. Tübingen 1967

HAVELKA, S., BARTŮŇKOVÁ, V., STŘEDA, A.: Bone indices and cortical thickness in assessing osteoporosis in rheumatic patients. Scand. J. Rheumatol. **2**, 57–60 (1973)

HAVIVI, E., RESCHEF, A., SCHWARTZ, A., GUGGENHEIM, K., BERNSTEIN, D.S., HEGSTEDT, D.M., STARE, F.J.: Comparison of metacarpal bone loss with physical and chemical characteristics of vertebrae and ribs. Israel J. med. Sci. **7**, 1055–1062 (1971)

HEATH, D.A., MARTIN, D.J.: Periosteal new bone formation in hyperparathyroidism associated with renal failure. Brit. J. Radiol. **43**, 515–521 (1970)

HEER, K.R., ALEXANDROW, K., LAUFFENBURGER, TH., HAAS, H.G.: Changes of bone mineral in healthy menopausal and premenopausal women: Two year preliminary results of a longitudinal study. 3rd Internat. Conf. Bone Mineral Measurement, New Orleans 1976. Amer. J. Roentgenol. **126**, 1298 (1976)

HEER, K.R., RÖSLI, A., LAUFFENBURGER, TH., GUNCAGA, J., DAMBACHER, M.A., HAAS, H.G.: Bone mineral loss in the pre-menopause. Internat. Conf. Bone Mineral Measurement, Chicago 1973, DHEW Publ. No. (NIH) 75–683, p. 214–221

HEIEIS, G.: Knochendichtemessung mit einem 125 J-Profilscanner. Experimentelle und theoretische Untersuchungen zur Methodik. Diss. Univ. Würzburg 1971

HELELÄ, T.: Diaphyseal diameter of long bones. Ann. Clin. Res. **1**, 34–37 (1969)

HELELÄ, T., VIRTAMA, P.: Bone density of the ulna. Invest. Radiol. **3**, 103–107 (1968)

HELELÄ, T., VIRTAMA, P.: Cortical thickness of long bones in different age groups. Symposium Ossium, London 1968. Edinburgh-London: Livingstone 1970, p. 238–240

HENNY, G.C.: Roentgenographic estimation of the mineral content of bone. Radiology **54**, 202–210 (1950)

HENRIKSON, C.O., ALVERYD, A., BERGSTRÖM, J.: Changes in alveolar bone mass following external and internal influences as measured by 125 J absorptiometry. In: Symp. on Bone Mineral Determinations Stockholm 1974. Stockholm: Studsvik 1974

HERBERT, F.K., MILLER. H.G., RICHARDSON, G.O.: Chronic renal disease, secondary parathyroid hyperplasia, decalcification of bone, and metastatic calcification. J. Path. Bact. **53**, 161–182 (1941)

HERBST, J., ROSENKRANZ, G., TELLKAMP, H.: Untersuchungen zur Osteoporose-Diagnostik mit quantitativen radiologischen Methoden. Radiol. diagn. **15**, 215–226 (1974)

HERMANUTZ, K.D., BECK, K.J., FRANKEN, TH.: Radiologischer Nachweis von Knochenveränderungen bei beidseitig ovariektomierten Frauen mit und ohne Östrogenprophylaxe. Fortschr. Röntgenstr. **126**, 546–550 (1977)

HEUCK, F.: Zur Topographie des mobilen Calcium im Knochen. Acta histochem., Suppl. III, 57–63 (1961)

HEUCK, F.: Der röntgenologische Nachweis generalisierter Osteopathien. Internist (Berl.) **3**, 252–267 (1962)

HEUCK, F.: Röntgenologische, historadiographische und chemisch-analytische Untersuchungen der Konzentration und Verteilung der Kalksalze im gesunden und kranken Knochen. Radiol. Austr. **14**, 29–56 (1963)

HEUCK, F.: Ergebnisse chemisch-analytischer und historadiographischer Untersuchungen der Knochenkalksalze bei Osteopathien. Verh. dtsch. Ges. Path. **47**, 182–186 (1963)

HEUCK, F.: Die Messung des Kalksalzgehaltes im Knochen bei Osteopathien. Med. Klin. **60**, 954–959 (1965)

HEUCK, F.: Neue Ergebnisse der Mikroradiographie bei Systemerkrankungen des Skelets. Verh. dtsch. Ges. inn. Med. **71**, 597–607 (1965)

HEUCK, F.: The osteolytic action of the osteocytes in disorders of bone metabolism. IV. Europ. Symp. Calc. Tiss. in Leiden/Noordwijk aan Zee 1966 Excerpta Medica Foundation No. 120. Amsterdam-New York-London-Mailand-Tokio-Buenos Aires 1966

HEUCK, F.: Radiologische Aspekte der Osteoporose. Dtsch. med. Wschr. **92**, 2272-2277 (1967)

HEUCK, F.: Der Knochen bei gastrointestinalen Erkrankungen. In: Aktuelle Gastroenterologie. Herausgeb.: Bartelheimer-Heisig. Stuttgart: Thieme 1968

HEUCK, F.: Investigations of the mineral content of the osteocyte halos. Calc. Tiss. Res., Suppl. **2**, 81 (1968)

HEUCK, F.: Quantitative measurements of bone mineral content by densitometric methods. In: Progress in Methods of Bone Mineral Measurement. Ed.: Whedon. U.S. Dept. Health, Education, Welfare Washington, D.C. 1968/70

HEUCK, F.: Quantitative measurements of mineral content in bone diseases. Symposium Ossium, London 1968. Edinburgh-London: Livingstone 1970

HEUCK, F.: Die radiologische Erfassung des Mineralgehaltes des Knochens. In: Handbuch Med. Radiologie, Bd. IV/1. Berlin-Heidelberg-New York: Springer 1970

HEUCK, F.: Allgemeine Morphologie und Biodynamik des Knochens im Röntgenbild. Fortschr. Röntgenstr. **112**, 354–365 (1970)

HEUCK, F.: Comparative investigations of the function of the osteocytes in bone resorption. Calc. Tiss. Res., Suppl. **4**, 148–149 (1970)

HEUCK, F.: Röntgenbefunde bei hepatogener Osteopathie. Radiologe **10**, 234–241 (1970)

HEUCK, F.: Mikroradiographische Befunde zur Biodynamik des Knochens. Röntgen-Bl. **23**, 1–12 (1970)

HEUCK, F.: Investigations of high density areas in metabolic bone diseases. Israel. J. med. Sci. **7**, 477–480 (1971)

HEUCK, F.: Skelet — Allgemeiner und spezieller Teil. In: Klinische Röntgendiagnostik Innerer Krankheiten, Bd. III. Berlin-Heidelberg-New York: Springer 1972

HEUCK, F.: Die Röntgenologie der generalisierten Osteopathien. Z. Rheumaforsch. **31**, 324–344 (1972)

HEUCK, F.: Ergebnisse der Mikroradiographie bei Osteopathien. Radiologe 13, 102–110 (1973)
HEUCK, F.: Macro- and microstructure of bone in osteoporosis. XIII. Int. Congr. Radiol. Madrid 1973. Amsterdam: Excerpta Medica Foundation 1973
HEUCK, F.: Mikroradiographie (Referat). Verh. dtsch. Ges. Path. 58, 114–134 (1974)
HEUCK, F.: Allgemeine Radiologie und Morphologie der Knochenkrankheiten. In: Handbuch Med. Radiologie, Bd. V/1. Berlin-Heidelberg-New York: Springer 1976
HEUCK, F., SCHMIDT, E.: Röntgenologische und chemisch-analytische Untersuchungen des pathologisch veränderten Knochens. Fortschr. Röntgenstr. 81, 27 (1954)
HEUCK, F., SCHMIDT, E.: Zur Osteoporose bei Diabetes mellitus. Verh. dtsch. Ges. inn. Med. 62, 464–467 (1956)
HEUCK, F., SCHMIDT, E.: Neue Erkenntnisse über die Zusammensetzung der Knochensalze und ihre direkte Bestimmung in der Volumeneinheit Knochengewebe. IX. Int. Congr. Radiol. München 1959, Vortrag 306
HEUCK, F., SCHMIDT, E.: Die quantitative Bestimmung des Mineralgehaltes der Knochen aus dem Röntgenbild. Fortschr. Röntgenstr. 93, 523–554 (1960)
HEUCK, F., SCHMIDT, E.: Die praktische Anwendung einer Methode zur quantitativen Bestimmung des Kalksalzgehaltes gesunder und kranker Knochen. Fortschr. Röntgenstr. 93, 761–783 (1960)
HEUCK, F., SCHMIDT, E.: Konzentration und Verteilung der Kalksalze in der Knochenmatrix bei Osteopathien. Verh. dtsch. orthop. Ges. 48, 201–209 (1960)
HEUCK, F., SCHMIDT, E.: Erfahrungen mit dem Philips-Mikroradiographen bei Untersuchungen des Knochens. Acta histochem. (Jena) 9, 229–230 (1960)
HEUCK, F., VON BABO, H.: Röntgenbefunde bei primärem Hyperparathyreoidismus. Radiologe 14, 206–224 (1974)
HEUCK, F., GÖSSNER, W.: Strahlenempfindlichkeit der Knochen. In: Strahlenschutz in Forschung und Praxis, Bd. 13, S. 153–171. Stuttgart: Thieme 1973
HEUCK, F., LAURITZEN, CHR.: Veränderungen von Mineralgehalt und Struktur des Femur nach gynäkologischer Strahlentherapie. Strahlentherapie 66, 87–92 (1967)
HEUCK, F., SAACKEL, L.R.: Methoden zur quantitativen Auswertung von Mikroradiogrammen des Knochens. In: Densitometrie in der Radiologie. Herausgeb.: F. HEUCK. Stuttgart: Thieme 1971/73
HEUCK, F., SAACKEL. L.R.: Ergebnisse der elektronischen Bildanalyse von Mikroradiogrammen des Knochens. Kongr. Medizin-Technik, Stuttgart 1972
HINESS, R.: Untersuchungen zur Mineralgehaltsbestimmung von Knochen. Diss. Tübingen 1968
HINESS, R., JOSENHANS, G., KUHLENCORDT, F.: Vergleichende Bestimmungen des Mineralgehaltes im Knochen bei entzündlichen und degenerativen Erkrankungen des Bewegungsapparates. Verh. dtsch. Ges. Rheumatologie 3, 171–173 (1974)
HIOCO, D.: Physiologie und Therapie der Osteoporose. Dtsch. med. Wschr. 91, 1079–1083 (1966)
HODGE, H.C., BALE, W.F., WARREN, S.L., VAN HUYSEN, G.: Factors influencing the quantitative measurement of the roentgen-ray absorption of tooth slabs. IV. Absorption coefficient factors. Amer. J. Roentgenol. 34, 817–838 (1935)
HODGE, H.C., WARREN, S.L.: Factors influencing the quantitative measurement of the roentgen-ray absorption of tooth slabs. V. Theory of the step tablet. Amer. J. Roentgenol. 36, 391–407 (1936)
HODGKINSON, H.M., EXTON-SMITH, A.N., CROWLEY, M.F.: Diagnosis and assessment of osteoporosis. Postgrad. med. J. 39, 433–437 (1963)
HORSMAN, A.: Measurements of the geometric and densitometric properties of the human skeleton in vivo and in vitro. Ph. D. Thesis, Univ. Leeds/England 1971
HORSMAN, A., KIRBY, P.A.: Geometric properties of the second metacarpal. Calc. Tiss. Res. 10, 289–301 (1972)
HORSMAN, A., NORDIN, B.E.C.: The quantitative assessment of sequential changes in cortical bone geometry. In: Proc. 9th Europ. Symp. Calc. Tiss. Egermann, Wien 1972/73
HORSMAN, A., SIMPSON, M.: The measurement of sequential changes in cortical bone geometry. Brit. J. Radiol. 48, 470–476 (1975)
HOSSAIN, M., SMITH, D.A., NORDIN, B.E.C.: Parathyroid activity and postmentopausal osteoporosis. Lancet 1970 I, 809–810
HOUNSFIELD, G.N., AMBROSE, J.: Computerized transverse axial scanning. Brit. J. Radiol. 46, 1016–1047 (1973)

Hulley, S.B., Vogel, J.M., Donaldson, C.L., Bayers, J.H., Friedman, R.J., Rosen, S.N.: The effect of supplemental oral phosphate on the bone mineral changes during prolonged bed rest. J. clin. Invest. **50**, 2506–2518 (1971)

Hurxthal, L.M., Dotter, W.E.: Densitometric and visual observations of spinal radiographs. Geriatrics **24**, 93–106 (1969)

Hurxthal, L.M., Vose, G.P.: Radiographic bone density in the postmenopausal state and after surgical castration. Lahey Clin. Found. Bull. **14**, 15–20 (1965)

Hurxthal, L.M., Vose, G.P.: The relationship of dietary calcium intake to radiographic bone density in normal and osteoporotic persons. Calc. Tiss. Res. **4**, 245–256 (1969)

Ikkos, D.G., Katsichtis, P., Ntalles, K., Velentzas, C.: Osteoporosis in thyrotoxicosis. Lancet **1971 II**, 1159

Ikkos, D.G., Ntalles, K., Velentzas, Ch., Katsichtis, P.: Cortical bone mass in acromegaly. Acta radiol. (Stockh.) **15**, 134–144 (1974)

Ingalls, N.W.: Observations on bone weights. Amer. J. Anat. **48**, 45–98 (1931)

Jackson, H.: Problems in the measurement of bone density. Brit. J. Radiol. **24**, 613–616 (1951)

Jacobson, B.: X-ray spectrophotometry in vivo. Amer. J. Roentgenol. **91**, 202–210 (1964)

Jaeger, R.G.: Dosimetrie und Strahlenschutz. Stuttgart: Thieme 1959

Jaeger, R.G., Hübner, W.: Dosimetrie und Strahlenschutz. Stuttgart: Thieme 1974

Jaworski, Z.F.G.: Some morphologic and dynamic aspects of remodelling on the endosteal cortical and trabecular surfaces. Israel J. med. Sci. **7**, 491–492 (1971)

Jaworski, Z.F.G.: Pathophysiology, diagnosis and treatment of osteomalacia. Orthop. Clin. N. Amer. **3**, 623 (1972)

Jaworski, Z.F.G.: Three dimensional view of the gross and microscopic structure of adult human bone. In: Proceedings 1st Workshop on Bone Morphometry. Ottawa/Canada: Univ. of Ottawa Press (1973)

Jaworski, Z.F.G., Lok, E.: The rate of osteoclastic bone erosion in Haversian remodelling sites of adult dog's rib. Calc. Tiss. Res. **10**, 103–112 (1972)

Jensen, H., Christiansen, C., Lindbjerg, I.F., Munck, P.: The mineral content in bone. Measured by means of 27,5 keV radiation from J125. Acta radiol. (Stockh.), Suppl. **313**, 214–220 (1972)

Jesserer, H., Kirchmayr, W.: Die präsenile und die senile Involutionsosteoporose. Documenta Rheumatol. Geigy Nr. 8, Geigy S.A., Basel 1955

Jetté, M.: Photon-absorptiometry: The Cameron-Sorenson method and its application to bone turnover studies. In: Proc. 1st Workshop on Bone Morphometry, Ottawa 1973. Ottawa/Kanada: Univ. of Ottawa Press 1976

Johnson, L.C.: Morphologic analysis in pathology: The kinetics of disease and general biology of bone. In: Bone Biodynamics. Ed.: H.M. Frost. Boston: Little, Brown & Co. 1964

Johnston, C.C., Smith, D.M., Yu, P., Deiss, W.P.: In vivo measurement of bone mass in the radius. Metabolism **17**, 1140–1153 (1968)

Jowsey, J.: Age changes in human bone. Clin. Orthop. **17**, 210–218 (1960)

Jowsey, J.: Variations in bone mineralization with age and disease. In: Bone Biodynamics. Ed.: H.M. Frost. London: Churchill 1964

Jowsey, J.: Quantitative microradiography. Amer. J. Med. **40**, 485–491 (1966)

Jowsey, J., Kelly, P.J., Riggs, B.L., Bianco, A.L., Scholz, D.A., Gershon-Cohen, J.: Quantitative microradiographic studies of normal and osteoporotic bone. J. Bone Jt Surg. **47A**, 785–806 (1965)

Jowsey, J., Phil, D.: Quantitative microradiography — a new approach in the evaluation of metabolic bone disease. Amer. J. Med. **40**, 485–491 (1966)

Judy, P.F.: Theoretical accuracy and precision in the photon attenuation measurement of bone mineral. In: Proc. Bone Measurement Conf. Springfield, Va. 1970, U.S. Dept. Commerce and Atomic Energy Comm.

Judy, P.F.: A dichromatic attenuation technique for the in vivo determination of bone mineral content. Ph.D. Thesis, Univ. of Wisconsin, Madison, Wisconsin 1971

Judy, P.F.: Physical aspects of 125 J bone absorptiometry. Internat. Conf. on Bone Mineral Measurement, Chicago/Ill. 1973, U.S. Dept. Health, Education, Welfare

Jung Kuei, W., Arnold, J.S.: Staining osteoid seams in thin slabs of undecalcified trabecular bone. Stain Technol. **45**, 193–198 (1970)

JUNGCK, E.: Weichteilverkalkungen als Komplikation in der Intensivtherapie. Prakt. Anästh. **10**, 139–148 (1975)

JURIST, J.M.: In vivo determination of the elastic response of bone. I. Method of ulnar resonant frequency determination. Phys. Med. Biol. **15**, 417–426 (1970)

JURIST, J.M.: In vivo determination of the elastic responce of bone. II. Ulnar resonant frequency in osteoporotic, diabetic and normal subjects. Phys. Med. Biol. **15**, 427–434 (1970)

JURIST, J.M., DYMOND, A.M.: Reproducibility of ulnar resonant frequency measurement. Aerospace Med. **41**, 875–878 (1970)

JURIST, J., KIANIAN, K.: Three models of the vibrating ulna. J. Biochem. **6**, 331–342 (1973)

KAN, W.C., WILSON, C.R., WITT, R.M., MAZESS, R.B.: Direct readout of bone mineral content with dichromatic absorptiometry. In: Internat. Conf. Bone Mineral Measurement, Chicago/Ill. 1973, U.S. Dept. Health, Education, Welfare

KARJALAINEN, P.: A method for determination of the mineral content and mineral density in the distal radius using gamma ray attenuation. Ann. Clin. Res. **5**, 231–237 (1973)

KARJALAINEN, P., OLKKONEN, H.: Mineral density and bone density in the distal radius measured by gamma transmission and gamma scattering techniques. Ann. Clin. Res. **6**, 373–375 (1974)

KATRANOUSHOV, I., DYANKOV, O.: A densitometric method of determining the mineral content of bone. Brit. J. Radiol. **45**, 210–212 (1972)

KEANE, B.E., SPIEGLER, G., DAVIS, R.: Quantitative evaluation of bone mineral by a radiographic method. Brit. J. Radiol. **32**, 162–167 (1959)

KEELE, D.K., VOSE, G.P.: Bone density in nonambulatory children. Amer. J. Dis. Childr. **121**, 204–206 (1971)

KENNEDY, A.C., SMITH, D.A., BUCHANAN, W.W.: Bone loss in patients with rheumatoid arthritis. Scand. J. Rheumatol. **4**, 73–79 (1975)

KENNETT, T.J., GARNETT, E.S., WEBBER, C.E.: An in vivo measurement of absolute bone density. J. Canad. Ass. Radiol. **23**, 168–170 (1972)

KILLIG, K.: Die Bestimmung des Mineralgehaltes mit einer Zweispektren-Methode. Röntgenpraxis **28**, 54–60 (1975)

KLEMM, T., BANZER, D.H., SCHNEIDER, U.: Bone mineral content of the growing skeleton. 3rd Internat. Conf. Bone Mineral Measurement, New Orleans 1976. Amer. J. Roentgenol. **126**, 1283–1284 (1976)

KNESE, K.-H.: Die Ultrastruktur des Knochengewebes. Dtsch. med. Wschr. **84**, 1640–1644 (1959)

KNESE, K.-H.: Struktur und Ultrastruktur des Knochengewebes. In: Handbuch Med. Radiologie, Bd. IV/1. Berlin-Heidelberg-New York: Springer 1970

KNESE, K.-H.: Faserkristallisation, chondroide und ossale Mineralisation bei der desmalen Osteogenese und in der Zwischenwirbelscheibe. Acta anat. (Basel) **96**, 429–443 (1976)

KOCIÁN, J., BRODAN, V.: Knochendemineralisation. Eine einfache Methode zu ihrer Beurteilung in der Praxis. Z. präklin. Geriatr. **12**, 284–287 (1974)

KRANENDONK, D.H., JURIST, J.M., GUN. L.H.: Femoral trabecular patterns and bone mineral content. J. Bone Jt Surg. **54A**, 1472–1478 (1972)

KRIESTER, A.: Möglichkeiten und Grenzen objektiver radiologischer Verfahren zur Bestimmung des Knochenmineralgehaltes durch vergleichende Absorptionsmessungen. Fortschr. Röntgenstr. **109**, 174–184 (1968)

KROKOWSKI, E.: Quantitative Verlaufsbeobachtung der Kalziumveränderung im Knochen mittels röntgenologischer Substanzanalyse. Fortschr. Röntgenstr. **100**, 359–366 (1964)

KROKOWSKI, E.: Ist die Behandlung der Altersosteoporose gerechtfertigt? Med. Klin. **68**, 1155–1160 (1973)

KROKOWSKI, E.: Möglichkeiten einer radiologischen Bestimmung der Mineralkonzentration im Knochen. Radiologe **13**, 97–101 (1973)

KROKOWSKI, E.: Die postmenopausische Osteoporose — ein Zeitabschnitt im normalen Knochenumbau. Med. Klin. **69**, 2100–2105 (1974)

KROKOWSKI, E.: Radiologie der Osteoporose, Therapiewoche **24**, 3485–3498 (1974)

KROKOWSKI, E.: Radiologische Möglichkeiten zur individuellen Diagnostik und pathogenetischen Deutung der Osteoporose. Röntgenpraxis **28**, 92–93 (1975)

KROKOWSKI, E.: Die Osteoporose aus radiologischer Sicht: Entwicklung einer neuen Theorie. Radiologe **16**, 54–62 (1976)

Krokowski, E., Falck, I., Krastel, A.: Natriumfluorid-Behandlung der Osteoporose. Münch. med. Wschr. **115**, 511–512 (1973)

Krokowski, E., Fricke, M.: Osteoporose — mehr als eine Knochenkrankheit! Med. Klin. **70**, 822–829 (1975)

Krokowski, E., Krokowski, G.: Verlaufsbeurteilung der Osteoporose. Ärztl. Prax. **63**, 2745 (1974)

Krokowski, E., Krokowski, G., Schliack, H.: Über eine objektive Untersuchungsmethode zur Abgrenzung echter von simulierten Lähmungen. Nervenarzt **42**, 383–385 (1971)

Krokowski, E., Schlungbaum, W.: Die Objektivierung der röntgenologischen Diagnose „Osteoporose". Fortschr. Röntgenstr. **91**, 740–746 (1959)

Krokowski, E., Steiner, D.: Röntgenologische Bestimmung des Kalziumgehalts im menschlichen Skelett. Med. Klin. **56**, 2073–2076 (1961)

Kuhlencordt, F., Kruse, H.-P., Lozano-Tonkin, C., Wieners, H., Bartelheimer, H.: Vergleichende röntgenologische und morphometrische Untersuchungen bei der Osteoporose. Klin. Wschr. **45**, 1020–1023 (1967)

Kuhlencordt, F., Ringe, J.D., Kruse, H.-P., Roth, A. v.: Bone mineral determination of radius, ulna and finger bones by 125 Jodine photon absorptiometry on healthy persons. In: Internat. Conf. Bone Mineral Measurement, Chicago/Ill. 1973, U.S. Dept. Health. Education, Welfare

Kuhlencordt, F., Wieners, H., Gocke, H.: Skeletuntersuchungen bei Diabetikern bis zum 45. Lebensjahr. Dtsch. med. Wschr. **91**, 1913–1917 (1966)

Kumlin, T., Wiikeri, M., Sumari, P.: Densitometric studies on metacarpal bones of lumberjacks using chain saws. Med. d. Lavoro **62**, 478–482 (1971)

Lachman, E., Whelan, M.: The roentgen diagnosis of osteoporosis and its limitations. Radiology **25**, 165–177 (1935)

Lanzl, L.H., Standjord, N.M.: Radioisotopic device for measuring bone mineral. In: Proc. Symp. on Low-Energy Source and Applications, Chicago/Ill. 1964

Lichtenau, L.G.: Erfassung der Knochenstruktur des menschlichen Unterkiefers und deren Veränderung bei parondontaler Erkrankung und bei Wundheilung nach Extraktion aus dem Röntgenbild mit Hilfe einer Datenverarbeitungsanlage. Diss. Stuttgart 1977

Lindahl, O.: Maximal Kalziumbehandling vid osteoporos. In: Proceedings of Sandoz Symp. Osteopenie. Ed.: Luft-Sjöberg. Stockholm: Sandoz 1970

Lindergård, B., Lindholm, T., Naversten, Y.: Bone mineral mass evaluation using two different commercial systems. In: Proc. Symp. on Bone Mineral Determination, Vol. 1. Stockholm: Studsvik 1974

Lüthy, H., Roth, J.: Der Einfluß des Strahlenbündeldruckmessers auf die Bestimmung der Knochendichte am Beispiel von Knochenquadern. Atomkernenergie **25**, 204–206 (1975)

Lundberg, B.J., Nilsson, B.E.: Osteopenia in the frozen shoulder. Clin. Orthop. **60**, 187–191 (1968)

Luther, R.: Correlation of os calcis and spinal bone by Compton scattering. Internat. Conf. Bone Mineral Measurement, Chicago 1973, DHEW Publ. No. (NIH) 75–683, p. 161

Mack, P.B.: Radiographic bone densitometry. In: Progress in Development of Methods on Bone Densitometry. NASA Sci. Techn. Inf. Div. Washington, D.C. 1965/66

Mack, P.B., Brown, W.N., Trapp, H.D.: The quantitative evaluation of bone density. Amer. J. Roentgenol. **61**, 808–825 (1949)

Mack, P.B., La Chance, P.A., Vose, G.P., Vogt, F.B.: Bone demineralization of foot and hand of Gemini-Titan IV, V, and VII astronauts during orbital flight. Amer. J. Roentgenol. **100**, 503–511 (1967)

Mainland, D.: Measurement of bone density. Ann. rheum. Dis. **15**, 115–118 (1956)

Manzke, E., Heuck, F.: Möglichkeiten und Ergebnisse der Morphometrie des Knochens. Röntgen-Bl. **23**, 586–592 (1970)

Mauser, R., Skrabal, F.: Densitometer zur röntgenologischen Bestimmung der Knochendichte. Med. Techn. **95**, 13–15 (1975)

Mayer, K.M.: Altersgang der Makrostrukturen knöcherner Rippen beim Erwachsenen. Diss. Tübingen 1968

Mayor, G.H., Garn, S.M., Sanchez, T.V., Shaw, H.A.: The need for differential bone mineral standards for blacks. Amer. J. Roentgenol. **126**, 1293 (1976)

Mazess, R.B., Cameron, J.R.: Bone mineral content in normal U.S. whites. Internat. Conf. Bone Mineral Measurement, Chicago 1973, DHEW Publ. No. (NIH) 75–683, p. 228–237

MAZESS, R.B., MATHER, W.: Bone mineral content of North Alaskan Eskimos. Amer. J. clin. Nutr. **27**, 916–925 (1974)

MAZESS, R.B., WILSON, C.R., HANSON, J., KAN, W., MADSEN, M., PELC, N., WITT, R.: Progress in dual photon absorptiometry of bone. Proc. Symp. Bone Mineral Determinations, Stockholm 1974, **2**, 40–52

McCAFFERY, T.D., NASR, R., LAWRENCE, A.M. et al.: Severe growth retardation in children with inflammatory bowel disease. Pediatrics **45**, 386–393 (1970)

McDONALD, J.M., ZEITZ, L.: Dual energy absorptiometry technique for bone mineral content measurement. In: Internat. Conf. Bone Mineral Measurement, Chicago/Ill. 1973, U.S. Dept. Health, Education, Welfare

McFARLAND, W.: Evaluation of bone density from roentgenograms. Science **119**, 810–811 (1954)

McNEILL, K.G., HARRISON, J.E., CABEZA, L.: In vivo human calcium measurements using Plutonium-Beryllium sources. Meeting Amer. Nucl. Soc. in Augusta/Georgia 1971

MEEMA, H.E.: The occurence of cortical bone atrophy in old age and osteoporosis. J. Canad. Ass. Radiol. **13**, 27–32 (1962)

MEEMA, H.E.: Cortical bone atrophy and osteoporosis as a manifestation of aging. Amer. J. Roentgenol. **89**, 1287–1295 (1963)

MEEMA, H.E.: Some preliminary in vivo microradioscopic-morphometric observations on bone resorption using a 70-mm roll-film enlarger ("Helio-Contrastor"). Invest. Radiol. **8**, 418–422 (1973)

MEEMA, H.E.: The combined use of morphometric and microradioscopic methods in the diagnosis of metabolic bone diseases. Radiologe **13**, 111–116 (1973)

MEEMA, H.E.: Some comparisons of x-ray densitometry with Gamma ray absorptiometry. In: Proc. 1st Workshop on Bone Morphometry, Ottawa 1973. Ottawa/Kanada: Univ. of Ottawa Press 1973/76

MEEMA, H.E., BUNKER, M.L., MEEMA, S.: Loss of compact bone due to menopause. Obstet. and Gynec. **26**, 333–343 (1965)

MEEMA, H.E., HARRIS, C.K., PORRETT, R.E.: A method for determination of bonesalt content of cortical bone. Radiology **82**, 986–997 (1964)

MEEMA, H.E., MEEMA, S.: Measurable roentgenologic changes in some peripheral bones in senile osteoporosis. J. Amer. Geriat. Soc. **11**, 1170–1182 (1963)

MEEMA, H.E., MEEMA, S.: The interrelationships between cortical bone thickness, mineral mass, and mineral density in human radius: A roentgenologic-densitometric study. In: Progress in Methods of Bone Mineral measurement. U.S. Dept. Health, Education, Welfare Washington, D.C. 1968/70

MEEMA, H.E., MEEMA, S.: Cortical bone mineral density versus cortical thickness in the diagnosis of osteoporosis: a roentgenologic-densitometric study. J. Amer. Geriat. Soc. **17**, 120–141 (1969)

MEEMA, H.E., MEEMA, S.: Comparison of microradioscopic and morphometric findings in the hand bones with densitometric findings in the proximal radius in thyrotoxicosis and in renal osteodystrophy. Invest. Radiol. **7**, 88–96 (1972)

MEEMA, H.E., MEEMA, S.: Microradioscopic bone structure of the hand in thyrotoxicosis, renal osteodystrophy and acromegaly. Clin. Aspects Metab. Bone Dis., p. 10–19. Amsterdam: Excerpta Medica 1973

MEEMA, H.E., MEEMA, S.: Intracortical porosity in osteomalacia. A radiologic study including microradioscopy, morphometry, and densitometry. In: Proceedings 1st Workshop on Bone Morphometry. Ottawa/Canada: Univ. of Ottawa Press 1973/76

MEEMA, H.E., MEEMA, S.: Involutional (physiologic) bone loss in women and the feasibility of preventing structural failure. J. Amer. Geriat. Soc. **22**, 443–452 (1974)

MEEMA, H.E., MEEMA, S.: Improved roentgenologic diagnosis of osteomalacia by microradioscopy of hand bones. Amer. J. Roentgenol. **125**, 925–935 (1975)

MEEMA, H.E., OREOPOULOS, D.G., RABINOVICH, S.: A roentgen study of periosteal, intracortical and endosteal resorpted changes in renal osteodystrophy. In: Proc. of 1st Workshop on Bone Morphometry 1973. Ottawa/Kanada: Univ. of Ottawa Press 1976

MEEMA, H.E., OREOPOULOS, D.G., RABINOVICH, S., HUSDAN, H., RAPOPORT, A.: Periosteal new bone formation (Periosteal Neostosis) in renal osteodystrophy. Radiology **110**, 513–522 (1974)

Meema, H.E., Rabinovich, S., Meema, S., Lloyd, G.J., Oreopoulos, D.G.: Improved radiologic diagnosis of azotemic osteodystrophy. Radiology **102**, 1–10 (1972)

Meema, H.E., Rabinovich, S., Oreopoulos, D.G.: Periosteal new bone formation in normals' and in patients with chronic renal disease: microscopic-morphometric observations in finger bones. In: Proc. 1st Workshop on Bone Morphometry 1973. Ottawa/Kanada: Univ. of Ottawa Press 1976

Meema, H.E., Rabinovich, D., Oreopoulos, D.G., Lloyd, G.J., Meema, S.: Changes in bone mineral content of radius in chronic renal disease. Proc. Bone Measurement Conf. U.S. Atom. Energy Comm. Conf. 1970, p. 383–396

Meema, H.E., Schatz, D.L.: Simple radiologic demonstration of cortical bone loss in thyrotoxicosis. Radiology **97**, 9–15 (1970)

Meema, H.E., Taves, D.R., Oreopoulos, D.G.: Concurrent X-ray photodensitometric and Gamma-ray absorptiometric measurements of bone mineral in the radius in patients. 3rd Internat. Conf. Bone Mineral Measurement, New Orleans 1976. Amer. J. Roentgenol. **126**, 1269 (1976)

Meema, H.E., Taves, D.R., Oreopoulos, D.G: Comparisons between X-ray photodensitometric and Gamma-ray absorptiometric findings of bone mineral measurements, and the evidence of their convertibility. Invest. Radiol. **11**, 550–555 (1976)

Meema, S., Meema, H.E.: Improved recognition of bone loss by concurrent measurements in the second metacarpal and radius. In: Proceedings 1st Workshop on Bone Morphometry. Ottawa/Canada: Univ. of Ottawa Press 1973/76

Meema, S., Reid, D.B.W., Meema, H.E.: Age trends of bone mineral mass, muscle width, and subcutaneous fat in normals and osteoporotics. Calc. Tiss. Res. **12**, 101–112 (1973)

Meissner, J.: Über die radiologischen Verfahren zur Bestimmung des Mineralsalzgehaltes im Knochen. Radiologe **9**, 129–138 (1969)

Merz, W.A., Schenk, R.K.: A quantitative histological study on bone formation in human cancellous bone. Acta anat. (Basel) **76**, 1–15 (1970)

Merz, W.A., Schenk, R.K.: Quantitative structural analysis of human cancellous bone. Acta anat. (Basel) **76**, 140–149 (1970)

Meunier, P.J., Bianchi, G.G.S., Edouard C.M., Bernard, J.C., Courpron, P., Vignon, E.E.: Bone manifestation of thyrotoxicosis. Orthop. Clin. N. Amer. **3**, 745 (1972)

Mielke, J.H., Armelagos, G.J., Gerven, D.P. van: Trabecular involution in femoral heads of a prehistoric (X group) population from Sudanese Nubia. Amer. J. phys. Anthrop. **36**, 39–44 (1972)

Milne, E.: Discussion of Colbert's paper: "The osseous system, an overview". Invest. Radiol. **7**, 237 (1972)

Minaire, P., Meunier, P., Edouard, C. et al.: Donnees histomorphometriques et biologiques sur l'osteoporose d'immobilisation. Rev. Rhum. **42**, 479–488 (1975)

Moore, R., Wahner, H.: The measurement of bone mineral. Appl. Radiol. **3**, 63–67 (1974)

Morgan, A.F., Gilum, H.L., Gifford, E.D., Wilcox, E.B.: Bone density of an ageing population. Amer. J. clin. Nutr. **10**, 337–346 (1962)

Morgan, D.B.: Osteomalacia, Renal Dystrophy and Osteoporosis. Springfield/Ill.: C. Thomas 1973

Morgan, D.B.: Histological and radiological techniques of bone morphometry. A summary and appraisal. In: Proc. of 1st Workshop of Bone Morphometry 1973. Ottawa/Kanada: Univ. of Ottawa Press 1976

Morgan, D.B., Patterson, G.R., Woods, C.G., Pulvertaft, C.N., Fourman, P.: Search for osteomalacia in 1228 patients after gastrectomy and other operations on the stomach. Lancet **1965 II**, 1085

Morgan, D.B., Spiers, F.W., Pulvertaft, C.N., Fourman, P.: The amount of bone in the metacarpal and the phalanx according to age and sex. Clin. Radiol. **18**, 101–108 (1967)

Müllenberg, W.: Röntgenfilmauswertung mit einem neuen äquidensitometrischen Film. Fortschr. Röntgenstr. **121**, 512–517 (1974)

Mueller, M.N.: Effects of corticosteroids on bone mineral in rheumatoid arthritis and asthma. 3rd Internat. Conf. Bone Mineral Measurement, New Orleans 1976. Amer. J. Roentgenol. **126**, 1300 (1976)

Mueller, M.N., Jurist, J.M.: Skeletal status in rheumatoid arthritis. Arthr. and Rheum. **16**, 66–70 (1973)

MUELLER, M.N., MAZESS, R.B., CAMERON, J.R.: Corticosteroid therapy accelerated osteoporosis in rheumatoid arthritis. Internat. Conf. Bone Mineral Measurement, Chicago 1973, DHEW Publ. No. (NIH) 75–683, p. 195–196

NACHLAS, I.W., PARKE, E.A.: Zit. nach Stein, I. Amer. J. Roentgenol. 37, 678–682 (1937)

NAGEL, M.: Measurement of the changes of the bone mineral content by evaluating the changes of spongy structure. In: Proc. Symp. on Bone Mineral Determinations, Stockholm 1974, AB Atomenergi, Stockholm 1974

NAGEL, M., HEUCK, F., EPPLE, E., DECKER, D.: Bestimmung des Knochenmineralgehaltes aus dem Röntgenbild mit Hilfe der digitalen Datenverarbeitung. Fortschr. Röntgenstr. 121, 604–612 (1974)

NELP, W.B., DENNEY, J.D., MURANO, R., HINN, G.M., WILLIAMS, J.L., RUDD, T.G., PALMER, H.E.: Absolute measurement of total body calcium (bone mass) in vivo. J. Lab. clin. Med. 79, 430–438 (1972)

NEWTON-JOHN, H.F., MORGAN, D.B.: The loss of bone with age, osteoporosis, and fractures. Clin. Orthop. Relat. Res. 71, 229–252 (1970)

NILSSON, B.E.: Menopause and femur density. In: Proceedings of Bone Measurement Conference. Ed.: Cameron Springfield/Ill.: U.S. Dept. Comm. 1970

NILSSON, B.E., ANDERSSON, S.: The proximal end of tibia, a sensitive site for measurement of bone mineral content in lower limb dysfunction. 3rd Internat. Conf. Bone Mineral Measurement, New Orleans 1976. Amer. J. Roentgenol. 126, 1304 (1976)

NILSSON, B.E., HAGBERG, L.: Prediction of femoral neck fracture from a pelvic X-ray. 3rd Internat. Conf. Bone Mineral Measurement, New Orleans 1976. Amer. J. Roentgenol. 126, 1299–1300 (1976)

NILSSON, B.E., WESTLIN, N.E.: Osteoporosis following injury to the semilunar cartilage. Calc. Tiss. Res. 4, 185–187 (1969)

NILSSON, B.E., WESTLIN, N.E.: Femur density in alcoholism and after gastrectomy. Calc. Tiss. Res. 10, 167–170 (1972)

NILSSON, B.E., WESTLIN, N.E.: Bone mass and Colle's fracture. Internat. Conf. Bone Mineral Measurement, Chicago 1973, DHEW Publ. No. (NIH) 75–683, p. 362–368

NORDIN, B.E.C.: Metabolic Bone and Stone Disease. Edinburgh-London: Livingston 1973

NORDIN, B.E.C.: Calcium, Phosphate, and Magnesium Metabolism. Edinburgh-London-New York: Churchill & Livingstone 1976

NORDIN, B.E.C., BARNETT, E., MacGREGOR, J., NISBET, J.: Lumbar spine densitometry. Brit. med. J. 1962 I, 1793–1796

NORDIN, B.E.C., BARNETT, E., SMITH, D.A., ANDERSON, J.: Measurement of cortical bone volume and lumbar spine density. In: Progress in Development of Methods on Bone Densitometry, Washington, D.C., 1965

NORDIN, B.E.C., SMITH, D.A.: Diagnostic Procedures in Disorders of Calcium Metabolism. London: Churchill 1965

ODLAND, L.M., MASON, R.L., ALEXEFF, A.I.: Bone density and dietary findings in 409 Tennessee subjects. I. Bone density considerations. Amer. J. clin. Nutr. 25, 905–907 (1972)

ODLAND, L.M., MASON, R.L., ALEXEFF, A.I.: Bone density and dietary findings of 409 Tennessee subjects. II. Dietary considerations. Amer. J. clin. Nutr. 25, 908–911 (1972)

OESER, H., KROKOWSKI, E.: Röntgenstrahlen zur visuellen Knochenbiopsie zwecks Bestimmung des Mineralgehaltes. Dtsch. med. Wschr. 86, 2431–2434 (1961)

OESER, H., KROKOWSKI, E.: Quantitative analysis of inorganic substances in the body. A method using X-rays of different qualities. Brit. J. Radiol. 36, 274–279 (1963)

OKA, M., REKONEN, A., KUIKKA, J., ANTTINEN, J.: Bone mineral density in rheumatoid arthritis measured by the gamma transmission method. Scand. J. Rheumatol. 4, 28–32 (1975)

OKUYAMA, T.: A study of quantitative analysis on the mineral contents of bone by x-rays. Nippon Acta Radiol. 25, 775–790 (1965)

OLAH, A.J., DAMBACHER, M., HAAS, H.G.: Histological effects of calcitonin in bone diseases. Calc. Tiss. Res., Suppl. 4, 154 (1970)

OLKKONEN, H., KARJALAINEN, P.: A 171Tm gamma scattering technique for the determination of absolute bone density. Brit. J. Radiol. 48, 594–597 (1975)

OLKKONEN, H., PUUMALAINEN, P., KARJALAINEN, P., ALHAVA, E.M.: Measurement of bone mineral density using coherent and Compton scattering. 3rd Internat. Conf. Bone Mineral Measurement, New Orleans 1976. Amer. J. Roentgenol. 126, 1279–1280 (1976)

Omnell, K.Å.: Quantitative roentgenologic studies on changes in mineral content of bone in vivo. Acta radiol. (Stockh.), Suppl. **148** (1957)

Orne, D., Mandke, J.: The influence of musculature on the mechanical impedance of the human ulna, an in vivo simulated study. J. Biochem. **8**, 143–149 (1975)

Overton, T.R., Silverberg. D.S.: Bone demineralization in renal failure. A longitudinal study of the distal femur using photon absorptiometry. 3rd Internat. Conf. Bone Mineral Measurement, New Orleans 1976. Amer. J. Roentgenol. **126**, 1289–1291 (1976)

Overton, T.R., Silverberg, D.S., Rigal, W.M., Friedenberg, L.: University of Alberta bone mineral analysis system – Performance and clinical application. In: Internat. Conf. on Bone Mineral Measurement, Chicago/Ill. 1973, U.S. Dept. Health, Education, Welfare

Palmer, H.E., Nelp, W.B., Murano, R., Rich, C., Railthorp, K.G.: In-vivo neutron activation analysis of total body bone mass. In: Progress in Methods of Bone Mineral Measurement. Ed.: Whedon. U.S. Dept. Health, Education, Welfare Washington, D.C. 1968/70

Parfitt, A.M., Oliver, I., Walczak, N., Levin, N., Santiago, G., Cruz. C.: The effect of chronic renal failure and maintenance hemodialysis on bone mineral content of the radius. Amer. J. Roentgenol. **126**, 1292 (1976)

Pawson, I.G.: Radiographic determination of excessive bone loss in Alaskan Eskimos. Hum. Biol. **46**, 369–380 (1974)

Peters, P.E., Osmers, F., Müller, H., Loew, H.: Möglichkeiten der Früherkennung der renalen Osteopathie mit Hilfe der Xeroradiographie der Hände. In: Knochenveränderungen bei Niereninsuffizienz, Herausgeb.: Gessler. München: Feistle 1974

Piper, D.G., Preuss, L.E.: Absolute bone density measurement using Compton scattered radiation. 3rd Internat, Conf. Bone Mineral Measurement, New Orleans 1976. Amer. J. Roentgenol. **126**, 1279 (1976)

Piper, D.G., Preuss, L.E., Bolin, F.P.: An evaluation of several nuclides for bone density determination by Compton scattering. In: Internat. Conf. Bone Mineral Measurement, Chicago/Ill. 1973, Dept. Health. Education, Welfare USA

Pliess, G.: Bewegungsapparat. In: Organpathologie III. Herausgeb.: W. Doerr. Stuttgart: Thieme 1974

Priboth, W., Börnert, D., Fritzsche, H.: Zur Methode der röntgenologisch-photometrischen Bestimmung des Aschegehaltes im Knochen beim Rind. Zbl. Vet.-Med. **13A**, 628–644 (1966)

Price, R.R., Wagner, J., Larsen, K., Patton, J., Brill, A.B.: Regional and whole-body bone mineral content measurement with a rectilinear scanner. 3rd Internat. Conf. Bone Mineral Measurement, New Orleans 1976. Amer. J. Roentgenol. **126**, 1277–1278 (1976)

Pridie, R.B.: The diagnosis of senile osteoporosis using a new bone density index. Brit. J. Radiol. **40**, 251–255 (1967)

Pridie, R.B., Higgins, P.M.R., Yates, J.R.: Bone changes following gastrectomy. Clin. Radiol. **19**, 148–153 (1968)

Puppe, D.: Die Xeroradiographie. Grundlagen und Anwendungsmöglichkeiten. In: Ergebn. med. Radiol. **III**, 79 (1971)

Puppe, D.: Physikalisch-technische und dosimetrische Grundlagen der Xeroradiographie. In: Atlas der Xeroradiographie. München: Urban & Schwarzenberg 1976

Quintar, H.: Quantitative Bestimmung des Kalksalzgehaltes am Radius. Diss. Kiel 1962

Raikar, U.R., Ganatra, R.D.: Determination of mineral content in bone by photon transmission using scintillation. Int. J. Nucl. Med. Biol. **2**, 178–180 (1975)

Rambaut, P.C., Dietlein, L.F., Vogel, J.M., Smith, M.C.: Comparative study of two direct methods of bone mineral measurement. Aerospace Med. **43**, 646–650 (1972)

Ranz, E.: Neue photographische Methoden zur Densitometrie. In: Densitometrie in der Radiologie. Herausgeb.: F. Heuck. Stuttgart: Thieme 1971/73

Rasmussen, H.: Secondary hyperparathyroidism. Mt Sinai J. Med. **40**, 462–473 (1973)

Rasmussen, H., Bordier, P.: The cellular basis of metabolic bone disease. New Engl. J. Med. **289**, 25–37 (1973)

Rasmussen, H., Bordier, P.: The Physiological and Cellular Basis of Metabolic Bone Disease. Baltimore: Williams & Wilkins 1975

Rassow, J.: Systematische Fehler bei der radiologischen Mineralgehaltsbestimmung im Knochen. Fortschr. Röntgenstr. **121**, 77–86 (1974)

RASSOW, J.: Systematic errors in determinations of bone mineral content in-vivo. Proc. Symp. Bone Mineral Determination, Stockholm 1974, **2**, 131–147

RASSOW, J.: A two-energy densitometry method for measuring bone mineral concentrations and bone densities in vivo and in vitro. 3rd Int. Conf. Bone Mineral Measurement, New Orleans 1976. Amer. J. Roentgenol. **126**, 1268 (1976)

RASSOW, J., BACHMANN, H.J., KLASKALA, I.: Messung der Knochenmineralkonzentration („Hydroxylapatit-Volumenwert") und der Knochendichte mit einer Zweienergie-Densitometriemethode in vitro und in vivo. Fortschr. Röntgenstr. **125**, 317–324 (1976)

RASSOW, J., BÖRNER, W., EIPPER, H.H., GEBHARDT, M., HEUCK, F., HÜDEPOHL, G., MOLL, E., ZWICKER, H.: Radiologische Mineralgehaltsbestimmung im Knochen in vivo. Fortschr. Röntgenstr. **121**, 90–99 (1974)

RASSOW, J., STRÜTER, H.-D.: Über ein Verfahren zur quantitativen Bestimmung des Mineralgehaltes der Knochen mit radioaktiven Isotopen. II. Mitteilung: Zweiisotopenmethode. Fortschr. Röntgenstr. **111**, 155–163 (1969)

REED, G.W,: Studies of bone mineralization. A.R. British Empire Cancer Campaign **38**, 489 (1960)

REED, G.W., WEST, R.R., ATKINSON, P.J.: The measurement of bone mineralization in vivo using monoenergetic radiation. In: Symposium Ossium. Ed.: Jelliffe and Strickland. Edinburgh-London: Livingstone 1968/70

REICH, N.E., SEIDELMANN, F.E., TUBBS, R.R., MacINTYRE, M.J., MEANEY, T.F., ALFIDI, R., PEPE, R.G.: Determination of bone mineral content using CT scanning. Amer. J. Roentgenol. **127**, 593–594 (1976)

REICH, S.B., LEVITIN, J., FELTON, L.R.: A roentgen method of evaluating density of bone. Amer. J. Roentgenol. **79**, 705–708 (1958)

REINERS, CHR., MOLL, E., BÖRNER, W., GREHN, S.: Computer-Darstellung des Fingerquerschnitts bei der Knochendichtemessung mit einem 125J-Profilscanner. Fortschr. Röntgenstr. **118**, 68–76 (1973)

REINHARD, B., EVERS, R., FISCHEDICK, O.: Skelett- und Weichteildarstellung in der Xeroradiographie. Fortschr. Röntgenstr. **120**, 209–215 (1974)

REISS, K.H., CONRAD, B., KILLIG, K.: Quantitative density longitudinal section through the spine. 3rd Internat. Conf. Bone Mineral Measurement, New Orleans 1976. Amer. J. Roentgenol. **126**, 1281 (1976)

REISS, K.H., KILLIG, K., SCHUSTER, W.: Dual photon x-ray beam applications. In: Internat. Conf. on Bone Mineral Measurement, Chicago/Ill. 1973, U.S. Dept. Health, Education, Welfare

REISS, K.H., STEINLE, B.: Medical application of the Compton effect. Siemens Forsch.-Entwickl.-Ber. **2**, 16–25 (1973)

REMMELE, W.: Die Osteopoikilie: Klinik, pathologische Anatomie, Differentialdiagnose. Ergebn. allg. Path. path. Anat. **49**, 182–228 (1968)

RESCHEF, A., SCHWARTZ, A., BEN-MENACHEM, Y., MENCZEL, J., GUGGENHEIM, K.: Radiological osteoporosis: correlation with dietary and biochemical findings. J. Amer. Geriat. Soc. **19**, 391–402 (1971)

RETHMEIER, B.J.: Densitometrie. De bepaling van het calciumgehalte der benderen. J. belge Radiol. **38**, 487–500 (1955)

RICH, C., KLINK, E.J., MULLINS, G.L., GRAHAM, C.B.: Sonic measurement of bone mass. J. clin. Invest. **42**, 970 (1963)

RICH, C., KLINK, E.J., SMITH, R., GRAHAM, C.B., IVANOVICH, P.: Sonic measurement of bone mass. In: Progress in Development of Methods in Bone Densitometry, NASA Sp-64, Washington, D.C. 1966

RIEDER, W.: Die akute Knochenatrophie. Dtsch. Z. Chir. **248**, 270–331 (1936)

RINGE, J.D., KRUSE, H.-P., KUHLENCORDT, F.: Repeated bone mineral measurements in patients with primary and secondary hyperparathyroidism by photonabsorptiometry. In: Proc. of Symposium on Bone Mineral Determinations. Stockholm: Studsvik 1974

RINGE, J.D., KUHLENCORDT, F., KÜHNAU, J.: Mineralgehalt des Skeletts bei Langzeitdiabetikern: Densitometrischer Beitrag zur Osteopathia diabetica. Dtsch. med. Wschr. **101**, 280–282 (1976)

RINGE, J.D., KUHLENCORDT, F., KRUSE, H.-P.: Bone mineral determinations on longterm diabetics. 3rd Internat. Conf. Bone Mineral Measurement, New Orleans 1976. Amer. J. Roentgenol. **126**, 1300–1301 (1976)

Ringe, J.D., Rehpenning, W., Kuhlencordt, F.: Physiologische Änderung des Mineralgehalts von Radius und Ulna in Abhängigkeit von Lebensalter und Geschlecht. Fortschr. Röntgenstr. **126**, 376–380 (1977)

Risch, W.D., Banzer, D.H., Moltz, L., Schneider, U., Rudloff, R.: Bone mineral content in patients with gonadal dysfunction. 3rd Internat. Conf. Bone Mineral Measurement, New Orleans 1976. Amer. J. Roentgenol. **126**, 1302 (1976)

Risch, W.D., Banzer, D.H., Schneider, U.: Radiometrische Untersuchungen der Knochendichte beim Mamma-Karzinom. 58. Tag. Dtsch. Röntgen-Gesellschaft Münster 1977

Ritz, E., Andrassy, K., Krempien, B.: Osteopathie bei Dauerdialyse. Med. Klin. **67**, 1132–1137 (1972)

Ritz, E., Krempien, B., Prager, P., Bommer, J., Mehls, O., Andrassy, K.: Knochenveränderungen bei chronischer Niereninsuffizienz. Med. Klin. **70**, 1112–1124 (1975)

Ritz, E., Kuhn, H.M., Krempien, B., Heuck, F., Kerle, W., Aschermann, C.: Röntgenologische Zeichen gestörten Calciumstoffwechsels bei Dialyse-Patienten. II. Beziehung der Röntgensymptome zu möglichen pathogenetischen Faktoren. Fortschr. Röntgenstr. **119**, 194–202 (1973)

Rockoff, S.D.: Radiographic trabecular quantitation of human lumbar vertebrae in situ. I. Theory and method for study of osteoporosis. Invest. Radiol. **2**, 272–289 (1967)

Rockoff, S.D.: Discussion on observations on the course of osteoporosis. In: Osteoporosis. Ed.: U.S. Barzel. New York-London: Grune & Stratton 1970

Rockoff, S.D., Selzer, R.: Radiographic trabecular quantitation of human lumbar vertebrae. In: Progress in Methods of Bone Mineral Measurement, U.S. Dept. Health, Education, Welfare Washington, D.C. 1968

Rockoff, S.D., Sweet, E., Bleustein, J.: The relative contribution of trabecular and cortical bone to the strength of human lumbar vertebrae. Calc. Tiss. Res. **3**, 163–175 (1969)

Rockoff, S.D., Zettner, A., Albright, J.: Radiographic trabecular quantitation of human lumbar vertebrae in situ. II. Relation to bone quantity, strength and mineral content. Invest. Radiol. **2**, 339–352 (1967)

Roh, Y.S., Dequeker, J., Mulier, J.C.: Cortical bone remodeling and bone mass in primary osteoarthrosis of the hip. Invest. Radiol. **8**, 251–254 (1973)

Roos, B.O.: Dual photon absorptiometry in lumbar vertebrae. II. Precision and reproducibility. Acta radiol. Ser. Ther. **14**, 291–303 (1975)

Roos, B.O., Sköldborn, H.: Dual photon absorptiometry in lumbar vertebrae: Precision and reproducibility. Symp. on Bone Mineral Determinations. Stockholm: Studsvik 1974

Roth, A. v., Ringe, J.D., Kruse, H.-P., Kuhlencordt, F.: Bestimmung des Knochenmineralgehalts durch 125J-Photonenabsorptionsmessung bei Gesunden. Fortschr. Röntgenstr. **121**, 597–603 (1974)

Rüegsegger, P., Elsasser, U., Anliker, M., Gnehm, H., Kind, H., Prader, A.: Quantification of bone mineralization using computed tomography. Radiology **121**, 93–97 (1976)

Rüegsegger, P., Hinderling, T.: Bone mineral distribution in the immediate vicinity of implants. 3rd Internat. Conf. Bone Mineral Measurement, New Orleans 1976. Amer. J. Roentgenol. **126**, 1272 (1976)

Rüegsegger, P., Niederer, P., Anliker, M.: A method for the determination of the compacta area and the mean absorption density of human bones. In: Internat. Conf. on Bone Mineral Measurement, Chicago/Ill. 1973, U.S. Dept. Health, Education, Welfare

Rüegsegger, P., Niederer, P., Anliker, M.: An extension of classical bone mineral measurements. Ann. Biomed. Eng. **2**, 194–205 (1974)

Rusch, O., Virtama, P.: Clavicular cortical thickness as risk index of vertebral compression fractures. Radiology **105**, 551–553 (1972)

Rutherford, R.A., Pullan, B., Isherwood, I., Goddard, J.: Quantitative aspects of computer assisted tomography. Brit. J. Radiol. **48**, 605 (1975)

Sanders, A.P.: Diss. Pennsylvania State College 1937

Saville, P.D.: Changes in bone mass with age and alcoholism. J. Bone Jt Surg. **47A**, 492–499 (1965)

Saville, P.D.: A quantitative approach to simple radiographic diagnosis of osteoporosis: Its application to the osteoporosis of rheumatoid arthritis. Arthr. and Rheum. **10**, 416–422 (1967)

Saville, P.D.: Observations on 80 women with osteoporotic spine fractures. In: Osteoporosis. Ed.: U.S. Barzel. New York-London: Grune & Stratton 1970

SCHENK, R.K., MERZ, W.A.: Histologisch-morphologische Untersuchungen über Altersatrophie und senile Osteoporose in der Spongiosa des Beckenkammes. Dtsch. med. Wschr. **94**, 206–208 (1969)

SCHERTEL, L., PUPPE, D., SCHNEPPER, E., WITT, H., ZUM WINKEL, K.: Atlas der Xeroradiographie. München-Berlin-Wien: Urban & Schwarzenberg 1976

SCHLENKER, R.A.: Percentages of cortical and trabecular bone mineral mass in the radius and ulna. 3rd Internat. Conf. Bone Mineral Measurement, New Orleans 1976. Amer. J. Roentgenol. **126**, 1309–1312 (1976)

SCHMELING, P.: Bone mineral measurements using a dichromatic attenuation technique with simultaneous operation in two energy channels. In: Internat. Conf. Bone Mineral Measurement, Chicago/Ill. 1973, U.S. Dept. Health, Education, Welfare

SCHMID, J.: Photometrische Bestimmung der Knochendichte. Z. Rheumaforsch. **19**, 186–197 (1960)

SCHMID, J.: Kalktherapie bei Osteoporose. Schweiz. med. Wschr. **93**, 1815–1820 (1963)

SCHMIDT, M.B.: Atrophie und Hypertrophie des Knochens einschließlich der Osteosklerose. In: Handbuch d. spez. pathol. Anatomie u. Histologie, Bd. IX/3. Herausgeb.: Henke u. Lubarsch Berlin: Springer 1937

SCHMITT, G.: Über quantitative Messungen des Hydroxylapatitverlustes während der Fixierung im Gipsverband. Diss. Univ. Gießen 1968

SCHNEIDER, U., BANZER, D.: A computerized method of determination of bone mineral content by a transmission scanner. Description of the system. Internat. Conf. Bone Mineral Measurement, Chicago 1973, DHEW No. (NIH) 75–683, p. 142–150

SCHNEIDER, U., BANZER, D., BANGE, M.: Comparison of bone mineral content (BMC) in different skeletal sites. 3rd Internat. Conf. Bone Mineral Measurement, New Orleans 1976. Amer. J. Roentgenol. **126**, 1312–1313 (1976)

SCHRAER, H.: Variation in the roentgenographic density of the os calcis and phalanx with sex and age. J. Pediat. **52**, 416–423 (1958)

SCHRAER, H.: Quantitative radiography of the skeleton in living systems. In: Progress in Development of Methods on Bone Densitometry. NASA Sci. Techn. Inf. Div. Washington, D.C. 1965/66

SCHREIBER, H.: Neutronenbiologie des menschlichen Körpers. Stuttgart: Schattauer 1965

SCHUSTER, W.: Über Methoden und Ergebnisse quantitativer Mineralsalzbestimmungen am kindlichen Skelett. Arch. Kinderheilk. **180**, 256–281 (1970)

SCHUSTER, W.: Die objektive Erfassung des Mineralgehaltes im kindlichen Skelett. Radiologe **11**, 280–285 (1971)

SCHUSTER, W.: Follow-up examination of the mineral salt content in the skeleton with various Vitamin D resistant forms of rickets of renal origin. In: Internat. Conf. on Bone Mineral Measurement, Chicago/Ill. 1973, U.S. Dept. Health, Education, Welfare

SCHUSTER, W., REISS, K.H., KRAMER, K.: Quantitative Mineralsalzmessung am kindlichen Skelett. Dtsch. med. Wschr. **94**, 1983–1987 (1969)

SCHUSTER, W., SCHORN, B.: Der Mineralhaushalt des wechsenden Knochens und seine Störungen — Radiologische Untersuchungsmethoden. Radiologe **16**, 361–369 (1976)

SEDLIN, E.D.: The ratio of cortical area to total cross-section area in the rib diaphysis: a quantitative index of osteoporoses. Clin. Orthop. **36**, 161 (1964)

SEDLIN, E.D., VILLANUEVA, A.R., FROST, H.M.: Age variations in the specific surface of Howship's lacunae as an index of human bone resorption. Anat. Rec. **146**, 201–207 (1963)

SEILER, G.: In vivo Bestimmung von Calcium und Phosphor in der Hand durch Neutronen-Aktivierungsanalyse mit Kalifornium 252. Diss. Univ. Karlsruhe 1977

SEILER, G., WÜRZ, H.: Bestimmung von Calcium und Phosphor in der Hand durch Neutronenaktivierung in vivo. Ges. Kernforschung, Karlsruhe 1973

SEVASTIKOGLOU, J.A., ERIKSSON, U., LARSON, S.E.: Skeletal changes of the amputation stump and the femur on the amputated side. Acta orthop. scand. **40**, 624–633 (1969)

SHAPIRO, J.R., MOORE, D.T., FERBER, E., EPPS, C., AURBACH, G., WHEDON, G.D.: The measurement of bone mineral content by the photon absorptiometric technique. Clin. Res. **20**, 38 (1972)

SHAPIRO, J.R., MOORE, W.T., JORGENSEN, H., EPPS, C., REID, J., WHEDON, G.D.: A preliminary evaluation of diagnosis and therapy in osteoporosis. In: Internat. Conf. on Bone Mineral Measurement, Chicago 1973, U.S. Dept. Health, Education, Welfare

SHIMMINS, J., GILLESPIE, F.C., HAMILTON, M.D., SMITH, D.A.: The measurement of bone mineral in vivo by photon absorption. Calc. Tiss. Res. **2**, Suppl., 40 (1968)

Shimmins, J., Smith, D.A., Aitken, M., Anderson, J.B., Gillespie, F.C.: The accuracy and reproducibility of bone mineral measurements "in vivo". Methods using dealed isotope sources. Clin. Radiol. **23**, 47–51 (1972)

Singh, M.: Femoral trabecular pattern index for grading osteoporosis. In: Proceedings 1st Workshop on Bone Morphometry. Ottawa/Canada: Univ. of Ottawa Press 1973/76

Singh, M., Nagrath, A., Maini, P.S.: Changes in trabecular pattern of the upper end of the femur as an index of osteoporosis. J. Bone Jt Surg. **52A**, 457–467 (1970)

Singh, M., Riggs, B.L., Beabout, J.W., Jowsey, J.: Femoral trabecular-pattern index for evaluation of spinal osteoporosis. Ann. intern. Med. **77**, 63–67 (1972)

Sissons, H.A., Jowsey, J., Stewart, L.: Quantitative microradiography of bone tissue. In: X-Ray Microscopy and X-Ray Microanalysis. Amsterdam: Elsevier Publ. Comp. 1960

Smith, C.B., Horton, P.W., Aitken, J.M., Smith, D.A.: The estimation of bone mineral content at selected skeletal sites by γ-ray absorption. Brit. J. Radiol. **47**, 314–318 (1974)

Smith, D.A., Anderson, J.B., Shimmins, J., Spiers, C.F., Barnett, E.: Changes in metacarpal mineral content and density in normal male and female subjects with age. Clin. Radiol. **20**, 23–31 (1969)

Smith, D.A., Nordin, B.E.C.: The effect of calcium supplements on spinal density in osteoporosis. Proc. 1st Europ. Bone Tooth Symp. Oxford 1963, p. 411–418. Oxford-London-New York-Paris: Pergamon Press 1964

Smith, D.M., Johnston, C.C., Yu, P.: Bone mass in the radius, a reflection of the axial skeleton. Proc. Bone Mineral Measurement Conf. Washington, D.C. 1968, p. 398–404

Smith, D.M., Khairi, M.R.A., Johnston, jr., C.C., Norton, J.: The slowing of the rate of mineral loss with age. 3rd Internat. Conf. Bone Mineral Measurement, New Orleans 1976. Amer. J. Roentgenol. **126**, 1298–1299 (1976)

Smith, D.M., Khairi, M.R.A., Johnston, C.C.: The loss of mineral with aging and its relationship to risk of fracture. J. clin. Invest. **56**, 311–318 (1975)

Smith, E.L.: The effects of physical activity on bone in the aged. In: Internat. Conf. on Bone Mineral Measurement, Chicago/Ill. 1973, U.S. Dept. Health, Education, Welfare

Smith, R.W., Frame, B.: Concurrent axial and appendicular osteoporosis: its relation to calcium consumption. New Engl. J. Med. **273**, 73–78 (1965)

Smith, R.W., Walker, R.R.: Femoral expansion in aging women: Implications for osteoporosis and fractures. Science **145**, 156–157 (1964)

Sørenson, J.A., Cameron, J.R.: A reliable in vivo measurement of bone mineral content. J. Bone Jt Surg. **49A**, 481–497 (1967)

Sørenson, J.A., Mazess, R.B., Smith, E.L., Clark, J.L., Cameron, J.R.: Bone mineral content and bone diameter versus age in the radius and humerus of normal subjects. In: Determination of Body Composition in Vivo, Progress Report. Madison: Univ. of Wisconsin Press 1968

Spiegl, P., Jurist, J.: Prediction of ulnar resonant frequency. J. Biochem. **8**, 213–217 (1975)

Spiegler, G.: Physikalische Grundlagen der Röntgendiagnostik. Stuttgart: Thieme 1957

Spiegler, G.: Quantitative Bedeutung des Röntgenschattens. Z. angew. Physik **11**, 65–68 (1959)

Spiegler, G., Keane, B.E.: Hart- und Weichsubstanz im Knochen und die Absorption in beiden. Fortschr. Röntgenstr. **94**, 662–666 (1961)

Spiers, F.W.: Effective atomic number and energy absorption in tissues. Brit. J. Radiol. **19**, 52–63 (1946)

Spring, E.: A simplified method for bone mineral measurements in vivo. Int. J. Appl. Radiat. Isotop. **18**, 709–711 (1967)

Stanbury, S.W.: Osteomalacia. Schweiz. med. Wschr. **92**, 883–892 (1962)

Stanbury, S.W.: Bone disease in uraemia. Amer. J. Med. **44**, 714–724 (1968)

Stanbury, S.W.: Calcium and phosphorus metabolism in renal failure. In: Diseases of the Kidney. Ed.: Strauss and Welt. Boston: Little & Brown 1971

Stanbury, S.W., Lumb, G.A., Mayer, E.B.: Osteodystrophy developing spontaneously in the course of chronic renal failure. Arch. intern. Med. **124**, 274–281 (1969)

Stein, I.: The evaluation of bone density in the roentgenogram by the use of ivory wedges. Amer. J. Roentgenol. **37**, 678–682 (1937)

Steven, G.D.: "Standard Bone". A description of radiographic technique. Ann. rheum. Dis. **6**, 184–185 (1947)

STRANDJORD, N.M., FORLAND, M., LANZL, L.H., COX, A.: Bone densitometry: clinical applications. In: Progress of Methods in Bone Mineral Measurement, U.S. Dept. Health, Education, Welfare Washington, D.C. 1970

STRANDJORD, N.M., LANZL, L.H.: Iodine-125 bone densitometry. In: Progress in Development of Methods on Bone Densitometry, Sci. Techn. Inf. Div. NASA Washington, D.C. 1965/66

STRESEMANN, E., KROKOWSKI, E.: Der Mineralisationsgrad der Wirbelsäule nach langfristiger Corticosteroidbehandlung des chronischen Bronchialasthmas. Klin. Wschr. **45**, 564–569 (1967)

STRÜTER, H.D., RASSOW, J.: Über ein Verfahren zur quantitativen Bestimmung des Mineralgehaltes der Knochen mit radioaktiven Isotopen. I. Mitteilung. Fortschr. Röntgenstr. **110**, 499–506 (1969)

SUDECK, P.: Kollaterale Entzündungszustände „sog. akute Knochenatrophie" und Dystrophie der Gliedmaßen in der Unfallheilkunde. Berlin: Springer 1938

TAKAHASHI, H., FROST, H.M.: Age and sex related changes in the amount of cortex of normal human ribs. Acta orthop. scand. **37**, 122–130 (1966)

TAKAHASHI, S., SAKUMA, S.: Magnification Radiography. Berlin-Heidelberg-New York: Springer 1975

THIEMANN, J.: Methoden zur Diagnostik der Osteoporose aus radiologischer Sicht. Internist (Berl.) **7**, 564–572 (1966)

UEHLINGER, E.: Hyperostosis generalisata mit Pachydermie. Virchows Arch. path. Anat. **308**, 396–444 (1941)

UEHLINGER, E.: Pathogenese des primären und sekundären Hyperparathyreoidismus und der renalen Osteomalacie. Verh. dtsch. Ges. inn Med. **62**, 368 (1956)

UEHLINGER, E.: Zur Diagnose und Differentialdiagnose der Osteoporose. Schweiz. med. Jb. **39**, 39–48 (1958)

UEHLINGER, E.: Die Kinetik des Kalziumstoffwechsels. Verh. dtsch. Ges. Path. **47**, 89–81 (1963)

UEHLINGER, E.: Pathogenese und Struktur der Systemerkrankungen des Skeletts. Radiologe **13**, 88–93 (1973)

ULLMAN, J., BROWN, S., SILVERSTEIN, A., VOGEL, J.M.: Bone mineral computation with a rectilinear scanner. In: Internat. Conf. of Bone Mineral Measurement, Chicago/Ill. 1973, U.S. Dept. Health, Education, Welfare

VANSELOW, K., HEUCK, F.: Kritische Überlegungen zur radiologischen Bestimmung des Knochenmineralgehaltes. Fortschr. Röntgenstr. **112**, 344–353 (1970)

VEEN, E. VAN DER, NETELENBOSS, J.C.: Standardisation problems in the double isotope method. In: Symp. on Bone Mineral Determinations, Stockholm 1974. Stockholm: Studsvik 1974

VILLANUEVA, A.R., ILNICKI, L., DUNCAN, H., FROST, H.M.: Bone cell dynamics in the osteoporoses: a review of measurements by tetracycline labelling. Clin. Orthop. **49**, 135–150 (1966)

VIRTAMA, P.: Uneven distribution of bone minerals and covering effect of non-mineralized tissue as reasons for impaired detectability of bone density from roentgenograms. Ann. Med. int. Fenn. **49**, 57–65 (1960)

VIRTAMA, P.: Microradiographic studies on trabecular changes of the bone in rheumatoid arthritis. Acta rheum. scand. **7**, 52–55 (1961)

VIRTAMA, P., GÄSTRIN, G., TELKKÄ, A.: Biconcavity of the vertebrae as an estimate of their bone density. Clin. Radiol. **13**, 128–131 (1962)

VIRTAMA, P., HELELÄ, T.: Radiographic measurements of cortical bone. Acta radiol. (Stockh.), Suppl. **293**, 1–268 (1969)

VIRTAMA, P., MÄHÖNEN, H.: Thickness of the cortical layer as an estimate of mineral content of human finger bones. Brit. J. Radiol. **33**, 60–62 (1960)

VOGEL, J.M.: Bone mineral changes in the Apollo astronauts. Internat. Conf. Bone Mineral Measurement, Chicago 1973, DHEW Publ. No. (NIH) 75–683, p. 352

VOGEL, J.M., ANDERSON, J.T.: Rectilinear transmission scanning of irregular bones for quantification of mineral content. J. nucl. Med. **13**, 13–18 (1972)

VOGEL, J.M., FRIEDMAN, R.J.: Mineral content changes in the os calcis, ulna, and radius induced by prolonged bed rest. Bone Mineral Measurement Conf., Chicago 1970, USAEC Report CONF-700515, p. 408

VOGEL, J.M., WHITTLE, M.W.: Bone mineral content changes in the Skylab astronauts. 3rd Internat. Conf. Bone Mineral Measurement, New Orleans 1976. Amer. J. Roentgenol. **126**, 1296–1297 (1976)

VOGEL, J.M., WHITTLE, M.W.: Bone mineral changes: The second manned Skylab mission. Aviat. Space Environ. Med. **47**, 396–400 (1976)

Vose, G.P.: X-ray transmission factor in estimating bone density. Radiology **71**, 96–101 (1958)

Vose, G.P.: Estimation of changes in bone calcium content by radiographic densitometry. Radiology **93**, 841–844 (1969)

Vose, G.P.: Bone mineral measurement: A question of the reliability of in vitro studies. Invest. Radiol. **6**, 225–226 (1971)

Vose, G.P.: Review of roentgenographic bone demineralization studies of the Gemini space flights. Amer. J. Roentgenol. **121**, 1–4 (1974)

Vose, G.P., Hoerster, S.A., Benoit, J.: Accuracy of vertebral mineral measurements by radiographic densitometry. Austin State Hosp. Med. Lib. Bull. **4**, 3–5 (1964)

Vose, G.P., Hoerster, S.A., Mack, P.B.: New technic for the radiographic assessment of vertebral density. Amer. J. med. Electronics **3**, 181–188 (1964)

Vose, G.P., Hurxthal, L.M.: X-ray density changes in the human heel during bed rest. Amer. J. Roentgenol. **106**, 486–490 (1969)

Vose, G.P., Keele, D.K.: Hypokinesis of bedfastness and its relationship to X-ray determined density. Tex. Rep. Biol. Med. **28**, 123–131 (1970)

Wagner, A., Schaaf, J.: Vergleichende Untersuchungen mit und ohne photometrisches Meßverfahren über den Grad osteoporotischer Veränderungen im Röntgenbild. Dtsch. Arch. klin. Med. **207**, 364–385 (1961)

Wagner, H.: Präsenile Osteoporose. Stuttgart: Thieme 1965

Wahner, H.W., Riggs, B.L., Beabout, J.W.: Photon absorption method and Singh index in the detection of osteoporosis – A comparative study. In: Internat. Conf. Bone Mineral Measurement, Chicago/Ill. 1973, U.S. Dept. Health, Education, Welfare

Walford, G.V., Fenton, T.R.: The remote measurement of principal elemental concentration and electron density in dense bodies. I.E.E.E. Trans. Nucl. Sci. **NS-22**, 428–436 (1975)

Walker, A.R.P., Richardson, B.D., Walker, B.F.: The influence of numerous pregnancies and lactations on bone dimensions in South African Bantu and Caucasian mothers. Clin. Sci. **42**, 189–196 (1972)

Walker, A.R.P., Walker, B.F., Richardson, B.D.: Metacarpal bone dimensions in young and aged South African Bantu consuming a diet low in calcium. Postgrad. med. J. **47**, 320–325 (1971)

Walker, A.R.P., Walker, B.F., Richardson, B.D., Christ, H.H.: Cortical thickness of bone in underpriveledged populations. Amer. J. clin. Nutr. **23**, 244–245 (1970)

Watt, D.E.: Optimum photon energies for the measurement of bone mineral and fat fractions. Brit. J. Radiol. **48**, 265–274 (1975)

Watt, D.E., Logan, R.: Photon beam energy and size effects in the measurement of linear bone mineral mass. In: Proc. Symp. on Bone Mineral Determination, Vol. 2. Stockholm: Studsvik 1974

Weaver, J.K., Chalmers, J.: Cancellous bone: Its strength and changes with aging and an evaluation of some methods for measuring its mineral content. I. Age changes in cancellous bone. J. Bone Jt Surg. **48A**, 289–298 (1966)

Webber, C.E.: Experience with photon scattering measurements of bone density. 3rd Internat. Conf. Bone Mineral Measurement, New Orleans 1976. Amer. J. Roentgenol. **126**, 1280–1281 (1976)

Wegener, O.H., Schoenfelder, Th.: Kontrast und Exposition in der Xeroradiographie. Fortschr. Röntgenstr. **127**, 46–53 (1977)

Weiss, A.: Technique for demonstrating fine detail in bones of hands. Clin. Radiol. **23**, 185–187 (1972)

Weiss, A.: The incidence of early periosteal changes in hyperparathyroidism. Internat. Symp. Clin. Aspects Metab. Bone Dis., Detroit 1972

Weiss, A.: Incidence of subperiosteal resorption in hyperparathyroidism studied by fine detail bone radiography. Clin. Radiol. **25**, 273–276 (1974)

Weller, M., Edeiken, J., Hodes, P.J.: Renal osteodystrophy. Amer. J. Roentgenol. **104**, 354–363 (1968)

Werner, K., Bader, W.: Über die röntgenologische Erfassung kleiner Knochendefekte durch direkte Röntgenvergrößerung und Vergrößerungstomographie mit Feinstfokusröhren. Fortschr. Röntgenstr. **80**, 87–101 (1954)

West, R.R., Reed, G.W.: The measurement of bone mineral in vivo by photon beam scanning. Brit. J. Radiol. **43**, 886–893 (1970)

WILSON, C.R.: Prediction of femoral neck and spine bone mineral content from the BMC of the radius or ulna and the relationship between bone strength and BMC. Internat. Conf. Bone Mineral Measurement, Chicago 1973, DHEW Publ. No. (NIH) 75-683, p. 51–59

WIMBERGER, H.: Klinisch-röntgenologische Diagnostik von Rachitis, Skorbut und Lues congenita im Kindesalter. Ergebn. inn. Med. Kinderheilk. 28, 264 (1925)

WING, K.R., BIRRING, E.: An electronic device for direct readout of bone mineral content from roentgenograms scanned with a microphotodensitometer. 3rd Internat. Conf. Bone Mineral Measurement, New Orleans 1976. Amer. J. Roentgenol. 126, 1269 (1976)

WOLFF, J.: Das Gesetz der Transformation der Knochen. Berlin: Hirschwald 1892

WOOTEN, W.W., JUDY, P.F., GREENFIELD, M.A.: Analysis of the effects of adipose tissue on the absorptiometric measurement of bone mineral mass. Invest. Radiol. 8, 84–89 (1973)

WOWERN, N. v.: Gamma-ray osteodensitometry of the mandible. A new method. In: Symp. on Bone Mineral Determinations. Stockholm: Studsvik 1974

WU, K., JETT, S., FROST, H.M.: Bone resorption rates in rib in physiological, senile and postmenopausal osteoporoses. J. Lab. clin. Med. 69, 810–818 (1967)

YOUNG, M.M., NORDIN, B.E.C.: The effect of natural and arteficial menopause on bone density and fracture. Proc. roy. Soc. Med. 62, 242 (1969)

ZANZI, I., ROGINSKY, M.S., ELLIS, K.J., BLAU, S., COHN, S.H.: Skeletal mass in rheumatoid arthritis: A comparison with forearm bone mineral content. 3rd Internat. Conf. Bone Mineral Measurement, New Orleans 1976. Amer. J. Roentgenol. 126, 1305–1306 (1976)

ZETTERHOLM, R.: Scanning densitometry in cattle. In: Proc. Symp. on Bone Mineral Determination, Vol. 2. Stockholm: Studsvik 1974

ZIMMER, E.A.: Methodische Bemerkungen und Leitsätze zur direkten Röntgen-Vergrößerung. Fortschr. Röntgenstr. 75, 292–302 (1951)

ZIMMER, E.A.: Die praktische Anwendung und die Ergebnisse der radiologischen Vergrößerungstechnik. Fortschr. Röntgenstr. 78, 164–169 (1953)

ZIMMERMAN, R.E., LANZA, R.C., TANAKA, T., BOLON, G.G., GRIFFITHS, H.J., JUDY, P.F.: A new detector for absorptiometric measurement. Amer. J. Roentgenol. 126, 1272 (1976)

ZWICKER, H., GEBHARDT, M.: Zur röntgenologischen Mineraläquivalenzbestimmung des Knochens. 2. Röntgenologische Knochenuntersuchung mit unterschiedlich harten monochromatischen Röntgenstrahlen. Fortschr. Röntgenstr. 113, 576–581 (1970)

ZWICKER, H., GEBHARDT, M.: Systematische Fehler bei der Bestimmung des Knochenmineraläquivalents durch Absorptionsmessung monochromatischer Strahlen. Fortschr. Röntgenstr. 121, 87–89 (1974)

b) Skelettszintigraphie

Von

F. Heuck und K. zum Winkel

Mit 9 Abbildungen und 5 Tabellen

1. Einleitung

Die makroskopische Analyse und Beurteilung von Skelettveränderungen bei Osteopathien mit Hilfe der subjektiv-morphologischen und quantitativen Röntgendiagnostik geben wichtige Informationen über Form und Struktur des Knochens und erlauben Verlaufsbeobachtungen von Veränderungen bei gestörter Transformation während der Erkrankungsdauer. Es können alle im makroskopischen Bereich darstellbaren Veränderungen von Form, Kontur und Struktur des Knochens erfaßt werden. Durch einen Vergleich der im Röntgenbild nachweisbaren Veränderungen mit dem pathologisch-anatomischen Substrat des Knochens sind Rückschlüsse auf die Dynamik eines Umbauprozesses möglich. Das histologische, mikroradiographische und elektronenmikroskopische Bild der Tela ossea vermittelt wichtige Hinweise auf die Aktivität der Knochenzellen, deren Messung mit verschiedensten morphometrischen und elektronischen Methoden versucht worden ist. Die Grenzen der Beurteilung einer gesteigerten Biodynamik aus einer einzigen zufällig herausgegriffenen Phase des Knochenumbaues sind bekannt, und die Diagnose bedarf der zusammenfassenden Wertung verschiedenster Befunde.

Auskunft über den Stoffaustausch kann heute in jedem Gewebe des Organismus durch Applikation radioaktiv markierter Substanzen erhalten werden. Nachdem die chemische Zusammensetzung der organischen und anorganischen Komponenten des Knochengewebes bekannt ist, sind die Voraussetzungen für die Auswahl geeigneter Radioisotope zum Studium des Knochenstoffwechsels gegeben. Die ersten Versuche, mit Hilfe von Radioisotopen Informationen über den Knochenstoffwechsel und -umbau zu erhalten, gehen auf die Zeit vor etwa 30 Jahren zurück (Heaney u. Whedon, 1958). Das ^{45}Ca und das relativ kurzlebige und schwierig herstellbare ^{47}Ca waren für eine Routine der Skelettdiagnostik wenig geeignet. Neben dem Calcium wird im Knochen eine größere Zahl von Spurenelementen eingelagert, die sich in der Knochenasche wiederfinden lassen. Basierend auf diesen Kenntnissen wurde eine Anzahl von osteotropen Radioisotopen entwickelt, die als „Bone-Seakers", ähnlich wie die Elemente der Knochensalze, in der Tela ossea abgelagert werden.

Als einer der Ersten entdeckte Pecher (1941), daß ^{89}Sr in Knochenmetastasen angereichert wurde, und so versuchte er, auf diesem Wege eine Behandlung von Knochentumoren und Knochenmetastasen zu erreichen. Von Treadwell u. Mitarb. (1942) wurden Stoffwechselstudien mit Radiostrontium bei Tumoren des Knochens durchgeführt. Später haben Dudley und Maddox (1948/49) nachgewiesen, daß auch mit ^{72}Ga Metastasen im Skelett szintigraphisch sehr früh entdeckt werden können. Die energiereiche Gamma-Strahlung dieses Nuklids (über 0,6 MeV) ließ es für die Szintigraphie in der Routine wenig geeignet erscheinen. Bauer und Wendeberg (1959) haben erste Versuche mit dem langlebigen und leicht herstellbaren ^{85}Sr zur Skelettszintigraphie angestellt. Auf breiter Basis wurde dieses Verfahren der Isotopen-Diagnostik von Fleming u. Mitarb. (1961) in der klinischen Medizin eingesetzt, doch erforderten die Untersuchungen noch relativ viel Zeit und waren durch eine hohe Strahlenexposition belastet.

Auf der Suche nach *kurzlebigen Radionukliden* empfahl Myers (1960) das ^{87}Sr, das über ein Melksystem aus der längerlebigen Muttersubstanz ^{87}Y (3,3 Tage) gewonnen werden konnte.

Mit dem ^{18}F haben Blau u.Mitarb. (1962) ein weiteres Radioisotop zur Knochendiagnostik eingesetzt, das eine relativ rasche Gewebeclearance aufweist. Die Substanz ist jedoch infolge ihrer sehr kurzen physikalischen Halbwertszeit (1,87 Std) nur dort brauchbar, wo der Herstellungsort (Reaktor oder Cyclotron) in unmittelbarer Nähe der Klinik liegt (zum Winkel u. Mitarb. 1970). Jedes der genannten Verfahren und der zur Skelettszintigraphie erprobten Radioisotope mußte mit spezifischen Problemen fertig werden.

Die Entwicklung einer *klinischen Routinemethode* zur Skelettszintigraphie geht auf die Arbeitsgruppe um Subramanian (1971) zurück, die den Beweis führen konnte, daß sich mit Hilfe von ^{99m}*Tc-markierten Phosphatkomplexen* pathologische Knochenveränderungen nachweisen lassen. Bei den verschiedensten pathologischen Veränderungen des Skelettes konnte eine erheblich stärkere Anreicherung dieser Radiopharmaka — verglichen mit dem gesunden Knochen — festgestellt werden.

2. Methodische und biokinetische Voraussetzungen

Für die Skelettszintigraphie bei Osteopathien müssen die eingesetzten Tracer-Substanzen bestimmte physikalische Eigenschaften besitzen und biologische Voraussetzungen erfüllen, um eine gute Differenzierung und den überzeugenden Nachweis von Aktivitätsanreicherungen im Skelett zu gewährleisten:
1. Emission einer gut erfaßbaren Gammastrahlung.
2. Vertretbarkeit einer möglichst hohen Aktivitätsdosis bei niedriger Strahlenbelastung.
3. Weitgehend selektive Anreicherung im Knochengewebe.
4. Kurzzeitige Blut-Clearance und Organspeicherung.

Unter den osteotropen Stoffen haben einige als Isotope praktische Bedeutung erlangt und konnten in der klinischen Routine verwendet werden (Tabelle 1). Der Einsatz von ^{85}Sr bedingt eine relativ hohe Strahlenbelastung. Die kurze physikalische Halbwertszeit von ^{87}Sr hat zwar eine geringere Strahlenbelastung zur Folge, erfordert jedoch eine frühzeitige Szintigraphie mit verminderter Detailerkennbarkeit (Kriegel 1960/77/78, Frey u.Mitarb. 1967/71, Bessler 1969, Feine u. zum Winkel 1969, Hermann u. Lochmann 1975). Das Radioisotop ^{18}F ist für die Skelettszintigraphie sehr gut geeignet. Die Herstellung der Substanz ist an einen Reaktor oder ein Cyclotron gebunden, und die kurze Halbwertszeit des Isotops macht den praktischen Einsatz in der klinischen Routine bei längeren Transportwegen unmöglich (Blau u.Mitarb. 1962, French u. McCready 1967, Maier-Borst u. Sinn 1968, zum Winkel u.Mitarb. 1970).

Von Subramanian u. Mitarb. (1971) wurden ^{99m}Tc-Phosphatkomplexe für die Knochenszintigraphie auch zu Untersuchungen bei Osteopathien empfohlen. Die Weiterentwicklung des Verfahrens führte über vier Phosphatkomplexe zu dem heute in der Regel bevorzugten ^{99m}Tc-Methylendiphosphonat mit einer sehr raschen Blut- und Gewebeclearance und damit einer relativ geringen Strahlenbelastung für die verschiedenen Organe, durch welche die Substanz ausgeschieden wird (Tabelle 2). Eine hohe Strahlenbelastung für die Blasenwand bei der Ausscheidung der Phosphatkomplexe (kritisches Organ) kann dadurch reduziert werden, daß man die Diurese durch Aufnahme großer Flüssigkeitsmengen anregt und die Harnblase häufiger entleeren läßt (Brady u. Croll 1977, Börner 1978). Die in der Literatur mitgeteilten Ergebnisse wurden nach Injektion von 10 mCi ^{99m}Tc-Pyrophosphat oder Methylendiphosphonat erzielt.

Das *biologische Verhalten* eines Radionuklids oder einer radioaktiv markierten Verbindung wird von deren chemischen und physikalischen Eigenschaften bestimmt. Bei der Skelettszintigraphie ist es wichtig, daß die verwendeten Radioisotope mit den Gewebselementen des Knochens eine Reaktion eingehen. Für die Erdalkali-Kationen sind die Austauschreaktionen mit dem Kalzium der

Tabelle 1. Physikalische Eigenschaften und Strahlenbelastung von Radionukliden für die Skelettszintigraphie. (BÖRNER, 1978)

Nuklid (Substanz)	HWZ (phys.)	Energie (MeV)	Testdosis (mCi)	Strahlenbelastung (rad)	
				Skelett	Ganzkörper
^{85}Sr	65d	0,514	0,1	3,10	1,60
^{87m}Sr	2,8h	0.382	3	0,30	1,10
^{18}F	1,9h	0,511	2	0,24	0,08
^{99m}Tc-MDP	6,0h	0,140	10	0,38	0,07

Tabelle 2. Strahlenbelastung der verschiedenen Organe bei der Skelettszintigraphie mit ^{99m}Tc-Sn-Phosphatkomplexen (rad/10 mCi)

Organ	^{99m}Tc-EHDP ^{99m}Tc-MDP	^{99m}Tc-P$_y$P ^{99m}Tc-POP
Blasenwand	4,400	3,200
Skelett	0,380	0,540
Niere	0,310	0,470
Knochenmark	0,250	0,380
Ovarien	0,170	0,200
Testes	0,120	0,140
Leber	0,080	0,140
Gesamtkörper	0,070	0,100

Nach SUBRAMANIAN u.Mitarb. (1975)

Hydroxylapatit-Kristalle anzunehmen, wobei die ionischen oder hetero-ionischen Lokalisationsmechanismen wahrscheinlich an den Oberflächen der Apatitkristalle ablaufen und nur zum geringeren Teil feste Bindungen eingehen. Die Radionuklide der Erdalkalireihe werden ein analoges biologisches Verhalten im Organismus zeigen, zumal die Biokinetik des Strontiums der des Calciums ähnlich ist. Die Anreicherung des anionischen ^{18}F im Skelett beruht wahrscheinlich auf einem isomorphen Austausch des Fluor mit einer Hydroxylgruppe im Hydroxylapatit und bleibt auf die Kristalloberfläche beschränkt.

Die Aufnahme von ^{99m}Tc-Phosphatverbindungen ist noch ungeklärt. Die ersten Untersuchungen über das biologische Verhalten von ^{99m}Tc als Pertechnetat haben ergeben, daß sich die Substanz primär in Organen (Thyreoidea, Speicheldrüsen, Magen und Intestinaltrakt) anreichert und nur eine geringe Aufnahme im Skelett erfolgt. Im Gegensatz zum Sr-Kation und F-Anion wird die Knochenaffinität der ^{99m}Tc-Phosphatverbindung nicht durch das Radionuklid, sondern offenbar durch das Phosphat im Komplex bestimmt. Der Bindungsmechanismus der ^{99m}Tc-Phosphatkomplexe im Knochen kann als eine Adsorption der Phosphate an die Kristalloberfläche vermutet werden. Im Zusammenhang mit der Anlagerung von Diphosphonaten an die Apatitoberfläche haben FRANCIS u. Mitarb. (1969) von einer „Chemisorption" gesprochen. ROSENTHALL u. Mitarb. (1976) vertreten die Ansicht, daß ^{99m}Tc die Pharmakologie der Phosphatkomplexe verändert und die Affinität zum Mineral durch Bindung an die organische Grundsubstanz des Knochens ersetzt wird. Der von SUBRAMANIAN u.Mitarb. (1971) geprüfte Komplex von ^{99m}Tc mit Triphosphat und Zinnchlorid weist eine hohe Anreicherung im Skelett auf, die etwa 60% der Anreicherung von ^{85}Sr beträgt. Dagegen wird der Blutspiegel des Tc-Komplexes deutlich höher sein als bei Radiostrontium, und darüber hinaus erweist sich auch die Komplexstabilität in vivo als niedrig.

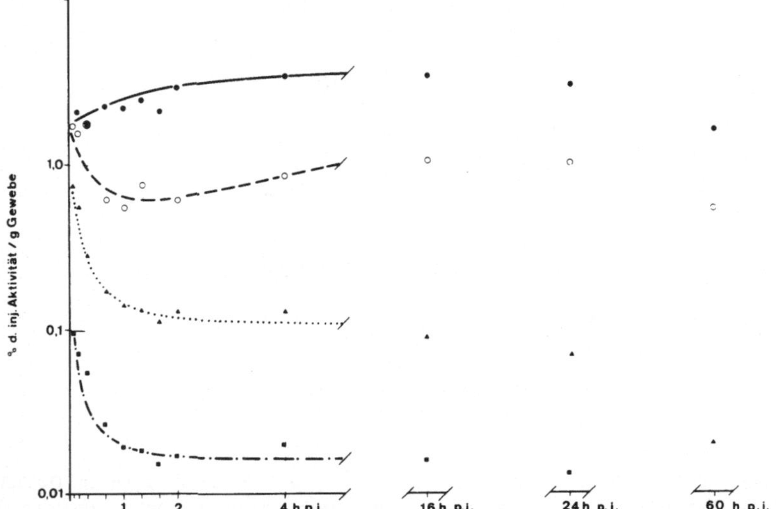

Abb. 1. Chemie von knochensuchenden Phosphaten u. Diphosphonaten, die für die Skelettszintigraphie Verwendung finden

Abb. 2. Verteilung und Biokinetik von ^{99m}Tc-Sn-Pyrophosphat bei der Ratte. ●——● Femur; ○-----○ Niere; ■-·······-■ Muskel; ▲ ·············· ▲ Blut (nach Keyl, 1974)

　　Im Hinblick auf die Brauchbarkeit für die Skelettszintigraphie ist das biologische Verhalten einer Reihe von ^{99m}Tc-Phosphatverbindungen geprüft worden (Abb. 1). Es ergaben sich dabei für die Poly- und Pyrophosphat-Komplexe und für die ^{99m}Tc-Verbindungen mit Diphosphonaten (EHDP = Aethan-1-Hydroxy-1,1-Diphosphonat und MDP = Methylen-Diphosphonat) die besten Resultate (Keyl u. Mitarb. 1973, Büll u. Frey 1973, Garnett u. Mitarb. 1975, Jones u. Mitarb. 1976).

　　Die Aktivitätskonzentration von ^{99m}Tc-Sn-Pyrophosphat in einigen Organen der Ratte hat Keyl (1974) untersucht und bis zu 60 Stunden p.i. Retentionskurven erfaßt. Die Retentionskurve der Niere (Abb. 2) läßt erkennen, daß nach einer relativ hohen Ausgangskonzentration zunächst eine rasche Abnahme, und dann eine Stunde p.i. über einen längeren Zeitraum ein leichter, aber kontinuierlicher Anstieg der Aktivität erfolgt. Dieser Befund deutet darauf hin, daß die Pyro- und wohl auch die Polyphosphatkomplexe zunächst zu niedermolekularen Phosphatverbindungen abgebaut werden müssen, bevor sie ausgeschieden werden. Das am Beispiel von ^{99m}Tc-Sn-Pyrophosphat gezeigte biologische Verhalten trifft im Prinzip auf alle bekannten und verwendeten Phosphat- oder Phosphonatverbindungen zu. Davis und Jones (1976) haben eine Übersicht über die wichtigsten biokinetischen Daten von acht ^{99m}Tc-Sn-Phosphatkomplexen gegeben und stellen fest, daß die besten Eigenschaften für eine Skelettszintigraphie dem von Subramanian u. Mitarb. (1975) eingeführten Methylen-Diphosphonat mit Markierung durch ^{99m}Tc zukommt. Bemerkenswert ist die rasche

Tabelle 3. Quotienten der Knochen/Blut- und Knochen/Muskulatur-Radioaktivitätskonzentration nach i.v.-Applikation von ^{99m}-Tc-Sn-Pyrophosphat in Abhängigkeit vom Alter der Ratten und der Inkorporationszeit. (Nach KEYL, 1975)

Zeit (min.) post inj.	Knochen/Blut		Knochen/Muskulatur	
	~6 Wo. alt	10 Wo. alt	~6 Wo. alt	10 Wo. alt
5	2,3	2,1	25	15,5
10	9	3,8	61	29
20	19,2	5,9	82	31
40	34	12,8	146	86
60	40	14,7	132	109
80	55	18,2	202	130
100	59	18,8	123	138
120	49	22	106	165
240	63	25	312	170
960	121	39	224	151

Blutclearance bei annähernd gleicher Anreicherung im Skelett, verglichen mit den Poly- und Pyrophosphatverbindungen. Auch die für die Skelettszintigraphie wichtigen Knochen/Blut- oder Knochen/Muskulatur-Raten weisen günstigere Werte auf als bei allen übrigen bisher verwendeten Substanzen (Tabelle 3). Nicht nur tierexperimentelle Studien, sondern auch der klinische Einsatz haben die Brauchbarkeit von ^{99m}Tc-Sn-Phosphatkomplexen für die nuklearmedizinische Diagnostik erwiesen. Die Skelettszintigraphie nach Applikation von Poly- und Pyrophosphatverbindungen sowie radioaktiv markierten Diphosphonaten (EHDP und MDP) weisen etwa gleich gute Qualität auf.

Bei metabolischen Erkrankungen des Knochens kommen *abnorme Verteilungsmuster des Radiopharmakons* (der radioaktiv markierten Substanz) zustande, doch ist das Knochenszintigramm unspezifisch und kann nur schwer einem Grundleiden zugeordnet werden. Aus diesem Grunde haben FOGELMAN u.Mitarb. (1978) mit einem Shadow-Shield-Ganzkörperzähler die Retention von ^{99m}Tc-Hydroxyaethylidendiphosphonat 24 Stunden nach der Eingabe gemessen. Bei 15 Patienten mit *renaler Osteodystrophie* betrug die Retention im Mittel 89,8%, bei 14 Patienten mit einem *Morbus Paget* 55,6%, bei 12 Patienten mit einer *Osteomalazie* 52%, bei 8 Patienten mit einem *primären Hyperparathyreoidismus* 45,6% und als Kontrollergebnis bei 21 *gesunden Personen* 19,5% der eingegebenen Aktivität. Die Patienten mit einer eindeutig nachgewiesenen Erkrankung des Knochenstoffwechsels unterschieden sich von den Gesunden statistisch signifikant; und es lag auch der einzelne Meßwert für 24 Stunden eindeutig oberhalb des Normalbereiches von Gesunden. Die *Ganzkörperretention* betrug bei 11 Patienten mit einer Osteoporose 26,8% im Mittel. Von diesem Kollektiv lagen 4 Werte innerhalb und 7 Werte außerhalb des Normalbereiches. Der Schluß, daß bei dieser Patienten-Gruppe ein erhöhter Knochenumbau vorliegt, konnte durch eine Knochenbiopsie bewiesen werden. Die Untersuchungen der 24-Stunden-Ganzkörperretention sind offensichtlich geeignet und empfindlich genug, einen gesteigerten Knochenstoffwechsel erfassen zu können. Damit dürfte sich das Verfahren als Test zur Erfassung *metabolischer Systemerkrankungen oder Osteopathien* gut eignen.

Von ARNOLD u.Mitarb. (1978) wurden die Resultate von FOGELMAN u.Mitarb. (1978) bei Osteopathien bestätigt und betont, daß die Retention von ^{99m}Tc-Diphosphonat bei metabolischen Osteopathien in den ersten Stunden proportional zum Integral der Blut- oder Plasmaaktivität verläuft. Derartige Vergleichs-

Tabelle 4. Physikalische Eigenschaften und Strahlenbelastungen verschiedener Radiopharmazeutika.
(Kriegel, 1978)

Radionuklid Radiopharm.	T/2	$E\gamma$ keV	applizierte Aktivität mCi	Strahlenbelastung (rad/mCi)		
				Ganzkörper	Skelett	Gonaden
^{85}Sr	64d	514	0,1	9	45	
^{87m}Sr	2,8h	382	1–4	0,2	0,2	
^{18}F	1,8h	511 645β	1–5	0,2–0,05	0,2	0,09
^{99m}Tc-PoP	6h	140	10–20	0,015	0,06	0,03
^{99m}Tc-Pyp	6h	140	10–15	0,015	0,05	0,020 ♀ 0,014 ♂
^{99m}Tc-HEDSPA	6 h	140	10–15	0,011	0,045	
^{99m}Tc-$^{\text{EHDP}}_{\text{MDP}}$	6 h	140	10–20	0,007	0,038	0,017 ♀ 0,012 ♂

untersuchungen sind in der Lage, eine exakte Aussage über die Stoffwechselparameter des Skelettes zu geben. Wahrscheinlich wird die applizierte Substanz im neugebildeten Knochen eingebaut oder bei der Mineralisation des Knochengewebes als Bauelement mit verwendet.

Von Keyl u.Mitarb. (1973) konnte im Tierexperiment gezeigt werden, daß bei jugendlichen Organismen im Vergleich zu älteren die Quotienten der Knochen/Blut- und der Knochen/Muskulatur-Aktivitätskonzentrationen für eine Skelettszintigraphie wesentlich günstiger sind. Es kann dabei nicht unbeachtet bleiben, daß die Strahlenbelastung des Skelettes und des Gesamtorganismus von Jugendlichen durch die radioaktiven Substanzen aufgrund des größeren Speicherungsvermögens im Knochen dann höher sein wird, wenn die für die nuklearmedizinische Diagnostik verabfolgte Aktivität des Radionuklids etwa gleich groß ist. Die bei der Skelettszintigraphie allgemein auftretenden und geschätzten Strahlenbelastungen für die wichtigsten Radionuklide sind in Tab. 1 zusammengefaßt. Die günstigsten Werte im Hinblick auf die Strahlenbelastung weist ^{18}F auf. Die errechneten Strahlendosen für die ^{99m}Tc-Sn-Phosphatkomplexe liegen niedriger als die für die beiden Sr-Isotope, so daß deren Routineeinsatz das Gesamtrisiko zu senken vermag. Ferner ergaben sich aufgrund der raschen Gewebs- und Blutclearance für ^{99m}Tc-Sn-EHDP und ^{99m}Tc-Sn-MDP etwas niedrigere Strahlenbelastungen als für die Pyro- und Polyphosphatverbindungen (Tabelle 4). Beschreibungen der bekannten und praktisch verwertbaren Meßtechnologien sowie der bisher gesammelten Erfahrungen in der Skelettszintigraphie finden sich in den einschlägigen Handbüchern und Lehrbüchern der Radiologie und der Nuklearmedizin (zum Winkel 1975, Bessler 1978, Feine u. zum Winkel 1979). Die Szintigraphie kann entweder durch Gammakamera mit Ganzkörperzusatz in Form einer Ganzkörperabtastung (Abb. 3) oder durch Ganzkörperscanning (Abb. 5b) oder durch die von uns bevorzugte Einzelaufnahmetechnik (Abb. 4) aller Skelettabschnitte vorgenommen werden.

3. Quantifizierende Skelettszintigraphie

Eingehende Untersuchungen über die Möglichkeiten und Grenzen der *quantifizierenden Skelettszintigraphie* hat Anger (1976/77) vorgelegt. Die Zielsetzung liegt in der Objektivierung des meist nur visuellen Eindrucks eines Szintigramms

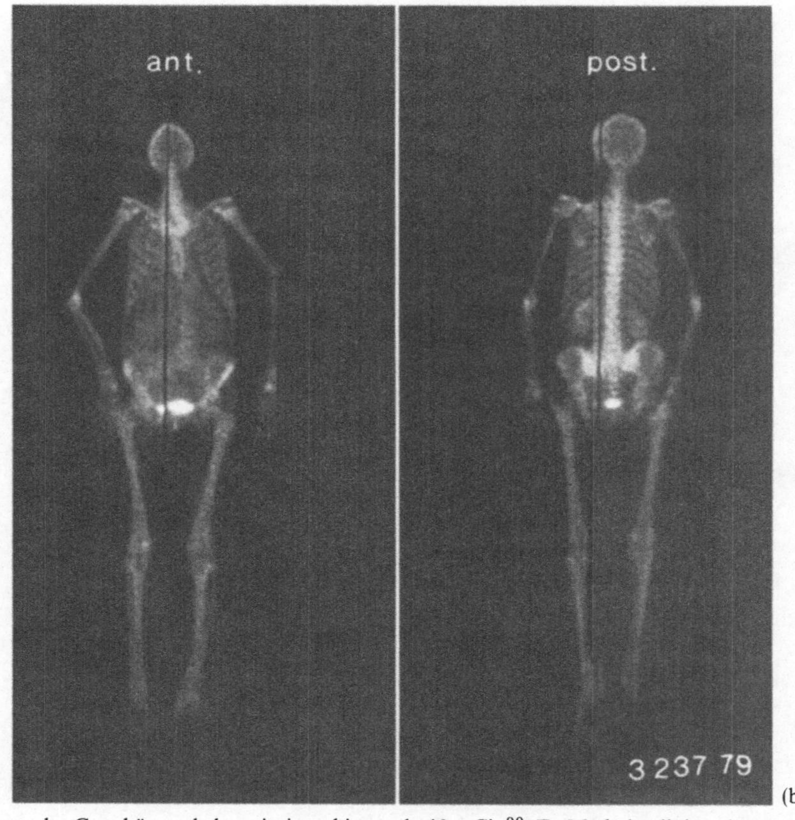

Abb. 3a u. b. Ganzkörperskelettszintigraphie nach 10 mCi ^{99m}Tc-Methylendiphosphonat mittels Gammakamera und Ganzkörperabtastzusatz bei einem Patienten ohne Hinweis für Skeletterkrankung. Bei Abtastung von ventral (a) und von dorsal (b) kein Anhalt für erhöhte Aktivitätsablagerung. Regelrechte Aktivitätsverteilung im Schädel, in der Wirbelsäule, im Becken einschließlich Ileosakralfugen (b) und in den Extremitäten. Mäßige Nierenaktivität (mit freundlicher Genehmigung von Prof. Dr. GEORGI, Deutsches Krebsforschungszentrum Heidelberg)

durch Messung des allgemeinen und lokalen Anreicherungsgrades eines Radionuklids im Knochen gegenüber den umgebenden Weichteilen und einer Aussage über den kinetischen Verlauf der Anreicherung im pathologisch veränderten Knochen oder Knochenareal. Dabei liegen die Schwierigkeiten einer quantitativen Methode in einer möglichst exakt und reproduzierbar zu haltenden Messung, einer Normierung, durch die erst Meßwerte bei dem einzelnen Patienten und innerhalb eines größeren Kollektivs vergleichbar werden, sowie in der Definition des normalen Vergleichswertes. Durch einen Anschluß von Gamma-Kameras und Szintiscannern an Datenverarbeitungsanlagen können digitale Szintigramme gewonnen werden, mit deren Hilfe eine Quantifizierung über die mathematische Szintigrammverarbeitung eröffnet wird.

Die quantifizierende Ganzkörper-Skelettszintigraphie nach ANGER unterscheidet sich von den bisher bekannten quantitativen Methoden der Radionukliddiagnostik durch eine exakte Bestimmung der *in einzelnen Skelettarealen vorhandenen Aktivität* aus dem Ganzkörper-Szintigramm unter Einbeziehung

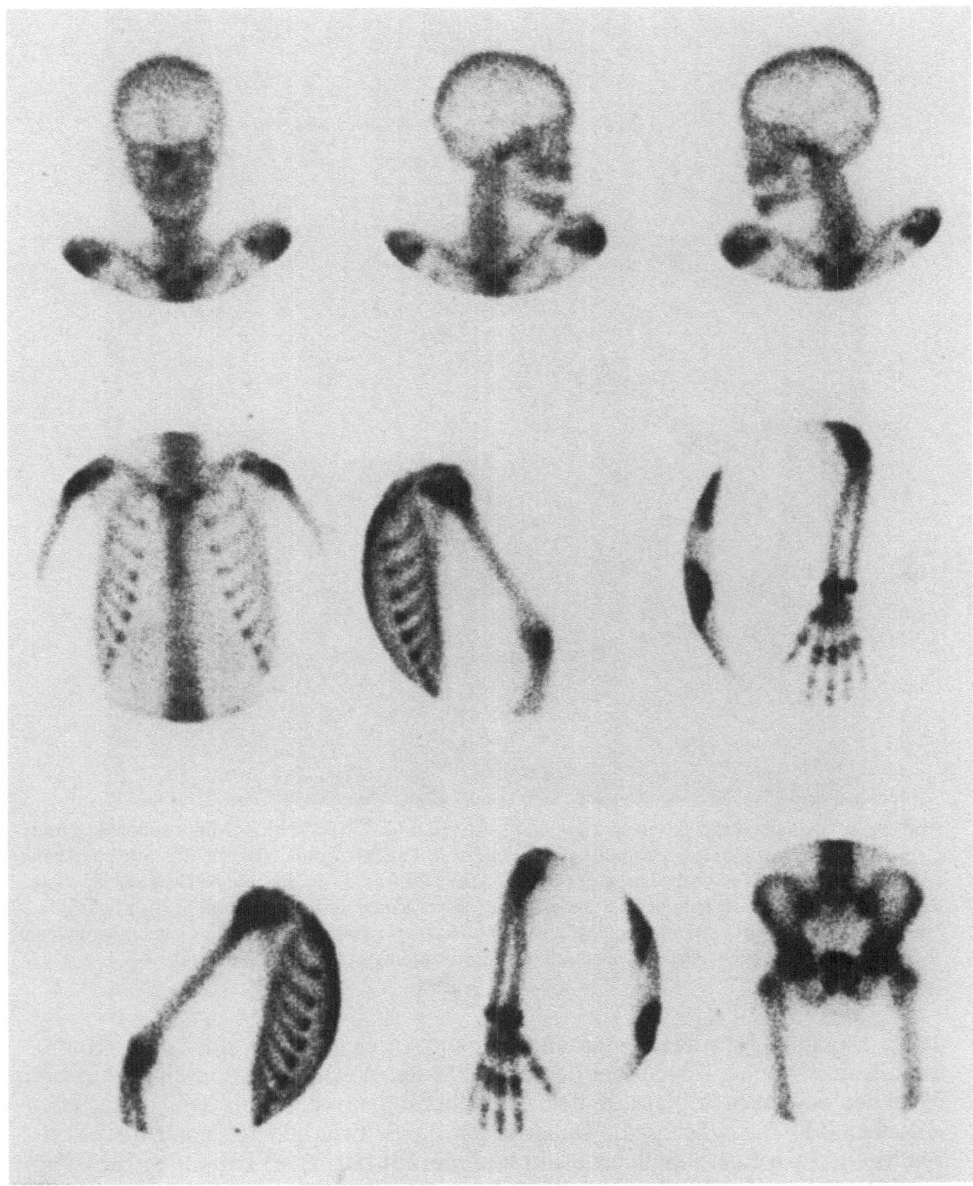

a

Abb. 4a u. b. Normale Knochenszintigraphie bei einem Jugendlichen nach 10 mCi ^{99m}Tc-Methylendiphosphonat. 14 Szintiphotos mit Hilfe der Szintillationskamera (Gammakamera) aufgenommen, je 300 000 Impulse über der Wirbelsäule und dem Becken, 250 000 Impulse über dem Schädel und je 200 000 Impulse über den Extremitäten. Intensive Aktivitätsanreicherung über den röntgenologisch nicht geschlossenen Epiphysenfugen

von Meßgeometrie und Schwächung mit einem Meßfehler von weniger als 10% sowie durch die Verwendung eines standardisierten Normalszintigramms als Vergleichsparameter. Ein Ganzkörper-Skelettszintigramm kann mit dem Normalszintigramm, das aus 33 Einzeluntersuchungen ermittelt und konstruiert wor-

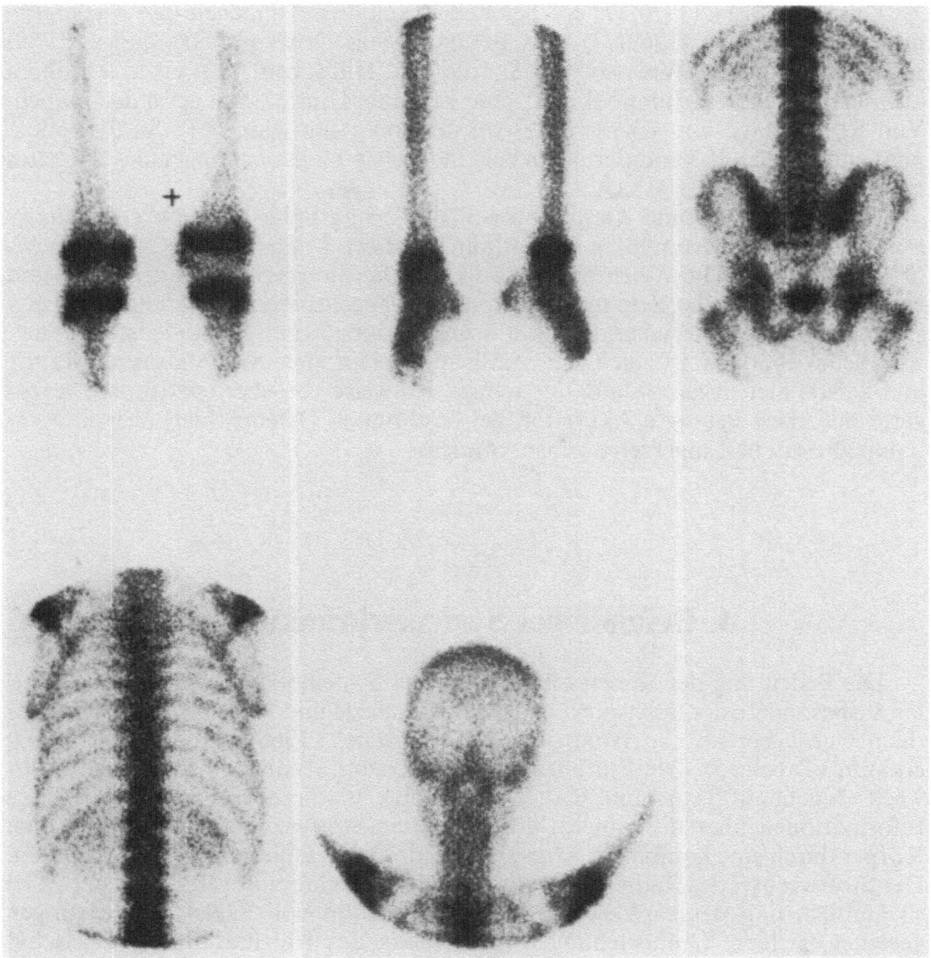

Abb. 4b

den ist, verglichen werden. So lassen sich Herde oder diffuse Veränderungen des Skelettes dann auffinden und beschreiben, wenn der Zwei-Sigmabereich des Normalszintigramms überschritten wird. Die Ergebnisse der Untersuchungen von Stoffwechselerkrankungen des Skelettes waren unterschiedlich verwertbar. Bei Osteoporose-Patienten fand sich entweder eine erhöhte Aktivitätsaufnahme und Retention oder eine verminderte Retention bei gleichzeitig vermindertem Skelett-Weichteilverhältnis, also eine insgesamt eindeutige Verschiebung der Gesamtaktivität in Richtung zum Stammskelett. Der Hyperparathyreoidismus weist eine deutliche Zunahme der Aktivitätsretention und eine Erhöhung des Skelett-Weichteilverhältnisses auf (Abb. 3 u. 4). Neben herdförmigen Veränderungen findet sich eine Aktivitätsverschiebung zur Peripherie hin in den Bereich der Diaphysen- und Metaphysenregion der Extremitäten. In den gelenknahen Bezirken wurden Anreicherungsfaktoren zwischen 1,7–3,0 gefunden. (Der Anreicherungsfaktor bezieht sich auf das sogenannte Normalszintigramm unter Berücksichtigung eines Zwei-Sigma-Bereiches der Streuung.)

Die von Anger (1976/77) erarbeiteten Resultate entsprechen den Meßergebnissen von Bessler (1969/73), den Befunden von Dow und Stanbury (1960) sowie Heaney und Whedon (1958), die mit Hilfe von ^{85}Sr einen erhöhten austauschbaren Kalziumpool und eine erhöhte Umsatzrate gefunden haben. Von Rosenthall und Kaye (1975) wurden mit Hilfe von ^{99m}Tc-Sn-Pyrophosphat entsprechende Veränderungen bei kinetischen Untersuchungen des Skelettes nachgewiesen.

Die quantifizierende Ganzkörper-Skelettszintigraphie erlaubt eine relativ exakte Aktivitätsbestimmung und erfaßt mit *einer Untersuchung* Gesamtaktivitätsretention, Skelett-Weichteilverhältnis und herdförmige Veränderungen und ist daher auch für die Beschreibung von Knochenstoffwechselstörungen bei Systemerkrankungen geeignet. Das Auflösungsvermögen der Methode ist begrenzt. Zu berücksichtigen ist auch der zeitliche Verlauf der Aktivitätsanreicherung im Skelett; hier liegen bislang nur wenige Hinweise vor über spezifische, verzögerte oder beschleunigte Akkretion bei bestimmten Osteopathien, die differentialdiagnostische Fingerzeige geben können.

4. Befunde bei Systemerkrankungen

Die Bedeutung der Skelettszintigraphie bei Systemerkrankungen des Skelettes, insbesondere der Osteoporose, der Osteomalazie und verschiedenen Osteopathien wurde bereits von Nordin (1958), Dymling (1966) und Bessler (1967) erkannt (Tabelle 5). Die Einführung des ^{85}Sr zum Studium des Knochenstoffwechsels geht auf Bauer und Ray (1958) zurück, da diese Autoren grundlegende Informationen über die Kinetik des Strontium-Stoffwechsels im menschlichen Körper durch eine kombinierte Auswertung der Meßresultate gewinnen konnten. Der Stoffwechsel des Radio-Strontium war dem des radioaktiven Kalzium (^{45}Ca) so ähnlich, daß dessen Verwendung zum Studium von Skelettveränderungen geeignet erschien. Untersuchungen zur Kinetik des Kalzium-Stoffwechsels hat Sack (1969/70/73) durchgeführt. Unter Verwendung der Isotope ^{45}Ca und ^{47}Ca wurde das Verhältnis der spezifischen Aktivität dieser Isotope in mehreren Serumproben bestimmt und aus dem Ergebnis die Höhe der Knochenresorption prozentual berechnet. Bei der Analyse wurde die Harnausscheidung gemessen und die Ausscheidung des Kalziums durch den Stuhl berücksichtigt. Der Kalziumaustausch war bei den untersuchten Osteopathien unterschiedlich. Der Hyperparathyreoidismus und die Hyperthyreose ergaben die eindrucksvollsten Befundmuster und konnten von einer Osteoporose unterschieden werden. Diesem Kalzium-Stoffwechseltest wird eine besondere Bedeutung bei Patienten, die mit einer Langzeit-Dialyse behandelt werden, zugemessen.

Die Anreicherung eines ^{99m}*Tc-Phosphatkomplexes* im Knochen ist unspezifisch. Das Skelettszintigramm gibt daher nur *Hinweise auf einen vermehrten Stoffaustausch im interessierenden Knochenareal,* ohne etwas über die Ätiologie oder Pathogenese der Erkrankung aussagen zu können. Die Differenzierung des Krankheitsherdes gelingt wiederum nur mit den Methoden der Morphologie. Eine Anreicherung von Isotopen im Knochen kann durch neoplastische, entzündliche, degenerative oder traumatische Prozesse verursacht sein, bei denen in der Regel eine vermehrte Transformation des Knochengewebes — der eigentlichen Tela ossea selbst — durch vergleichende pathologisch-anatomische und

Tabelle 5. Szintigraphiebefunde bei 190 Patienten mit benignen Skelettaffektionen. (BESSLER, 1978)

Röntgendiagnose	Patienten-zahl	Traceranreicherung		
		keine	fraglich	sicher
benigne Tumoren	13	3	5	5
Osteomyelitis	28	2	1	25
Osteoporose	33	8	6	17
spezielle Osteoporosen:				
Hyperthyreose	3			3
Osteomalazie	5			5
renale Osteopathie	5			5
Hyperparathyreoidismus	4	2		2
M. Cushing	4		2	2
Steroidosteoporose	5	4[a]		1
Sudeck	4			4
Morbus Paget	13			13
aseptische Nekrose	48	5	7	36
degenerative oder entzündliche Gelenkaffektionen	25		7	18

[a] vermindert

radiologische Untersuchungen bekannt ist. Die weitere Differenzierung in osteoplastische oder osteoklastische Vorgänge ist nicht möglich.

Überall dort, wo ein Knochenwachstum oder eine Knochenapposition im späteren Lebensalter auftritt, muß eine stärkere Anreicherung des osteotropen Radioisotops zu finden sein. Dagegen werden ruhende Prozesse, deren Stoffwechsel gegenüber dem gesunden Knochengewebe entweder gleichbleibend oder sogar vermindert ist, keine Radioaktivitätsanreicherung erwarten lassen.

Es liegt nahe zu vermuten, daß sich auch bei generalisierten Stoffwechselstörungen metabolischer oder hormonaler Genese eine vermehrte Aufnahme von radioaktiven Indikatoren finden lassen muß. Zum Studium der Intensität des Knochenumbaues bei Osteopathien sind daher in den letzten Jahren die Möglichkeiten der Skelettszintigraphie konsequent genutzt worden. Als wichtigster Vorteil *zum Studium der generalisierten Störungen des Knochenstoffwechsels* kann die Möglichkeit betrachtet werden, in einem einzigen Untersuchungsgang mit Hilfe der Skelettszintigraphie unter Einsatz der Gammakamera pathologische Stoffwechselstörungen bereits zu einem sehr frühen Zeitpunkt im gesamten Skelett erfassen zu können. Im Röntgenbild werden diese Systemerkrankungen des Skelettes erst dann erkennbar sein, wenn entweder durch den gestörten Stoffwechselprozeß eine dramatische Verminderung der Mineralkonzentration in der Tela ossea eingetreten ist, oder durch Störung der normalen Transformation das Strukturbild oder die Konturen des Knochens grobe, makroskopisch nachweisbare morphologische Veränderungen erfahren haben (s. auch Seite 224ff.). Besonders betont sei, daß solche Stoffwechselstörungen des Knochens, bei denen die Form, Kontur und Struktur, ebenso wie die Mineralkonzentration in der Tela ossea, annähernd erhalten bleiben, zwar über einen längeren Zeitraum mit Hilfe der Skelettszintigraphie erkannt und verfolgt werden können, jedoch keineswegs Veränderungen im makro-morphologischen Röntgenbild aufweisen müssen!

Unter Beachtung der fundamentalen Kenntnisse der Physiologie und Pathophysiologie des Knochengewebes können manche bisher unverständlichen Befunde der Skelettszintigraphie und mit einem unberechtigten Fragezeichen versehenen krankhaften Vorgänge im Knochen verstanden werden. Es ist unsinnig, einen Vergleich der Treffsicherheit von Skelettszintigramm und Röntgenbild zum gleichen Zeitpunkt im Krankheitsverlauf durchzuführen oder aus dem Szintigramm Rückschlüsse auf die Morphologie des pathologischen Knochenprozesses anstellen zu wollen. Das Frühstadium eines gestörten Stoffwechselvorganges kann heute nur im Skelettszintigramm, das für die Erkrankung charakteristische pathologisch-anatomische Resultat der Störung nur im makro-morphologischen Bereich des Röntgenbildes erfaßt werden! Unter Berücksichtigung der Biologie des Knochengewebes ist es selbstverständlich und unumstritten, daß die genannten Verfahren auf sehr unterschiedliche Fragestellungen völlig verschiedenartige Antworten zu geben in der Lage sind und die eine Methode nicht durch die andere ersetzt werden kann!

4.1. Osteoporose

Die verschiedenen Formen der Osteoporose zeigen im Szintigramm meist eine erhöhte Tracerablagerung im Skelett, obgleich die Knochengewebsmenge vermindert ist (BESSLER 1968). Auch bei erhöhter Knochenabbaurate kann es reaktiv zu einem vermehrten Knochenanbau kommen.

Als Zeichen einer *gesteigerten osteogenetischen Aktivität bei Osteoporosen* fanden BESSLER (1969), FEINE und ZUM WINKEL (1969) eine mäßig erhöhte Radiostrontiumablagerung im Bereich des Wirbelskelettes. Durch Kontrollszintigraphien konnte bei Berücksichtigung der Halbwertszeit des verwendeten ^{87}Sr festgestellt werden, daß der Knochenumbau eindeutig verstärkt war. *Nach langfristiger Kalziumtherapie* von Osteoporosen konnte bewiesen werden, daß eine Herabsetzung der Akkretionsrate des Knochens für Radiokalzium um ca. 50–60% auftritt.

Bemerkenswert sind die Befunde der Skelettszintigraphie bei Paresen nach einer *Poliomyelitis*. Auf der erkrankten Seite ist eine *deutlich verminderte Aktivitätsanreicherung* gegenüber der gesunden Gegenseite erkennbar (KOLAR u. Mitarb. 1968).

Eine verstärkte Aktivitätsaufnahme bei der physiologischen Knochenatrophie alter Menschen, insbesondere nach der Menopause, wurde schon sehr früh nachgewiesen (BESSLER 1967). Daraus kann geschlossen werden, daß im Laufe des Alterungsprozesses der Knochenstoffwechsel oder der Umbau des Skelettes nicht vermindert, sondern eher verstärkt abläuft. Die bei der Osteoporose erhobenen Befunde waren insofern bemerkenswert, als gegenüber der Kontrollgruppe eine Zunahme der Impulsrate objektiv nachgewiesen werden konnte. Wenn es aufgrund der statischen Insuffizienz der Knochen bei Osteoporose zu Mikrofrakturen oder eindeutig pathologischen Frakturen gekommen war, konnte eine weitere Erhöhung der Impulsrate über dem betreffenden Wirbelabschnitt festgestellt werden. Dabei waren die frischen Frakturen hinsichtlich der Aktivitätsanreicherung wesentlich deutlicher abgrenzbar als ältere Frakturen, und nach einem Zeitraum von zwei Jahren konnte ein Impulsratenanstieg gegenüber der Umgebung nicht mehr beobachtet werden.

Diese Befunde wurden von BESSLER (1978) folgerichtig als Ausdruck einer verstärkten Osteogenese auch bei der Osteoporose gewertet und erweckten ernste Zweifel an den bisherigen Vorstellungen, nach denen die Osteoporose Ausdruck einer *vermehrten Knochenresorption* sei, während die Apposition von neuem Knochengewebe keine entsprechende Beachtung fand. Die zugrundeliegende Störung der Transformation der Tela ossea und ein stark erhöhter Kalziumaustausch konnten bewiesen werden.

Bei einer stärker veränderten Struktur der Wirbelkörper im Sinne der *hypertrophen Atrophie* (UEHLINGER, 1959) konnte keine vermehrte Aktivitätsanreicherung gefunden werden. Aus dieser Beobachtung wurde der Schluß gezogen, daß es sich um eine abgeklungene oder ausgeheilte Form einer Osteopathie handelt.

Neben den Befunden der Analyse von allgemeinen Osteoporosen konnte BESSLER (1973) auch Resultate der Skelettszintigraphie mit Radiostrontium bei hormonalen und metabolischen Osteopathien vorlegen. Die Befunde zeigen, daß die mit diesen Methoden allein zu erfassenden Stoffaustauschprozesse und deren Störungen bei Systemerkrankungen des Skelettes monoton sind. Es fand sich eine gegenüber der Norm erhöhte Radiostrontium-Avidität der Wirbelspongiosa wechselnden Ausmaßes mit besonders auffallenden Befunden bei der *renalen Osteopathie.*

Bemerkenswert sind die von BESSLER (1973) erhobenen Befunde bei der *Steroidosteoporose,* die im Vergleich zum Morbus Cushing eine relativ geringe Radiostrontium-Aufnahme bei schweren morphologischen Skelettveränderungen im Röntgenbild erkennen ließen. Untersuchungen bei der *Hyperthyreose* sowie dem *primären und sekundären Hyperparathyreoidismus* ergaben im Vergleich zu normalen gesunden Wirbelsäulen eine deutlich vermehrte Radioaktivitätsablagerung, die Ausdruck eines verstärkten Knochenumbaues ist. Die Untersuchungen bei der *Osteomalazie* als metabolischer Osteopathie und der *renalen Osteodystrophie* infolge chronischer Niereninsuffizienz ergaben eine besonders deutlich erhöhte Aufnahme von Radiostrontium. Es wurde angenommen, daß dieser Befund keine erhöhte Kalzium-Avidität der betreffenden Skelettabschnitte anzeigt. Mit der Impulsratenmessung ist die Radiostrontium-Ablagerung semiquantitativ erfaßt worden, so daß Vergleiche zwischen verschiedenen Krankheitsgruppen möglich wurden.

4.2. Stoffwechselstörungen

Bemerkenswerte szintigraphische Untersuchungen des Skelettes mit ^{85}Sr *bei metabolischen Osteopathien* hat BESSLER (1972/73) durchgeführt. Nach Applikation von 50 µCi ^{85}Sr i.v. wurde nach 5–7 Tagen ein Szintigramm angefertigt; ferner wurden Impulsratenmessungen vorgenommen. Die Ergebnisse von Normalpersonen und verschiedenen Osteopathien wurden verglichen. Besonders gut vergleichbar waren die über den weitgehend spongiösen Knochenstrukturen der Wirbelsäule erhobenen Befunde, so daß die Regionen eines vermehrten Strontiumeinbaues in die Tela ossea nachweisbar wurden. In dem zwischen Applikation und Messung verstrichenen Zeitraum erschien nicht nur ein Ionenaustausch, sondern auch der Einbau der Aktivität in das Knochenmineral möglich. Dabei sind in den besonders stoffwechselaktiven spongiösen Abschnitten des Knochens, also vor allem im Bereich der Brust- und Lendenwirbelsäule, die überzeugendsten Unterschiede zu erwarten. Die Halswirbelsäule zeigt — entsprechend der geringen Knochenmasse — wesentlich niedrigere Impulsraten auf und ist daher zu Vergleichsuntersuchungen nicht geeignet.

Szintigraphische Untersuchungen über das Verhalten von ^{99m}*Tc-Sn-Pyrophosphatkomplex bei metabolischen Knochenerkrankungen* haben ROSENTHALL und Kaye (1975) durchgeführt. Eine klinische Bedeutung hat der allgemeine Anstieg im periartikulären Knochen erlangt, insbesondere bei der Osteomalazie und kombinierten Osteopathien mit einer osteomalazischen Komponente oder einer Ostitis fibrosa (chronische Nierenerkrankung). Das Verteilungsmuster war beim primären Hyperparathyreoidismus unterschiedlich. Es fand sich keine Korrelation zwischen der initialen Aufnahmerate von Radiophosphatkomplex über dem Knochen zur Aufnahmerate im Weichteilgewebe nach 5 Stunden, wenn ein Vergleich des Aktivitätsgrades mit der Osteomalazie und der Ostitis fibrosa angestellt wurde. Es wurde angenommen, daß der ^{99m}Tc-Sn-Pyrophosphatkomplex eine größere Affinität zum unreifen Kollagen besitzt als zum Knochenkristall und dessen Oberfläche.

Mit Hilfe von Radionukliden wurde die *Dynamik der intestinalen Kalziumresorption* ebenso wie der *Kalziumstoffwechsel im Knochen* direkt meßbar. Seim u.Mitarb. (1976) haben durch Verwendung des Isotops ^{47}Ca und Anwendung von drei Isotopenmeßtechniken (Messungen der Blutaktivität, Ganzkörper-Gamma-Spektrometrie und Aktivitätsmessungen über dem Fußmalleolus) die Dynamik der intestinalen Kalziumresorption und die Kalziumakkretionsrate im Knochen in *Abhängigkeit von Vitamin D* studiert. Es konnten deutliche Unterschiede zwischen den ^{47}Ca-Aktivitäten im Blut aus einer Vitamin D-haltigen und einer Vitamin D-freien Kalziumsalzpräparation gefunden werden. Diese Unterschiede waren bei Anwendung der Ganzkörper-Zähltechnik nicht eindeutig. Die Aktivitätsmessungen über der Fußknöchelregion waren signifikant. Mit derartigen Messungen kann ein Einblick in die Stoffwechselvorgänge des Knochens gewonnen werden. Durch gleichzeitige Bestimmung der intestinalen Resorption kann die Effektivität therapeutischer Maßnahmen hinsichtlich des Kalziumstoffwechsels geprüft und der Einsatz von Vitamin D z.B. im Falle der renalen Osteopathie bei chronischer Niereninsuffizienz kontrolliert werden.

Auf die Bedeutung der Knochenszintigraphie zum Nachweis von *Deformierungen und pathologischen Frakturen bei Osteopathien* haben Dreyer und Georgi (1972) hingewiesen. Sie fanden sehr unterschiedliche Aktivitätsaufnahmen im Knochen bei regionalen Strukturveränderungen wie der Inaktivitätsatrophie nach langer Ruhestellung der Gliedmaßen, Amputationen, Lähmungen oder bei der Sudeckschen Dystrophie des Knochens.

4.2.1. Osteomalazie

Neben der Hypovitaminose D oder der Vitamin D-Stoffwechselstörung kommen eine Reihe pathogenetisch nicht vollkommen geklärter Osteomalazien vor, die besondere Aufmerksamkeit verdienen. Bei Osteomalazie infolge *Malabsorption durch Gluten-Überempfindlichkeit* konnten MacFarlane u.Mitarb. (1977) mit 10 µCi ^{99m}Tc-Polyphosphat (Tc PP) schon sehr frühzeitig hohe Aktivitätsanreicherungen in solchen Skelettabschnitten erfassen, in denen später auch im Röntgenbild pathologische Frakturen oder Umbauzonen (Loosersche oder Milkmansche Zonen) erkannt werden konnten. Die Summation von Mikrofrakturen in der Spongiosa muß bereits zur Zerrüttung des Knochens im Bereich der charakteristischen Zonen oder Spannungsspitzen geführt haben, um im Röntgenbild, auch mit Spezialmethoden wie Vergrößerungsaufnahmen oder Tomographie zur Darstellung zu kommen.

Bei einem Patienten mit Osteomalazie infolge *Anorexia nervosa* fanden Rosenthall und Kaye (1975) eine abnorm hohe Aktivitätsanreicherung im Szintigramm in der Spongiosa beider Calcanei, ohne daraus den Schluß auf pathologische Umbauzonen zu ziehen.

Auch nach längerer Medikation von *Antikonvulsiva* kann sich eine Osteomalazie entwickeln. So fanden MACFARLANE u.Mitarb. (1977) bei einer 67jährigen Patientin, die außerdem gastrektomiert worden war, im Röntgenbild eine deutliche, generalisierte Demineralisation des Skelettes ohne Zeichen pathologischer Frakturen. Wegen eines schmerzhaften Spannungsgefühls in der linken Ferse wurde ein Szintigramm angefertigt, das eine hohe Aktivitätsanreicherung im Calcaneus aufdeckte. Eine Umbauzone war noch nicht erkennbar.

Der Nachweis von Umbauvorgängen im Knochen bei Osteomalazie läßt zwar differentialdiagnostisch jede andere Ursache offen, doch wird eine Übereinstimmung multipler Aktivitätsanreicherungen im Skelett an den bekannten typischen Regionen von Looserschen Umbauzonen oder pathologischen Frakturen an die Möglichkeit einer stärkeren osteomalazischen Komponente der Osteopathie denken lassen.

4.2.2. Hypervitaminose D

Eine nuklearmedizinische Studie mit Hilfe der Skelettszintigraphie bei *Hypervitaminose D* haben FOGELMAN u.Mitarb. (1977) durchgeführt und die Untersuchungsergebnisse bei einem 15jährigen Knaben und einem 27jährigen Mann mit chronischer Niereninsuffizienz sowie einem 12jährigen Mädchen mit Vitamin D-resistenter hypophosphataemischer Rachitis mitgeteilt. Alle Patienten zeigten eine deutliche Erhöhung der Aktivitätsrate im Bereich des lumbo-sakralen Überganges der Wirbelsäule, eine erhöhte Aktivität im Bereich des Schädelknochens, insbesondere der Unterkiefer, der Akromioklavikularregion, des Beckenskelettes, der Rippen und der langen Röhrenknochen. Bei zwei Patienten waren die Nieren, die ableitenden Harnwege, insbesondere die Harnblase nicht dargestellt. Diese Befunde waren den früher von SY u.Mitarb. (1975/76) beschriebenen Befunden bei chronisch nierenkranken Patienten mit einer renalen Osteodystrophie sehr ähnlich. Die später durchgeführten histologischen Untersuchungen (nach einer Biopsie) ergaben zwar eine Vermehrung von Osteoid und eine Zunahme der osteoklastischen Resorptionsvorgänge sowie eine leichte Vermehrung des Faserknochens, doch konnten eindeutig übereinstimmende Befunde nicht erhoben werden. Die Schlußfolgerung der Autoren erscheint zwingend und überzeugend, daß die Knochenszintigraphie keine artspezifischen Befunde zu liefern in der Lage ist, sondern einen hohen Turnover des Knochens sehr früh und eindeutig erfassen kann.

4.2.3. Hypovitaminose C (Skorbut)

Befunde der Skelettszintigraphie in zwei Beobachtungen von *Skorbut* haben FRONT u.Mitarb. (1978) publiziert. Bei einem 8 Monate alten Mädchen und einem 4 Jahre alten Knaben konnten Schwellungen und eine Schmerzhaftigkeit im Bereich des rechten Oberschenkels und beider Beine festgestellt werden. Der Plasma-Blutspiegel des Vitamin C lag unterhalb der Norm, und auch im Urin war die Vitamin C-Ausscheidung eindeutig vermindert. Das Knochenszintigramm mit ^{99m}Tc-Methylendiphosphat zeigte im Bereich der erkrankten Extremität eine starke Anreicherung, das Röntgenbild deckte jedoch erst im Laufe weiterer Kontrollen das ganze Ausmaß eines subperiostalen Hämatoms, dessen Verkalkung und spätere Verknöcherung auf. Im frühen Stadium der Skelettveränderungen ist eine generalisierte Aktivitätsanreicherung im Bereich der betroffenen Extremitätenabschnitte festzustellen. In den späteren Phasen einer Skorbut-Krankheit kann nicht nur eine Zunahme der Aktivitätsanreicherung, sondern auch die Ausdehnung des markierten Bezirkes auf das gesamte Hämatom im Knochenszintigramm erkannt werden. Eine auf Vitamin C-Mangel zurückzuführende Störung des Knochenwachstums und Knochenstoffwechsels kann bereits frühzeitig durch die Skelettszintigraphie aufgedeckt werden.

4.3. Hyperparathyreoidismus und Hypoparathyreoidismus

Von besonderem Interesse und größerer klinischer Bedeutung sind die Befunde der Skelettszintigraphie bei den verschiedenartigen Störungen des Parathormon-Stoffwechsels, da diese auch bei den allgemeinen metabolischen Erkrankungen des Knochens eine mehr oder weniger große Rolle spielen können. So wurde versucht, die Intensität der Anreicherung eines osteotropen Radionuklids im Skelett als Maß für die Aktivität des Krankheitsprozesses auszuwerten. Bei dem primären Hyperparathyreoidismus fanden sich große Unterschiede der Radionuklidanreicherung, und es konnte auch nur eine sehr geringe Speicherung des verwendeten Radionuklids festgestellt werden (ROSENTHALL u. KAYE 1975).

Nur etwa 30% der auch histologisch gesicherten Beobachtungen von primärem Hyperparathyreoidismus weisen im Röntgenbild die allgemeinen, uncharakteristischen Zeichen einer generalisierten Skelettveränderung im Sinne der Osteopenie auf. Die typischen *lokalen Veränderungen* wie Pseudocysten und „Braune Tumoren", eine subperiostale Resorption und Strukturauflockerungen der Diaphysen kommen bekanntlich auch nur bei etwa 10% der Kranken vor.

Die Möglichkeiten der Skelettszintigraphie zum Nachweis eines Knochenumbaues bei generalisierten Systemerkrankungen des Skelettes wie dem Hyperparathyreoidismus (Abb. 5) hat ROSENTHALL (1964/65) bereits sehr früh erkannt.

Eine auffallend starke Anreicherung von ^{85}Sr im Schädelskelett bei einem Morbus Recklinghausen haben FREY u. Mitarb. (1967) durch die Knochenszintigraphie festgestellt. Das Röntgenbild ergab noch keine gröberen strukturellen Veränderungen.

Vergleichende Studien der Aktivitätsaufnahme im Skelett bei Gesunden beim *primären und sekundären Hyperparathyreoidismus* haben WIEGMANN u. Mitarb. (1977) durchgeführt. Insgesamt wurden 20 Patienten mit einem *primären Hyperparathyreoidismus* (14 Frauen, 6 Männer) und 5 Patienten mit *sekundärem Hyperparathyreoidismus* (3 Frauen, 2 Männer) nach Applikation von 15 µCi des ^{99m}Tc-Sn-Pyrophosphat mit Hilfe der Knochenszintigraphie untersucht. Das Aktivitätsverhältnis zwischen den Femurknochen und den Weichteilen wurde nach 5 Stunden für beide Extremitäten berechnet und miteinander verglichen. Dabei fand sich, daß die Patienten mit einem *primären* Hyperparathyreoidismus ein normales Knochen- zu Weichteilverhältnis bezüglich der Aufnahme von ^{99m}Tc-Pyrophosphat aufwiesen, während im Gegensatz hierzu die 5 Patienten mit einem beginnenden *sekundären* Hyperparathyreoidismus einen ganz eindeutigen Anstieg der Skelettaktivität erkennen ließen. Beide Patientengruppen wiesen die typischen Skelettbefunde im Röntgenbild auf. In den frühen Stadien nach einer operativen Entfernung der tumorartig vergrößerten Parathyreoidea waren keine quantitativen oder qualitativen Veränderungen der Aktivitätsaufnahme nachzuweisen. Ein begrenzter Anstieg der Aktivitätsanreicherung im Knochen wurde nur nach länger dauernden Untersuchungen festgestellt. Aus diesen Untersuchungsergebnissen wird geschlossen, daß die Aktivität des Parathormons nur einen geringen direkten Einfluß auf die Anreicherung von ^{99m}Tc-Pyrophosphat im Knochen haben kann. Bei der renalen Osteopathie wird die Bedeutung des osteomalazischen Faktors erwogen und gleichzeitig auf Veränderungen in der

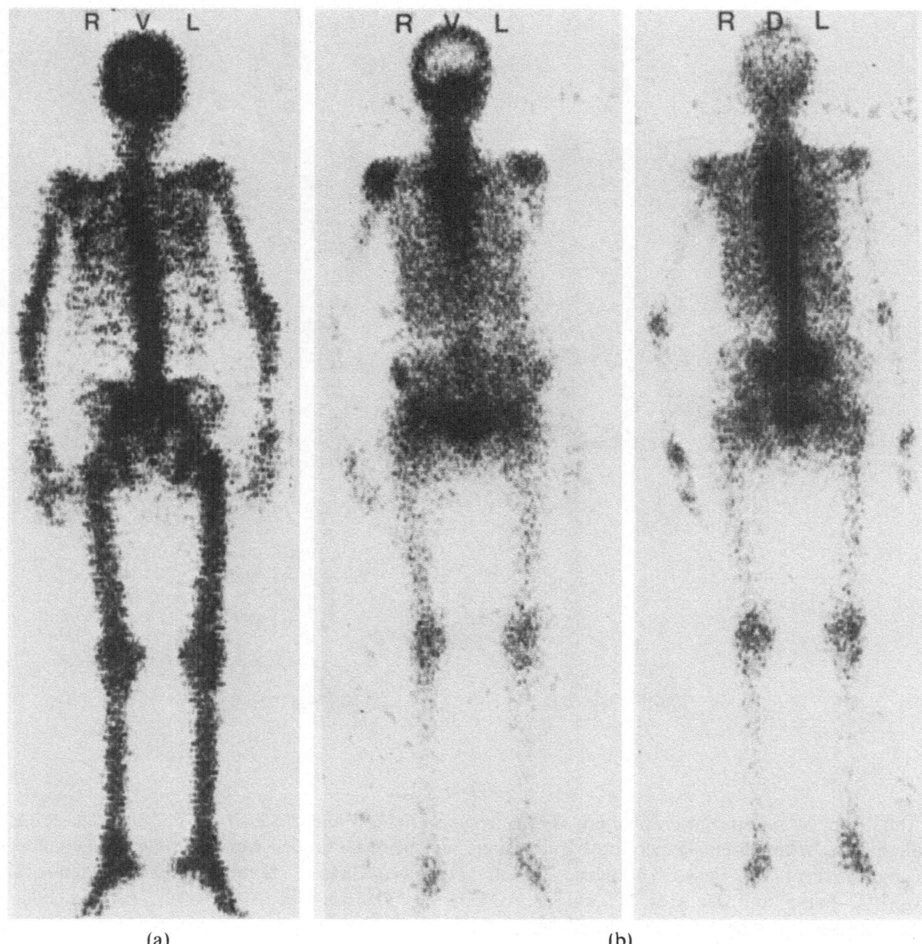

Abb. 5a u. b. Skelettszintigraphie nach 3 mCi ^{87m}Sr beim primären Hyperparathyreoidismus und beim Gesunden mit Ganzkörperscanner (mit freundlicher Genehmigung von Prof. Dr. FEINE, Tübingen; s. auch „Nuklearmedizin – Szintigraphische Diagnostik" von U. FEINE und K. ZUM WINKEL, 2. Auflage G. Thieme, Stuttgart, 1979). (a) 6 h nach der Aktivitätsgabe erhebliche Aktivitätsanreicherung im Becken und in der Wirbelsäule, besonders aber in den langen Röhrenknochen der oberen und unteren Extremitäten. Operativ Adenom der Nebenschilddrüse. Röntgenologisch keine eindeutigen Skelettveränderungen. (b) Ganzkörperscan von ventral (links) und dorsal (rechts) beim Gesunden 3h nach Strontium-87m mit regelrechter Aktivitätsverteilung im Schädel, in der Wirbelsäule, im Becken und in den Extremitäten

Zusammensetzung der organischen Matrix, also auf Störungen im Kollagenstoffwechsel, hingewiesen. Wahrscheinlich ist die Aktivität des Stoffaustausches oder der zellulären Umbauvorgänge ein weiterer wichtiger Faktor, der sich nur schwer erfassen läßt. Bemerkenswert ist es, daß die Aktivitätsanreicherung im Skelett bei sekundärem Hyperparathyreoidismus konstant und unabhängig von der Höhe des Parathormonspiegels im Blut zu sein scheint.

Vergleiche der Skelettszintigraphie mit röntgendiagnostischen und densitometrischen Untersuchungen (^{125}J-Cameron-Densitometer) bei 12 Patienten mit *primärem Hyperparathyreoidismus*, 5 Patienten mit einem *Pseudo-Hypoparathy-*

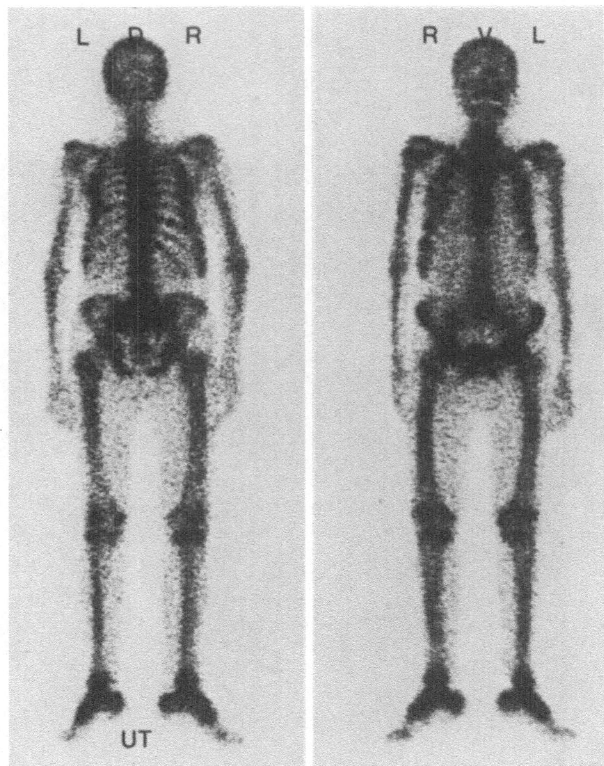

Abb. 6a

Abb. 6a u. b. Skelettszintigraphie mit Ganzkörperscanner 2 h nach 10 mCi ^{99m}Tc-Methylendiphosphonat bei sekundärem Hyperparathyreoidismus und beim Gesunden (mit freundlicher Genehmigung von Prof. Dr. Feine, Tübingen; s. auch „Nuklearmedizin — Szintigraphische Diagnostik" von U. Feine und K. zum Winkel, 2. Auflage G. Thieme, Stuttgart, 1979). (a) Erhebliche Aktivitätseinlagerung im gesamten Skelett, besonders in den langen Röhrenknochen der oberen und unteren Extremitäten. Keine Nierenaktivität. Röntgenologisch keine Skelettveränderungen nachweisbar. (b) Ganzkörperscanning von ventral und dorsal bei einem Patienten ohne Hinweis auf Knochenerkrankung. Regelrechte Aktivitätsablagerung im Schädel, in der Wirbelsäule, im Becken und in den Extremitäten

reoidismus und 3 Patienten mit einem *Hypoparathyreoidismus* (Abb. 6) haben Krishnamurthy u.Mitarb. (1977) durchgeführt. Als knochensuchendes Radionuklid wurde ^{99m}Tc-Sn-Pyrophosphat verwendet. Gleichzeitig wurden die Blutkinetik und die Plasmaclearance des Radioisotops studiert und die Resultate der Untersuchung mit den Befunden bei Normalpatienten verglichen.

Es konnten die vorhersehbaren Befunde erhoben werden, nach denen die Knochenszintigraphie wesentlich empfindlicher ist und sehr viel früher einen pathologischen Befund nachweist als die Skelettröntgenbilder oder die Isotopendensitometrie im Bereich des kompakten Knochens von Diaphysen. Die Plasmaclearance des radioaktiven Isotops zeigt deutlich den starken Effekt des Parathormons auf die renale Exkretion des ^{99m}Tc-Sn-Pyrophosphat. Die Abnahme der Blutaktivität erfolgte bei den verschiedenen Erkrankungen relativ gleichartig, und auch die Urinextraktion der radioaktiven Substanz zeigte nur geringe Unterschiede zwischen den zur vergleichenden Untersuchung herangezogenen Knochenerkrankungen. Die mit der Knochenszintigraphie nachgewiesene

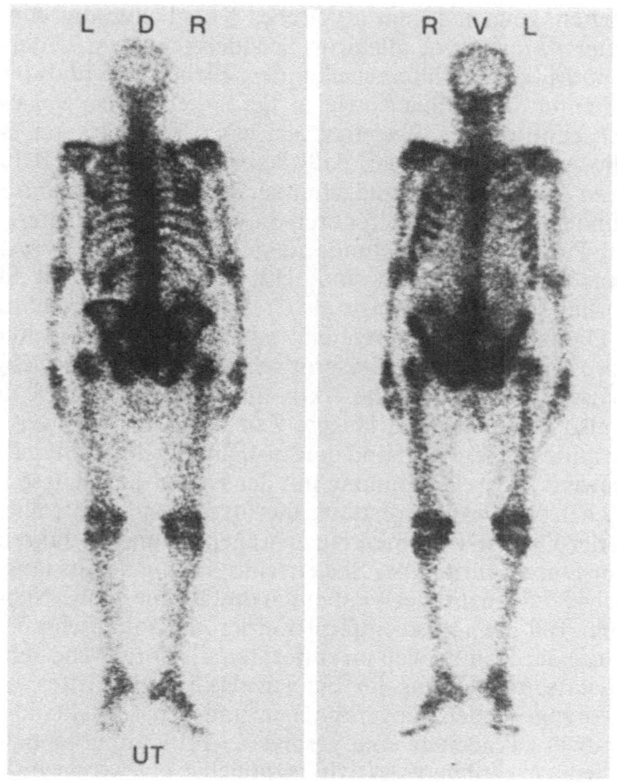

Abb. 6b

Isotopenanreicherung war in den peripheren Abschnitten der oberen und unteren Extremitäten, ferner im Bereich des Unterkiefers und des Schädelknochens am deutlichsten. Im Vergleich mit Befunden bei Skelettmetastasen ist die *Lokalisation* der verstärkten Aktivitätsanreicherung von *differentialdiagnostischer* Bedeutung. Es wird diskutiert, ob das Phosphat von der organischen oder anorganischen Knochenmatrix aufgenommen wird, und hier insbesondere von dem unreifen Kollagen, das während der Neubildungsphase des Knochens entsteht.

4.4. Renale Osteopathie oder Osteodystrophie

Die Früherkennung einer Skelettbeteiligung bei chronischen Nierenerkrankungen mit Hilfe der Szintigraphie ist für die Behandlung der Patienten sehr wichtig. Über Unterschiede in der Aufnahme osteotroper Radionuklide bei Tierversuchen mit chronisch nierenkranken Ratten haben MEYER u.Mitarb. (1971), REMAGEN u.Mitarb. (1975) berichtet.

Die Möglichkeiten, mit Hilfe der Skelettszintigraphie die Aktivität der Transformation des Knochengewebes bei der renalen Osteodystrophie festzustellen, wird heute von einigen nephrologischen Arbeitsgruppen genutzt. Übersichtsarbeiten haben SY und MITTAL (1975) vorgelegt. Die Patienten erhielten 15 µCi des ^{99m}Tc-Sn-Polyphosphat i.v., und nach drei Stunden wurde von ventral und dorsal ein Ganzkörper-Scan angefertigt. Bei 14 Patienten, die eine *chronische*

Dialyse benötigten, zeigten 13 ein atypisches Knochenszintigramm mit *symmetrisch verstärkter Aktivität* vor allem im Schädelskelett, im Unterkiefer, im Bereich des Sternums, der Schultergelenke, der Wirbelsäule und der distalen Abschnitte von Femur und Tibia sowie in der Patella, also vorwiegend in den spongiösen Abschnitten des Skelettes, in denen ein stärkerer Stoffaustausch stattfindet. Die Autoren vermuten, daß dieser pathologische Befund Ausdruck eines *sekundären* Hyperparathyreoidismus ist, der sich durch klinische und Laboratoriumsbefunde, in 4 Fällen auch durch die histologische Untersuchung bestätigen ließ. Eine Parallelität der Befunde zu solchen, die beim *primären* Hyperparathyreoidismus erhoben worden sind, läßt jedoch nicht mit Sicherheit eine gleichzeitig vorhandene Osteomalazie als Ursache des stärkeren Stoffaustausches ausschließen. Die Röntgenbilder zeigten zwar bei einigen Patienten die Befunde einer Osteoporose, doch konnten sklerotische Bezirke nicht nachgewiesen werden. Bemerkenswert war eine hohe Aktivität im Bereich des Unterkiefers, die meist zuerst, also vorrangig und längere Zeit vor dem Nachweis röntgenologischer Befunde auftrat. Der Grad und die Ausdehnung der Aktivitätsanreicherung zeigten eine gewisse Übereinstimmung mit der Dauer der Dialyse und Parallelen zu der alkalischen Serum-Phosphatase, die fortlaufend kontrolliert worden ist.

Das Alter der Dialyse-Patienten lag zwischen 23 und 64 Jahren. Alle Patienten wurden vor Durchführung der Skelettszintigraphie bereits längere Zeit dialysiert, im Mittel 43,5 Monate. Bei 3 Patienten mußte eine große Nebenschilddrüse, bei einem 4. ein Teil der Drüse entfernt werden. Histologisch konnte eine deutliche Hyperplasie der Hauptzellen im entfernten Tumorgewebe gefunden werden.

Eine Aktivitätsanreicherung im Bereich des Handskelettes fand sich bei 7 Patienten, bevorzugt in den Fingerknochen und den Mittelhandknochen, während die Handwurzelknochen eine geringere Aktivität erkennen ließen. Eine seitengleiche, jedoch geringere Aktivitätsanreicherung wurde im Beckenkamm, in der Symphysen- und der Hüftpfannenregion festgestellt. Einzelne Patienten wiesen eine hohe Aktivität im Bereich der Rippen, und hier verstärkt an der Knorpelknochengrenze auf, ein Befund, der etwas an die Rachitis erinnert.

Auffallend war die *geringe Aktivitätsanreicherung im Bereich der Nieren und des Harntraktes.* Eine gesunde Niere reichert das eingegebene Polyphosphat stärker an und eliminiert 40–50% der Aktivität innerhalb von etwa 3 Std (Subramanian u. Mitarb. 1972). Die Niereninsuffizienz macht diese Befunde bei Dialyse-Patienten verständlich.

Die Skelettszintigraphie spiegelt die Aktivität des Knochenumbaues infolge des sekundären Hyperparathyreoidismus wider, doch kann eine osteomalazische Komponente nicht ausgeschlossen oder abgegrenzt werden (Abb. 6 u. 7). Die Röntgenbilder zeigen die charakteristischen morphologischen Veränderungen des Skelettes, wie diskrete Strukturauflockerungen, subperiostale Demineralisation und Resorption des Knochens der Diaphysen, jedoch kaum eine Spongiosklerose. Die Früh-Veränderungen des Knochens bei einem Hyperparathyreoidismus finden sich in den spongiösen Abschnitten und in den subperiostalen Zonen der kurzen oder langen Röhrenknochen. In diesen Skelettregionen ist bekanntlich zuerst und stärker ausgeprägt eine Reaktion der Tela ossea infolge Parathormonwirkung bei Stoffwechselstörungen festzustellen (Williams u. Mitarb. 1968). Es liegt daher nahe, daß auch bei Dialyse-Patienten mit einem sekundären Hyperparathyreoidismus in den gleichen Regionen eine Aktivitätsanreicherung knochensuchender Isotope festzustellen ist. Diese Aktivitätsanreicherung ist jedoch kein Gradmesser für den Zustand des Knochengewebes selbst, sondern nur Ausdruck des morphologischen Umbaues oder biochemischen Austausches von Substanzen im Stoffwechsel. So ist verständlich, daß die Aktivitätsrate nicht immer mit den röntgen-morphologisch nachgewiesenen Veränderungen des Knochens übereinstimmen kann. Eine hohe Aktivitätsrate z.B. im Bereich der Akromioklavikulargelenke spricht lediglich für einen stärkeren Stoffaustausch, der auch bei röntgen-morphologisch noch völlig normalem Knochenbefund stattfinden kann. Wenn die Demineralisation des Knochens oder die Transformation mit Osteolyse und Resorption nur sehr langsam ablaufen, also eine Reparation und Regeneration oder Reossifikation der Tela ossea nicht auszuschließen ist, wird das Röntgenbild einen pathologischen Befund nicht erkennen lassen.

Nach den Beobachtungen von SY u.Mitarb. (1975) ist eine Übereinstimmung der Aktivität der *alkalischen Serumphosphatase* mit dem Grad der Isotopenanreicherung im pathologischen Knochenszintigramm festzustellen.

Die pathologischen Befunde der Skelettszintigraphie mit einer sehr starken Aktivitätsanreicherung bei sekundärem Hyperparathyreoidismus als Folge einer chronischen Nierenerkrankung geben eine Bestätigung für Untersuchungsergebnisse, die beim primären Hyperparathyreoidismus gefunden worden sind (Abb. 7). Eine deutlich erhöhte Aktivitätsaufnahme von ^{47}Ca und ^{85}Sr bei Patienten mit Hyperparathyreoidismus fiel DYMLING (1964) auf. Ähnliche Beobachtungen sind von anderen Arbeitsgruppen wie FRASER u.Mitarb. (1960), RICH (1957) mitgeteilt worden. Einen deutlichen Anstieg der Aufnahme von ^{18}F in der Kaninchen-Tibia fanden COSTEAS u.Mitarb. (1971) in etwa 60% der Beobachtungen bei Versuchen mit Parathyreoidea-Hormonen. Bei Patienten mit gesichertem primärem Hyperparathyreoidismus haben SY u.Mitarb. (1975) ähnliche Knochenveränderungen und Knochenszintigramme festgestellt. Nach operativer Entfernung der Nebenschilddrüsentumoren konnte eine eindeutige Verminderung der Aktivitätsanreicherung im entsprechenden Skelettareal nachgewiesen werden.

Vergleichende Untersuchungen an 30 Patienten, die wegen Urämie einer einfachen Hämodialyse unterzogen worden sind, sowie an einer Kontrollgruppe haben ØLGAARD u.Mitarb. (1976) durchgeführt. Die Skelettszintigraphie wurde nach 12 µCi ^{99m}Tc-Polyphosphat und einer Latenzzeit von 2–3 Stunden vorgenommen. Eine pathologisch verstärkte Aufnahme von Radioaktivität konnte bei 27 Patienten (90% des Untersuchungskollektivs) im Szintigramm nachgewiesen werden. In diesem Krankengut waren nur bei 10 Patienten (also 33%) röntgen-morphologische Veränderungen am Skelett festzustellen. Bemerkenswert ist eine eindeutig verstärkte Aufnahme von Radioaktivität im Knochen bei solchen Patienten, die eine *Nierentransplantation* bekommen hatten. Zusammenhänge zwischen dem Befund der Skelettszintigraphie und der Hämodialyse-Dauer sowie der Art der Erkrankung oder dem Geschlecht konnten nicht festgestellt werden. Bei 3 Patienten war eine erhöhte Aktivitätsaufnahme von Tc-Polyphosphat *in den Lungen* festzustellen, was auf eine beginnende *pulmonale Verkalkung oder Verknöcherung* hinweist, obgleich das Röntgenbild noch keinen eindeutigen Befund zeigte. Bei 4 Patienten war eine ganz umschriebene herdförmige Aktivitätssteigerung erkennbar, z.B. im Bereich einer Rippe, im Humeruskopf, Handgelenk oder Tuber calcanei.

NEYER u.Mitarb. (1978) haben 24 Patienten mit chronischer Niereninsuffizienz auf das Vorhandensein einer *renalen Osteopathie* untersucht. Es wurden biochemische, klinische, radiologische, szintigraphische und histologische Befunde verglichen und eine unterschiedliche Häufigkeit pathologischer Veränderungen gefunden. Als *völlig unzuverlässig* erwiesen sich die Laboratoriumsbefunde der Serumchemie, während die klinischen Symptome in der Hälfte der Fälle und Röntgenbefunde in 10 Fällen bei den fortgeschrittenen Stadien der Osteopathie deutliche Symptome aufwiesen. Die Vergleiche mit dem Röntgenbild stützen sich auf Spezialaufnahmen, mit deren Hilfe folgende Befunde erhoben werden konnten: Osteoporose, subperiostale Resorption, periostale Kno-

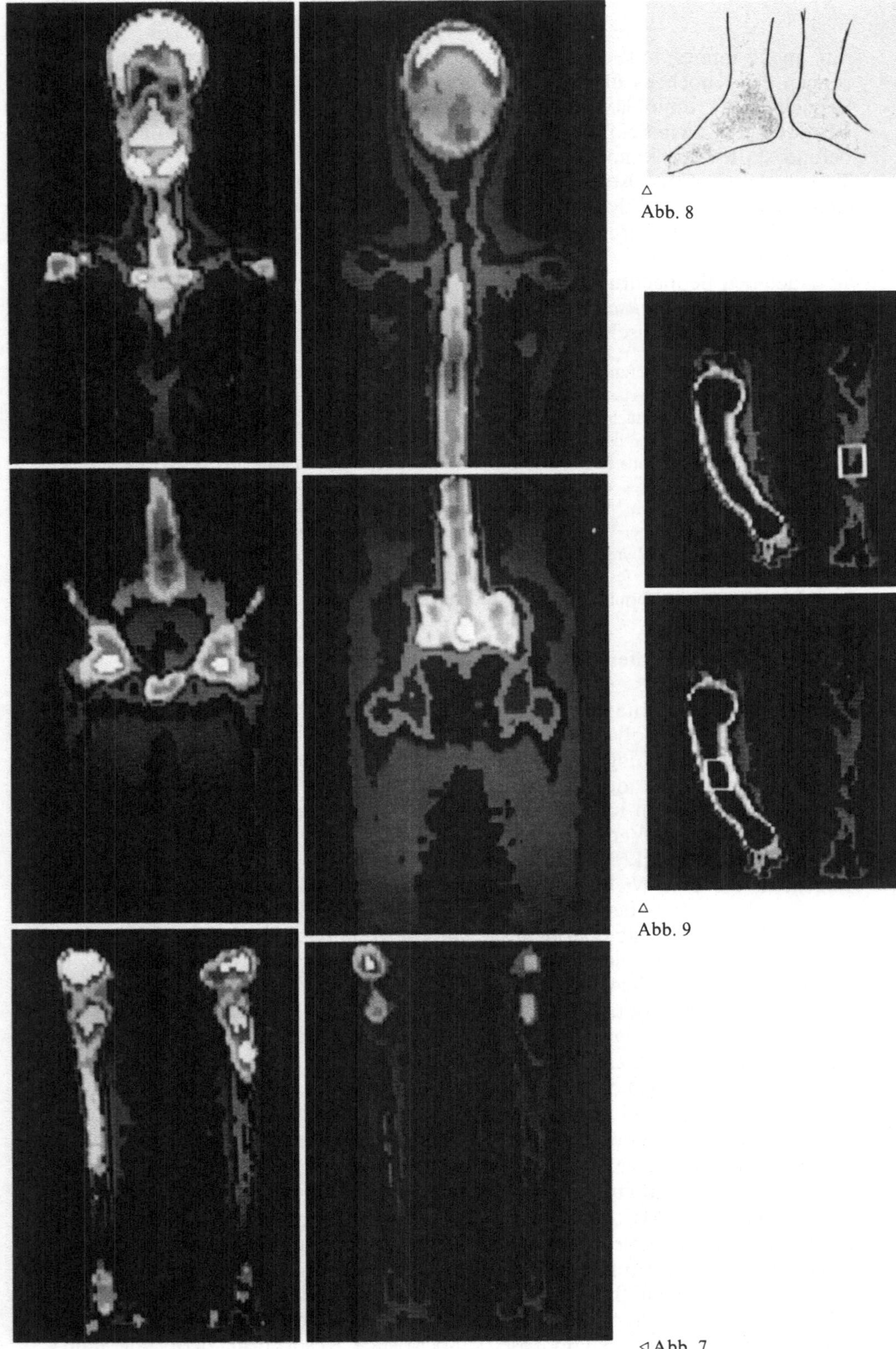

△
Abb. 8

△
Abb. 9

◁ Abb. 7

chenneubildung, Akroosteolyse, Weichteilverkalkungen, Gefäßverkalkungen. Besondere Beachtung fanden die Schultergelenke, das Handskelett und das Fußskelett. Eine gute Übereinstimmung ergab sich zwischen der Knochenszintigraphie, die bei 23 Patienten eine *erhöhte Anreicherung im Skelett* aufdeckte, und den histologischen Befunden mit den Zeichen eines vermehrten Knochenumbaues. Die Skelettszintigraphie erfolgte vier Stunden nach Applikation von 15 μCi ^{99m}Tc-Diphosphonat. Zur histologischen Untersuchung des Knochens wurde eine Beckenkamm-Biopsie aus der Crista iliaca entnommen, nachdem 3–5 Tage zuvor 2 g Acromycin (zur Tetracyclinmarkierung) gegeben worden waren. Nach Einbettung in Methylmetacrylat wurden unentkalkte Knochenschnitte hergestellt. Ausgewertet wurden die Breite und Ausdehnung osteoider Säume, der lakunäre Knochenabbau durch ein- und mehrkernige Osteoklasten, die Stärke der „Tunnellierung" der Knochenbälkchen und die Faservermehrung im Bindegewebe. Eine klare Trennung des Befundes, wie er beim sekundären Hyperparathyreoidismus beschrieben worden ist, und der Mineralisationsstörung des Knochens, die Folge einer Osteomalazie sein soll, war nicht möglich. Diese Schwierigkeit einer Differenzierung wird auf unterschiedliche therapeutische Maßnahmen oder Stadien der Erkrankung zurückgeführt. Nach eigenen Untersuchungen werden die Unterschiede der histologischen Bilder, aus denen eine Klassifizierung der renalen Osteopathie versucht worden ist, nicht richtig bewertet, da fließende Übergänge der konstruierten Stadien in den verschiedenen Skelettregionen bei renaler Osteopathie nicht selten sind (HEUCK, 1977). Die Autoren empfehlen, an erster Stelle bei dem Verdacht auf eine renale Osteopathie die Skelettszintigraphie als Routineuntersuchung einzusetzen. Eine besondere Bedeutung kommt der Früherkennung der renalen Osteopathie heute schon deshalb zu, da durch rechtzeitige therapeutische Maßnahmen schwerwiegende Komplikationen im Bereich des Skelettes verhütet werden können.

An einer größeren Zahl von etwa 60 chronisch nierenkranken Patienten, die dialysiert wurden, haben KOSTAMIS u. Mitarb. (1978) Skelettszintigraphien mit ^{99m}Tc-Diphosphonat durchgeführt. Ein Vergleich der erhobenen Befunde mit den Ergebnissen der Röntgenuntersuchung zeigte, daß bei 52 Patienten, also 88%, eine pathologisch erhöhte Aktivitätsanreicherung zu finden war. Am häufigsten wurde diese im Bereich der Rippen, des Schädelskelettes und des Beckenskelettes beobachtet. Demgegenüber konnten nur bei 25 Patienten, also etwa 42%, bereits röntgenologisch sichere Knochenbefunde festgestellt werden.

Abb. 7. Colorszintigraphie mit Ganzkörperscanner bei renaler Osteopathie nach Strontium-87m. Scan von ventral (linke Hälfte) und dorsal (rechte Hälfte) mit vermehrter Aktivitätsablagerung in der Schädelkalotte, im Gesichtsschädel — speziell in der Mandibula —, in der Symphyse und in Nähe der Schulter-, Ileosakral- und Hüftgelenke. Fast fehlende Nierenaktivität

Abb. 8. Colorscan bei einem Patienten mit Sudeckknochendystrophie bei parossalem Sarkom in Nähe des rechten Kalkaneus 2 h nach 2 mCi ^{18}F. Stark vermehrte Radioaktivitätsablagerung im rechten Fußskelett, links unauffälliger Befund. Röntgenologisch erhebliche Entkalkung im Bereich der rechten Fußwurzel

Abb. 9a u. b. Colorszintigraphie nach Strontium-87m beim Morbus Paget (a) Colorscan beider Unterschenkel bei Ostitis deformans Paget der rechten Tibia mit Einstellung einer „region of interest" über der linken Tibia, hier wurden 319 Impulse gemessen. (b) Gleicher Patient wie Abb. 9a, über dem affizierten rechten Unterschenkel wurden 1489 Impulse gemessen, das ergibt eine 4,67fach überhöhte Impulsrate

Bei einem 32jährigen Patienten mit *chronischer Niereninsuffizienz und* einem sekundären Hyperparathyreoidismus fanden Brown u. Mitarb. (1978) im Skelettszintigramm in solchen Bereichen, die einen *pseudo-zystischen „braunen Tumor"* aufwiesen, deutliche *Speicherdefekte* in einem sonst stärker anreichernden Knochenareal. Die Befunde waren besonders eindrucksvoll im Bereich der Wirbelsäule und des Beckens, doch trat nach Parathyreoidektomie anläßlich einer Kontrollszintigraphie nun eine *atypische Aktivitätssteigerung in den Zonen der ehemals verminderten Anreicherung* auf, die im Röntgenbild mit pseudozystischen Veränderungen und „braunen Tumoren" identisch war. Diese Beobachtung spricht eindeutig dafür, daß die *reparativen Prozesse* im Knochengewebe mit einer verstärkten *Reossifikation* und *Remineralisation* parallel gehen.

Mit der Problematik einer *ausgebliebenen Darstellung der Nieren* bei der Skelettszintigraphie haben sich Sy u. Mitarb. (1975) beschäftigt und sind zu der Ansicht gelangt, daß nach Applikation von ^{99m}Tc-Sn-Polyphosphat eine außerordentlich starke Aktivitätsaufnahme des pathologischen Knochens die Aktivitätsausscheidung über die Niere sehr niedrig halten wird. Diese Ansicht hat sich aufgrund von Beobachtungen bei der Skelettszintigraphie pathologischer Knochenveränderungen, insbesondere von Knochenmetastasen des Prostata- und Harnblasenkarzinoms sowie bei Untersuchungen des Morbus Paget, ergeben, die alle eine sehr rasche und sehr hohe Aktivitätsaufnahme im erkrankten Knochen erkennen ließen.

Nach diesen neueren Ergebnissen der klinischen Forschung kann die *renale Osteopathie* bei chronisch Nierenkranken schon sehr frühzeitig mit Hilfe der Skelettszintigraphie erfaßt werden, und zwar auch dann, wenn noch keine stark ausgeprägte Nierenfunktionsstörung vorliegt. Eine Korrelation der szintigraphischen Befunde zur Höhe des Kreatininspiegels als Ausdruck der Nierenfunktionsstörung ist von Bedeutung, während die Dauer der Nierenerkrankung keine Beziehung zur Aktivitätsaufnahme erkennen läßt. Der röntgen-morphologische Befund dagegen läßt eine Zunahme der Skelettveränderungen in Abhängigkeit von der Dialyse-Dauer oder dem Bestehen der Niereninsuffizienz erkennen (Kröpelin u. Weiss 1972). Die Manifestation der Aktivitätsaufnahme im Bereich der Knochen der großen Gelenke und die meist symmetrische Anreicherung sprechen für eine stärkere Umbaurate in den *spongiösen Anteilen* der Knochen. Etwas auffallend ist die frühzeitige und stärkere Aktivitätsaufnahme in den Knochen der unteren Extremität und des Beckenskelettes, während die obere Extremität im Anfangsstadium meist weniger betroffen ist. Diese Beobachtung erlaubt die Annahme, daß auch die statische Belastung verstärkend auf die Transformation des Knochens bei generalisierten Stoffwechselstörungen einwirken kann. Die Beteiligung der Ileosakralgelenke am Krankheitsprozeß, wie sie von Dihlmann und Müller (1973) beschrieben worden ist, kann nicht in jedem Kollektiv gefunden werden, doch dürfte die sogenannte „Pseudoerweiterung" durch nicht mineralhaltige Gewebe in den Ileosakralgelenken, insbesondere bei jüngeren Menschen, nicht mehr zu den Frühbefunden gehören. Das Skelettszintigramm weist bei einem solchen röntgen-morphologischen Befund bereits eine sehr starke Aktivitätsanreicherung auf. Es liegt hier keine Diskrepanz der Befunde vor, sondern der überzeugende Beweis, daß ein Stoffaustausch und Störungen desselben durch hormonale Dysregulation oder Stoffwechselentgleisungen *immer vor der pathologischen Transformation des Knochengewebes* rangieren, die erst später zu strukturellen und morphologischen Veränderungen führt. In diesem Zusammenhang sei an die Ergebnisse vergleichender Untersuchungen zur Früherkennung des Morbus Bechterew erinnert (Dihlmann 1965, Webb u. Mitarb. 1971, Groher u. Mitarb. 1972, Sonnemaker u. Mitarb. 1972).

Bei Dialyse-Patienten fand sich mit zunehmender Dialysedauer eine stärkere Ausprägung der pathologischen Veränderungen im Röntgenbild und eine deutliche Aktivitätsanreicherung im Knochenszintigramm, wobei die Schädelkalotte und der Gesichtsschädel besonders intensiv den Phosphatkomplex speichern (Ritz u.Mitarb. 1973, Vick u.Mitarb. 1974, Creutzig u.Mitarb. 1974, Hermann u. Gahl 1976, Ritz u. Clorius 1976).

Nach *operativer Entfernung eines Nebenschilddrüsenadenoms* ist nicht selten eine deutliche Verminderung der Einbaurate des Phosphatkomplexes festzustellen. Dieser Befund spricht dafür, daß der Stoffaustausch und die Transformation des kranken Knochens nach Wegfall des Parathormoneinflusses eine rasche Änderung erfahren. Die Untersuchungen von 25 Patienten mit chronischer Nierenerkrankung durch Hermann und Gahl (1976) deckten bei 16 Patienten, die konservativ behandelt worden sind, pathologische Umbauvorgänge in Abhängigkeit von der Höhe des Kreatininspiegels auf, die sich in einer Anreicherung der Aktivität im Bereich der Ileosakralgelenke, der Hüftgelenke, der Knie- und Sprunggelenke sowie im Mittelfußskelett bereits sehr früh szintigraphisch zu erkennen gaben. Drei Patienten zeigten einen erhöhten Umbau in der Schädelkalotte. Die szintigraphisch nachgewiesenen Knochenumbauvorgänge waren bei 9 Dialyse-Patienten besonders ausgeprägt, und bevorzugt waren die Ileosakral- und Hüftgelenke, der Beckenkamm, der Gesichtsschädel und die Schädelkalotte, die Schulter- und Kniegelenke und das Mittelfußskelett betroffen. Es wurde ein Impulsratenverhältnis von Schädel und Thorax bestimmt, das bei 6 Patienten signifikant zugunsten des Schädels erhöht war. Eine Kontrolluntersuchung nach etwa 6 Monaten ergab bei 4 Patienten eine weitere Erhöhung dieses Wertes. Die Umbaurate in der Schädelspongiosa ist also sehr hoch und kann mit den bekannten ungewöhnlichen Umbauraten des Knochens beim Morbus Paget verglichen werden. Dieser Vergleich erlaubt den Schluß, daß die Skelettszintigraphie eine gut geeignete Methode zur Beurteilung der Intensität der Knochenumbauvorgänge bei einer Osteopathie darstellt.

4.5. Hyper- und Hypothyreose

Skelettveränderungen bei Funktionsstörungen der Schilddrüse sind das Resultat eines verstärkten Knochenumbaues und/oder Anbaues (Seigel u.Mitarb.1976). Bei einer 23jährigen Patientin mit Hyperthyreose trat einige Monate nach Behandlung mit 5 mCi J-131 eine Unterfunktion der Schilddrüse auf, die mit Thyroxin behandelt wurde. Etwa 2 $^1/_2$ Jahre nach der Radiojod-Therapie fanden sich die klinischen Symptome eines leichten Myxödems und am Handskelett periostale, lamelläre Knochenappositionen, besonders deutlich an einigen Metakarpal- und Fingerknochen. Das Skelettszintigramm deckte nach Gabe von 15 mCi ^{99m}Tc-Pyrophosphat Aktivitätsanreicherungen in den betroffenen Abschnitten des Handskelettes und im Bereich der unteren Extremitäten auf, die Ausdruck der gestörten Transformation und der vermehrten Apposition von Knochen bei der zugrunde liegenden hormonellen Störung sein dürften.

4.6. Seltene Systemerkrankungen

Lokal stärker ausgeprägte Knochenveränderungen bei *Systemerkrankungen* wie bei der Osteomyelosklerose, der Osteopetrose (Marmorknochenkrankheit), den Speicherkrankheiten (Histiozytosen) und bei anderen Osteopathien lassen in den betroffenen Abschnitten immer eine Radioaktivitätsanreicherung erkennen, die in Abhängigkeit von der Dynamik der Transformation unterschiedlich stark ausgeprägt ist (Bessler, 1978).

Die Ergebnisse der Szintigraphie mit ^{85}Sr decken beim *Plasmocytom* in etwa 20–25% der Kranken eine Aktivitätsanreicherung im Skelett auf, die in regionalen Herden etwa 7 Tage nach Applikation deutlicher ist als bei einem generalisierten, diffusen Plasmocytom. In der Umgebung von Tumorherden ist die Aktivitätseinlagerung oft nur gering (Bessler, 1972). Dies ist durch den fehlenden Anbau von Tela ossea bei reiner Osteolyse zu verstehen.

Über eine generalisierte, symmetrisch verstärkte Aktivitätsanreicherung in allen Knochen des Skelettes ist auch berichtet worden, wenn der erhöhte Umbau von Tela ossea *nicht* durch eine Stoffwechselerkrankung induziert und unterhalten wurde. Die *Mastozytose* oder *Urtikaria pigmentosa* kann mit schweren Skelettveränderungen einhergehen, die durch Sagher u.Mitarb. (1952) und Bürgel und Oleck (1959) bekannt geworden sind. Es handelt sich nicht um eine reine Hautkrankheit, sondern um eine pathogenetisch noch unbekannte komplexe Störung, die von einem Knochenumbau mit verstärkter Neubildung von Tela ossea begleitet sein kann. Sy u.Mitarb. (1976) haben einen 45jährigen Mann mit einer seit 28 Jahren bekannten *Mastozytose* beobachtet, der im Stammskelett und an den Extremitäten eine deutliche Spongiosklerose und generalisierte Osteosklerose aufwies. Es fand sich eine symmetrische, deutliche Aktivitätsanreicherung von ^{99m}Tc-Sn-Polyphosphat im Stammskelett und den Extremitäten, insbesondere den gelenknahen Spongiosaabschnitten, während das Handskelett keine vermehrte Anreicherung erkennen ließ. Die Nieren zeigten eine verminderte Aktivitätsaufnahme oder Ausscheidung (Zeichen der „fehlenden Niere"). Das Skelettszintigramm unterschied sich dadurch deutlich von Befunden bei der renalen Osteopathie oder dem Morbus Paget.

Die seltene, angeborene, erbliche Skeletterkrankung der *Melorheostose* kommt meist halbseitig und lokalisiert vor, kann jedoch jeden Knochen befallen. Es kommt zu einer mehr oder weniger ausgeprägten Apposition von Knochengewebe, die häufiger die Diaphysen-Kompakta als die Spongiosa betrifft. Janousek u.Mitarb. (1976) haben über einen 16jährigen Jungen mit einer seit 10 Jahren bekannten Melorheostose berichtet, bei dem die Skelettszintigraphie mit ^{99m}Tc-Polyphosphat eine deutliche Aktivitätsanreicherung in den Regionen ergab, die auch im Röntgenbild eine Hyperostose zeigten. Das linke Becken und der linke Femur waren vom 6. Lebensjahr an befallen, und es konnte eine geringe Zunahme des Befundes beobachtet werden.

5. Befunde bei Sudeckscher Knochendystrophie

Für die noch nicht ausreichend geklärten pathogenetischen Zusammenhänge bei der Sudeckschen Knochendystrophie sind Resultate der Skelettszintigraphie von Bedeutung.

In den Frühstadien des Morbus Sudeck haben Zita und Summer (1967) sowohl eine diffuse als auch regional verstärkte Anreicherung von Radionukliden festgestellt. Die Beobachtungen bestätigen, daß die Knochenszintigraphie bereits die Dynamik des Mineralstoffwechsels und die beginnende Transformation erfaßt, während die strukturellen Veränderungen der erkrankten Skelettregion erst zu einem wesentlich späteren Zeitpunkt dargestellt werden können.

Vergleichende Untersuchungen an 16 Patienten mit einer Sudeckschen Knochendystrophie mit den Isotopen ^{87m}Sr, ^{99m}Tc-Eisenkomplex und ^{99m}Tc-Pyrophosphat haben KUTZNER u.Mitarb. (1974) durchgeführt. Es sind Kontrollen bis zu 50 Monaten nach der Erstuntersuchung vorgenommen worden, die eine Normalisierung der anfänglich einseitig stark vermehrten Aktivitätsanreicherung ergeben haben. Die hohe Aktivitätsaufnahme wird als Zeichen eines starken Knochenumbaues betrachtet.

Bei 9 Patienten im Stadium I des „Sudeck" konnte 6mal auf der befallenen Seite eine stark vermehrte Aktivitätsanreicherung nachgewiesen werden und nur 2mal auf der Gegenseite. Die Kontrollszintigraphie ergab bei 6 der Patienten im Verlauf mehrerer Monate eine Seitendifferenz, die am Ende der Untersuchungsreihe nicht mehr nachweisbar war. Bei 5 der Patienten hatte sich auch die Knochenstruktur im Röntgenbild wieder normalisiert, während bei einem der Patienten noch eine geringe Demineralisation festzustellen war.

Im Stadium II wurden 4 Patienten untersucht, von denen 2 bei der Erstuntersuchung eine vermehrte Aktivitätsanreicherung der erkrankten Seite erkennen ließen. Einer der Patienten zeigte auch auf der nicht befallenen Seite eine Aktivitätsanreicherung, und bei einem weiteren bestand keine Seitendifferenz. Bei diesen Patienten war durch die Kontrollszintigraphie keine Befundänderung nachweisbar. Die Röntgenkontrollen ergaben bei einem Patienten eine Remineralisation und bessere Strukturdarstellung.

Im Stadium III einer Sudeckschen Dystrophie konnte anläßlich der ersten Untersuchung einmal eine vermehrte Aktivität auf der befallenen Seite, einmal auf der Gegenseite beobachtet werden, und einmal war keine Seitendifferenz festzustellen. Die Kontrollen ergaben nur einmal eine Änderung der seitendifferenten Aktivitätsanreicherung und waren sonst unverändert. Bei diesen Beobachtungen zeigte sich auch röntgenologisch eine starke Demineralisation der betroffenen Extremitäten.

Die histologische Untersuchung ergab, daß nicht nur eine Atrophie vorliegt, sondern auch ein „deutlicher Anbau von osteoidem Gewebe" stattfindet. Die Anlagerung osteoiden Gewebes begünstigt die Einlagerung der knochensuchenden Isotope.

Nicht nur im akuten Stadium des Umbaues einer Sudeckschen Dystrophie (Abb. 8), sondern Jahre danach läßt sich szintigraphisch ein noch nicht abgeschlossener Prozeß nachweisen. Es können auch Ruhephasen der Transformation auftreten, so daß die erkrankte Extremität einen geringeren Umbau und damit eine geringere Aktivitätsaufnahme aufweist als die nicht erkrankte. Als Ursache des Sudeck werden häufig Durchblutungsstörungen angenommen, die bei einigen Patienten angiographisch nachgewiesen werden konnten. Neben Gefäßverschlüssen, die traumatisch bedingt sein können, fanden sich spastische Engstellungen in den peripheren Verzweigungen des Gefäßsystems. Durch Infrarotmessungen konnte eine Hauttemperatur-Differenz objektiviert werden, die sich bei der klinischen Untersuchung nicht immer eindeutig zu erkennen gab.

Die vergleichenden Untersuchungen mit ^{87m}Sr und ^{99m}Tc-Pyrophosphat ergaben eine weitgehende Übereinstimmung der Befunde. Lokale Umbauvorgänge gelangten bei Verwendung von Tc-Pyrophosphat besser zur Darstellung. Die Anreicherung im Knochen wird auf Permeabilitätsstörungen der Zellen zurückgeführt. Obgleich eine Prognose aufgrund der Szintigraphie nicht gestellt werden kann, empfehlen die Autoren bei der Sudeckschen Knochendystrophie, diese Untersuchungsmethode zur Beurteilung der Transformation des Knochens einzusetzen.

6. Befunde beim Morbus Paget

Besondere Aufmerksamkeit haben die sehr eindrucksvollen Umbauvorgänge des Knochengewebes beim Morbus Paget gefunden, da der floride Prozeß nach Applikation verschiedener osteotroper Isotope (^{45}Ca und ^{47}Ca, ^{85}Sr, ^{87m}Sr,

^{18}F, ^{99m}Tc-Phosphatverbindungen, ^{135m}Ba) eine ungewöhnlich hohe Aktivitätsrate aufweist (DE DEUXCHAINSES u. KRANE 1964, KLEIN u. LUND 1964, FRENCH u. McCREADY 1967, SPENCER u. Mitarb. 1967, O'MARA u. SUBRAMANIAN 1972, BESSLER 1973, MILLER u. Mitarb. 1974, DOYLE u. Mitarb. 1974). Die stark erhöhte Aktivitätsanreicherung kann so typisch sein, daß szintigraphisch der dringende Verdacht auf Ostitis deformans Paget zu stellen ist. Durch Impulsratenmessungen (Abb. 9) konnten bei einem Morbus Paget bis auf das Siebenfache der Norm erhöhte Werte festgestellt werden (BAUER u. WENDEBERG 1959). Das Frühstadium der Veränderungen, die sich im Röntgenbild kaum erfassen lassen, zeigt im Szintigramm schon eine deutliche Radioaktivitätsanreicherung, so daß die Ganzkörperszintigraphie diagnostisch sehr wertvoll ist (KLEIN u. LUND 1964).

Zum Verständnis der Wirkung einer *hormonellen Beeinflussung der gestörten Transformation des Knochengewebes beim Morbus Paget* haben vergleichende radiologische Studien vor und nach Behandlung mit Calcitonin beigetragen. Bekanntlich wird die zur charakteristischen Veränderung des Morbus Paget führende Umbaustörung der erkrankten Knochen *immer lokalisiert* und nicht generalisiert auftreten, doch kann jeder Skelettbaustein betroffen sein. Nach unseren heutigen Kenntnissen spielen neben den bekannten Störungen in der Pathogenese wohl auch genetische Faktoren eine wichtige Rolle, so daß gewisse Parallelen zu den angeborenen generalisierten Osteopathien möglich sind. Vergleichende Untersuchungen über den Einfluß von Calcitonin auf den Verlauf des Morbus Paget in den frühen und späten Stadien der Erkrankung eines oder mehrerer Knochen des Skelettes haben nachweisen können, daß der gestörte Umbau nach 3–14 Monaten eine Normalisierung erfährt und der Prozeß ausheilen kann (HADDAD u. Mitarb. 1970, DOYLE u. Mitarb. 1974).

LAVENDER u. Mitarb. (1977) haben bei 8 Patienten mit Morbus Paget standardisiert angefertigte Röntgenaufnahmen mit den Befunden der Skelettszintigraphie vor und 3 oder 12 Monate nach einer Behandlung mit hohen Dosen (2 mg/ Tag) synthetischem, menschlichem Calcitonin (Ci Ba-47 175-Ba) verglichen. Bei 6 Patienten wurden die Resultate der quantitativen Knochenszintigraphie mit ^{99m}Tc-Diphosphonat (10 mCi i.v.) des gesunden Knochens mit dem Paget-Knochen und benachbarten Gelenkarthrosen verglichen. An insgesamt 69 Skelettregionen konnte sowohl röntgenologisch als auch szintigraphisch ein für den Morbus Paget typischer Befund erhoben werden. In 9 Regionen mit röntgenologisch eindeutigem Befund eines Morbus Paget war das Knochenszintigramm negativ, und in 2 Zonen fand sich ein pathologisches Szintigramm (auf einen gesteigerten Umbau hinweisend) bei normalem Röntgenbefund des Knochens. Während der Calcitonin-Behandlung kam es bei einem dieser letztgenannten Patienten zur Normalisierung des szintigraphischen Befundes. Bei allen Patienten mit erhöhter Transformation in Regionen der Paget-Knochen zeigte die Szintigraphie 3 Monate und 12 Monate nach Calcitonin-Therapie eine *verminderte Isotopenanreicherung*. Im Vergleich mit den gesunden Knochen ergab die quantitative Auswertung der Skelettszintigramme ein Absinken der Aktivitätsaufnahme in den Paget-Knochen bei geringem Anstieg in den normalen Knochen. Dagegen zeigten die Gelenkveränderung keine signifikante Änderung der szintigraphischen Befunde nach Calcitonin-Behandlung, was durch die zugrunde liegenden verschiedenartigen Störungen verständlich ist. Die erhöhten Laboratoriumswerte, wie die alkalische Serumphosphatase und der 24-Stundenwert des Hydroxyprolin im Urin, fielen parallel zu diesen Befunden mehr oder weniger deutlich ab. Die Skelettszintigraphie ist gut geeignet, um eine frühzeitige Behandlung des Morbus Paget noch vor dem Stadium der schweren Umbaustörung einzuleiten und deren Resultat zu kontrollieren. Eine Differenzierung zwischen „aktiven Zonen", in Heilung befindlichen Arealen und abgeheilten, narbigen Restzuständen beim Morbus Paget erscheint möglich.

7. Schlußfolgerungen

Die bisher bekannten diagnostischen Möglichkeiten der Skelettszintigraphie bei Systemerkrankungen sind begrenzt, doch ist die methodische Entwicklung noch nicht abgeschlossen. In den meisten Publikationen wird der Informationswert völlig verschiedenartiger Methoden miteinander verglichen, ohne die Zielsetzung der jeweiligen Methode zu berücksichtigen. Die nuklearmedizinische Diagnostik mit Hilfe der Ganzkörperszintigraphie gibt Informationen über den Stoffaustausch in einem Gewebe und bei knochensuchenden Isotopen über die spezifische Stoffwechselsituation im Knochen. Dabei können solche Isotope, die in der Tela ossea durch Umbauvorgänge aufgenommen werden, nur eine Information über das Ausmaß der Transformation liefern. Vor dem zellulär gesteuerten Umbau der Tela ossea steht der molekulare Stoffaustausch, in den die applizierten Radiopharmaka einbezogen werden. Wenn ein solcher Austausch ohne eine positive oder negative Bilanz verläuft, sich also die Waage hält, werden weder Änderungen der Mineralkonzentration der Tela ossea, noch Veränderungen in der organischen Grundsubstanz auftreten können. Erst dann, wenn sich schwere Störungen im Stoffaustausch oder Gewebsumbau ergeben, wird das Röntgenbild eine verminderte Strahlenabsorption durch den Calciumverlust in der Tela ossea aufdecken können.

Die bei allen Osteopathien, insbesondere dem primären und sekundären Hyperparathyreoidismus vorhandenen Störungen der Transformation der Tela ossea kommen morphologisch zuerst im histologischen und mikroradiographischen Bild zur Darstellung, und zwar sehr viel früher, als Veränderungen der Makrostruktur des Knochens erkennbar und damit im Röntgenbild nachweisbar werden. Der röntgen-morphologische Befund wird nur dann einen pathologischen Prozeß aufdecken können, wenn gröbere Form-, Kontur- und Strukturveränderungen des Knochens aufgetreten sind. Es ist also unsinnig, einen Vergleich durchführen zu wollen mit solchen Methoden, die von den physikalischen Grundlagen her nicht vergleichbar sind. Die im Schrifttum oft beklagte Grenze der Knochenszintigraphie hinsichtlich des morphologischen Auflösungsvermögens entspringt der gleichen Unkenntnis der biophysikalischen Gesetze dieses Verfahrens, wie die Überforderung der Röntgendiagnostik bei der sogenannten „Früherkennung" einer gestörten Transformation der Tela ossea. Über die Art der fortschreitenden Umbaustörung des Knochens, die nicht nur zu Strukturdefekten, sondern auch zu einem echten Substanzverlust des Knochens führen kann, werden nur die röntgen-morphologischen Verlaufsbeobachtungen Auskunft geben können. Ebenso läßt sich der Heilungsprozeß oder eine Defektheilung bei Osteopathien hinsichtlich der reparativen Vorgänge im Knochen nur mit einem qualitativ optimalen Röntgenbild erfassen. Nach Ausheilung der generalisierten Osteopathie als „Transformationskrankheit" eines Knochens wird in der Regel auch die Skelettszintigraphie einen normalen Befund nachweisen, also eine verstärkte regionale oder generalisierte Anreicherung von osteotropen radioaktiv markierten Substanzen vermissen lassen. Bei Beachtung der den Radiologen und Nuklearmedizinern bekannten naturwissenschaftlichen Grundlagen der verschiedensten Untersuchungsmethoden des Knochens wird in Zukunft weder eine falsche Wertung der Leistungsfähigkeit der Methoden noch eine unsinnige Reihenfolge des Einsatzes der verschiedenartigen diagnostischen Verfahren weitere Fehlvorstellung hervorrufen.

Literatur

Ackerhalt, R.E.: A comparative study of three Tc-99m-labeled phosphorous compounds and F-18-fluoride for skeletal imaging. J. Nucl. Med. **15**, 1153 (1974).

Anger, K.: Quantitative Skelettszintigraphie, Kinetik und klinische Bedeutung. Habil. Univ. Tübingen 1976.

Anger, K.: Möglichkeiten und Grenzen einer quantifizierenden Knochenszintigraphie. Med. Welt **28**, 61 (1977).

Anger, K., Feine, U., Küper, K., Müller-Schauenburg, W.: Die quantitative Auswertung der Ganzkörper-Skelettszintigraphie. Eine Methode zur Erhöhung der Aussagekraft. 13. Tagg. Ges. Nukl. Med. Kopenhagen 1975 Schattauer, Stuttgart 1977.

Arnaud, C.D.: Hyperparathyroidism and renal failure. Kidn. Int. **4**, 89 (1973).

Arnold, J.S., Barnes, W.E., Khedar, N. et al.: Computerized kinetic analysis of two 99m-Tc-Sn-diphosphonates demonstrating different binding characteristics. J. Nucl. Med. **19**, 740 (1978).

Arnold, J.S., Khedkar, N., Barnes, W.E.: Use of whole-body retention of Tc-99m-diphosphonate in the diagnosis of metabolic bone disease. J. Nucl. Med. **19**, 1273 (1978).

Avioli, L.V., McDonald, J.E., Singer, R.A., Henneman, P.H.: A new oral isotopic test of calcium absorption. J. clin. Invest. **44**, 128 (1965).

Babo, H. von, Heuck, F.: Hormonal bedingte Knochenveränderungen bei der renalen Osteopathie. Radiologe **14**, 225–231 (1974).

Bahlmann, J., Gisbertz, A., Creutzig, H., Vykoupil, H.: Untersuchungen über die urämische Osteopathie bei Dialyse und Transplantation unter Einbeziehung der Knochenszintigraphie. Verh. Dtsch. Ges. Inn. Med. **80**, 736 (1974).

Barrett, J.J., Smith, P.H.S.: Bone imaging with 99m-Tc polyphosphate: a comparison with 18F and skeletal radiography. Brit. J. Radiol. **47**, 387–392 (1974)

Bauer, C.G.H.: Kinetics of bone diseases. In: Bone Biodynamics. Ed.: H.M. Frost; Little & Brown, Boston 1963.

Bauer, G.C.H.: The use of radionuclides in orthopaedics. Part IV: Radionuclide scintimetry of the skeleton. J. Bone Joint Surg. **50-A**, 1681–1709 (1968).

Bauer, G.C.H., Carlsson, A., Lindquist, B.: Bone salt metabolism in humans studied by means of radiocalcium. Acta med. scand. **158**, 143–150 (1957)

Bauer, G.C.H., Carlsson, A., Lindquist, B.: Use of isotopes in clinical studies of skeletal metabolism. In: Radioaktive Isotope in Klinik und Forschung 3, 25 (1958) Urban & Schwarzenberg, München 1958

Bauer, G.C.H., Ray, R.D.: Kinetics of strontium metabolism in man. J. Bone Joint Surg. **40-A**, 171–186 (1958)

Bauer, G.C.H., Wendeberg, B.: External counting of 47Ca and 85Sr in studies of localized skeletal lesions in man. J. Bone Joint Surg. **41**, 558 (1959)

Bell, E.G., Mahon, D.F.: "Bone." In: Nuclear Medicine in Clinical Paediatrics. The Society of Nuclear Medicine Inc., New York 1975.

Bessler, W.: Resultate mit 85-Sr-Skelettszintigraphie. In: Radioisotope in der Lokalisationsdiagnostik. Schattauer, Stuttgart 1967.

Bessler, W.: Röntgenologische und szintigraphische Befunde am alternden Skelett. Praxis **56**, 1243–1251 (1967).

Bessler, W.: Skeletal scintigraphy as an aid in practical x-ray diagnosis. Amer. J. Roentgenol. **102**, 899 (1968)

Bessler, W.: Veränderter Mineralgehalt des Knochens im Röntgenbild und Szintigramm. Radiologe **9**, 154 (1969).

Bessler, W.: Skelettszintigraphie mit Radiostrontium. In: Ergebn. d. Med. Radiologie II Thieme, Stuttgart 1969.

BESSLER, W.: Bedeutung szintigraphischer Untersuchungen für die Beurteilung von Folgezuständen nach Frakturen und Knochenoperationen. Langenb. Arch. klin. Chir. **327**, 146 (1970).

BESSLER, W.: Die Radiostrontiumszintigraphie beim Plasmocytom. Fortschr. Röntgenstr. **116**, 64–72 (1972).

BESSLER, W.: Szintigraphische Untersuchungen bei Skelettsystemerkrankungen. Radiologe **13**, 117 (1973).

BESSLER, W.: Die Skelettszintigraphie. Ihre diagnostischen Möglichkeiten und Indikation im Vergleich zur Röntgenuntersuchung. Schweiz. med. Wschr. **105**, 175–180 (1975).

BESSLER, W.: Szintigraphische Untersuchungen von Knochen und Gelenken. In: Handbuch Med. Radiologie Bd. XV/2. Springer, Berlin-Heidelberg-New York 1978.

BESSLER, W.: Skelettszintigraphie. In: Lehrbuch der Röntgendiagnostik II/1 6. Aufl. Thieme, Stuttgart 1978.

BLAU, M., NAGLER, W., BENDER, A.: Fluorine 18: A new isotope for bone scanning. J. Nucl. Med. **3**, 322 (1962)

BÖRNER, W.: Möglichkeiten und Grenzen der Skelettszintigraphie. 64. Kongr. Dtsch. Ges. Orthop. Traumatol. 1977 in Würzburg.

BÖRNER, W.: Einführung in die Skelettszintigraphie. Der Nuklearmed. **1**, 1 (1978).

BOWEN, B.M., GARNETT, E.S.: Analysis of the relationship between 99m-Tc-Sn-polyphosphate and 99m-Tc-Sn-pyrophosphate. J. Nucl. Med. **15**, 652 (1974).

BRADY, L.W., CROLL, M.N.: Clinical uses of bone scanning. Skeletal Radiol. **1**, 161 (1977).

BROWN, W.T., LYONS, K.P., WINER, R.L.: Changing manifestations of brown tumors on bone scan in renal osteodystrophy. J. Nucl. Med. **19**, 1146 (1978).

BÜLL, U.: Problematik der Knochenszintigraphie. Med. Welt **28**, 68 (1977).

BÜLL, U., FREY, K.W.: Untersuchungen zur Knochenanreicherung von 99m Tc-Pyrophosphat, 99m Tc-Polyphosphat und Radiostrontium. Fortschr. Röntgenstr. **119**, 569–577 (1973)

BÜRGEL, E., OLECK, H.-G.: Skelettveränderungen bei Urticaria pigmentosa. Fortschr. Röntgenstr. **90**, 185–190 (1959).

CHARKES, N.D.: Some differences between bone scans made with 87Sr and 85Sr. J. Nucl. Med. **10**, 491 (1969).

CHARKES, N.D.: Radioisostope scanning of roentgenographically occult disorders of bone. In: Clinical Uses of Radionuclides, AEC Symposium Ser. **27**, 101 (1972)

CHARKES, N.D., SKLAROFF, D.M., YOUNG, I.: A critical analysis of strontium bone scanning for detection of metastatic cancer. Amer. J. Roentgenol. **96**, 647 (1966)

CHARKES, N.D., VALENTINE, G., CRAVITZ, B.: Interpretation of the normal 99m-Tc-polyphosphate rectilinear bone scan. Radiology **107**, 563 (1973).

CITRIN, D.L.: Comparison of Tc-99m-labeled polyphosphate, pyrophosphate and ethanehydroxydiphosphonate in patients with skeletal metastases and in normal subjects. In: Radioaktive Isotope in Klinik und Forschung **11**, 321 (1975) Urban & Schwarzenberg, München 1975.

CLYMAN, S.G., REIN, C.R.: Urticaria pigmentosa associated with bone lesions: A survey and report of 8 cases. J. Invest. Dermatol. **19**, 179 (1952)

COREY, K.R., KENNY, P., GREENBERG, E., PAZIANOS, A., PEARSON, O.H., LAUGHLIN, J.S.: Use of 47Ca in diagnostic studies of patients with bone lesions. Amer. J. Roentgenol. **85**, 955 (1961).

COSTEAS, A., WOODWARD, H.Q., LAUGHLIN, J.S.: Comparative kinetics of calcium and fluoride in rabbit bone. Radiat. Res. **46**, 317 (1971).

CREUTZIG, H., KLUGE, R., GISBERTZ, A.: Zur Diagnostik von Skelettveränderungen bei Dauerdialysierten und Nierentransplantierten durch die Knochenszintigraphie. 10. Jahrestagg. Ges. f. Nuklearmed. Freiburg 1972.

CREUTZIG, H., VICK, H., FREYSCHMIDT, J., VYKOUPIL, K., BAHLMANN, J.: Renale Osteopathie bei terminaler Niereninsuffizienz und Dialysebehandlung. II. Szintigraphische Untersuchungen. 7. Symp. d. 4. Med. Klinik Nürnberg über Knochenveränderungen bei Niereninsuffizienz. Nov. 1974.

DAVIS, M.A., JONES, A.G.: Comparison of 99m Tc-labelled phosphate and phosphonate agents for skeletal imaging. Semin. Nucl. Med. **VI**, 19–31 (1976).

DE DEUXCHAISNES, C.N., KRANE, S.M.: Paget's disease of bone: clinical and metabolic observations. Medicine **43**, 233–266 (1964).

DELLER, D.J., WORTHLEY, B.W., MARTIN, H.: Measurement of Ca47 absorption by whole-body gamma spectrometry. Austr. Ann. Med. **14**, 223 (1965).

DIHLMANN, W.: Die Veränderungen an den Extremitätengelenken beim Morbus Bechterew. (Diagnose, Prognose, Problematik). Fortschr. Röntgenstr. **102**, 680–689 (1965).

DIHLMANN, W., MÜLLER, G.: Sacroiliacalbefunde beim Hyperparathyreoidismus (Röntgenologie, Histomorphologie). Radiologe **13**, 160 (1973).

DOYLE, F.H., PENNOCK, J., GREENBERG, P.B., JOPLIN, G.F., MACINTYRE, I.: Radiological evidence of a dose related response to long term treatment of Paget's disease with human calcitonin. Brit. J. Radiol. **47**, 1–8 (1974).

DOW, E.C., STANBURY, J.B.: Strontium and calcium metabolism in metabolic bone diseases. J. clin. Invest. **39**, 885–903 (1960).

DREYER, J., GEORGI, P.: Möglichkeiten und Grenzen der Skelettszintigraphie für die Orthopädie. In: Aktuelle Orthopädie (1972) 4, 21 Thieme, Stuttgart 1972.

DUDLEY, H.C., MADDOX, G.E.: Deposition of Radiogallium (Ga 72) in skeletal tissue. J. Pharmacol. exp. Ther. **96**, 224 (1949).

DYMLING, J.F.: Calcium kinetics in osteopenia and parathyroid disease. Acta med. scand. Suppl. **408**, (1964).

DYMLING, J.F.: Studien des Knochenmineralstoffwechsels bei der Osteoporose mittels radioaktiver Substanzen. Internist **7**, 578 (1966).

ECKELMAN, W.C.: Tc-99m-pyrophosphate for bone imaging. J. Nucl. Med. **15**, 279 (1974).

EDEIKEN, J.: Radiologic approach to diagnosis of bone disease. In: Clinical Use of Radionuclides, AEC Symposium Ser. **27**, 90 (1972).

EDELING, C.J., HEERFORDT, J., ØLGAARD, K.: Scintigraphy in femoral head necrosis following renal transplantation. A preliminary report suggesting a surgically induced vascular trigger factor. Acta orthop. scand. **45**, 798 (1974).

FEINE, U.: Zur Technik der Skelettszintigraphie. Der Nuklearmed. **1**, 13 (1978).

FEINE, U., ZUM WINKEL, K.: Nuklearmedizin, Szintigraphische Diagnostik. Thieme, Stuttgart 1969.

FEINE, U., ZUM WINKEL, K.: Nuklearmedizin. Szintigraphische Diagnostik. 2. Aufl. Thieme, Stuttgart 1979.

FLEISCH, H.: The effects of pyrophosphate and diphosphonate on calcium metabolism. In: Hard Tissue Growth, Repair, and Remineralization. Ciba Symp. 11, Elsevier, Paris 1973

FLEISCH, H., NEUMAN, W.F.: Mechanisms of calcification: Role of collagen, polyphosphates, and phosphatase. Amer. J. Physiol. **200**, 1296 (1961).

FLEMING, W.H., MACILRAITH, J.D., KING, E.R.: Photo-scanning of bone lesions utilizing strontium 85. Radiology **77**, 635 (1961)

FOGELMAN, I., BESSENT, R.G., TURNER, J.G. et al.: The use of whole-body retention of 99m-Tc-diphosphonate in the diagnosis of metabolic bone disease. J. Nucl. Med. **19**, 270 (1978).

FOGELMAN, I., BESSENT, R.G., TURNER, J.G., CITRIN, D.L., BOYLE, I.T., GREIG, W.R.: The role of bone scanning and quantification of skeletal uptake of radiopharmaceutical in metabolic bone disease. In: Radioaktive Isotope in Klinik und Forschung **13**, 57 (1978) Egermann, Wien 1978.

FOGELMAN, I., MCKILLOP, J.H., BOYLE, I.T., GREIG, W.R.: Absent kidney sign associated with symmetrical and uniformly increased uptake of radiopharmaceutical by the skeleton. Europ. J. Nucl. Med. **2**, 257–259 (1977).

FOGELMAN, I., MCKILLOP, J.H., COWDEN, E.A., FINE, A., BOYCE, B., BOYLE, I.T., GREIG, W.R.: Bone scan findings in hypervitaminosis D: Case report. J. Nucl. Med. **18**, 1205 (1977).

FRANCIS, M.D., RUSSEL, R.G.G., FLEISCH, H.: Diphosphonates inhibit formation of calcium crystals in vitro and pathological calcification in vitro. Science **165**, 1264 (1969).

FRASER, R., HARRISON, M., JONES, E.: Tracer studies of bone metabolism in man using stable strontium and 47Ca. In: Radioaktive Isotope in Forschung und Klinik **4**, 45 (1960) Urban & Schwarzenberg, München 1960.

FRASER, R., HARRISSON, M., IBBERTSON, K.: The rate of calcium turnover in bone. Measurements by a tracer test using stable strontium. Quart. J. Med. **29**, 85 (1960).

FRENCH, R.J., MCCREADY, V.R.: The use of 18 F for bone scanning. Brit. J. Radiol. **40**, 655 (1967).

FREY, F.J., JONUTIS, A.J., BERGSTEIN, Z., HODLER, J., FLURY, W.: Radiologische, biochemische und klinische Aspekte der urämischen Osteopathie von Langzeitdialysepatienten. Schweiz. med. Wschr. **106**, 1438 (1976).

FREY, K.W., BÜLL, U.: Profilmessung und Szintigraphie mit 85 Strontium und 87m Strontium zur Verlaufsbeobachtung von Knochenerkrankungen. Röntgen-Bl. **24**, 208–221 (1971).

FREY, K.W., SONNTAG, A., SCHEYBANI, M., KRAUSS, O., FUCHS, P.: Knochenszintigraphie mit Sr85. Fortschr. Röntgenstr. **106**, 201 (1967).

FREY, K.W., SONNTAG, A., SCHEYBANI, M., KRAUSS, O., FUCHS, P.: Szintigraphie mit 85Sr zur Diagnostik von Knochenerkrankungen. In: Radioisotope in der Lokalisationsdiagnostik. Schattauer, Stuttgart 1967.

FRONT, D., HARDOFF, R., LEVY, J., BENDERL, A.: Bone scintigraphy in scurvy. J. Nucl. Med. **19**, 916 (1978).

GARCIA, D.A., TOW, D.E., KAPUR, K.K., WELLS, H.: Relative accretion of Tc-99m-polyphosphate by forming and resorbing bone systems in rats: its significance in the pathologic basis of bone scanning. J. Nucl. Med. **17**, 93 (1976).

GARNETT, E.S., BOWEN, B.M., COATES, G., NAHMIAS, C.: An analysis of factors which influence the local accumulation of bone-seeking radiopharmaceuticals. Invest. Radiol. **10**, 564 (1975).

GAUCHER, A.: La scintigraphie osseuse. Documenta Geigy Ciba-Geigy, Paris 1979.

GONG, J.K., BRUGESS, E., BACALAO, P.: Accretion and exchange of strontium 85 in trabecular and cortical bones. Radiat. Res. **28**, 753 (1966).

GRIFFITHS, H.J., ENNIS, J.T., BAILEY, G.: Skeletal changes following renal transplantation. Radiology **113**, 621 (1974).

GROHER, W., KLEMS, H., VENOHR, H.: Szintigraphische Untersuchungen zur Früherkennung des Morbus Bechterew. 59. Tagg. Dtsch. Ges. Orthop. Berlin 1972.

HAAS, H.G.: Knochenstoffwechsel und Parathyreoideaerkrankungen. Thieme, Stuttgart 1966.

HABIGHORST, L.V., SCHMIDT, K.J., KUTZNER, J., BROD, K.H., WOLF, R.: Szintigraphie von Skeletterkrankungen mit 99m Tc-Eisen (II) Komplex — erste Ergebnisse. Nucl.-Med. (Stuttgart) **8**, 211 (1969).

HADDAD, J.G., BIRGE, S.J., AVIOLI, L.V.: Effects of prolonged thyrocalcitonin administration on Paget's disease of bone. New Engl. J. Med. **283**, 549 (1970).

HARRIS, F., HOFFENBERG, R., BLACK, E.: Calcium kinetics in vitamin D deficiency rickets. Metabolism **14**, 1101 (1965).

HARRIS, G., HOFFENBERG, R., BLACK, E.: Radioisotope osteogram in rickets. Clin. Sci. **28**, 1 (1965).

HEANEY, R.P., WHEDON, G.D.: Radiocalcium studies of bone formation rate in human metabolic bone disease. J. clin. Endocrin. **18**, 1246–1267 (1958).

HEGESIPPE, M.: Stannous pyrophosphate labeled with Tc-99m for skeletal scintigraphy. J. Nucl. Biol. Med. **17**, 93 (1973).

HERMANN, H.J., LOCHMANN, U.: Knochenszintigraphie bei benignen Skeletterkrankungen. Röntgen-Bl. **28**, 199–206 (1975).

HERMANN, H.J., GAHL, G.: Knochenszintigraphie bei der renalen Osteopathie. Nucl.-Med. **15**, 223–227 (1976).

HESCH, R.-D., GERLACH, W., HENNING, H.V., EMRICH, D., SCHELER, F., KATTERMANN, R.: Untersuchungen zur intestinalen Ca47-Absorption bei Gesunden und Patienten mit chronischer Niereninsuffizienz. Dtsch. med. Wschr. **97**, 1735 (1972).

HEUCK, F.: Allgemeine Radiologie und Morphologie der Knochenkrankheiten. In: Handbuch der Medizinischen Radiologie, Bd. V/1. Springer-Verlag, Berlin Heidelberg New York, 1976.

HOLMES, R.A.: 99m Tc-pyrophosphate in demonstrating bone disease of parathyroid dysfunction. J. Nucl. Med. **18**, 309–310 (1977).

HUGHES, S.P.F. et al.: Extraction by bone of Tc-99m labeled Ethane 1 Hydroxy 1.1 diphosphonate. Fed. Proc. **34**, 401 (1975).

JANOUSEK, J., PRESTON, D.F., MARTIN, N.L., ROBINSON, R.G.: Bone scan in melorheostosis. J. Nucl. Med. **17**, 1106 (1976).

JONES, A.G., FRANCIS, M.D., DAVIS, M.A.: Bone scanning: Radionuclidic reaction mechanisms. Semin. Nucl. Med. **VI**, 3–18 (1976).

JUNG, A.: The binding of pyrophosphate and two diphosphonates by hydroxyapatite cristals. Calc. Tiss. Res. **11**, 269 (1972).

KATZ, A.I., HAMPERS, C.L., MERRIL, J.P.: Secondary hyperparathyroidism and renal osteodystrophy in chronic renal failure. Medicine **48**, 333 (1969).

KAYE, M.: The effects in the rat of varying uptakes of dietary calcium, phosphorus and hydrogen ion on hyperparathyroidism due to chronic renal failure. J. Clin. Invest. **53**, 256 (1974).

KAYE, M., SILVERTON, S., ROSENTHALL, L.: Tc-99m-pyrophosphate: studies in vivo and in vitro. J. Nucl. Med. **16**, 40 (1975).

KEYL, W.: Tierexperimentelle und klinische Untersuchungen zur Skelettszintigraphie mit ^{99m}Tc-Pyrophosphat und ^{99m}Tc-Polyphosphat. Habilitation, Univ. München 1974.

Keyl, W., Kriegel, H., Hör, G., Heidenreich, P.: Biokinetik von 99m Tc-Pyrophosphat. 11. Int. Jahrestagg. Ges. Nuklearmed. Athen 1973.

Klein, E.W., Lund, R.R.: 85Sr photoscanning in Paget's disease. Amer. J. Roentgenol. 92, 195–201 (1964).

Kolar, J., Bek, V., Janko, L., Vyhnanek, L., Babicky, D., Drapelova, D.: Zu Sinn und Grenzen der Knochendiagnostik mit 85Sr. Fortschr. Röntgenstr. 106, 216–224 (1967).

Kolar, J., Vyhnánek, L., Janec, J., Streda, A., Bek, V., Kralova, M., Babický, A., Janko, L.: Diagnostik mit radioaktiven Isostopen in der Orthopädie. Z. Orthop. 104, 414 (1968).

Kostamis, P., Ziroyanis, P., Maintas, D., Vita, L., Constantinides, C., Papadoyanakis, N., Moulopoulos, S.: Scintigraphic skeletal changes in chronic hemodialysis patients. In: Radioaktive Isotope in Klinik und Forschung 13, 461 (1978) Egermann, Wien 1978.

Krempien, B., Ritz, E., Beck, U., Keilbach, H.: Osteopathy in maintenance dialysis. Virch. Arch. path. Anat. 357, 257 (1972).

Krempien, B., Ritz, E., Heuck, F.: Osteopathie bei Langzeithämodialyse. Histomorphometrische und mikroradiographische Untersuchungen. Verh. Dtsch. Ges. Pathol. 56, 439 (1972).

Kriegel, H.: Untersuchungen über das biologische Verhalten radioaktiver Spaltprodukte bei trächtigen Tieren. I. Mitt.: Plazentaler Übertritt von Radiostrontium bei der Ratte. Strahlenther. 111, 273–279 (1960).

Kriegel, H.: Pharmakologische und biokinetische Daten bei Verwendung von Tc-99m-markierten Phosphatverbindungen. Med. Welt 28, 55 (1977).

Kriegel, H.: Radiopharmaka in der Skelettszintigraphie — Pharmakologie, Biokinetik und Strahlenbelastung. Der Nuklearmed. 1, 6 (1978).

Krishnamurthy, G.T., Brickman, A.S., Blahd, W.H.: Tc-99m-Sn-pyrophosphate pharmaco-kinetics and bone image changes in parathyroid disease. J. Nucl. Med. 18, 236 (1977).

Krishnamurthy, G.T., Huebotter, R.J., Tobis, M., Blahd, W.H.: Pharmaco-kinetics of current skeletal-seeking radiopharmaceuticals. Amer. J. Roentgenol. 126, 283 (1976).

Krishnamurthy, G.T., Thomas, P.B., Tobis, M., Endow, J.S., Pritchard, J.H., Blahd, W.H.: Comparison of 99m-Tc-polyphosphate and 18-F-I kinetics. J. Nucl. Med. 15, 832 (1974).

Kröpelin, T., Weiss, M.: Röntgenbefunde bei renaler Osteopathie unter Einschluß der extraossären Verkalkungen. Dtsch. Röntgen-Kongreß 1972, Stuttgart.

Kutzner, J., Hahn, K., Grimm, W., Brod, K.H.: Skelettszintigraphische Untersuchungen bei der Sudeckschen Knochendystrophie. Fortschr. Röntgenstr. 121, 361–369 (1974).

Lavender, J.P., Evans, I.M.A., Arnot, R., Bowring, S., Doyle, F.H., Joplin, G.F., MacIntyre, I.: A comparison of radiography and radioisotope scanning of Paget's disease and in the assessment of response to human calcitonin. Brit. J. Radiol. 50, 243–250 (1977).

Lavender, J.P., Kahn, R.A., Best, J.K.: The relationship of the accumulation of Tc-99m-diphosphonate to blood flow in the dog tibia. In: Radioaktive Isotope in Klinik und Forschung 12, 229 (1976) Egermann, Wien 1976.

Lutwak, L., Shapiro, J.R.: Calcium absorption in man: Based on large volume liquid scintillation counter studies. Science 144, 1155 (1964).

MacFarlane, J.D., Lutkin, J.E., Burwood, R.J.: The demonstration by scintigraphy of fractures in osteomalacia. Brit. J. Radiol. 50, 369 (1977).

Maier-Borst, W., Sinn, H.: 18 F Komplexverbindungen für die Knochenszintigraphie. Nucl. Med. 7, 396–401 (1968).

Maziere, B., Hyvonen, M., Comar, D.: In vivo measurement of the Ca/P ratio by local activation with isotopic neutron sources. In: Radioaktive Isotope in Klinik und Forschung 12, 767 (1976) Egermann, Wien 1976.

McGrail, J.W., Vulpetti, A.T., Shifrin, L.Z.: 18-F-scintigraphy of non-neoplastic skeletal lesions. Clin. Orthop. 101, 292 (1974).

McLean, F.C., Budy, A.M.: Radiation, Isotopes and Bone. Academic Press, New York 1964.

Meyer, G., Remagen, W., Grosse, P.: Different behavior of Ca 45 and Sr 89 as tracers in a kinetic model of calcium metabolism. Israel J. Med. Sci. 7, 393–396 (1971).

Miller, St.W., Castronovo, F., Pendergrass, P., Potsaid, M.S.: Technetium 99m labeled diphosphonate bone scanning in Paget's disease. Amer. J. Roentgenol. 112, 177–183 (1974).

Montz, R.: Beiträge der Nuklearmedizin zur Diagnostik umschriebener und generalisierter Knochenveränderungen. Z. Rheumaforschung 31, 344 (1972).

Myers, W.G.: Radiostrontium 87m. J. nucl. Med. 1, 124 (1960).

NEYER, U., MÄHR, G., ELL, P.J., MEIXNER, M., GLOOR, F.: Die Knochenszintigraphie in der Diagnostik der renalen Osteopathie. Dtsch. Med. Wschr. **103**, 451 (1978).

NORDIN, B.E.C.: Investigation of bone metabolism with 47-Ca. A preliminary report. Proc. roy. Soc. Med. **52**, 351 (1958).

NORDIN, B.E.C.: The pathogenesis of osteoporosis. Lancet **I**, 1011 (1961).

NORDIN, B.E.C.: Metabolic Bone and Stone Disease. Churchill & Livingstone, London 1973.

NORDIN, B.E.C., MACGREGOR, J., BLUHM, M.M.: Determination of bone formation rate with radioactive strontium. Clin. Sci. **24**, 301 (1963).

ØLGAARD, K., HEERFORDT, J., MADSEN, S.: Scintigraphic skeletal changes in uremic patients in regular hemodialysis. Nephron **17**, 325–334 (1976).

O'MARA, R.E., SUBRAMANIAN, G.: Experimental agents for skeletal imaging. Semin. Nucl. Med. **2**, 38–49 (1972).

PECHER, C.: Biological investigations with radioactive calcium and strontium. Proc. Soc. exp. Biol. (N.Y.) **46**, 86 (1941).

PFANNENSTIEL, P., SEMMLER, U.: Stellenwert der Gelenk- und Knochenszintigraphie bei benignen Skeletterkrankungen. Med. Welt **28**, 73–88 (1977).

PFEIFFER, G., HÜGLI, H.: Vergleich verschiedener Tc-Sn-Phosphatverbindungen in vivo und in vitro. In: Radioaktive Isotope in Klinik und Forschung **12**, 201 (1976) Egermann, Wien 1976.

POPPEL, M.H., GRUBER, W.F., SILBER, R. *et al.:* The roentgen manifestations of urticaria pigmentosa (mastocytosis). Amer. J. Roentgenol. **82**, 239 (1959).

REMAGEN, W.: „Calciumkinetik und Knochenmorphologie". Thieme, Stuttgart 1970.

REMAGEN, W., WEIDMANN, D., HEITZ, P., SCHUPPLER, J., LÜTHI, H., DEL POZO, E.: Different behavior of 45Ca and 89Sr in chronic uremia in the rat. In: Calcium Metabolism, Bone and Metabolic Bone Diseases. Springer, Berlin-Heidelberg-New York 1975.

REYNOLDS, J.J., HOLICK, M.F., DELUCA, H.F.: The effects of Vitamin D analogues on bone resorption. Calc. Tiss. Res. **15**, 333 (1974).

RICH, C.: The calcium metabolism of a patient with renal insufficiency before and after partial parathyroidectomy. Metabolism **6**, 574 (1957).

RITZ, E., KUHN, H.M., KREMPIEN, B., BEDUHN, D.: Röntgenologische Zeichen des gestörten Calcium-Stoffwechsels bei Dialysepatienten: I. Häufigkeit röntgenologischer Skelettveränderungen. Fortschr. Röntgenstr. **119**, 52 (1973).

RITZ, E., KUHN, H.M., KREMPIEN, B., HEUCK, F., MÜLLER, W., KERLÉ, W., ASCHERMANN, C.: Röntgenologische Zeichen gestörten Calciumstoffwechsels bei Dialysepatienten. II. Beziehung der Röntgensymptome zu möglichen pathogenetischen Faktoren. Fortschr. Röntgenstr. **119**, 194 (1973).

RITZ, E., CLORIUS, J.H.: Scintigraphy in uremic bone disease. Nephron **17**, 321–324 (1976).

ROSENTHALL, L.: The Use of Sr85 for the Detection of Bone Lesions. J. Canad. Ass. Radiol. **15**, 53 (1964).

ROSENTHALL, L.: The role of Sr85 in the detection of bone disease. Radiology **84**, 75 (1965).

ROSENTHALL, L., KAYE, M.: Tc99m-Pyrophosphate kinetics and imaging in metabolic bone disease. J. Nucl. Med. **16**, 33 (1975).

ROSENTHALL, L., KAYE, M.: Observations on the mechanism of 99m-Tc-labeled phosphate complex uptake in metabolic bone disease. Seminars in Nucl. Med. **6**, 59 (1976).

RUSSEL, R.G.G., SMITH, R.: Diphosphonates. J. Bone Joint Surg. **55-B**, 66 (1973).

SACK, H.: Die Bestimmung der Kalziumresorption mit Radioisotopen. In: Radioaktive Isotope in Klinik und Forschung **8**, 174 (1969) Egermann, Wien 1969.

SACK, H.: Die Calciumresorption. Untersuchungen zur oralen Calciumtherapie. Dtsch. med. Wschr. **95**, 398 (1970).

SACK, H.: Isotopenuntersuchungen des Calcium- und Knochenstoffwechsels bei Systemerkrankungen des Skeletts. Radiologe **13**, 125 (1973).

SAGHER, F., COHEN, C., SCHORR, S.: Concomitant bone changes in urticaria pigmentosa. J. Invest. Dermatol. **18**, 425 (1952).

SEIGEL, R.S., THRALL, J.H., SISSON, J.C.: 99m Tc-pyrophosphate scan and radiographic correlation in thyroid acropathy: Case report. J. Nucl. Med. **17**, 791–793 (1976).

SEIM, K.E., SATTLER, E.L., STROBELT, W.: Untersuchungen zur Calcium-Resorption und Calcium-Akkretion unter Einfluß von Vitamin D mit Ca47. In: Radioaktive Isotope in Klinik und Forschung **12**, 657 (1976) Egermann, Wien 1976.

Shirazi, P.H., Ryan, W.G.: Bone scanning in evaluation of Paget's disease. Rev. Clin. Radiol. Nucl. Med. **5**, 523 (1974).

Sonnemaker, R.E., Ferguson, R.H., Newlon Tauxe, W.: 87m Sr Scintiphotography of the sacroiliac joints: A new criterion for the diagnosis of ankylosing spondylitis. J. Nucl. Med. **13**, 467 (1972).

Spencer, H., Laszlo, D., Brothers, M.: Strontium 85 and Calcium 47 metabolism in man. J. clin. Invest. **36**, 680 (1957).

Spencer, R., Herbert, R., Rish, M.W., Little, W.A.: Bone scanning with 85 Sr, 87m Sr and 18 F. Brit. J. Radiol. **40**, 641–654 (1967).

Subramanian, G.: A new complex of Tc-99m for skeletal imaging. Radiology **99**, 192 (1971).

Subramanian, G.: An instant kit method for the preparation of Tc-99m labeled polyphosphate. J. Nucl. Med. **13**, 470 (1972).

Subramanian, G., McAfee, J.G.: A new complex of 99mTc for skeletal imaging. Radiology **99**, 192–196 (1971).

Subramanian, G., McAfee, J.G., Bell, E.G., Blair, R.J., O'Mara, R.E., Ralston, P.H.: Tc-99m-labeled polyphosphate as a skeletal imaging agent. Radiology **102**, 701–704 (1972).

Subramanian, G., McAfee, J.G., Blair, R.J., Kallfelz, F.A., Thomas, F.D.: Technetium-99m-methylen diphosphonat — a superior agent for skeletal imaging: comparison with other technetium complexes. J. nucl. Med. **16**, 744–755 (1975).

Subramanian, G., McAfee, J.G., Blair, R.J., Mehter, A., Connor, T.: Tc99m-EHDP: A potential radiopharmaceutical for skeletal imaging. J. Nucl. Med. **13**, 947–950 (1972).

Subramanian, G., McAfee, J.G., Blair, R.J., Rosenstreich, M., Coco, M., Duxbury, C.E.: Tc-99m-labeled Stannous imidodiphosphate, a new radiodiagnostic agent for bone scanning: comparison with other Tc-99m complexes. J. Nucl. Med. **16**, 1137 (1975).

Subramanian, G., McAfee, J.G., O'Mara, R.E., Rosenstreich, M., Mehter, A.: Tc99m-Polyphosphate PP46: A new radiopharmaceutical for skeletal imaging. J. Nucl. Med. **12**, 399 (1971).

Subramanian, G., McAfee, J.G., Rosenstreich, M., Coco, M.: Indium-113m-labeled polyfuntional phosphonates as bone-imaging agents. J. Nucl. Med. **16**, 1080 (1975).

Sy, W.M.: Bone scan in primary hyperparathyroidism. J. Nucl. Med. **15**, 1089 (1974).

Sy, W.M., Bonventre, M.V., Camera, A.: Bone scan in mastocytosis: Case report. J. Nucl. Med. **17**, 699 (1976).

Sy, W.M., Mittal, A.K.: Bone scan in chronic dialysis patients with evidence of secondary hyperparathyroidism and renal osteodystrophy. Brit. J. Radiol. **48**, 878 (1975).

Sy, W.M., Patel, D., Faunce, H.: Significance of the absent or faint kidney sign on bone scan. J. Nucl. Med. **16**, 454 (1975).

Stanbury, S.W.: Osteomalacia. Clinical, endocrinology, metabolism. In: Calcium Metabolism and Bone Disease. Saunders, London 1972.

Thrupkaew, A.K., Henkin, R.E., Quinn, J.L.: False negative bone scans in disseminated metastatic disease. Radiology **113**, 383 (1974).

Tothill, P., McCormick, J.S.C.: Bone blood flow in the rat determined by the uptake of bone seeking radionuclides and radioactive particles. Brit. J. Radiol. **48**, 70 (1975).

Treadwell, A., Low-Beer, B.V., Friedell, H.L., Lawrence, J.H.: Metabolic studies on neoplasm of bone with the aid of radioactive strontium. Amer. J. med. Sci. **204**, 521–530 (1942).

Uehlinger, E.: Der chronisch-traumatische Skeletschaden. Verh. Dtsch. Ges. Pathol. **43**, 27–42 (1959).

Vick, H., Freyschmidt, J., Vykoupil, K., Creutzig, H., Bahlmann, J.: Renale Osteopathie bei terminaler Niereninsuffizienz und Dialysebehandlung. I. Vergleichende Untersuchungen des Skelettsystems unter besonderer Berücksichtigung der direkten Röntgenvergrößerungstechnik. 7. Symp. d. 4. Med. Klinik Nürnberg über Knochenveränderungen bei Niereninsuffizienz. November 1974.

Vieras, F., Boyd, C.M.: Diagnostic value of renal imaging incidental to bone scintigraphy with Tc-99m-phosphate compounds. J. Nucl. Med. **16**, 1109 (1975).

Webb, J., Collins, L.T., Southwell, P.B., Dick-Smith, J.B.: Fluorine 18 isotope scans in the early diagnosis of sacroiliitis. Med. J. Australia **2**, 1270 (1971).

Weber, D.A., Keyes, J.W., Landman, S., Wilson, G.A.: Comparison of 99m-Tc-polyphosphate and 18-F for bone imaging. Amer. J. Roentgenol. **121**, 184 (1974).

Wendeberg, B., Yamamuro, T.: Mineral metabolism in primary bone tumors studied by external counting of Sr-85. Acta orthop. scand. **36**, 21 (1965).

WIEGMANN, T., KIRSH, J., ROSENTHALL, L. *et al.:* The relationship between bone uptake of 99m-Tc-pyrophosphate and hydroxyproline in blood and urine. Unpublished.

WIEGMANN, T., ROSENTHALL, L., KAYE, M.: Tc-99m-pyrophosphate bone scans in hyperparathyroidism. J. Nucl. Med. **18**, 231 (1977).

WILLIAMS, D.F., BLAHD, W.H., WETTERAM, L.J.: Radioactive fluorine-18 bone scanning. A diagnostic evaluation in carcinoma of the prostate. J. Urol. (Baltimore) **100**, 675 (1968).

WOOTON, R.: Skeletal blood flow in man. In: Proc. Anat. Soc. Great Britain and Ireland 1975.

ZIMMER, A.M., ISITMAN, A.T., HOLMES, R.A.: Enzymatic inhibition of diphosphonate: A proposed mechanism of tissue uptake. J. Nucl. Med. **16**, 352–356 (1975).

ZITA, G., SUMMER, K.: Erweiterte Diagnostik von Knochenerkrankungen mit 85-Sr. In: Radioisotope in der Lokalisationsdiagnostik. Schattauer, Stuttgart 1967.

ZITA, G., SUMMER, K.: Die Szintigraphie in der Diagnostik von Knochenerkrankungen. Wien. med. Wschr. **157**, 768 (1967).

ZUCCHELLI, P., FUSAROLI, M., FABRI, L., PAVLICA, P., VIGLIETTA, G., RIMONDI, C., MONETTI, N., BELLANOVA, B.: L'osteopatia uremica. Studio clinico, istologico, radiologico e radioisotopico. Minerva nefrol. **22**, 109 (1975).

ZUM WINKEL, K.: Radiologische Diagnostik bei Knochen- und Gelenkerkrankungen. Therapiewoche **24**, 4076–4081 (1974).

ZUM WINKEL, K.: Szintigraphie des Skeletsystems und der Gelenke. Hefte zur Unfallheilk. **117**, 235–242 (1974).

ZUM WINKEL, K.: Nuklearmedizin: Mit einem Beitrag von J. Ammon. Heidelberger Taschenbücher Bd. 167 Springer, Berlin-Heidelberg-New York 1975.

ZUM WINKEL, K., MAIER-BORST, W., HARBST, H., SCHEER, K.E., SINN, H., LORENZ, W.J.: Clinical results with reactor produced Fluorine-18. Symposium Ossium, London 1968 Butterworth, London 1970.

II. Histomorphometrie[1]

Von

R.K. Schenk und A.J. Olah

Mit 30 Abbildungen und 7 Tabellen

1. Einleitung

Mit der Einführung der Morphometrie ist die mikroskopische Untersuchung von Knochenbiopsien zu einer quantitativen Methode geworden, die es gestattet, Daten über Struktureigentümlichkeiten und über die Intensität des Knochenumbaus zu gewinnen, die statistisch verwertbar sind und mit anderen quantitativen Befunden in Beziehung gesetzt werden können. Das Knochengewebe bietet für die morphometrische Beurteilung günstige Bedingungen, da durch die feste Interzellularsubstanz Form und Volumen der entnommenen Gewebsproben unverändert erhalten bleiben, und der Anbau und die Resorption an der Oberfläche mikroskopisch eindeutige Spuren hinterlassen. Durch die planmäßige Verwendung von Fluoreszenzfarbstoffen lassen sich überdies die Anbauvorgänge auch in ihrem zeitlichen Ablauf analysieren und unter Bezug der Mikroradiographie können auch nähere Aufschlüsse über den Mineralisationsgrad gewonnen werden. Voraussetzung dazu sind allerdings histologische Verarbeitungsmethoden, welche unentkalkte Knochenschnitte oder Schliffpräparate liefern.

Wie jede bioptische Untersuchung ist auch die Knochenbiopsie eine Stichprobe, die nur dann einigermaßen zuverlässige Aussagen zuläßt, wenn eine generalisierte Skeletaffektion vorliegt. Die Abgrenzung pathologischer Veränderungen verlangt überdies eine ausreichende Kenntnis über Mittelwerte und Variationsbreite der einzelnen Meßparameter und ihre Abhängigkeit von Alter und Geschlecht. Angesichts der relativ aufwendigen Methodik überrascht es nicht, daß die heute auf diesem Gebiet tätigen Arbeitsgruppen ihre Standardwerte aufgrund einer verhältnismäßig kleinen Anzahl von Normalfällen ermittelt haben. Der direkte Vergleich der Resultate wird überdies durch den Umstand erschwert, daß bei der Definition der einzelnen Parameter und bei der Berechnung der Werte noch keine einheitlichen Richtlinien befolgt werden. Erfreulicherweise ist aber seit einigen Jahren eine internationale und interdisziplinäre Zusammenarbeit in Gang gekommen, die zumindest in den stereologischen Grundbegriffen und Auswertungsverfahren zu einer gewissen Vereinheitlichung geführt hat. Auch auf dem engeren Gebiet der Knochenmorphometrie zeichnet sich eine ähnliche Entwicklung ab. Diese Bestrebungen finden auch in diesem methodischen Beitrag ihre Berücksichtigung und es ist zu hoffen, daß sich auf dieser Grundlage eine breitere Anwendung dieser aussichtsreichen Verfahren durchsetzen wird.

[1] Dieser Beitrag wurde unterstützt durch den Kredit Nr. 3.871.72 des Schweizerischen Nationalfonds zur Unterstützung der wissenschaftlichen Forschung

2. Methodik

2.1. Zur Entnahme der Knochenbiopsien

Für die Entnahme von Knochenbiopsien sind aus praktischen Gründen nur Rippe und Darmbeinkamm geeignet. Die Entscheidung zwischen einer Rippen- und einer Beckenkammbiopsie richtet sich weitgehend danach, ob die Struktur- und Umbauveränderungen in der Knochenkompakta oder in der Spongiosa untersucht werden sollen. Diese beiden Formen des Lamellenknochens bieten bereits von der histologischen Verarbeitung her Vor- und Nachteile, welche die Aussagemöglichkeiten bei einer quantitativen Beurteilung beeinflussen. Die Struktur der Knochenkompakta mit ihren längsverlaufenden, zylinderförmigen Osteonen und Haversschen Kanälen muß aus geometrischen Gründen an Querschnitten untersucht werden. Diese lassen sich ohne Entkalkung aber lediglich in Form von Schliffen mit oder ohne vorhergehende Kunststoffeinbettung herstellen. Bei der Auswertung muß daher auf eine Zelldifferenzierung verzichtet werden. Unbestritten ist aber, daß das Studium des Haversschen Umbaus bei einer systematisch durchgeführten Fluoreszenzmarkierung sehr wichtige Daten über die Dynamik der Umbauvorgänge liefern kann, wie sie namentlich von FROST (1969) und seinen Mitarbeitern an einem umfangreichen Kollektiv von Rippenbiopsien erarbeitet worden sind. FROST berichtet darüber an anderer Stelle dieses Handbuches. Wenn Rippenbiopsien dennoch in verhältnismäßig geringer Anzahl durchgeführt werden, so liegt der Hauptgrund dafür sicher in dem im Vergleich zur Beckenkammbiopsie größeren operativen Eingriff.

Beckenkammbiopsien werden in verschiedenen Variationen durchgeführt, die in ihrer Auswirkung auf die quantitative Auswertung noch zu diskutieren sind. In allen Fällen wird aber auf eine Bewertung der Kortikalis und ihres Umbaus weitgehend verzichtet. Für die Analyse der Spongiosa liegen die Verhältnisse sehr günstig, weil mit den neueren Methoden zur Herstellung unentkalkter Mikrotomschnitte alle Voraussetzungen zu einer differenzierten Bewertung der Knochensubstanz und der am Umbau beteiligten Zellen gegeben sind (SCHENK et al., 1973). Um vergleichbare Resultate zu erzielen, müssen aber im Hinblick auf die genaue Lokalisation der Entnahmestelle und des Biopsieinstrumentariums bestimmte Richtlinien befolgt werden.

Für die Entnahme der Biopsien hat sich das Myelotomiegerät von BURKHARDT (1966) sehr gut bewährt. Es liefert Gewebszylinder von 5 mm Durchmesser und bis 25 mm Länge, die eine sehr saubere Begrenzung aufweisen. Beschädigungen an den randständigen Knochentrabekeln sind selten, das Knochenmark wird mit einem völlig glatten Schnitt durchtrennt und nur selten aus den Spongiosaräumen herausgerissen. Vor allem aber wird kein Bohrmehl in die intertrabekulären Räume gepreßt, was sich bei einigen anderen Biopsiestanzen oft störend bemerkbar machen kann. Als Entnahmestelle wird allgemein der vordere Anteil des Beckenkammes empfohlen. Die genaue Lokalisation variiert aber etwas. Der von BURKHARDT empfohlenen vertikal zum Beckenkamm orientierten Biopsie stehen die transiliakalen Bohrzylinder gegenüber, die vor allem von französischen und amerikanischen Gruppen bevorzugt werden (BORDIER et al., 1965; MEUNIER et al., 1969; GIROUX et al., 1975; JOWSEY, 1973). Wie an anderer Stelle ausgeführt wird (S. 472), ergeben sich aber aus dieser Variation der Entnahmestelle keine signifikanten Unterschiede, zumindest nicht in bezug auf die variationsstatistisch überprüften Strukturwerte.

2.2. Die histologische Verarbeitung der Knochenbiopsien

Die Technik der Einbettung in Methylmetacrylat und die Herstellung unentkalkter Knochenschliffe und Knochenschnitte sind in verschiedenen Arbeiten eingehend beschrieben (BURKHARDT,

1966; SCHENK, 1965). Paraffinschnitte nach vorheriger Entkalkung werden nur noch von wenigen Arbeitsgruppen für die Beurteilung der Osteozyten und das Ausmessen ihrer Lakunen angewandt (MEUNIER *et al.*, 1971, 1973), da diese Technik den Erhaltungszustand der Zellen zu stark beeinträchtigt und mit einer beträchtlichen Schrumpfung und Deformation der Schnitte verbunden ist. Auf der Basis der von BURKHARDT entwickelten Methode haben wir ein Verfahren ausgearbeitet, das es gestattet, den gleichen Bohrzylinder einer möglichst vielseitigen Untersuchungstechnik zugänglich zu machen (SCHENK, 1965). Es besteht in einer Stückfärbung mit basischem Fuchsin, das der für die Entwässerung der fixierten Gewebsprobe verwendeten aufsteigenden Alkoholreihe in einer Konzentration von 0,5–1% zugegeben wird. Auf den absoluten Fuchsinalkohol folgt eine Durchtränkung in Xylol und anschließend die Einbettung in dem von BURKHARDT empfohlenen Metacrylat-Plastoid-Gemisch. Da die Schneidbarkeit der knöchernen Hartsubstanz von einer möglichst guten Durchtränkung mit dem Einbettungsmedium abhängig ist, verzichten wir darauf, den Stabilisator im Methylmetacrylat zu entfernen und kommen so zu relativ langen Infiltrationszeiten von 4–10 Tagen. Von den gehärteten Blöcken werden zuerst Sägeschnitte gewonnen, die auf 50–80 µm Dicke geschliffen werden und für die Herstellung von Mikroradiographien und für die fluoreszenzmikroskopische Untersuchung gut geeignet sind. Für die morphometrische Untersuchung werden aber fast ausschließlich 4–5 µm dicke unentkalkte Mikrotomschnitte verwendet, die nach einer modifizierten Goldner-Färbung oder mit dem Kalknachweis nach KRUTSAY gefärbt sind (SCHENK *et al.*, 1969). Die Goldner-Färbung erlaubt eine klare Unterscheidung zwischen Osteoid und mineralisierter Knochensubstanz und ist gleichzeitig eine ausgezeichnete Zellfärbung. Der Kalknachweis nach KRUTSAY (1963) wird vor allem in den Fällen beigezogen, in denen die Unterscheidung von verkalkter und unverkalkter Knochenmatrix im Goldnerpräparat zweifelhaft erscheint. Sie ist überdies gut für die Anwendung automatischer Bildanalysegeräte geeignet, besonders, wenn sie mit einer Gegenfärbung für Osteoid kombiniert wird. Einzelheiten über Einbettungs- und Färbemethoden sind in der Kurzbeschreibung zusammengefaßt (s. Tabelle 1).

Hartschnittmikrotome werden zur Zeit in verschiedener Größe und Ausstattung angeboten. Knochenproben in der Größe von Beckenkammbiopsien lassen sich bereits mit relativ kleinen Rotationsmikrotomen schneiden, sofern diese über einen elektrischen Antrieb verfügen, der eine sehr geringe, aber gleichmäßige Schneidegeschwindigkeit gewährleistet (Jung-Mikrotom 1130 und 1140). Unerläßlich sind Hartmetallklingen, wie die zum K-Mikrotom von JUNG gelieferten Messer HK 2 und HK 3. Sie müssen regelmäßig nachgeschliffen werden. Der schwierigste Punkt für Anfänger ist das Strecken und Glätten der Schnitte, für das es außer der Forderung nach Geschick und Geduld kein Patentrezept gibt. Gerade in dieser Beziehung sind aber hohe Ansprüche zu stellen, da die an sich leicht erkennbaren Stauchungen und Zerreißungen durch den Verlust der Maßhaltigkeit eine quantitative Auswertung unmöglich machen.

2.3. Mikroskopische Meßmethoden

Für das Verständnis der bei Knochenbiopsien anwendbaren quantitativ-histologischen Auswertung ist eine Einführung in die mikroskopischen Meßmethoden und in einige stereologische Grundbegriffe unerläßlich. Unter *Meßmethodik* verstehen wir die zahlenmäßige Erfassung von Anzahl, Fläche und Umfang der im zweidimensionalen mikroskopischen Schnitt getroffenen Strukturelemente, deren Anschnitte im folgenden als Profile bezeichnet werden. Aufgabe der *Stereologie* hingegen ist es, durch die Anwendung von Methoden der Integralgeometrie den Nachweis zu erbringen, ob und unter welchen Voraussetzungen aus den an zweidimensionalen Schnitten erhobenen Meßdaten auf Anzahl, Volumen und Oberfläche dieser Strukturelemente im dreidimensionalen Bezugssystem geschlossen werden kann.

Unter der Voraussetzung einer hinreichend kleinen Schnittdicke, wie sie bei unentkalkten Knochenschnitten mit 4–5 µm gewährleistet ist, reduziert sich die Meßmethodik im mikroskopischen Präparat neben der Partikelzählung auf Flächen- und Streckenmessungen. Für diesen Zweck haben sich seit ihrer Einführung die sog. Integrationsokulare bestens bewährt und die früher gebräuchlichen

Tabelle 1. Zur histologischen Verarbeitung von unentkalkten Knochenbiopsien

1. *Fixierung:*   1.1 Vorgekühlter Alkohol 40–50%
                    1.2 Formalin 5%, gepuffert. Nach ausgedehntem Wässern kann die Stückfärbung
                    mit basischem Fuchsin angeschlossen werden, sofern eine Farbverschiebung
                    nach violett in Kauf genommen wird.

2. *Entwässern mit Stückfärbung* (Zusatz von 0,25% basischem Fuchsin
                    zu sämtlichen Alkoholkonzentrationen!)
                    Fuchsin-Alkohol 40%   1–2 Tage
                    Fuchsin-Alkohol 70%   1–2 Tage
                    Fuchsin-Alkohol 95%   1–2 Tage
                    Fuchsin-Alkohol 100%   2 Tage
                    Xylol, 1 × wechseln   2 Tage

3. *Durchtränken und Einbetten in Methylmetacrylat (MMA)*

                    MMA + Plastoid N   1–2 Tage
                    MMA + Plastoid N + Benzoylperoxid 1%   1–2 Tage
                    MMA + Plastoid N + Benzoylperoxid 2,5%   1–2 Tage
                    Polymerisation im Thermostat bei 32–38° C[a]
                    Mischungsverhältnis der MMA-Plastoid N-Lösung:
                    10,0 ml Methylmetacrylat monomer stab. mit Hydrochinon + 2,5 ml
                    Plastoid N

4. *Entfernen des Einbettungsmittels aus den aufgezogenen Schnitten*

                    Methylcellosolveacetat I (MCA I)   20 min
                    MCA II   20 min
                    MCA I + 1% Celloidin   20 min
                    MCA II + 1% Celloidin   20 min
                    Alkohol 70%   5 min
                    Alkohol 40%   5 min
                    Aqua dest.   spülen

5. Trichromfärbung nach Goldner (Farblösungen s. Romeis etc.)

                    Weigert's Hämatoxylin   15–20 min
                    Aqua dest.   spülen
                    Brunnenwasser   15 min
                    Aqua dest.   spülen
                    Säurefuchsin-Ponceau   5–20 min
                    1% Essigsäure   spülen
                    Phosphormolybdänsäure-Orange G   7 min
                    1% Essigsäure   spülen
                    Lichtgrün   10–15 min
                    1% Essigsäure   2 × 5 min
                    95% Alkohol   kurz spülen
                    100% Alkohol I   3 min
                    100% Alkohol II   3 min
                    MCA   spülen
                    Xylol I   5 min
                    Xylol II   5 min
                    Eindecken in säurefreiem Einschlußmedium

6. *Kalknachweis nach* Krutsay *(1963), Nachfärbung mit Säurefuchsin*

                    5% Silbernitratlösung im Dunkeln   15 min
                    Aqua dest. 3 × wechseln je   1 min
                    Natriumcarbonat-Formaldehydlösung   2 min
                    Brunnenwasser wässern   10 min

	Aqua dest.	spülen
	Säurefuchsin-Ponceau	5–20 min
	Aqua dest.	spülen
	Alkohol 95%	spülen
	Alkohol 100% I	3 min
	Alkohol 100% II	3 min
	MCA	2 min
	Xylol I	5 min
	Xylol II	5 min
	Eindecken in säurefreiem Einschlußmedium	
Lösungen:	Silbernitratlösung:	
	5 g AgNO$_3$ auf 100 ml Aqua dest.	
	Natriumcarbonat-Formaldehydlösung:	
	5 g Na$_2$CO$_3$	
	25 ml 38% Formalin	
	75 ml Aqua dest.	
	Säurefuchsin-Ponceau:	
	0,4 g Ponceau de Xylidine	
	0,1 g Säurefuchsin	
	300 ml Aqua dest.	
	0,6 ml Eisessig	

[a] Die für eine langsame und möglichst blasenfreie Polymerisation richtige Temperatur muß für jede Chemikaliensendung durch Versuche ermittelt werden.

Methoden, wie Ausschneiden und Wägen von Profilen aus Papierbildern, Planimetrieren oder die Anwendung aufwendig konstruierter Integrationstische völlig verdrängt. Die in den Integrationsokularen eingebauten Testnetze arbeiten nach dem Prinzip der Punkt- und der Schnittpunktzählung und werden in verschiedenen Ausführungen empfohlen und angeboten. Da die Wahl des Testnetzes bei der Auswertung von Knochenbiopsien nicht unwesentlich ist, wird die Meßmethodik hier kurz besprochen.

2.3.1. Flächenmessung

Die Flächenmessung nach dem Punktzählverfahren wurde von GLAGOLEFF (1933) und später von CHALKLEY (1943) vorgeschlagen (s. auch HENNIG, 1958; WEIBEL, 1963; WEIBEL u. BOLENDER, 1973). Dazu wird ein Testnetz verwendet, das innerhalb des Meßfeldes eine bestimmte Anzahl von regelmäßig verteilten Testpunkten enthält (Abb. 1). Jeder Testpunkt repräsentiert einen bestimmten Flächenanteil, die Gesamtausdehnung des Testfeldes A_T ergibt sich als deren Summe[2]. Das Testnetz wird optisch dem mikroskopischen Schnittbild überlagert, der Aufwand für die Flächenmessung einzelner Profile reduziert sich auf das Auszählen der Punkte, die als Treffer auf die zu bestimmende Struktur zu liegen kommen. Mit Hilfe einer Digitalzählmaschine können simultan mehrere Flächenanteile, z.B. Knochenmark, verkalkte und unverkalkte Knochenmatrix ausgemessen werden. Der für die Berechnungen maßgebende Wert für den Abstand zweier Punkte wird mittels eines Objektmikrometers bestimmt.

Die Fläche der Profile einer bestimmten Strukturkomponente i ergibt sich aus

$$A_i = P_i \cdot d^2$$

[2] Eine Zusammenstellung über die verwendeten Symbole und Abkürzungen gibt Tabelle 2 (S. 442).

Tabelle 2. Aufstellung über die bei der Morphometrie des Beckenkammes verwendeten Symbole und Abkürzungen (nach den Richtlinien der Internationalen Gesellschaft für Stereologie und ergänzenden Vorschlägen von Weibel und de Hoff)

Allgemeine Symbole

A (area)	Fläche auf dem Schnitt, Fläche eines Profils
B (boundary)	Länge einer Begrenzungslinie auf dem Schnitt, Umfang eines Profils (der Profile)
I (intersections)	Schnittpunkt einer Begrenzungslinie mit einer Testlinie
L (length)	Länge einer Testlinie
P (point)	Anzahl Testpunkte, Anzahl Treffer
V (volume)	Volumen einer Strukturkomponente, Bezugsvolumen
S (surface)	Oberfläche einer Strukturkomponente
A_{Ai} (areal density)	Flächendichte, Anteil einer Strukturkomponente i an der Testfläche (i = item)
B_{Ai} (boundary density)	Länge der Begrenzungslinien der Komponente i innerhalb der Testfläche = Grenzliniendichte
V_{Vi} (volume density)	Anteil der Komponente i am Gesamtvolumen
S_{Vi} (surface density)	Oberfläche der Komponente i innerhalb einer Einheit Gesamtvolumen
$V_{Vx,i}$ ($= VV(x, i)$)	Volumenanteil der Subkomponente x am Volumen der Strukturkomponente i
$S_{Vi,i}$ ($= SV(i, i)$)	Oberfläche der Komponente i pro Volumeneinheit der Komponente i („spezifische Oberfläche")

Kennwerte der Testsysteme

A_T	Testfläche
L_T	Länge der Testlinien innerhalb der Testfläche
P_T	Anzahl Testpunkte innerhalb der Testfläche
d	Abstand der Testpunkte, Abstand paralleler Testgeraden
F	Anzahl der ausgezählten Testfelder

Abkürzungen für Strukturmerkmale des Knochengewebes

b	(bone)	Knochen
cb	(cortical bone)	Knochenkompakta
he	(Howship empty)	Howshipsche Lakune ohne Osteoklast
hl	(Howship's lacuna)	Howshipsche Lakune mit oder ohne Osteoklast
min	(mineralized)	Mineralisierte Knochensubstanz
ne	(neutral)	Neutrale Knochenoberfläche
ob	(osteoblast)	Osteoblast-Osteoid-Kontaktfläche
oc	(osteocyte)	Osteozyt
ocl	(osteoclast)	Osteoklast-Knochen-Kontaktfläche, Howshipsche Lakune mit Osteoklast
os	(osteoid seam)	Osteoid, Osteoidsaum, Osteoidoberfläche
s	(seam thickness)	Dicke der Osteoidsäume
tb	(trabecular bone)	Trabekulärer Knochen, Spongiosa
trab	(trabecula)	Knochentrabekel

Nur noch für prozentuale Anteile an der Trabekeloberfläche vorgesehen sind:

HE	Leere Howshipsche Lakunen
HO	Howshipsche Lakunen mit Osteoklasten
HL	Gesamtfläche der Howshipschen Lakunen
N	Neutrale Oberfläche
OB	Von Osteoblasten besetzte Knochenoberfläche
OS	Osteoidsaumoberfläche

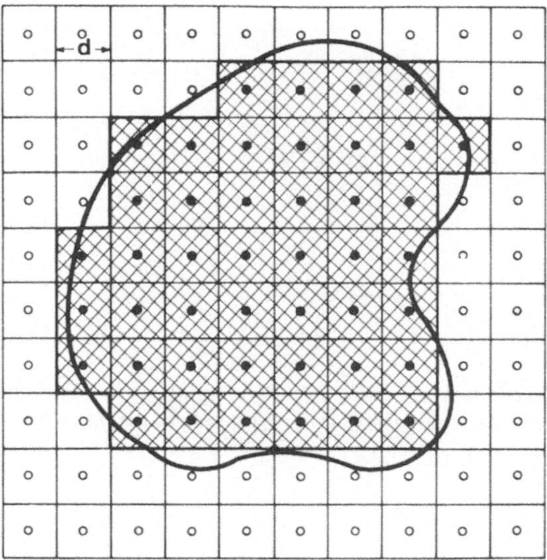

Abb. 1. Prinzip der Flächenmessung mittels der Punktzählmethode. (Aus WEIBEL u. BOLENDER, 1973)

Der Anteil dieser Fläche an der Gesamtfläche des Testfeldes beträgt

$$\frac{A_i}{A_T}=\frac{P_i}{P_T}=A_A$$

Für A_A wird nach der von der Internationalen Gesellschaft für Stereologie empfohlenen Terminologie der Begriff Flächendichte eingeführt.

2.3.2. Streckenmessung

Eine gegenüber den herkömmlichen Verfahren noch frappantere Vereinfachung der Meßtechnik haben die Integrationsokulare bei der Streckenmessung durch Schnittpunktzählung gebracht. Als Grundlage dient die Methode des „zufälligen Überschneidens" einer Testlinienschar mit der zu vermessenden Struktur, wie sie in den Arbeiten von SMITH und GUTTMAN (1953), HENNIG (1958) und WEIBEL (1963) begründet ist. Als einfachstes Testsystem wird eine Schar von parallelen, in gleichen Abständen d angeordneten Geraden gewählt, die den auszumessenden Profilen überlagert wird (Abb. 2). Die Schnittpunkte I zwischen der Umrißlinie der Profile und der Meßlinienschar werden ausgezählt und aus mehreren Messungen gemittelt ($\bar{I}$). Nach SMITH und GUTTMAN (1953) ergibt sich die gesuchte Strecke bzw. der Umfang B als

$$B=\frac{\pi}{2}\cdot d\cdot\bar{I}$$

Auch bei diesem Verfahren ist es möglich, verschiedene Anteile der Umrandungslinien (bei Knochentrabekeln Anbau- oder Resorptionszonen) im gleichen Arbeitsgang getrennt zu vermessen. Die Ergebnisse können durch Bestimmung des Linienabstandes d in absoluten Maßzahlen ausgedrückt werden.

Wird die Testlinienschar durch ein umschriebenes Testfeld A_T begrenzt, dann läßt sich die Länge der Begrenzungslinien der im Testfeld gelegenen Profile als Grenzliniendichte (boundary density in test area, kurz boundary density B_A) definieren und z.B. in mm/mm^2 angeben:

$$B_A=\frac{\pi\cdot\bar{I}\cdot d}{2\cdot A_T}$$

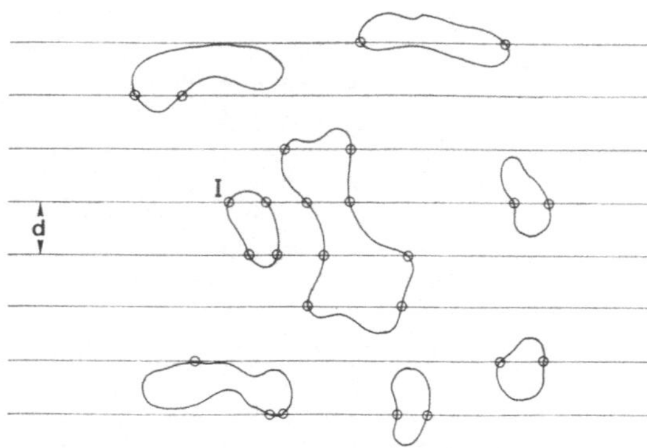

Abb. 2. Prinzip der Streckenmessung durch Schnittpunktzählung. $I=$ Schnittpunkte der Begrenzungslinien mit der Testlinienschar, $d=$ Abstand der parallelen Testgeraden

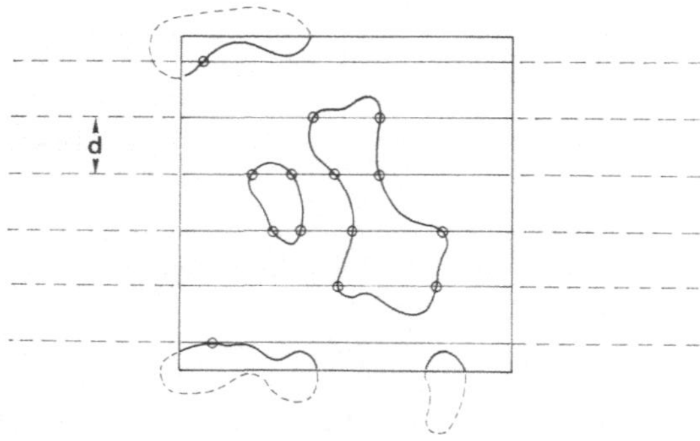

Abb. 3. Bestimmung der Grenzliniendichte B_A einer Strukturkomponente in einem umschriebenen Testfeld. Die Fläche des Testfeldes A_T ergibt sich hier aus dem Testlinienabstand d als $36\,d^2$

Bei der in Abb. 3 gewählten Anordnung ergibt sich A_T aus der Gesamtlänge L_T aller Testlinien und dem Testlinienabstand d als

$$A_T = L_T \cdot d$$

und folglich

$$B_A = \frac{\pi \cdot \bar{I}}{2 \cdot L_T}$$

B_A ist damit proportional zu $\dfrac{\bar{I}}{L_T}$, also zur Anzahl Schnittpunkte pro Längeneinheit der Testlinien (I_L)

$$B_A = \frac{\pi}{2} \cdot I_L$$

Die genaue Ableitung für diese Formel gibt Weibel (1969).

Eine wesentliche Einschränkung erfährt die geschilderte Methode der Schnittpunktzählung aber durch den Umstand, daß die Anwendung einer Schar paralleler Geraden als Testsystem nur dann zulässig ist, wenn die auszumessenden Strukturen isotrop, d.h. in bezug auf ihre Richtung zufällig angeordnet sind. Nur unter dieser Voraussetzung ist die Bedingung des „zufälligen Überschneidens" erfüllt. Gerade die Spongiosa besitzt aber an vielen Stellen einen auf die Spannungslinien ausgerichteten, also trajektoriellen Aufbau und kann deshalb mit parallelen Testlinien nur unter Vorbehalten vermessen werden (vgl. S. 449). Der Einfluß der Anisotropie kann analysiert werden, indem man mit Hilfe einer parallelen äquidistanten Meßlinienschar durch Schnittpunktzählung eine gerade Strecke mißt (Abb. 4). Die Schnittpunktzahl ändert sich nämlich gesetzmäßig mit dem Winkel zwischen

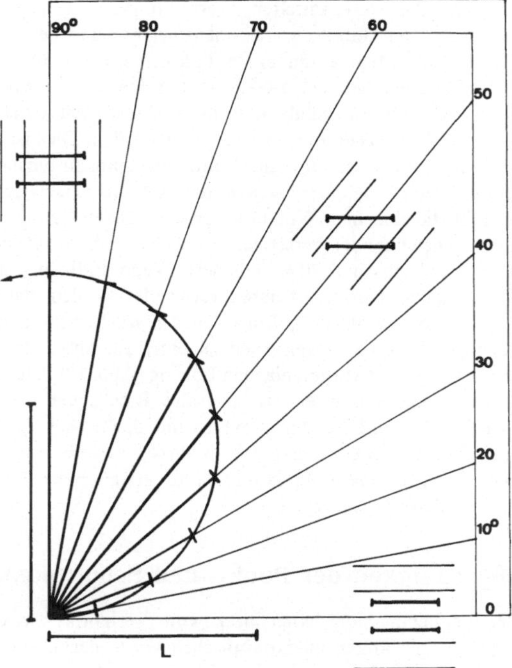

Abb. 4. Richtungsabhängigkeit der Schnittpunktzählung bei Verwendung paralleler Testgeraden. Die ebenfalls aus parallelen Geraden gewählte Meßstrecke L wird unter verschiedenen Schnittwinkeln ausgezählt. Die Orientierungsskizzen für die gegenseitige Lage von Meßstrecken und Testlinien sind nicht maßstabsgetreu

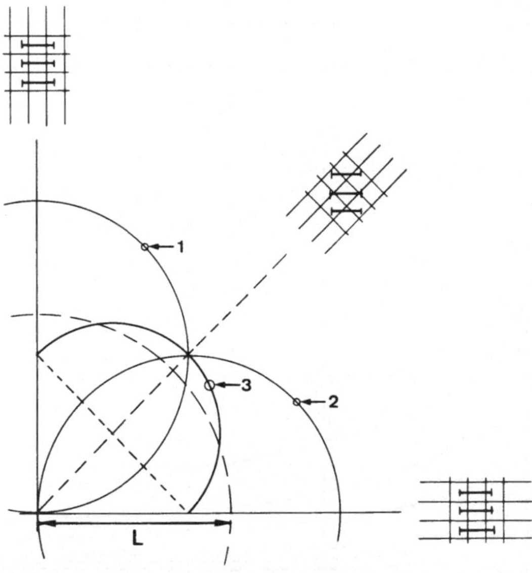

Abb. 5. Richtungsabhängigkeit der Schnittpunktzählung bei Verwendung von 2 senkrecht aufeinanderstehenden Testlinienscharen (Quadratnetz). $L=$ Länge der auszumessenden Strecke. 1 — Schnittpunktzahlen mit den länger gezeichneten Testlinien, 2 — Schnittpunktzahlen mit der kürzer gezeichneten Testlinienschar. 3 — Mittelwerte aus 1 und 2 = Halbkreis über der Verbindungslinie der Kreismittelpunkte 1 und 2

Testlinien und Meßstrecken. Die so ermittelten Werte in der graphischen Darstellung liegen zwischen 0 und 90 Grad auf einem Halbkreis, der mit 0 beginnt und dessen Durchmesser bei 90° einen Wert erreicht, der die Meßstrecke um einen Faktor von $\pi/2$ übersteigt. Über alle vier Quadranten, also über 360 Grad ergeben sich zwei Kreise, welche die Basislinie bei Null tangieren. Eine Kompensation dieses Fehlers ist möglich, wenn mehrere, um einen bestimmten Winkel gegeneinander verdrehte Testfelder ausgezählt und gemittelt werden. Dies ist aber nur bei kreisrunden Testfeldern durchführbar, und überdies für eine Routinemessung zu umständlich. Eine Verbesserung bringt aber bereits die Einführung einer zweiten, um 90 Grad versetzten parallelen Testlinienschar (Abb. 8). Die Werte für die einzelnen Winkelstellungen ergeben sich graphisch aus Sehnenlängen innerhalb der um 90° gegeneinander versetzten Kreispaare (Abb. 5). Die prozentuale Abweichung vom Mittelwert wird auf maximal 20% reduziert. Wenn statt der rechtwinklig gekreuzten Anordnung drei um 60° versetzte Testlinienscharen verwendet werden, dann sinkt die maximale prozentuale Abweichung auf weniger als 10%. Ein solches Testnetz wäre aber unübersichtlich und umständlich zu handhaben und würde unweigerlich zu einer Zunahme der Auszählfehler führen. Wesentlich günstiger ist die von Merz vorgeschlagene Lösung (Abb. 10). Die geraden Testlinien sind hier durch eine Folge von Halbkreisen ersetzt, die alle Richtungen innerhalb des Testfeldes gleichmäßig vertreten. In der Tat wird das Meßergebnis mit dieser Anordnung nahezu richtungsunabhängig. In der praktischen Anwendung hat sich dieses System gegenüber einer einfachen parallelen Testlinienschar als nur unwesentlich komplizierter erwiesen, besitzt aber eine beträchtlich höhere und besser reproduzierbare Genauigkeit.

2.3.3. Meßgenauigkeit der Punkt- und Schnittpunktzählung

Die Genauigkeit der Flächenmessung hängt direkt vom Verhältnis zwischen Objektgröße und Punktdichte und damit von der gewählten mikroskopischen Vergrößerung und der Zahl der Punkte im Testfeld ab (Abb. 6). In der Praxis muß je nach Objekt ein Kompromiß zwischen erzielbarer Genauigkeit und Zeitaufwand für die Messung gefunden werden. Die Form des Meßfeldes und die Zahl und Anordnung der Testpunkte richtet sich nach dem Verwendungszweck. Das im Zeiss-Integrationsokular I enthaltene, von Hennig (1958) angegebene kreisförmige Testnetz mit hexagonal angeordneten Punkten war für diskontinuierlich verteilte Stichproben gedacht. Bei Knochenbiopsien

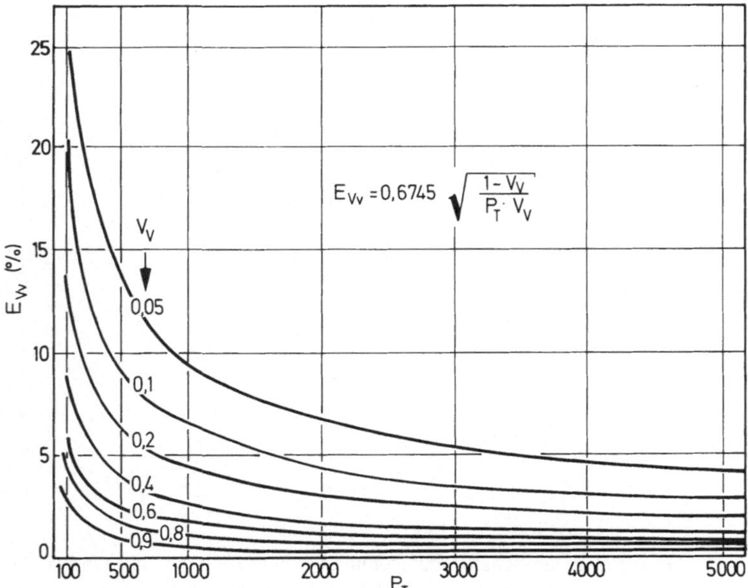

Abb. 6. Nomogramm zur Ermittlung des zu erwartenden relativen Fehlers bei der Bestimmung der Volumendichte (E_{V_v}) in Abhängigkeit von der Anzahl Testpunkte P_T und der Volumendichte V_V der gemessenen Strukturkomponente. (Aus Weibel, 1963)

werden Schnittflächen von insgesamt 25–50 mm² Ausdehnung durch kontinuierlich aneinandergereihte Meßfelder ausgewertet. Dies erfordert eine rechteckige oder quadratische Begrenzung des Meßfeldes und zumindest einen präzis geführten Kreuztisch, besser einen Scanningtisch mit programmierbarer Tischsteuereinheit. Die Verteilung der Testpunkte im Testfeld hängt dagegen meistens von der Anordnung der Testlinien für die Streckenmessung durch Schnittpunktzählung ab, die in der Regel mit der Flächenmessung kombiniert wird.

Wie bei der Flächenmessung durch Punktzählung ist auch die Genauigkeit der Streckenmessung direkt von der Anzahl der Schnittpunkte abhängig. Bei gleichem Meßfeld steigt diese mit der Anzahl der Testlinien bzw. mit kleiner werdendem Testlinienabstand d. Einer Vermehrung der Testlinienzahl sind aber Grenzen gesetzt, da von einer gewissen Dichte der Linien an die Häufigkeit subjektiver Fehler durch Überspringen oder durch zweimaliges Auszählen einer Testlinie rasch ansteigt. Die Praxis zeigt, daß im Gesichtsfeld eines Integrationsokulares nicht mehr als 6–7 parallele Testlinien überblickt und zuverlässig ausgezählt werden können. Auf der Mattscheibe eines Projektionsaufsatzes (z.B. Glarex-Zeiss) läßt sich diese Zahl auf 10 erhöhen. Wenn bei der Schnittpunktzählung eine noch höhere Trefferzahl erforderlich ist, so ist dies nur durch Erhöhung der Mikroskopvergrößerung möglich. Im Hinblick auf die Steigerung der Auflösung ist aber gerade beim Knochengewebe zu beachten, ob lediglich das grobe oder ein Feinrelief einer Begrenzungslinie vermessen werden soll. So ergibt die Bestimmung der Ausdehnung einer Resorptionsfront verschiedene Resultate, je nachdem ob lediglich ihre Gesamtausdehnung bestimmt wird, oder das aus den aneinandergereihten Howshipschen Lakunen bestehende Feinrelief mit allen seinen Vertiefungen und Vorsprüngen vermessen wird (Abb. 16d). Es ist klar, daß bei der Definition der Meßparameter solche Unterschiede berücksichtigt werden müssen und daß bei der Ausmessung die das Ergebnis beeinflussenden Werte, wie Testlinienabstand und Abbildungsmaßstab, eindeutig festzulegen sind.

2.3.4. Kombinierte Flächen- und Streckenmessung

Die Kombination der Punkt- und Schnittpunktzählung mit dem gleichen Testnetz ist leicht möglich. So können bei der um 90° gekreuzten Testlinienschar die Grenzen des Testfeldes so gezogen werden, daß eine dem Maß der Testfläche entsprechende Zahl der Eckpunkte der Quadrate innerhalb der Testfläche zu liegen kommt (Abb. 8). Bei nur einer Schar paralleler Testlinien werden

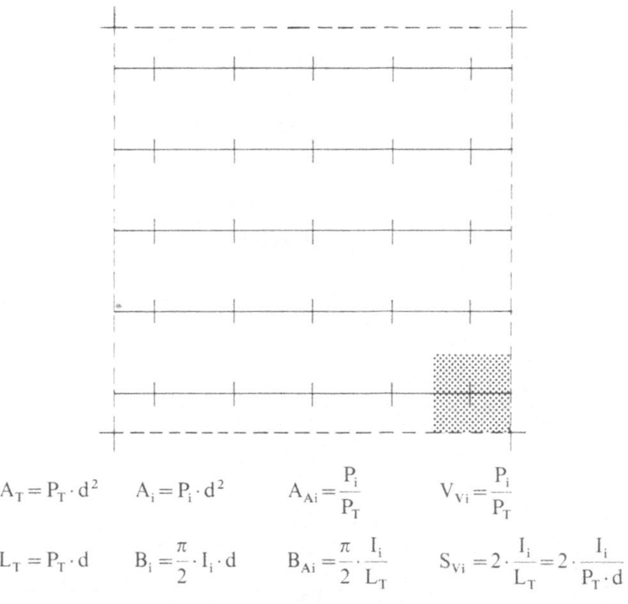

$$A_T = P_T \cdot d^2 \qquad A_i = P_i \cdot d^2 \qquad A_{Ai} = \frac{P_i}{P_T} \qquad V_{Vi} = \frac{P_i}{P_T}$$

$$L_T = P_T \cdot d \qquad B_i = \frac{\pi}{2} \cdot I_i \cdot d \qquad B_{Ai} = \frac{\pi}{2} \cdot \frac{I_i}{L_T} \qquad S_{Vi} = 2 \cdot \frac{I_i}{L_T} = 2 \cdot \frac{I_i}{P_T \cdot d}$$

Abb. 7. Einfaches Testnetz und zugehörige Berechnungsformeln für die kombinierte Flächen- und Streckenmessung. Das punktierte Quadrat bezeichnet die jedem Testpunkt zugeordnete Fläche d^2. Seine Seitenlänge ist gleich dem Abstand d der Testlinien

diese in entsprechende Strecken unterteilt; jede Teilung entspricht einem Testpunkt (Abb. 7). Die von Hennig (1958) angegebene, unter gewissen Bedingungen vorteilhafte hexagonale Anordnung der Testpunkte hat Weibel (1963) mit einem Satz paralleler, unterbrochener Testlinien kombiniert, eine Anordnung, die sich bei der Lungenmorphometrie als besonders günstig erwiesen hat (Abb. 9). Ebenso einfach lassen sich die halbkreisförmigen Testlinien nach Merz mit Testpunkten kombinie-

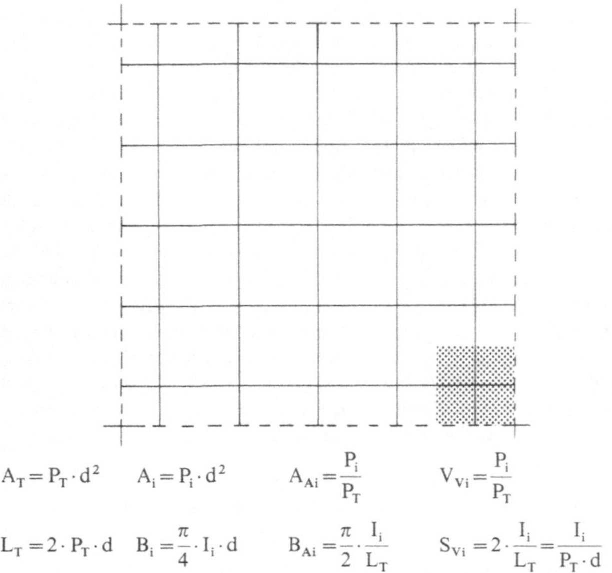

$$A_T = P_T \cdot d^2 \qquad A_i = P_i \cdot d^2 \qquad A_{Ai} = \frac{P_i}{P_T} \qquad V_{Vi} = \frac{P_i}{P_T}$$

$$L_T = 2 \cdot P_T \cdot d \qquad B_i = \frac{\pi}{4} \cdot I_i \cdot d \qquad B_{Ai} = \frac{\pi}{2} \cdot \frac{I_i}{L_T} \qquad S_{Vi} = 2 \cdot \frac{I_i}{L_T} = \frac{I_i}{P_T \cdot d}$$

Abb. 8. Quadratnetz für die kombinierte Flächen- und Streckenmessung nebst Berechnungsformeln. Die Begrenzung der Testfläche wird immer so gewählt, daß sich die Testfelder kontinuierlich aneinanderreihen lassen

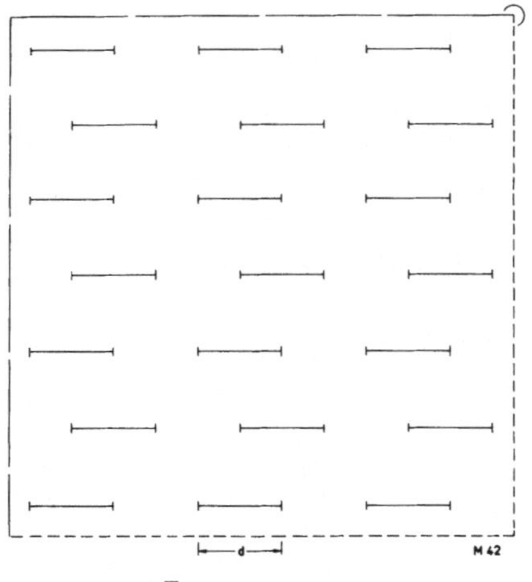

$$A_T = P_T \cdot \frac{\sqrt{3}}{2} \cdot d^2 \qquad A_i = P_i \cdot \frac{\sqrt{3}}{2} \cdot d^2 \qquad A_{Ai} = \frac{P_i}{P_T} \qquad V_{Vi} = \frac{P_i}{P_T}$$

$$L_T = P_T \cdot \frac{d}{2} \qquad B_i = \pi \cdot I_i \cdot d \qquad B_{Ai} = \frac{\pi}{2} \cdot \frac{I_i}{L_T} \qquad S_{Vi} = 2 \cdot \frac{I_i}{L_T} = 4 \cdot \frac{I_i}{P_T \cdot d}$$

Abb. 9. Kombiniertes Testnetz und Berechnungsformeln für Flächen- und Streckenmessung mit hexagonal angeordneten Testpunkten und unterbrochenen parallelen Testlinien nach Weibel (1963)

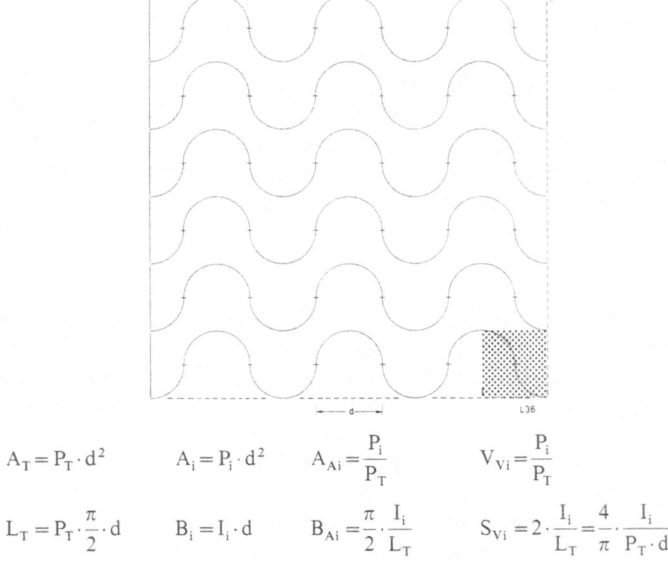

$$A_T = P_T \cdot d^2 \qquad A_i = P_i \cdot d^2 \qquad A_{Ai} = \frac{P_i}{P_T} \qquad V_{Vi} = \frac{P_i}{P_T}$$

$$L_T = P_T \cdot \frac{\pi}{2} \cdot d \qquad B_i = I_i \cdot d \qquad B_{Ai} = \frac{\pi}{2} \cdot \frac{I_i}{L_T} \qquad S_{Vi} = 2 \cdot \frac{I_i}{L_T} = \frac{4}{\pi} \cdot \frac{I_i}{P_T \cdot d}$$

Abb. 10. Kombiniertes Testnetz und Berechnungsformeln für Flächen- und Streckenmessung an anisotropen (gerichteten) Strukturen nach MERZ (1968)

ren, indem die auf einer Geraden liegenden Anschlußpunkte der Halbkreise markiert werden. Der Testpunktabstand d entspricht dann dem Durchmesser der Halbkreise (Abb. 10).

In den Abb. 7–10 sind neben den Anordnungen der Testpunkte und Testlinien auch die Basisformeln angegeben, nach denen sich die einzelnen Meßgrößen berechnen lassen. Neben den auf den zweidimensionalen Schnitt bezogenen Größen sind auch die für die dreidimensionalen Strukturen abgeleiteten Formeln aufgeführt, auf deren Definitionen im folgenden Abschnitt eingegangen wird.

2.4. Die Ableitung dreidimensionaler Strukturparameter aus dem zweidimensionalen Schnitt

Es ist üblich, die Ergebnisse der morphometrischen Auswertung mit wenigen Ausnahmen nicht in den im zweidimensionalen Schnitt gemessenen Größen auszudrücken, sondern auf das ursprüngliche dreidimensionale Gefüge umzurechnen. Für die Knochenkompakta ist dies auf sehr einfache Weise möglich, da sie aus geometrisch eindeutig definierten und weitgehend achsenparallel ausgerichteten zylindrischen Strukturen aufgebaut ist. Falls ein exakter Querschnitt durch eine Diaphyse vorliegt, lassen sich aus den Querschnittsflächen der Osteone direkt die Volumina, aus den Begrenzungslinien die inneren oder äußeren Oberflächen berechnen, die in einer angenommenen 1 mm dicken Querscheibe der Kortikalis enthalten sind. Komplizierter gestalten sich die Verhältnisse in der Spongiosa, deren Architektur viel unregelmäßiger ist und auch lokale Verschiedenheiten zeigt. So kommen innerhalb des Beckenkammes subkortikal eine Plattenspongiosa, dann ein wabenartiges Gerüst und zentral schließlich ein Fachwerk aus Bälkchen vor. Platten- und Wabenspongiosa geben im Schnittbild kontinuierliche Profile; diskontinuierliche Profile sprechen für das Vorliegen von Trabekeln (Abb. 22, 23). Schon bei der Entnahme der Biopsie ist darauf zu achten, daß möglichst viel zentrale Bälkchenspongiosa gewonnen wird, auf die sich die für die Umrechnung auf ein dreidimensionales Gefüge geltenden stereologischen Prinzipien vorbehaltlos anwenden lassen.

So ist es nach dem Prinzip von Delesse (1847) möglich, aus der Fläche der auf einem zufälligen Schnitt enthaltenen Profile einer Strukturkomponente i auf deren Volumen zu schließen. Aus der Flächendichte A_{Ai} ergibt sich direkt die Volumendichte V_{Vi} der betreffenden Struktur:

$$A_{Ai} = V_{Vi}$$

Die Volumendichte V_{Vi} ist definiert als das Volumen einer Strukturkomponente i (z.B. Knochensubstanz, Osteoid, Knochenmark) pro Einheit Bezugsvolumen (Gesamtvolumen der Spongiosa, d.h. Knochen plus Knochenmark). Sie wird in Prozent oder in Promille (mm^3/cm^3) angegeben. Die Ableitung der Volumendichte aufgrund des Prinzips von Delesse wird in verschiedenen Arbeiten gegeben, z.B. in Weibel u. Bolender (1973). Weiterhin ist es möglich, aus der Länge der Begrenzungslinien, d.h. aus dem Umfang der Profile, auf die Oberfläche dieser Strukturen zu schließen. Diese wird wieder auf die Einheit Gesamtvolumen bezogen und als Oberflächendichte (surface density, S_V) bezeichnet. Sie ergibt sich aus der Grenzliniendichte B_A nach

$$S_V = \frac{4}{\pi} \cdot B_A$$

B_A ist aber proportional zur Zahl Schnittpunkte I zwischen Grenzlinie und einem Testliniensystem von der Länge L_T (Weibel, 1969)

$$B_A = \frac{\pi}{2} I_L \quad \left(I_L = \frac{I}{L_T}\right)$$

S_V hängt aufgrund dieser Formeln direkt von der Zahl der Schnittpunkte I mit der Testlinienlänge L_T ab;

$$S_V = 2 \cdot \frac{I}{L_T} = 2 \cdot I_L$$

Diese Beziehungen sind unabhängig voneinander von verschiedenen Autoren entdeckt und auf verschiedene Weise abgeleitet worden (cf. Weibel, 1969; Hennig, 1953; Underwood, 1970). Unter der Voraussetzung, daß ein richtungsunabhängiges Testliniensystem verwendet wird, sind sie auch auf die Spongiosa anwendbar, die einen trajektorialen, also anisotropen Bau aufweist.

Neben Volumen- und Oberflächendichte und den sich daraus ergebenden Relationen (s.S. 453) kommt für die Morphometrie am Knochengewebe nur noch die *numerische Dichte* in Frage, d.h. die Anzahl bestimmter Partikel oder deren Profile pro Einheitsvolumen oder Testfläche. Diese wird bei Zell-, z.B. Osteoklastenzählungen angewandt. Es liegt ohne Zweifel im Interesse aller Arbeitsgruppen, die sich mit Histo- und Zytomorphometrie beschäftigen, durch die Anwendung dieser, von der Internationalen Gesellschaft für Stereologie akzeptierten Begriffe und Symbole den direkten Vergleich der Auswertungsergebnisse zu erleichtern.

2.5. Apparative Voraussetzungen für die Histomorphometrie des Knochengewebes

Die zur morphometrischen Auswertung erforderliche Grundausrüstung ist einfach. Das normale Durchlichtmikroskop, das über einen präzis geführten Kreuztisch verfügen sollte, muß lediglich durch ein Integrationsokular mit einer geeigneten Testplatte ergänzt werden. Leider sind Bildfeldokulare, in die selbst angefertigte Testnetze auswechselbar eingesetzt werden können, kaum mehr erhältlich. Zur Zeit liefert nur WILD Integrationsokulare mit den von uns bevorzugten Strichplatten nach MERZ (Abb. 10) und nach WEIBEL (Abb. 9). Außerdem benötigt man auf jeden Fall eine Zähleinrichtung, die ebenfalls nur als Sonderanfertigung zu beschaffen ist (Abb. 11). Sie besteht aus einem Satz von Impulszählern, die über Mikroschalter angesteuert werden, die mit Druckknöpfen oder Tasten bedienbar in einem Griffbrett untergebracht sind. Bei der Anordnung der Tasten ist zu bedenken, daß beim Knochengewebe bis zu 10 Meßparameter mit einer Hand und ohne Sichtkontrolle einzugeben sind, was meist eine individuelle Anordnung der Tasten verlangt. Auf den in früheren Arbeiten empfohlenen selektiven Totalisator kann man heute angesichts des Angebotes an leistungsfähigen Taschenrechnern verzichten. Wenn ein permanenter Arbeitsplatz für Morphometrie eingerichtet werden kann, ist die Arbeitsweise über einen Projektionsaufsatz zu empfehlen. Voraussetzung ist eine starke Lichtquelle (z.B. Halogen 12 Volt 100 Watt). Die Verwendung selbst gefertigter Strichplatten ist bei einem Projektionsaufsatz erheblich einfacher. Die Netzkonstante kann überdies genau auf den Abbildungsmaßstab der Optik bezogen oder bei Verwendung eines Scanningtisches auf die Schrittlänge abgestimmt werden. Derartige Tische mit der zugehörigen digitalen Steuereinheit sind etwas kostspielig, gewährleisten aber einen raschen und präzisen Wechsel auf das kontinuierlich anschließende Meßfeld und erhöhen damit die Meßgenauigkeit. Schließlich

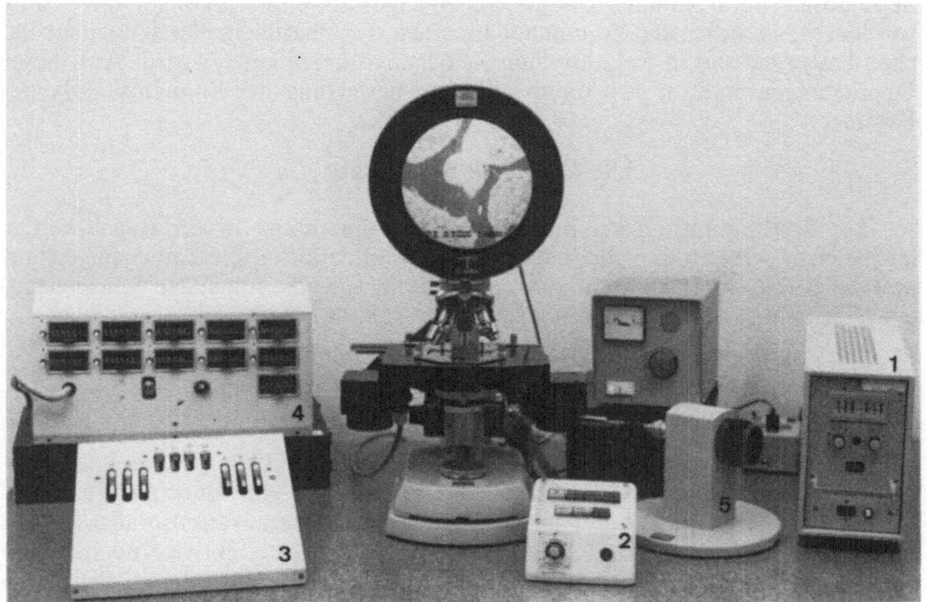

Abb. 11. Arbeitsplatz für Histomorphometrie. Mikroskop mit Projektionsaufsatz und auswechselbaren Testplatten. Auf der eingesetzten Testplatte (nach MERZ) sind auch die effektiven Werte für Testfeldgröße und Testpunktabstand d für die meistens verwendeten Objektive 16 und 25 angegeben. Das Mikroskop ist mit einem Scanningtisch ausgerüstet, der über die Tischsteuereinheit (1) und das Schaltpult (2) betätigt wird. Auf der Tischsteuereinheit kann die der gewählten Vergrößerung entsprechende Schrittweite und die Anzahl der auszumessenden Felder auf der X- und Y-Achse eingestellt werden. Die Auszählung der Treffer und Schnittpunkte erfolgt über ein Griffbrett (3) mit 10 Mikroschaltern und den daran angeschlossenen Impulszählern (4). Ein Triebkasten (5) mit Kupplung zum Mikroskoptrieb erleichtert die Scharfeinstellung

soll der Präparathalter drehbar sein, damit der meist rechteckige Längsschnitt durch den Knochenzylinder parallel zu den Tischkoordinaten ausgerichtet werden kann. Die Eignung automatischer Bildanalysegeräte für die Auswertung von Knochenbiopsien wird zur Zeit erst geprüft, hat aber für einfache Meßparameter, wie die Volumendichte der verkalkten Knochensubstanz und des Osteoids, bereits befriedigende Ergebnisse gebracht (Courpron, 1972; Giroux et al., 1975).

3. Die histomorphometrische Beurteilung der Spongiosastruktur

Das einfachste und am meisten gebrauchte Kriterium für die Strukturbeurteilung der Spongiosa ist die *Volumendichte*, d.h. der Anteil der knöchernen Interzellularsubstanz (inkl. Osteozyten) am Gesamtvolumen der Spongiosa (= Knochen + Knochenmark). Die Volumendichte kann aber nicht mehr aussagen als andere densitometrische Verfahren (Wagner, 1965). Der Vorteil einer Knochenbiopsie liegt aber gerade darin, daß sie Einblick in eine ganze Reihe von Strukturmerkmalen geben kann, die in der Volumendichte allein nicht zum Ausdruck kommen. So kann eine verminderte Volumendichte durch eine zahlenmäßige Reduktion der Trabekel oder durch Verschmälerung der Bälkchen bei gleichbleibender Anzahl bedingt sein. Umgekehrt kann eine numerische Reduktion der Trabekel durch eine Verstärkung des Restgefüges kompensiert werden und so wieder zu einer normalen Volumendichte führen. Derartige Veränderungen der Spongiosastruktur können bis zu einem gewissen Grade zahlenmäßig erfaßt werden, wenn außer der Volumendichte auch die Oberfläche der Knochenbälkchen bestimmt und in Relation zum Knochenvolumen gesetzt wird. Aus diesen Überlegungen ergeben sich für die Strukturbewertung der Spongiosa folgende Parameter:

3.1. Die Volumendichte V_V

Ihre Bestimmung erfolgt mit der Punktzählmethode. In der Regel werden im gleichen Arbeitsgang die Treffer auf der mineralisierten Knochensubstanz und auf dem Osteoid getrennt ausgezählt und daraus die folgenden Werte ermittelt (Formeln für die Berechnung s. Tabelle 3, S. 461):

$V_{V\mathrm{min}}$ = Volumendichte der mineralisierten Interzellularsubstanz in %
$V_{V\mathrm{os}}$ = Volumendichte des Osteoids in % oder $^0/_{00}$ (mm^3/cm^3)
V_{Vb} = Volumendichte der gesamten knöchernen Interzellularsubstanz in %

Die Volumendichte des Osteoids $V_{V\mathrm{os}}$ ist nicht nur ein Strukturparameter, sondern auch eine wichtige Meßgröße für die Beurteilung von Knochenanbau und Mineralisationsstörungen. Bei der Beurteilung des Mineralisationsgrades erweist es sich oft als vorteilhaft, die Menge des Osteoids auf das effektive Knochenvolumen zu beziehen. Wir bezeichnen diesen, als Dezimalbruch oder in Prozenten angegebenen Wert als *Osteoidvolumenfraktion* $V_{V\mathrm{os,b}}$ im Gegensatz zur Osteoidvolumendichte $V_{V\mathrm{os}}$, die immer auf das Gesamtvolumen der Spongiosa bezogen ist.

3.2. Die Oberflächendichte S_V
(mm^2/mm^3 oder mm^2/cm^3)

S_V gibt definitionsgemäß das Ausmaß der Grenzfläche zwischen Knochen und Knochenmark innerhalb einer Einheit Gesamtvolumen an. Sie läßt sich auch für die Knochenkompakta berechnen, wobei an Stelle der Grenzfläche zum Markraum die an die Gefäßkanäle grenzende Oberfläche tritt. Der Wert für die Oberflächendichte ist in der Spongiosa mit rund 3500 und in der Kompakta mit 3000 mm²/cm³ gar nicht sehr verschieden. Dabei ist zu bedenken, daß es sich um eine für den Stoffaustausch bedeutsame Grenzfläche zwischen Knochengewebe und extrazellulärem Raum handelt. Da die Volumendichte der Spongiosa etwa 20%, diejenige der Kompakta um 90% beträgt, wird über diese Austauschfläche in der Kompakta ein rund 4mal größeres Volumen an Knochensubstanz versorgt. Schon aus derartigen Überlegungen ist es sinnvoll, diese Oberfläche nicht nur mit dem Gesamtvolumen, sondern in Form einer Oberflächen-Volumen-Relation auch mit dem reinen Knochenvolumen in Beziehung zu setzen.

3.3. Die Oberflächen-Volumen-Relation

$$\frac{S}{V} \; (\text{mm}^2/\text{mm}^3)$$

Für diese Relation ist namentlich im deutschsprachigen Raum der Ausdruck „spezifische Oberfläche" geläufiger. Er gibt Aufschluß über das Verhältnis einer Austauschfläche zu dem von ihr abhängigen Substanzvolumen. In der Spongiosa ist die spezifische Oberfläche aber auch ein Strukturmerkmal, da sie sich umgekehrt proportional zum Trabekeldurchmesser verhält. Im praktischen Gebrauch hat sich uns die Beurteilung des Trabekeldurchmessers auf dem Umweg über die spezifische Oberfläche $\frac{S}{V}$ aber als zu umständlich erwiesen. Es ist deshalb naheliegend, nach einer Berechnungsgrundlage für den Trabekeldurchmesser zu suchen, der nicht auf der spezifischen Oberfläche $\frac{S}{V}$, sondern auf ihrem reziproken Wert, also auf einer Volumen-Oberflächen-Relation $\frac{V}{S}$ beruht.

3.4. Die Berechnung des mittleren Trabekeldurchmessers über die Volumen-Oberflächen-Relation

Die Anwendung der Volumen-Oberflächen-Relation erweist sich bei der Spongiosa als sinnvoll, weil bei bekannter geometrischer Form der Strukturelemente direkt auf ihren Durchmesser geschlossen werden kann. Die folgende Aufstellung gibt dafür einige Beispiele.

$$Kugel: \quad \frac{V}{S} = \frac{4 \cdot \pi \cdot r^3}{3 \cdot 4 \cdot \pi \cdot r^2} = \frac{r}{3} = \frac{d}{6} \quad d = \frac{V}{S} \cdot 6$$

$$Würfel: \quad \frac{V}{S} = \frac{a^3}{6 \cdot a^2} = \frac{a}{6} \quad a = \frac{V}{S} \cdot 6$$

Hier ist zu beachten, daß bei der Kugel mit d effektiv der Durchmesser bezeichnet wird, während beim Würfel mit a nicht der mittlere Durchmesser, sondern die Kantenlänge berechnet wurde. Diese Einschränkung gilt sinngemäß auch für die beiden folgenden Fälle:

Zylindrische Strukturen (in einem kontinuierlichen Gerüstwerk):

$$\frac{V}{S}=\frac{\pi\cdot r^2\cdot L}{2\cdot\pi\cdot r\cdot L}=\frac{r}{2}=\frac{d}{4}\qquad d=\frac{V}{S}\cdot 4$$

Prismatische Strukturen (quadratische Balken in einem kontinuierlichen Gerüst, $a=$ Kantenlänge)

$$\frac{V}{S}=\frac{a^2\cdot L}{4a\cdot L}=\frac{a}{4}\qquad a=\frac{V}{S}\cdot 4$$

Unter der Voraussetzung, daß zylindrische Trabekel vorliegen, ergibt sich für den *mittleren Trabekeldurchmesser* $\bar{D}_{\mathrm{trab}}$ der Wert

$$\bar{D}_{\mathrm{trab}}=\frac{V}{S}\cdot 4$$

Die Annahme einer Zylinderform ist aber nur für die zentrale Beckenkamm-spongiosa zulässig. Werden auch subkortikale Platten ins Meßfeld einbezogen, dann fällt dieser Wert zu hoch aus. Aus dieser Unsicherheit empfiehlt es sich, im Falle der Trabekeldurchmesser auf die dreidimensionale Extrapolation zu verzichten und lediglich den mittleren Durchmesser der im 2-dimensionalen Schnitt enthaltenen Trabekelprofile $\bar{d}_{\mathrm{trab}}$ anzugeben (Olah, 1974). Dieser ergibt sich aus der Fläche A und dem Umfang B der Trabekelprofile zu

$$\bar{d}_{\mathrm{trab}}=\frac{A}{B}\cdot 2=\frac{A_A}{B_A}\cdot 2$$

(für die Berechnung aus der Treffer- und Schnittpunktzählung verweisen wir auf Tabelle 3, S. 461).

In dem Mittelwert für $\bar{d}_{\mathrm{trab}}$ kommt eine inhomogene Trabekelstruktur, d.h. ein Nebeneinander von atrophischen und von kompensatorisch verstärkten Trabekeln nicht zum Ausdruck. Dazu müßte die Variation zwischen den einzelnen Meßfeldern berechnet werden, falls man nicht auf eine statistische Erfassung verzichtet und diese Besonderheiten einfach als qualitativen Befund vermerkt.

Die Ergänzung der Volumendichte durch die Bestimmung der Trabekelober-fläche und der daraus abgeleiteten Oberflächen-Volumen-Relationen und Kaliberberechnungen hat sich gerade bei der Analyse der Altersveränderungen der Spongiosa und für die Abgrenzung einer Osteoporose als vorteilhaft erwiesen und bedeutet auch für diagnostische Zwecke eine wesentliche Hilfe (vgl. S. 471). Sie verbessert die Aussagemöglichkeiten einer Knochenbiopsie und liefert Informationen, die durch andere rein densitometrische Verfahren nicht zu erhalten sind (siehe auch S. 467).

4. Histomorphometrische Beurteilung der Umbauvorgänge in der Spongiosa

Die Grenzfläche der Knochentrabekel gegen den Markraum ist durchwegs vom Endost bedeckt, an dessen Aufbau sich je nach der lokalen Aktivität des Knochenumbaus verschiedene Zellen beteiligen. Der feinere Bau des Endosts kann nur beurteilt werden, wenn es im Kontakt mit der Knochenoberfläche bleibt, wie dies an unentkalkten Schnitten nach Kunststoffeinbettung meistens der Fall ist. Normalerweise ist der überwiegende Teil der Trabekeloberfläche neutral, d.h. es finden weder eine Resorption noch eine Knochenneubildung statt. Im Bereich von Anbau- und Resorptionszonen treten die auf diese Aufgaben spezialisierten Osteoblasten und Osteoklasten auf, deren Tätigkeit mit typischen Veränderungen der Knochenoberfläche einhergeht. Ihre genaue Abgrenzung von der neutralen Trabekeloberfläche bildet eine wichtige Voraussetzung für jede morphometrische Bewertung der Umbautätigkeit.

4.1. Histologie des Endost und der neutralen Trabekeloberfläche

Bereits entlang der neutralen Oberfläche zeigt das Endost im feineren Aufbau Unterschiede. Seine Grenzschicht zum Knochen kann aus Retikulumzellen des Knochenmarks, Endothelzellen der Sinus, Fettzellen und endostalen Belegzellen bestehen. Oft ist es aber schwierig, mit dem Lichtmikroskop zu entscheiden, welche Zellen tatsächlich mit dem Knochen in Kontakt getreten sind und allenfalls mit den Zytoplasmaausläufern der oberflächennahen Osteozyten in Verbindung stehen.

Elektronenmikroskopisch haben LUK *et al.* (1974) das Endost an 10 Wochen alten Kaninchen untersucht, allerdings lediglich an der Innenfläche der Femurdiaphyse, aber im Kontakt mit dem roten Knochenmark. Diese Autoren definieren das Endost als die Gewebslage zwischen der Knochenoberfläche und den Plexus-Kapillaren. Direkt an der Knochenoberfläche liegen Osteoblasten, Osteoklasten oder — in den neutralen Zonen — flache Zellen mit hellem Zytoplasma und relativ wenig Organellen. LUK *et al.* (1974) bezeichnen diese Zellen als ruhende Osteoblasten („resting osteoblasts"), VITTALI (1970) hat sie lichtmikroskopisch als „inaktive Osteoblasten" beschrieben. Wir bevorzugen den aufgrund elektronenmikroskopischer Untersuchungen von DUDLEY und SPIRO (1961) vorgeschlagenen Terminus „endostale Knochenbelegzelle" („endosteal bone lining cell"), da dieser weder Herkunft noch Funktion präjudiziert. Typisch für die Belegzellen sind in die Knochenkanälchen reichende Zytoplasmaausläufer, die mit den Osteozytenausläufern in Membrankontakt stehen. Es ist aber nicht korrekt, von einem Synzytium zu sprechen (RASMUSSEN u. BORDIER, 1974), da die Zellgrenzen an den Kontaktstellen vollständig erhalten sind (HOLTROP u. WEINGER, 1972).

In der adulten menschlichen Spongiosa sind unsere Kenntnisse auf lichtmikroskopische Befunde beschränkt. Endostale Belegzellen sind entlang der neutralen Knochenoberflächen in wechselnder Zahl und Anordnung anzutreffen. Sie können in 2–3 Schichten übereinanderliegen oder in weiten Abständen auf eine Schicht verteilt sein (Abb. 12a–c). Oft sind sie nur an den extrem flachen Kernen erkennbar und es ist fraglich, ob überhaupt ein zytoplasmatischer Kontakt zur Nachbarzelle besteht. Dies ist besonders da der Fall, wo Fettgewebe an die Trabekeloberfläche stößt und ein direkter Kontakt zwischen Fettzellen und Knochen lichtoptisch nicht mehr auszuschließen ist. Das gleiche gilt auch für die Beziehung zwischen Knochenoberfläche und Retikulumzellen oder Sinusendothelien des Knochenmarks. BURKHARDT (1970) vertritt deshalb die Auffassung, daß alle diese Zellen einschließlich der endostalen Belegzellen Ausdruck verschiedener Funktionszustände (Modulationen) einer einheitlichen Zellpopulation, des Markretikulums, sind. Elektronenoptisch ist zumindest die strukturelle Identität von Retikulumzellen und Sinusendothelien erwiesen (WEISS, 1965).

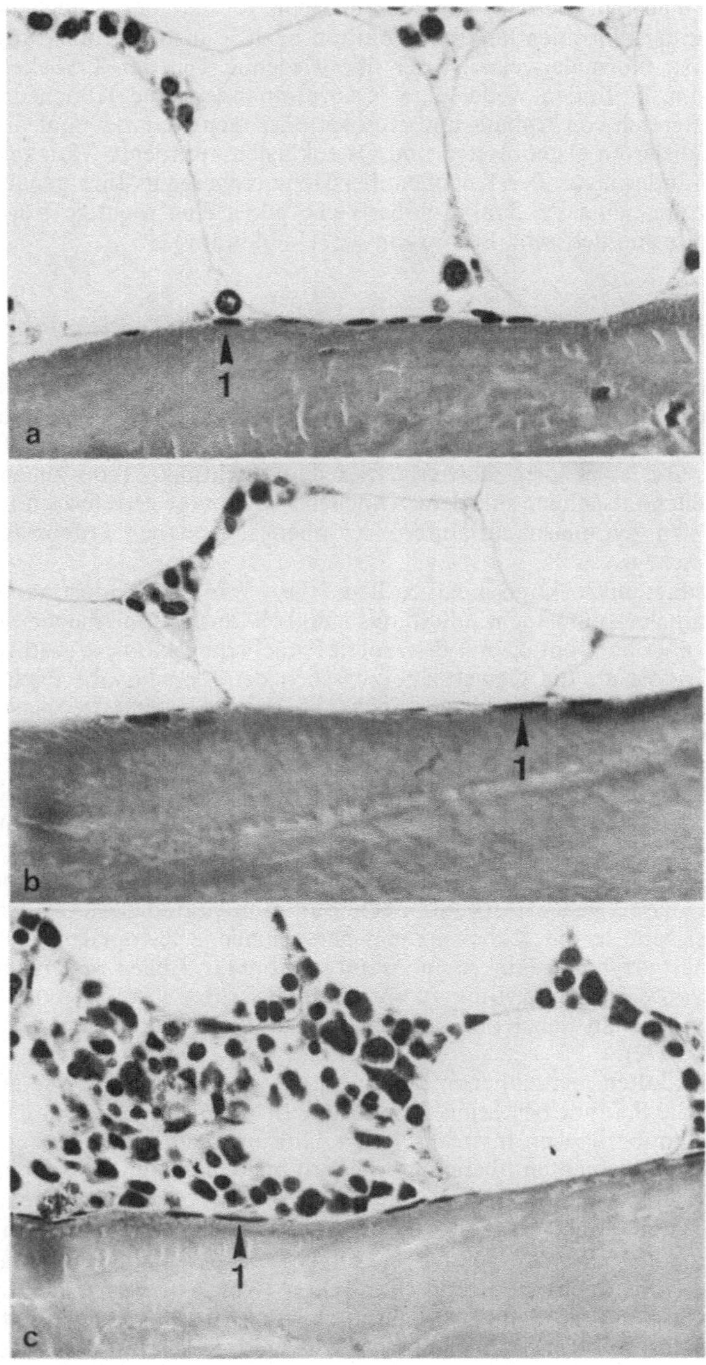

Abb. 12a–c. Histologischer Bau des „Endost" entlang neutraler Trabekeloberflächen. Unentkalkte, 5 µm dicke Mikrotomschnitte, Trichromfärbung nach Goldner, Abbildungsmaßstab 450:1. 1 = Zellkerne von endostalen Knochenbelegzellen. (a) Kontakt mit überwiegend fetthaltigem Mark und dicht benachbarten Belegzellen. (b) Kontakt mit überwiegend fetthaltigem Mark und spärlichen Belegzellen. (c) Kontakt mit rotem Knochenmark, klar abzugrenzende Belegzellen

Es bleibt aber noch unklar, wie die Osteoklasten und Osteoblasten, die im Bereich der Umbauzonen entlang der Trabekeloberflächen in Erscheinung treten, zu diesem Markretikulum in Beziehung stehen.

4.2. Histologie der Knochenbildung und Parameter für die Beurteilung der Anbautätigkeit

Auffälligstes Merkmal einer Anbauzone ist der Osteoidsaum, d.h. eine Schicht unverkalkter Matrix, die zur Hauptsache aus kollagenen Fibrillen besteht, die bereits in Lamellen geschichtet sind. Osteoidsäume unterscheiden sich von der verkalkten Knochensubstanz bereits in ungefärbten nativen Schliffen durch die Lichtbrechung, können infolge ihrer Permeabilität bei Stückfärbung mit verschiedenen Farbstoffen imprägniert werden (basisches Fuchsin, Methylenblau, Lichtgrün etc.) und sind nach Kunststoffeinbettung in Mikrotomschnitten leicht selektiv anfärbbar. Die größte Spezifität weisen Färbungen auf, die auf dem Kalknachweis nach van Kossa beruhen. Die mineralisierte Matrix erscheint dann schwarz und ist vom Osteoid scharf abgesetzt. Das Osteoid kann durch eine Nachfärbung hervorgehoben werden. Wir kombinieren meist die von KRUTSAY (1963) angegebene van Kossa-Modifikation mit einer Nachfärbung durch Säurefuchsin (Abb. 13b und d). Leider ist bei allen diesen Kombinationen die Darstellung der Zellen unbefriedigend, so daß in den meisten Fällen die Auswertung an den mit der Trichrommethode nach Goldner gefärbten Schnitten erfolgt (Abb. 13a und c). Diese ermöglicht ebenfalls eine gute Differenzierung zwischen dem überwiegend rot gefärbten Osteoid und der grünen mineralisierten Interzellularsubstanz. Die Rotfärbung des Osteoids fällt allerdings manchmal etwas unregelmäßig aus und es braucht dann einige Erfahrung, um das Osteoid aufgrund seiner übrigen Strukturmerkmale sicher abzugrenzen. Im Zweifelsfall wird ein benachbarter, nach van Kossa gefärbter Schnitt für die Ermittlung der Osteoidwerte herangezogen.

Die Osteoidsäume allein reichen für die Beurteilung der Anbautätigkeit nicht aus, da ihre Ausdehnung sowohl von der Apposition neuer Matrix als auch von der Mineralisation des Osteoids abhängt. Einen Hinweis auf die aktuelle Matrixproduktion geben aber die im Knochendünnschnitt identifizierbaren Osteoblasten, die einen Teil der Osteoidsaumoberfläche bedecken. Aktive Osteoblasten haben eine ovale Form, einen meist exzentrisch gelegenen Kern und ein intensiv gefärbtes, basophiles Zytoplasma mit einer juxtanukleären Aufhellung, die der Lage des gut entwickelten Golgi-Apparates entspricht (sog. Golgi-Negativ). Sie bilden normalerweise einen epithelialen Verband und zeigen insofern einen polaren Aufbau, als die Tropokollagenmoleküle und die Proteoglykane nur entlang ihrer basalen, dem Osteoid anliegenden Zelloberfläche abgegeben werden. Unter pathologischen Bedingungen, z.B. bei schwerem primärem und sekundärem Hyperparathyreoidismus, erfolgt die Kollagenausschleusung und Fibrillenbildung auch entlang der Seitenflächen benachbarter Osteoblasten, was zum Auftreten von Faserosteoid und Faserknochen führt.

Elektronenmikroskopisch entspricht dieses Bild eines aktiven Osteoblasten einer mit zahlreichen Mitochondrien versehenen und mit einem sehr stark entwickelten, mit Ribosomen besetzten endoplasmatischen Retikulum ausgestatteten Zelle, die sich von ihren Vorstufen, den an Organellen bedeutend ärmeren Präosteoblasten, und von den früher erwähnten inaktiven Osteoblasten klar unterscheiden läßt. Man darf deshalb annehmen, daß mit den erwähnten Kriterien wirklich diejenigen Zellen erfaßt werden, die aktiv an der Matrixsynthese

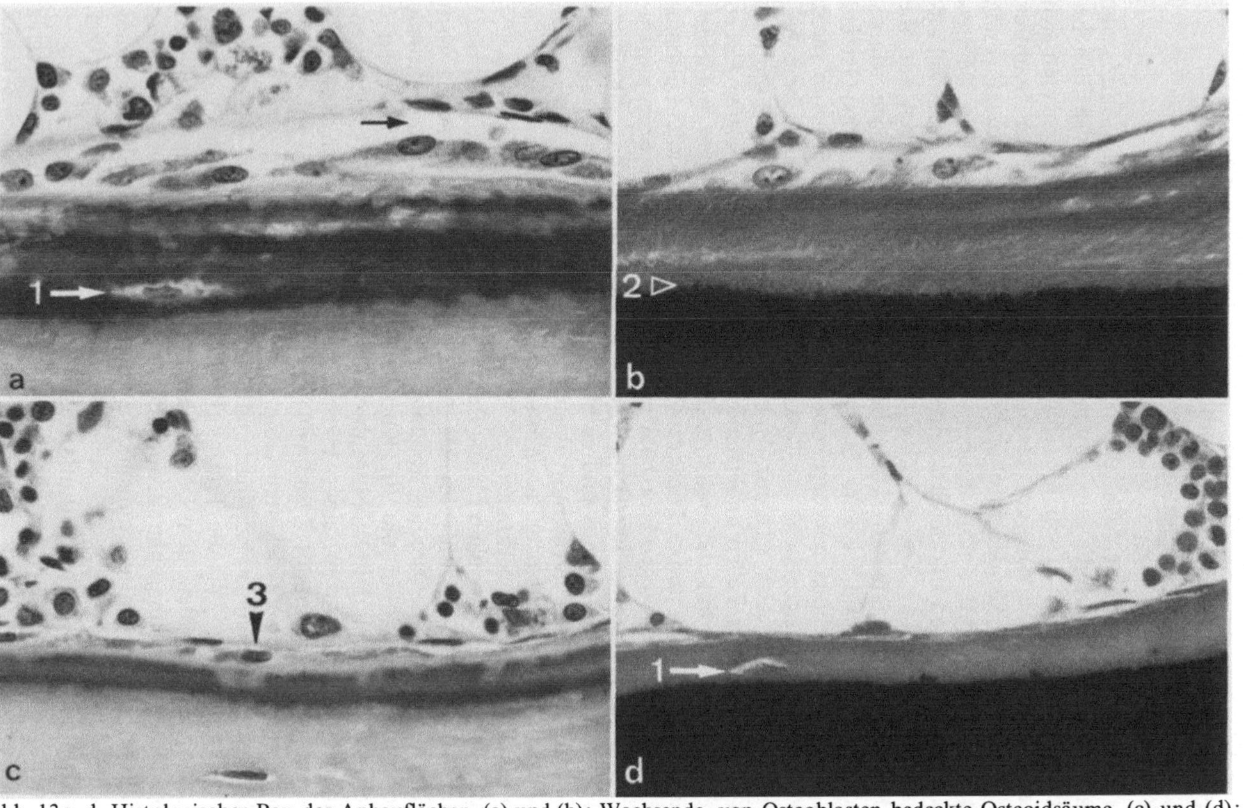

Abb. 13a–d. Histologischer Bau der Anbauflächen. (a) und (b): Wachsende, von Osteoblasten bedeckte Osteoidsäume. (c) und (d): Osteoblastenfreie, terminale Osteoidsäume. Unentkalkte, 5 µm dicke Mikrotomschnitte, Färbung nach GOLDNER (a, c) und nach KRUTSAY + Säurefuchsin (b, d). Abbildungsmaßstab 450:1. 1 = Osteoid-Osteozyten in der Nähe der Mineralisationsfront (2). Bei der mit 3 bezeichneten Zelle handelt es sich um einen Osteoblasten, der die Matrixproduktion eingestellt hat. Er gilt als endostale Belegzelle. In Abb. 13a ist das Endost durch Schrumpfung von den Osteoblasten abgehoben (schwarzer Pfeil). Seine Zellen sind an den flachen, intensiv gefärbten Kernprofilen erkennbar

beteiligt sind. Physiologischerweise ist die Oberfläche der Osteoidsäume nur zu einem Drittel bis zur Hälfte mit aktiven Osteoblasten bedeckt. Der Rest wird gegenüber dem Knochenmark durch endostale Belegzellen abgegrenzt, die mit dem Abschluß der Matrixproduktion aus den Osteoblasten entstanden sind. Sie unterscheiden sich von den Osteoblasten durch die abgeflachte Form des Zelleibes, einen abgeplatteten Kern mit dichtem Chromatingerüst und einer schwächeren Anfärbung des Zytoplasma. Für die Entstehung aus den Osteoblasten sprechen neben dem zytoplasmatischen Kontakt mit den Osteozytenausläufern in den Knochenkanälchen eine Reihe von Übergangsformen, in denen diese Merkmale noch nicht voll ausgebildet sind. Bei der Auswertung rechnen wir diese Übergangsformen bereits zu den endostalen Belegzellen, in der Annahme, daß von ihnen keine weitere Matrixproduktion mehr erfolgt. Als Kurzbezeichnung für die beiden Formen der Anbauflächen haben wir die Ausdrücke „wachsende" und „terminale" Osteoidsäume vorgeschlagen (MERZ u. SCHENK, 1970). Bei den wachsenden Säumen geht die Matrixapposition durch die Osteoblasten weiter, bei den terminalen, von endostalen Belegzellen bedeckten Säumen findet lediglich noch die Mineralisation statt. Da die Belegzellen am Ablauf der Mineralisation durch einen aktiven Ionentransport beteiligt sind, scheint es uns nicht angebracht, sie als inaktive Osteoblasten zu bezeichnen. Da die letzten Spuren unverkalkten Osteoids bis zu ihrer völligen Mineralisation oft noch längere Zeit sichtbar bleiben, halten wir uns an die Regel, als terminale Osteoidsäume lediglich solche zu bezeichnen, deren Dicke nicht weniger als eine Knochenlamelle ausmacht.

Die Mineralisationsvorgänge, die das Osteoid in verkalkte knöcherne Interzellularsubstanz umwandeln, spielen sich im lichtmikroskopischen Schnitt entlang einer klar definierten Grenzlinie, der *Mineralisationsfront* ab (Abb. 13). An dieser Stelle ändert sich die für die beiden Matrixkompartimente typische Anfärbung unvermittelt, gleichgültig ob eine Goldner-Färbung oder eine van Kossa-Reaktion vorliegt. Entlang der Mineralisationsfront werden auch Tetracycline und andere Fluoreszenzfarbstoffe oder Markierungssubstanzen eingelagert. Aufgrund von Sequenzmarkierungen weiß man, daß an wachsenden Osteoidsäumen die Mineralisationsfront pro Tag um ca. 1 µm vorrückt (FROST, 1963). Bei einer mittleren Dicke der Osteoidsäume von 8–10 µm bedeutet dies, daß die Appositionsrate für unverkalkte Matrix durch die Osteoblasten ebenfalls 1 µm/tgl. betragen muß und daß das Osteoid bis zur Mineralisation eine nicht näher charakterisierte Reifungsperiode von 8–10 Tagen Dauer durchmacht. Die elektronenmikroskopische Untersuchung hat erheblich zur Klärung der Rolle beigetragen, welche die Osteoblasten bei der Einleitung des Mineralisationsprozesses spielen. Bereits innerhalb des Osteoidsaumes treten nämlich membranumhüllte Vesikel mit elektronendichtem Inhalt und einem Durchmesser von 50–150 nm auf, von denen die Nukleation, d.h. das Ausfällen der ersten Apatitkristalle ausgeht (BONUCCI, 1967; ANDERSON, 1969). Man nimmt an, daß diese Vesikel vom Zelleib der Osteoblasten abgeschnürt werden. Um diese Nukleationszentren herum bilden sich dann Anhäufungen von Kristallen, die allmählich größer werden und entlang der lichtmikroskopisch sichtbaren Mineralisationsfront zu kontinuierlichen, zwischen und entlang der kollagenen Fibrillen angeordneten Massen von Apatitkristallen konfluieren. Alle diese Befunde sind an wachsenden, von Osteoblasten bedeckten Osteoidsäumen erhoben worden. Über die Feinstruktur der terminalen Säume ist nichts besonderes bekannt.

Durch die *Tetracyclinmarkierung* ist es gelungen, Aussagen über die Dynamik der Mineralisationsvorgänge zu machen. Außer der Berechnung der Appositionsrate gibt sie auch Hinweise auf Mineralisationsdefekte, die sich in

einer diffusen Markierung oder in einem völligen Ausbleiben der Tetracyclineinlagerung äußern. Tetracyclin wird entlang der Mineralisationsfront in den wachsenden und im größten Teil der terminalen Säume fixiert. Mit abnehmender
Dicke der terminalen Säume wird auch die Markierung schmäler und weniger
intensiv. Ganz schmale terminale Säume nehmen bei einmaliger 1–2 Tage vor
der Biopsie erfolgten Markierung kein Tetracyclin mehr auf.

Außer der Tetracyclinmarkierung werden verschiedene Farbreaktionen angegeben, die eine Unterscheidung zwischen intakter und gestörter Mineralisation
erlauben sollen. Bordier und Tun-Chot (1972) empfehlen die Färbung mit
Toluidinblau, bei der in der intakten Mineralisationszone ein metachromatisch
angefärbter Streifen auftritt, den sie als „calcification front" bezeichnen. Dieser
Streifen stimmt nach ihren Angaben mit der Lage der Tetracyclinmarken
überein. Die Anwendung dieser Methode setzt aber das von Matrajt et al.
(1967) angegebene Einbettungsmedium voraus, welches mit dem Nachteil eines
mangelhaften Erhaltungszustandes und einer schlechten Anfärbbarkeit der Zellen behaftet ist. An unserem Material sind wir weder nach der Toluidinblau-
und Goldner-Färbung, noch anhand der van Kossa-Reaktion in der Lage, Rückschlüsse auf die Aktivität der Mineralisationsvorgänge zu ziehen. Wir stützen
uns für diese Beurteilung auf den Tetracyclinnachweis in parallel dazu hergestellten Schnitt- oder Schliffpräparaten.

Der Hinweis auf diese methodisch bedingten Divergenzen macht es bereits
verständlich, daß die Einführung von Meßparametern, deren Definitionen bereits
eine Beurteilung des Aktivitätszustandes einschließen, schwierig ist und zu Mißverständnissen und Fehlinterpretationen führen kann.

Die Erhebung vergleichbarer Daten erfordert aber Begriffe, welche die
einem Meßparameter zugeordnete Struktur möglichst eindeutig zum Ausdruck
bringen, auch wenn diese auf den ersten Blick weniger einleuchtend sind als
Bezeichnungen wie „aktive Anbauflächen, Gesamtanbaufläche, inaktive Resorptionszone etc.". Eine so weitgehende funktionelle Interpretation ist anhand der
an unentkalkten Knochenschnitten zu erhebenden Befunde nicht möglich.

Für die Histomorphometrie der Anbauzonen eignen sich folgende Parameter
(Merz u. Schenk, 1970; Olah, 1974; Abb. 14):

$S_{V_{os}}$ Oberflächendichte der Osteoidsäume mm^2/cm^3
$S_{V_{ob}}$ Oberflächendichte der Osteoblast-Osteoid-Kontaktfläche mm^2/cm^3
$C_{V_{osbo}}$ Oberflächendichte der Osteoid-Knochen-Kontaktfläche mm^2/cm^3
       (=„Mineralisationsfront")
$V_{V_{os}}$ Volumendichte des Osteoids mm^3/cm^3
$\bar{s}$ mittlere (arithmetische) Dicke der Osteoidsäume µm

Diese Terminologie und Symbolik basiert wieder auf den von der internationalen
Gesellschaft für Stereologie akzeptierten Richtlinien. Sie nehmen Bezug auf
einen cm^3 Spongiosagesamtvolumen, um auch für kleine Volumen- und Oberflächenfraktionen übersichtliche Zahlenwerte zu erhalten. Ihre Berechnung erfolgt
aufgrund der Treffer- und Schnittpunktzahlen, nach den in Tabelle 3 zusammengestellten Formeln.

Die in den vorhergehenden Abschnitten als Mineralisationsfront bezeichnete
Grenzfläche entspricht in dieser Aufstellung der Osteoid-Knochen-Kontaktfläche. Damit ist es bedeutungslos, ob die Mineralisation ungestört fortschreitet
oder zum Stillstand gekommen ist. Eine Verwechslung mit Bordiers Kalzifikationsfront, die nur bei aktiver Mineralisation aufzufinden ist, wird damit ausgeschlossen. In den meisten Fällen ist die Ausdehnung der Osteoid-Knochen-

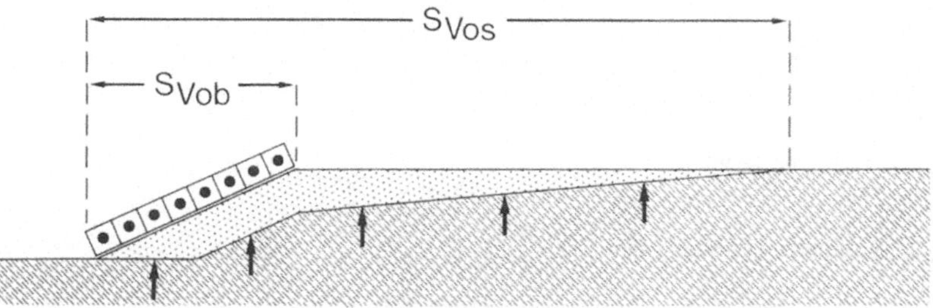

Abb. 14. Parameter für die Beurteilung der Anbautätigkeit. S_{Vob}-Ausdehnung der Osteoblast-Osteoid-Kontaktfläche. Zusammen mit der nicht von Osteoblasten bedeckten Osteoidsaumoberfläche ergibt sie S_{Vos}. S_{Vob} entspricht der Ausdehnung der wachsenden Säume, diejenige der terminalen Säume wäre $S_{Vos}-S_{Vob}$. Die Osteoid-Knochen-Kontaktfläche (Mineralisationsfront) ist durch Pfeile markiert

Tabelle 3

Berechnung der Struktur- und Umbauparameter

1. Ermittlung der Rohwerte

Trefferzählung

P_{min}	Treffer auf mineralisierter Knochensubstanz
P_{os}	Treffer auf Osteoid

Schnittpunktzählung

I_{ne}	Schnittpunkte mit neutraler Oberfläche
I_{os-ob}	Schnittpunkte mit Osteoid ohne Osteoblasten
I_{ob}	Schnittpunkte mit Osteoblast-Osteoid-Kontaktfläche
I_{he}	Schnittpunkte mit Howshipschen Lakunen ohne Osteoklasten
I_{ocl}	Schnittpunkte mit Osteoklast-Knochen-Kontaktfläche

Numerische Auszählung

N_{ocl}	Anzahl Osteoklasten im Meßfeld
F	Anzahl der ausgezählten Felder

2. Aus diesen Rohwerten ergeben sich:

P_b	Treffer auf knöcherner Interzellularsubstanz $= P_{min} + P_{os}$
I_b	Schnittpunkte mit der gesamten Trabekeloberfläche ($= I_{ne} + I_{os} + I_{hl}$)
$I_{os} = I_{ob} + I_{os-ob}$	Schnittpunkte mit der gesamten von Osteoidsäumen bedeckten Oberfläche
$I_{hl} = I_{he} + I_{ocl}$	Schnittpunkte mit der gesamten von Howshipschen Lakunen bedeckten Trabekeloberfläche

3. Berechnung der Strukturparameter

$$V_{Vb} = \frac{P_b}{P_T \cdot F} \quad \text{(in \%)} \quad \text{oder} \quad \frac{P_b}{P_T \cdot F} \cdot 10 \quad \text{(in mm}^3/\text{cm}^3)$$

$$V_{Vmin} = \frac{P_{min}}{F \cdot P_T}$$

$$V_{Vos} = \frac{P_{os} \cdot 10}{F \cdot P_T}$$

$$V_{Vos,b} = \frac{P_{os} \cdot 100}{P_b} \, \%$$

$$S_{Vb} = 2 \frac{I_b}{F \cdot L_T} \ \text{mm}^2/\text{mm}^3, \quad \cdot 10^3 \rightarrow \text{mm}^2/\text{cm}^3$$

$$S_{Vb,b} = S/V = \frac{S_V}{V_V} = 2 \cdot \frac{I_b}{P_b} \cdot \frac{P_T}{L_T}$$

$$\bar{d}_{trab} = \frac{A_b}{B_b} \cdot 2, \qquad A_b = P_b \cdot d^2$$

B_b bei parallelen Geraden (Abb. 7) $= \frac{\pi}{2} \cdot I_b \cdot d$

B_b bei Quadratnetz (Abb. 8) $\qquad = \frac{\pi}{4} \cdot I_b \cdot d$

B_b bei Halbkreislinie (Abb. 10) $\qquad = I_b \cdot d$

4. Berechnung der Umbauparameter

Prozentualer Anteil an der Trabekeloberfläche:

$$i(\%) = \frac{I_i}{I_b} \cdot 100$$

Oberflächendichte einer Oberflächenfraktion i in mm^2/cm^3:

$$S_{Vi} = 2 \frac{I_i}{F \cdot L_T} \cdot 1000$$

$$\bar{s}(\mu m) = \frac{V_{Vos}}{S_{Vos}} \cdot 10^3 = \frac{P_{os} \cdot F \cdot L_T}{F \cdot I_{os} \cdot 2} = \frac{P_{os} \cdot L_T}{2 \cdot I_{os}}$$

5. Osteoklastenzahlen

Osteoklastenindex (Zahl der Profile pro cm Umfang der Trabekelprofile)

$$OI = \frac{N_{ocl}}{B_b} \cdot 10$$

(B_b für einzelne Testsysteme vgl. $\bar{d}_{trab}$)

Numerische Dichte der Osteoklastenprofile (pro cm^2)

$$N_{Aocl} = \frac{N_{ocl}}{A_T \cdot F} \cdot 10^2 = \frac{N_{ocl}}{P_T \cdot d^2 \cdot F} \cdot 10^2$$

Kontaktfläche gleich groß wie die äußere Oberfläche der Osteoidsäume, so daß eine getrennte Auswertung unnötig ist. Nur bei schweren Mineralisationsstörungen und intensivem Knochenumbau, wie z.B. bei renaler Osteopathie, können so umfangreiche Osteoidmassen auftreten, daß die Osteoid-Knochen-Kontaktfläche separat vermessen werden muß.

Die mittlere Breite der Osteoidsäume ist eine aus dem Osteoidvolumen und der Osteoidoberfläche berechnete Größe, die nach den auf S. 449 dargelegten Prinzipien als ein von der Schnittrichtung der Anbauzonen unabhängiger Mittelwert betrachtet werden darf.

Volumen- und Oberflächendichte sind immer auf das Gesamtvolumen der Spongiosa bezogen. Dies bietet den Vorteil, daß die so berechneten Werte untereinander und mit klinisch-chemischen Daten korreliert werden können. Wenn es lediglich um Vergleiche der Umbauintensität und um ein Abschätzen des Gleichgewichts zwischen Anbau und Resorption geht, ist es oft ausreichend, die verschiedenen Oberflächenqualitäten und Kontaktflächen in Prozent der gesamten Trabekeloberfläche anzugeben, z.B.

$OB\%$ — Anteil der Osteoblast-Osteoid-Kontaktfläche an der gesamten Trabekeloberfläche

$OS\%$ — Anteil der von Osteoidsäumen (mit und ohne Osteoblasten) ausgehenden Trabekeloberfläche

$OS\%$ ergibt zusammen mit den Resorptionszonen und der neutralen Oberfläche wieder 100%.

4.3. Histologie des osteoklastären Knochenabbaus und Parameter für die Beurteilung der Resorptionstätigkeit

Die hier aufgeführten histologischen Kriterien beschränken sich auf den auf der Trabekeloberfläche stattfindenden Abbau von Knochenmineral und Knochenmatrix durch mehrkernige Osteoklasten. Sie schließen also die Mobilisierung und Freisetzung von Calciumionen ohne Matrixabbau aus, an der auch das aus Belegzellen und Osteozyten bestehende endostal-osteozytäre System mitwirken soll.

Auffälligstes Merkmal der osteoklastischen Knochenresorption sind die *Howshipschen Lakunen*, d.h. die Fraßspuren, welche die Tätigkeiten der Osteoklasten an der Knochenoberfläche hinterlassen. Diese Lakunen persistieren so lange, bis sie in den Bereich einer Anbauzone gelangen und mit neuer Knochensubstanz zugedeckt werden. Damit wird ihre Ausdehnung auch von der Intensität des Knochenanbaus abhängig. Dieses Kriterium kann deshalb nur bedingt als Index für die Resorptionstätigkeit gewertet werden. Für die Beurteilung des aktuellen Knochenabbaus scheint es zweckmäßiger zu sein, lediglich die von Osteoklasten bedeckte Trabekeloberfläche auszumessen. In Analogie zu den für die Knochenbildung eingeführten Begriffen unterscheiden wir zwischen (Abb. 15):

S_{Vhl} Oberflächendichte der Howshipschen Lakunen (mm^2/cm^3)
S_{Vocl} Oberflächendichte der Osteoklast-Knochen-Kontaktfläche (mm^2/cm^3)
$HL\%$ Anteil der Howshipschen Lakunen an der gesamten Trabekeloberfläche
$HO\%$ Anteil der Osteoklast-Knochen-Kontaktfläche an der gesamten Trabekeloberfläche

Für die morphometrische Auswertung bieten beide Resorptionsparameter spezielle Probleme. Durch die Howshipschen Lakunen entsteht im Bereich der

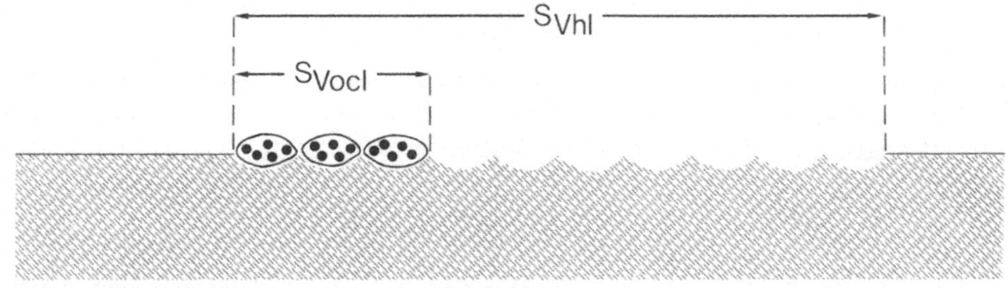

Abb. 15. Parameter für die Beurteilung der osteoklastären Knochenresorption. S_{Vocl} Ausdehnung der Osteoklast-Knochen-Kontaktfläche. Zusammen mit der Ausdehnung der nicht von Osteoklasten besetzten Lakunen ergibt sie die Oberfläche der Howshipschen Lakunen S_{Vhl}

Resorptionszonen im Vergleich zu den glatten Oberflächenkonturen der neutralen Oberfläche oder der Anbaubezirke ein Feinrelief. Dieses vergrößert die exakte Oberfläche gegenüber dem einfachen Durchmesser der Resorptionszonen oft ganz beträchtlich (Abb. 16d). Bei der Osteoklast-Knochen-Kontaktfläche ist zu beachten, daß sie normalerweise nur etwa 0,5% der gesamten Trabekeloberfläche ausmacht und deshalb besondere Anforderungen an die Meßgenauigkeit stellt. Um reproduzierbare Werte zu erhalten, muß für die Auswertung eine ausreichend hohe Auflösung gefordert werden, die erst bei einer 250fachen mikroskopischen Vergrößerung gewährleistet ist. Bei diesem Abbildungsmaßstab ist der Linienabstand d bzw. die Netzkonstante der Testsysteme im Verhältnis zur auszumessenden Struktur klein genug, um eine ausreichend hohe Anzahl Schnittpunkte zu liefern. Dies unter der Voraussetzung, daß ein richtungsunabhängiges Testliniensystem verwendet wird. Für die Osteoklast-Knochen-Kontaktfläche sind bei normaler Osteoklastenzahl aber auch unter diesen Voraussetzungen noch rund 300 Meßfelder erforderlich, wenn eine Meßgenauigkeit von $\pm 15\%$ eingehalten werden soll.

Da den Osteoklasten bei der Beurteilung des Knochenumbaus eine große Bedeutung zukommt, war es angezeigt, nach Meßparametern zu suchen, die mit geringerem Arbeitsaufwand bestimmt werden können (Schenk et al., 1969; Olah, 1974). Als dafür geeignet erweisen sich der Osteoklastenindex und die numerische Dichte der Osteoklastenprofile. Beide Werte sind bewußt auf die zweidimensionale Schnittfläche bezogen, da aus stereologischen Gründen eine Berechnung der Partikelanzahl pro Volumeneinheit aus dem mikroskopischen Schnitt nur dann zulässig ist, wenn auch die mittlere Partikelgröße bekannt ist oder bestimmt werden kann. Im zweidimensionalen System ist der *Osteoklastenindex* definiert als

$$OI = \frac{\text{Anzahl Osteoklastenprofile } N}{\text{Umfang der Trabekelprofile cm}}$$

Die *numerische Dichte der Osteoklastenprofile* ergibt sich als

$$N_{Aocl} = \frac{\text{Anzahl Osteoklastenprofile } N}{\text{Fläche des Meßfeldes cm}^2}$$

Dabei werden alle im Testfeld aufzufindenden Osteoklastenanschnitte gezählt und mit ebenso einfach zu berechnenden Meßgrößen in Beziehung gesetzt (s. Tabelle 3). In der ursprünglichen Fassung wurde übrigens bei der Berechnung des Osteoklastenindex die Anzahl Osteoklasten pro Testfeld auf die Oberflächendichte bezogen (Schenk et al., 1969):

$$OI = \frac{\text{Anzahl Osteoklasten pro Testfeld}}{S_V} \cdot 100$$

Ein solcher Index wird auch von Delling (1974, 1975) verwendet. Aus stereologischen Gründen wurde die Berechnungsart konsequent auf den 2dimensionalen Schnitt abgeändert. Entsprechend der Grundformel

$$S_V = \frac{4}{\pi} \cdot B_A$$

ergibt sich für die Umrechnung unserer früheren in die jetzt gültigen neuen Werte ein Faktor von $\frac{4}{\pi} = 1,27$.

Der Osteoklastenindex und die numerische Dichte der Osteoklastenprofile haben eine hohe Meßgenauigkeit und sind leicht reproduzierbar, sofern über die Identifikation der Osteoklasten Übereinstimmung herrscht. Dies erfordert aber noch eine ergänzende Erörterung ihrer Erkennungsmerkmale.

Als Osteoklasten werden seit KOELLIKER (1873) mehrkernige Riesenzellen beschrieben, die der Knochenoberfläche dicht anliegen und in der Kontaktzone oft eine streifige, mit einem Bürstensaum vergleichbare Oberflächendifferenzierung aufweisen. Die Anfärbbarkeit des Zytoplasmas wechselt, manchmal erscheint es etwas granulär, oft vakuolär. Diese Variationen hängen teils mit dem Funktionszustand, teils mit dem Erhaltungszustand und der Verarbeitung zusammen. Um eine Verwechslung mit mononukleären osteoklastären Elementen vorzubeugen, hat VITTALI (1970) vorgeschlagen, bei der Zählung nur die Zellen zu berücksichtigen, die dem Knochen dicht aufsitzen und mehr als 3 Kerne haben. In der Tat wird die Frage des Knochenabbaus durch einkernige Zellen immer wieder lebhaft diskutiert. Sicher ist die Existenz solcher Zellen nicht auszuschließen, Täuschungsmöglichkeiten durch Randschnitte sind aber bei der geringen Schnittdicke von 5 µm und der Größe der oft flach ausgebreiteten Zellen immer vorhanden (vgl. Abb. 16a). Die Identifikation der Osteoklasten wird dadurch erleichtert, daß nach unserer Erfahrung die Variation ihrer Strukturmerkmale und ihrer Färbbarkeit innerhalb eines Präparates nur gering ist. Anhand eindeutig getroffener Zellen lassen sich diese Besonderheiten soweit abklären, daß auch einkernige oder kernlose Anschnitte des Zytoplasma richtig interpretiert und in der Messung berücksichtigt werden können. Eine Verwechslung mit endostalen Belegzellen ist kaum möglich.

Die Lagebeziehung zu den endostalen Belegzellen wechselt. Typischerweise schieben sich die Osteoklasten zwischen das Endost und die Knochenoberfläche, wie das aus der Bezeichnung Osteoklast-Knochen-Kontaktfläche auch hervorgeht (Abb. 16a und b). Ihr Zelleib kann aber auch teilweise noch vorhandene Belegzellen überlagern, so daß nur ein partieller Knochenkontakt vorhanden ist. Schließlich können Osteoklasten so geschnitten sein, daß überhaupt kein Knochenkontakt sichtbar wird. Man ist dann versucht, von abgelösten Osteoklasten zu sprechen, und diese als inaktive Formen zu interpretieren (VITTALI, 1970). Eine Überprüfung dieser Befunde an Serienschnitten ergibt daher fast immer irgendwo einen Knochenkontakt. Aus diesem Grunde wenden wir das Kriterium Knochenkontaktfläche nicht kompromißlos an und akzeptieren als solche auch noch Stellen, an denen unter dem Osteoklasten im Schnitt noch eine Belegzelle oder deren Zellkern erscheint.

Man muß sich überdies bewußt sein, daß es unter den lichtmikroskopisch eindeutigen Osteoklasten aktive und ruhende Zellen gibt und daß verläßliche Kriterien für deren Unterscheidung fehlen. Selbst elektronenoptisch erweist sich eine solche Differenzierung als schwierig (SCHENK, 1974). Auch die oft zitierte Behauptung, daß die Osteoklasten eine ausgesprochen kurze Lebensdauer von nur 2–3 Tagen haben, muß revidiert werden. Nach neueren Untersuchungen (GOETHLIN u. ERICSSON, 1973) ist es wahrscheinlich, daß Osteoklasten ohne weiteres mehrere Wochen alt werden können, was auch durch eigene, noch unveröffentlichte Beobachtungen bestätigt wird. Zerfallende oder in Auflösung begriffene Zellen sind demnach nicht häufig zu erwarten. Osteoklasten sind amöboid beweglich, können sich also entlang einer Resorptionsfront verschieben. Dies wird besonders deutlich bei der Erneuerung der Osteone in der Kortikalis, wo mehrere Osteoklasten einen „Bohrkopf" formieren, der sich an der Spitze eines Resorptionskanals pro Tag um 30–100 µm vorschieben kann (SCHENK u. WILLENEGGER, 1967; JAWORSKI u. LOK, 1972; DHEM, 1967). Für

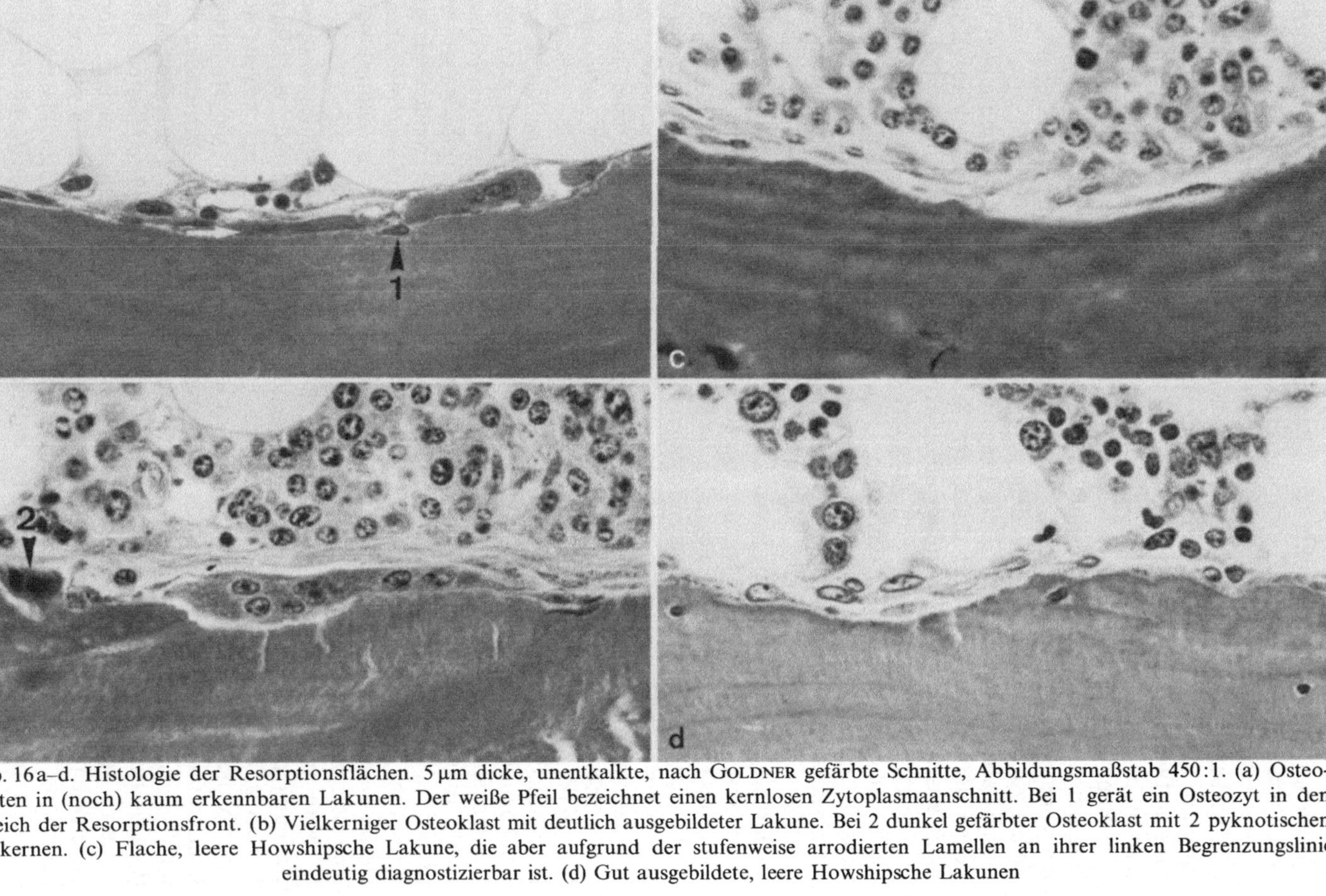

Abb. 16a–d. Histologie der Resorptionsflächen. 5 µm dicke, unentkalkte, nach Goldner gefärbte Schnitte, Abbildungsmaßstab 450:1. (a) Osteoklasten in (noch) kaum erkennbaren Lakunen. Der weiße Pfeil bezeichnet einen kernlosen Zytoplasmaanschnitt. Bei 1 gerät ein Osteozyt in den Bereich der Resorptionsfront. (b) Vielkerniger Osteoklast mit deutlich ausgebildeter Lakune. Bei 2 dunkel gefärbter Osteoklast mit 2 pyknotischen Zellkernen. (c) Flache, leere Howshipsche Lakune, die aber aufgrund der stufenweise arrodierten Lamellen an ihrer linken Begrenzungslinie eindeutig diagnostizierbar ist. (d) Gut ausgebildete, leere Howshipsche Lakunen

eine solche Beweglichkeit sprechen auch rasterelektronenmikroskopische Aufnahmen von Resorptionsflächen in der Spongiosa (LINDENFELSER *et al.*, 1971). Sie zeigen oft rinnenförmige Fraßspuren von Osteoklasten, die an Gänge von Borkenkäfern erinnern. Man muß sich also von der Vorstellung lösen, daß der für ihre Bildung verantwortliche Osteoklast zugrunde gegangen ist oder sich in andere, mononukleäre Zellen aufgeteilt hat. Dies wird bei der Interpretation der einzelnen Resorptionsparameter noch zu diskutieren sein (S. 482).

5. Normbereich und Diskussion der morphometrischen Daten über die Spongiosastruktur

5.1. Die Interpretation der Strukturwerte

Bereits bei der Einführung der Meßparameter für die Spongiosastruktur wurde darauf hingewiesen, daß ein besonderer Vorteil der bioptischen Untersuchung darin liegt, Aussagen zu machen, die über eine reine Densitometrie hinausgehen. Mittel dazu ist die Vermessung der Trabekeloberfläche, die in Beziehung gesetzt wird zum Gesamtvolumen (Oberflächendichte S_V) oder zum Volumen der Knochentrabekel selbst (spezifische Oberfläche S/V und Trabekeldurchmesser $\bar{d}_{\text{trab}}$). Die Bedeutung und die Interpretation dieser Meßgrößen soll an einigen Beispielen diskutiert werden. In Abb. 17 sind Querschnitte durch den Beckenkamm von Autopsien gesunder Individuen gegenübergestellt, die einige typische Altersveränderungen zum Ausdruck bringen. Die erste Gegenüberstellung (Abb. 17a und b) vergleicht den Beckenkamm eines 38jährigen Mannes mit dem eines 70jährigen. Beide haben die gleiche Volumendichte von ca. 20%, die Spongiosastruktur ist aber völlig verschieden. Beim 38jährigen sind zahlreiche, relativ schlanke Trabekel ausgebildet (mittlere Profildurchmesser $\bar{d}_{\text{trab}} =$ 138 µm), der 70jährige verfügt über weniger, mit einem $\bar{d}_{\text{trab}}$ von 274 µm aber deutlich verdickte und ausgesprochen trajektoriell ausgerichtete Trabekelzüge. Ähnlich liegen die Verhältnisse bei den beiden, 29 bzw. 78 Jahre alten Frauen (Abb. 17c und d), bei denen allerdings die ältere neben verdickten Trabekeln auch einige atrophische Resttrabekel aufweist, welche den Mittelwert für den Trabekeldurchmesser herabdrücken (Werte s. Abbildungstext).

Bei der Interpretation der Oberflächendichte S_V ist noch einmal auf die Berechnungsformel hinzuweisen, nach der sich dieser Wert ergibt als

$$S_V = \frac{I}{L_T}$$

$\frac{I}{L_T} = T_L$ ist aber die Schnittpunktdichte, also die Anzahl Schnittpunkte (I) pro Einheit Testlinienlänge. Angenommen, daß eine Schar von parallelen Geraden als Testsystem verwendet wird, ergeben sich beim Durchtritt der Testlinien durch jedes Trabekelprofil jeweils zwei Schnittpunkte. $\frac{I}{L_T}$ hängt also direkt vom mittleren Abstand der Trabekelprofile ab. Ein kleiner Wert für die Oberflächendichte S_V bedeutet eine geringere Anzahl Trabekel, bzw. eine große Maschenweite des Trabekelgerüsts. Die obigen Beispiele illustrieren, wie derartige Strukturänderungen, die mit der Volumendichte allein nicht erfaßt werden, in den beiden anderen Parametern numerisch zum Ausdruck kommen.

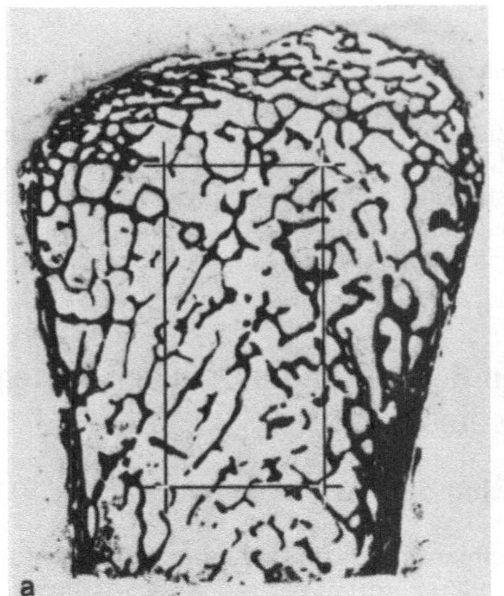
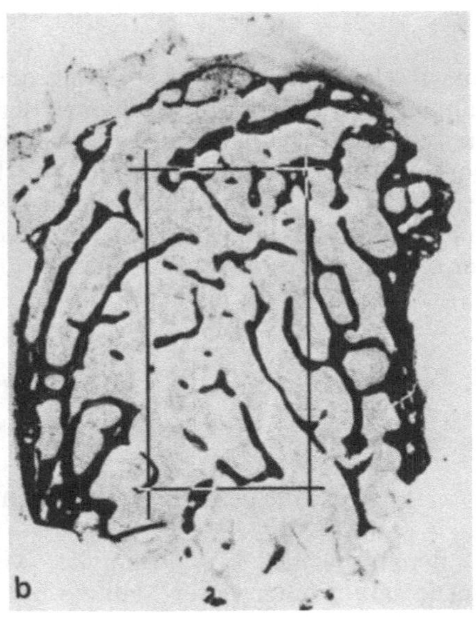

38jähriger Mann
V_V 19,4 %
S_V 3570 mm²/cm³
$\bar{d}_{trab}$ 138,6 μm

70jähriger Mann
V_V 20,3 %
S_V 1900 mm²/cm³
$\bar{d}_{trab}$ 274,1 μm

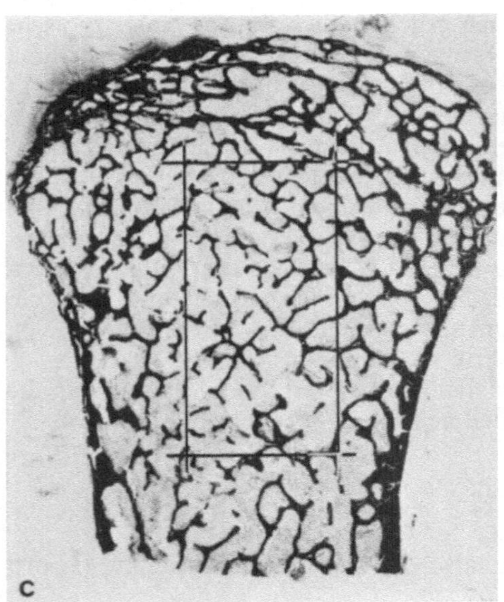
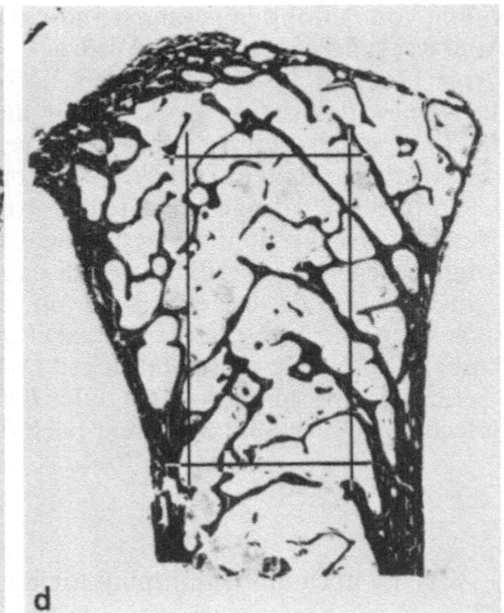

28jährige Frau
V_V 16,7 %
S_V 3453 mm²/cm³
$\bar{d}_{trab}$ 122,0 μm

69jährige Frau
V_V 17,6 %
S_V 2460 mm²/cm³
$\bar{d}_{trab}$ 183,3 μm

Abb. 17a–d. Auswirkung der Beckenkammstruktur auf die verschiedenen Strukturparameter. Die angegebenen Werte beziehen sich auf die eingezeichneten, der vertikalen Beckenkammbiopsie zugänglichen Meßfelder. In den Bildpaaren a–b und c–d sind Fälle mit annähernd gleicher Volumendichte, aber verschiedener Spongiosaarchitektur gegenübergestellt. Unentkalkte Dünnschnitte, Kalknachweis nach KRUTSAY, Abbildungsmaßstab 3,2:1

5.2. Normwerte, Altersveränderungen und Osteoporose

Normen für die Strukturwerte der Beckenkammspongiosa und ihre Altersveränderungen sind von verschiedenen Arbeitsgruppen aufgestellt worden. Direkte Vergleiche sind aber nur möglich, wenn die histologische Verarbeitung und die morphometrische Auswertung nach vergleichbaren Methoden erfolgt. So ist z.B. die Schnitt- bzw. Schliffdicke zu beachten. Eine Bestimmung der Volumendichte aus Mikroradiographien, die von 80–100 μm dicken Schliffen stammen (Jowsey *et al.*, 1965; Jowsey, 1973), wird durch die Projektion schräger Anschnitte höhere Werte ergeben als ein 5 μm dicker Knochenschnitt. Einen Vergleich zwischen unentkalkten Knochenschnitten nach Kunststoffeinbettung und Paraffinschnitten der entkalkten Präparate haben Courpron (1972) sowie Giroux *et al.* (1975) angestellt. Dabei liegen ihre Werte für Paraffinschnitte etwas tiefer, signifikante Unterschiede treten aber erst dann auf, wenn die

Tabelle 4. Vergleich der von verschiedenen Arbeitsgruppen für die Struktur der zentralen Beckenkammspongiosa ermittelten Normwerte und ihrer Altersabhängigkeit. Mittelwerte und Standardabweichung

Alters-gruppe	Merz und Schenk, 1970a; Olah, 1974 (114 Fälle)	Delling, 1975 (55 Fälle)	Courpron, 1972 (236 Fälle)	Bordier und Tun-Chot, 1972 (55 Fälle)
	Volumendichte V_V%			
21–30	22,8 ($\pm$4,3)	20,4 ($\pm$4,0)	22,1 ($\pm$4,8)	–
31–40	22,0 ($\pm$4,1)	20,0 ($\pm$3,3)	20,0 ($\pm$5,0)	23,5 ($\pm$2,3)
41–50	21,4 ($\pm$3,8)	19,9 ($\pm$4,6)	20,0 ($\pm$2,8)	21,2 ($\pm$3,1)
51–60	19,6 ($\pm$4,2)	18,6 ($\pm$5,2)	19,2 ($\pm$4,2)	18,3 ($\pm$3,4)
61–70	19,1 ($\pm$5,0)	15,2 ($\pm$4,8)	14,7 ($\pm$3,0)	17,8 ($\pm$3)
71–80	17,6 ($\pm$3,1)	14,2 ($\pm$5,5)	15,6 ($\pm$3,4)	16,4 ($\pm$1,9)
	Oberflächendichte S_V mm²/cm³			
21–30	3897 ($\pm$372)	3507 ($\pm$272)		
31–40	3704 ($\pm$331)	3447 ($\pm$463)		
41–50	3630 ($\pm$525)	3883 ($\pm$283)		
51–60	3313 ($\pm$498)	3246 ($\pm$737)		
61–70	3222 ($\pm$571)	2838 ($\pm$594)		
71–80	3073 ($\pm$599)	2582 ($\pm$692)		
	Spezifische Oberfläche S/V mm²/mm³			
21–30	17,3 ($\pm$2,1)	18,4 ($\pm$3,2)		
31–40	17,2 ($\pm$2,1)	20,2 ($\pm$3,4)		
41–50	17,0 ($\pm$1,6)	21,4 ($\pm$5,6)		
51–60	17,3 ($\pm$3,2)	18,6 ($\pm$3,8)		
61–70	17,4 ($\pm$3,1)	21,6 ($\pm$4,4)		
71–80	17,6 ($\pm$3,2)	21,0 ($\pm$5,4)		
	Mittlerer Durchmesser der Trabekelprofile $\bar{d}_{trab}$ μm			
21–30	149,0 ($\pm$17,9)			
31–40	150,0 ($\pm$16,8)			
41–50	150,9 ($\pm$15,1)			
51–60	151,5 ($\pm$27,2)			
61–70	151,3 ($\pm$28,5)			
71–80	149,0 ($\pm$25,3)			

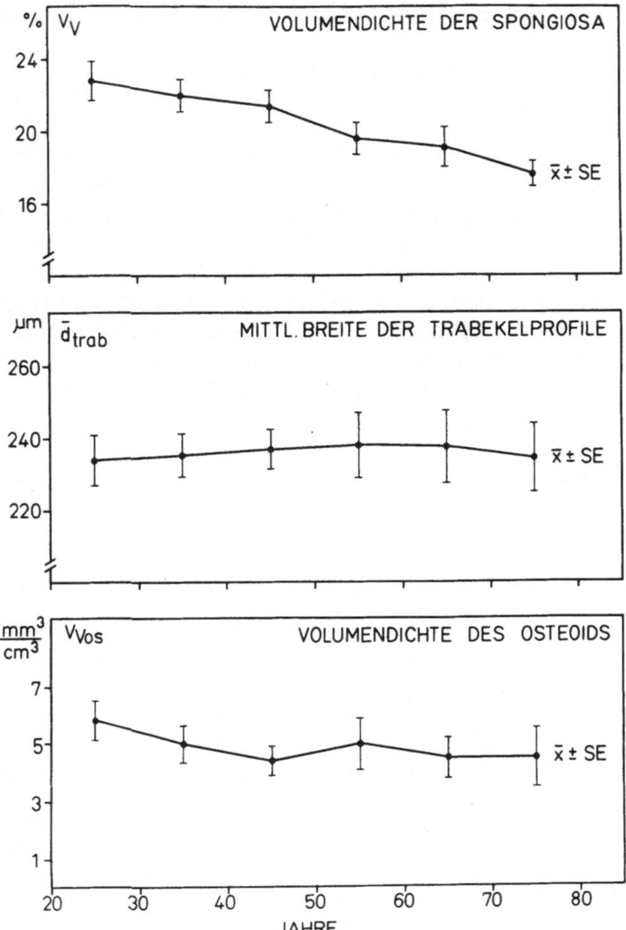

Abb. 18. Altersveränderungen verschiedener Strukturwerte in der zentralen Beckenkammspongiosa von Skeletgesunden. (Nach Merz u. Schenk, 1971a und Olah, 1974)

Schnittfläche das Ausmaß der üblichen Knochenbiopsien übersteigt. Ebenfalls zu beachten ist die Variation, die aus der genaueren Lokalisation der Entnahmestelle und der Ausdehnung des Meßfeldes resultiert (vgl. S. 472).

Normwerte und Altersveränderungen der Strukturparameter für die zentrale Beckenkammspongiosa sind in der Tabelle 4 und Abb. 18 zusammengestellt. Diese berücksichtigt nur die Ergebnisse von Arbeitsgruppen, die sich einer vergleichbaren Methodik bedienen. Das Untersuchungsgut stammt fast durchwegs aus Autopsien von Unfalltoten, die keine Anhaltspunkte für Allgemeinerkrankungen aufweisen, welche das Skelet in Mitleidenschaft ziehen könnten. Dabei ist allerdings nicht auszuschließen, daß in den höheren Altersgruppen Fälle enthalten sind, die bereits in den Formenkreis der senilen Osteoporose gehören. In diesem Sinne wäre es besser, nicht von einem Normalkollektiv, sondern von zufällig ausgewählten Autopsiefällen (random autopsy cases) zu sprechen. Dieser Umstand erklärt auch den in den höheren Altersgruppen beobachteten Anstieg der Variationsbreite, die in den Oberflächen und den daraus abgeleiteten

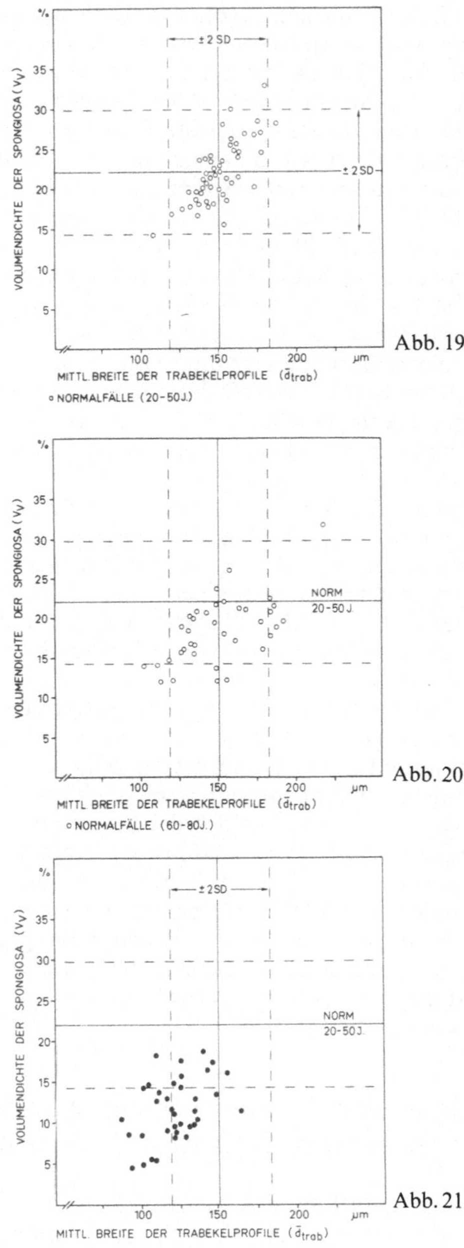

Abb. 19. Normbereiche für Volumendichte und mittlerer Breite der Trabekelprofile bei Skeletgesunden zwischen 20 und 50 Jahren

Abb. 20. Volumendichte und mittlere Breite der Trabekelprofile bei Skeletgesunden zwischen 60 und 80 Jahren, bezogen auf die für die Altersjahre 20–50 ermittelten Normbereiche

Abb. 21. Volumendichte und mittlere Breite der Trabekelprofile bei 36 Fällen mit klinisch manifester seniler Osteoporose, bezogen auf die Normbereiche für das 20.–50. Altersjahr

Oberflächen-Volumen-Relationen besonders deutlich wird. Er ist aber auch entscheidend mitverantwortlich für die Differenzen in den von den einzelnen Autoren jenseits des 50. Altersjahres angegebenen Mittelwerten.

Klinisch kommt den Strukturwerten der Spongiosa bei der Beurteilung von Altersatrophie und Osteoporose die größte Bedeutung zu. In Übereinstimmung mit anderen Autoren finden wir in unserem Material bis zum 50. Altersjahr nur geringfügige Änderungen in der Spongiosaarchitektur. Für die Analyse der Altersatrophie und zur Abgrenzung einer Osteoporose benützen wir ein auf den Normalfällen zwischen 20 und 50 Jahren basierendes Bezugssystem, in dem die Mittelwerte und der Normbereich von Volumendichte und Durchmesser der Trabekelprofile für diesen Altersbereich eingetragen sind (Abb. 19). Die Lage der Einzelwerte weist auf einen gewissen Zusammenhang zwischen Volumendichte und Trabekeldurchmesser hin. Trägt man in den gleichen Normbereich die Normalfälle von 60 bis 80 Jahren ein, so ergibt sich das folgende Bild (Abb. 20): Ihre Volumendichte liegt fast ausnahmslos in der unteren Hälfte der Norm. Die Breite der Trabekelprofile verteilt sich dagegen immer noch über den ganzen Normbereich und zeigt sogar eine Tendenz zu erhöhten Werten. Eine solche entspricht den bereits in Abb. 17 diskutierten Fällen, bei denen die numerische Reduktion der Trabekel durch eine kompensatorische Verstärkung des Restgefüges ausgeglichen wird. Anders liegen die Fälle von seniler Osteoporose, die aufgrund ihrer klinischen Symptome ausgewählt und zur bioptischen Untersuchung kamen (Abb. 21). Ihre Volumendichte und Trabekelwerte zeigen durchwegs Werte, die im unteren Normbereich oder aber wesentlich tiefer liegen.

Diese Beispiele zeigen, daß es auch mit den histomorphometrischen Strukturdaten nicht möglich ist, eine scharfe Grenze zwischen der Norm, der physiologischen Altersatrophie und der Osteoporose zu ziehen. Es ist aber offensichtlich, daß die Bestimmung der Bälkchenbreite es möglich macht, ein Strukturmerkmal quantitativ zu erfassen, das ausschließlich der bioptischen Untersuchung zugänglich ist. Darauf haben bereits Eger (1965) und Eger et al. (1967) aufmerksam gemacht. Wir können dies nicht nur im Hinblick auf die Diagnose der Osteoporose bestätigen, sondern vor allem auch bei der Beurteilung von therapeutischen Maßnahmen, wie beispielsweise der Fluoridbehandlung der Osteoporose, unter der ein Anstieg der Volumendichte beobachtet wird, der im wesentlichen auf einer Dickenzunahme der Trabekel beruht (Schenk u. Merz, 1969; Schenk et al., 1970; Olah et al., 1975).

5.3. Einfluß der Entnahmetechnik auf die Variation der Strukturwerte in Beckenkammbiopsien

Es wurde bereits darauf hingewiesen, daß die aus Autopsien ermittelten Normwerte in den mit hoher Meßgenauigkeit bestimmbaren Strukturwerten eine relativ große Streuung zeigen. Dies hängt einmal mit der individuellen Variabilität zusammen, kann aber auch von der Entnahmestelle und von der Lage des Meßfeldes abhängig sein. In dieser Hinsicht befolgen die einzelnen Arbeitsgruppen tatsächlich verschiedene Richtlinien und es fragt sich, ob diese einen Einfluß auf die Resultate haben.

Einheitlich werden Beckenkammbiopsien aus den vorderen Abschnitten der Darmbeinschaufel entnommen, in der Regel 2–5 cm hinter der Spina iliaca anterior superior. Im deutschsprachigen Bereich erfolgt die Biopsie vorzugsweise mit dem von Burkhardt (1966) entwickelten Myelotomiegerät. Gemäß seinen

Anweisungen wird ein Bohrzylinder gewonnen, der senkrecht zur Oberkante der Crista iliaca ausgerichtet ist (vertikale Biopsie). Bei korrekter Ausführung erhält man Zylinder von 5 mm Durchmesser und 1,5–2 cm Länge, die überwiegend aus zentraler Beckenkammspongiosa bestehen. Exzentrisches oder schräges Anbohren liefert allerdings auch subkortikale Plattenspongiosa und eventuell Tangentialschnitte von der Kortikalisinnenseite, die sich morphometrisch nicht verwerten lassen.

In Frankreich und in den anglo-amerikanischen Ländern wird die transiliakale Entnahmetechnik bevorzugt (BORDIER et al., 1965; MEUNIER et al., 1969; JOWSEY, 1973), meistens mit Hilfe des von BORDIER angegebenen Instrumentariums. Gebohrt wird ca. 2 cm unterhalb der Oberkante der Crista und 2 cm hinter der Spina iliaca durch beide Cortices und den Markraum. Die Zylinder haben einen Durchmesser von 6 mm, ihre Länge richtet sich nach dem Durchmesser der Darmbeinschaufel, der beim Mann im Mittel 8,59 ($\pm$1,71) und bei der Frau 7,41 ($\pm$1,65) mm beträgt (GIROUX et al., 1975). Ein Vergleich zwischen den bei vertikaler und transiliakaler Entnahme zugänglichen Meßfeldern erfordert eine genauere Analyse der in Frage stehenden Struktur des Beckenkammes.

Im Wachstumsalter erfolgt die Ausdehnung der Darmbeinschaufel über eine Randepiphyse. Ihr Querschnittsbild wird damit einer Metaphyse vergleichbar, ihre innere Struktur wird ebenfalls durch diese Entwicklung bestimmt. Während des Wachstums trägt die Oberkante der Crista iliaca einen Knorpelüberzug, von dem aus über eine chondrale Ossifikation neue Trabekel gebildet werden (Abb. 22a). Später tritt in diesem Knorpel ein leistenförmiger Knochenkern auf, es entsteht eine echte Epiphysenfuge, die mit dem Abschluß des Wachstums verschwindet (Abb. 22b). Aus der Verschmelzung mit der epiphysären Randleiste entsteht eine Abschlußplatte, die durch periostale Apposition besonders an den Kanten noch etwas verdickt wird. Meistens reicht aber eine Plattenspongiosa bis nahe an die Oberkante (Abb. 22c). Unterhalb der Crista verschmälert sich der Querschnitt taillenartig und wird an der inneren und äußeren Oberfläche durch eine zunehmend dicker werdende, echte Kortikalis begrenzt. Diese ist gleich wie bei einer Metaphyse unter Einbezug von enchondral gebildeten Trabekeln vom Periost und Endost aus entstanden.

Auf ein solches für das vordere Drittel der Crista iliaca eines Erwachsenen typisches Querschnittsbild sind in Abb. 23 die Lage und Ausdehnung einer nach den Angaben von GIROUX et al. (1975) entnommenen transiliakalen Biopsie und die für uns und die Gruppe DELLING typische vertikale Biopsie maßstabsgetreu eingetragen. Der Vergleich zeigt, daß die in die Auswertung einbezogenen Meßfelder sich z.T. überlagern und in den übrigen Anteilen in bezug auf die Spongiosastruktur sehr ähnlich sind. Eine vergleichende Messung der Volumendichte in den so abgegrenzten Zonen mit Hilfe des Quantimet 720 ergab bei uns denn auch keine signifikanten Unterschiede (KELLER, ZIMMERMANN u. SCHENK, unveröffentlichte Beobachtung). COURPRON, der 1972 bei einem ähnlichen Vergleich einen signifikanten Unterschied gefunden hatte, konnte diesen bei einer erneuten, zusammen mit GIROUX und MEUNIER (1975) durchgeführten Überprüfung nicht bestätigen.

Im Rahmen der durch die Entnahmetechnik bedingten Variation muß auch die Frage geprüft werden, inwieweit die Strukturwerte von der Schnittrichtung durch den Beckenkamm beeinflußt sind. Normwerte aus Autopsiefällen stammen ja vorzugsweise aus eindeutig orientierten Querschnitten. Knochenzylinder lassen sich, besonders bei der vertikalen Entnahme, nicht in einer bestimmten Lage einbetten, sondern rotieren um ihre Längsachse und es bleibt dem Zufall überlas-

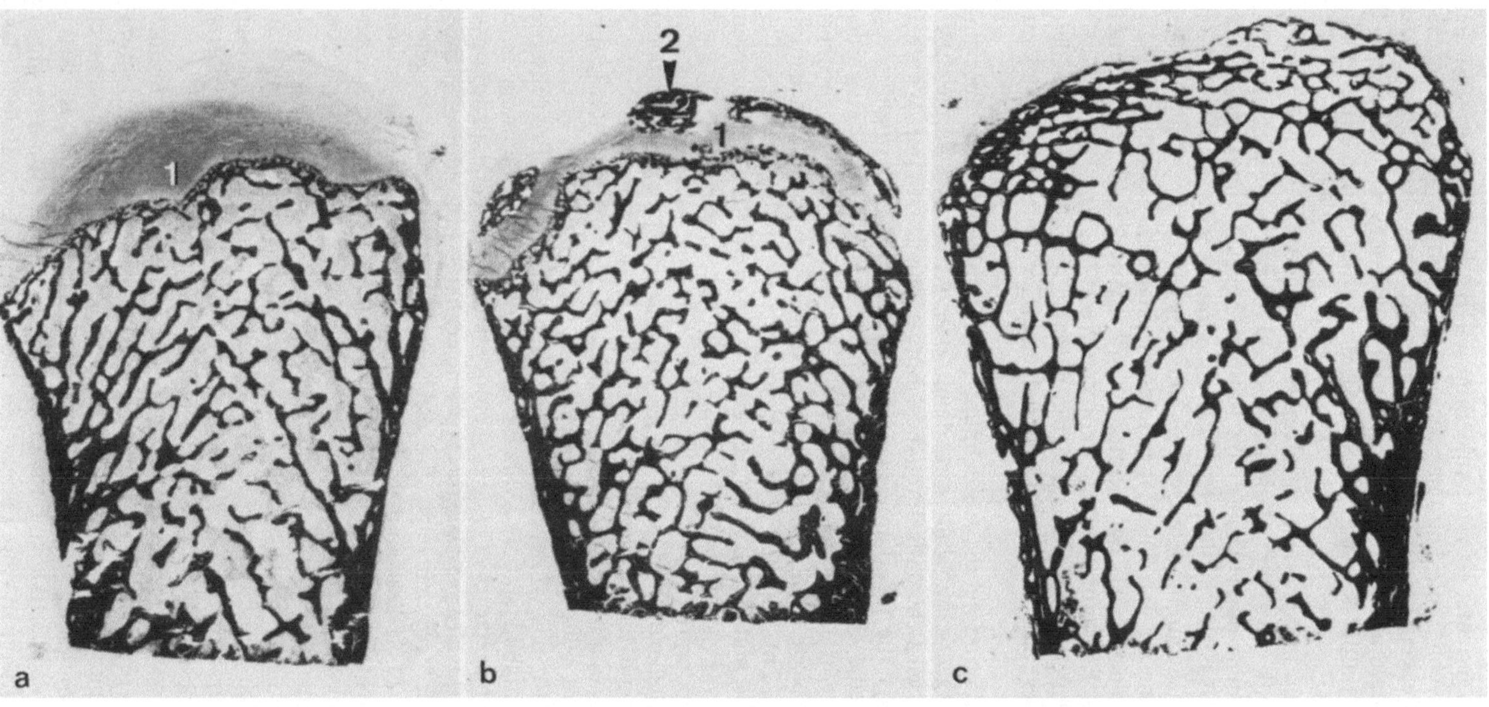

Abb. 22a–c. Der Einfluß der Wachstumsvorgänge auf die innere Struktur des Beckenkammes. (a) Beckenkamm eines 14jährigen Knaben mit rein knorpeliger Randepiphyse. 1 = Wachstumsknorpel. (b) Beckenkamm eines 16jährigen Mädchens mit knöcherner Randepiphyse (2) und Wachstumsknorpel (1). (c) Beckenkamm eines 38jährigen Erwachsenen. Die subkortikale Plattenspongiosa entlang der Oberkante des Beckenkammes entspricht weitgehend der knöchernen Randepiphyse und der durchgebauten Epiphysenfuge. Unentkalkte Mikrotomschnitte, Kalknachweis nach Krutsay, Abbildungsmaßstab 4,5:1

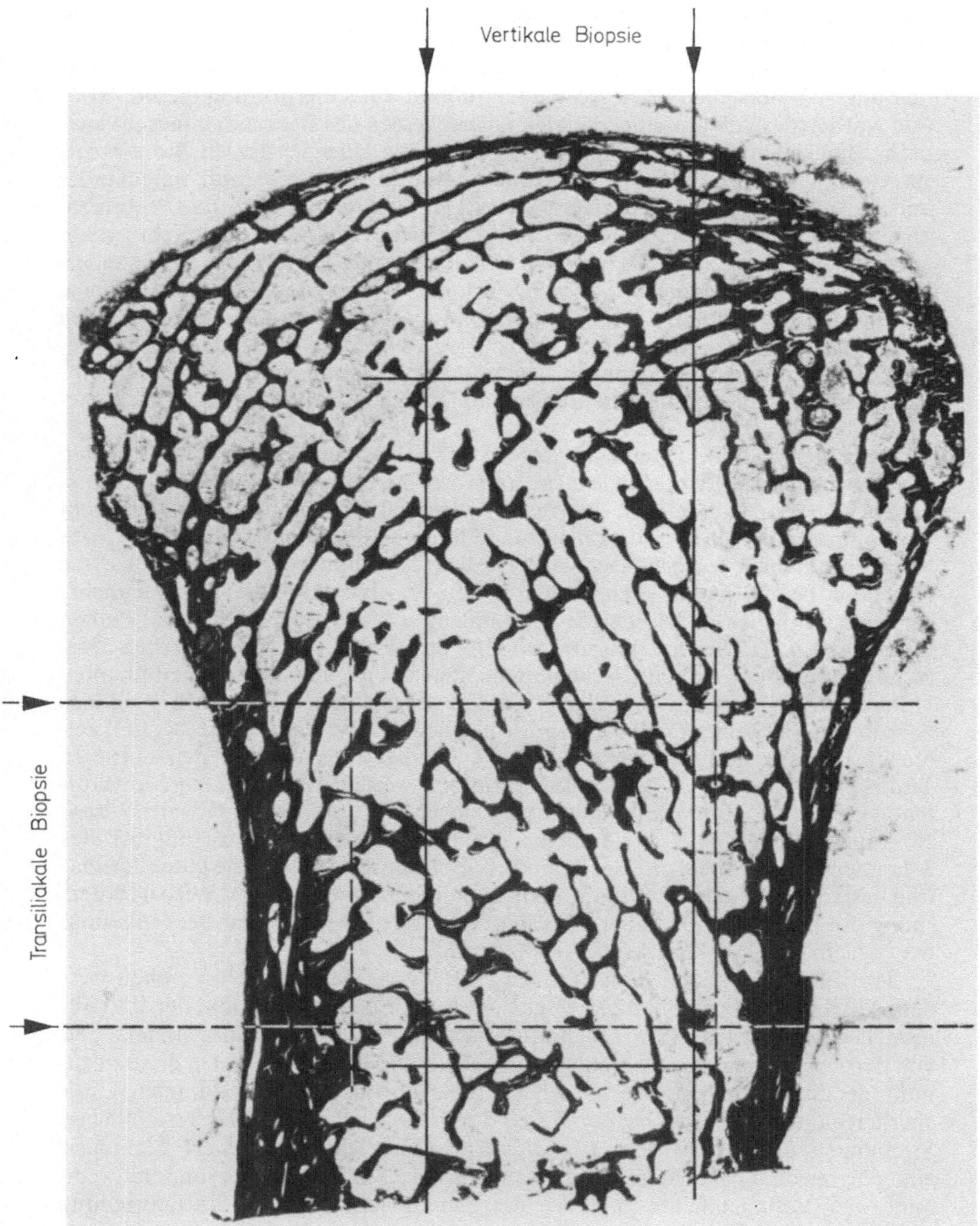

Abb. 23. Vergleich der Meßfelder bei einer typischen vertikal entnommenen und bei einer transiliakalen Biopsie. Die Felder sind maßstabsgetreu entsprechend den Anweisungen von BURKHARDT und von MEUNIER eingezeichnet. Abbildungsmaßstab 7:1

sen, ob die Schnittebene einem Quer-, Längs- oder Schrägschnitt durch den Beckenkamm entspricht. Angesichts der aus dem trajektoriellen Bau der Spongiosa resultierenden Anisotropie könnte gerade ein solcher Wechsel in der Schnittrichtung zu unterschiedlichen Resultaten führen. Zur Überprüfung dieser Variation wurden deshalb aus eingebetteten Querscheiben des Beckenkammes prismatische Blöcke entnommen, die in Lage und Größe einer vertikalen Biopsie entsprechen. Von allen Längsseiten wurden Schnitte hergestellt und miteinander und mit diagonalen Schnitten verglichen. Die Resultate zeigen, daß Volumendichte und Oberflächendichte bei verschiedener Schnittrichtung nicht weiter voneinander abweichen, als wenn parallele, aber 4–5 mm weit auseinanderliegende Schnitte verglichen werden. Besonders interessant ist die Tatsache, daß die Werte für den Trabekeldurchmesser, für die aus stereologischen Gründen die meisten Vorbehalte gemacht wurden, bei verschiedener Orientierung die geringsten Abweichungen zeigen. Alle Berechnungen basieren allerdings auf Messungen, die mit dem richtungsunabhängigen Testnetz nach Merz ausgeführt wurden.

Beim Vergleich der Meßresultate von Serienbiopsien des gleichen Patienten spielen auch lokale Unterschiede in antero-posteriorer Richtung und Rechts-Linksasymmetrien eine Rolle. Bordier (Rasmussen u. Bordier, 1974) vergleicht die Volumendichte in transiliakalen Bohrzylindern, die 3 cm unterhalb der Crista iliaca entnommen wurden. Der vorderste lag 2 cm hinter der Spina iliaca, die folgenden beiden jeweils 3 cm weiter hinten. Er findet für die Volumendichte keine wesentlichen Unterschiede. An einem umfangreichen Material haben Giroux et al. (1975) die Variationsbreite der Volumendichte zwischen dem rechten und dem linken Beckenkamm untersucht und keine signifikanten Unterschiede gefunden, sofern die Entnahmestelle nicht tiefer als 3 cm unterhalb des Beckenkammes lag. In 20 eigenen Fällen konnten diese Feststellungen bestätigt und auch für die Oberflächendichte S_V und für den mittleren Trabekeldurchmesser $\bar{d}_{\text{trab}}$ als gültig befunden werden (Zimmermann, unveröffentlichte Beobachtung). Schließlich vergleichen Giroux et al. (1975) in 19 bzw. 16 Autopsiefällen die Volumendichte der Beckenkammspongiosa mit der des 3. Lendenwirbelkörpers und des Manubrium sterni und stellen eine gute Korrelation fest. Der Mittelwert für die Volumendichte der zentralen Wirbelkörperspongiosa liegt mit 8,17% allerdings ganz wesentlich tiefer als im Beckenkamm, wo er beim gleichen Kollektiv 20,88% betrug.

Trotz dieser relativen Konstanz der Mittelwerte kann nicht übersehen werden, daß die Einzelwerte in Abhängigkeit von der Entnahmetechnik, der Entnahmestelle, der Einstellung der Schnittebene zur Achse des Bohrzylinders und von der Abgrenzung des Meßfeldes beträchtlich variieren können. Da die Berechnung der Standardwerte aber durch die gleichen, methodisch bedingten Unsicherheitsfaktoren belastet ist, ergibt sich durch die aus den Tabellen ersichtlichen Streuungen um den Mittelwert ein Normbereich, der mit einiger Sicherheit eine Abgrenzung pathologischer Zustände erlaubt. Dies gilt insbesondere, wenn außer der Volumendichte noch weitere Strukturparameter in die Beurteilung einbezogen werden.

6. Normwerte und Diskussion der Umbaudaten

Bei der Besprechung der für die morphometrische Beurteilung der Umbauvorgänge geeigneten Meßparameter wurde bereits darauf hingewiesen, daß am unentkalkten 5 μm dünnen Mikrotomschnitt verschiedene Strukturmerkmale an der Trabekeloberfläche zu berücksichtigen sind. Der Versuch, die von verschiedenen Arbeitsgruppen verwendeten Normwerte für die einzelnen Umbauparameter direkt miteinander zu vergleichen, wird nun allerdings durch den Umstand erschwert, daß die dafür gewählten Definitionen und teilweise auch die Berechnungsgrundlagen nicht einheitlich sind. Erleichtert werden diese Vergleiche aber durch die Tatsache, daß sich in bezug auf die Altersveränderungen eine relativ einheitliche Tendenz abzeichnet und somit wenigstens über die physiologischen Schwankungen der Umbauvorgänge Übereinstimmung herrscht.

6.1. Normwerte und Veränderungen des Knochenanbaus

Der direkte Vergleich der Normwerte für die einzelnen Altersklassen (Tabelle 5) muß mit Ausnahme der Volumendichte des Osteoids auf die von DELLING und von unserer Gruppe publizierten und in Prozent der gesamten Trabekeloberfläche ausgedrückten Anbaudaten beschränkt bleiben. In Ergänzung dazu bringt die Tabelle 7 noch die von uns bevorzugten, als Oberflächendichten berechneten und damit in metrischen Zahlen angegebenen Werte, die in der Abb. 24 auch graphisch dargestellt sind.

Einfachstes Kriterium zur Beurteilung des Knochenanbaus ist die Ausdehnung der von *Osteoidsäumen bedeckten Trabekeloberfläche* OS%. Sie schwankt beim Erwachsenen im Mittel zwischen 10 und 25% und zeigt charakteristische Altersveränderungen mit einem Tiefstwert zwischen dem 30. und 40. Altersjahr. DELLING findet eine ähnliche Altersabhängigkeit, das Minimum liegt bei seinen Fällen allerdings erst zwischen dem 45. und 50. Jahr (Tabelle 5). Dieser Kurvenverlauf stimmt gut mit den Beobachtungen von FROST (1963) über die Erneuerung der Osteone in der Rippenkortikalis überein, die wir in eigenen Untersuchungen bestätigen konnten (OLAH u. SCHENK, 1969; WEGMANN, 1973). Anders liegen die Verhältnisse für die Osteoblast-Osteoid-Kontaktfläche OB%, die im Laufe des Lebens kontinuierlich abnimmt (Abb. 24). In dem von DELLING untersuchten Kollektiv liegen diese Werte in den höheren Altersklassen sogar noch tiefer (Tabelle 5). BORDIER hat seine Normwerte mit den unsrigen verglichen und zeigt in einer graphischen Darstellung einen praktisch identischen Kurvenverlauf (RASMUSSEN u. BORDIER, 1974). Es ergibt sich demnach übereinstimmend, daß bei jüngeren Erwachsenen rund $^{1}/_{3}$, bei alten Leuten aber nur noch ca. $^{1}/_{10}$ der Osteoidsaumoberfläche von Osteoblasten bedeckt sind. Der Abnahme der von Osteoblasten bedeckten, durch Apposition neuer Matrix noch wachsenden Osteoidsäume steht eine mit steigendem Alter zunehmende Oberflächenausdehnung der osteoblastenfreien terminalen Osteoidsäume gegenüber. An unentkalkten Schliffpräparaten sind diese Osteoidsäume fälschlicherweise als Ausdruck einer gesteigerten Knochenanbautätigkeit interpretiert worden. Wir sehen in der Zunahme der terminalen Säume eine altersbedingte Verzögerung der terminalen, unabhängig von den Osteoblasten ablaufenden Mineralisationsvorgängen. Diese Annahme wird gestützt durch die von BORDIER und TUN-CHOT (1972) beobachtete Reduktion in der Ausdehnung der Kalzifikationsfront, die von 85% der Osteoid-Knochen-Kontaktfläche mit zunehmendem Alter auf etwa 70% absinkt (s. auch RASMUSSEN u. BORDIER, 1974). Vor allem müssen die Altersveränderungen der Oberflächenausdehnung der beiden Osteoidsaumfraktionen in Beziehung gesetzt werden zur Volumendichte des Osteoid V_{Vos}, die im Laufe des Lebens nur geringfügige Veränderungen erfährt (Tabelle 5). Die relativ großen Streuungen der V_{Vos}-Werte resultierten aus der für einen dermaßen

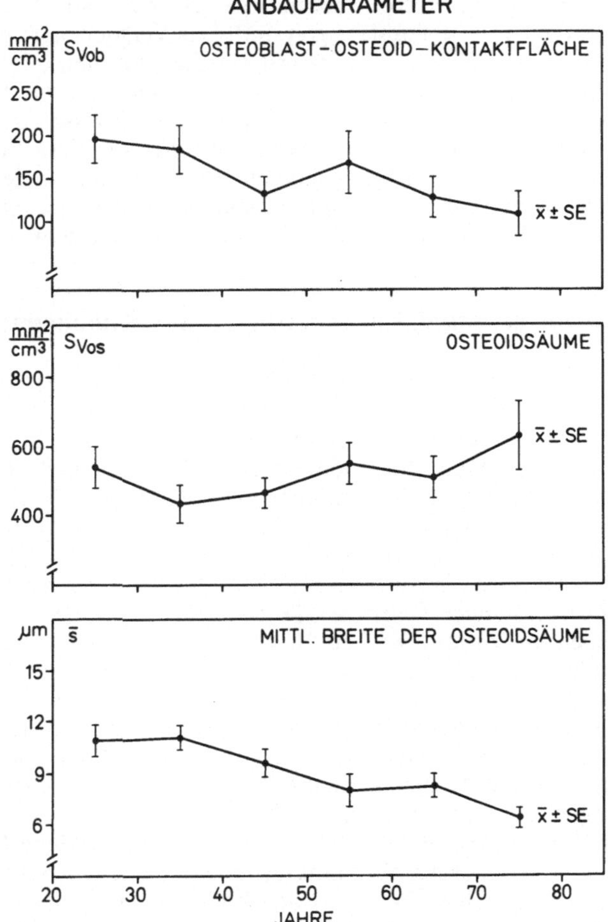

Abb. 24. Altersveränderungen einiger Anbauparameter bei Skeletgesunden (nach Merz u. Schenk, 1971b, und Olah, 1974). Für die Volumendichte des Osteoid vergleiche dazu Abb. 18, S. 470

kleinen Volumenanteil geringeren Meßgenauigkeit des Punktzählverfahrens. Falls die Ausdehnung der Osteoidsäume als Oberflächendichte $S_{V_{os}}$ berechnet wird, so läßt sich die mittlere arithmetische Osteoidsaumdicke in µm berechnen nach

$$\bar{s}\,(\mu\mathrm{m}) = \frac{V_{Vos}\,(\mathrm{mm}^3/\mathrm{cm}^3)}{S_{Vos}\,(\mathrm{mm}^2/\mathrm{cm}^3)} \cdot 10^3$$

Dies unter der Voraussetzung, daß Osteoidsaumoberfläche und Osteoid-Knochen-Kontaktfläche einigermaßen parallel verlaufen und annähernd gleich lang sind (vgl. dazu S. 462 und Tabelle 3). Aus der Zunahme von $S_{V_{os}}$ ergibt sich mit zunehmendem Alter eine Abnahme von $\bar{s}$, in unserer Normserie von 11 auf 7 µm (Merz u. Schenk, 1970). Delling hat diese Abnahme bestätigt und kommt aufgrund seiner Berechnungen auf noch höhere Werte. Ungeachtet dieser numerischen Differenz scheint es zuzutreffen, daß die postulierte Verzögerung der Mineralisation sich lediglich in den nicht von Osteoblasten bedeckten

Tabelle 5. Vergleich der von einigen Arbeitsgruppen in der zentralen Beckenkammspongiosa für den Knochenanbau ermittelten Normwerte und ihrer Altersabhängigkeit (Mittelwerte ± Standardabweichung)

Alters-gruppe	MERZ und SCHENK, 1970b; OLAH, 1974 (114 Fälle)	DELLING, 1975 (55 Fälle)	COURPRON, 1972 (236 Fälle)	
Volumendichte des Osteoids (V_{Vos} %)			♂	♀
21–30	0,6 (±0,3)	0,9 (±0,2)	0,50 (±0,34)	0,22 (±0,14)
31–40	0,5 (±0,3)	0,7 (±0,3)	0,38 (±0,27)	–
41–50	0,4 (±0,2)	0,8 (±0,5)	0,4 (±0,24)	0,42 (±0,27)
51–60	0,5 (±0,4)	0,5 (±0,3)	0,26 (±0,26)	0,25 (±0,18)
61–70	0,45 (±0,3)	0,7 (±0,4)	0,26 (±0,1)	0,05 (±0,08)
71–80	0,45 (±0,4)	0,7 (±0,6)	0,32 (±0,3)	0,24 (±0,11)
Von Osteoid bedeckte Trabekeloberfläche (OS%)			BORDIER und TUN-CHOT, 1972 (28 Fälle)	
21–30	13,8 (±6,2)	17,5 (±7,2)	20–39 12 (±6)	
31–40	11,6 (±6,0)	15,3 (±4,8)		
41–50	13,1 (±4,8)	12,3 (±5,8)	40–59 16,6 (±4)	
51–60	17,1 (±9,1)	13,2 (±4,6)		
61–70	16,1 (±8,6)	24,7 (±9,1)	60–79 19 (±4,7)	
71–80	20,5 (±14,3)	20,9 (±9,9)		
Von Osteoblasten bedeckte Trabekeloberfläche (OB%)				
21–30	5,0 (±2,9)	4,5 (±3,2)		
31–40	5,0 (±3,2)	2,1 (±0,6)		
41–50	3,6 (±2,3)	1,6 (±0,9)		
51–60	4,7 (±4,7)	1,7 (±1,3)		
61–70	4,1 (±3,3)	1,9 (±1,1)		
71–80	3,3 (±3,6)	0,9 (±0,6)		
Mittlere Breite der Osteoidsäume ($\bar{s}$ μm)				
21–30	10,9 (±3,6)	14,8 (±3,6)		
31–40	11,1 (±2,5)	13,0 (±4,2)		
41–50	9,6 (±3,5)	15,2 (±5,6)		
51–60	8,0 (±4,4)	11,9 (±3,7)		
61–70	8,3 (±2,9)	12,1 (±5,4)		
71–80	6,4 (±2,7)	14,2 (±6,9)		

terminalen Osteoidsäumen manifestiert. In den wachsenden Säumen scheint die direkt von den Osteoblasten kontrollierte primäre Phase des Mineralisationsgeschehens unabhängig vom Lebensalter und auf jeden Fall immer synchronisiert mit der Matrixapposition abzulaufen, so daß der Maximalwert für die Osteoidsaumdicke, der um 12 μm liegt, nicht überschritten wird. Darin liegt morphologisch der Hauptunterschied gegenüber einer Osteomalazie, bei der sich die Mineralisationsstörung bereits in den wachsenden Säumen bemerkbar macht und so in allen Osteoidparametern zu höheren Werten führt (Abb. 25).

Die dargelegten Beziehungen zwischen den einzelnen Anbauparametern lassen den Schluß zu, daß unter physiologischen Bedingungen zwischen der Matrixproduktion durch die Osteoblasten und den an der Osteoid-Knochen-Kontaktfläche ablaufenden Mineralisationsvorgängen eine enge Koppelung besteht. Diese

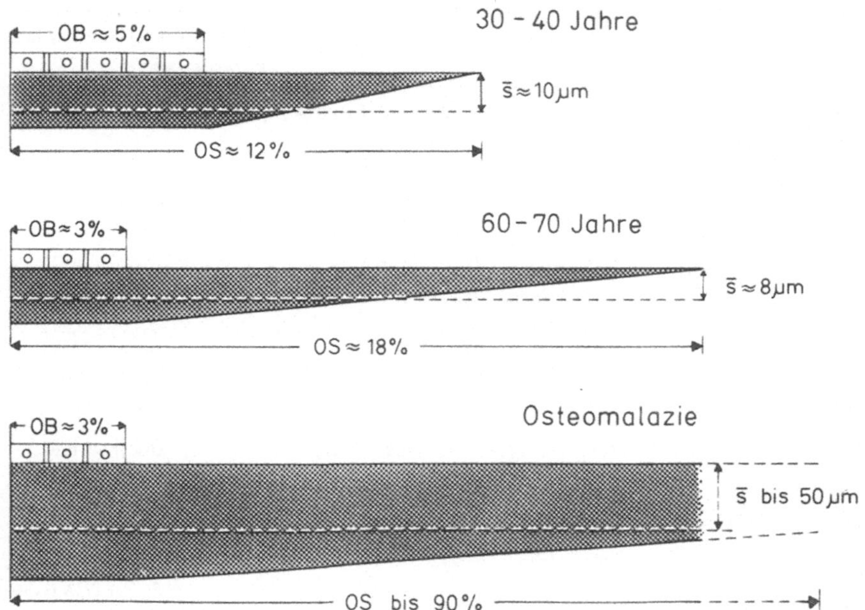

Abb. 25. Graphische Darstellung der Veränderungen der Osteoidsäume bei jüngeren und älteren Skeletgesunden und bei Mineralisationsstörungen im Sinne einer Osteomalazie

Annahme wird durch die Tatsache unterstrichen, daß zwischen der von den Osteoblasten bedeckten Trabekeloberfläche $S_{V\text{ob}}$ und dem Osteoidvolumen $V_{V\text{os}}$ eine sehr gute Korrelation besteht (Merz u. Schenk, 1970, Abb. 26). Bei ungestörtem Ablauf der Mineralisation ist also das Volumen der unverkalkten Matrix direkt von der Anzahl der mikroskopisch identifizierbaren Osteoblasten abhängig. Durch Markierung mit Fluochromen läßt sich der normale Ablauf der Mineralisation aber leicht kontrollieren. Auf diesem Umweg liefert die in Abb. 26 dokumentierte Korrelation eine wichtige Stütze für die Annahme, daß die aufgrund der erwähnten zytologischen Kriterien diagnostizierten Osteoblasten tatsächlich Zellen sind, die aktiv neue Knochenmatrix produzieren. Trotz unserer eingangs begründeten Zurückhaltung gegenüber einer funktionellen Interpretation der morphologisch definierten Meßparameter scheint es uns daher gerechtfertigt, die bereits eingeführte Unterscheidung zwischen wachsenden und terminalen Osteoidsäumen aufrechtzuerhalten.

Vom praktischen Standpunkt aus hat sich die Korrelation zwischen der Oberflächenausdehnung der Osteoblasten $S_{V\text{ob}}$ und dem Osteoidvolumen $V_{V\text{os}}$ (kurz „Osteoblasten-Osteoid-Relation") bei der Erfassung von Mineralisationsstörungen und ihrer therapeutischen Beeinflussung als nützlich erwiesen. Eine Osteoidvermehrung, insbesondere eine Vergrößerung der Osteoidsaumoberfläche und des Osteoidvolumens, verleitet bei oberflächlicher Betrachtung leicht dazu, einfach eine osteomalazische Störung anzunehmen. Frost hat für diesen Zustand den Begriff „histologische Osteomalazie" aufgestellt und betont, daß dieser Befund ebenso mit einer gesteigerten Anbautätigkeit vereinbar ist wie mit einer Reifungsstörung des Osteoids oder einer Mineralisationsstörung (Frost, 1966 und S. 81 ff. dieses Handbuches). Zur Differenzierung kann außer der Tetracyclinmarkierung und dem (fraglichen) Nachweis einer Kalzifikationsfront die Osteoblasten-Osteoid-Relation herangezogen werden. Olah (1973, 1974) hat dies

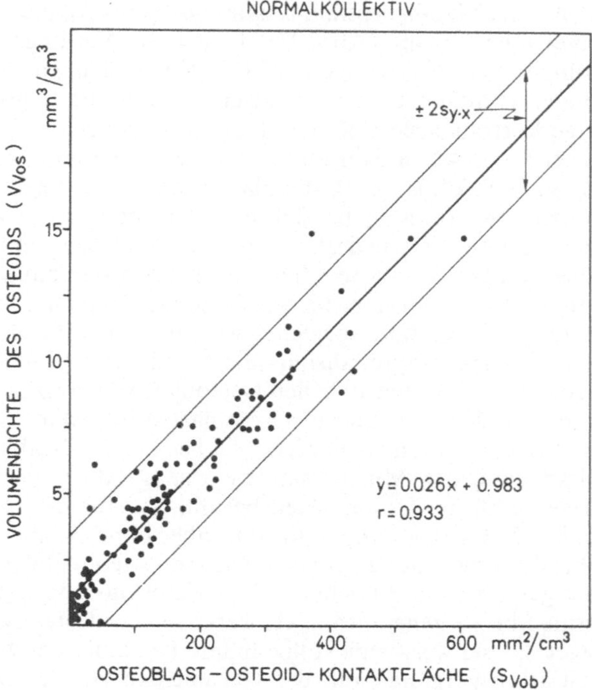

Abb. 26. Korrelation zwischen Volumendichte des Osteoids und Oberflächendichte der Osteoblast-Osteoid-Kontaktfläche bei Skeletgesunden aller Altersklassen

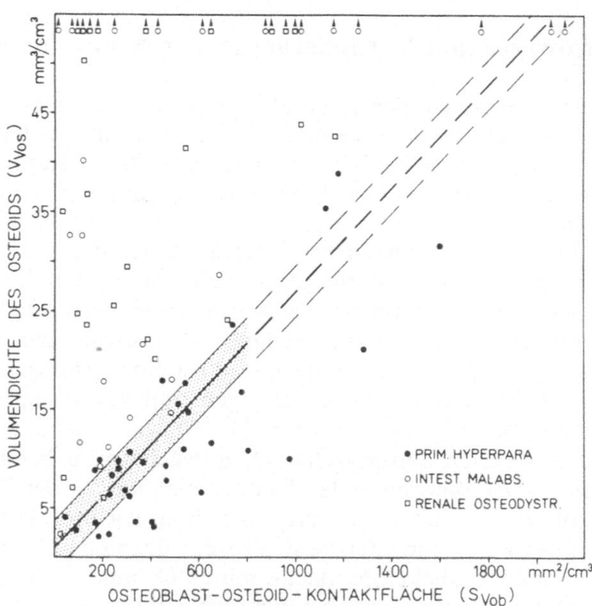

Abb. 27. Volumendichte des Osteoid und Osteoblast-Osteoid-Kontaktfläche bei verschiedenen, mit einer Osteoidvermehrung einhergehenden generalisierten Skeleterkrankungen. Die punktiert angegebene Zone entspricht dem in Abb. 26 eingetragenen, statistisch gesicherten Normbereich, die gestrichelt gezeichnete Verlängerung dieser Linien ist hypothetisch

an Fällen mit intestinaler Malabsorption, renaler Osteodystrophie und primärem Hyperparathyreoidismus geprüft (Abb. 27). Dabei ist allerdings zu beachten, daß unter pathologischen Bedingungen beide Größen den Normbereich weit überschreiten können und die aus den Normwerten ermittelte Regressionsgerade und der zugehörige Vertrauensbereich hypothetisch verlängert werden muß. Bei den mit einer osteomalazischen Störung verbundenen Krankheiten kommt es immer zu einer, im Verhältnis zur Osteoblastenzahl zu starken Vermehrung des Osteoidvolumens. Sie kann so beträchtlich sein, daß die Diagnose keiner morphometrischen Auswertung bedarf. Es gibt aber immer Fälle, bei denen das Osteoidvolumen und andere Osteoidparameter noch durchaus im normalen Bereich liegen und das Vorliegen einer Mineralisationsstörung nur aus der gestörten Osteoblasten-Osteoid-Relation abgeleitet werden kann. Im Gegensatz dazu ist beim primären Hyperparathyreoidismus die Volumenzunahme des Osteoids mit einer noch stärkeren Vermehrung der Osteoblasten verknüpft, so daß im Endergebnis ein im Verhältnis zu der mit Osteoblasten bedeckten Trabekeloberfläche zu geringes Osteoidvolumen vorliegt. Dabei bleibt abzuklären, ob dies auf einer Beschleunigung der Mineralisationsvorgänge oder einer Drosselung der Matrixsynthese durch die Osteoblasten beruht, was für die Differentialdiagnose zum sekundären Hyperparathyreoidismus aber ohne Belang ist. Eine Einschränkung erfährt die Anwendung der Osteoblasten-Osteoid-Relation nur dann, wenn bei exzessiv gesteigertem Knochenumbau Faserknochen auftritt, wie bei ausgeprägter Ostitis fibrosa generalisata, schwerer renaler Osteodystrophie oder beim Morbus Paget. Dieser weist eine völlig andere Dynamik der Matrixproduktion und Mineralisationsvorgänge auf, die sich mit den vom Lamellenknochen abgeleiteten Beziehungen nicht beurteilen läßt.

6.2. Normwerte und Veränderungen der Knochenresorption

Die im Oberflächenrelief der mineralisierten Knochensubstanz sichtbaren Howshipschen Lakunen gelten allgemein als Zeichen einer osteoklastären Resorption. Eine aktuelle, also noch im Gange befindliche Resorptionstätigkeit darf aber höchstens in denjenigen Lakunen angenommen werden, die noch von Osteoklasten besetzt sind.

Die Werte für die Knochenresorption weisen unter den Umbauparametern die größte Streuung auf. Es überrascht deshalb nicht, daß hier die größten Diskrepanzen zwischen den publizierten Normwerten bestehen (Tabelle 6). Es ist nicht zu bestreiten, daß z.B. die genaue Abgrenzung der Howshipschen Lakunen gegenüber einer neutralen Oberfläche oft eine Ermessensfrage ist. Das gleiche gilt für die Zuordnung von einkernigen und kernlosen Zytoplasmaanschnitten zu einem Osteoklasten. Derartige Differenzen sind nur durch persönliche Absprachen zwischen den einzelnen Untersuchern zu bereinigen. Zudem bestehen auch noch Divergenzen in den Definitionen und in der Berechnungsart einzelner Resorptionsparameter. So berechnen Bordier und Tun-Chot (1972) die Ausdehnung der Resorptionsfläche in Prozent der mineralisierten Trabekeloberfläche (= gesamte Trabekeloberfläche minus Osteoidsaumoberfläche), und nicht bezogen auf die gesamte Trabekeloberfläche. Für die Normwerte bedeutet dies im Vergleich zu Delling (1975) und zu unseren Standardwerten Resultate, die 10–15% höher liegen müssen. Wenn bei einer Mineralisationsstörung die Ausdehnung der Osteoidsäume zunimmt, kann der Unterschied ohne weiteres ein Vielfaches betragen und in Extremfällen steigt Bordiers Resorptionsfläche

Tabelle 6. Vergleich der von einigen Arbeitsgruppen in der zentralen Beckenkammspongiosa für die Knochenresorption ermittelten Normwerte und ihrer Altersabhängigkeit (Mittelwerte ± Standardabweichung)

Alters-gruppe	SCHENK et al., 1969; OLAH, 1974 (114 Fälle)	DELLING, 1975 (55 Fälle)	COURPRON, 1972 (130 Fälle)
	Anteil der Howshipschen Lakunen an der gesamten Trabekeloberfläche (HL%)		
21–30	5,3 (±1,7)	6,1 (±1,9)	3,5 (±1,0)
31–40	6,2 (±0,5)	5,4 (±2,3)	3,8 (±1,0)
41–50	7,1 (±2,7)	7,5 (±1,6)	3,6 (±1,2)
51–60	6,1 (±2,7)	6,4 (±2,5)	3,6 (±1,1)
61–70	7,6 (±3,4)	6,5 (±2,2)	3,8 (±1,1)
71–80	7,7 (±4,0)	7,8 (±4,9)	3,8 (±1,0)
	Anteil der Osteoklast-Knochen-Kontaktfläche an der gesamten Trabekeloberfläche (HO%)		
21–30	0,61 (±0,4)	2,5 (±1,5)	
31–40	0,53 (±0,5)	1,6 (±1,0)	
41–50	0,59 (±0,51)	1,1 (±0,8)	
51–60	0,51 (±0,41)	1,9 (±1,1)	
61–70	0,50 (±0,41)	1,5 (±1,3)	
71–80	0,59 (±0,48)	2,1 (±1,8)	
	Osteoklastenindex OI		
		[a]	
21–30	1,02 (±0,64)	11,4 (±5,6)	
31–40	0,96 (±0,68)	6,4 (±2,7)	
41–50	1,00 (±0,82)	5,3 (±4,1)	
51–60	0,93 (±0,79)	9,4 (±5,5)	
61–70	0,93 (±0,77)	7,5 (±5,2)	
71–80	1,04 (±0,80)	9,3 (±7,5)	

[a] Andere Berechnungsart

bis auf 100% an, obwohl sie, bezogen auf die Gesamttrabekeloberfläche immer noch im Rahmen von 5–15% liegen kann.

Trotz dieser methodischen Einschränkungen gibt ein Vergleich der festgestellten Altersveränderungen ein überraschend einheitliches Bild (Abb. 28). Die Mittelwerte für die einzelnen Altersgruppen zeigen in Anbetracht der großen Variationsbreite keine signifikanten Unterschiede und es bleibt offen, ob der von DELLING für die Gesamtresorptionsfläche (HT) beobachtete Minimalwert in der 4. Dekade an einem größeren Material statistisch gesichert bleibt. Das gleiche gilt für den von BORDIER und TUN-CHOT (1972) beobachteten Anstieg nach dem 60. Altersjahr, der sich bereits bei der Umrechnung auf die gesamte Trabekeloberfläche als nicht mehr signifikant erweist. Zweifel an den erwähnten Altersunterschieden sind einmal deshalb angebracht, weil die Ausdehnung der Howshipschen Lakunen auch von der Anbautätigkeit abhängt und zu erwarten ist, daß mit dem Nachlassen der Osteoblastenaktivität im höheren Alter eine Zunahme eintritt. Dafür spricht auch die Tatsache, daß die auf der Präsenz der Osteoklasten basierenden Werte HO, $S_{V\text{ocl}}$, OI (vgl. Tabelle 6 und 7) übereinstimmend für alle Altersgruppen einen recht konstanten Mittelwert ergeben. Die Frage, warum DELLING (1975) trotz ähnlicher Methodik in seinem Material wesentlich höhere Osteoklastenwerte erhalten hat, bedarf noch der Abklärung.

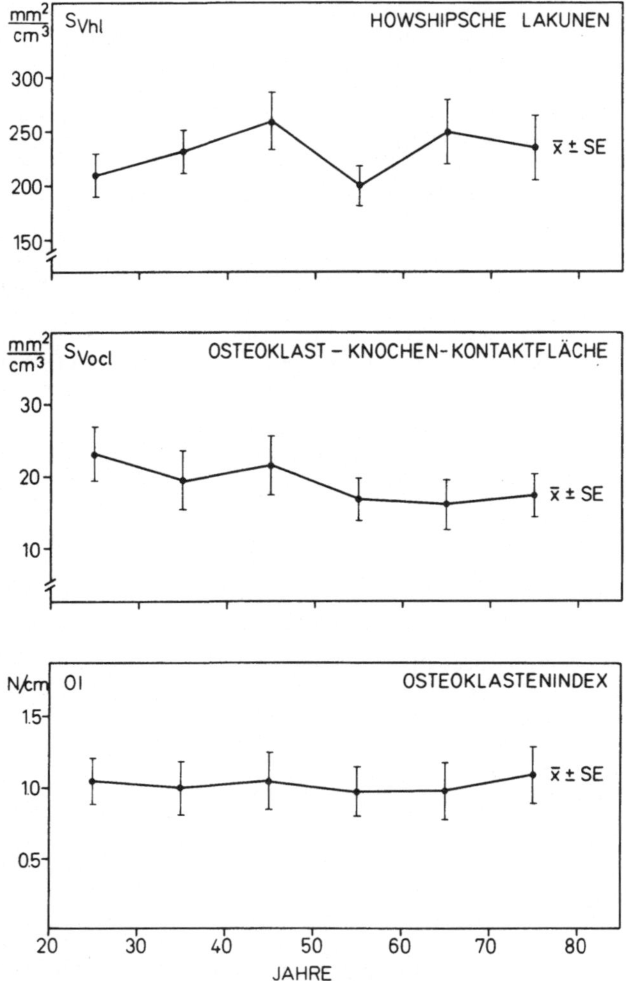

Abb. 28. Altersveränderungen einiger Resorptionsparameter bei Skeletgesunden. (Nach Schenk *et al.*, 1969, und Olah, 1974)

Auf die Schwierigkeiten einer lichtmikroskopischen Unterscheidung zwischen aktiven und inaktiven Osteoklasten wird mit Recht immer wieder hingewiesen. So trifft man bei der Osteopetrose auf recht zahlreiche Osteoklasten, obwohl die Resorption fast völlig darniederliegt. Allerdings weisen diese Zellen formale und färberische Besonderheiten auf. Das gleiche gilt für angeborene Defekte der Knochenresorption wie bei den schneidezahnlosen Ratten, bei denen es auch elektronenmikroskopisch und enzymhistochemisch schwierig ist, die Störungen am Zellbild der Osteoklasten zu erfassen (Marks, 1973; Schofield *et al.*, 1974). Auch tierexperimentell läßt sich zeigen, daß unter der Einwirkung resorptionshemmender Substanzen, wie z.B. gewisser Diphosphonate, die Zahl der mehrkernigen Chondro- und Osteoklasten trotz fast völlig blockierter Kno-

Tabelle 7. Auf die Oberflächendichte bezogene Umbauwerte in der Beckenkammspongiosa. Mittelwerte für die einzelnen Altersgruppen ± 1 Standardabweichung (SCHENK *et al.*, 1969; MERZ u. SCHENK, 1970b; OLAH, 1974, 114 Fälle)

Altersgruppe	Oberflächendichte der Osteoidsäume S_{Vos} (mm^2/cm^3)	Oberflächendichte der Osteoblast-Osteoid-Kontaktfläche S_{Vob} (mm^2/cm^3)
	Knochenanbau	
21–30	538,1 ($\pm 244,0$)	196,8 ($\pm 115,0$)
31–40	434,1 ($\pm 229,5$)	184,8 ($\pm 123,4$)
41–50	467,6 ($\pm 173,7$)	130,7 ($\pm 81,6$)
51–60	549,3 ($\pm 274,8$)	167,9 ($\pm 175,2$)
61–70	509,3 ($\pm 266,4$)	128,4 ($\pm 104,4$)
71–80	631,4 ($\pm 432,4$)	108,0 ($\pm 114,5$)

Altersgruppe	Oberflächendichte der Howshipschen Lakunen S_{Vhl} (mm^2/cm^3)	Oberflächendichte der Osteoklast-Knochen-Kontaktfläche S_{Vocl} (mm^2/cm^3)
	Knochenresorption	
21–30	211,0 ($\pm 81,7$)	23,3 ($\pm 15,1$)
31–40	232,0 ($\pm 90,4$)	19,5 ($\pm 18,3$)
41–50	260,9 ($\pm 110,6$)	21,5 ($\pm 18,3$)
51–60	199,5 ($\pm 84,2$)	16,7 ($\pm 14,1$)
61–70	250,3 ($\pm 135,1$)	16,1 ($\pm 15,1$)
71–80	233,8 ($\pm 126,1$)	17,4 ($\pm 13,2$)

chen- und Kalkknorpelresorption auch nach Wochen nur wenig zurückgeht (SCHENK *et al.*, 1973).

Damit steht fest, daß mit dem mikroskopischen Nachweis eines Osteoklasten noch nichts über dessen Resorptionsaktivität gesagt ist. Dennoch scheint die zahlenmäßige Präsenz dieser Zellen den Einfluß resorptionsfördernder Stimuli zu reflektieren und die Osteoklastenwerte stellen deshalb einen recht zuverlässigen Parameter für die Diagnose von Skeleterkrankungen dar, die mit einem gesteigerten Knochenabbau einhergehen. Dies hat OLAH (1974) an 32 operativ gesicherten Fällen von primärem Hyperparathyreoidismus nachweisen können (Abb. 29). Nur in 4 dieser Fälle lagen in der Biopsie die klassischen Zeichen einer Ostitis fibrosa vor, bei allen anderen war die Sicherung der Diagnose nur histomorphometrisch möglich. Alle zeigen aber Osteoklastenwerte, die eindeutig über dem Normbereich liegen. Zum gleichen Ergebnis kommt auch DELLING (1975), bei dessen Untersuchungen sich ebenfalls die Osteoklastenwerte im Verein mit der Vergrößerung der von Osteoblasten- und von Osteoidsäumen bedeckten Trabekeloberfläche als das verläßlichste Zeichen für das Vorliegen eines primären Hyperparathyreoidismus erwiesen. Sinngemäß ist auch das Vorliegen sehr tiefer Osteoklastenwerte oder ihr völliges Fehlen zu interpretieren, das beim Hypoparathyreoidismus beschrieben wird (HAAS *et al.*, 1968). Bei kritischer Interpretation der Befunde besteht also kein Grund, auf die Bestimmung dieser wichtigen Parameter für die Beurteilung der Knochenresorption zu verzichten.

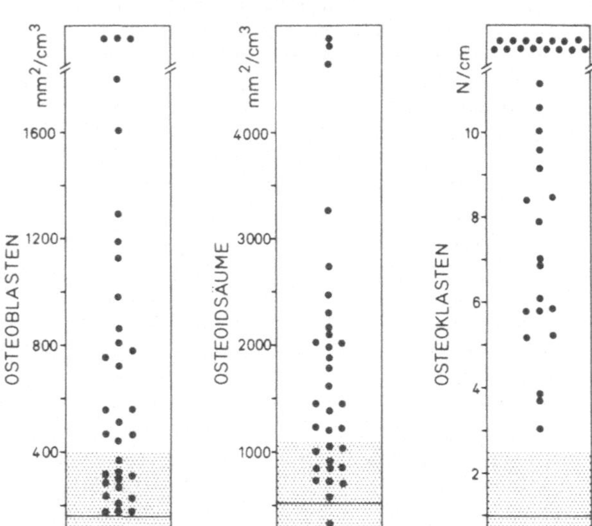

Abb. 29. Anbau- und Resorptionswerte bei 34 operativ gesicherten Fällen von primärem Hyperparathyreoidismus. Die Osteoklastenwerte liegen in allen Fällen deutlich über der Norm, die Osteobla-
sten- und Osteoidwerte bleiben bei rund einem Drittel im Normbereich. Die Fälle mit Osteoidvermehrung lassen sich aber aufgrund der in Abb. 27 dargestellten Korrelation von einem sekundären
Hyperparathyreoidismus abgrenzen

7. Funktionelle Aspekte und Regulation des Spongiosaumbaus

Die histomorphometrische Erfassung der Umbauvorgänge in der Spongiosa
macht zunächst aus rein methodischen Gründen eine getrennte Betrachtung
der Anbau- und Resorptionsvorgänge notwendig. Dabei darf aber nicht übersehen werden, daß gerade im Zuge der physiologischen Materialerneuerung im
Knochengewebe diese beiden gegenläufigen Prozesse in einer aufeinander abge-
stimmten zeitlichen und räumlichen Ordnung ablaufen müssen. Nur so ist in
jedem Zeitpunkt die geforderte mechanische Stabilität mit einem minimalen
Materialaufwand gewährleistet. Diese Einsicht hat zur Annahme geführt, daß
eine mehr oder weniger strenge Koppelung zwischen den An- und Abbauvorgängen besteht. Die Frage auf welcher Ebene diese Koppelung stattfindet und
wie streng die beiden Vorgänge in ihrer Abfolge miteinander verknüpft sind,
ist Gegenstand verschiedener Hypothesen, die sich für bestimmte Konzepte
des Knochenumbaues als nützlich und stimulierend erwiesen haben (FROST,
1966; RASMUSSEN u. BORDIER, 1974). Obwohl es im Augenblick noch verfrüht
wäre, zu diesen Theorien abschließend Stellung zu nehmen, bildet ihre Erörterung eine willkommene Gelegenheit, einige interessante Aspekte des Knochenumbaues und der daran beteiligten Zellen zu erörtern. Diese Betrachtungen
sind auf die physiologischen Umbauvorgänge im Skelet des Erwachsenen beschränkt, schließen also die komplexen Vorgänge des Wachstums, aber auch
die Regenerationsvorgänge nach Verletzungen aus.

Den Anstoß zu einer solchen Betrachtungweise hat ohne Zweifel FROST mit seinem BMU-Konzept gegeben (s.S. 81ff. dieses Handbuches). Die für diese „Basic Multicellular Units" abgeleiteten Grundsätze stützen sich fast ganz auf die Umbauvorgänge im kompakten Knochengewebe, die in Form der Osteonerneuerung oder des Haversschen Umbaues ablaufen. Für jedes in diesen Erneuerungsprozeß eintretende Osteon gilt die zeitliche Sequenz:

$$\text{Aktivierung} \longrightarrow \text{Resorption} \longrightarrow \text{Formation} \ (=\text{ARF}),$$

denn der Aufbau der konzentrischen, für ein Osteon typischen Knochenlamellen kann erst einsetzen, wenn zuerst ein Resorptionskanal ausgebildet wird. Aus dem üblichen Querschnittsbild einer Kortikalis ist die räumliche Abfolge dieser Teilvorgänge schwer zu fassen. An günstig getroffenen, axialen Längsschnitten ergibt sich aber regelmäßig eine typische Anordnung von Zellen und ihren Begleitelementen (Abb. 30). Diese ist charakterisiert durch eine Osteoklastenstaffel in der Spitze des Resorptionskanals (= „Osteoklastenbohrkopf" oder „Cutter cones"), ein axiales Blutgefäß oder eine Blutgefäßschlinge, und einer Osteoblastentapete, welche die Wand des Resorptionskanals bis nahe an die Osteoklastenstaffel heran auskleidet. Von diesen Osteoblasten geht die zentripetale Apposition neuer Knochenlamellen aus, die den Resorptionskanal allmählich konzentrisch bis zum Kaliber des definitiven Haversschen Kanals einengen. Aufgrund von Fluoreszenzmarkierungen wurde für das tägliche Vorrücken der Osteoklastenstaffel eine Strecke von 30–100 µm gerechnet. Auch die mittlere Matrixapposition durch die Osteoblasten ist mit rund 1 µm/die bekannt. Es ist offensichtlich, daß sich hinter diesem Umsatz an Interzellularsubstanz eine nicht minder eindrucksvolle Veränderung in der Zellpopulation verbirgt, die bis jetzt zahlenmäßig noch nicht genau erfaßt ist. Überschlagsmäßige Messungen und Berechnungen an unserem eigenen Material haben ergeben, daß die Osteoklastenstaffel im halbkugeligen oder kegelförmigen Ende eines 200 µm weiten Resorptionskanales aus etwa 30–50 Osteoklasten bestehen muß. Bei dieser Anzahl ist die Osteoklast-Knochen-Kontaktfläche mit mehrkernigen Riesenzellen voll besetzt. Unter der Annahme, daß die Osteoklastenstaffel pro Tag 50 µm vorrückt, werden zur Besiedlung der für den Anbau freigewordenen Wandung des Resorptionskanales täglich etwa 200 Osteoblasten benötigt. FROST (1966) verlegt das Proliferationszentrum für diesen Zellnachschub in eine Anhäufung undifferenzierter Zellen, welche zwischen den Osteoklasten und der Kuppe der Kapillarschlinge liegt. Die Koppelung zwischen Resorption und nachfolgender Formation stellt er sich so vor, daß durch die Aktivierung dieser pluripotenten (perivaskulären) Stammzellen Mitosen in Gang kommen, aus denen zunächst je eine Stammzelle und ein Osteoklast hervorgehen. Nach einer gewissen Anzahl solcher Teilungsschritte erfolgt eine Umstellung, und an Stelle von Osteoklasten liefert der Stammzellenpool Osteoblasten. Man muß aber betonen, daß FROST diese Vorstellungen sehr weit gefaßt hat und vor allem darauf abzielt, die bei der Osteonerneuerung zwangsläufig gekoppelten Vorgänge auf eine histogenetische Ebene zu projizieren. Er legt sich in keiner Weise auf eine bestimmte zytologische Abfolge der einzelnen Typen fest und analysiert den Haversschen Umbau im Sinne von populationsstatistischen Erhebungen, wie Geburtsrate und Lebensdauer der BMUs und der Dauer und Intensität ihrer Teilaktivitäten (s.S. 81ff.).

Zusammenfassend ist zu sagen, daß der Haverssche Umbau im Innern der Kortikalis einen echten Materialerneuerungsprozeß darstellt, welcher mit einer gewissen statistischen Wahrscheinlichkeit metabolisch nicht mehr aktives oder

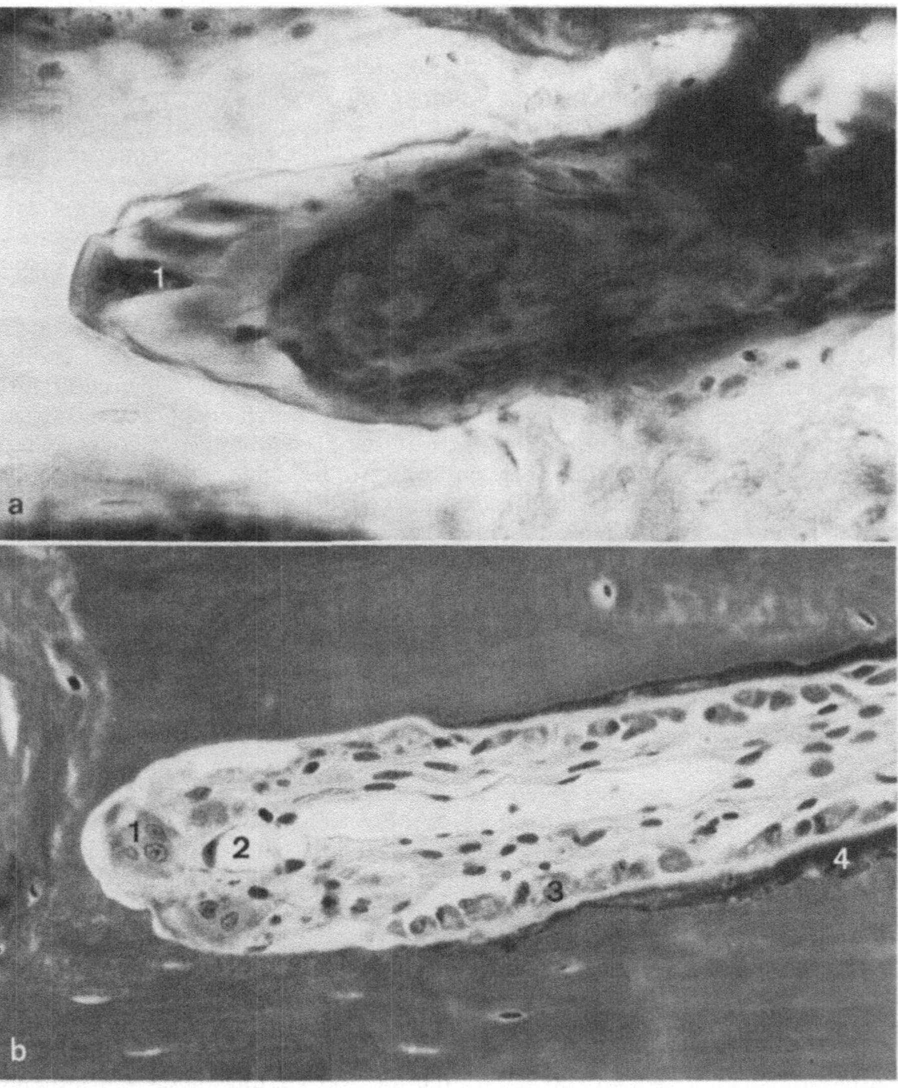

Abb. 30a u. b. Lokale und zeitliche Koppelung der Resorptions- und Anbauvorgänge beim Haversschen Umbau in der Kortikalis. Längsschnitte durch die Spitzen regenerierender Osteone nach stabil fixierten Osteotomien am Hunderadius (aus SCHENK u. WILLENEGGER, 1963 und 1964). (a) unentkalkter, 80 µm dicker Längsschliff nach Stückfärbung in basischem Fuchsin, 350:1. (b) unentkalkter, 5 µm dicker Mikrotomschnitt, GOLDNER-Färbung, 350:1. 1 — Osteoklastenstaffel, 2 — erweiterte Kapillarschlinge, 3 — Osteoblasten, 4 — Osteoidsaum

in seinen mechanischen Eigenschaften verändertes Knochengewebe durch neue, voll funktionstüchtige Einheiten ersetzt. In gewissem Grade mag das Prinzip der Materialerneuerung auch die Umbauaktivitäten entlang der äußeren, periostalen, und der inneren, endostalen, Oberfläche einer Diaphyse bestimmen. An diesen Oberflächen gewinnen die Resorptions- und Anbauvorgänge aber auch einen gestaltverändernden Einfluß. Dieser kommt am eindrücklichsten bei der Modellierung der Knochenform während des Wachstums und bei der Regeneration von Defekten zum Ausdruck. Unter diesen Bedingungen stehen Resorption und Apposition nicht mehr im Gleichgewicht, sondern treten isoliert auf oder führen zumindest zu einer negativen oder positiven Bilanz. Sie sind offensichtlich auf die mechanische Situation abgestimmt, Periost und Endost werden zum Träger einer funktionellen Anpassung.

Auch in der Spongiosa spielt sich zeitlebens ein Umbau ab, der einer Substanzerneuerung dient, ohne die feinere Architektur des Trabekelgerüsts zu verändern. Man nimmt wie bei der Osteonerneuerung an, daß dieser die Bereitstellung von relativ jungem Knochengewebe gewährleistet, das über ein leistungsfähiges endostal-osteozytäres System die für die Calciumhomöostase notwendigen raschen Ionenverschiebungen zwischen Knochengewebe und extrazellulärer Flüssigkeit ermöglicht. Es ist anzunehmen, daß für diesen metabolischen Umbau die gleiche „ARF-Sequenz" gültig ist wie bei der Osteonerneuerung, also für jeden Umbauplatz die Abfolge

$$\text{Aktivierung} \longrightarrow \text{Resorption} \longrightarrow \text{Formation.}$$

Für eine solche Annahme sprechen eine ganze Reihe von Befunden. So liegen Resorptions- und Anbauzonen auch im mikroskopischen Schnitt nicht selten dicht beieinander oder gehen sogar direkt ineinander über. An Stellen, wo dies nicht der Fall ist, wäre an Serienschnitten abzuklären, ob nicht auf einer anderen Schnittebene ein solcher Übergang besteht. Ein weiterer Hinweis ergibt sich aus den Spuren, welche der Umbau in Form der Kittlinien in der Interzellularsubstanz hinterläßt. Diese treten regelmäßig als Grenze zwischen Lamellenpaketen auf, die zu verschiedenen Zeitpunkten gebildet worden sind. Morphologisch können zwei Typen von Kittlinien unterschieden werden. Glatte, streng parallel zu den Knochenlamellen ausgerichtete, sog. „Haltelinien" (arrest lines) treten immer dann auf, wenn der Knochenanbau unterbrochen und frühestens nach völliger Mineralisation der terminalen Osteoidsäume wieder aufgenommen wird. Sie sind ein Zeichen dafür, daß eine Knochenneubildung ohne vorausgegangene Resorption ausgelöst wurde. Wenn die Knochenbildung auf einer ehemaligen Resorptionsfläche einsetzt, lassen die Kittlinien durch ihren bogenförmigen, von den Lamellengrenzen abweichenden Verlauf die Konturen der ehemaligen Howshipschen Lakunen erkennen („Umkehrlinie", reversal line). Zahlenmäßig überwiegen unter den Kittlinien innerhalb der Trabekel normalerweise die Umkehrlinien, was für die von FROST aufgestellte These spricht, daß an einem Umbauplatz einer Knochenbildung in der Regel eine Resorptionsphase vorangeht (TAKAHASHI *et al.*, 1964).

Aufgrund derartiger Überlegungen haben neuerdings RASMUSSEN und BORDIER (1974) das von FROST für den Kortikalisumbau entwickelte Konzept aufgegriffen und in abgeänderter Form auf den Spongiosaumbau übertragen. Sie übernehmen den Grundsatz Aktivierung $\longrightarrow$ Resorption $\longrightarrow$ Formation, präzisieren und erweitern ihn aber in der Weise, daß aus der zeitlichen und räumlichen Abfolge der histophysiologischen Vorgänge eine direkte Sequenz der verschiedenen Zelltypen wird, die im Sinne einer Modulation und Transformation ineinander übergehen sollen. So sollen die nach der Aktivierung mesenchymaler Stammzellen entstandenen vielkernigen Osteoklasten in einkernige Elemente zerfallen, die zunächst zu Präosteoblasten und ohne weitere Teilungsschritte zu Osteoblasten und zu Osteozyten werden. Letzten Endes soll die Zahl der Kerne eines Osteoklasten darüber entscheiden, wie viele Osteozyten später in der durch seine Resorptiontätigkeit entstandenen Grube ansässig sind. In Abänderung der von FROST geprägten Kurzbezeichnung BMU sprechen RASMUSSEN und

Bordier von „Bone Metabolizing Units" und „Bone Remodeling Units" (BRU) und fassen darunter die oben geschilderte zwangsläufige Folge der verschiedenen Zellformen zusammen. Der Zyklus wird schließlich geschlossen, indem unter bestimmten Bedingungen die Osteozyten unter osteolytischer Erweiterung ihrer Lakunen konfluieren, zu Osteoklasten fusionieren und evtl. in einen weiteren Umbauzyklus eintreten. Die morphologischen Befunde, die zur Unterstützung dieser Thesen vorgelegt werden, sind allerdings noch lückenhaft. Sie lassen vor allem außer acht, daß es sich bei den Osteoklasten um bewegliche oder zumindest verschiebbare Elemente handelt, und einkernige Zellen, die nach Abschluß der Resorption im Schnittbild einer Howshipschen Lakune oder eines grübchenartigen Resorptionsherdes vorkommen, durchaus nicht Bruchstücke eines früher dort ansässigen Osteoklasten sein müssen. Gerade die am Modell des Haversschen Umbaues gewonnenen Einsichten lassen eine dermaßen statische Interpretation des mikroskopischen Schnittbildes als fragwürdig erscheinen. Auch rasterelektronenmikroskopische Aufnahmen (Boyde u. Hobdell, 1969; Lindenfelser et al., 1974) sprechen dafür, daß sich Osteoklasten einzeln oder in Gruppen entlang der Trabekeloberfläche verschieben und dabei Rinnen und mit Dellen versehene Gruben hinterlassen, die später von neugebildeten Osteoblasten besiedelt werden. Diese Osteoblasten bleiben dann allerdings ansässig und werden teils als Osteozyten begraben oder beim Abschluß der Anbautätigkeit in endostale Belegzellen umgewandelt. Eine solche Vorstellung paßt auch in ihrer Dynamik wesentlich besser zu dem vom Haversschen Umbau abgeleiteten BMU-Konzept von Frost. Vor allem aber läßt sie sich besser in Einklang bringen mit neueren Erkenntnissen über die Herkunft der am Knochenumbau beteiligten Zellen. Aufgrund von autoradiographischen Studien wurden die Osteoklasten zunächst aus Osteoblasten abgeleitet (Tonna u. Conkrite, 1961), oder zusammen mit den Osteoblasten auf eine gemeinsame Stammzelle, die Osteoprogenitorzelle zurückgeführt (Kember, 1960; Young, 1963, 1964). Nach elektronenmikroskopisch-autoradiographischen Untersuchungen kam dann Scott (1967) zum Schluß, daß bei der Differenzierung von Osteoblasten und Osteoklasten verschiedene Wege beschritten werden. Jee und Nolan (1963) konnten zeigen, daß markierte Makrophagen zu Osteoklasten fusionieren können. Mit einer verbesserten Technik haben Goethlin und Ericsson (1973) diese Befunde bestätigt und durch aufschlußreiche H^3-Thymidinmarkierungen an parabiotischen Ratten ergänzt. Aufgrund ihrer Ergebnisse muß man annehmen, daß die Osteoklasten tatsächlich durch Fusion von Monozyten-Makrophagen entstehen, während die Osteoblasten von nicht hämatogenen Vorläufern (Mesenchymzellen, Fibroblasten) abzuleiten sind. Elektronenmikroskopische Beobachtungen am Endost (Luk et al., 1974) sprechen ebenfalls in diesem Sinne.

Die genannten Argumente sprechen wohl gegen die allzu strikte Koppelung von Resorption und Knochenbildung auf der zellulären Ebene, nicht aber gegen das ursprüngliche BMU-Konzept von Frost, das ja keine zwangsläufige zytogenetische Verknüpfung der Teilvorgänge postuliert und in Analogie zum Haversschen Umbau der Kompakta einen wesentlichen Beitrag zum Verständnis der Dynamik des physiologischen Umbaus in der Spongiosa liefert. Bei der Analyse der Umbauvorgänge in der Spongiosa ist aber noch zu prüfen, inwieweit diese im Dienst einer reinen Materialerneuerung und damit des Mineralstoffwechsels stehen, oder aber einen formverändernden Charakter im Sinne einer funktionellen Anpassung haben.

Bereits bei der Besprechung der Strukturwerte wurde auf die mit zunehmendem Alter immer häufiger und deutlicher in Erscheinung tretende trajektorielle Ausrichtung und kompensatorische Verstärkung der Trabekelzüge hingewiesen, die Ausdruck einer funktionellen Anpassung des Restgefüges nach partieller Bälkchenatrophie sind. Ort und Bilanz der Umbauvorgänge entlang der Trabekeloberfläche scheinen also von der Einwirkung mechanischer Kräfte abhängig zu sein. Es ist durchaus denkbar, daß bei dieser formverändernden funktionellen Anpassung Resorption und Formation nicht mehr gekoppelt ablaufen, sondern unabhängig voneinander an bestimmten Stellen der Trabekeloberfläche ausgelöst werden können. Ausschlaggebend wäre dafür das Auftreten von Signalen, die gesetzmäßig bei einer Verformung der Trabekel abgegeben werden und in bestimmter Weise eine Knochenneubildung oder eine Knochenresorption anregen (piezoelektrische Effekte nach BASSETT, 1968 u.a.). Ein solches Konzept würde bedeuten, daß entlang der Trabekeloberflächen nach Maßgabe der mechanischen Situation wahlweise Knochenneubildung oder Knochenresorption ausgelöst oder in ihrer Intensität oder Dauer beeinflußt werden könnten.

Unter pathologischen Bedingungen treten im Reaktionsmuster der Spongiosa (bzw. des Endostes) tatsächlich Situationen auf, bei denen die Knochenbildung unabhängig von der Resorption stimuliert wird. Hier sind in erster Linie die durch Defekte oder Frakturen ausgelösten Reparationsvorgänge zu nennen, die innerhalb von wenigen Tagen in Gang kommen und von einer massiven osteoblastischen Reaktion eingeleitet werden, auf die erst nach 10–14 Tagen eine, vom Auftreten von Osteoklasten begleitete Umbauphase folgt (DRAENERT *et al.*). Eine extensive Stimulierung des osteoblastären Knochenanbaus kennzeichnet auch die Initialphase einer hochdosierten Natriumfluoridbehandlung, der keine osteoklastische Resorptionswelle vorausgeht (SCHENK *et al.*, 1970). Außerdem ist zu beachten, daß bei fast allen sog. metabolischen Skeleterkrankungen bei längerer Dauer Veränderungen eintreten, die zu einer mechanischen Insuffizienz führen und über den mechanischen Regler Anpassungs- und Reparationsvorgänge auslösen, welche die Aktivität der postulierten Umbaueinheiten überlagern oder modifizieren. Dies gilt für den alters- oder hormonell bedingten Schwund an Knochenmasse ebenso wie für die Fälle, bei denen durch eine gestörte Mineralisation eine verringerte Festigkeit der knöchernen Interzellularsubstanz verursacht wird.

Alle diese Aspekte der Regulation der Umbauvorgänge sind bei der Interpretation der Morphometriewerte zu beachten. Vor allem fallen sie ins Gewicht, wenn die aus der Biopsie gewonnenen Daten mit anderen klinischen und klinischchemischen Befunden verglichen werden. FROST weist zu Recht immer wieder darauf hin, daß unter veränderten Bedingungen, z.B. nach dem Einsetzen einer Behandlung, die Aktivierung der Umbaueinheiten in den ersten Wochen ein Überwiegen der Resorption vortäuschen kann, die später durch eine massive Anbauphase abgelöst wird, welche ebensosehr Anlaß zu Fehlschlüssen geben kann. Ähnliches gilt auch für die erwähnten lokalen Modifikationen im Reaktionsmuster der Spongiosa. Sie unterstreichen die Forderung, daß die morphometrisch erhobenen Werte aus einer Knochenbiopsie nur im Rahmen der übrigen klinischen Daten zu beurteilen sind und gerade bei der Untersuchung von Einzelfällen in Kenntnis des gesamten Krankheitsverlaufes und der möglichen Auswirkung therapeutischer Maßnahmen zu interpretieren sind.

Literatur

ANDERSON, H.C.: Vesicles associated with calcification in the matrix of epiphyseal cartilage. J. Cell Biol. **41**, 59–72 (1969)

BASSETT, C.A.L.: Biologic significance of piezoelectricity. Calcif. Tiss. Res. **1**, 252–272 (1968)

BONUCCI, E.: Fine structure of early cartilage calcification. J. Ultrastruct. Res. **20**, 33–50 (1967)

Bordier, P., Matrajt, H., Miravet, L., Hioco, D.: Mesure histologique de la resorption osseuse dans l'ostéoporose: étude préliminaire. In: Calcified tissues, Proceedings of the Second European Symposium, edited by L.J. Richelle and M.J. Dallemagne. Collection des Colloques de l'Université de Liège, 39–50 (1965)

Bordier, P.J., Tun-Chot, S.: Quantitative histology of metabolic bone disease. J. clin. Endocr. 1, 197–215 (1972)

Boyde, A., Hobdell, M.H.: Scanning electron microscopy of lamellar bone. Z. Zellforsch. 93, 213–231 (1969)

Burkhardt, R.: Technische Verbesserungen und Anwendungsbereich der Histo-Biopsie von Knochenmark und Knochen. Klin. Wschr. 44, 326–334 (1966)

Burkhardt, R.: Präparative Voraussetzungen zur klinischen Histologie des menschlichen Knochenmarks, 1. Mitteilung. Blut 13, 337–357 (1966)

Burkhardt, R.: Präparative Voraussetzungen zur klinischen Histologie des menschlichen Knochenmarks, 2. Mitteilung. Blut 14, 30–46 (1966)

Burkhardt, R.: Farbatlas der klinischen Histopathologie von Knochenmark und Knochen. Berlin-Heidelberg-New York: Springer 1970

Chalkley, H.W.: Methods for quantitative morphologic analysis of tissues. J. nat. Cancer Inst. 4, 47–54 (1943)

Courpron, P.: Données histologiques quantitatives sur le vieillissement osseux humain. Lyon (1972)

Delling, G.: Altersabhängige Skeletveränderungen. Histomorphometrische Untersuchungen an der menschlichen Beckenkammspongiosa. Klin. Wschr. 52, 318–325 (1974)

Delling, G.: Endokrine Osteopathien. Veröffentlichungen aus der Pathologie, Heft 98. Stuttgart: Fischer 1975

Dhem, A.: Le remaniement de l'os adulte. Thèse, Arscia S.A., Bruxelles, 39–50 (1967)

Draenert, K., Schenk, R.K., Willenegger, H.: Bone repair under stable conditions in cancellous bone. Healing pattern of osteotomies in the tibial head of dogs. (in preparation)

Dudley, H.R., Spiro, D.: The fine structure of bone cells. J. biophys. biochem. Cytol. 11, 627–649 (1961)

Eger, W.: Pathologische Anatomie der Osteoporose unter besonderer Berücksichtigung der Mineralstoffwechselvorgänge im Knochengewebe. Verh. dtsch. Ges. inn. Med. 71, 533–568 (1965)

Eger, W., Gerner, H.J., Kaemmerer, H.: Bau und Dichte der menschlichen Spongiosa in Rippe, Wirbel und Becken als Ausdruck der statischen Funktion. Arch. orthop. Unfall-Chir. 62, 97–112 (1967)

Frost, H.M.: Bone remodelling dynamics. Springfield, Ill.: Thomas 1963

Frost, H.M.: The bone dynamics in osteoporosis and osteomalacia. Springfield, Ill.: Thomas 1966

Frost, H.M.: Tetracycline-based histological analysis of bone remodeling. Calcif. Tiss. Res. 3, 211–217 (1969)

Frost, H.M.: The physiology of cartilaginous, fibrous and bony tissue. Springfield, Ill.: Thomas 1972

Giroux, J.-M., Courpron, P., Meunier, P.: Histomorphometrie de l'ostéopénie physiologique sénile. Lyon (1975)

Glagoleff, A.A.: On the geometrical methods of quantitative mineralogic analysis of rocks. Tr. Inst. Econ. Min. and Metal. (Mosk.) 59, 1–47 (1933)

Goethlin, G., Ericsson, J.L.E.: On the histogenesis of the cells in fracture callus. Electron microscopic autoradiographic observations in parabiotic rats and studies on labeled monocytes. Virchows Arch. Abt. B Zellpath. 12, 318–329 (1973)

Haas, H.G., Olah, A.J., Dambacher, M.: Hypoparathyreoidismus. Dtsch. med. Wschr. 93, 6 (1968)

Hennig, A.: Kritische Betrachtungen zur Volumen- und Oberflächenmessung in der Mikroskopie. Zeiss Werkzeitschrift 30, 78–86 (1958)

Holtrop, M.E., Weinger, J.M.: Ultrastructural evidence for a transport system in bone. In: Talmage, R.V., Munson, P.L. (eds.): Calcium, Parathyroid Hormone and the Calcitonins. Excerpta med. (Amst.) 365–374 (1972)

Jaworski, Z.F., Lok, E.: The rate of osteoclastic bone erosion in Haversian remodeling sites of adult dog's rib. Calcif. Tiss. Res. 10, 103–112 (1972)

Jowsey, J., Kelly, P.J., Riggs, B.L., Bianco, A.J., Scholz, D.A., Gershon-Cohen, J.: Quantitative microradiographic studies of normal and osteoporotic bone. J. Bone Jt Surg. **47-A**, 785–806 (1965)

JOWSEY, J.: Microradiography. A morphologic approach to quantitating bone turnover. In: Clinical aspects of metabolic bone disease (eds. FRAME, B., PARFITT, A.M., DUNCAN, H.). Excerpta med. (Amst.) 114–123 (1973)

KEMBER, N.F.: Cell division in enchondral ossification. A study of cell proliferation in rat bones by the method of tritiated thymidine autoradiography. J. Bone Jt Surg. **42 B**, 824–839 (1960)

KOELLIKER, A.: Die normale Resorption der Knochengewebe. Leipzig: Vogel 1873

KRUTSAY, M.: Methode zur Darstellung einiger Kalziumverbindungen in histologischen Schnitten. Acta histochem. **15**, 192–193 (1963)

LINDENFELSER, R., HAUBERT, P., KROENERT, W.: Der spongiöse Knochen bei primärem Hyperparathyreoidismus. Zbl. allg. Path. **114**, 606–609 (1971)

LINDENFELSER, R.: Rasterelektronenmikroskopie des Knochens (Referat). Verh. dtsch. Ges. Path. **58**, 83–98 (1974)

LUK, S.C., NOPAJAROONSRI, C., SIMON, G.T.: The ultrastructure of endosteum: A topographic study in young adult rabbits. J. Ultrastruct. Res. **46**, 165–183 (1974)

MARKS, S.C.: Pathogenesis of osteopetrosis in the ia rat: Reduced bone resorption due to reduced osteoclast function. Amer. J. Anat. **138**, 165–190 (1973)

MATRAJT, H., BORDIER, P., MARTIN, J., HIOCO, D.: Technique pour l'inclusion des biopsies osseuses non décalcifiées. J. Microsc. **6**, 499–504 (1967)

MERZ, W.A.: Die Streckenmessung an gerichteten Strukturen im Mikroskop und ihre Anwendung zur Bestimmung von Oberflächen-Volumen-Relationen im Knochengewebe. Mikroskopie **22**, 132–142 (1967)

MERZ, W.A., SCHENK, R.K.: Quantitative structural analysis of human cancellous bone. Acta anat. **75**, 54–66 (1970a)

MERZ, W.A., SCHENK, R.K.: A quantitative histological study on bone formation in human cancellous bone. Acta anat. **76**, 1–15 (1970b)

MEUNIER, P., VIGNON, G., VAUZELLE, J.L.: Méthodes histologiques quantitatives en pathologie osseuse. Rev. Lyon. Med. **18**, 133–142 (1969)

MEUNIER, P., BERNARD, J., VIGNON, G.: The measurement of periosteocytic enlargement in primary and secondary hyperparathyroidism. Israel J. med. Sci. **7**, 482–485 (1971)

OLAH, A.J., SCHENK, R.K.: Veränderungen des Knochenvolumens und des Knochenanbaus in menschlichen Rippen und ihre Abhängigkeit von Alter und Geschlecht. Acta anat. **72**, 584–602 (1969)

OLAH, A.J.: Histomorphometrie des Knochens (Referat). Verh. dtsch. Ges. Path. **58**, 104–113 (1974)

OLAH, A.J., REUTTER, F.W., SCHENK, R.K.: Histological bone changes after long-term treatment with sodium fluoride. In: Calcium metabolism, Bone and Metabolic bone diseases (eds. KUHLENCORDT, F., KRUSE, H.-P.), pp. 146–150. Berlin-Heidelberg-New York: Springer 1975

RASMUSSEN, H., BORDIER, P.: The physiological and cellular basis of metabolic bone disease. Baltimore: Williams & Wilkins 1974

SCHENK, R.K.: Zur histologischen Verarbeitung von unentkalkten Knochen. Acta anat. **60**, 3–19 (1965)

SCHENK, R., WILLENEGGER, H.: Morphological findings in primary fracture healing. Symp. Biol. Hung. **7**, 75–86 (1967)

SCHENK, R.K., MERZ, W.A., MUELLER, J.: A quantitative histological study on bone resorption in human cancellous bone. Acta anat. **74**, 44–53 (1969)

SCHENK, R.K., MERZ, W.A.: Histologisch-morphometrische Untersuchungen über Altersatrophie und senile Osteoporose in der Spongiosa des Beckenkammes. Dtsch. med. Wschr. **94**, 206–208 (1969)

SCHENK, R.K., MERZ, W.A., REUTTER, F.W.: Fluoride in osteoporosis. Quantitative histological studies on bone structure and bone remodelling in serial biopsies of iliac crest. In: Fluoride in Medicine (ed. VISCHER, Th.L.), p. 153–169. Bern: Hans Huber 1970

SCHENK, R.K., MERZ, W.A., MUEHLBAUER, R., RUSSELL, R.G.G., FLEISCH, H.: Effect of Ethane-1-Hydroxy-1,1-Diphosphonate (EHDP) and Dichloromethylene-Diphosphonate (Cl_2MDP) on the calcification and resorption of cartilage and bone in the tibial epiphysis and metaphysis of rats. Calcif. Tiss. Res. **11**, 179–195 (1973)

Schenk, R.K., Olah, A.J., Merz, W.A.: Bone Cell Counts. In: Clinical aspects of metabolic bone disease (eds. Frame, B., Parfitt, A.M., Duncan, H.). Excerpta med. (Amst.) 103–113 (1973)

Schenk, R.K.: Ultrastruktur des Knochens (Referat). Verh. dtsch. Ges. Path. **58**, 72–83 (1974)

Schofield, B.H., Levin, L.S., Doty, S.B.: Ultrastructure and lysosomal histochemistry of ia rat osteoclasts. Calcif. Tiss. Res. **14**, 153–160 (1974)

Smith, C.S., Guttman, L.: Measurement of internal boundaries in three-dimensional structures by random sectioning. J. Metals **5**, 81–87 (1953)

Takahashi, H., Epker, B.N., Hattner, R., Frost, H.M.: Evidence that bone resorption precedes bone formation at the cellular level. H. Ford. Hosp. med. Bull. **12**, 391–395 (1964)

Tonna, E.A., Cronkite, E.P.: Use of tritiated thymidine for the study of the origin of the osteoclasts. Nature **190**, 459–468 (1961)

Underwood, E.E.: Quantitative Stereology. Reading, Mass.: Addison-Wesley 1970

Vittali, H.P.: Knochenerkrankungen. Histologie und Klinik. Sandoz Basel (1970)

Wagner, H.: Präsenile Osteoporose. Stuttgart: Thieme 1965

Wegmann, A.: Die Alters- und Geschlechtsunterschiede des Knochenanbaus in Rippenkortikalis und Beckenkammspongiosa. Acta anat. **84**, 572–583 (1973)

Weibel, E.R.: Principles and methods for the morphometric study of the lungs and other organs. Lab. Invest. **12**, 131–155 (1963a)

Weibel, E.R.: Morphometry of the human lung. Berlin-Göttingen-Heidelberg: Springer and New York: Academic Press 1963b

Weibel, E.R.: Stereological principles for morphometry in electron microscopic cytology. Int. Rev. Cytol. **26**, 235–302 (1969)

Weibel, E.R., Bolender, R.P.: Stereological techniques for electron microscopic morphometry. In: Principles and Techniques of Electron Microscopy (ed. M.A. Hayat) **3**, 237–296. New York: Van Nostrand Reinhold Co., 1973

Weiss, L.: The structure of bone marrow. Functional interrelationships of vascular and hematopoietic compartments in experimental hemolytic anemia: An electron microscopic study. J. Morph. **117**, 467–538 (1965)

Young, R.W.: Nucleic acids, protein synthesis and bone. Clin. Orthop. **26**, 147–160 (1963)

Young, R.W.: Specialization of bone cells. In: Bone biodynamics (ed. H. Frost), p. 117–139. Boston: Little Brown & Co. 1964

III. Chemische Analyse des Knochens

Von

H.J. Dulce

1. Einleitung

Bei Knochenbiopsien werden Materialmengen von 50–100 mg Frischgewebe entnommen. Knochenexzisionen erbringen meist Mengen bis zu 1 g. Pathologisch-anatomische Präparate gestatten dagegen Entnahmen von weit mehr als 1 g Knochengewebe. Sofern möglich, kann eine mechanische Abtrennung der Kompakta von der Spongiosa vorgenommen werden.

Eine chemische Analyse von Knochengewebe muß methodisch auf diese stark verschiedenen Ausgangsmengen ausgerichtet sein.

Im Vorfeld der chemischen Analyse müssen der Wassergehalt und/oder das Volumen des Gewebestückes ermittelt werden. Man erhält auf diese Weise das Knochenvolumen oder das Trockengewicht als Bezugssystem für weitere Analysen, die grundsätzlich in der Knochentrockensubstanz nach Entfetten durchgeführt werden.

2. Wassergehalt

Der Wassergehalt wird nach kurzem Abtupfen der Gewebestücke, um anhaftendes Blut oder Knochenmark zu entfernen, mit Hilfe der Wägung vor und nach dem Trocknungsverfahren bestimmt. Oberflächlich haftende Knochenmarkanteile können auch vorsichtig abgesaugt werden. Als Trocknungsverfahren muß die Gefriertrocknung verwendet werden. Dieses Verfahren bewirkt keine Änderung der Mineralstruktur des Knochens.

3. Volumen und Dichte

Das Gewebevolumen wird ermittelt als Summe des Wassergehaltes und der Volumenverdrängung der Trockensubstanz. Trocknung und Volumenbestimmung können an einem Gewebestück nacheinander durchgeführt werden. Zum Schluß wird die Trocknung bis zur Gewichtskonstanz im Vakuum wiederholt. Mit der Volumenbestimmung ist die Dichteberechnung möglich.

4. Fettgehalt

Anschließend erfolgt die Abtrennung des Fettgehalts durch mehrmalige Aceton-Ätherextraktion. Man erhält auf diese Weise nach Trocknung bei 105° C und Auswaage den anteiligen Fettgehalt, und es hinterbleibt die fettfreie Trockensubstanz, die dann für die Analysengänge zu teilen ist.

5. Mineralgehalt

Der Mineralgehalt kann als Ganzes in der fettfreien Trockensubstanz dargestellt und bestimmt werden. Die Analyse der Einzelkomponenten erfolgt dann
im protein- und zellfreien Rückstand, der jetzt leicht zermörsert werden kann.
Die Einzelkomponenten des Knochenminerals können aber auch direkt in der
fettfreien Trockensubstanz ermittelt werden.

Verfahren zur Bestimmung des Gesamtmineralgehaltes:

1. Veraschung bei 500°–600° C im Muffelofen über 10 Std. Die Rückwaage
nach Abkühlen ergibt unmittelbar den Asche- oder Mineral-Gehalt. Dieses Verfahren verbrennt die organische Substanz und beläßt die NaCl-, KCl- und Cal-
ciumcarbonatanteile im Mineral. Verlorengeht Wasser der Kristallgitterstrukturen und adsorbiertes Bicarbonat. Eine gewisse Veränderung der apatitischen
Strukturen, besonders der mikrokristallinen, ist zu erwarten. Zur anschließenden
kristallographischen Analyse ist dieses Verfahren nicht optimal, wohl aber für
die weitere chemische Analyse.
2. Formamidaufschluß nach Stegemann und Jung (1960).
Der fettfreie Knochen wird durch Kochen mit Formamid und anschließender
Trocknung im Vakuum von der organischen Substanz befreit. Dieses Verfahren
ist für kristallographische und chemische Mineralanalysen optimal geeignet,
weil kaum Strukturveränderungen der anorganischen Substanz auftreten.
3. KOH-Glycerin-Aufschluß nach Gabriel (1894).
Dieses ältere Verfahren führt in gleicher Weise wie der Formamidaufschluß zum
Abtrennen der Kollagenmatrix. Nur sollen geringe Mineralstrukturveränderun-
gen möglich sein.
4. Autoklavenaufschluß nach Robinson und Watson (1955).
Bei diesem Verfahren wird die Knochenmatrix in Gelatine umgewandelt und
als solche vom Mineral extrahiert. Dieses Verfahren ist am wenigsten quantitativ
und beeinflußt die Gitterstrukturen. Die chemische Analyse des Rückstandes
bleibt dagegen unverfälscht.

In der pulverisierten reinen Mineralsubstanz lassen sich alle Bausteinanalysen
mit geeigneten Methoden leicht durchführen.

6. Kristallographische Analyse

Um die Gitterstrukturen zu erfassen, verwendet man die Rö-Kleinwinkelbeu-
gung nach Debye-Scherrer. Damit stellen sich die Anteile reifer und amorpher
apatitischer Phosphate sowie an Defektapatit und Octacalciumphosphat quantitativ und qualitativ auswertbar dar. Gerade für wachsendes Knochengewebe oder
Kallusgewebe besitzt dieses Verfahren gute Aussagekraft. Durch Infrarotspek-
troskopie besteht die Möglichkeit, Bindungsverhältnisse der Anionen im Gitter
zu differenzieren.

7. Löslichkeit

Die Löslichkeit des Knochenminerals wird ermittelt durch Bestimmen der
Hauptbausteinkomponenten des Apatits, wie Ca, P, CO_3, H und F in einer
gesättigten Lösung des Knochenminerals bei 37° C. Die Ergebnisse gestatten

die Berechnung von Ionenprodukten, die mit den Löslichkeitsprodukten bekannter Calciumphosphate in Beziehung gesetzt werden können.

8. Nachweis der Einzelbausteine der Mineralsubstanz

Die veraschte oder mit Formamid vorbehandelte und wieder getrocknete Knochensubstanz wird zermahlen und eingewogen. Man löst 25–50 mg Pulver in 10 ml 1 m HCl auf und verdünnt später nach Bedarf mit Aqua dest. In der Lösung können die Nachweise von Ca, Mg, Na, K, P, CO_3 und F durchgeführt werden.

Um Gesamt- und anorganisches Phosphat getrennt zu bestimmen, muß man einen Trichloressigsäureextrakt aus der fettfreien Trockensubstanz herstellen.

8.1. Calciumbestimmung

a) Atomabsorptionsspektrophotometrie mit Graphitrohr-Küvette. Durch die Graphitrohr-Küvette wird die Methode 1 000fach empfindlicher. Sie hat die geringste Fehleranfälligkeit.
b) Chelatometrische Mikrotitration (SIEGMUND u. DULCE, 1960; QUICKER u. DULCE, 1968). In der Küvette eines Photometers wird bei 477 nm nach Zusatz von Murexidlösung und carbonatfreier Natronlauge mit EDTA-Lösung bis zum Farbumschlag titriert. Hierbei ist der schnelle Zusatz von EDTA-Lösung in Schritten von ca. 20 µl entscheidend für die Genauigkeit der Methode.
c) Ionensensitive Elektrode mit Digitalanzeiger und Drucker oder Schreiber (Orion Research Inc., Cambridge, Mass., USA).

8.2. Magnesiumbestimmung

Atomabsorptionsspektrophotometrie mit Graphitrohr-Küvette. Andere Verfahren, wie die mit Titangelb als Komplexbildner, gelten als nicht mehr konkurrenzfähig.

8.3. Natrium-Kaliumbestimmung

Flammenphotometrie mit Li-Referenz.
Hierbei ist auf die Interferenz zwischen etwa gleichen Kalium- und Natriummengen zu achten. Es müssen entsprechende Misch-Eichkurven angefertigt werden.

8.4. Phosphorbestimmung

a) *Phosphorbestimmung als anorganisches P.*
Photometrische Methode nach FISKE und SUBBAROW (1925).
Es werden durch Zusatz von Molybdänsäure und Reduktionsmittel niedere blaugefärbte Molybdänoxide gebildet, die bei 578 nm photometriert werden. Diese Methode hat gute Präzision.

b) *Phosphorbestimmung als Gesamt-P* (Dulce, 1960).
Der Trichloressigsäureextrakt der fettfreien Trockensubstanz wird mit 2,5 m H_2SO_4 hydrolysiert, und anschließend nach Fiske-Subbarow Phosphor bestimmt.

8.5. Fluoridbestimmung

Ionensensitive Elektrode (Orion Research Inc., Cambridge/Mass., USA).

8.6. Bleibestimmung

Es handelt sich meist um eine toxikologische Analyse (Gossmann u. Heilenz, 1967), die spektralanalytisch durchgeführt wird.

8.7. Carbonatbestimmung

Gasanalytisch im Warburgapparat nach Freisetzen des CO_2 mit H_2SO_4 aus fettfreier Trockensubstanz.

Aufgrund dieser Analysen werden die Mineralstoffkonzentrationen in Mol/kg Mineralsubstanz angegeben und auf Mol/kg fettfreie Trockensubstanz, gegebenenfalls auf Mol/kg Frischgewicht umgerechnet. Wenn das Knochenvolumen bekannt war, kann man sogar Mol/Volumen berechnen und damit gewisse Beziehung zu röntgenologischen Mineralstoffbestimmungen herstellen.

Nach der chemischen Analyse kann die molare Zusammensetzung des Knochenminerals ermittelt werden. Man erkennt dann auch, inwieweit das Mineral mit Apatit, Defektapatit oder Octacalciumphosphat übereinstimmt. Für diese Vergleiche ist die Berechnung des molaren Ca/P-Quotienten nützlich, der bei reifen Apatiten 1,67, bei Defektapatiten 1,5 und bei Octacalciumphosphat 1,33 beträgt.

9. Knochenmatrix

Die eigentliche Knochenmatrix wird nach Entkalken und/oder Extrahieren der fettfreien Trockensubstanz auf ihre Struktur analysiert. Zu vergleichenden Untersuchungen, insbesondere diagnostischer Art, können aber auch die meisten Analysen direkt in der unentkalkten oder entkalkten fettfreien Trockensubstanz durchgeführt werden. Die Ergebnisse zeigen dann die anteilige Knochenzusammensetzung an organischer Substanz.

Entkalkung

Die Entkalkung wird mit EDTA-Lösung (100 g/l pH 7,5) oder 1 m HCl durchgeführt. Anschließend wäscht man mit Aqua dest. nach und trocknet das Gewebestück. Die Rückwägung ergibt den Gesamtmatrixanteil, der auch über die Gesamt-N-Analyse ermittelt werden kann.

9.1. Gesamt-N

In der entkalkten oder unentkalkten fettfreien Trockensubstanz wird nach Kjeldahl nach Veraschung in konz. H_2SO_4 Stickstoff bestimmt. Durch Multiplikation des Gesamt-N in der unentkalkten fettfreien Trockensubstanz mit dem Faktor 5,5 erhält man den Gesamtmatrixanteil (EASTOE u. EASTOE, 1954).

9.2. Kollagen

Die Bestimmung erfolgt in der unentkalkten oder EDTA-entkalkten fettfreien Trockensubstanz oder im Autoklavenextrakt. Man ermittelt den OH-Prolingehalt mit dem Hypronosticontest „Organon" und multipliziert mit 7,7, um Kollagen zu erhalten. Eine Differenzierung des Knochenkollagens in eine unlösliche und eine lösliche Fraktion ist bisher nicht erfolgt. Der Kollagen-N-Anteil beträgt 18,5% des Kollagengehaltes.

9.3. Aminosäureanalyse

Nach HCl-Hydrolyse der einzelnen Proteinfraktionen oder der entkalkten fettfreien Trockensubstanz ist die quantitative Aminosäureanalyse mit einem der gebräuchlichen Automaten nach MOORE-STEIN möglich.

9.4. Hexosaminbestimmung

Um den Mukopolysaccharidanteil zu ermitteln, wird aus dem HCl-Hydrolysat (4 n HCl 110° C 24 Std im Bombenrohr) der entkalkten oder unentkalkten Trockensubstanz oder des Autoklavenrückstandes oder des $CaCl_2$-Extraktes Hexosamin nach BOAS (1953) bestimmt. Die Methode beruht auf der Kondensation mit Acetylaceton und der Farbstoffbildung mit Ehrlich's Reagenz.

9.5. Sulfatbestimmung

Um den Anteil der sauren Mukopolysaccharide zu ermitteln, wird aus dem gleichen HCl-Hydrolysat wie oben Sulfat nach der Benzidinmethode (FROMAGEOT *et al.*, 1955) bestimmt. Der Quotient zwischen N und SO_4-Gehalt zeigt das Verhältnis von Kollagen zu sauren Mukopolysacchariden an.

9.6. Glucosebestimmung

Im HCl-Hydrolysat wird nach Neutralisieren mit NaOH Glucose enzymatisch bestimmt.

9.7. Uronsäurebestimmung

Zur Uronsäurebestimmung nach DISCHE (1947) wird entkalkte oder unentkalkte Trockensubstanz oder der Autoklavenrückstand oder der $CaCl_2$-Extrakt mit konz. H_2SO_4 hydrolysiert. Die Methode beruht auf der Kondensation eines Carbazolfarbstoffes.

Bezugssystem für alle Matrixanalysen ist die fettfreie entkalkte oder unentkalkte Trockensubstanz.

10. Stoffwechsel und Zellgehalt

Enzyme und Substrate im Knochengewebe können diagnostische Bedeutung erhalten, auch wenn es Löslichkeiten zu beurteilen gilt. Knochenzellen sind Träger dieser Stoffwechselaktivitäten.

10.1. Enzymaktivitäten

Enzymaktivitäten werden in wäßrigen Homogenaten von fettfreier Trockensubstanz als U/l bestimmt und auf den DNA-Gehalt, Nicht-Kollagen-N-Gehalt oder direkt auf die Gesamtmatrix (Asche + fettfreie Trockensubstanz) bezogen. Bestimmt werden kann die alkalische und saure Phosphatase, die anorganische Pyrophosphatase, die Carboanhydratase, die ATPase, eine Proteinphosphokinase, die Kollagenase, Kathepsin, saure Proteasen, β-Glucuronidase und β-Glucosidase (DULCE, 1970).

10.2. Substratgehalt

Der Substratgehalt des Knochengewebes wird meist im Trichloressigsäureextrakt (80 g/l) der fettfreien Trockensubstanz ermittelt und auf fettfreie Trockensubstanz, DNA-Gehalt oder Nicht-Kollagen-N-Gehalt bezogen. Bestimmt werden am häufigsten Citrat und Lactat. Die Citratbestimmung erfolgt mit der Pentabromacetonmethode (STERN, 1957) oder enzymatisch. Die Lactatbestimmung erfolgt enzymatisch.

10.3. Zellgehalt

a) Der Zellgehalt des Knochengewebes wird als DNA-Gehalt ermittelt. Die DNA-Bestimmung erfolgt über die Analyse des Nucleotidphosphors (KÖRBER, 1964; VAES, 1962, 1963).
b) Nicht-Kollagen-N: Der Nicht-Kollagen-N repräsentiert zum großen Teil den Zellgehalt. Dieser Anteil wird nach DICKERSON (1962) und BORLE (1960) errechnet als Differenz zwischen Gesamt-N und Kollagen-N. Er umfaßt zusätzlich die Mukoproteidanteile und die wasserunlösliche Proteinfraktion.
Mit Hilfe solcher Analysenverfahren sind bei Krankheiten Aussagen über veränderte Primärstrukturen von Mineral und Matrix sowie über Mineralisations- und Auflösungsvorgänge möglich. Die chemische Analyse bietet damit zusätzliche Merkmale für eine Gliederung der Knochenkrankheiten an.

Literatur

BOAS, N.F.: Method for the determination of hexosamines in tissues. J. Biol. Chem. **204**, 553 (1953).

BORLE, A.B.: Some effects of adrenalectomy and prednisolone administration on extracellular fluid and bone composition in the rat. Endocrinology **66**, 508 (1960).

DICKERSON, J.W.: The effect of development on the composition of a long bone of the pigiratand fowl. Biochem. J. **82**, 47 (1962).

DISCHE, Z.: A new specific color reaction of hexuronic acids. J. Biol. Chem. **167**, 189 (1947).

DULCE, H.J.: Zur Biochemie der Verknöcherung. I. Hoppe-Seylers Z. physiol. Chem. **319**, 257 (1960).

DULCE, H.J.: Biochemie des Knochens. In: Handbuch der medizinischen Radiologie, Bd. IV/1. Berlin-Göttingen-Heidelberg: Springer 1970.

EASTOE, J.E., B. EASTOE: The organic constituents of mammalian compact bone. Biochem. J. **57**, 453 (1954).

FISKE, C.H., Y. SUBBAROW: The colorimetric determination of phosphorus. J. Biol. Chem. **66**, 375 (1925).

FROMAGEOT, C.: In S.P. COLOWICK, u. KAPLAN, N.O.: Methods in Enzymology, Vol. II, p. 324. New York: Academic Press 1955.

GABRIEL, S.: Chemische Untersuchungen über die Mineralstoffe der Knochen und Zähne. Z. physiol. Chem. **18**, 257 (1894).

GOSSMANN, H.H., S. HEILENZ: Zum Bleigehalt menschlichen Knochengewebes. Dtsch. med. Wschr. **49**, 2267–2269 (1967).

KÖRBER, F.: Der Carboanhydratase-Gehalt der Knochenzellen und seine mögliche physiologische Bedeutung. Inaug.-Diss. Berlin 1964.

QUICKER, R., H.J. DULCE: Photometrische Mikromethode für die komplexometrische Titration von Calcium. Z. klin. Chem. **6**, 176 (1968).

ROBINSON, R.A., M.L. WATSON: Crystall-collagen relationship in bone as observed in the electron microscope. Ann. N.Y. Acad. Sci. **60**, 596 (1955).

SIEGMUND, P., H.J. DULCE: Zur Biochemie der Knochenauflösung. I. Einfluß des Carboanhydratase-Inhibitors 2-Acetamino-1.3.4-thiodiazolsulfonamid-(5) (Diamox) auf den Calciumstoffwechsel von Legehennen. Hoppe-Seylers Z. physiol. Chem. **320**, 149–159 (1960).

STEGEMANN, H., G.F. JUNG: Über die anorganische Trockensubstanz nach Formamidaufschluß. Hoppe-Seylers Z. physiol. Chem. **320**, 272 (1960).

STERN, J.R., COLOWICK, S.P., KAPLAN, N.O.: Methods in Enzymology, Vol. III, p. 425. New York: Academic Press 1957.

VAES, G.M.: Effects of a massive dose of parathyroid extract on bone metabolic pathway. Endocrinology **70**, 546 (1962).

VAES, G.M.: Bone metabolism in a mutant strain of rats which lack bone resorption. Amer. J. Physiol. **205**, 461 (1963).

IV. Die Stoffwechselbilanz
Untersuchungstechnik und Auswertung

Von

CHARLOTTE LENTNER, TH. LAUFFENBURGER und H.G. HAAS

Mit 11 Abbildungen und 5 Tabellen

1. Definition und Anwendungsbereich der Bilanzuntersuchung

1.1. Definition

Im Rahmen einer Stoffwechseluntersuchung versteht man unter der *Bilanz* die Gegenüberstellung der eingenommenen zur ausgeschiedenen Menge einer Substanz.

Bilanzstudien sind arbeitsintensiv und zeitraubend, sie stellen aber die einzige Möglichkeit dar, festzustellen, ob eine körpereigene oder -fremde Substanz im Organismus zu einem gegebenen Zeitpunkt retiniert wird oder ihm verloren geht. Grundsätzlich lassen sich alle anorganischen Elemente des Organismus bilanzieren. Darüber hinaus kann man aber auch eine Wasser- oder eine Energiebilanz aufstellen. Bei der Bilanzierung des Wassers oder von organischen Substanzen, die im Körper umgesetzt werden oder als Stoffwechsel-Endprodukte entstehen, ist den quantitativen Verhältnissen im Stoffwechsel Rechnung zu tragen.

Mittels *Neutronenaktivierungsanalyse* (CATTO et al., 1973) ist es heute möglich, den Gesamtgehalt des Organismus an manchen Elementen zu ermitteln. Werden solche Analysen beim gleichen Exploranden zu verschiedenen Zeiten durchgeführt, so bezeichnen manche Autoren die Differenz der Ergebnisse ebenfalls als Bilanz. Im Gegensatz zur eingangs gegebenen Definition der Bilanz gibt diese Größe an, wieviel eines Elementes über eine längere Zeit retiniert worden beziehungsweise dem Körper verlorengegangen ist.

1.2. Anwendbarkeit der Bilanzuntersuchung

Im folgenden ist hauptsächlich die konventionelle Bilanzierung der Mineralbestandteile des Skeletts dargestellt. Eine solche Bilanzuntersuchung stützt sich meist auf die direkte Analyse der Kost und der Exkrete. Dabei kann die Einnahme per os oder parenteral erfolgen, während die Ausscheidung mit dem Urin, den Faeces und eventuell mit dem Schweiß zu berücksichtigen ist. Eine Bilanz läßt sich aber auch *theoretisch* berechnen von Elementen, die im Organismus in einem bestimmten, sich nicht ändernden Verhältnis zu andern Substanzen vorkommen. So läßt sich z.B. die theoretische Phosphorbilanz aus der Calcium (Ca)- und Stickstoff(N)-Bilanz berechnen (ALBRIGHT u. REIFENSTEIN, 1948; ISAKSSON u. OHLSSON, 1967c). Für klinische Fragestellungen genügt es meist, Bilanzen von einigen wenigen Substanzen durchzuführen. Mit den heutigen Methoden ist aber die Bilanzierung von gleichzeitig bis zu 15 Elementen möglich (GORMICAN u. CATLI, 1971; ALEXANDER et al., 1974; HARTLEY et al., 1974). Diese Autoren geben an, daß der Mehraufwand für solch umfassende Bilanzuntersuchungen gering sei gegenüber der Untersuchung von nur zwei oder drei

Tabelle 1. Beispiele für die Anwendung von Bilanzstudien

Autoren	Fragestellung	Bilanzierung von	Untersuchungs-protokoll
ALBRIGHT u. REIFEN-STEIN (1948)	Physiologie der Parathyreoidea	Ca, P, N	Bilanzperioden, abgegrenzt mittels des Stuhlmarkers Karmin. Perioden von 3 oder 6 Tage Dauer, Mineralgehalt der Kost entweder konstant oder, bei entsprechender Fragestellung, während der Untersuchung verändert, ohne Anpassungszeit
	Wirkung von Phosphatgaben bei Hyperparathyreoidismus	Ca, P	
	Einfluß von Ca-Gaben bei Hyperparathyreoidismus	Ca	
	Wirkung von Vit. D und auf die Osteomalazie bei Steatorrhoe	Ca, P, N	
	Wirkung von Oestrogenen und Progesteron bei Osteoporose	Ca, P, N	
McCANCE (1953)	Adaptation an Ca-arme Diät bei der Behandlung der Osteomalazie mit Ca und Vitamin D	Ca, P	6 Tage Anpassung an die Ca-arme Kost
MALM (1958)	Ca-Bedarf und -Anpassung an eine hohe bzw. niedrige Ca-Zufuhr	Ca	Untersuchung unter Gefängnisbedingungen, Kost. berechnet und chemisch analysiert
WHEDON (1959)	Verhältnis der Ca-Einnahme zur Ca-Bilanz bei Osteoporose	Ca, N	6-Tage-Bilanzperioden Veränderte Ca-Zufuhr ohne Anpassung
NORDIN (1962)	Ca-Bilanz und Ca-Bedarf bei Osteoporose	Ca	12-Tage-Perioden, 7 Tage Anpassung bei Veränderung der Ca-Zufuhr
ROSE (1964a)	Wirkung von hohen Ca-Gaben und Vit. D bei Osteoporose und renal-tubulärer Osteomalazie	Ca	6-Tage-Perioden, kontinuierliche Cr_2O_3-Markierung der Faeces bei konstanter Ca-Aufnahme während einer Studie
JONES et al. (1967)	Mg-Bedarf bei Erwachsenen	Mg, N	3-Tage-Perioden, 5 Tage Anpassung, „konstante" Kost
CONSOLAZIO et al. (1968)	Mineral- und N-Bilanzen bei beschränkter Kalorienzufuhr	Na, K, Ca, Mg, N	Körperliche Betätigung konstant gehalten
BEGUM u. PEREIRA (1969)	Ca-Absorption bei Kindern, die Ca-arm ernährt werden	Ca	3-Tage-Bilanzuntersuchung. Mehrere Monate Anpassung an eine 200 mg Ca-Kost pro Tag vor Beginn der Studie
LUTWAK et al. (1969)	Einfluß eines 15-tägigen Raumfluges auf den Stoffwechsel von Körpermineralien	Na, K, Ca, Mg, N, S, Cl	Bilanzperioden abgegrenzt mittels der Stuhlmarker Karminrot und Brillantblau, Kost mit annähernd konstanten Gehalten der untersuchten Elemente. Verluste mit dem Schweiß berücksichtigt
SPENCER et al. (1969)	Wirkung von Natriumfluorid (NaF) auf die Ca-Absorption und -Bilanz	Ca, P	6-Tage-Perioden, konstante Ca- und P-Einnahme während der Untersuchung

Autoren	Fragestellung	Bilanzierung von	Untersuchungs- protokoll
DAMBACHER et al. (1970)	Wirkung von Calcitonin bei Osteoporose	Ca, Mg, P, N	5-Tage-Perioden, kontinuier- liche Stuhlmarkierung mit Cr_2O_3 und Abgrenzung der Bilanzperioden mit Karmin, FBK[a] nach Ernährungs- anamnese
BRODZINSKI et al. (1971)	Mineralverluste bei Apollo- Astronauten	K, Ca, Fe	Neutronenaktivierungsanalyse der Faeces
GORMICAN u. CATLI (1971)	Absorption von Mineralstoffen aus flüssiger Kost	K, Ca, Mg Sr, Fe, Cr, Zn, Mn, Cu, Ca, Al, B, N	7-Tage-Perioden, keine Stuhl- markierung, FBK[a]. Mineral- verluste durch Haut, Haar und Nägel nicht berücksich- tigt, externe Probanden
COHN et al. (1971)	Wirkung von Calcitonin auf den Ca-Stoffwechsel bei Osteoporose	Ca, P	10-Tage-Untersuchung ohne Perioden-Unterteilung, keine Stuhlmarkierung, Annahme einer eintägigen Verzögerung der Darmpassage. 14 Tage Anpassung an eine 1300 mg Ca-Kost pro Tag
LUKERT et al. (1972)	Wirkung von NaF auf die Ca-Kinetik bei Morbus Paget	Ca, P, N	6-Tage-Perioden (?), Karmin- marker, konstante Ca-, P- und N-Einnahme
KAYE u. SAGAR (1972)	Wirkung von Dihydrotachy- sterol (AT 10) auf die Ca-Absorption bei Urämie	Ca, P	7-Tage-Perioden, Cr_2O_3- Markierung, konstante Diät nach Ernährungsanamnese
HANTMAN et al. (1973)	Versuch, die Inaktivitätsosteo- porose zu verhindern durch Verabreichung von Calcitonin, Ca und Phosphat und Druck- belastung des Skeletts	Ca, P	7-Tage-Perioden, keine Stuhl- markierung, angenommene Verzögerung der Darmpassage 16 Std, konstante Kost, Ca- Verlust im Schweiß geschätzt auf 19 mg/Tag und in Bilanz- berechnung einbezogen
GUNCAGA et al. (1974a)	Disphosphonattherapie bei Morbus Paget	Ca, Mg, P	4-Tage-Perioden, Cr_2O_3- und Karminmarkierung, FBK[a] nach Ernährungsanamnese

[a] FBK: Flüssige Bilanzkost

Elementen. Offensichtlich trifft diese Angabe vor allem für den Patienten zu, während der Analysen- und der apparative Aufwand bedeutend größer werden. Spezielle Vorsichtsmaßnahmen erfordern Bilanzuntersuchungen von Spurenele- menten: Unter keinen Umständen dürfen Nahrung und Exkrete mit den Elemen- ten kontaminiert werden, die zur Untersuchung kommen, und es müssen auch kleinste Verluste mit dem Speichel oder mit abgeschnittenen Nägeln und Haaren bei der Bilanzierung erfaßt werden.

Wie schon erwähnt, konzentriert sich die folgende Darstellung auf Bilanz- untersuchungen des Knochenstoffwechsels: Die Ca-, Magnesium (Mg)- und Phosphor (P)-Bilanz, gelegentlich auch die N-Bilanz. Wegen des großen methodischen Fehlers (s. unten) lassen sich Bilanzresultate einer Patientengruppe zwar mit denen einer andern vergleichen, viel aussagekräftiger aber sind Längsschnittvergleiche von zwei Bilanzstudien beim gleichen Patienten nach Änderung eines Stoffwechselparameters, z.B. nach Veränderung der Kost, nach Verabreichung eines Medikamentes usw. Bilanzuntersuchungen wurden für verschiedenste Fragestellungen durchgeführt (Tabelle 1), sie dienen heute hauptsächlich zur Feststellung

— des metabolischen Zustandes,
— des Nährstoffbedarfes,
— der Wertigkeit von Nährstoffkombinationen,
— der Wirkung von Medikamenten auf den Stoffwechsel und
— der Berechnung der Ca-Absorption aus dem Darm und der Ca-Mobilisationsrate aus dem Skelett im Rahmen von Ca-Tracer-Untersuchungen des Knochenstoffwechsels.

2. Historisches und Untersuchungs-Prinzipien

2.1. Entwicklung der Bilanztechnik

Die Pioniere der Bilanzuntersuchung beim Menschen sind ALBRIGHT und REIFENSTEIN (REIFENSTEIN *et al.*, 1945; ALBRIGHT u. REIFENSTEIN, 1948). Schon diese Autoren haben auf das Hauptproblem von Bilanzstudien hingewiesen: die Bilanz einer Substanz ist die oft kleine Differenz zwischen der Einnahme und der Ausscheidung. Die Erfassung dieser beiden Größen ist mit methodischen Ungenauigkeiten behaftet, die sich bei der Differenzbildung addieren und den mitunter großen Fehler des Bilanzresultates bedingen (Abb. 1). Bei den erwähnten Autoren ist die Bemühung zu erkennen, diese unvermeidlichen Fehler der Technik möglichst klein zu halten. So wird eine Bilanzuntersuchung in einzelne Bilanzperioden aufgeteilt, die nicht zu kurz (4–10 Tage) gewählt werden dürfen. Für ein aussagekräftiges Resultat braucht es mindestens drei Bilanzperioden, während denen die Bedingungen nicht geändert wurden. Für eine Bilanzstudie muß man die Aufnahme der zu untersuchenden Substanz genau kennen. Eine Möglichkeit, den Fehler bei der Ermittlung, z.B. der Ca-Aufnahme, kleinzuhalten, stellt die Verordnung von Ca-armer Kost mit Zusatz von exakt zu bestimmenden Ca-Salzen dar. Fehler bei der Erfassung der Aufnahme schleichen sich u.a. bei der Verwendung von Zahnpasten und Zahnpulver (LOW u. EARLL, 1970), bei der Einnahme von dragierten Medikamenten u.ä. ein, alles Quellen einer unkontrollierten Ca-Zufuhr. Unstimmigkeiten ergeben sich auch dadurch, daß die Kost ausschließlich aus Nahrungsmitteltabellen berechnet werden. Analytische Kontrollen solcher berechneter Bilanzkost ergaben nur 50–90% des berechneten Ca, 66–102% des P und 90–115% des N (REIFENSTEIN *et al.*, 1945). Die Ausscheidung mit dem Urin ist einfach und genau zu erfassen, sofern der 24-Stunden-Urin exakt gesammelt wurde. Es entspricht die 24-Stunden-Portion genau dem betreffenden Bilanztag. Immerhin können sich auch bei der Urin-Analyse, z.B. durch Ausfällung von Ca-Salzen, Fehler ergeben, weshalb die Zugabe von Salzsäure empfohlen wird. Eine Reduktion des Arbeitsaufwandes bedeutet das Poolen der 24-Stunden-Urine nach Abschluß einer Bilanzperiode. Erst die aus Aliquoten gepoolten Urine werden analysiert. Viel schwieriger ist es, die Ausscheidung mit dem Stuhl exakt zu erfassen. Durch die sich ändernde

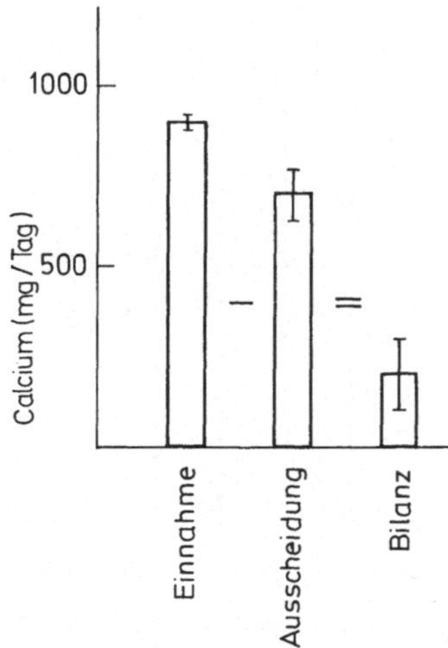

Abb. 1. Die Bilanz wird errechnet aus der Differenz zwischen Einnahme und Ausscheidung, die Fehler addieren sich

Darmpassage erleidet die fäkale Ausscheidung eine variable Verzögerung. Durch Verabreichung von Markern, die den Stuhl anfärben, z.B. Karminrot am Anfang einer Periode, können die Bilanzperioden voneinander getrennt werden. Für die Analyse der Faeces müssen diese entweder getrocknet und dann weiter verarbeitet werden, oder die Proben mit destilliertem Wasser auf ein definiertes Volumen aufgefüllt und homogenisiert werden, worauf dann zur Analyse ein Aliquot entnommen wird.

Trotz der bereits von REIFENSTEIN *et al.* (1945) eingeführten Maßnahmen wurden die Resultate von Bilanzstudien wiederholt kritisiert hinsichtlich Richtigkeit und Präzision. Es sind deshalb im Lauf der Jahre manche Verbesserungen empfohlen worden, von denen sich drei heute eingebürgert haben:

— Die Verwendung eines kontinuierlichen Stuhlmarkers, wie Chromsesquioxid (Cr_2O_3) (WHITBY u. LANG, 1960), Bariumsulfat (DICK, 1967), Polyäthylenglykol (WILKINSON, 1971) oder radioaktiver Markierungssubstanzen (CARMICHAEL *et al.*, 1973).
— Die Beachtung einer minimalen Anpassungszeit an eine veränderte Kostzusammensetzung (MALM, 1958; FORBES, 1973) und
— Die Einführung der flüssigen Bilanzkost (FBK) (AHRENS, 1970).

Die *Darstellung* von Bilanzresultaten soll möglichst übersichtlich und einheitlich erfolgen, damit Resultate verschiedener Autoren vergleichbar werden. Weithin gültig ist die Methode von REIFENSTEIN *et al.* (1945) (Abb. 2): Es werden aufgenommene und ausgeschiedene Menge auf der Ordinate aufgetragen, während die Abszisse die Zeitskala trägt. Die Nullinie der Ordinate stellt den Basiswert der Bilanz dar, d.h. sie entspricht einer ausgeglichenen Bilanz. Von dieser Basislinie wird die Einnahme nach unten aufgetragen und von dieser Grenzlinie dann wiederum die Ausscheidung nach oben eingezeichnet. Erreicht die Summe der fäkalen und der Urinausscheidung die Basislinie nicht, so heißt das, die Bilanz ist positiv, überschreitet die Ausscheidungsmarke die Basislinie, so ist die Bilanz negativ. Diese Darstellungsmethode hat den großen Vorteil, daß nicht nur die

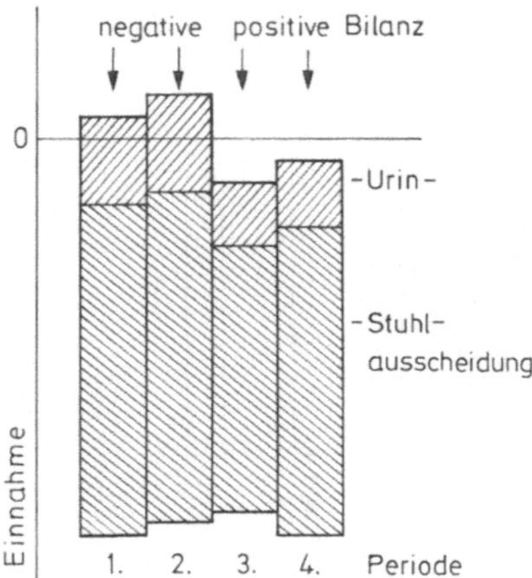

Abb. 2. Darstellung der Bilanzresultate nach REIFENSTEIN *et al.* (1945)

Bilanz mit einem Blick abgelesen werden kann, sondern auch, daß der Stuhl- und der Urinanteil separat erfaßt und ihre Veränderungen von Periode zu Periode unmittelbar abgelesen werden können.

2.2. Fehlerquellen bei Bilanzuntersuchungen

2.2.1. Anpassung

Voraussetzung jeder Bilanzuntersuchung ist die Einhaltung des *Steady State* (SS), eines stabilen Stoffwechselzustandes während der Untersuchungsdauer (FORBES, 1973). Der SS soll demjenigen vor der Hospitalisation entsprechen. Wird das „eiserne Gesetz des SS" verletzt, so sind die Resultate zumindest mit einem erheblichen Fehler belastet, wenn nicht gar unbrauchbar. Bildlich gesprochen gleichen sie einer verwackelten Fotografie, auf der nur noch die Konturen, nicht aber die Details erkennbar sind. Der SS wird hauptsächlich durch Veränderungen der Diät im Spital gestört, wenn z.B. die Bilanzkost wenig der zu untersuchenden Substanz enthält, die vorher in reichlicher Menge eingenommen wurde. Das bekannteste Beispiel für diesen Fehler ist die vorgetäuscht negative Ca-Bilanz bei Patienten, die nach ihrer häuslichen Normalkost während der Bilanzuntersuchung eine Ca-arme Diät erhalten (McCANCE, 1953). Selbstverständlich gilt auch das umgekehrte: Eine falsch zu hohe Aufnahme des zu bilanzierenden Elementes während der Untersuchung täuscht eine positive Bilanz vor.

MALM (1958) untersuchte die Dauer, die der Organismus braucht, um sich einer veränderten Ca-Zufuhr anzupassen und einen neuen SS zu erreichen. Die Anpassungszeit bei 26 gesunden Männern betrug

bei 3 Personen   0 Tage,
bei 7 Personen 28 Tage,
bei 12 Personen 95 Tage,
bei 1 Person   140 Tage,
bei 3 Personen keine Anpassung möglich.

Das Beispiel zeigt, wie groß die Spielbreite des Anpassungsprozesses ist, dessen Dauer im Einzelfall nicht vorausgesagt werden kann. Die von WHEDON (1959) erzielte positive Ca-Bilanz bei einer Osteoporose-Patientin, deren Ca-Zufuhr alle 18 Tage erhöht wurde, von anfänglich 150 mg pro Tag auf schließlich 2400 mg pro Tag, ist demnach als reine Anpassung an eine neue SS-Situation zu deuten. Wenn die Bilanz nach veränderter Ca-Einnahme untersucht werden soll (NORDIN, 1962), so muß mit einer weiteren Bilanzierung jeweils so lange gewartet werden, bis sich unter der veränderten Ca-Zufuhr ein neuer SS eingestellt hat (HARGREAVES u. ROSE, 1965). Dies trifft nicht nur für das Ca, sondern auch für alle andern Elemente im menschlichen Organismus zu (FORBES, 1973).

2.2.2. Bilanzkost

Allzuoft wird die Bilanzkost nur anhand von Lebensmitteltabellen berechnet. Schon REIFENSTEIN *et al.* machten 1945 auf die Notwendigkeit der analytischen Überprüfung der Bilanzkost aufmerksam. ISAKSSON und SJÖGREN (1965) wiesen beträchtliche Schwankungen im täglichen Gehalt sogenannt konstanter Diäten nach. Dazu sind noch Verluste bei der Zubereitung und der Konsumation der Kost zu beachten. In der zitierten Studie von ISAKSSON und SJÖGREN waren es im Mittel 20 mg Ca pro Tag und 80 mg N pro Tag bei 25 Patienten.

Grundsätzlich kann das Problem der konstanten Bilanzkost auf zwei Arten gelöst werden:

— Die häusliche Kost des Exploranden wird mittels einer Reihe von Standardmenüs im Spital nachgeahmt, wobei jeweils für die Analyse ein Menü jeder Sorte aufbewahrt wird.
— Die gewohnte Kost des Patienten wird durch eine flüssige Bilanzkost (FBK), die alle wesentlichen Bestandteile enthält, ersetzt.

Diese Kostform, auch „liquid formula diet" (LFD) genannt, kann entweder rein synthetisch sein oder aus einer möglichst geringen Anzahl natürlicher Lebensmittel zusammengesetzt werden (AHRENS, 1970). Tabelle 2 gibt eine Zusammenstellung der Vor- und Nachteile dieser beiden Kostformen. Der vom Standpunkt der Untersuchung vorzuziehenden FBK haften wenige Nachteile an, vor allem Eintönigkeit sowie geringer Gehalt an Faserstoffen, was zur Obstipation führen kann. Unserer Meinung nach überwiegen aber die Vorteile der FBK so stark über diese beiden Nachteile, daß der FBK wo immer möglich der Vorzug gegeben werden sollte.

2.2.3. Urin

Für Bilanzuntersuchungen muß der 24-Stunden-Urin exakt gesammelt und entweder einzeln oder gepoolt für eine Bilanzperiode analysiert werden. Es gibt keine absolut sichere Methode zu prüfen, ob der Urin wirklich vollständig gesammelt wurde. Als einigermaßen zuverlässiger Index hat sich die Kreatinin-Ausscheidung allgemein bewährt (LENTNER *et al.*, 1975). Dies ist allerdings von einigen Autoren bezweifelt worden, so haben SCOTT und HURLEY (1968) einen Variationskoeffizienten der täglichen Kreatininausscheidung von ±10% bei ein und derselben Person gefunden. EDWARDS *et al.* (1969) geben sogar VK von bis zu ±22% an, was allerdings Zweifel an der Zuverlässigkeit ihrer Exploranden und der analytischen Methodik erweckt. In unseren eigenen Untersuchungen unter streng kontrollierten Bedingungen auf einer Stoffwechselabteilung überschritt der VK der Kreatininausscheidung 10% in keinem Fall. Natürlich muß

Tabelle 2. Bewertung verschiedener Bilanzdiäten

Standardmenus	Flüssige Bilanzkost
Vorteile:	
— Vom Patienten bevorzugt, da nicht so eintönig	— Einfache Zubereitung
— Enthält genügend Schlackenstoffe, so daß regelmäßiger Stuhlgang gewährleistet ist	— Entnahme nur eines kleinen Aliquots zur Analyse nötig
	— Einfache Verarbeitung des Analysenmaterials
	— Gewünschte Zusammensetzung genau erreichbar
	— Rückstände bei der Nahrungsaufnahme können mit destilliertem Wasser aufgeschwemmt und eingenommen werden
	— Benötigt wenig Lagerraum
	— Billig
Nachteile:	
— Zubereitung arbeitsintensiv	— Eintönig
— Gehalte weichen eher von der berechneten und erwünschten Zusammensetzung ab	— Enthält wenig Faserstoffe, was zur Verstopfung führen kann
— Große Rückstände in Serviergefäßen, auf Tellern und an Bestecken	
— Doppelportionen für die Analyse notwendig, sind aber nur annähernd identisch mit den konsumierten	
— Mühsame Aufarbeitung großer Mengen von Nahrungsmitteln zur Analyse	
— Viel Lagerraum notwendig	
— Teuer	

für die Anwendung der Kreatininkontrolle ebenfalls der SS berücksichtigt werden; der Übergang von einer fleischhaltigen zu einer fleischlosen Kost führt zum Abfall des Kreatininangebotes an die Niere (CHATTAWAY *et al.*, 1969).

Rein labortechnisch erleichtert man sich bei Verwendung von gepoolten Proben die Rechnung, wenn die tägliche Urinmenge auf ein Standardvolumen, z.B. 2 Liter, aufgefüllt wird.

Fehler, bedingt durch Urinverluste, können im nachhinein nicht korrigiert werden, die errechnete Ausscheidung eines Stoffes (Konzentration × Volumen) ist falsch zu tief, das Bilanzresultat erscheint positiver, als es in Wirklichkeit ist. Einzig die Korrektur der Analysenresultate auf die mittlere Kreatininausscheidung, bezogen auf einen Tag oder eine Periode, ist möglich nach folgender Formel:

$$U_{\text{corr}} = U \, \frac{CR}{cr}$$

U = ausgeschiedene Urinmenge/24 Std
U_{corr} = korrigierte Urinmenge
CR = mittlere tägliche Kreatinin-Ausscheidung während der gesamten Bilanzuntersuchung
cr = 24-Std-Kreatininausscheidung, die am Beobachtungstag zu korrigieren ist.

Diese Korrektur beeinflußt das Endresultat der Bilanz nicht, sie ermöglicht aber eine bessere Bewertung des SS.

2.2.3.1. Urinausscheidung wichtiger Bestandteile des Knochens

2.2.3.1.1. Calcium (Ca)

Die Urincalciumausscheidung schwankt unter physiologischen Bedingungen bei verschieden hoher Calciumaufnahme zwischen ca. 120 und 400 mg pro Tag (WHEDON, 1959; MACFADYEN *et al.*, 1965). Für die Basler Bevölkerung beträgt sie nach eigenen Untersuchungen 60–255 mg pro Tag bei einer mittleren Ca-Aufnahme von 700 mg pro Tag. Aus Abb. 3 geht hervor, daß eine positive Korrelation zwischen Ca-Einnahme und Urin-Ca besteht, d.h. bis zu einem gewissen Grad funktioniert die Niere als Überlauf für den Ca-Zustrom. Ebenso wichtig wie die Gesamt-Ca-Aufnahme ist die Verteilung der Ca-Einzelportionen über den Tag. PHANG *et al.* (1968) haben gezeigt, daß die Urin-Ca-Ausscheidung signifikant höher wird, wenn die tägliche Ca-Aufnahme auf sechs Mahlzeiten verteilt wird gegenüber einer einmaligen Ca-Gabe. Offenbar spielt hier die bessere Ca-Absorption die entscheidende Rolle (KALES u. PHANG, 1971). Für Bilanzstudien ist es deshalb wichtig, daß die Mahlzeiten während der Untersuchung gleich verteilt und zur gleichen Zeit verabreicht werden, wie es der Gewohnheit des Exploranden zu Hause entspricht. Nur dann ist der SS des Ca-Stoffwechsels gewahrt.

Neben der Gesamtmenge und dem Aufnahmemuster des Ca beeinflußt die Proteinzufuhr die Urin-Ca-Ausscheidung und damit die Ca-Retention entscheidend (WALKER u. LINKSWILER, 1972) (Abb. 4). Bei gleichbleibender Ca-Aufnahme besteht eine hochsignifikante Beziehung zwischen Urin-Ca-Ausscheidung und Proteinzufuhr, eine Beziehung, die nur zum Teil mit einer veränderten intestinalen Ca-Absorption erklärt werden kann (MARGEN *et al.*, 1974). Da eine hohe Proteineinnahme die Ca-Bilanz negativ werden läßt, muß der Eiweißverbrauch bei der Erhebung der Ernährungsanamnese berücksichtigt werden, damit die Proteinzufuhr während der Bilanzuntersuchung der üblichen Kost des Exploranden entspricht.

Ebenso beeinflußt die körperliche Aktivität die Urin-Ca-Ausscheidung: Inaktivität durch Immobilisation, z.B. im Gipsverband, nach Lähmungen oder bei

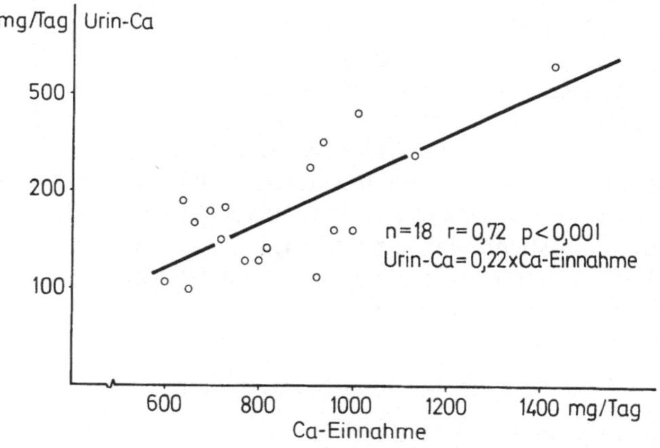

Abb. 3. Korrelation zwischen Ca-Einnahme und Urin-Ca

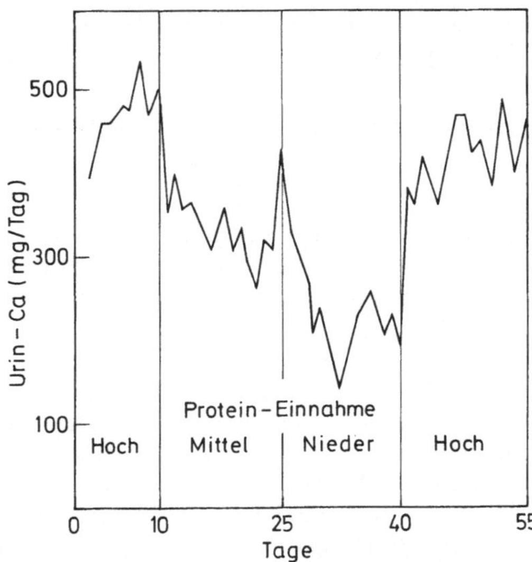

Abb. 4. Einfluß einer unterschiedlichen Proteinzufuhr auf die Urin-Ca-Ausscheidung (mit freundlicher Genehmigung des Verlages entnommen aus WALKER u. LINKSWILER, 1972)

Bettlägerigkeit, führt zur Hypercalcurie (MILLARD *et al.*, 1970). Auch die Schwerelosigkeit bei Raumflügen bewirkt eine Hypercalcurie und eine negative Ca-Bilanz (LUTWAK *et al.*, 1969; BRODZINSKI *et al.*, 1971). DONALDSON *et al.* (1970) fanden bei Bettlägerigen einen durchschnittlichen Anstieg des Urin-Ca von 193 auf 254 mg/Tag nach einer Dauer von 30–36 Wochen. Der maximale Anstieg wurde in der siebenten Woche registriert und betrug 136 mg Ca/Tag. Gleichzeitig war die fäkale Ausscheidung während dieser Periode erhöht. Die Hypercalcurie bei Inaktivität wird allgemein auf den vermehrten Knochenabbau mit Mobilisation von Ca aus dem Skelett zurückgeführt (DONALDSON *et al.*, 1970). Bilanzpatienten sollten deshalb während der Untersuchung eine möglichst gleichbleibende körperliche Aktivität aufweisen, ein Postulat, das schon deshalb sehr schwierig zu erfüllen ist, weil es bisher keine einfache Methode gibt, die körperliche Tätigkeit im gewöhnlichen Leben exakt zu erfassen. Falls diese Bedingung nicht beachtet wird, so erscheint die Bilanz bei im Bett inaktivierten Patienten fälschlicherweise negativ, bei Patienten, die forciert rehabilitiert werden, ebenso falsch positiv (LENTNER *et al.*, 1975).

Des weiteren wird die Urin-Ca-Ausscheidung vom Natriumgehalt der Nahrung beeinflußt. Bei hohen Kochsalzgaben steigt das Urin-Ca an, bei salzarmer Kost verringert sich der Wert (EPSTEIN, 1968). Es verwundert deshalb nicht, daß bei forcierter Natriurese, z.B. als Folge einer Infusions- oder Diuretika-Behandlung, ebenfalls eine Hypercalcurie auftritt, da Natrium- und Ca-Clearance bis zu einem gewissen Grade parallel laufen (EPSTEIN, 1968). Dies spielt insofern für Bilanzuntersuchungen eine geringe Rolle, als sich Patienten, die einer Diuretika-Behandlung oder gar einer Schwemmtherapie bedürfen, für solche Studien von vornherein nicht eignen.

2.2.3.1.2. Abgekürzte Ca-Bilanz

Für rein diagnostische Zwecke hat sich die abgekürzte Ca-Bilanz (in Verbindung mit einer Ca-Infusion zur Berechnung der Skelett-Ca-Retention) bewährt

(HAAS, 1966). Von vorneherein wird dabei auf die Erhebung der Ernährungsanamnese und die Imitation der üblichen häuslichen Kost des Patienten verzichtet; man verwendet eine Ca-arme, meist 150 mg Ca/Tag enthaltende Kost. Nach drei Tagen Anpassung wird der 24-Std-Urin während vier Tagen gesammelt und auf seinen Ca- und Kreatiningehalt geprüft. Aufgrund langjähriger Erfahrungen, die schon auf ALBRIGHT und REIFENSTEIN (1948) zurückgehen, darf angenommen werden, daß sich Dünndarm und Niere in den drei Vortagen an die Ca-Mangel-Situation anpassen, während das Skelett noch in seinem ursprünglichen Gleichgewicht verharrt. Die Urin-Ca-Werte zeigen nun mit gewissen Einschränkungen an, wieweit der Knochenabbau gesteigert ist (Hypercalcurie beim Hyperparathyreoidismus, Hypocalcurie bei der Osteomalazie), oder wieweit ein tubuläres Calciumverlustsyndrom vorliegt (PAK *et al.*, 1974). Urin-Ca-Werte von 50–150 mg/Tag gelten als normal. Findet man weniger als 50 mg Ca im Urin, so liegt eine Hypocalcurie vor, bei Werten über 150 oder gar 200 mg/Tag spricht man von einer Hypercalcurie. Zur Differenzierung, ob diese ossär oder renal bedingt ist, kann der Grad der Hydroxyprolinurie herangezogen werden. Erhöhte Hydroxyprolinwerte deuten auf einen gesteigerten Knochenumsatz hin, während eine normale Hydroxyprolinausscheidung eher an eine renal-tubulär bedingte Hypercalcurie denken läßt.

2.2.3.1.3. Phosphat (angegeben als P)

Ungefähr zwei Drittel des eingenommenen Phosphats werden im Urin ausgeschieden. DONALDSON *et al.* (1970) fanden bei immobilisierten Patienten bei Bettruhe eine der Steigerung der Ca-Ausscheidung vergleichbare Erhöhung des Urin-P. Dies ist ein Hinweis darauf, daß bei Inaktivierung vermehrt Knochen abgebaut und Ca-Phosphat freigesetzt wird.

2.2.3.1.4. Magnesium

Bei ausreichender Zufuhr werden etwa 30–50% des eingenommenen Mg mit dem Urin ausgeschieden (SCHROEDER *et al.*, 1969). Da der Organismus im gesamten nur 20 g Mg enthält, muß ein wirksamer Sparmechanismus vorhanden sein, sonst würde der Organismus bei einer negativen Bilanz von nur 10 mg Mg/Tag über fünf Jahre vollkommen an Mg verarmen. Dieser Mechanismus ist in der Niere lokalisiert, Mg kann sogar besser zurückgehalten werden als Kalium (SCHROEDER *et al.*, 1969).

2.2.3.1.5. Stickstoff

Die N-Ausscheidung, die zu etwa 90% durch die Niere erfolgt, ist in erster Linie von der Proteinzufuhr abhängig. Der Stuhl-N entstammt dem Schleim und der Desquamation des Darmepithels, den Darmbakterien und den Verdauungsflüssigkeiten. Nur zum geringen Teil kommt er aus der Nahrung. Bei normaler Proteineinnahme scheidet man zwischen 1–2 g N/Tag mit den Faeces aus, bei minimalem Proteingehalt der Kost immer noch $0{,}63 \pm 1{,}5$ g N/Tag (SCRIMSHAW *et al.*, 1972). Bei gleichbleibender Proteinzufuhr kann man demnach aus einer Änderung der renalen N-Ausscheidung auf eine veränderte N-Retention schließen.

2.2.4. Faeces

Für Substanzen, die zu einem wesentlichen Teil mit den Faeces ausgeschieden werden, hängt die Aussagekraft einer Bilanz weitgehend davon ab, ob sich die fäkale Komponente richtig und vollständig erfassen läßt. In ganz besonderem Maß trifft das für Ca-Bilanzen zu, da durchschnittlich 85% des eingenommenen Ca wieder im Stuhl erscheinen.

Im Gegensatz zur Nierenpassage ist darüber hinaus die Darmpassage bedeutend langsamer, d.h. die Stuhlportion, die der Nahrung eines Tages X entspricht, erscheint erst an einem späteren Tag Y. Das Intervall zwischen X und Y ist nach unserer Erfahrung sowohl von Fall zu Fall wie auch beim gleichen Individuum verschieden, vor allem auch bei frisch eintretender Verstopfung oder bei Durchfall. Man versucht, die beiden Probleme — Substanzverlust bei der Stuhlsammlung und Wechsel der Darmpassagezeit — durch Verabreichung von inerten Stuhlmarkern zu umgehen.

2.2.4.1. Zeitmarkierung

Schon Reifenstein *et al.* (1945) haben die Karminmarkierung des Stuhles eingeführt. Zu Beginn jeder Bilanzperiode erhält der Patient eine Kapsel Karmin, das seinen Stuhl rot färbt. Leider ist in praxi aber die Rotfärbung nicht immer einfach auszumachen. Es wurde deshalb als Alternative auch eine Markierung mit Kohle oder Brillantkresylblau vorgeschlagen. Die Zeitmarkierung gestattet nur die Zuordnung der Stuhlportionen zu den Bilanzperioden, nicht dagegen aber, Verluste, die beim Sammeln der Faeces entstehen, zu erkennen. Solche Verluste täuschen eine falsch positive Bilanz vor.

2.2.4.2. Quantitative Markierung

Whitby und Lang (1960) haben deshalb die quantitative Stuhlmarkierung in die Bilanztechnik eingeführt. Der Patient erhält einen inerten Marker, z.B. Chromsesquioxid (Cr_2O_3), der leicht im Stuhl bestimmt werden kann. Als Marker eignet sich nur eine körperfremde Substanz, die vom Darm nicht absorbiert wird. So wird z.B. Cr_2O_3 in Kapseln à 500 mg 3mal täglich verabreicht, was die Faeces grün färbt (Kontrast zur roten Karmin-Zeitmarke!). Im Stuhl läßt sich Chrom (Cr) analytisch bestimmen und damit ein Sammelverlust ausgleichen, indem die im Stuhl gefundene Substanzmenge bilanzierter Elemente mit einem Korrekturfaktor K multipliziert wird:

$$K = \frac{Cr_2O_3 \text{ (eingenommen während einer Periode)}}{Cr_2O_3 \text{ (gefunden im Stuhl einer Periode)}}.$$

Die Methode der doppelten Markierung, zeitlich und quantitativ, ist von Rose (1974a) ausgefeilt und kritisch dargestellt worden. Er fand ein mittleres Cr-Recovery von 93% bei 21 Bilanzstudien. Durch Einzelanalyse der Faeces während einer länger dauernden Bilanzuntersuchung konnte Rose zeigen, daß das Verhältnis von Ca zu Cr_2O_3 im Stuhl konstant bleibt und damit die Cr-Korrektur berechtigt ist. Die quantitative Korrektur berücksichtigt nicht nur Stuhlverluste, sondern auch eine schlechte Trennung der Stuhlportionen zwischen den einzelnen Perioden. Durch Einführung der quantitativen Markierung wurde die Reproduzierbarkeit der Bilanz von Periode zu Periode deutlich verbessert (Hargreaves u. Rose, 1965). Es reduzierten sich durch Cr-Korrektur die Variation der

— Ca-Bilanzen von $10 \pm 9,7\%$ auf $2,6 \pm 2,1\%$ und der
— P-Bilanzen von $5,2 \pm 3,9\%$ auf $3,8 \pm 2,5\%$.

Tabelle 3. Recovery und Bewertung von drei Substanzen, die zur quantitativen Markierung der Faeces verwendet wurden

Periode	Polyäthylen-glykol %	Cr_2O_3 %	$^{51}Cr_2O_3$ %	
			einzelne Stühle	Stuhlgemisch von 5 Tagen
1	59,2	65,7	63,8	61,5
2	105,8	109,4	106,5	106,1
3	117,1	122,5	119,0	120,6
4	99,0	101,0	92,2	98,4
5	108,9	113,8	109,4	109,8
Recovery	98,0	102,5	98,2	99,3
Vorteile:	Billig	Grüne Färbung der Faeces vom Karmin leicht zu unterscheiden		
	Keine Sedimentation während der Aufarbeitung der Faeces	Ein Arbeitsgang für die Aufarbeitung der Stühle für Cr-, Ca-, Mg- und P-Analysen	Benötigt keine Aufarbeitung der Faeces	
Nachteile:	Aufwendige und unangenehme Analytik	Herstellung von Cr_2O_3-Kapseln aufwendig und teuer, Sedimentation während der Aufarbeitung		

In eigenen Untersuchungen haben wir dies bestätigen können (LENTNER *et al.*, 1975). Wenn die Bilanzresultate nach Cr-Korrektur um einen Mittelwert der einzelnen Perioden fluktuieren, darf auf einen SS des Stoffwechsels des betreffenden Elementes geschlossen werden. Weisen die Bilanzresultate der einzelnen Perioden trotz Korrektur aber einen Trend auf, d.h. wird die Bilanz dauernd negativer, oder positiver, so liegt eine Non-steady-state-Situation vor, die Aussagekraft der Untersuchung ist in Frage gestellt (LENTNER *et al.*, 1975).

Neben dem Cr_2O_3 sind weitere inerte Stuhlmarker empfohlen worden, so Bariumsulfat ($BaSO_4$), (DICK, 1967; FIGUEROA *et al.*, 1968), Kupferthiocyanat, (CuSCN) (DICK, 1969) und Polyäthylenglykol 4000 (PEG) (WILKINSON, 1971). Auch radioaktive Marker wurden beschrieben, so ^{51}Cr- und ^{58}Sr-Verbindungen (CARMICHAEL *et al.*, 1973). Eigene Untersuchungen haben nachgewiesen, daß zumindest PEG, stabiles Cr_2O_3 und radioaktives Cr_2O_3 gleichwertig sind (LENTNER *et al.*, 1975), daß aber Cr am einfachsten zu bestimmen ist (GUNČAGA *et al.*, 1974b) (Tabelle 3).

2.2.5. Schweiß

Bei der Berechnung von Bilanzen wird meist die Ausscheidung mit dem Schweiß vernachlässigt. Dies spielt dann keine Rolle, wenn minimale Mengen durch die Haut verlorengehen. Diese früher allgemein gültige Annahme wurde von ISAKSSON *et al.* (1967b) in Frage gestellt: Bei 13 Patienten fanden die Autoren im Mittel 120 mg Ca/Tag im Schweiß, bei einem Exploranden, der allerdings

3000 mg Ca/Tag und Vitamin D zu sich nahm, bis zu 365 mg Ca/Tag. Die spätere rechnerische Nachprüfung der Isakssonschen Resultate (Hantman *et al.*, 1973), aufgrund der Untersuchungen von Hulley *et al.* (1971), nach Inaktivierung beim Raumflug (Lutwak *et al.*, 1969) und bei Bettruhe (Donaldson *et al.*, 1970) mittels direkter Analyse und unter SS-Bedingungen mittels radioaktiven Tracern (Carr *et al.*, 1973; Lentner *et al.*, 1975) konnte dies nicht bestätigen. Unter physiologischen Bedingungen beträgt der Ca-Verlust mit dem Schweiß nicht mehr als 20 mg/Tag (Lentner *et al.*, 1975), der Mg-Verlust maximal 17 mg/Tag, während nur 0,04–0,36 mg N/Tag durch die Haut verlorengehen. P wurde im Schweiß nicht gefunden (Lutwak *et al.*, 1969). Die Diskrepanz der Resultate von Isaksson *et al.* (1967b) zu denen der Nachuntersucher erklärt sich wahrscheinlich aus der Methodik der schwedischen Autoren: Bei ihren Exploranden wurde der Schweiß mittels Plastiksäcken aus den luftdicht abgeschlossenen Extremitäten gesammelt, eine Manipulation, die zu starker Schweißabsonderung führt, womit die „Ca-Schranke", die physiologischerweise in der Haut besteht, durchbrochen wird (Lentner *et al.*, 1975).

2.2.6. Speichel, Haare, Nägel, Menstruationsflüssigkeit und Sperma

Für Bilanzuntersuchungen üblicher Art, vor allem bei Skeletterkrankungen, spielen Substanzverluste der weiteren Körperflüssigkeiten oder mit den Haaren und Nägeln keine Rolle. Bei Bilanzstudien der Spurenelemente und bei der Bilanzierung des Eisenstoffwechsels dagegen müssen auch diese Quellen für Verluste berücksichtigt werden.

3. Technik der Bilanzuntersuchung

3.1. Der Patient

3.1.1. Bedingungen für eine erfolgreiche Bilanzstudie

Durchführbarkeit und Erfolg von Bilanzstudien, wie sie u.a. zur Untersuchung des Knochenstoffwechsels vorgenommen werden, hängen von zwei Bedingungen ab:

— Die klassische, sehr zeitraubende Untersuchungstechnik sollte verkürzt werden, ohne daß damit ein Verlust an Genauigkeit verbunden ist, und
— Der SS des Patienten sollte während der Untersuchungsdauer erhalten bleiben, da es Wochen bis Monate dauern kann, bis ein neues Gleichgewicht nach Änderung eines Parameters, der den Stoffwechsel beeinflußt, eingetreten ist.

Lentner *et al.* (1975) haben gezeigt, daß dies heute durch Kombination der besten verfügbaren Methoden möglich ist, wenn die im folgenden dargestellten Bedingungen eingehalten werden.

3.1.2. Auswahl der Patienten

Lange nicht jeder Patient eignet sich für eine Bilanzuntersuchung. Nur gut informierte Personen, die den Sinn der Untersuchung verstanden haben und bereit sind, die Unannehmlichkeiten einer Bilanzstudie auf sich zu nehmen, bieten Gewähr für den Erfolg der Untersuchung. Solche Exploranden dürfen auch keine anderen Allgemeinkrankheiten oder im speziellen Stoffwechselstörungen aufweisen, die die Bilanz verfälschen könnten. Nur etwa ein Viertel aller Patienten, die konsiliarisch beurteilt werden, eignen sich unserer Erfahrung nach für Bilanzuntersuchungen. Es lohnt sich nicht, andere Kranke, und hätten sie eine auch noch so interessante Stoffwechselstörung, für eine Bilanzstudie aufzubieten, da diese fast immer zum Scheitern verurteilt ist.

3.1.3. Bedingungen des „Metabolic Ward"

Stoffwechselbilanz-Untersuchungen, bei denen es auf die Stuhlsammlung ankommt, sollten grundsätzlich nur auf einer dafür spezialisierten Stoffwechselabteilung (englisch „metabolic ward") durchgeführt werden. Es handelt sich um Spezialstationen, an die hinsichtlich der Präzision des Arbeitsablaufes Bedingungen einer Intensivpflegestation gestellt werden und auf denen dem Betriebsklima spezielle Beachtung geschenkt wird, damit sich der Patient während der (oft lange dauernden, eintönigen) Untersuchung gut aufgehoben fühlt. Die nicht zu groß dimensionierte Stoffwechselabteilung sollte ausschließlich aus Zweibettzimmern bestehen, die mit Fernsehen und Radio und Möglichkeiten für eine Ergotherapie ausgerüstet sind. Damit große Substanzverluste mit dem Schweiß vermieden werden, sollte die Stoffwechselabteilung klimatisiert sein. Wo immer möglich sollte jedes Zimmer über eine eigene Toilette ohne Spülung, dafür aber mit speziellen Einrichtungen zum Sammeln der Exkrete verfügen. Eigens trainiertes Personal, das mit den Tücken der Bilanzuntersuchung vertraut ist und den Patienten zu führen weiß, ist unabdingbar, ebenso wichtig ist die straffe Führung der Abteilung mit regelmäßigen technischen Besprechungen.

3.1.4. Ernährungsanamnese und Eßgewohnheiten

Vor Spitaleintritt muß eine eingehende Ernährungsanamnese erhoben werden. Diese setzt sich aus einer Befragung des Exploranden über seine Eßgewohnheiten während der letzten Monate und über die Aufnahme von Medikamenten oder Stärkungsmitteln zusammen. An die Befragung schließt sich eine siebentägige Periode an, während der der Patient alle Speisen und Getränke wiegt, beziehungsweise mißt (BURKE, 1947; CHALMERS *et al.*, 1952). Dafür erhält der Patient eine kleine Waage und ein für jeden Tag vorbereitetes Formular, auf das er die gewogenen Speisen und Mengen einträgt.

Aufgrund der Befragung und der sieben ausgefüllten Ernährungsformulare berechnet dann die Diätassistentin eine Ernährungsanamnese anhand von Lebensmitteltabellen, die die lokalen Verhältnisse berücksichtigen sollten (LENTNER u. HAAS, 1975). Ermittelt wird nebst der Energiezufuhr die täglich eingenommene Menge der zu untersuchenden Elemente. Aufgrund der Ernährungsanamnese wird dann die Bilanzkost berechnet (am besten eine FBK), eine Diät, die in ihrer Zusammensetzung möglichst genau der Ernährungsanamnese entspricht. Wo keine Analysen von lokal erhältlichen Lebensmitteln vorliegen, haben sich die Nahrungsmitteltabellen von Geigy (1977) bewährt. Diese Bilanzkost kann für die Dauer der ganzen Studie zum voraus zubereitet und in Tagesportionen tiefgekühlt gelagert werden. Wenn dies aus Platzgründen nicht möglich ist, muß die Diät gesamthaft für mindestens eine Periode zubereitet werden. Bei der Zubereitung wird gleichzeitig eine zweite Portion bei Standardmenüs oder ein Aliquot bei Verwendung der FBK für die Analyse beiseitegestellt. Diese Proben sind ebenfalls tiefgekühlt zu lagern. Bei Ver-

Tabelle 4. Zusammensetzung einer flüssigen Bilanzkost (FBK). Gehalte der einzelnen Bestandteile

Bestandteile	g/Tag	Energie kJ/100 g	Protein g/100 g	Ca mg/100 g	Mg mg/100 g	P mg/100 g
Destilliertes Wasser	300–500	–	–	–	–	–
Naga-Di[a]	70–130	1930	20	500	100	500
Zucker	30– 60	1610	–	–	–	–
Gekochte Äpfel	400–500	240	0.3	7	5	10
Milch	50–200	270	3.2	133	13	88
Rahm 30%	100–150	1210	2.2	75	10	63
Eier	100–200	680	12.8	54	13	205
Quark	50–150	360	17.2	80	10	189
NaCl	2– 3	–	–	–	–	–

[a] Pulverförmiges, vollwertiges, auf Sojabasis hergestelltes diätetisches Nährmittel. Nago Nährmittel AG, CH-4600 Olten/Schweiz

wendung der FBK ist es gelegentlich nicht möglich, alle zu untersuchenden Elemente in der richtigen Menge zu berücksichtigen. Dies trifft vor allem für das Mg zu, das sich allerdings relativ leicht in Form von reinem Magnesiumgluconat zusetzen läßt. Tabelle 4 zeigt die Zusammensetzung einer FBK, wie sie bei eigenen Untersuchungen verwendet wird. Die Bilanzkost wird mindestens einen Tag vor Beginn der ersten Bilanzperiode schon verabreicht, und, da es meist zwei Tage dauert, bis die letzte Karminmarke am Ende der Bilanzuntersuchung mit dem Stuhl erscheint, muß der Patient während diesen zwei Tagen die Kost weiter zu sich nehmen. Die Kost wird möglichst entsprechend den

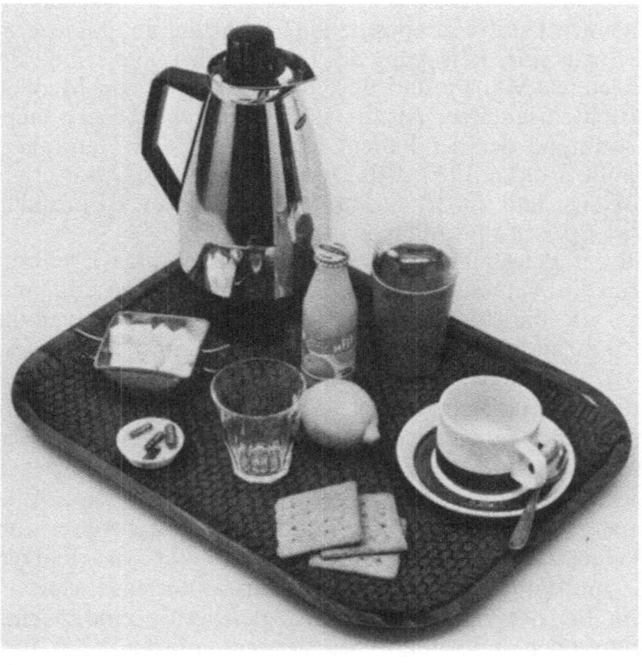

Abb. 5. Serviertablett mit den Utensilien für die flüssige Bilanzkost

häuslichen Gewohnheiten des Exploranden über den Tag verteilt und serviert, die FBK in fünf bis sieben Portionen. Becher mit der FBK müssen nach dem Leertrinken mit destilliertem Wasser gründlich gespült werden, dieses Wasser trinkt der Patient nach. Die Utensilien für die Kostverabreichung sind in Abb. 5 dargestellt. Im Hinblick auf die Eintönigkeit der Kost ist das Serviertablett besonders hübsch herzurichten. Bei Verwendung der FBK hat es sich bewährt, einzelne Mahlzeiten durch Zusatz von Frucht- oder Tomatensaft etwas abwechslungsreicher zu gestalten. Zur FBK, die salzarm ist, erhält der Patient NaCl, mindestens 500 mg 3mal täglich, am besten in Form der magensaftresistenten „slow release sodium capsules". Da die FBK zu wenig Faserstoffe enthält, was gelegentlich zur Verstopfung führt, ergänzen wir die Kost mit zwei bis drei Methylcellulosewaffeln (Melozets Merck, Sharp & Dome, Westpoint, Pa/ USA). Die Verabreichung der Stuhlmarker wird unten diskutiert.

Patienten, die nach einer bestimmten Medikation für eine zweite Untersuchung vorgesehen sind, müssen im Intervall zuhause ihre Eßgewohnheiten möglichst beibehalten. Dies läßt sich durch sog. „24-hour dietary recalls", nach dem Zufall durchgeführt, kontrollieren, d.h. die Diätassistentin bestellt den Patienten und befragt ihn hinsichtlich Nahrungsaufnahme und deren Zusammensetzung am vorangehenden Tag. Die errechnete Zusammensetzung der Nahrung muß der ersten Ernährungsamnese entsprechen. Wenn mehr als drei Monate bis zur nächsten Bilanzuntersuchung vergehen, ist es ratsam, für die zweite Untersuchung eine zweite Ernährungsamnese zu erheben.

3.1.5. Körperpflege

Für die Körperpflege dürfen Patienten während einer Bilanzuntersuchung eigene Seifen und Kosmetika, dagegen nicht die gewöhnlichen Zahnpasten, Mundwässer etc. verwenden. Kommerziell erhältliche Zahnpasten enthalten recht viel Ca und P (Low u. EARLL, 1970). Da pro Zahnreinigung 0,7–1,0 g Zahnpasta verwendet werden und davon eine erhebliche Menge in den Organismus gelangen kann, kann der Fehler der Bilanz beträchtlich werden. Die Zähne sollten deshalb mit destilliertem Wasser grundsätzlich nach jeder Mahlzeit gereinigt werden — bei Verwendung einer FBK entsteht sonst leicht ein Zahnbelag — unter Verwendung einer Ca-, Mg- und P-freien Zahnpasta nach folgendem Rezept:

Zahnpasta mit Natriumbicarbonat 20%:

Rp.	Natriumhydrogencarbonat Ph.H.	20 g
	Glycerol Ph.H. 85%	10 g
	Methylcellulosegel 6%	70 g [a]
	Pfefferminzöl	6 Tropfen

Natriumhydrogencarbonat wird in einer Reibschale mit dem Glycerin angerieben, das Methylcellulosegel und das Pfefferminzöl werden zugegeben. Mischen.

[a]   Methylcellulosegel:

Tylose MH 300	30 g
Natriumlaurylsulfat	2,5 g
Aqua conservans steril ad	500 g

Tylose und Natriumlaurylsulfat werden mit heißem Aqua conservans übergossen (Schale tarieren). Über Nacht im Kühlschrank quellen lassen

3.1.6. Körperliche Aktivität

Es ist erwiesen, daß eine gleichbleibende körperliche Aktivität zuhause und im Spital während der Bilanzuntersuchung von ausschlaggebender Bedeutung für die Aufrechterhaltung des SS ist (LUTWAK *et al.*, 1969; DONALDSON *et al.*, 1970). Leider gibt es bis heute keine einfache Methode, Grad und Art der Körpertätigkeit während des Tages unter häuslichen Bedingungen zu erfassen. Man müßte neben einem Gerät zur Registrierung der Pulsfrequenz ebenfalls eine siebentägige Bewegungsanamnese erheben. Der Patient müßte Dauer und Art der Tätigkeit über 7 Tage aufzeichnen. Da dies bisher nicht durchgeführt wird, ist man auf grobe Schätzungen angewiesen. In jedem Fall aber sind Bilanzpatienten zu einer regelmäßigen körperlichen Tätigkeit, z.B. zu Spaziergängen, einem Turnprogramm usw. anzuhalten. Erst durch die Auswertung der Bilanzresultate läßt sich der Non-steady-state-Zustand erfassen (LENTNER *et al.*, 1975). „Non-SS"-Studien können nicht verwendet werden (s. Abschnitt 2.2.1).

3.2. Sammeln der Exkrete

3.2.1. Urin

Während einer Bilanzstudie werden die 24-Std-Urine gesammelt, am besten in verschließbaren Plastikflaschen (Abb. 6). Es empfiehlt sich, den 24-Std-Urin in einem Meßkolben auf ein Standardvolumen, z.B. 2 Liter, aufzufüllen, Dies erlaubt ein leichtes Poolen der einzelnen Urinportionen entsprechend den Bilanzperioden. Werden die Standardvolumen der einzelnen Tage während einer Periode gleich gehalten, so können gleiche Teile der 24-Std-Urine in einem Aufbe-

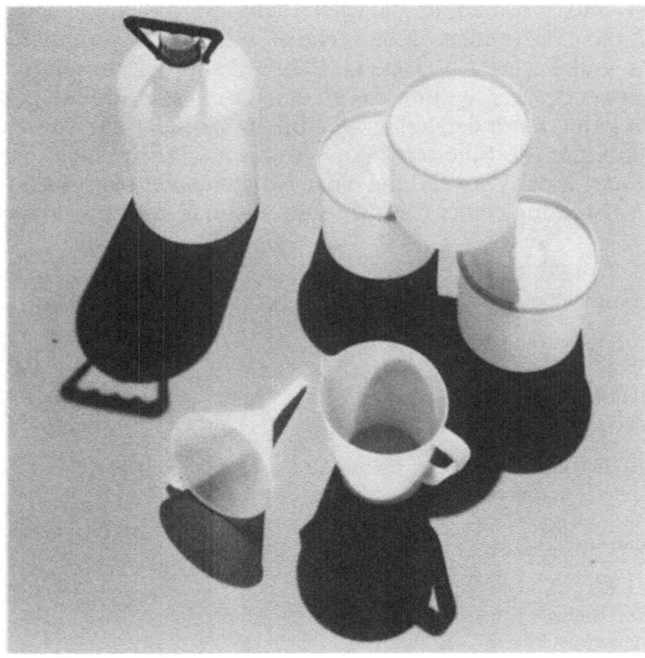

Abb. 6. Gefäße und Trichter für das Sammeln der Exkrete bei Bilanzuntersuchungen: Urinflasche mit Schraubdeckel, verschließbare Stuhlbehälter, großer Meßbecher und Trichter

wahr-Gefäß gemischt und für die Analyse aufbewahrt werden. Das Analysenresultat entspricht dann der mittleren täglichen Ausscheidung der Substanz im Urin während der Bilanzperiode. Die Methoden, die dazu dienen, die Vollständigkeit der Urinsammlung zu prüfen, wurden bereits diskutiert (S. 509).

3.2.2. Faeces

Für das Sammeln der Stühle existieren verschiedene Systeme; es wurden sogar Spezialaborte konstruiert. Nach längerer Experimentierzeit hat sich die Verwendung von speziellen Plastikgefäßen, in die der Stuhl direkt entleert wird, bewährt. Es ist dem Patienten ohne weiteres möglich, in solche Gefäße zu defäkieren, allerdings muß vorher die Blase geleert werden. Die gefüllten Stuhlgefäße werden luftdicht verschlossen und später im Labor mit destilliertem Wasser auf ein Standardgewicht, z.B. 500 g, aufgefüllt. Die Probe wird mit einem Handmixer homogenisiert, anschließend werden die Stühle entsprechend den Bilanzperioden — rote Zeitmarke! — gepoolt und nochmals homogenisiert. Damit läßt sich das Hantieren mit großen Flüssigkeitsmengen zur Feststellung des Endgewichtes vermeiden. Außerdem eignen sich die einzelnen 500 g-Portionen für Radioaktivitätsmessungen, sofern die Bilanz- mit einer Tracer-Untersuchung verbunden wird.

Als Zeitmarkierung zur Abgrenzung der einzelnen Bilanzperioden wird Karminrot verabreicht, jeweils eine Kapsel à 500 mg mit der ersten Mahlzeit jeder Periode und der ersten Mahlzeit nach Abschluß der Bilanzuntersuchung. Das Karmin färbt den Stuhl rot, was die Identifikation der Portionen, die einer bestimmten Bilanzperiode zugeordnet werden müssen, ermöglicht. Als kontinuierliche quantitative Markierung verwenden wir hochgereinigtes Chromsesquioxid (Cr_2O_3) in Kapseln à 500 mg. Das Cr_2O_3 muß auf mindestens 1 mg genau eingewogen werden. Die Kapseln werden 3mal täglich zur Zeit der Hauptmahlzeit verabreicht. Die Verabreichung beginnt bereits ca. 10 Tage vor Beginn der Bilanzstudie, so daß der ganze Darminhalt mit Cr_2O_3 vormarkiert ist (LENTNER *et al.*, 1975). Cr_2O_3-Kapseln werden während der Studie und nach Abschluß so lange verabreicht, bis der letzte durch Karmin rotgefärbte Stuhl erscheint.

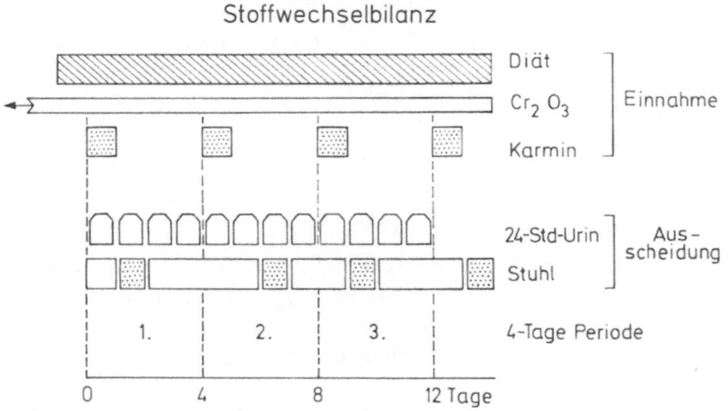

Stoffwechselbilanz
Diät
Cr_2O_3
Einnahme
Karmin
24-Std-Urin
Aus-
scheidung
Stuhl
4-Tage Periode
1.   2.   3.
0   4   8   12 Tage

Abb. 7. Untersuchungsprotokoll für eine Stoffwechselbilanzuntersuchung, eingezeichnet sind die kontinuierliche Markierung mit Cr_2O_3 und die intermittierende Karminmarkierung, der die zeitlich verschobenen Marken im Stuhl entsprechen. Beachte: die Urinportionen entsprechen den jeweiligen 4-Tage-Sammelperioden, die Stuhlportionen dagegen nicht

Außer dem Chromsesquioxid gibt es andere Methoden zur quantitativen Stuhl-markierung, sie wurden weiter vorne diskutiert (S. 515).

In Abb. 7 ist das Untersuchungsprotokoll zusammenfassend dargestellt: Die Bilanzkost muß während der Studie konstant bleiben und der Ernährungsana-mnese entsprechen. Sie wird einen Tag vor und während der Bilanzuntersuchung verabreicht. Die kontinuierliche quantitative Stuhlmarkierung erfolgt hier durch Cr_2O_3; es wird zehn Tage vor und während der Studie eingenommen. Die Bilanz wird in Perioden von mindestens vier Tagen unterteilt, der Beginn jeder Periode ist durch Verabreichung einer Karminkapsel mit der Morgenmahlzeit festgelegt. Die 24-Std-Urine lassen sich ohne weiteres den Perioden zuordnen und — sofern Standardvolumina verwendet werden — für jede Periode poolen. Die Zuordnung der Stühle erfolgt nach den roten Karminmarken. Auch die Stühle lassen sich für jede Periode poolen.

3.2.3. Chemische Analysen

Für Bilanzuntersuchungen empfiehlt es sich, die Analysen der Kost und der Stuhlproben dreifach durchzuführen, während für die Urinanalysen Doppel-bestimmungen genügen. Das analytische Vorgehen sei am Beispiel einer Bilanz-untersuchung bei Patienten mit Skeletterkrankungen erörtert. Untersucht wurden in diesem Fall die Ca-, Mg-, P- und N-Bilanz:

Wegen der gleichzeitigen N-Bestimmung müssen Kost- und Stuhl-Aliquote sowohl feucht wie auch trocken verascht werden. Die Feuchtveraschung erfolgt gleich wie für den Urin mit konzentrierter Schwefelsäure. Der Stickstoff wird mit einer der gängigen Methoden bestimmt.

Die Trockenveraschung setzt die Trocknung der Diät- und Kost-Aliquote sowie der Zusätze zur Kost, z.B. der Methylcellulose-Waffeln, voraus. Die Aliquote werden im Trockenschrank getrocknet, dann im Muffelofen verascht und endlich mit Perchlorsäure gelöst, so daß sich in der Stuhlasche Cr_2O_3 in lösliches Dichromat $Cr_2O_7^{2-}$ verwandelt. Die Verwendung der Perchlorsäure bedarf besonderer Vorsichtsmaßnahmen wegen der großen Explosionsgefahr (Analytical Methods Committee Report, 1959). FISHER *et al.* (1972) haben als Alternative zur Perchlorsäurebehandlung die Umwandlung des Chromsalzes im veraschten Stuhl mit Na_2O_2 vorgeschlagen. Bei nachheriger Zugabe von H_2SO_4 entsteht nach folgenden Formeln Dichromat:

$$Cr_2O_3 + 3O_2^{2-} \rightarrow 2CrO_4^{2-} + O^{2-}$$
$$\uparrow$$
$$Na_2O_2$$

$$2CrO_4^{2-} + 2H^+ \rightarrow Cr_2O_7^{2-} + H_2O$$
$$\uparrow$$
$$H_2SO_4$$

Diese Methode hat allerdings den Nachteil, daß für die Ca-, Mg- und P-Be-stimmung Stuhlproben gesondert verascht werden müssen, die Stuhlasche kann für diese letzteren Analysen mit HCl gelöst werden.

Die folgenden Methoden haben sich für die chemische Analyse der anfallen-den Bilanzproben bewährt:

— Ca, Mg: Atomabsorptionsspektrophotometrie (GUNČAGA und HAAS, 1973)
— P: Kolorimetrie (FISKE und SUBBAROW, 1925)
— Cr: Atomabsorptionsspektrophotometrie (GUNČAGA *et al.*, 1974b)
— Kreatinin: Kolorimetrie (CLARK und THOMPSON, 1949)

Tabelle 5. Zuverlässigkeit der analytischen Methoden für Bilanzuntersuchungen

a) *Richtigkeit* (Zugabenanalysen)

	Substanz	Anzahl Proben	Recovery %	SD
FBK	Ca	12	99,3	±1,5
	Mg	12	100,5	±1,2
	P	12	99,3	±1,1
Faeces	Ca	12	100,1	±1,3
	Mg	12	99,1	±2,4
	P	12	99,1	±2,2
	Cr	11	100,3	±1,7
Urin	Ca	10	99,9	±0,9
	Mg	10	100,3	±0,8
	P	8	98,1	±2,6

b) *Präzision* (Wiederholbarkeit)

	Substanz	Anzahl Proben	Variations-koeffizient
FBK	Ca	20	0,7
Faeces	Mg	20	0,6
Urin	P	20	1,2
Faeces	Cr	20	0,9
Urin	Kreatinin	20	1,3

Die Zuverlässigkeit dieser Analysenmethoden wurde geprüft: Die Richtigkeit durch Zugabenanalysen, die Präzision durch Wiederholbarkeit und Reproduzierbarkeit (LENTNER *et al.*, 1975) (Tabelle 5). Die Richtigkeit ergab ein Recovery zwischen 98,1% und 100,5%, mit Standardabweichungen von weniger als 2,6%. Die Präzision der Methoden zeigt einen Variationskoeffizienten zwischen 0,6 und 1,3. Alle Methoden sind damit hochgradig zuverlässig sowohl hinsichtlich Richtigkeit wie auch hinsichtlich Präzision. Es ist dies deshalb von ausschlaggebender Bedeutung, weil sich bekanntlich bei Bilanzuntersuchungen verschiedenste Fehler summieren. Übersteigt die Summe der Fehler einen gewissen Grenzwert, so verliert das Bilanzresultat seine Aussagekraft.

3.2.4. Berechnung der Bilanzergebnisse

Bilanzresultate lassen sich nach der Methode von REIFENSTEIN *et al.* (1945) berechnen. Dafür werden einander gegenübergestellt die aufgenommene Menge der bilanzierten Substanz und die Summe der mit dem Urin und Stuhl (und evtl. Schweiß) ausgeschiedenen Menge. Ist die Aufnahme größer als die Ausscheidung, so spricht man von einer positiven Bilanz, während im umgekehrten Fall die Bilanz negativ ist. Entsprechen sich innerhalb der Fehlergrenze Aufnahme und Ausscheidung, so ist die Bilanz ausgeglichen. Die Darstellung der Bilanzergebnisse wurde weiter vorne erörtert (Abb. 2) (S. 507).

Bilanzresultate, die nicht im SS des Patienten erhoben wurden, können nicht interpretiert werden (LENTNER *et al.*, 1975). Sofern die Bilanz über vier Perioden geprüft wurde, läßt sich der SS damit erfassen, daß das Bilanzresultat der ersten

Untersuchungshälfte mit dem der zweiten verglichen und mit der Einnahme in Beziehung gesetzt wird:

$$\% \text{ Abweichung} = \frac{(\text{Perioden } 3+4) - (\text{Perioden } 1+2)}{2 \times \text{Einnahme}} \times 100.$$

Bei Untersuchungen während nur drei Perioden empfiehlt sich der Vergleich von Periode 3 mit Periode 1 nach der Formel

$$\% \text{ Abweichung} = \frac{\text{Periode } 3 - \text{Periode } 1}{\text{Einnahme}} \times 100.$$

Diese Formeln tragen der Tatsache Rechnung, daß die Stuhl-Ca-Werte rund 85% der eingenommenen Ca-Menge betragen und damit der kritische Punkt jeder Ca-Bilanzuntersuchung das Sammeln und Analysieren der Faeces darstellt.

4. Zu erwartende Resultate

Am Beispiel einer kritischen Untersuchung der Bilanztechnik sei im folgenden erörtert, was von einer Bilanzuntersuchung erwartet werden kann (LENTNER *et al.*, 1975).

4.1. Einnahme

Bei 22 Bilanzuntersuchungen über fünf Perioden von je fünf Tagen Dauer erhielten die Exploranden eine FBK mit folgenden Gehalten an Knochenmineralstoffen:

Ca   690 (Bereich 505– 920) mg/Tag
Mg   190 (Bereich 95– 280) mg/Tag
P   1230 (Bereich 675–2050) mg/Tag

Alle Exploranden tolerierten die FBK gut. Abb. 8 zeigt die prozentuale Abweichung der effektiv eingenommenen Menge an Ca, Mg und P im Vergleich zu den Quantitäten, wie sie aus der Ernährungsanamnese errechnet wurden (100%-Wert). Es fand sich eine erstaunlich gute Übereinstimmung zwischen den gefundenen und den berechneten Ca- und P-Werten, beide lagen etwas über der 100%-Marke. Der Mg-Gehalt der FBK war im Durchschnitt 30% niedriger als der errechnete Wert der Ernährungsanamnese. Dies führt trotzdem nicht zu einer negativen Mg-Bilanz. Offensichtlich ist der Organismus über weite Bereiche imstande, Mg durch renal-tubuläre Rückresorption zu konservieren (SCHROEDER *et al.*, 1969).

4.2. Urinsammlung

Während der ganzen Untersuchungszeit blieb bei allen Exploranden die Kreatininausscheidung konstant, bei keiner Bilanzstudie betrug die Abweichung vom Mittelwert mehr als 8,2%. Eine Korrektur der Urinwerte war somit nicht notwendig.

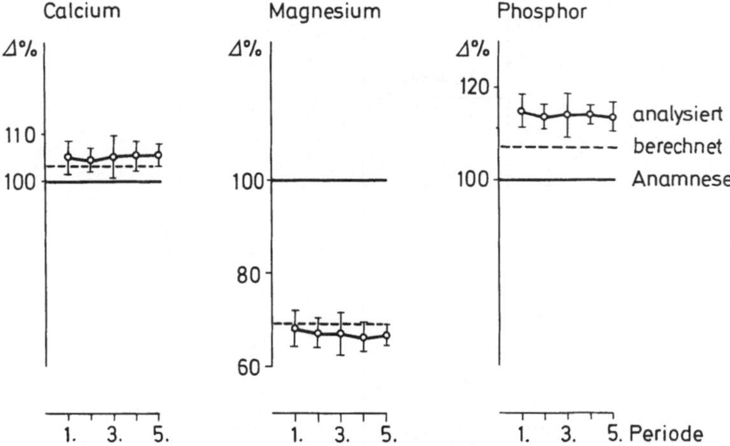

Abb. 8. Prozentuale Abweichung der analytisch bestimmten Einnahme von Ca, Mg und P im Vergleich zu den für die FBK berechneten Gehalten und den Werten der Ernährungsanamnese. Beachte: Ca- und P-Werte weichen nur wenig vom „Idealwert" der Ernährungsanamnese ab, die Mg-Werte liegen rund 30% unter diesem „Idealwert" (mit freundlicher Genehmigung des Verlages Grune and Straton entnommen aus LENTNER et al., 1975)

4.3. Faeces und Chromkorrektur

Abb. 9 zeigt die Stuhl-Ca-Werte: im oberen Teil wurde periodenweise der Mittelwert und die Standardabweichung (SD) der unkorrigierten Ca-Bilanzresultate aufgezeichnet. Die unkorrigierten Werte schwankten nicht nur deutlich um die Nullinie, sondern es wurden sehr große Streuungen beobachtet. Erst der Einbezug der Chromkorrektur ergab eine Konstanz der Ca-Bilanzwerte mit akzeptierbarer Streuung (unterster Teil von Abb. 9). Dabei fällt auf, daß der Mittelwert der ersten Cr-korrigierten Bilanzperiode deutlich negativer ist als die der folgenden Perioden. Dies ist die Konsequenz des während der ersten Bilanzperiode zu tiefen Chromwertes. In der vorliegenden Untersuchung erhielten die Patienten nicht zeitig genug Cr_2O_3 (mittlerer Teil von Abb. 9), sie waren während der ersten Untersuchungsperiode noch in der Anpassung an die Chromoxidauffüllung des Darmpools. Wenn während zehn Tagen „vorchromiert" wird, so genügt es nach den vorliegenden Resultaten, die Bilanz während drei oder höchstens vier Perioden durchzuführen, wie das die letzten drei Perioden der Abb. 9 verdeutlichen.

4.4. Schweiß

Die Frage der Substanzverluste mit dem Schweiß wurde auf S. 515 bereits eingehend diskutiert. In der Untersuchung, die hier als Beispiel dient, wurde die Frage mittels eines radioaktiven Ca-Tracers geprüft. In einem Whole Body Counter wurde die im Körper zurückbehaltene und gleichzeitig auch die mit dem Stuhl und Urin ausgeschiedene Tracerdosis bestimmt. Nach einer zehntägigen Beobachtungszeit betrug die Summe des im Stuhl, im Urin und im Körper wiedergefundenen Tracers im Mittel $98 \pm 1,9\%$. Die restlichen 2%, die im vorliegenden Fall weniger als 20 mg Ca/Tag entsprechen, sind wahrscheinlich mit dem Schweiß verloren gegangen. Dieser Fehler ist im Rahmen einer Bilanzunter-

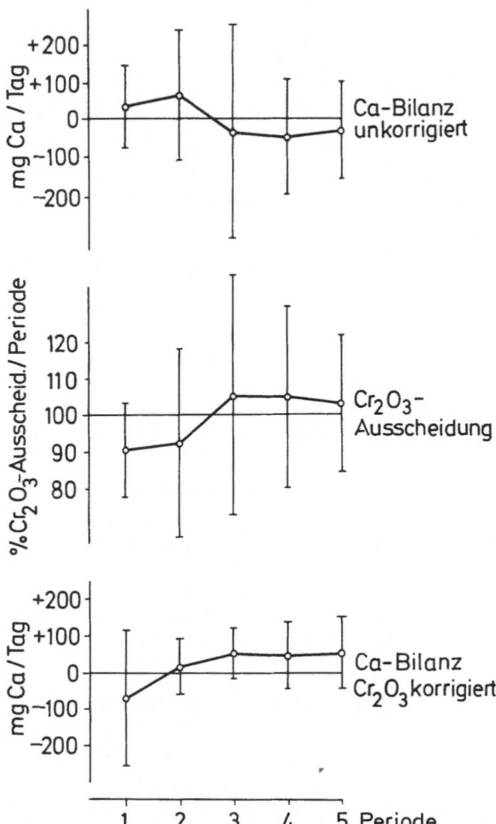

Abb. 9. Vergleich der Ca-Bilanz, berechnet aus den unkorrigierten Stuhlwerten mit den für Cr_2O_3 korrigierten Resultaten. In der Mitte das Cr_2O_3-Recovery (mit freundl. Genehmigung des Verlages Grune and Straton entnommen aus LENTNER *et al.*, 1975)

suchung akzeptierbar. Nur dann ist aber ein so niedriger Verlust zu erwarten, wenn der Explorand nicht extremen klimatischen Bedingungen ausgesetzt wird, bei denen er profus zu schwitzen beginnt.

5. Bewertung von Stoffwechselbilanzen und Schlußbetrachtung

Die Stoffwechselbilanz ist eine anspruchsvolle, technisch schwierig durchzuführende klinische Untersuchungsmethode. Wie in den vorangehenden Kapiteln dargestellt, müssen eine Reihe von Kautelen eingehalten werden, wenn reproduzierbare und interpretierbare Ergebnisse erreicht werden sollen. Dabei spielen neben der Eignung des Patienten und der Teamarbeit zwischen den Patienten, dem Arzt, dem Pflege- und dem Laborpersonal zwei Grundbedingungen eine Hauptrolle:

— der Steady State (SS) und
— die Präzision, mit der Abweichungen der Bilanz vom Nullwert erfaßt werden können.

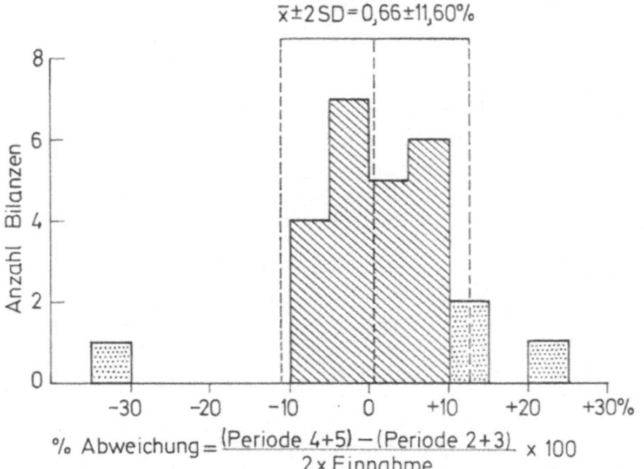

$$\% \text{ Abweichung} = \frac{(\text{Periode } 4+5) - (\text{Periode } 2+3)}{2 \times \text{Einnahme}} \times 100$$

Abb. 10. Vergleich der ersten mit der zweiten Hälfte von Ca-Bilanz-Untersuchungen. Die Abweichung der Bilanzresultate ist zur Ca-Aufnahme in Beziehung gesetzt und als Histogramm dargestellt. Die schraffierten Säulen innerhalb der ±2 SD-Grenzen stellen Bilanzresultate im Steady-State dar, die punktierten Säulen stammen von Patienten nicht in Steady-State (mit freundl. Genehmigung des Verlages Grune and Straton entnommen aus LENTNER *et al.*, 1975)

Mit Hilfe der weiter vorne angegebenen Formeln (S. 524) läßt sich berechnen, welche Bilanzen im SS und welche in einem Nichtgleichgewichts-Zustand (Non-SS) durchgeführt wurden. In Abb. 10 wurden 26 Bilanzuntersuchungen auf das Einhalten des SS geprüft. Die prozentualen Abweichungen vom Nullwert sind in Form eines Histogramms aufgetragen. In 22 Fällen war diese Abweichung im 95%-Vertrauensbereich (±2 SD), der einer Streuung von 11,6% des Mittelwerts entspricht. Die übrigen vier Patienten waren während der Untersuchung nicht im SS, von Periode zu Periode stiegen die Bilanzresultate entweder an oder fielen ab (systematischer Fehler). Non-SS-Situationen sind wahrscheinlich Folge falscher Ernährungsanamnesen oder von Veränderungen der körperlichen Aktivität im Spital. Da der Grad der körperlichen Betätigung nicht quantitativ erfaßt werden kann, ist eine Aussage über andere Einflüsse auf die Ca-Bilanz nicht möglich. Auch der Erfolg einer „medikamentösen Therapie" kann in dieser Lage nicht überprüft werden, da nicht voraussehbar ist, wann ein neuer SS eingetreten wäre. Für Bilanzuntersuchungen kann deshalb nicht genug davor gewarnt werden, das „eiserne Gesetz des Steady State" zu vernachlässigen. Viele der in der Literatur berichteten divergenten Bilanzresultate gehen vermutlich darauf zurück, daß die SS-Bedingung nicht eingehalten wurde.

Das Problem der Präzision, mit der die Bilanz beim Menschen erfaßt werden kann, wird in Abb. 11 dargestellt. Bei 22 Probanden im SS wurde die Genauigkeit der Bilanz anhand des mittleren SEM (standard error of the mean) als Funktion der Zeit berechnet (LENTNER *et al.*, 1975) Mit zunehmender Dauer der Bilanzuntersuchung nähert sich SEM asymptotisch einem Grenzwert, der für Ca und P bei ±40 mg/Tag liegt, während die bestmögliche Präzision für die Mg-Bilanz ±5 mg/Tag beträgt. Es hängt von der Fragestellung ab, wie viele Bilanzperioden nötig sind, bis die gewünschte Präzision erreicht ist. Als Faustregel dürfte gelten, daß drei Perioden eine Präzision von ±50 mg/Tag für Ca und P ergeben, und daß jede zusätzliche Bilanzperiode das Resultat nur wenig verbessert. Voraussetzung ist allerdings die frühzeitige Gabe von Cr_2O_3, damit die Untersuchung

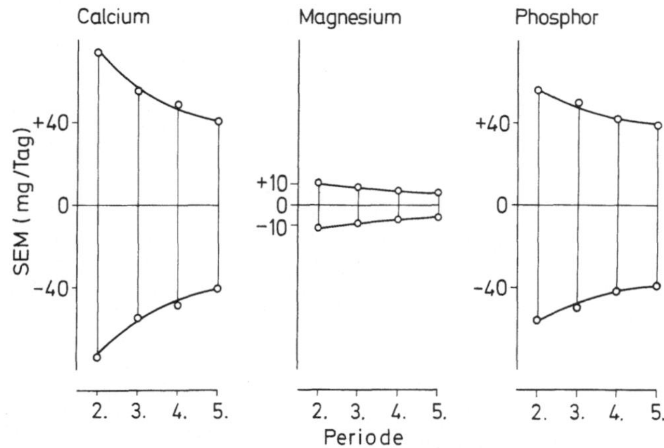

Abb. 11. Empfindlichkeit der Bilanzmethode als Funktion der Untersuchungszeit bei Patienten im Steady State. Beachte: die Werte von SEM („standard error of the mean") nähern sich asymptotisch einem Grenzwert, für Ca und P ± 40 mg/Tag und für Mg ± 5 mg/Tag (mit freundl. Genehmigung des Verlages Grune and Straton entnommen aus LENTNER *et al.*, 1975)

nicht noch in die Zeit der Anpassung an das Cr_2O_3 fällt. Bilanzen, die mehr als 50 mg Ca/Tag vom Nullwert abweichen, müssen deshalb entweder als positiv oder negativ betrachtet werden, Ergebnisse innerhalb dieser Grenzen sind als ausgeglichen zu bezeichnen. Diese zweite Aussage ist deshalb von großer Wichtigkeit, da in der Literatur nur sehr wenige Angaben über die Treffsicherheit von Bilanzuntersuchungen zu finden sind. Erst wenn diese Treffsicherheit bekannt ist, können gültige Aussagen über Veränderungen vor und nach Therapie gemacht werden.

Die sorgfältig geplante und kritisch ausgewertete Bilanzuntersuchung ist zwar schwierig, aber entgegen der Ansicht von ISAKSSON und SJÖGREN (1967a) genügt eine relativ kurze Untersuchungsdauer auf einer Stoffwechselabteilung, sofern die Anpassung an eine neue Stoffwechselsituation vermieden wird und die quantitative Stuhlmarkierung bereits zuhause eingeleitet wurde. Zuverlässige Bilanzuntersuchungen bilden nicht nur die Basis für die Beurteilung von Therapieeffekten, vor allem bei Knochenkrankheiten, sondern sie erlauben in den meisten Fällen auch erst die Durchführung von Ca-Tracer-Studien zur indirekten Bestimmung des Ca-Ausstroms aus dem Skelett.

Literatur

AHRENS, E.H.: The use of liquid formula diets in metabolic studies: 15 years' experience. Advanc. metab. Disord. **4**, 297–332 (1970)

ALBRIGHT, F., REIFENSTEIN, E.C.: The parathyroid glands and metabolic bone disease. Baltimore: Williams & Wilkins 1948

ALEXANDER, F.W., CLAYTON, B.E., DELVES, H.T.: Mineral and trace-metal balances in children receiving normal and synthetic diets. Quart. J. Med., New Series, **XLIII**, 89–111 (1974)

Analytical Methods Committee Report: Notes on perchloric acid and its handling in analytical work. Analyst **84**, 214–216 (1959)

BEGUM, A., PEREIRA, S.M.: Calcium balance studies on children accustomed to low calcium intakes. Brit. J. Nutr. **23**, 905–911 (1969)

BRODZINSKI, R.L., RANCITELLI, L.A., HALLER, W.A., DEWEY, L.S.: Calcium, potassium, and iron loss by Apollo VII, VIII, IX, X and XI astronauts. Aerospace Med. **42**, 621–626 (1971)

Burke, B.S.: The dietary history as a tool in research. J. Amer. diet. Ass. **23**, 1041–1046 (1947)

Carmichael, R.H., Crabtree, R.E., Ridolfo, A.S., Fasola, A.F., Wolen, R.L.: Tracer microspheres as a fecal marker in balance studies. Clin. Pharmacol. Ther. **14**, 987–991 (1973)

Carr, T.E.F., Harrison, G.E., Nolan, J.: The long-term excretion and retention of an intravenous dose of 45 Ca in two healthy men. Calcif. Tiss. Res. **12**, 217–226 (1973)

Catto, G.R.D., McIntosh, J.A.R., MacLeod, M.: Partial body neutron activation analysis in vivo: a new approach to the investigation of metabolic bone disease. Phys. in Med. Biol. **18**, 508–517 (1973)

Chalmers, F.W., Clayton, M.M., Gates, L.O., Tucker, R.E., Wertz, A.W., Young, C.M., Foster, W.D.: The dietary record—how many and which days? J. Amer. diet. Ass. **28**, 711–717 (1952)

Chattaway, F.W., Hullin, R.P., Odds, F.C.: The variability of creatinine excretion in normal subjects, mental patients and pregnant women. Clin. chim. Acta **26**, 567–576 (1969)

Clark, L.C., Thompson, H.L.: Determination of creatine and creatinine in urine. Analyt. Chem. **21**, 1218–1221 (1949)

Cohn, S.H., Dombrowski, C.S., Hauser, W., Klopper, J., Atkins, H.L.: Effects of porcine calcitonin on calcium metabolism in osteoporosis. J. clin. Endocr. **33**, 719–728 (1971)

Consolazio, C.F., Matoush, L.O., Johnson, H.L., Krzywicki, H.J., Isaac, G.J., Witt, N.F.: Metabolic aspects of calorie restriction: nitrogen and mineral balances and vitamin excretion. Amer. J. clin. Nutr. **21**, 803–812 (1968)

Dambacher, M.A., Olah, A.J., Gunčaga, J., Lentner, Ch., Lauffenburger, Th., Haas, H.G.: Kalzitonin — ein Antiosteoporose-Hormon? Helv. med. Acta, Suppl. **50**, 137 (1970)

Dick, M.: Use of barium sulphate as a continuous marker for faeces. J. clin. Path. **20**, 216–218 (1967)

Dick, M.: Use of cuprous thiocyanate as a short-term-continuous marker for faeces. Gut **10**, 408–412 (1969)

Donaldson, C.L., Hulley, S.B., Vogel, J.M., Hattner, R.S., Bayers, J.H., McMillan, D.E.: Effect of prolonged bed rest on bone mineral. Metabolism **19**, 1071 (1970)

Edwards, O.M., Bayliss, R.I.S., Millen, S.: Urinary creatinine excretion as an index of the completeness of 24-hour urine collections. Lancet **1969** II, 1165–1166

Epstein, F.H.: Calcium and the kidney, Amer. J. Med. **45**, 700–715 (1968)

Figueroa, W.G., Jordan, T., Bassett, S.H.: Use of barium sulfate as an unabsorbable fecal marker. Amer. J. clin. Nutr. **21**, 1239–1245 (1968)

Fisher, M.T., Atkins, P.R., Joplin, G.F.: A method for measuring faecal chromium and its use as a marker in human metabolic balances. Clin. chim. Acta **41**, 109–122 (1972)

Fisher, M.T., Petrie, A., Tondowski, A., Joplin, G.F.: A method for performing a calcium balance study in man and the interpretation of results. Clin. chim. Acta **70**, 297–311 (1976)

Fiske, C.H., Subbarrow, J.: The colorimetric determination of phosphorus. J. biol. Chem. **66**, 375–400 (1925)

Forbes, G.B.: Another source of error in the metabolic balance method. Nutr. Rev. **31**, 297–300 (1973)

Gormican, A., Catli, E.: Mineral balance in young men fed a fortified milk-base formula. Nutr. Metabol. **13**, 364–377 (1971)

Gunčaga, J., Haas, H.G.: Calcium- und Magnesiumbestimmung in biologischem Material. Zuverlässigkeitsvergleich einer neuen atomabsorptions- mit der emissionsflammenfotometrischen Methode nach MacIntyre. Clin. chim. Acta **45**, 249–253 (1973)

Gunčaga, J., Lauffenburger, Th., Lentner, Ch., Dambacher, M.A., Haas, H.G., Fleisch, H., Olah, A.J.: Diphosphonate treatment of Paget's disease of bone. Horm. metab. Res., **6**, 62–69 (1974a)

Gunčaga, J., Lentner, Ch., Haas, H.G.: Determination of chromium in feces by atomic absorption spectrophotometry. Clin. chim. Acta **57**, 77–81 (1974b)

Haas, H.G.: Knochenstoffwechsel- und Parathyreoidea-Erkrankungen. Ihre Erforschung mittels Calciuminfusionen. Stuttgart: Thieme 1966

Hantman, D.A., Vogel, J.M., Donaldson, C.L., Friedman, R., Goldsmith, R.S., Hulley, S.B.: Attempts to prevent disuse osteoporosis by treatment with calcitonin, longitudinal compression and supplementary calcium and phosphate. J. clin. Endocr. **36**, 845–858 (1973)

Hargreaves, T., Rose, G.A.: The reproducibility of the balance method in man as applied to calcium and phosphorus. Clin. Sci. **28**, 537–542 (1965)

HARTLEY, T.F., DAWSON, J.B., HOGKINSON, A.: Simultaneous measurement of Na, K., Mg, Cu and Zn balances in man. Clin. chim. Acta **52**, 321–333 (1974)

HULLEY, S.B., VOGEL, J.M., DONALDSON, C.L., BAYERS, J.H., FRIEDMAN, R.J., ROSEN, S.N.: The effect of supplemental oral phosphate on the bone mineral changes during prolonged bed rest. J. clin. Invest. **50**, 2506–2518 (1971)

ISAKSSON, B., LINDHOLM, B., SJÖGREN, B.: A critical evaluation of the calcium balance technic. II. Dermal calcium losses. Metabolism **16**, 303–313 (1967)

ISAKSSON, B., OHLSSON, L.: A ciritical evaluation of the calcium balance technic. III. The theoretical phosphorus balance. Metabolism **16**, 314–318 (1967)

ISAKSSON, B., SJÖGREN, B.: On the concept "constant diet" in metabolic balance studies. Nutr. Diet. **7**, 175–185 (1965)

ISAKSSON, B., SJÖGREN, B.: A critical evaluation of the calcium balance technic. I. Variation in fecal output. Metabolism **16**, 295–302 (1967)

JONES, J.E., MANALO, R., FLINK, E.B.: Magnesium requirements in adults. Amer. J. clin. Nutr. **20**, 632–635 (1967)

KALES, A.N., PHANG, J.M.: Effect of divided calcium intake on calcium metabolism. J. clin. Endocr. **32**, 83–87 (1971)

KAYE, M., SAGAR, S.: Effect of dihydrotachysterol on calcium absorption in uremia. Metabolism **21**, 815–824 (1972)

LENTNER, CH., HAAS, H.G.: Lebensmittelanalysen für Bilanzuntersuchungen, speziell Kalzium, Magnesium, Phosphor und Stickstoff. Int. Z. Vitaminforsch. **45**, 90–99 (1975)

LENTNER, CH., LAUFFENBURGER, T., GUNČAGA, J., DAMBACHER, M.A., HAAS, H.G.: The metabolic balance technique; a critical reappraisal. Metabolism **24**, 461–471 (1975)

LOW, J.C., EARLL, J.M.: Calcium in toothpaste. New Engl. J. Med. **283**, 767 (1970)

LUKERT, B.P., BOLINGER, R.E., MEEK, J.C.: The effect of fluoride on Ca kinetics in Paget's disease. J. clin. Endocr. **35**, 387–391 (1972)

LUTWAK, L., WHEDON, G.D., LACHANCE, P.A., REID, J.M., LIPSCOMB, H.S.: Mineral, electrolyte and nitrogen balance studies of the Gemini-VII fourteen-day orbital space flight. J. clin. Endocr. **29**, 1140–1156 (1969)

MACFADYEN, I.J., NORDIN, B.E.C., SMITH, D.A., WAYNE, D.J., RAE, S.L.: Effect of variation in dietary calcium on plasma concentration and urinary excretion of calcium. Brit. med. J. **1**, 161–164 (1965)

MALM, O.J.: Calcium requirement and adaptation in adult men. Scand. J. clin. Invest., Suppl. **36**, 1–290 (1958)

MARGEN, S., CHU, J.-Y., KAUFMANN, N.A., CALLOWAY, D.H.: Studies in calcium metabolism. I. The calciuretic effect of dietary protein. Amer. J. clin. Nutr. **27**, 584–589 (1974)

McCANCE, R.A.: The problem of adaptation to low calcium intakes. In: Metabolic interrelations (Ed. REIFENSTEIN, E.C.), p. 166–184. New York: Josiah Macy Jr. Foundation 1953

MILLARD, F.J.C., NASSIJM, J.R., WOOLLEN, J.W.: Urinary calcium excretion after immobilization and spinal fusion in adolescents. Arch. Dis. Childh. **45**, 399–403 (1970)

NORDIN, B.E.C.: Calcium balance and calcium requirement in spinal osteoporosis. Amer. J. clin. Nutr. **10**, 384–390 (1962)

PAK, C.Y.C., OHATA, M., LAWRENCE, E.C., SNYDER, W.: The hypercalciurias. Causes, parathyroid functions, and diagnostic criteria. J. clin. Invest. **54**, 387–400 (1974)

PHANG, J.M., KALES, A.N., HAHN, T.J.: Effect of divided calcium intake on urinary calcium excretion. Lancet **1968 II**, 84–85

REIFENSTEIN, E.C., ALBRIGHT, F., WELLS, S.L.: The accumulation, interpretation, and presentation of data pertaining to metabolic balances, notably those of calcium, phosphorus, and nitrogen. J. clin. Endocr. **5**, 367–395 (1945)

ROSE, G.A.: Experiences with the use of interrupted carmine red and continuous chromium sesquioxide marking of human faeces with reference to calcium, phosphorus, and magnesium. Gut **5**, 274–279 (1964a)

ROSE, G.A.: The study of osteoporosis and osteomalacia. Postgrad. med. J. **40**, 158–163 (1964b)

SCHROEDER, H.A., NASON, A.P., TIPTON, I.H.: Essential metals in man. Magnesium. J. chron. Dis. **21**, 815–841 (1969)

SCOTT, P.J., HURLEY, P.J.: Demonstration of individual variation in constancy of 24-hour urinary creatinine excretion. Clin. chim. Acta **21**, 411–414 (1968)

SCRIMSHAW, N.S., HUSSEIN, M.A., MURRAY, E., RAND, W.M., YOUNG, V.R.: Protein requirement of man: Variations in obligatory urinary and fecal nitrogen losses in young men. J. Nutr. **102**, 1595–1604 (1972)

SPENCER, H., LEWIN, I., FOWLER, J., SAMACHSON, J.: Effect of sodium fluoride on calcium absorption and balances in man. Amer. J. clin. Nutr. **22**, 381–390 (1969)

WALKER, R.M., LINKSWILER, H.M.: Calcium retention in the adult human male as affected by protein intake. J. Nutr. **102**, 1297–1302 (1972)

WHEDON, G.D.: Effects of high calcium intakes on bones, blood and soft tissue: relationship of calcium intake to balance in osteoporosis. Fed. Proc. **18**, 1112–1118 (1959)

WHITBY, L.G., LANG, D.: Experience with the chromic oxide method of fecal marking in metabolic balance investigations on humans. J. clin. Invest. **39**, 854–863 (1960)

WILKINSON, R.: Polyethylene glycol 4000 as a continuously administered non-absorbable faecal marker for metabolic balance studies in human subjects. Gut **12**, 654–660 (1971)

Wissenschaftliche Tabellen Geigy, Teilband Körperflüssigkeiten, 8. Aufl. Basel 1977

V. Radiocalcium-Kinetik

Von

R. Montz und J. Knop

Mit 4 Tabellen

1. Einleitung

1.1. Geschichtliches

Die Tracer-Untersuchungen des Knochenstoffwechsels begannen an Tieren und in vitro mittels ^{32}P (Chievitz u. Hevesy, 1935; Manly u. Bale, 1939) und ^{45}Ca (Campbell u. Greenberg, 1940; Falkenheim et al., 1947 und 1951). Über erste Untersuchungen am Menschen berichteten Bellin und Laszlo (1953). Carlsson (1951) faßte die gewonnenen Erkenntnisse zu einem bis heute gültigen Grundkonzept zusammen: Die Traceraufnahme im Knochen geschieht in zwei wesentlich verschiedenen Komponenten. Ein Tracer-Anteil wird überwiegend irreversibel im Knochen fixiert („Akkretion"), ein anderer steht im reversiblen Austausch mit der Extrazellulär-Flüssigkeit und dem Plasma. Mathematische Formulierungen von entsprechenden Stoffwechsel-Modellen entwickelten Bauer et al. (1955), Heaney und Whedon (1958) sowie Aubert und Milhaud (1960) (Übersichten bei Heaney, 1964; Marshall, 1976).

1.2. Parameter der Radiocalcium-Kinetik und ihre Deutung

Der Calcium-Stoffwechsel läßt sich im Hinblick auf die Untersuchungsmöglichkeiten unterteilen in den äußeren Calcium-Haushalt und den inneren Calcium-Umsatz. Die Kenntnis des äußeren Calcium-Haushalts (intestinale Resorption, Ausscheidung, Bilanz des Calciums) läßt indirekt Rückschlüsse auf den inneren Calcium-Umsatz zu (S. 538 ff.). Mit der Untersuchung der Radiocalcium-Kinetik möchte man bei Patienten den inneren Calcium-Umsatz näher kennenlernen. Unter dem inneren Calcium-Umsatz verstehen wir den Umsatz des austauschbaren Calciums und des Knochen-Calciums. Das Calcium der intravasalen und interstitiellen Flüssigkeiten steht in raschem Austausch mit dem intrazellulären Calcium und mit dem schnell austauschbaren Knochen-Calcium. Das schnell austauschbare Knochen-Calcium wird in die gesamten Knochenoberflächen (Calcium-Ionen in oberflächlichsten Kristallschichten, „Bone fluid" zwischen Oberflächen-Osteozyten und Knochensubstanz sowie Calcium in diesen Osteozyten) lokalisiert (Übersicht bei Parfitt, 1976). Der mineralisierte Knochen ist allseitig lückenlos umschlossen von diesem austauschbaren Knochen-Calcium (Davis et al., 1975; Parfitt, 1976). Folglich wird das Calcium zur Knochen-Mineralisation aus dem austauschbaren Knochen-Calcium genutzt. Auch die Knochen-Resorption ist eine zelluläre Leistung durch die Osteoklasten und Osteozyten. Knochen-Neubildung und Knochen-Resorption geschehen zwar räumlich und zeitlich getrennt voneinander, sind aber funktionell eng verknüpfte Prozesse (Übersicht bei Parfitt, 1976).

Die mathematische Auswertung der Radiocalcium-Kinetik liefert als Parameter Verteilungsräume und Flußraten. Deren Werte variieren je nach der Art des angewandten Stoffwechsel-Modells (vgl. Tabelle 2). Die Uneinheitlichkeit beruht darauf, daß die Tracer-Kinetik nur im ersten Verteilungsraum (Plasma), nicht in den nachgeschalteten gemessen werden kann. Die Zuordnung der Kinetik-Ergebnisse zu den im vorigen Abschnitt skizzierten physiologischen Systemen und Vorgängen geschieht überwiegend hypothetisch (Knop et al., 1977a). Dies gilt vor allem für die Verteilungsräume (Compartments), weniger für die Flußraten, wie z.B. die Calcium-Akkretion (Heaney, 1964; Parfitt, 1976). Fraglich bleibt darüber hinaus, ob eine physiologisch einigermaßen gültige Deutung auch bei krankhaften Veränderungen gilt. Dennoch behalten vom Normalen abweichende Kinetik-Ergebnisse ihren Aussagewert, mag ihre Deutung auch fehlerhaft sein.

2. Methodik

2.1. Untersuchungstechnik

Die Kinetik stellt die Verteilung des intravenös oder oral applizierten Radiocalciums ($*Ca = {}^{45}Ca$ oder ${}^{47}Ca$) im Organismus dar. Meist wird die i.v.-Injektion von 5 (bis 10) µCi ${}^{45}Ca$ oder 20 (bis 50) µCi ${}^{47}Ca$ angewandt. Gemessen wird die Änderung der spezifischen Aktivität (% Dosis $*Ca/g$ ${}^{40}Ca$) im Blutserum und im 24-Std-Sammelurin. Hinzu kommt die $*Ca$-Messung in den Faeces oder im ganzen Körper, evtl. auch über einem Knochen. Die Untersuchungsdauer und die Dichte der Meßpunkte in bestimmten Zeitabschnitten nach der Tracepplikation richten sich nach dem benutzten Kinetik-Modell (methodische Einzelheiten bei Aubert u. Milhaud, 1960; Neer et al., 1967; Sack, 1969; Knop et al., 1977a).

2.2. Modelle der Radiocalcium-Kinetik

Einen Überblick über die vorgeschlagenen Modelle zur Auswertung der Radiocalcium-Kinetik gibt Tabelle 1. Die Modelle beruhen alle auf einer mathematischen Analyse der Zeitfunktionskurve von R_S (spezifische Aktivität im Blutserum). Die R_S-Kurven werden als Summe mehrerer Exponentialfunktionen oder als Gammafunktion (Produkt einer Potenzfunktion mit einer Exponentialfunktion) gedeutet. Die Exponentialfunktionen beschreiben miteinander verknüpfte Verteilungsräume des Calciums und die Flußraten zwischen ihnen. Für das 1-Compartment-Modell wird aus der R_S-Kurve eine zwischen 1–2 und 6–10 Tagen nach der Tracerinjektion ablesbare e-Funktion benutzt. Es ergeben sich zu hohe Werte für den Verteilungsraum des austauschbaren Calciums und für die Flußrate in das Knochensystem (Aubert et al., 1963; Gonick u. Brown, 1970). Modelle mit mehr als zwei Compartments sind ohne größeren Computeraufwand nicht lösbar. Praktikabel und offenbar hinreichend naturgetreu, zumindest bei normalem Calciumstoffwechsel, sind die 2-Compartment-Modelle, welche die schnellen extraossären Calciumaustauschvorgänge subsummieren (Wendeburg, 1962; Heaney, 1964; Bronner u. Lemaire, 1969; Cohn et al., 1965). Es darf angenommen werden, daß sich auch mit dem 2-Compartment-Modell nach Bronner und Lemaire (1969) der Umsatz des austauschbaren Knochencalciums errechnen läßt (Bronner u. Lemaire, 1969; Knop et al., 1977a). Ähnliches

Tabelle 1. Modelle der Radiocalcium-Kinetik. Die Modellstrukturen sind schematisch skizziert: Rechtecke = Compartments, Pfeile = Flußraten. Abkürzungen: R_S = Zeitfunktionskurve der spezifischen Serum-Aktivität (% Dosis Radiocalcium/g ^{40}Ca), A_n = Größe der Compartments mit je einer Reihenfolgen-Ziffer n, a_n = Ratenkonstanten jeweils den Compartments A_n zugehörig, t = Zeitdimension, v_a = Flußrate der Calcium-Gesamtausscheidung, v_{o+} = Akkretionsrate

Mathematische Beschreibung	Anzahl der Compartments	Modellstruktur		Autoren	
Exponential–Funktion(en) $$R_S = A_n \cdot e^{-a_n \cdot t}$$	1			BAUER *et al.* HEANEY u. WHEDON NORTH *et al.*	(1957) (1958) (1962)
	2		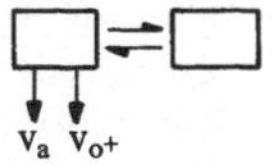 mammillär	WENDEBURG COHN *et al.* HARRIS u. HEANEY	(1962) (1965) (1970)
			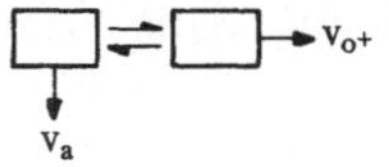 katenär	BRONNER u. LEMAIRE	(1969)
	3		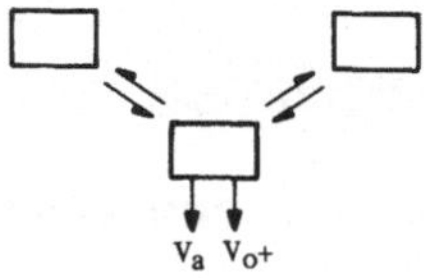 mammillär	MASSIN *et al.* GONICK u. BROWN	(1968) (1970)
			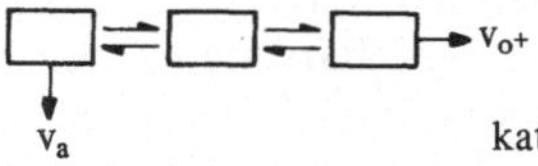 katenär	KNOP *et al.*	(1977a)
	4		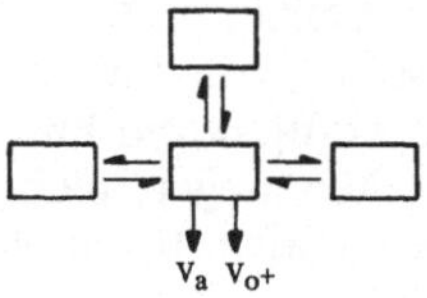 mammillär	AUBERT u. MILHAUD MASSIN *et al.*	(1960) (1974)
			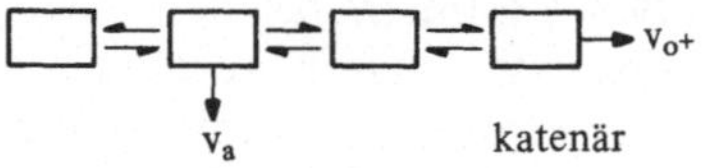 katenär	NEER *et al.*	(1967)
Gamma–Funktion $$R_S = A^{t-\alpha} \cdot e^{-\beta \cdot t}$$	expandierend			ANDERSON *et al.* BURKINSHAW *et al.* MARSHALL	(1967) (1969) (1976)

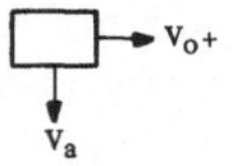

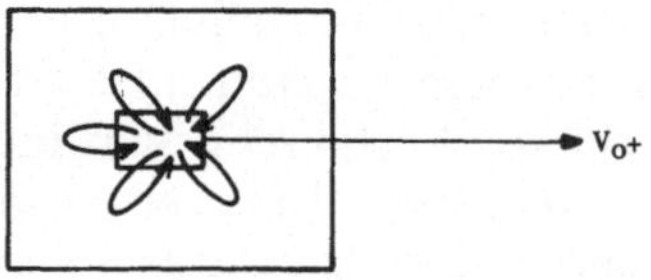

dürfte für das 2-Compartment-Modell von HARRIS und HEANEY (1970) gelten. Diese Stoffwechselgröße des austauschbaren Knochencalciums erscheint im Hinblick auf neuere Erkenntnisse (Übersicht bei PARFITT, 1976) pathophysiologisch wichtig und interessant für die klinische Erforschung von Calcium- und Stoffwechselstörungen.

Die Gammafunktion beschreibt einen Calcium-Verteilungsraum, der sich mit zunehmender Zeit nach der Tracer-Injektion ausdehnt, sowie eine Abflußrate aus diesem Raum, welche neben der Calcium-Ausscheidung mit den Exkrementen den Calciumfluß in den Knochen („Mineralisationsrate", Burkinshaw *et al.*, 1969) umfaßt. Es handelt sich bei der Mineralisationsrate um eine Flußrate ähnlich derjenigen, die in den meisten Mehr-Compartment-Modellen der Radiocalcium-Kinetik als „Akkretionsrate" (Bauer *et al.*, 1957) bezeichnet wird. Gemeint ist mit beiden Ausdrücken der Netto-Einstrom in die Knochenmatrix (Vaughan, 1970). Dieser Calciumeinstrom gilt als Maß für die positive Seite des Knochenumbaues (Riggs *et al.*, 1967; Lauffenburger *et al.*, 1977). Die Akkretion setzt sich zusammen aus der Calciumeinlagerung in neugebildeten Knochen (ca. $^1/_3$) und langsamen Calciumaustauschprozessen des Knochens ($^2/_3$) (Übersicht bei Parfitt, 1976). Dem Kinetikparameter der Mineralisations- bzw. Akkretionsrate wird diagnostisches Interesse beigemessen (Nordin *et al.*, 1976). Die Calciumremobilisation aus dem Knochen im Sinne der Knochenresorption kann aus der Radiocalcium-Kinetik indirekt als Differenz zwischen Calcium-Akkretion und äußerer Calciumbilanz ermittelt werden (Marshall, 1976).

3. Ergebnisse

3.1. Normalbereiche der Calciumkinetik-Parameter

Aus sieben Veröffentlichungen wurden unter Hinzufügung eigener Ergebnisse Normalwerte für die gebräuchlichen Parameter der Radiocalcium-Kinetik zusammengestellt (Tabelle 2). Die gesamte Fallzahl der untersuchten Kontrollpersonen betrug 79. Es handelte sich um Erwachsene mittleren Lebensalters, das Verhältnis von Frauen zu Männern betrug 1:3. Die Höhe der Normalwerte wird sicherlich abhängen vom Lebensalter, vom Geschlecht, von der Skelettmasse und vom Massenverhältnis zwischen kompaktem und spongiösem Knochen im Skelett. Daten über die Abhängigkeiten liegen nicht vor. Es läßt sich nicht einmal abschätzen, um wieviel die Normalwerte im Wachstumsalter höher und im hohen Lebensalter niedriger sind.

Die Compartmentgrößen stimmten bei den einzelnen Untersuchern relativ gut überein. Die Menge des extraossären austauschbaren Calciums (Compartment 1) beträgt nur ein Viertel des extra- und intrazellulären Calciumgehaltes der Körperweichteile (155 mg Calcium/kg Körpergewicht nach Heaney u. Whedon, 1958). Offenbar nimmt das intrazelluläre Calcium in geringem Ausmaß am schnellen Austausch mit dem Calcium in extrazellulären Flüssigkeiten teil (Heaney, 1964). Vergleichbare Austauschgeschwindigkeiten des Calciums stützen die Annahme, daß Compartment 1 als extraossäres austauschbares Calcium das Calcium im Blutplasma und in den extrazellulären Gewebssäften außerhalb des Knochens sowie den schnell austauschbaren Anteil des intrazellulären Calciums der Weichteilgewebe umfaßt (Knop *et al.*, 1977a). Die Größe des Compartments 2 unterscheidet sich nicht signifikant von den Werten, die nach in-vitro-Messungen für das austauschbare Knochencalcium zu erwarten sind (3,4 bzw. 4,0 g Calcium entsprechen 49 bzw. 57 mg/kg Körpergewicht nach Riggs *et al.*, 1971 und Groer u. Marshall, 1973). Auch diese Zuordnung des Compartment 2 zum austauschbaren Knochencalcium stützt sich auf die ähnliche Geschwindigkeit der Calciumanreicherung (Knop *et al.*, 1977a). Die ab-

Tabelle 2. Normalbereiche für Parameter des inneren Calciumumsatzes aus der Radiocalciumkinetik bei Anwendung von 2-Compartment-Modellen. Mammilläres Modell = Zentralcompartment mit parallel geschalteten peripheren Compartments. Katenäres Modell = Kettenartig hintereinander geschaltete Compartments. Compartment 1 (C_1) = extraossäres, C_2 = ossäres austauschbares Calcium, v_{21} = Calciumreflux von C_2 nach C_1, v_{0+} = Akkretionsrate. kg = kg Körpergewicht. Mittelwerte und Standardabweichungen

Modelle	Autoren (Sammelstatistik)	Anzahl Kontrollpersonen	C_1 mg Ca/kg	C_2 mg Ca/kg	v_{21} mg/d/kg	v_{0+} mg/d/kg
1-Compartment	MASSIN et al. (1969)	27	$C_1 + C_2 = 89{,}9$		–	10,4
	MONTZ et al.	11	$C_1 + C_2 = 60{,}5$		–	11,2
2-Compartment						
mammillär	HEANEY et al. zit. n. COHN et al. (1969)	23	$40{,}1 \pm 7{,}2$	$30{,}1 \pm 6{,}0$	$24{,}2 \pm 3{,}6$	$5{,}7 \pm 0{,}3$
mammillär	COHN et al. (1969)	10	$28{,}9 \pm 8{,}8$	$37{,}1 \pm 11{,}7$	$45{,}9 \pm 25{,}1$	$5{,}9 \pm 1{,}7$
katenär	BRONNER u. LEMAIRE (1969)	6	$30{,}4 \pm 5{,}4$	$31{,}9 \pm 4{,}7$	$87{,}4 \pm 18{,}0$	$7{,}4 \pm 2{,}1$
katenär	eigene Ergebnisse	7	$41{,}6 \pm 5{,}4$	$40{,}6 \pm 9{,}0$	$25{,}3 \pm 7{,}8$	$6{,}2 \pm 1{,}3$
3-Compartment mammillär $C_1 = N_1 + N_2$, $C_2 = N_3$	MASSIN et al. (1969)	5	$32{,}8 \pm 4{,}3$	$43{,}1 \pm 9{,}2$	$58{,}0 \pm 15{,}8$	$8{,}2 \pm 3{,}6$
3-Compartment mammillär $C_1 = M_{01} + M_2$, $C_2 = M_3$	GONICK u. BROWN (1970)	7*	$22{,}9 \pm 7{,}4$	$29{,}7 \pm 7{,}6$	$100{,}0 \pm 48{,}6$	$7{,}3 \pm 1{,}4$
3-Compartment katenär $C_1 = M_1 + M_2$, $C_2 = M_3$	eigene Ergebnisse	4	$37{,}7 \pm 1{,}3$	$42{,}2 \pm 1{,}6$	$30{,}2 \pm 3{,}5$	$6{,}6 \pm 1{,}9$
4-Compartment katenär $C_1 = M_1 + M_2$, $C_2 = M_3$	NEER et al. (1967)	10	$37{,}9 \pm 8{,}4$	$50{,}6 \pm 11{,}2$	$76{,}5 \pm 20{,}2$	$7{,}5 \pm 3{,}8$
4-Compartment mammillär $C_1 = M_1 + M_2 + M_3$, $C_2 = M_4$	MASSIN et al. (1974)	7	$54{,}2 \pm 8{,}9$	$36{,}1 \pm 16{,}3$	$18{,}6 \pm 6{,}1$	$6{,}8 \pm 2{,}6$
Gesamt			$36{,}9 \pm 7{,}2$	$36{,}6 \pm 9{,}3$	$47{,}1 \pm 19{,}7$	$6{,}6 \pm 2{,}1$

* 70 kg Körpergewicht angenommen

grenzende Zuordnung der Compartments 1 und 2 zum extraossären und ossären austauschbaren Calcium muß als unscharf betrachtet werden. Es wird vermutet, daß Compartment 1 in der Regel einen unbestimmten, aber sicher geringen Teil schnell austauschbaren Knochencalciums enthält (HEANEY, 1964). Bei krankhaften Störungen sind größere Verschiebungen zwischen den tatsächlichen

Verhältnissen und den Compartment-Zuordnungen nicht ausgeschlossen. Bei Benutzung von 1-Compartment-Modellen (Sammelstatistik bei Massin u. Vallée, 1969, sowie Montz et al., 1974) stimmen die Compartmentgrößen des gesamten austauschbaren Calciums mit der Summe der Compartments 1 und 2 aus den Mehrcompartmentanalysen ungefähr überein.

Die Flußrate v_{21} für den Calciumreflux aus dem austauschbaren Knochencalcium ist offenbar in hohem Maße abhängig von der Art des Modelles, denn die Mittelwerte lagen zwischen 19 und 100 mg pro Tag und Kilogramm Körpergewicht. Für diese Flußrate, möglicherweise aber nur für einen Teil dieses Calciumrefluxes (Parfitt, 1976), ergäben sich nach in-vitro-Untersuchungen 1,2 g Calcium/Tag = 17 mg/Tag und Kilogramm Körpergewicht (Groer u. Marshall, 1973). Die Zuordnung dieser kinetisch ermittelten Flußrate zum tatsächlichen Calcium-Rückfluß von austauschbarem Knochencalcium in die extrazellulären Flüssigkeiten außerhalb des Knochens unterliegt denselben Einschränkungen wie die Zuordnung der Compartments. Unter diesem Vorbehalt bietet die Untersuchung der Radiocalcium-Kinetik die bisher einzige Möglichkeit, den schnellen Rückfluß austauschbaren Knochencalciums in vivo bei gesunden und kranken Menschen zu erforschen. Dieser Calciumrückfluß interessiert in hohem Maße, weil er aktiv durch Hormone reguliert wird (z.B. Parathormon und Calcitonin nach Talmage et al., 1975; Talmage et al., 1976), und weil das Ausmaß dieser Calciumbewegung wesentlich größer ist als dasjenige der Calcium-Remobilisation durch Knochenresorption (Knop et al., 1977a). Man mißt mit dem Calciumreflux aus dem austauschbaren Knochencalcium nach neuerer Auffassung die neben der renalen Calciumrückresorption wesentliche Regulationsgröße der Calciumhomöostase im Blut (Nordin et al., 1975; Wilhelm, 1974; Talmage et al., 1975; Neumann, 1972; Talmage et al., 1976). Die Aussage dieses Calciumrückflusses mag als Parameter der Radiocalciumkinetik in der Zukunft ein ähnliches Gewicht erhalten, wie es die Akkretionsrate seit langem besitzt (Nordin et al., 1976). Die Mittelwerte der Akkretionsrate v_{o+} in Tabelle 2 stimmen bei Verwendung von Mehrcompartment-Modellen gut überein. 1-Compartmentanalysen dagegen ergaben unrealistisch hohe Werte. Die Calcium-Akkretion korreliert zwar mit dem Ausmaß der Knochenneubildung (Riggs et al., 1967; Lauffenburger et al., 1977), die Calciumeinlagerung im neugebildeten Knochen macht aber nur einen Teil der gesamten Calciumbewegung aus, die mit der Akkretionsrate nach Bauer et al. (1957) oder Mineralisationsrate nach Burkinshaw et al. (1969) erfaßt wird. Für die Knochenneubildung allein werden ca. 2 mg Calcium/Tag und kg Körpergewicht entsprechend einer normalen Knochenneubildung von ca. 4% der Skelettmasse/Jahr erwartet (Übersicht Parfitt, 1976). Der größere Teil der Akkretions- oder Mineralisationsrate wird langsamen Calciumaustauschprozessen im Knochen zugeordnet. Die Calciumremobilisation aus dem Knochen im Sinne der Knochenresorption ist in der Tabelle 2 nicht aufgeführt, weil sie kein direktes Ergebnis der Radiocalcium-Kinetik ist (vgl. Abschnitt 2.2).

3.2. Veränderungen der Calcium-Kinetik bei Krankheiten

3.2.1. Steigerung des inneren Calcium-Umsatzes

Veränderungen der Radiocalcium-Kinetik im Sinne des gesteigerten inneren Calcium-Umsatzes zeigen sich regelmäßig bei primärem Hyperparathyreoidismus, Hyperthyreose, Akromegalie und Morbus Paget.

Tabelle 3. Ergebnisse der Radiocalcium-Kinetik von 21 Patienten mit primärem Hyperparathyreoidismus und von 7 gesunden Kontrollpersonen. Mittelwertvergleiche. v = Flußraten, C = Compartments. n.s. = nicht signifikant ($p \geq 0{,}05$).

		Kontrollpersonen $n = 7$ $\bar{x} \pm s\,(1)$	Patienten mit prim. HPT $n = 21$ $\bar{x}\,(2)$	Mittelwertrelationen (2):(1)	U-Test $p = 1\,\alpha$
Äußerer Calcium-Haushalt					
Intestinale Resorption (% Dosis)		28 ± 9	56	1,9	< 0,001
Ausscheidung mit Urin (mg Ca/kg/d)		$3{,}6 \pm 1{,}2$	5,1	1,4	< 0,01
Ausscheidung mit Faeces und Schweiß (mg Ca/kg/d)		$2{,}4 \pm 0{,}9$	3,8	1,6	n.s.
Innerer Calcium-Umsatz					
Austauschbares Calcium gesamt (mg Ca/kg)	C_{1+2}	83 ± 10	130	1,6	< 0,001
Serum- + Weichteil-Calcium (mg Ca/kg)	C_1	42 ± 6	59	1,4	< 0,005
Austauschbares Knochen-Calcium (mg Ca/kg)	C_2	41 ± 9	72	1,8	< 0,005
Flußraten (mg Ca/kg/d)	gesamt	31 ± 9	65	2,1	< 0,001
„Rückfluß"	v_{21}	25 ± 8	49	2,0	< 0,001
„Akkretion"	v_{0+}	$6{,}2 \pm 1{,}3$	16,7	2,7	< 0,001

Patienten mit primärem Hyperparathyreoidismus weisen bis auf einzelne Ausnahmefälle vergrößerte Compartments des austauschbaren Calciums und erhöhte Akkretionsraten auf (BELCHER et al., 1964; BULLAMORE et al., 1971; CANIGGIA et al., 1966; DYMLING, 1964a; HARRIS u. HEANEY, 1970; HAYMOVITZ u. HORWITH, 1964; HEHRMANN et al., 1974; MASSIN et al., 1974; RICH et al., 1960; SACK, 1973). Damit übereinstimmend stellten ANDERSON et al. (1964) bei Anwendung des expandierenden Modells eine Steigerung des Knochencalcium-Umsatzes fest. In Tabelle 3 sind die eigenen Ergebnisse der Mehrcompartment-Analyse bei 21 Patienten zusammengestellt. Die größten Abweichungen von den Normalwerten ergaben sich für die Akkretion, den Calcium-Rückfluß aus dem austauschbaren Knochencalcium und für die Compartmentgröße des austauschbaren Knochencalciums. Typische Veränderungen der Calcium-Kinetik trugen bei 2 Patienten mit normalem Plasma-i.PTH und 2 anderen mit Grenzwerten der Serumcalcium-Konzentration zur Diagnosesicherung bei (KNOP et al., 1977b). Die Konzentration des radioimmunologisch bestimmten Parathormons im Plasma (Plasma-i.PTH) korrelierte hochsignifikant zum Calcium-„Rückfluß", im übrigen nur zu Parametern des äußeren Calciumhaushaltes (Intestinale Calciumresorption, Verlust endogenen Calciums über Faeces und Haut). Die gefundenen Beziehungen stimmen überein mit den Modellen der Parathormonwirkung und der Rolle des austauschbaren Knochencalciums in der Homöostase des Serumcalciums. Dazu paßt auch, daß die Calcium-Rückflußrate mit der Serumcalcium-Konzentration korrelierte. Zu beachten ist dabei, daß die Relevanz der Rückflußrate offenbar von der Art des zugrunde liegenden Kinetik-Modells abhängt; denn Massin et al. (1968) beschrieben bei Patienten mit Hyperparathyreoidismus eine signifikante Steigerung der Rückflußrate, was sie mit einem anderen Kinetik-Modell (Massin et al., 1969 und 1974) nicht bestätigt fanden.

Bei Hyperthyreose ergaben 1-Compartment-Analysen der Radiocalcium-Kinetik ähnliche Veränderungen des inneren Calcium-Umsatzes wie beim Hyperparathyreoidismus: Erhöhung des austauschbaren Calciums insgesamt und Steigerung der Akkretion (Belcher et al., 1964; Bordier et al., 1967; Dymling, 1962; Hendriks, 1976; Krane et al., 1966; Montz et al., 1974; Rich et al., 1960; Sack, 1973; Soto et al., 1964). Die Hyperthyreose unterscheidet sich vom Hyperparathyreoidismus im äußeren Calcium-Haushalt: Verminderung der intestinalen Resorption, Steigerung des Calcium-Verlustes über Faeces und Haut, Normokalzämie (Montz et al., 1974). Mehrcompartment-Analysen der Radiocalcium-Kinetik (Knop et al., 1977b) deckten auch Unterschiede im inneren Calcium-Umsatz zwischen beiden Krankheiten auf: Erhöhung des extraossären austauschbaren Calciums bei der Hyperthyreose trotz Normokalzämie, offenbar durch stärkere Beteiligung des intrazellulären Calciums am schnellen Austausch; keine oder nur geringfügige Steigerung des austauschbaren Knochencalciums und seiner Rückflußrate. Zwischen den Veränderungen der Kinetik-Parameter und dem Schweregrad der Hyperthyreose konnten signifikante Rangkorrelationen gesichert werden (Montz et al., 1974). Die Serumkonzentration des Trijodthyronins (nicht die des Thyroxins) stand in signifikanter Beziehung zur Calcium-Akkretionsrate und erstaunlicherweise auch zur Serumcalcium-Konzentration und zur Rückflußrate des austauschbaren Knochencalciums, obwohl sich für beide Parameter im Mittel Normalwerte, nur in Einzelfällen leicht erhöhte Werte ergeben hatten. Wir sehen in diesen Zusammenhängen einen Ausdruck der allgemeinen Zellstoffwechselsteigerung durch Trijodthyronin (Knop et al., 1977b).

Auch Patienten mit florider Akromegalie wiesen im inneren Calcium-Umsatz ähnliche Veränderungen auf wie die Kranken mit Hyperparathyreoidismus: Überwiegend wurden regelmäßige Erhöhungen des austauschbaren Gesamtcalciums und Steigerungen der Akkretionsrate mitgeteilt (Aloia et al., 1972; Belcher et al., 1964; Montz et al., 1973; Nadarajah et al., 1968; Roelfsema, 1972). Dymling (1962) hatte keine Veränderung der Akkretion festgestellt, Bell und Bartter (1967) sowie Haymovitz und Horwith (1964) fanden keine oder nur eine geringe Vermehrung des austauschbaren Calciums. Eigene Ergebnisse der Mehrcompartment-Analyse bei 13 Patienten mit Akromegalie sind in *Tabelle 4* zusammengefaßt. Art und Signifikanz der Kinetik-Veränderungen waren dieselben wie beim primären Hyperparathyreoidismus (vgl. Tabelle 3). Nur für das austauschbare Knochencalcium und seine Rückflußrate zeigten sich bei Akromegalie nicht so ausgeprägte Abweichungen vom Normalen (geringere Mittelwertrelationen). Die Steigerung der Calcium-Rückflußrate und der Akkretionsrate korrelierten signifikant zu den Wachstumshormon-Konzentrationen im Serum der Akromegalie-Patienten.

Regelmäßiger Befund beim Morbus Paget ist in der Radiocalcium-Kinetik wiederum die Steigerung des austauschbaren Calciums und der Akkretion (Aubert u. Milhaud, 1960; Bullamore et al., 1971; Corey et al., 1962; Dymling, 1962; Heaney u. Whedon, 1958; Krane et al., 1966; Rich et al., 1960). Rückbildungen dieser Veränderungen unter erfolgreicher Therapie stellten Gun-

Tabelle 4. Ergebnisse der Radiocalcium-Kinetik bei 13 Patienten mit florider Akromegalie im Vergleich zu 7 gesunden Kontrollpersonen. Mittelwertvergleiche. C=Compartments, v=Flußraten. n.s. =nicht signifikant ($p \geq 0,05$).

		Kontroll-personen $n=7$ $\bar{x} \pm s$ (1)	Patienten mit Akromegalie $n=13$ $\bar{x}$ (2)	Mittelwert-relationen (2):(1)	U-Test $p=1\alpha$
Äußerer Calcium-Haushalt					
Intestinale Resorption (% Dosis)		28 ± 9	48	1,7	<0,001
Ausscheidung mit Urin (mg Ca/kg/d)		$3,6 \pm 1,2$	3,2	0,9	n.s.
Ausscheidung mit Faeces und Schweiß (mg Ca/kg/d)		$2,4 \pm 0,9$	2,3	1,0	n.s.
Innerer Calcium-Umsatz					
Austauschbares Calcium gesamt (mg Ca/kg)	C_{1+2}	83 ± 10	111	1,3	<0,001
Serum- + Weichteil-Calcium (mg Ca/kg)	C_1	42 ± 6	55	1,3	<0,005
Austauschbares Knochen-Calcium (mg Ca/kg)	C_2	41 ± 9	57	1,4	<0,005
Flußraten (mg Ca/kg/d)	gesamt	31 ± 9	58	1,9	<0,001
„Rückflußrate"	v_{21}	25 ± 8	40	1,6	<0,001
Akkretionsrate	v_{0+}	$6,2 \pm 1,3$	17,9	2,9	<0,001

ĈAGA *et al.* (1974), LAUFFENBURGER *et al.* (1977) sowie LUKERT *et al.* (1972) fest. fest.

Eine Steigerung des inneren Calcium-Umsatzes wurde ferner festgestellt bei der Sarkoidose (REINER *et al.*, 1976; RICH *et al.*, 1960), der Myelofibrose (DYMLING, 1962), der fibrösen Dysplasie (RICH *et al.*, 1960) und der familiären Hyperostose (HEANEY u. WHEDON, 1958).

3.2.2. Verminderung des inneren Calcium-Umsatzes

Hypoparathyreoidismus (einschließlich des Pseudohypoparathyreoidismus), Hypothyreose und Hypercortisolismus gehen regelmäßig mit einer Verringerung des inneren Calcium-Umsatzes einher. Berichte über Ergebnisse der Radiocalcium-Kinetik bei diesen Krankheiten sind spärlich, sie stimmen in den Aussagen bei geringen Fallzahlen weitgehend überein.

Beim Hypoparathyreoidismus wurden Verminderungen des austauschbaren Calciums insgesamt und der Akkretion gefunden (BULLAMORE *et al.*, 1971; HAYMOVITZ u. HORWITH, 1964; HEANEY u. WHEDON, 1958; RICH *et al.*, 1960). SOTO *et al.* (1964) sahen keine Abweichungen vom Normalen, DYMLING (1964b) keine Veränderung der Compartmentgröße. Eine überwiegende Verringerung des ossären Anteils am gesamten austauschbaren Calcium sowie eine Verminderung des Calciumrückflusses aus dem austauschbaren Knochencalcium kann aus den

Ergebnissen der Mehrcompartment-Analysen abgeleitet werden (Aubert u. Milhaud, 1960; Knop *et al.*, 1977a; Krane *et al.*, 1966; Massin *et al.*, 1974).
Die Veränderungen sind denjenigen des Hyperparathyreoidismus erwartungsge-
mäß entgegengesetzt. Ähnliches gilt für die Hypothyreose im Gegensatz zur
Hyperthyreose. Das austauschbare Calcium, insbesondere sein Anteil im Knochen, wurde selten und allenfalls gering vermindert gefunden, die Akkretionsrate
war meistens erniedrigt (Belcher *et al.*, 1964; Bordier *et al.*, 1967; Dymling,
1962; Krane *et al.*, 1966; Sack, 1973; Soto *et al.*, 1964). Neuberechnungen
der Daten von Krane *et al.* (1966) ergaben bei 3 hypothyreoten Patienten
keine Verminderung der Calcium-Rückflußrate aus dem austauschbaren Knochencalcium.

Bei Patienten mit Hypercortisolismus (M. Cushing) fand Dymling (1962)
eine verminderte Calcium-Akkretion, Haymovitz und Horwith (1964) berichteten über eine Verringerung des austauschbaren Calciums bei einem Teil der
untersuchten Patienten. Unter Dauerbehandlung mit Dexamethason in geringer
Dosierung (2–3 mg täglich) wurden keine krankhaften Veränderungen der Kinetikparameter festgestellt (Harris u. Heaney, 1970).

Eine Verminderung des inneren Calcium-Umsatzes wurde ferner festgestellt
bei Osteogenesis imperfecta (Dymling, 1962).

3.2.3. Verschiedenartige oder uneinheitliche Veränderungen des inneren Calcium-Umsatzes

Die Ergebnisse der Radio-Calciumkinetik bei Patienten mit Osteoporose
wurden in zahlreichen Veröffentlichungen mit relativ großen Fallzahlen mitgeteilt. Die Ergebnisse enttäuschten die Erwartungen, Aufschlüsse über die Ursache
des Knochenschwundes zu erhalten. Die meisten Autoren fanden im Mittel
keine signifikanten Abweichungen der Kinetik-Parameter vom Normalen (Belcher *et al.*, 1964; Bullamore *et al.*, 1971; Delaloye, 1964; Heaney u. Whedon,
1958; Kruse, 1978; Massin *et al.*, 1974; Nordin u. McGregor, 1962; Rich
et al., 1960; Sack, 1973; Schwartz *et al.*, 1965; Soto *et al.*, 1964). Über
eine Verminderung der Akkretion, manchmal auch des austauschbaren Calciums, wurde berichtet bei „primärer Osteoporose" (Dymling, 1964a), „chronischer Inaktivierungs-Osteoporose" (Heaney, 1962), „postmenopausischer Osteoporose" (Bullamore *et al.*, 1971). Eine Steigerung des inneren Calcium-Umsatzes wurde festgestellt bei „primärer Osteoporose" (Saville, 1973), „Alters-
Osteoporose" und „Kortikosteroid-Osteoporose" (Rich *et al.*, 1960), „akuter
Inaktivierungs-Osteoporose" (Heaney, 1962). Im eigenen Krankengut beobachteten wir übereinstimmend mit anderen Autoren, daß die Mehrzahl der Kranken
mit primärer Osteoporose in der Radiocalcium-Kinetik Normalbefunde aufwiesen, während einige die Zeichen der Steigerung, andere die der Verminderung
des inneren Calcium-Umsatzes zeigten (Kruse, 1978). Es wurde eine Patienten-
gruppierung nach drei Grundtypen des gestörten Calciumstoffwechsels versucht
(Schneider u. Montz, 1971). Beim intestinalen Typ (Osteoporose bei Malabsorption und nach Magenresektion) war die enterale Calciumresorption vermindert, der innere Calcium-Umsatz regelrecht. Beim nephrogenen Typ, häufig
bei Patienten unter 45 Jahren, überwog die Calciumausscheidung mit dem Urin;
dabei fand sich die Akkretionsrate gering vermindert. Beim „intestinalen" und
beim „nephrogenen" Typ handelte es sich um sekundäre Osteoporosen. Ein
dritter Typ zeigte überwiegend Calcium-Verluste mit Faeces und Schweiß bei
gesteigerter Akkretionsrate. Dieser „achrestische" Typ wurde vornehmlich bei
Frauen in der Menopause gefunden. Ein Drittel der insgesamt 50 Osteoporose-

Kranken wies Mischtypen der drei Calciumstoffwechselstörungen auf. Unter der Therapie der Osteoporose wurde die erwartete Zunahme der Calcium-Akkretion gefunden nach Gaben von Natriumfluorid (LAUFFENBURGER et al., 1977) sowie von Parathormon (REEVE et al., 1976). Keine Änderungen ergaben die Behandlungen mit Calcium (SCHWARTZ et al., 1965) und mit anabolen Steroiden (DELALOYE, 1964; NORDIN u. MCGREGOR, 1962). Uneinheitliche Ergebnisse zeigte eine Therapie mit Calcitonin (COHN et al., 1971).

Sieht man die Rachitis als eine Form der Osteomalazie an, dann äußert sie sich in der Radiocalcium-Kinetik in einer Verminderung des austauschbaren Calciums und der Akkretionsrate, Veränderungen, die sich unter Behandlung mit Vitamin D explosionsartig ins Gegenteil umkehren (HOFFENBERG et al., 1964). Ähnliches stellten NORDIN et al. (1964) unter UV-Licht-Behandlung von Osteomalazie-Kranken fest. Einige Berichte über Steigerungen des inneren Calcium-Umsatzes bei Osteomalazie (BELCHER et al., 1964; BULLAMORE et al., 1971; DYMLING, 1962; MASSIN et al., 1974; RICH et al., 1960) widersprechen den Mitteilungen über Verminderungen (NORDIN et al., 1964; SACK, 1973). Ebenso uneinheitliche Veränderungen des inneren Calcium-Umsatzes zeigten sich bei verschiedenen gastroenterologischen Erkrankungen (DAMMANN et al., 1977; DYMLING, 1962; HARRISON et al., 1969; MELVIN et al., 1970). Bei Niereninsuffizienz wurden Steigerungen des inneren Calcium-Umsatzes gefunden (BELCHER et al., 1964; BULLAMORE et al., 1971), dies vor allem bei solchen Patienten, die einen hochgradigen Hyperparathyreoidismus entwickelt hatten (SACK, 1973; 5 Patienten im eigenen Krankengut). GOSSMANN et al. (1968) fanden bei Niereninsuffizienz eine Verminderung des austauschbaren Calciums. Im eigenen Krankengut von 12 niereninsuffizienten Patienten ohne manifesten Hyperparathyreoidismus fanden wir ebenfalls das austauschbare Knochencalcium im Mittel vermindert, die Rückflußraten und die Akkretionsraten waren teils normal, teils gering erhöht oder vermindert. Unklar scheint, warum einzelne Patienten mit chronischer Niereninsuffizienz einen ausgeprägten Hyperparathyreoidismus mit exzessiven Umsatzsteigerungen des Knochencalciums entwickeln, viele andere aber nicht.

Bei Patienten mit Skelettmetastasen wurden Steigerungen, wie auch Verminderungen des inneren Calcium-Umsatzes festgestellt (COREY et al., 1962; DYMLING, 1962; JASINSKI, 1962; MALINOWSKA et al., 1964; SZYMENDERA, 1970).

Eine Untersuchung der Radiocalcium-Kinetik bei 5 Patienten mit Osteopetrosis Albers-Schönberg ergab teils normale Ergebnisse, teils Steigerungen des inneren Calcium-Umsatzes, offenbar in Abhängigkeit von der Aktivität des Knochenprozesses (KUHLENCORDT et al., 1977).

4. Nützlichkeit der Radiocalcium-Kinetik in Diagnostik und klinischer Forschung

Die Messung der Radiocalcium-Kinetik ist zweifellos ein höchst spezielles und sehr aufwendiges Untersuchungsverfahren. Die Frage nach ihrer Nützlichkeit in der Diagnostik und klinischen Forschung beziehen wir nicht ausschließlich auf die Aussagen über den inneren Calcium-Umsatz. Der Untersuchungskomplex gibt ja auch beachtenswerte Auskunft über den äußeren Calciumhaushalt. Zusammen erscheinen die quantitativen Ergebnisse der Radiocalcium-Kinetik über intestinale Resorption, Ausscheidung mit Urin, Faeces und Schweiß, die äußere Bilanz sowie über die Mengen und den Umsatz des Calciums im Innern des Körpers, speziell im Knochen, wertvoll bei Patienten mit Störungen im Calcium- oder Knochenstoffwechsel, deren Diagnostik Probleme aufwirft. Dies kommt nach unserer Erfahrung beim primären Hyperparathyreoidismus in etwa 10% der Fälle vor. Bei allen übrigen Knochenerkrankungen, bei den Osteoporosen sowie den intestinalen und renalen Osteopathien können die Aussagen in Einzelfällen zur Feststellung der Aktivität des Prozesses und seiner Änderung unter einer Therapie beitragen. Für die klinische Forschung liegt der Wert der Radiocalcium-Kinetik in den folgenden Angaben:

Lückenloser quantitativer Überblick über den Calcium-Stoffwechsel;

Menge und Umsatz des austauschbaren Knochencalciums, was in vivo mit keinem anderen Verfahren erfaßbar ist;

Akkretionsrate als Maß für die positive Seite des Knochenumbaus im gesamten Skelett.

Für den Knochenabbau liefert die Radiocalcium-Kinetik kein direktes Maß. Indirekt kann man eine Remobilisationsrate errechnen aus der Akkretionsrate und der äußeren Calciumbilanz (Übersicht bei MARSHALL, 1976).

5. Strahlenexposition

Die im Körper absorbierten Strahlendosen sind nach Applikation des ^{45}Ca (Halbwertzeit 165 Tage, β-Strahlung 0,254 MeV) wegen der langen „strahlenden" Verweildauer im Knochen größer im Vergleich zum ^{47}Ca (Halbwertzeit 4,5 Tage, β^- 2,0 und 0,69 MeV, γ-Strahlung 1,3, 0,81 und 0,50 MeV). Beim ^{47}Ca rührt ein Teil der Strahlenexposition von ^{45}Ca-Beimengungen her. Die absorbierten Strahlendosen betragen bei vollständiger Inkorporation der Tracerdosis (i.v. Injektion) für den ganzen Körper und für die Gonaden: ^{45}Ca = 15 mrd/µCi, ^{47}Ca = 3 mrd/µCi; für das kritische Organ Knochen: ^{45}Ca = 50–130 mrd/µCi, ^{47}Ca = 50–60 mrd/µCi (HINE u. JOHNSTON, 1970). Eine vollständige Kinetikuntersuchung mit oraler Gabe von 5–10 µCi ^{45}Ca und i.v. Injektion von 20–40 µCi ^{47}Ca ergibt eine gesamte Strahlenexposition von 130 mrd Ganzkörper-/Gonaden-Dosis und 1,5–2,0 rd Knochendosis. Diese Strahlenbelastung ist bei diagnostischer Indikation für Erwachsene (ausgenommen Schwangere) ohne Bedenken, für Kinder ausnahmsweise vertretbar (zum Vergleich: die natürliche Strahlenbelastung des ganzen Körpers liegt bei 110 mrd jährlich).

Literatur

ALOIA, J.F., ROGINSKY, M.S., JOWSEY, J., DOMBROWSKI, C.S., SHIKLA, K.K., COHN, S.H.: Skeletal metabolism and body composition in acromegaly. J. clin. Endocr. **35**, 543–551 (1972)

ANDERSON, J., OSBORN, S.B., TOMLINSON, R.W.S., WALL, M.: Calcium dynamics of the gastrointestinal tract and bone in primary hyperparathyroidism. Quart. J. Med. **33**, 421–438 (1964)

ANDERSON, J., TOMLINSON, R.W.S., OSBORN, S.B., WISE, M.E.: Radiocalcium turnover in man. Lancet I/**1967**, 930–934

AUBERT, J.P., BRONNER, F., RICHELLE, L.J.: Quantitation of calcium metabolism. Theory. J. clin. Invest. **42**, 885–897 (1963)

AUBERT, J.P., MILHAUD, G.: Méthode de mesure des principales voies du métabolisme calcique chez l'homme. Biochem. biophys. Acta **39**, 122–139 (1960)

BAUER, G.C.H., CARLSSON, A., LINDQUIST, B.: Evaluation of accretion, resorption and exchange reactions in the skeleton. Kgl. Fysigraf. Sällskap. i. Lund. Förh. **25**, 1 (1955)

BAUER, G.C.H., CARLSSON, A., LINDQUIST, B.: Bone salt metabolism in humans studied by means of radiocalcium. Acta med. scand. CLVIII, 143–150 (1957)

BELCHER, E.H., FRASER, R., GUTTERIDGE, D.H., JOPLIN, G.F., ROBINSON, C.J.: Calcium turnover studies with intravenously injected ^{47}Ca. Medical uses of ^{47}Ca. Second Panel Report, pp. 102–106. Wien: IAEA 1964

BELL, N.H., BARTTER, F.C.: Studies of ^{47}Ca metabolism in acromegaly. J. clin. Endocr. **27**, 178–184 (1967)

BELLIN, J., LASZLO, D.: Metabolism and removal of calcium-45 in man. Science **117**, 331 (1953)

BORDIER, P., MIRAVET, L., MATRAJT, H., HIOCO, D., RYCHEWAERT, A.: Bone changes in adult patients with abnormal thyroid function (with special reference to ^{45}Ca kinetics and quantitative histology). Proc. Roy. Soc. Med. **60**, 1132–1134 (1967)

BRONNER, F., LEMAIRE, R.: Comparison of Ca-kinetics in man and the rat. Calc. Tiss. Res. **3**, 238–248 (1969)

BULLAMORE, J.R., NORDIN, B.E.C., WILKINSON, R., MARSHALL, D.H.: Radiocalcium measurement of bone turnover in disorders of calcium metabolism using a model based on an expanding pool. In: Dynamic studies with radioisotopes in medicine, pp. 519–537. Wien: IAEA 1971

BURKINSHAW, L., MARSHALL, D.H., OXBY, C.B., SPIERS, F.W., NORDIN, B.E.C., YOUNG, M.M.: Bone turnover model based on a continuously expanding exchangeable calcium pool. Nature (London) **222**, 146–148 (1969)

CAMPBELL, W.W., GREENBERG, D.M.: Studies in calcium metabolism with and of its induced radioactive isotope. Proc. nat. Acad. Sci. (Wash.) **26**, 176–180 (1940)

CANIGGIA, A., GENNARI, C., GUIDERI, R., CESARI, L.: Comparison between the results of radiocalcium studies and histological findings in a case of primary hyperparathyroidism before and after removal of parathyroid adenoma. J. clin. Endocr. **26**, 867–874 (1966)

CARLSSON, A.: Metabolism of radiocalcium in relation to calcium intake in young rats. Acta pharmacol. (Kbh.) **7**, Sppl., 1–74 (1951)

CHIEVITZ, O., HEVESY, G.: Radioactive indicators in the study of phosphorus metabolism in rats. Nature (Lond.) **136**, 754–755 (1935)

COHN, S.H., DOMBROWSKI, C.S., HAUSER, W., KLOPPER, J., ATKINS, H.L.: Effects of porcine calcitonin on calcium metabolism in osteoporosis. J. clin. Endocr. **33**, 719 (1971)

COHN, S.H., BOZZO, S.R., JESSEPH, J.E., CONSTANTINIDES, C., HUENE, D.R., GUSMANO, E.H.: Formulation and testing of a compartmental model for calcium metabolism in man. Radiat. Res. **26**, 319–333 (1965)

COREY, K.R., KENNEY, P., GREENBERG, E., LAUGHLIN, J.S.: Results of kinetic analyses and calcium balance studies in malignancy. Medical uses of ^{47}Ca. First Panel Report, pp. 80–84. Wien: IAEA 1962

DAMMANN, H.-G., KRUSE, H.-P., KUHLENCORDT, F., MONTZ, R., SCHREIBER, H.W.: Pankreasoperationen und ihre Auswirkung auf den Knochen- und Kalziumstoffwechsel. Z. Gastroenterol. **15**, 577–585 (1977)

DAVIS, W.L., MATTHEWS, I.L., MORTIN, I.H., KENNEDY, I.W. III, TALMAGE, R.V.: The endosteum as a functional membrane. In: Calcium regulating hormones. Proceedings of the 5th PTH-Conference (TALMAGE, R.V., OWEN, M., PARSONS, J.A., eds.). Excerpta Medica (Amst.) 275–284 (1975)

DELALOYE, B.: Contribution to the study of calcium metabolism during diffuse rarifying osteopathias using ^{47}Ca; comparative study of the effects of three anabolizing steroids. Medical uses of ^{47}Ca. Second Panel Report, pp. 91–102. Wien: IAEA 1964

DYMLING, J.F.: Accretion and excretory clearance rates and exchangeable spaces measured in man with ^{47}Ca and ^{85}Sr under normal and pathological conditions. Medical uses of ^{47}Ca. First Panel Report, pp. 73–76. Wien: IAEA 1962

DYMLING, J.F.: Calcium kinetics in osteopenia and parathyroid disease. Acta med. scand. Suppl. 408 (1964a)

DYMLING, J.F.: Calcium kinetics in parathyroid disease. Medical uses of ^{47}Ca. Second Panel Report, pp. 69–74. Wien: IAEA 1964b

FALKENHEIM, M., LINDERWOOD, E.E., HODGE, H.C.: Calcium exchange; the mechanism of adsorption by bone of ^{45}Ca. J. biol. Chem. **188**, 805–817 (1951)

FALKENHEIM, M., NEUMANN, W.F., HODGE, H.C.: Phosphate exchange as the mechanism for adsorption of the radioactive isotope by the calcified tissues. J. biol. Chem. **169**, 713–722 (1947)

Gonick, H.C., Brown, M.: Critique of multicompartmental analysis of calcium kinetics in man based on study of 27 cases. Metabolism **19**, 919–933 (1970)

Gossmann, H.H., Schaumlöffel, E., Habermehl, A., Baltzer, G., Graul, E.H.: Bilanzstudien und Calcium-47-Kinetik bei chronischer Niereninsuffizienz. Klin. Wschr. **19**, 1052–1055 (1968)

Groer, P.G., Marshall, J.H.: Mechanism of calcium exchange at bone surfaces. Calc. Tiss. Res. **12**, 175–192 (1973)

Gunĉaga, J., Lauffenburger, Th., Lentner, C., Dambacher, M.A., Haas, H.G., Fleisch, H., Olah, A.J.: Diphosphonate treatment of Paget's disease of bone. Horm. Metab. Res. **6**, 62–69 (1974)

Harris, W.H., Heaney, R.P.: Skeletal renewal and metabolic bone disease. New Engl. J. Med., Medical Progress Series. Boston: Little, Brown & Co., 1970

Harrison, J.E., Hitchman, A.J.W., Finlay, J.M., McNeill, K.G.: Calcium kinetic studies in patients with malabsorptions syndrome. Gastroenterology **56**, 751–757 (1969)

Haymovitz, A., Horwith, M.: The miscible calcium pool in metabolic bone disease in particular acromegaly. J. clin. Endocr. **24**, 4–14 (1964)

Heaney, R.P.: Summary of results from clinical studies with radiocalcium. Medical uses of ^{47}Ca. First Panel Report, pp. 77–78. Wien: IAEA 1962

Heaney, R.P.: Evaluation and interpretation of calcium-kinetic data in man. Clin. Orthop. **31**, 153–183 (1964)

Heaney, R.P., Whedon, G.D.: Radiocalcium studies of bone formation rate in human metabolic bone disease. J. clin. Endocr. **28**, 1246–1267 (1958)

Hehrmann, R., Montz, R., Schneider, C.: Die Radiocalciumkinetik in der Diagnostik des autonomen Hyperparathyreoidismus. Radiologe **14**, 1–5 (1974)

Hendriks, J.Th.A.M.: Over de Bot- En Mineral Stofwisseling bij Hyperthyreoidie. Proefschrift Universiteit Leiden, Schriks' Drukkerij B.V.-Asten (N.-Br.). (1976)

Hine, G.J., Johnston, R.E.: Absorbed dose from radionuclids. J. nucl. Med. **11**, 468–470 (1970)

Hoffenberg, R., Harris, F., Blach, E.: ^{47}Ca in the investigation of rickets. Medical uses of ^{47}Ca. Second Panel Report, pp. 61–69. Wien: IAEA 1964

Jasinski, W.K.: Localization of Ca^{47} in bone tumors. Medical uses of ^{47}Ca. First Panel Report. pp. 102–104. Wien: IAEA 1962

Knop, J., Montz, R., Nordmeyer, J.P., Schneider, C.: New aspects of ^{47}Calciumkinetics in primary hyperparathyroidism and hyperthyroidism. Acta endocr. Suppl. 208 (1977b)

Knop, J., Reichstein, K.-H., Montz, R.: A ^{47}Calcium kinetic model with two bone compartments. Europ. J. nucl. Med. **2**, 35–41 (1977a)

Krane, S.M., Brownell, G.L., Stanbury, J.B., Corrigan, H.: The effect of thyroid disease on calcium metabolism in man. J. clin. Invest. **35**, 874–887 (1966)

Kruse, H.-P.: Die primäre Osteoporose und ihre Pathogenese. Klinische und knochenhistologische Untersuchungen bei 108 unbehandelten Fällen. Berlin-Heidelberg-New York: Springer 1978

Kuhlencordt, F., Kruse, H.-P., Lozano-Tonkin, C., Hirth, L., Goedde, H.-W., Schneider, C., Wieners, H., Otte, P.: Die Osteopetrosis Albers-Schönberg. Eine klinisch-osteologische, nuklearmedizinische und genetische Familienuntersuchung. Ergebn. inn. Med. **39**, 136–160 (1977)

Lauffenburger, T., Olah, A.J., Dambacher, M.A., Gunĉaga, J., Lentner, C., Haas, H.G.: Bone remodeling and calcium metabolism: a correlated histomorphometric, calcium kinetic, and biochemical study in patients with osteoporosis and Paget's disease. Metabolism **26**, 489–606 (1977)

Lukert, B.P., Bolinger, R.E., Meek, C.M.: The effect of fluoride on ^{45}Ca kinetics in Paget's disease. J. clin. Endocr. **35**, 387–391 (1972)

Malinowska, J., Szymendera, J., Tolwinski, J., Nowossielski, J., Jasniski, W.: Clinical ^{47}Ca data: Kinetic studies. Medical uses of ^{47}Ca. Second Panel Report, pp. 107–110. Wien: IAEA 1964

Manly, M. LeF., Bale, W.F.: The metabolism of inorganic phosphorus of rat bones and teeth as indicated by radioactive isotope. J. biol. Chem. **129**, 125–134 (1939)

Marshall, D.H.: Calcium and phosphat kinetics. In: Calcium, phosphate and magnesium metabolism (B.E.C. Nordin, ed.), pp. 257–298. Edinburgh-London-New York: Churchill Livingstone 1976

Massin, J.-P., Savoie, J.-C., Camus, J.-P., Lièvre, J.-A.: Étude isotopique du metabolisme calcique chez 5 sujets normaux et 5 sujets atteints d'hyperparathyroidisme primitif. Assay d'une méthode d'analyse tricompartimentale. Ann. Endocr. (Paris) **29**, 211–236 (1968)

Massin, J.P., Vallée, G.: Étude isotopique du metabolisme calcique chez 10 sujets, selon les méthodes à 3 compartiments. Ann. Endocr. (Paris) 30, 417–422 (1969)

Massin, J.P., Vallée, G., Savoie, J.C.: Compartmental analysis of calcium kinetics in man: Application of a four-compartmental model. Metabolism 23, 399–415 (1974)

Melvin, K.E.W., Hepner, G.W., Bordier, P., Neale, G., Joplin, G.F.: Calcium metabolism and bone pathology in adult coeliac disease. Quart. J. Med. 39, 83–112 (1970)

Montz, R., Hehrmann, R., Delling, G., Kuhlencordt, F., Nowakowski, H., Schneider, C.: 47-Calcium kinetics in endocrine osteopathies. Acta endocr. (Kbh.) Suppl. 177, 113 (1973)

Montz, R., Hehrmann, R., Schneider, C., Wiebe, V., Reichstein, K.-H., Schmitz, H.-M.: Calciumstoffwechsel bei Hyperthyreose. Radiologe 14, 166–172 (1974)

Nadarajah, A., Hartog, M., Redfern, B., Thalassinos, N., Wright, A.D., Joplin, G.F., Fraser, T.R.: Calcium metabolism in acromegaly. Brit. Med. J. 4, 797–801 (1968)

Neer, R., Berman, M., Fisher, L., Rosenberg, L.E.: Multicompartmental analysis of calcium kinetics in normal adult males. J. clin. Invest. 46, 1364–1379 (1967)

Neumann, W.F.: The bone: Blood equilibrium: A possible system for its study in vitro. In: Calcium, PTH and Tc. Proceedings of the 4th PTH-Conference (Talmage, R.V., Munson, P., eds). Excerpta medica (Amst.), 389–398 (1972)

Nordin, B.E.C., Glass, H., Smith, D., McGregor, J., Nisbet, J., Burns, H.G.: Bone formation and resorption rates in clinical states. Medical uses of ^{47}Ca. pp. 75–85. Wien: IAEA 1964

Nordin, B.E.C., Horsman, A., Aaron, J.: Diagnostic procedures. In: Calcium, phosphate and magnesium metabolism. (Nordin, B.E.C. ed.), pp. 469–525. Edinburgh-London-New York: Churchill Livingstone 1976

Nordin, B.E.C., Marshall, D.H., Peacock, M., Robertson, W.G.: Plasma calcium homeostasis. In: Calcium regulating hormones (Talmage, R.V., Owen, M., Parsons, J.A., eds). Excerpta Medica, Amsterdam (1975), pp. 239–254. New York: American Elsevier Publishing Co. Inc., 1975

Nordin, B.E.C., McGregor, J.: Observations on calcium kinetics in osteoporosis and in steroid-treated subjects. Medical uses of ^{47}Ca. First Panel Report, pp. 78–80. Wien: IAEA 1962

North, K., Belcher, E.H., Fraser, R.: The rate of calcium turnover in bone. Medical uses of ^{47}Ca. First Panel Report, pp. 63–66. Wien: IAEA 1962

Parfitt, M.: The actions of parathyroid hormone on bone: Relatio bone remodeling and turnover. Calcium homeostasis and metabolic bone disease. Metab. 25 I 809–844 (1976), II 909–955 (1976), III 1033–1069 (1976), IV 1157-1188 (1976)

Reeve, J., Hesp, R., Williams, D., Huhne, P., Klenerman, L., Zanelli, J.M., Darby, A.J., Trigear, G.W., Parsons, J.A.: Anabolic effects of low doses of a fragment of human parathyroid hormone on the skeleton in postmenopausal osteoporosis. Lancet I/1976, 1035–1038

Reiner, M., Sigurdsson, G., Nunziata, V., Malik, M.A., Poole, G.W., Joplin, G.F.: Abnormal calcium metabolism in normocalcaemic sarcoidosis. Brit. Med. J. 2, 1473–1476 (1976)

Rich, C., Ensinck, J., Fellows, H.: The use of continuous infusions of Calcium^{45} and Strontium^{85} to studies skeletal Function. J. clin. Endocr. 21, 611–622 (1960)

Riggs, B.L., Jowsey, J., Ackermann, E., Hazelrig, J.B.: Ability of ^{47}Ca kinetic analysis to discriminate metabolic states affecting bone formation in dogs. Metab. 16, 1064–1073 (1967)

Riggs, B.L., Marshall, J.H., Jowsey, J., Heaney, R.P., Bassingthwaighte, J.B.: Quantitative ^{45}Ca autoradiography of human bone. J. Lab. clin. Med. 78, 585–598 (1971)

Roelfsema, F.: Over het bot en de calciumstofwisseling bij acromegalie. Een morfometrisch en kinetisch onderzoek. Proefschrift. Oegstgeest: Drukkerij de Kempenaer 1972

Sack, H.: Isotopenuntersuchungen des Calcium- und Knochenstoffwechsels bei Systemerkrankungen des Skeletts. Radiologe 13, 125–127 (1973)

Sack, H.: Die Untersuchung des Kalziumstoffwechsels mit radioaktivem Isotopen-„Kurztest". Nucl.-Med. 8, 349–365 (1969)

Saville, P.D.: The syndrome of spinal osteoporosis. Clin. Endocr. Metab. 2, 177–185 (1973)

Schneider, C., Montz, R.: Untersuchungen des Kalziumstoffwechsels bei Kranken mit Osteoporose (Radiokalziumkinetik). Röntgen-Blätter 24, 446–450 (1971)

Schwartz, E., Panariello, V.A., Saeli, J.: Radioactive calcium kinetics during high calcium intake in osteoporosis. J. clin. Invest. 44, 1547–1560 (1965)

Soto, R.J., Rejtman, A., Rozados, J.: Study of calcium metabolism in thyroid disorders by means of ^{47}Ca: results. Medical uses of ^{47}Ca. Second Panel Report, pp. 86–90. Wien: IAEA 1964

Szymendera, J.: Bone mineral metabolism in cancer. Recent results in cancer research. Berlin-Heidelberg-New York: Springer 1970

Talmage, R.V., Doppelt, S.H., Fondren, F.S.: An interpretation of acute changes in plasma ^{45}Ca following parathyroid hormone administration to thyroparathyroidectomized rats. Calc. Tiss. Res. **27**, 117–128 (1976)

Talmage, R.V., Matthews, J.L., Martin, I.H., Kennedy III, I.W., Davis, W.L., Roycroft Jr., I.H.: Calcitonin, phosphate and the osteocyte-osteoblast bone cell unit. In: Calcium-regulating hormones (Talmage, R.V., Owen, M., Parsons, J.A., eds), pp. 284–296. Excerpta Medica Amsterdam. New York: American Elsevier Publishing Co. Inc. 1975

Vaughan, J.M.: Physiology of bone, pp. 112–149. Oxford: Clarendon Press 1970

Wendeburg, B.: Kinetics of ^{47}Calcium and ^{85}Sr in man. Medical uses of ^{47}Ca. First Panel Report, pp. 34–39. Wien: IAEA 1962

Wilhelm, G.: Probleme des Kalzium- und Knochenstoffwechsels. Dtsch. Ärztebl. **38**, 2713 (1974)

VI. Determination of Calcium and Inorganic Phosphate

By

W.G. ROBERTSON

With 2 Tables

1. Measurement of Calcium

Calcium is present in blood and urine in various forms. In plasma (or serum) there are three main fractions, protein-bound, ionized, and complexed. In urine, the protein-bound fraction is usually negligible. Most clinical laboratories only measure the *total* concentrations of calcium in blood and urine, but in recent years attention has been drawn to the chemical and biochemical importance of measuring the ionized concentrations as well.

Until recently the majority of methods for measuring total calcium were indirect and depended on precipitating calcium with an anion, separating the precipitate, and analyzing the amount of anion in the precipitate. For example, calcium was precipitated either as calcium picrolonate and the carbon content of the precipitate measured by manometric combustion (VAN SLYKE and KREYSA, 1942), or as calcium molybdate which was converted to molybdenum thiocyanate and measured photometrically (HARRISON and RAYMOND, 1953), or as calcium phosphate which was measured photometrically as the blue phosphomolybdate complex (STANBURY and THOMPSON, 1951). The main problems with these methods are incomplete precipitation of calcium and loss of precipitate during washing.

1.1. Redox Methods

The classical method for measuring serum calcium is the CLARK and COLLIP (1925) modification of the KRAMER and TISDALL (1921) technique, but this is now mainly used as a reference method and has given way to more direct procedures suitable for automation. In this method, calcium is precipitated directly from diluted serum, using excess ammonium oxalate, without preliminary removal of protein being necessary (SENDROY, 1944). Serum is preferable to citrated plasma (since precipitation takes place more slowly from the latter and may not be complete), but it should be separated quickly from red cells since they may take up calcium on prolonged contact. The optimum pH for precipitation is in the range 4 to 7.5 (SENDROY, 1944). If less than 3.3, precipitation is incomplete (HOLTH, 1949), and if greater than 7.5, magnesium may be precipitated as $Mg(OH)_2$ or $MgNH_4PO_4$. Various times have been advocated for complete precipitation, from a few minutes to overnight standing. KRAMER and TISDALL (1921) and CLARK and COLLIP (1925) recommended 30 minutes, but HAWK *et al.* (1954) and VARLEY (1967) prefer a longer period of standing.

The precipitate is washed to remove excess ammonium oxalate but care must be exercised to avoid significant loss of calcium oxalate both by dissolution and flotation of microcrystals. This may be overcome by washing with a solution containing equal volumes of water, ethanol, and ether (SENDROY, 1942).

The precipitate is dissolved in acid and the oxalate content measured by redox titration with permanganate. In the determination of microamounts of calcium, where the end point with permanganate is poor, a sharper end point may be obtained by using the more stable ceric ion (in perchloratoceric acid) as the oxidant in conjunction with an external redox indicator such as ferrous o-phenanthroline (Ellis, 1938).

Positive errors of about 5–6% occur owing to coprecipitation of magnesium oxalate (3%), sodium and potassium oxalate (1.5%), and organic material (1%). Negative errors arise from incomplete precipitation and loss during washing. In general the errors cancel out. The resulting precision of the technique is about $\pm 5\%$, although this may be reduced to $\pm 3.6\%$ when analyses are performed in duplicate (Henry, 1964). The major disadvantage of the method is the laboriousness of the procedure and the consequent limit on the number of samples which can be analyzed on a routine basis.

Procedure for Serum

(i) Add 2 ml distilled water and 1 ml ammonium oxalate solution (4% w/v) to 2 ml serum in a conical centrifuge tube. Mix well and stand overnight.

(ii) Centrifuge at 3000 rpm for 5 mins. Decant supernatant carefully and drain tube on filter paper.

(iii) Wash with 3 ml NH_4OH solution (2% v/v), recentrifuge, decant supernatant, and drain as in (ii).

Either Permanganate Titration

(iv) Add 2 ml $1N$ H_2SO_4 to precipitate and mix. Place tube in boiling water bath until dissolution is complete.

(v) Remove tube and keeping mixture at 70° to 75°, titrate with $0.01N$ standard $KMnO_4$ solution to a detectable pink color which remains for about a minute.

(vi) Titrate a blank consisting of 2 ml $1N$ H_2SO_4.

Or Perchloratoceric Acid Titration

(iv) Add 2 ml $2N$ $HClO_4$ to precipitate and mix. Place tube in boiling water bath until dissolution is complete.

(v) Remove tube and cool to room temperature. Add 1 drop of 0.0005 N ferrous o-phenanthroline indicator and titrate with standard 0.01 N perchloratoceric acid until the orange color changes to pale blue.

(vi) Titrate a blank consisting of 2 ml $2N$ $HClO_4$.

Calculation

One ml of $0.01N$ permanganate or perchloratoceric acid is equivalent to 0.2 mg of calcium. Thus, since 2 ml of serum are used:

$$\text{mg Ca/100 ml serum} = (\text{titer-blank}) \times 0.2 \times 100/2.$$

The standard reference method for measuring calcium in urine is usually that of Shohl and Pedley (1922). It is also based on the precipitation of calcium as calcium oxalate and subsequent titration with permanganate. The main problems with this method are to ensure that all reducing substances in urine are oxidized as a preliminary stage, that all the calcium is in solution before precipitating it with oxalate, and that precipitation is complete without gross contamination with phosphate. This is usually achieved by oxidizing with ammonium persulphate at pH 1, which also dissolves all calcium deposits, and by precipitating with oxalate under slightly more acid conditions (pH 4.5) than in serum.

Procedure for Urine

(i) Add 5 ml concentrated HNO_3 or H_2SO_4 and 3–4 g ammonium persulphate to 100 ml unfiltered urine in a 250 ml conical flask. Insert a funnel in the neck to avoid loss by spattering and boil gently until the persulphate is reduced (i.e., there is no frothing and solution is pale green — about 1 h).

(ii) Add 10 ml 2.5% (w/v) oxalic acid. Cool to room temperature and neutralize to pH 4.5 with NH_4OH, using 1 drop of methyl red as indicator. Stand overnight.

(iii) Filter through Whatman No. 50 hardened filter paper. Wash precipitate three times with distilled water (or better with a mixture of equal volumes of water, ethanol and ether).

(iv) Wash precipitate into the original flask, firstly with distilled water and then with hot dilute H_2SO_4, bringing the volume to about 100 ml.

(v) Add 10 ml concentrated H_2SO_4, heat to 70° and titrate with 0.05 N $KMnO_4$ to a pink color which persists for 15–30 seconds.

(vi) Titrate a blank consisting of 10 ml concentrated H_2SO_4 added to 100 ml dilute H_2SO_4 at 70°.

Calculation

One ml of 0.05 N permanganate is equivalent to 1 mg of calcium, thus:
$$\text{mg Ca}/100 \text{ ml urine} = (\text{titer-blank}) \text{ ml of } 0.05 \, N \, KMnO_4.$$

1.2. Complexometric Methods

The principle of these methods is to titrate calcium in solution with a strong calcium—chelating ion such as ethylenediamine-N,N,N′,N′—tetraacetic acid (EDTA) or ethyleneglycol bis-(2-aminoethyl ether)-N,N,N′,N′—tetraacetic acid (EGTA). An indicator is used which has a weaker binding capacity for calcium than EDTA and which changes color as calcium is stripped off it by EDTA at the end point. Several indicators have been used for this purpose such as Calcon (or Cal-Red) (BACHRA *et al.*, 1958; BOXER, 1960), murexide (ammonium purpurate) (CARUBELLI *et al.*, 1959; HUNTER, 1959), calcein (ANDERSCH, 1957; BARON and BELL, 1957), methylthymol blue (SADEK and REILLEY, 1959), glyoxal bis (2-hydroxyanil) (SKERRY, 1965), and hydroxynaphthol blue (CATLEDGE and BIGGS, 1965). The main problem with these indicators is that none has a sharp visual endpoint, although this may be overcome by using photometric detection of the color change (NORDIN and SMITH, 1965), or, as in the case of calcein, by using fluorometry (KLASS, 1962; RUDOLPH *et al.*, 1967; BORLE and BRIGGS, 1968).

These methods may be used to measure calcium directly in serum and in general the results correlate well with those obtained using the CLARK-COLLIP technique (CARR and FRANK, 1956; LEIFHEIT, 1956). There may be some interference, however, from free fatty acids in serum (OLTHUIS *et al.*, 1973) and from elevated levels of bilirubin. The coefficient of variation of the method is 1.5–3%.

When the method is applied to urine, the calcium must first be extracted either by precipitation with oxalate or by exchange on a cation-exchange resin (VEDSO and RUD, 1963). The interfering substances, mainly phosphate, are washed away and the calcium redissolved from the calcium oxalate precipitate or eluted from the resin. The results are then with within 2% of the values obtained by redox titration (HENRY, 1964; KING and BUCHANAN, 1969).

Procedure for Serum (NORDIN and SMITH, 1965)

The end point is detected photometrically as murexide changes from red (calcium-associated form) to blue (calcium-free form).

(i) Pipette 0.5 ml serum, 3 ml ammonium purpurate solution (approximately 0.03%), and 6 ml 0.1N NaOH (fresh) into a 12 ml cuvette for an EEL titrator (Evans Electro Selenium, Halstead, Essex, U.K.). Place cuvette in titrator and stir using a magnetic stirrer. An EEL 606 nm yellow filter is used.

(ii) Titrate slowly with EDTA (0.036% w/v) from a 2 ml burette until the galvanometer reading is stationary.

(iii) Titrate in a similar manner 0.5 ml aliquots of a 10 mg/100 ml standard calcium solution and a distilled water blank. Since the method is linear up to 40 mg Ca/100 ml, only one standard is necessary.

Calculation

$$\text{mg Ca/100 ml serum} = 10 \times (\text{titer-blank})/(\text{standard-blank}).$$

As mentioned above, some modification is necessary to remove interference from phosphate when the method is applied to urine. Magnesium does not normally interfere significantly with the method (HENRY, 1964). In urines containing high concentrations of magnesium, the slight interference may be overcome by titrating with EGTA, instead of EDTA, since the former has a higher discrimination coefficient between the stability constants of its calcium and magnesium complexes than the latter.

Procedure for Urine (NORDIN and SMITH, 1965)

(i) To 3 ml urine add 0.05 ml glacial acetic acid. Pipette an aliquot of 2 ml on to a 5 ml column of IR4B (OH) resin in the Cl form. Collect the eluate in a 10 ml stoppered measuring cylinder. Wash the column four times with 0.5 ml 2% (v/v) acetic acid into the measuring cylinder and make up to 5 ml with distilled H_2O.

(ii) Titrate a 1 ml aliquot of eluate as for serum.

(iii) Titrate 1 ml aliquots of a 5 mg/100 ml standard calcium solution and a distilled water blank.

Calculation

$$\text{mg Ca/100 ml urine} = [(\text{titer-blank})/(\text{standard-blank})] \times 5 \times 5/(3 \times 2/3.05)$$
$$= 12.7 \ (\text{titer-blank})/(\text{standard-blank}).$$

1.3. Colorimetric Methods

Calcium may be measured by simple photometry of the colored reaction products which it forms with various dyes that selectively bind calcium e.g., alizarin (NATELSON and PENNIALL, 1955; CONNERTY and BRIGGS, 1965; FRINGS *et al.*, 1970), murexide (CHILCOTE and WASSON, 1958), eriochrome blue (SMITH *et al.*, 1966), glyoxal bis (2-hydroxyanil) (BELLINGER and CAMPBELL, 1966; MAGER and FARESE, 1966), o-cresolphthalein complexone (KESSLER and WOLFMAN, 1964; CONNERTY and BRIGGS, 1966; BAGINSKI *et al.*, 1973; MORIN, 1974), and methylthymol blue (GINDLER and KING, 1972). Most of the colorimetric methods compare well with the CLARK-COLLIP procedure but have the advantage that they are much less laborious and are generally amenable to automation. Currently the most widely used dye is o-cresolphthalein complexone which is suitable for measuring calcium in serum and urine provided that precautions are taken to complex magnesium with 8-hydroxyquinoline (CONNERTY and BRIGGS, 1966; GITELMAN, 1967). The method has a coefficient of variation of 0.9–1.9%.

Procedure for Serum and Urine

In the Technicon AAII-03 modification of the automated technique of GITELMAN (1967), the sample for analysis (containing 0–16 mg Ca/100 ml) is mixed with 0.3N HCl, to release protein-bound calcium, and 0.25% (w/v) 8-hydroxyquinoline, to bind magnesium. The mixture is dialyzed into the analytical stream containing 0.007% (w/v) o-cresolphthalein complexone dissolved in $0.3N$ HCl and 0.25% 8-hydroxyquinoline. Alkalinization with diethylamine/KCN solution [or better triethanolamine/NH_4OH/KCN solution (FISCHLE and SCHWARTZ, 1972)], produces a pink-colored complex between calcium and dye. The absorbance is measured at 570 nm in a 15 mm flowcell. Samples can be measured at a rate of 60 per h.

1.4. Fluorometric Methods

As mentioned earlier, calcium forms a fluorescent complex with the dye calcein, a property which has been utilized to detect the endpoint of the EDTA-titration of calcium. WALLACH and STECK (1963) and KEPNER and HERCULES (1963) showed that the fluorescence of the calcium complex could be measured with great sensitivity. Because of its sensitivity the method suffers from adsorption of calcium to glassware and from impurities in the commercial preparations of calcein leading to nonlinearity of standards. The former problem may be overcome by using plastic cups, although serum should be measured as fresh as possible, and the latter problem by purification.

Fluorometry has the advantage that calcium may be measured in as little as 20 µl serum and is thus highly useful for pediatric investigations. Several modifications have been published, both manual (RODGERSON and MORAN, 1968; MOSER and GERARDE, 1969), and automated (HILL, 1965; FINGERHUT et al., 1969; RUSHTON et al., 1971), which reduce the coefficient of variation to 1 to 2% (CONBOY et al., 1970). In general, the values obtained by these techniques compare well with the CLARK-COLLIP procedure for serum (HILL, 1965; FINGER-HUT et al., 1969) and urine (KING and BUCHANAN, 1969), although in urine there may be the occasional spurious result due to nonspecific fluorescence.

Procedure (MEITES, 1970)

(i) Into a polystyrene tube pipette 5 ml of calcein solution (4 mg calcein in 500 ml $0.8N$ KOH, stored in a brown polyethylene bottle in the dark at room temperature for a maximum of 2 weeks).

(ii) Add 2 µl serum, cap, and mix.

(iii) Repeat for a series of standards and a blank. The fluorescence remains constant for 2 h if the temperature is kept constant.

(iv) Read fluorescence using a 405 nm filter for the activation wavelength and a 485 nm filter for the fluorescence wavelength. Some workers recommend 436 nm and 517 nm, respectively (RUSH-TON et al., 1971).

(v) Read off calcium concentrations of unknowns from the standard curve.

1.5. Flame-Photometric Methods

Although calcium may be measured directly by flame photometry, there are usually more difficulties than experienced with the measurement of either sodium or potassium. These two ions, in fact, enhance the calcium signal owing to the proximity of the intense sodium line at 590 nm to the relatively weak calcium oxide bands at 554 and 620 nm (SEVERINGHAUS and FERREBEE, 1950; KAPUSCINSKI et al., 1952). This may be overcome by reading at 423 nm (MACIN-TYRE, 1957) and by including Na^+ and K^+ in the standards (BAKER, 1955). Phosphate, and to a lesser extent sulphate, inhibit the calcium emission (BREALEY et al., 1952; CHEN and TORIBARA, 1953; BAKER and JOHNSON, 1954). Phosphate

Table 1. Precision of methods for measuring (a) total, and (b) ionized calcium in biological fluids.

Method	Technique	Range of coefficient of variation (%)
Redox titration (a)	Clark-Collip	3.6–5.0
Complexometric titration (a)	EDTA/Calcein	1.6–3.0
	EDTA/Cal-Red	3.0–3.5
Colorimetry (a)	Glyoxal-bis (hydroxyanil)	1.7–3.0
	Alizarin	2.5–3.0
	Hydroxynaphthol blue	1.1
	o-Cresolphthalein	0.9–1.9
Fluorometry (a)	Calcein	1.2–2.4
Flame photometry (a)	Emission	0.6–2.2
	Atomic absorption	0.4–1.9
Colorimetry (b)	Murexide	~5
	Tetramethylmurexide	1.8
Potentiometry (b)	Static electrode	3.9
	Flow-through electrode	0.6–1.3

depression may be corrected either by adding EDTA (THIERS and HVIID, 1962) or phosphate such that the P/Ca molar ratio exceeds 1/1.25 at which the depression is maximal (MACINTYRE, 1957). Prior precipitation of proteins is also recommended.

The coefficient of variation of the flame photometric method for serum calcium varies from 0.6% to 2.2% (PIRKE and STAMM, 1970; GUNCAGA and HAAS, 1973) (Table 1). Although the results obtained by some workers average a few percent higher than those given by the CLARK-COLLIP method (ROTHE and SAPIRSTEIN, 1955; MACINTYRE, 1957), most investigators have not found any significant difference between the methods. However, because of the many difficulties with the measurement of calcium, particularly in urine, the technique is not now widely used.

Procedure (MACINTYRE, 1957)

(i) To 1 ml serum add 9 ml deproteinizing-diluting reagent (0.444 mM KH$_2$PO$_4$:3.33% HClO$_4$). (For urine 1 ml urine + 18 ml deproteinizing-diluting reagent + 1 ml H$_2$O.) Centrifuge and separate supernatant.

(ii) Measure at 423 nm against a range of standards containing 0.2 to 2.0 mg Ca/100 ml in 0.3 mM KCl, 0.05 mM K$_2$SO$_4$, 14 mM NaCl, 0.5 mM KH$_2$PO$_4$, 0.08 mM MgCl$_2$, and 3% HClO$_4$.

1.6. Atomic Absorption Spectrophotometric Methods (AAS)

The initial studies by WILLIS (1960, 1961) and ZETTNER and SELIGSON (1964) showed that AAS may be used to measure calcium in biological fluids rapidly and with high precision, when sufficient care is taken over analytical and instrumental details. In particular, the acetylene used should be of a purified grade and should not contain acetone, and the compressed air should be dry and be supplied at a closely controlled pressure. Each instrument should be adjusted to give the most stable signal-to-noise ratio (a) by finding the lamp which gives maximum absorption with least noise, (b) by manipulating the acetylene/air ratio to give the optimum flame temperature, (c) by ensuring that the light beam passes through the correct part of the flame, (d) by preventing extraneous air currents and blockages in the burner from causing turbulence in the flame, and (e) by adjusting the aspiration rate to give the least variable signal. It is clear, however, from the interlaboratory collaborative study of Sideman *et al.* (1970) that many clinical laboratories using AAS methods for measuring total serum calcium do not pay enough attention to details. This is unfortunate, since, ideally from the clinical point of view, the measurement of calcium should be reliable to about 1%. Table 1 shows that within most individual laboratories the coefficient of variation is, indeed, about 1%. The reported interlaboratory variability must therefore be mainly due to incorrect standardization.

For serum, the prior precipitation, necessary for the flame photometric determination of calcium, is circumvented by diluting with a $LaCl_3$/HCl or EDTA/HCl diluent. When serum is diluted in this way from 20- to 100-fold, the experimental error is $\pm 1\%$ (SUNDERMAN and CARROLL, 1965; JOHNSON and RIECHMANN, 1968; SAVORY *et al.*, 1969; GAMBINO and FONSECA, 1971). Under these conditions there is no interference from normal biological concentrations of phosphate, sulphate, oxalate, chloride, iron, copper, zinc, urea, glucose, creatine, or uric acid (BOWERS and PYBUS, 1972). The method compares well with the standard CLARK-COLLIP procedure (ZETTNER and SELIGSON, 1964; KLEIN *et al.*, 1967; KING and BUCHANAN, 1969) and is amenable to automation.

Procedure

(i) Using Ca-free glassware, dilute 1 ml fresh serum to 50 ml with diluent (10 mM spectrochemical $LaCl_3$; 50 mM HCl).

(ii) Dilute a blank (140 mM NaCl; 5 mM KCl) and standards (8, 10, 12 mg Ca/100 ml; 140 mM NaCl; 5 mM KCl) in the same way.

(iii) Measure absorption.

For increased precision, the instrument should be calibrated several times before analyzing the unknowns and standards of approximately the same calcium concentration as the unknowns measured frequently.

2. Measurement of Ionized Calcium

As mentioned earlier, there are three main calcium fractions in serum, viz. ionized, complexed, and protein-bound. The first evidence that the ionized moiety is the physiologically important one came from the classical frog heart experiments of MCLEAN and HASTINGS (1934). This procedure was not, however, suitable for routine clinical use and subsequently numerous other methods for the measurement of ionized calcium were published, many of which have since been discarded. Early attempts to develop a calcium ion activity electrode were unsuccessful when applied to biological fluids (TENDELOO, 1936). Subsequently, several photometric procedures were introduced, based on the color reaction of Ca^{2+} with murexide (ROSE, 1957; HARNACH and COOLIDGE, 1963; LUMB, 1963). But this dye has the disadvantage of being pH-dependent (RAAFLAUB, 1962) and also forms a complex with albumen (HARNACH and COOLIDGE, 1963). To overcome the problem of pH-dependency, several workers have used the related dye, tetramethyl murexide (NORDIN and SMITH, 1965; PEDERSON, 1970; CHAM, 1972; ROSE, 1972).

The development of various static and flow-through calcium-selective electrodes has produced several papers in the last few years on the measurement of ionized calcium in serum or serum ultrafiltrates (e.g., ARNOLD *et al.*, 1968; ROBERTSON and PEACOCK, 1968; ORESKES *et al.*, 1968; MOORE, 1970; RAMAN, 1971; LINGÄRDE, 1972; LADENSON and BOWERS, 1973). There are, however, many problems attached to these methods mainly arising from the instability of the electrodes. Care must be exercised in the taking and handling of the blood, firstly to avoid hyperventilation by the patient, secondly to separate serum quickly from red cells, and thirdly to maintain it in an anaerobic state throughout (SEAMONDS *et al.*, 1972). Trypsin, triethanolamine, and heparin all bind calcium and should not be added. The temperature and pH of the serum (or ultrafiltrate) must be closely controlled at 37° and 7.3–7.4 respectively. Standards should contain physiologic concentrations of Na^+, K^+, and Mg^{2+} ions.

The precision of the method varies according to the electrode used from $\pm 0.6\%$ with the flow-through electrode to $\pm 3.9\%$ with the static model (Table 1).

Procedure for Flow-through Electrode

(i) The electrode assembly consisting of an Orion 99-20 flow-through electrode and reference electrode is set up according to the manufacturer's instructions and connected to a sensitive pH-meter capable of a precision of ± 0.2 mV. The system should be housed in a draught-free, electrostatically-shielded space at 37°.

(ii) The electrode is conditioned for 30 min by flushing with a stock calcium solution (5 mg Ca/100 ml). This may be followed by a similar wash with stock serum.

(iii) Three calcium standards (2, 4, and 8 mg/100 ml in 140 mM NaCl, 5 mM KCl, and 0.55 mM MgCl$_2$ at pH 6–8) are measured using a pump which produces a constant, pulseless flow of 30–60 μl/min. The plot of EMF vs log (Ca^{2+}) should be linear and the slope not less than 27 mV per 10-fold change in (Ca^{2+}).

(iv) Sera are measured anaerobically in the same way.

In urine, it is the ionized fraction of calcium which is potentially dangerous for the precipitation of calcium salts. Measurement, however, is complicated by the variability in pH, ionic strength, and sodium concentration. For all these reasons colorimetric methods for measuring ionized calcium in urine using murexide give variable results (RAAFLAUB, 1956; WALSER, 1960a). The pH-dependency may be overcome by using the tetramethyl derivative of the dye (RAAFLAUB, 1962; HUNT and KING, 1963; ROBERTSON, 1969) or by using the calcium-selective electrode (ROBERTSON, 1969), but allowance must still be made for variability in ionic strength and sodium concentration. By using appropriate standards, the measured values by both techniques compare well with the concentrations of ionized calcium in urine calculated by a computer method (ROBERTSON, 1969).

3. Measurement of Inorganic Phosphorus

Phosphorus is present in blood as inorganic phosphate (P_i), ester phosphate, and lipid phosphate, but normally the term 'plasma phosphate' refers only to the inorganic moiety expressed in units of elemental phosphorus (e.g., mg P/100 ml). Only a small fraction of P_i ($< 10\%$) is nonultrafilterable (WALSER, 1960b).

In general, the measurement of P_i in biological fluids has fewer problems attached to it than the measurement of calcium. Most of the commonly used techniques for measuring P_i in serum (or plasma) involve colorimetry, based on the reduction of a phosphomolybdate complex to a heterogenous group of blue chromophores (molybdenum blue) under acid conditions. A number of reducing agents have been employed such as hydroquinone (BELL and DOISY, 1920), 1-amino-2-naphthol-4-sulphonic acid (FISKE and SUBBAROW, 1925), stannous chloride (KUTTNER and COHEN, 1927), 2,4-diaminophenol (ALLEN, 1940), methyl-p-aminophenol sulphate (metol) (GOMORI, 1942), ascorbic acid (CHEN et al., 1956), β-mercaptoethanol (WAHLER and WOLLENBERGER, 1958), and p-phenylenediamine (PAREKH and JUNG, 1970). Most of the methods measure absorbance between 650 and 750 nm, in which region the absorption spectra of the molybdenum blue solutions are quite flat. The methods are readily amenable to automation.

Of all the reductants, stannous chloride produces most molybdenum blue from a given amount of phosphomolybdate complex, thus making the test the most sensitive. There are, however, problems with color stability and deviations from Beer's law. Aminonaphthol-sulphonic acid (ANS) is probably the most widely used reducing agent and the Fiske-Subbarow procedure usually accepted as the standard reference method for measuring P_i. However, ANS is readily oxidized when exposed to air and care must be taken. Metol and ascorbic acid have the advantage of being more stable.

One of the main sources of error in all these methods is the acid hydrolysis of phosphate esters during the color development. Furthermore, molybdate appears to catalyze the acid hydrolysis. In the case of serum, the error is small as long as the serum is separated quickly from red cells. Hemolysis should be avoided if at all possible. Deproteinization with trichloroacetic acid may be unnecessary and may actually introduce a positive error of about 5%. The coefficient of variation of the Fiske-Subbarow procedure is about 4%.

Other methods have been developed based on the colorimetric determination of the phosphovanadomolybdate complex (SIMONSEN et al., 1946; MICHELSON, 1957), the phosphomolybdate-Cirrasol ALN-WF complex (ATKINSON et al., 1973), the phosphododecamolybdate dyesalt with quinaldine red (SOYENKOFF, 1947), and the phosphate complex with malachite green (HOHENWALLNER and WIMMER, 1973). Methods which do not depend on calorimetry include the turbidimetric measurement of the insoluble phosphomolybdate-Triton X-100 complex (EIBL and LANDS, 1969), atomic absorption spectrophotometry (PARSONS et al., 1970), and an enzymatic method based on the uptake of P_i by triosephosphate to form glycerate-1,3-diphosphate in the Embden-Meyerhof pathway (FAWAZ and TEJIRIAN, 1972).

Procedure for Serum (FISKE and SUBBAROW, 1925)

(i) Add 8 ml of 10% trichloroacetic acid to 2 ml serum (or plasma) in a small flask. Mix well, stand for a few minutes, and filter through an ashless filter paper.

(ii) Pipette 5 ml of filtrate into a 10 ml stoppered graduated cylinder. Add 1 ml of molybdate II reagent (2.5% ammonium molybdate in $3N$ H_2SO_4) and mix.

(iii) Add 0.4 ml of aminonaphtholsulphonic acid (ANS) solution (0.5 g ANS in 195 ml of 15% sodium bisulphite + 5 ml of 20% sodium sulphite) and make up to 10 ml.

(iv) Set up a standard by pipetting 5 ml of a stock standard (0.8 mg P/100 ml) into a 10 ml graduated cylinder and add 1 ml of molybdate I reagent (2.5% ammonium molybdate in $5N$ H_2SO_4) and 0.4 ml ANS solution. Mix and make up to 10 ml.

Table 2. Normal ranges for serum and urine calcium and phosphorus levels.

Parameter	Range	
	Children	Adults
Serum total calcium (mg/100 ml)	9.2–10.5	9.1–10.4
Serum ionized calcium (mg/100 ml)	–	4.4–5.1
Serum inorganic phosphate (mg/100 ml)	3.2–5.2	2.4–4.0
Urine calcium (mg/day)	<200	50–350
Urine phosphorus (mg/day)	500–800	400–1700

(v) Set up a blank by adding 1 ml of molybdate II reagent and 0.4 ml ANS solution. to 5 ml of 10% trichloroacetic acid. Make up to 10 ml.

(vi) Read solutions at 680 nm.

Calculation

Since 5 ml of standard contain 0.04 mg P and 5 ml of filtrate is equivalent to 1 ml serum then:

$$\text{mg of } P_i/100 \text{ ml serum} = (\text{unknown-blank})/(\text{standard-blank}) \times 0.04 \times 100.$$

Procedure for Urine

(i) Dilute urine 1 in 10 and pipette 1 ml of diluted urine into a 10 ml stoppered graduated cylinder. Add water to about 7 ml followed by 1 ml molybdate I reagent and 0.4 ml ANS solution. Make up to 10 ml.

(ii) Prepare a standard as above and a blank containing 8.6 ml H_2O, 1 ml molybdate I reagent and 0.4 ml ANS solution.

Calculation

Since urine is diluted 1 to 10 then:

$$\text{mg } P_i/100 \text{ ml urine} = (\text{unknown-blank})/(\text{standard-blank}) \times 0.04 \times 1000.$$

These procedures have been suitably automated on the Technicon Auto Analyzer.

Normal Ranges

The addition of normal ranges for serum and urine calcium and phosphorus values is complicated by many factors such as age, sex, body-weight, dietary intake, and the various homeostatic mechanisms which operate to control the blood levels of these ions. Since it is beyond the scope of this chapter to discuss the individual effects of these parameters in detail the ranges presented in Table 2 are confined to groups of normal children (age 3–12 years) and adults (age 20–60 years). Serum data usually refer to the fasting state and urinary data to a free diet.

References

Allen, R.J.L.: The estimation of phosphorus. Biochem. J. **34**, 858–865 (1940).

Andersch, M.A.: A titration method for the determination of calcium in serum using a new indicator J. Lab. clin. Med. **49**, 486–489 (1957).

ARNOLD, D.E., STANSELL, M.J., MALVIN, H.H.: Measurement of serum ionic calcium using a specific ion electrode. Amer. J. clin. Path. **49**, 627–634 (1968).

ATKINSON, A., GATENBY, A.D., LOWE, A.G.: The determination of inorganic orthophosphate in biological systems. Biochim. biophys. Acta (Amst.) **320**, 195–204 (1973).

BACHRA, B.N., DAUER, A., SOBEL, A.E.: The complexometric titration of micro and ultramicro quantities of calcium in blood serum, urine and inorganic salt solutions. Clin. Chem. **4**, 107–119 (1958).

BAGINSKI, E.S., MARIE, S.S., CLARK, W.L., ZAK, B.: Direct microdetermination of serum calcium. Clin. chim. Acta **46**, 46–54 (1973).

BAKER, G.L., JOHNSON, L.H.: The effects of anions on calcium flame emission in flame photometry. Analyt. Chem. **26**, 465–468 (1954).

BAKER, R.W.R.: The determination of calcium in serum by flame photometry. Biochem. J. **59**, 566–571 (1955).

BARON, D.N., BELL, J.L.: A simple specific titration method for serum calcium. Clin. chim. Acta **2**, 327–331 (1957).

BELL, R.D., DOISY, E.A.: Rapid colorimetric methods for the determination of phosphorus in urine and blood. J. biol. Chem. **44**, 55–67 (1920).

BELLINGER, J.F., CAMPBELL, R.A.: Determination of serum calcium by glyoxal bis-(2-hydroxyanil) chelation. Clin. Chem. **12**, 90–94 (1966).

BORLE, A.B., BRIGGS, F.N.: Microdetermination of calcium in biological material by automatic fluorometric titration. Analyt. Chem. **40**, 339–344 (1968).

BOWERS, G.N., PYBUS, J.: Total calcium in serum by atomic absorption spectrophotometry. In: Standard Methods of Clinical Chemistry, Vol. VII. New York: Academic Press, 1972.

BOXER, J.: Evaluation of a micromethod for serum calcium determination with Calcon as indicator. Clin. chim. Acta **5**, 82–83 (1960).

BREALEY, L., GARRATT, D.C., PROCTOR, K.A.: The application of emission spectrography to pharmaceutical analysis. J. Pharm. (Lond.) **4**, 717–729 (1952).

CARR, M.H., FRANK, H.A.: Improved method for determination of calcium and magnesium in biologic fluids by EDTA titration. Amer. J. clin. Path. **26**, 1157–1168 (1956).

CARUBELLI, R., SMITH, W.O., HAMMARSTEN, J.F.: Determination of magnesium and calcium in urine. Clin. Chem. **5**, 45–49 (1959).

CATLEDGE, G., BIGGS, H.G.: A new indicator for the chelometric measurement of calcium in serum and urine. Clin. Chem. **11**, 521–526 (1965).

CHAM, B.E.: A semi-automated method for the estimation of ionic calcium activity and concentration in biological solutions. Clin. chim. Acta **37**, 5–14 (1972).

CHEN, P.A., TORIBARA, T.Y.: Determination of calcium in biological material by flame photometry. Analyt. Chem. **25**, 1642–1644 (1953).

CHEN, P.S., TORIBARA, T.Y., WARNER, H.: Microdetermination of phosphorus. Analyt. Chem. **28**, 1756–1758 (1956).

CHILCOTE, M.E., WASSON, R.D.: A new micro method for the colorimetric determination of calcium in serum and urine. Clin. Chem. **4**, 200–210 (1958).

CLARK, E.P., COLLIP, J.B.: A study of the Tisdall method for the determination of blood serum calcium with a suggested modification. J. biol. Chem. **63**, 461–464 (1925).

CONBOY, J.J., DAVIS, M.A., GOTT, J.D.: Statistics of a fluorometric calcium determination. Amer. J. clin. Path. **53**, 196–197 (1970).

CONNERTY, H.V., BRIGGS, A.R.: Determination of serum calcium by means of sodium alizarinsulfonate. Clin. Chem. **11**, 716–728 (1965).

CONNERTY, H.V., BRIGGS, A.R.: Determination of serum calcium by means of orthocresolphthalein complexone. Amer. J. clin. Path. **45**, 290–296 (1966).

EIBL, H., LANDS, W.E.M.: A new sensitive determination of phosphate. Analyt. Biochem. **30**, 51–57 (1969).

ELLIS, G.H.: Microdetermination of calcium. Analyt. Chem. **10**, 112–116 (1938).

FAWAZ, E.N., TEJIRIAN, A.: A new enzymatic method for the estimation of inorganic phosphate in native sera. Z. klin. Chem. **10**, 215–219 (1972).

FINGERHUT, B., POOCK, A., MILLER, H.: Automated fluorometric method for the determination of serum calcium. Clin. Chem. **15**, 870–878 (1969).

FISCHLE, J., SCHWARTZ, F.: Modified "calcium base reagent" for simultaneous determination of serum calcium and inorganic phosphate with the "Auto Analyzer". Clin. Chem. **18**, 1430–1431 (1972).

FISKE, C.H., SUBBAROW, Y.: The colorimetric determination of phosphorus. J. biol. Chem. **66**, 375–400 (1925).

FRINGS, C.S., COHEN, P.S., FOSTER, L.B.: Automated method for determination of serum calcium by use of alizarin. Clin. Chem. **16**, 816–819 (1970).

GAMBINO, S.R., FONSECA, I.: Comparison of serum calcium measurements obtained with the SMA 12/60 and by atomic absorption spectrophotometry. Clin. Chem. **17**, 1047–1049 (1971).

GINDLER, E.M., KING, J.D.: Rapid colorimetric determination of calcium in biological fluids with methylthymol blue. Amer. J. clin. Path. **58**, 376–382 (1972).

GITELMAN, H.J.: An improved automated procedure for the determination of calcium in biological specimens. Ann. Biochem. **18**, 521–531 (1967).

GOMORI, G.: A modification of the colorimetric phosphorus determination for use with the photoelectric colorimeter. J. Lab. clin. Med. **27**, 955–960 (1942).

GUNCAGA, J. HAAS, H.G.: Calcium- und Magnesiumbestimmung in biologischem Material. Clin. chim. Acta **45**, 249–253 (1973).

HARNACH, F., COOLIDGE, T.B.: Determination of ionized calcium in serum with murexide. Analyt. Biochem. **6**, 477–485 (1963).

HARRISON, G.E., RAYMOND, W.H.A.: The determination of microgram amounts of calcium. Analyst. **78**, 528–531 (1953).

HAWK, P.B., OSER, B.L., SUMMERSON, W.H.: Practical Physiological Chemistry. 13th edit. p. 644. New York: McGraw-Hill 1954.

HENRY, R.J.: Clinical Chemistry, New York: Harper and Row 1964.

HILL, J.B.: Automated fluorometric method for determination of serum calcium. Clin. Chem. **11**, 122–130 (1965).

HOHENWALLNER, W., WIMMER, E.: The malachite green micromethod for the determination of inorganic phosphate. Clin. chim. Acta **45**, 169–175 (1973).

HOLTH, T.: Separation of calcium from magnesium by oxalate method. Analyt. Chem. **21**, 1221–1226 (1949).

HUNT, L.D., KING, J.S.: Ionic calcium in the urine of stone-formers. Invest. Urol. **1**, 83–86 (1963).

HUNTER, G.: Micro-determination of calcium and magnesium in blood serum and cerebro-spinal fluid. Analyst. **84**, 24–27 (1959).

JOHNSON, J.R.K., RIECHMANN, G.C.: Normal serum calcium levels by atomic absorption spectrocopy. Clin. Chem. **14**, 1218–1225 (1968).

KAPUSCINSKI, V., MOSS, N., ZAK, B., BOYLE, A.J.: Quantitative determination of calcium and magnesium in human serum by flame spectrophotometry. Amer. J. clin. Path. **22**, 687–691 (1952).

KEPNER, B.L., HERCULES, D.M.: Fluorometric determination of calcium in blood serum. Analyt. Chem. **35**, 1238–1240 (1963).

KESSLER, G., WOLFMAN, M.: An automated procedure for the simultaneous determination of calcium and phosphorus. Clin. Chem. **8**, 686–703 (1964).

KING, J.S., BUCHANAN, R.: Urinary calcium determination. Clin. Chem. **15**, 31–34 (1969).

KLASS, C.S.: The use of the indicator calcein, and its fluorescence, in a rapid, ultramicro titration of serum calcium. Amer. J. clin. Path. **37**, 655–659 (1962).

KLEIN, B., KAUFMAN, J.H., OKLANDER, M.: Automated atomic absorption spectrophotometry. III. Calcium in urine and spinal fluid. Clin. Chem. **13**, 797–805 (1967).

KRAMER, B., TISDALL, F.F.: A simple technique for the determination of calcium and magnesium in small amounts of serum. J. biol. Chem. **47**, 475–481 (1921).

KUTTNER, T., COHEN, H.R.: The microestimation of phosphate and calcium in pus, plasma and spinal fluid. J. biol. Chem. **75**, 517–531 (1927).

LADENSON, J.H., BOWERS, G.N.: Free calcium in serum. I. Determination with the ion-specific electrode, and factors affecting the results. Clin. Chem. **19**, 565–574 (1973).

LEIFHEIT, H.C.: Evaluation of a rapid micromethod for the determination of serum calcium. J. Lab. clin. Med. **47**, 623–633 (1956).

LINGÄRDE, F.: Potentiometric determination of serum ionized calcium in a normal human population. Clin. chim. Acta **40**, 477–484 (1972).

LUMB, G.A.: Determination of ionic calcium in serum. Clin. chim. Acta **8**, 33–38 (1963).

MacIntyre, I.: The flame-spectrophotometric determination of calcium in biological fluids and an isotopic analysis of the errors in the Kramer-Tisdall procedure. Biochem. J. **67**, 164–172 (1957).

Mager, M., Farese, G.: Direct photometric analysis of serum calcium with glyoxal bis-(2-hydroxyanil). Clin. Chem. **12**, 234–242 (1966).

McLean, F.C., Hastings, A.B.: A biological method for the estimation of calcium ion concentration. J. biol. Chem. **107**, 337–350 (1934).

Meites, S.: Calcium (fluorometric). Standard Methods of Clinical Chemistry, Vol. VI. New York: Academic Press, 1970.

Michelson, O.B.: Photometric determination of phosphorus as molybdovanadophosphoric acid. Analyt. Chem. **29**, 60–62 (1957).

Moore, E.W.: Ionized calcium in normal serum, ultrafiltrates and whole blood determined by ion-exchange electrodes. J. clin. Invest. **49**, 318–334 (1970).

Morin, L.G.: Direct colorimetric determination of serum calcium with o-cresolphthalein complexone. Amer. J. clin. Path. **61**, 114–117 (1974).

Moser, G.B., Gerarde, H.W.: Fluorometric ultramicrodetermination of calcium in biological fluids. Clin. Chem. **15**, 376–380 (1969).

Natelson, S., Penniall, R.: Colorimetric estimation of ultramicro quantities of calcium in human serum as the complex with alizarin. Ann. Chem. **27**, 434–437 (1955).

Nordin, B.E.C., Smith, D.A.: Diagnostic procedures in disorders of calcium metabolism. London: Churchill, 1965.

Olthuis, F.M.F.G., Kruisinga, K., Soons, J.B.J.: Interference of free fatty acids with the determination of calcium in serum. Clin. chim. Acta **49**, 123–124 (1973).

Oreskes, I., Hirsch, C., Douglas, K.S., Kupfer, S.: Measurement of ionized calcium in human plasma with a calcium selective electrode. Clin. chim. Acta **21**, 303–313 (1968).

Parekh, A.C., Jung, D.H.: Serum inorganic phosphorus determination using p-phenylenediamine as a reducing agent. Clin. chim. Acta **27**, 373–377 (1970).

Parsons, J.A., Dawson, B., Callahan, E., Potts, J.T.: A method for the analysis of phosphate and calcium in small samples of plasma by atomic absorption spectrophotometry. Biochem. J. **119**, 791–793 (1970).

Pederson, K.O.: Determination of calcium fractions of serum. Scand. J. clin. Lab. Invest. **25**, 223–230 (1970).

Pirke, K.M., Stamm, D.: Die Bestimmung von Natrium, Kalium and Calcium im Harn mit einem Filterflammenphotometer. Z. klin. Chem. **8**, 241–248 (1970).

Raaflaub, J.: Methods of Biochemical Analysis, Vol. III. New York: Wiley 1956.

Raaflaub, J.: Zur photometrischen Bestimmung des ionisierten Calciums in biologischen Flüssigkeiten, insbesondere im Harn. Z. physiol. Chem. **328**, 198–203 (1962).

Raman, A.: The calcium fractions of normal serum. Clin. Biochem. **4**, 141–146 (1971).

Robertson, W.G.: Measurements of ionized calcium in biological fluids. Clin. chim. Acta **24**, 149–157 (1969).

Robertson, W.G., Peacock, M.: New techniques for the separation and measurement of the calcium fractions of normal human serum. Clin. chim. Acta **20**, 315–326 (1968).

Rodgerson. D.O., Moran, I.K.: Comparison of atomic absorption spectrophotometry and fluorometry for the measurement of serum calcium. Clin. Chem. **14**, 1206–1210 (1968).

Rose, G.A.: Determination of the ionized and ultrafiltrable calcium of normal human plasma. Clin. chim. Acta **2**, 227–236 (1957).

Rose, G.A.: A simple and rapid method for the measurement of plasma ultrafiltrable and ionized calcium. Clin. chim. Acta **37**, 343–349 (1972).

Rothe, C.F., Sapirstein, L.A.: A self-standardization method for flame spectrophotometric determination of calcium in biologic materials. Amer. J. clin. Path. **25**, 1076–1089 (1955).

Rudolph, G.G., Holler, J.J., Ford, W.J.: Determination of serum and urine calcium. Clin. chim. Acta **18**, 187–190 (1967).

Rushton, M.L., Sammons, H.G., Robinson, B.H.B.: A study of calcium absorption using an automated fluorimetric assay procedure. Clin. chim. Acta **35**, 5–16 (1971).

Sadek, F.S., Reilley, C.N.: A survey of the application of visual indicators for the chelometric calcium determination in serum. J. Lab. clin. Med. **54**, 621–629 (1959).

Savory, J., Wiggins, J.W., Heintges, M.G.: Measurements of calcium and magnesium in serum and urine by atomic absorption spectrometry. Amer. J. clin. Path. **51**, 720–727 (1969).

Seamonds, B., Towfighi, J., Arvan, D.A.: Determination of ionized calcium in serum by use of an ion-selective electrode. Clin. Chem. **18**, 155–160 (1972).

Sendroy, J.: Photoelectric determination of oxalic acid and calcium, and its application to micro- and ultramicroanalysis of serum. J. biol. Chem. **144**, 243–258 (1942).

Sendroy, J.: Determination of serum calcium by precipitation with oxalate. J. biol. Chem. **152**, 539–556 (1944).

Severinghaus, J.W., Ferrebee, J.W.: Calcium determination by flame photometry: methods for serum, urine and other fluids. J. biol. Chem. **187**, 621–630 (1950).

Shohl, A.T., Pedley, F.G.: A rapid and accurate method for calcium in urine. J. biol. Chem. **50**, 537–544 (1922).

Sideman, L., Murphy, J.J., Wilson, D.T.: A collaborative study of the serum calcium determination by atomic absorption spectroscopy. Clin. Chem. **16**, 597–601 (1970).

Simonsen, D.G., Wertman, M., Westover, L.M., Mehl, J.W.: The determination of serum phosphate by the molybdivanadate method. J. biol. Chem. **166**, 747–755 (1946).

Skerry, D.W.: Di-(2-hydroxyphenylimino)ethane, a new indicator for the EDTA titration of serum calcium. Clin. chim. Acta **12**, 593–597 (1965).

Smith, P., Kurtsman, C.H., Ambrose, M.E.: Automatic method for the determination of calcium in the presence of magnesium and phosphate ions. Clin. Chem. **12**, 418–427 (1966).

Soyenkoff, B.: A micromethod of phosphate determination. J. biol. Chem. **168**, 447–457 (1947).

Stanbury, S.W., Thompson, A.E.: Diurnal variations in electrolyte excretion. Clin. Sci. **10**, 267–293 (1951).

Sunderman, F.W., Carroll, J.E.: Measurements of serum calcium and magnesium by atomic absorption spectrometry. Amer. J. clin. Path. **43**, 302–310 (1965).

Tendeloo, H.J.C.: A new and easy method for the potentiometric determination of calcium concentrations in solutions. J. biol. Chem. **113**, 333–339 (1936).

Thiers, R.E., Hviid, K.: Interference-free flame photometry of calcium in serum and urine. Clin. Chem. **8**, 35–46 (1962).

Van Slyke, D.D., Kreysa, F.J.: Microdetermination of calcium by precipitation as picrolonate and estimation of the precipitated carbon by manometric combustion. J. biol. Chem. **142**, 765–776 (1942).

Varley, H.: Practical Clinical Biochemistry, 4th edit. London: Whitefriars Press 1967.

Vedsø, S., Rud, C.: Determination of calcium in urine with EDTA by means of a cation exchange resin. Scand. J. clin. Lab. Invest. **15**, 395–398 (1963).

Wahler, B.E., Wollenberger, A.: Zur Bestimmung des Orthophosphats neben säure-molybdat-labilen Phosphorsäureverbindungen. Biochem. Z. **329**, 508–520 (1958).

Wallach, D.F.H., Steck, T.L.: Fluorescence techniques in the microdetermination of metals in biological materials. Analyt. Chem. **35**, 1935–1944 (1963).

Walser, M.: Determination of free magnesium ions in body fluids. Analyt. Chem. **32**, 711–717 (1960a).

Walser, M.: Protein-binding of inorganic phosphate in plasma of normal subjects and patients with renal disease. J. clin. Invest. **39**, 501–506 (1960b).

Willis, J.B.: The determination of metals in blood serum by atomic absorption spectroscopy. I. Calcium. Spectrochim. Acta **16**, 259–272 (1960).

Willis, J.B.: The determination of calcium and magnesium in urine by atomic absorption spectroscopy. Analyt. Chem. **33**, 556–559 (1961).

Zettner, A., Seligson, D.: Application of atomic absorption spectrophotometry in the determination of calcium in serum. Clin. Chem. **10**, 869–890 (1964).

VII. Alkalische Phosphatase[1]

Von

G. PFLEIDERER

Mit 1 Abbildung und 3 Tabellen

1. Einleitung

Die Alkalischen Phosphatasen gehören zu der Gruppe der Orthophosphor-säure-Monoester-Phosphohydrolasen E.C. 3.1.3.1., d.h. sie spalten Phosphorsäure-Monoester hydrolytisch unter Freisetzung von anorganischem Phosphat und dem entsprechenden Alkohol. Im Gegensatz zu den sauren Phosphatasen, die prinzipiell dieselbe biochemische Reaktion katalysieren, ist ihr Wirkungsoptimum im alkalischen Milieu.

$$RO{-}\overset{\displaystyle O}{\underset{\displaystyle OH}{\overset{\|}{\underset{|}{P}}}}{-}OH + H_2O \xrightarrow{\text{AP}} ROH + H_3PO_4$$

Die Spezifität bezüglich der alkoholischen Gruppe ist gering. Anstelle des Restes ROH können einfache Alkohole, Oligo- und Zuckeralkohole als Polyalkohole treten, aber auch andere synthetische Gruppen mit OH-Funktion, wie Phenole. Neuerdings ist eindeutig geklärt worden, daß anorganisches Pyrophosphat und organische Pyrophosphate Substrate für die alkalische Phosphatase sind.

Alkalische Phosphatase kommt weit verbreitet in der Natur vor. Hier sei nur der in Säugern und speziell im Menschen vorkommende Enzymtyp beschrieben, da die entsprechenden Enzyme aus völlig andersartigen Organismen abweichende Eigenschaften gegenüber den hier behandelten Individuen haben können und daher Publikationen darüber keine Analogieschlüsse für den Menschen aufzuweisen brauchen.

Eine gewisse Komplikation bei der Besprechung der menschlichen und tierischen alkalischen Phosphatasen besteht in der Tatsache, daß

1. die AP vielfach in multiplen, elektrophoretisch trennbaren Formen vorkommt;

2. gibt es, wie noch ausführlich besprochen werden soll, in verschiedenen Organen einer Spezies unterschiedliche AP-Typen, die sich teilweise deutlich durch ihre physikalischen, biochemischen und immunologischen Eigenschaften unterscheiden, was bei einer diagnostischen Betrachtung, die hier immer wieder angesprochen werden muß, außerordentlich wichtig ist.

Das bedeutet, daß Eigenschaften von AP aus nicht knochenartigem Gewebe des Menschen oder eines Tieres daher nicht ohne weiteres auf die Knochen-AP übertragen werden können.

Der Höhe der enzymatischen Aktivität nach, bezogen auf g Frischgewicht eines Organs oder Gewebes, liegen Dünndarm-Mucosa und Plazenta vor Niere

---

[1] Übersichtsartikel: WILKINSON, J.H.: Isoenzymes, p. 239–279. London: Chapman and Hall Ltd., Science Paperback 1975. FISHMAN, W.H.: Perspectives on alkaline phosphatase isoenzymes. Amer. J. Med. **56**, 617–650 (1974). FERNLEY, H.N.: Mammalian alkaline phosphatases. In: The Enzymes, Vol. 4, p. 417–444. New York: Academic Press 1971

und Knochen (etwa gleich), dann folgen Leber, Lunge und Milz. Angaben über Absolutaktivitäten liegen teilweise aus früherer Zeit vor und sind aus methodischen Gründen korrekturbedürftig.

Die Verteilung der Enzymaktivität innerhalb eines bestimmten Gewebes ist nicht homogen. Homogenate ergeben immer nur Pauschalbilanzen und sollten letzten Endes durch histochemische Untersuchungen in Gewebeschnitten ersetzt werden. Ebenso kann die AP innerhalb einer Zelle nicht *einer* bestimmten Zellfraktion zugeordnet werden. Generell kann man sagen, daß die AP vorwiegend an feste Strukturen der Zelle oder der Zellwand gebunden ist. So findet man histochemisch das Dünndarmenzym vorwiegend an der Membran der epithelialen Mikrovilli, die Nieren-AP in dem Bürstensaum der proximalen Tubuli und speziell in Knochen in Osteoblasten und Osteozyten. Saure Phosphatase ist am aktivsten in Osteoklasten, ihre Aktivität ist ein Hinweis auf osteolytische Prozesse.

Diese Strukturgebundenheit macht die Isolierung alkalischer Phosphatasen außerordentlich schwierig. Sie können nur unter Verwendung von Detergentien (Morton, 1954) oder organischer Lösungsmittel aus der Struktur herausgelöst werden, was vielfach Verluste der enzymatischen Aktivität bedeutet. Generell kann man sagen, daß AP besonders dort reichlich vorkommt, wo Nahrungsstoffe transportiert werden, da sie in sekretorischen Organen und in sich entwickelnden Geweben auftritt. Serum enthält in normalem und erhöht in pathologischem Zustand AP-Aktivität, die in ersterem Fall hauptsächlich aus der Leber und in pathologischen Fällen aus den erkrankten Geweben oder Organen stammt.

2. Funktion der AP

Bis zum heutigen Tage ist die präzise Funktion der AP nicht erklärbar. Robison (1923) zeigte erstmals, daß wachsende Knorpelsubstanz ein reicher Ursprungsort für AP ist, woraus sich die Hypothese entwickelte, daß AP direkt am Kalzifizierungsprozeß der Knochensubstanz beteiligt ist. Dies trifft sicherlich auch zu, denn die Präzipitation von Calciumphosphat wird induziert durch die lokale Produktion von hohen Konzentrationen an anorganischem Phosphat als Wirkung der AP-Aktivität. Außerdem erlaubt das Enzym das Kristallwachstum in der Knochenmatrix, indem es für Abwesenheit von anorganischem Pyrophosphat sorgt (Spaltung), das bekanntlich ein Kristallgift ist (Fleisch, 1966).

Allerdings müssen noch andere Faktoren beteiligt sein, denn Gewebe mit hoher AP-Aktivität, wie Niere, Plazenta u.a. kalzifizieren normalerweise nicht. Dagegen können dies Gewebe wie die Aorta tun, die gerade keine AP enthält. Rachitische Knorpelsubstanz hat eine hohe AP-Aktivität, obwohl man dort gerade weniger Knochenbildung findet. In anderen Geweben mit hoher AP-Aktivität ist signifikant, daß das Enzym an der absorptiven Oberfläche lokalisiert ist, was für eine direkte Rolle beim Transport von Metaboliten durch die Epithelmembran sprechen könnte.

3. Bestimmungsmethoden

Da seit langer Zeit analytische Methoden zur Bestimmung von anorganischem Phosphat bekannt sind, bot sich als Aktivitätstest die gravimetrische oder kolorimetrische Bestimmung der in einer bestimmten Zeit freigesetzten

Menge anorganischen Phosphats an. Letztere kann als Phosphormolybdatkomplex, insbesondere nach der Reduktion des Molybdäns, bestimmt werden. In der Praxis hat sich jedoch völlig die Messung der Freisetzung phenolischer Komponenten aus Arylphosphormonoestern auf spektrophotometrischem Wege durchgesetzt. Substrate sind in diesen Fällen: Phenylphosphat, p-Nitrophenylphosphat, Phenolphthaleinmonophosphat oder Thymolphthaleinmonophosphat. Zahlreiche fluorogene Substrate werden ebenfalls verwandt, wie: 2-Naphthylphosphat, 4-Methyl-umbelliferyl-phosphat oder 3-O-Methylfluoresceinphosphat (FERNLEY, 1971; BERGMEYER, 1970).

Die Bestimmung von alkalischer Phosphatase-Aktivität gehört heute zu den Routinemethoden der klinischen Chemie. Die erste Methode wird als Zweipunktmethode bezeichnet. Sie mißt die pro Zeiteinheit freigesetzte Menge an p-Nitrophenol nach dem Prinzip

$$O_2N-\!\!\!\bigcirc\!\!\!-O-\overset{\overset{\textstyle O^-}{|}}{\underset{\underset{\textstyle O}{\|}}{P}}-O^- + H_2O \longrightarrow O_2N-\!\!\!\bigcirc\!\!\!-OH + H_3PO_4,$$

wobei die Extinktionsänderung bei 400–420 nm registriert wird. Dabei wird am Ende durch Zugabe von NaOH sowohl die Reaktion gestoppt als auch die maximale Gelbfärbung des entstandenen Nitrophenolations erreicht. Bei Anwendung eines Spektralphotometers ist dies die Meßwellenlänge 405 nm oder bei Verwendung von Filterphotometern ein Bereich von 400–405 nm. Zur Herstellung der Substrat/Pufferlösung werden 1,052 g Diäthanolamin mit 8 ml 0,1 N HCl und 46,4 mg 4-Nitrophenylphosphat unter Zugabe von 85 ml bid. Wasser gelöst, am pH-Meter durch weitere Zugabe von 0,1 N HCl das pH auf 9,8 eingestellt und auf 100 ml aufgefüllt.

Probenahme: Blut aus der gestauten Vene wird durch eine Kanüle in ein Zentrifugenglas getropft. Zur Gewinnung von Serum wird 10 min bei 3000 g zentrifugiert. Bei pH 5–6 und Zimmertemperatur ist das Enzym stabil nach Zugabe von 1 mg $NaHSO_4 \times H_2O$ zu je 1 ml Serum.

Die Messung der enzymatischen Aktivität erfolgt gegen einen Leerwert, dem die Serumprobe nach Zugabe von NaOH zugesetzt wird. Das Inkubationsvolumen ist 2,05 ml, das Meßvolumen 12,05 ml.

In Reagenzgläser mit 2 ml Puffer/Substratlösung werden 0,05 ml Serum gegeben. Nach Mischen wird 30 min inkubiert. Anschließend wird die Reaktion durch Zufügen von 10 ml 0,05 N NaOH gestoppt und die Extinktion gegen den Leerwert gemessen. Ist die Extinktionsdifferenz größer als 0,8, so muß 0,1 ml Serum zuvor mit 0,9 ml physiologischer Kochsalzlösung verdünnt und dann erneut gemessen werden.

Die Volumen-Aktivität errechnet sich wie folgt:

$$\frac{\Delta E \cdot 12,05 \cdot 1000}{30 \cdot 18,5 \cdot 0,05} = U/l.$$

Der Extinktionskoeffizient von 4-Nitrophenol in alkalischer Lösung bei 405 nm $= 18,5\ cm^2/\mu Mol$. Der Variationskoeffizient beträgt bei 40 mU/ml (25° C) $\pm 2,1\%$. Der Normalwert liegt bei 18–63 mU/ml (25° C).

Zweite Methode: Fortlaufende Messung der Extinktionsänderung. Die alkalische Phosphatase im Serum (oder auch Gewebeextrakt) bewirkt in 2 M Diäthanolaminpuffer vom pH 9,8 bei einer Substratkonzentration von 25 mM 4-Nitrophenylphosphat optimale Umsatzraten. Wegen der hohen Eigenhydrolyse verwendet man nur 1 M Puffer.

Lösung I: 10,514 g Diäthanolamin werden mit 0,557 g 4-Nitrophenylphosphat und 9 ml 1 N HCl in 80 ml bidest. Wasser gelöst, mit 1 N HCl auf pH 9,8 eingestellt und auf 100 ml aufgefüllt.

Lösung II: 4-Nitrophenol-Standard (50 µM). 696 mg 4-Nitrophenol werden mit 0,1 N NaOH auf 1000 ml gelöst, davon 10 ml mit 0,1 N NaOH auf 1000 ml aufgefüllt. Zu 2 ml Puffer/Substratlösung (0,99 M Diäthanolamin, 14,85 mM 4-Nitrophenylphosphat) werden 0,02 ml Serum pipettiert. Nach Ummischen und 1minütigem Warten wird die Extinktion in 2 min Abstand verfolgt. Der Normalwert für Erwachsene liegt zwischen 66 und 230 mU/ml.

Die Empfehlungen der Deutschen Gesellschaft für Klinische Chemie (1972) sagen aus, daß die Standardmethode zur Bestimmung der Aktivität der alkalischen Phosphatase folgende Erfahrungen berücksichtigen soll:

1. Von allen Meßpuffern wird in Diäthanolamin die höchste Umsatzgeschwindigkeit erzielt. Das pH-Optimum liegt bei 9,8. Die günstigste Pufferkonzentration wäre 1,5 M. Es wird jedoch empfohlen, bei 1 M zu arbeiten, da unter diesen Bedingungen die Viskosität der Meßlösung noch nicht stört.

2. Maximale Enzymaktivität wird unter diesen Bedingungen bei 50–100 mM 4-Nitrophenylphosphat gefunden. Um die Eigenhydrolyse des Substrates auf ein Mindestmaß herabzusetzen, wird eine Konzentration von 10 mM vorgeschlagen.

3. Alkalische Phosphatase wird durch Mg^{2+} aktiviert. Unter den vorgegebenen Substrat- und Pufferbedingungen erhält man optimale Umsetzung durch 2,5 mM $MgCl_2$. Es wird 0,5 mM $MgCl_2$ empfohlen, da hier 97% Maximalaktivität vorliegt und noch kein Magnesiumhydroxid ausflockt. Bei den erwähnten Bedingungen verläuft die Zeit-Umsatzkurve über 10 min bis 1 U/l Testlösung linear.

4. Isolierung

Die Reindarstellung von speziell Knochen-Phosphatase ist noch nicht gelungen. Zahlreiche Autoren beschreiben die partielle Anreicherung des Enzyms insbesondere mit Hilfe elektrophoretischer Methoden. Allein die Beschaffung größerer Mengen an menschlicher Knochensubstanz bereitet in der Regel größere Schwierigkeiten. Hinzu kommt, daß das Enzym, wie bereits erwähnt, an Lipoproteinstrukturen gebunden und daraus schwer zu lösen ist. Am besten für diese Zwecke geeignet scheint die Verwendung einer n-Butanol-Wasser-Extraktionsflüssigkeit zu sein, die sich nicht mischt und sich nach dem Extrahieren wieder in zwei Komponenten trennt. Das Enzym befindet sich — vor allem in der wäßrigen Phase — in der Grenzschicht. Als Anregung sei eine kürzlich beschriebene Methode der hohen Anreicherung von alkalischer Knochenphosphatase aus Kalbsknochen erwähnt (Felix u. Fleisch, 1974):

Das Enzym wurde aus Kalbsknochen (Femur und Humeri) mit 5 Volumen kaltem Wasser und 5 Volumen kaltem n-Butanol extrahiert. Nach Abtrennen der Gewebefragmente durch Zentrifugation ließ man sich die Wasser- und Butanolschicht über Nacht trennen. Die wäßrige Phase, die das Enzym enthielt, wurde gegen 0,01 M Tris-HCl-Puffer von pH 8,5 dialysiert und über einem Amiconfilter auf eine Proteinkonzentration von 12,4 mg pro ml konzentriert. Durch Zugabe von gesättigter Ammoniumsulfatlösung wurde das Enzym zwischen 60 und 80% Ammoniumsulfatsättigung ausgefällt. Der abzentrifugierte Niederschlag wurde in 0,005 M Tris-HCl-Puffer von pH 7,5 gelöst und gegen denselben Puffer dialysiert. Das Dialysat wurde auf eine DEAE-Cellulosesäule, die mit demselben Puffer äquilibriert war, aufgetragen. Nach Auswaschen des nicht adsorbierten Proteins wurde ein linearer Kochsalzgradient zwischen 0 und 0,2 M NaCl angewandt. Die phosphatasehaltigen Fraktionen wurden gesammelt, konzentriert, dialysiert und dann über einer Sephadex G 200-Säule filtriert, die mit 0,01 M Tris-HCl-Puffer pH 8,5 — enthaltend 0,1 M NaCl — äquilibriert war. Die ersten Enzymfraktionen hatten die höchste spezifische Aktivität. Der Reinigungsfaktor betrug 580 und die erhaltene spezifische Aktivität war 330 U/mg (37° C). Das Molgewicht der gereinigten Knochen-AP war 216000, ein Wert, der auch für menschliche Knochenphosphatase gefunden wurde (EATON u. MOSS, 1968).

Eine präparative Technik zur Gewinnung gereinigter Phosphatase-Antigene mittels Acrylamidgel-Elektrophorese beschreiben SUSSMAN *et al.* (1968). Dazu gehören alkalische Phosphatasen aus Leber, Plazenta, Niere, Knochen, Dünndarm und Neutrophilen. Nach elektrophoretischer Trennung und Lokalisierung der Enzyme wurden die Enzymbanden ausgeschnitten, eluiert und für die Immunisierung benutzt.

5. Eigenschaften

Eine korrekte Beschreibung der chemischen, physikalischen, biochemischen und immunologischen Eigenschaften der Knochenphosphatase und insbesondere der Vergleich mit denen der übrigen alkalischen Phosphatasen des menschlichen oder tierischen Körpers ist meines Erachtens bei dem augenblicklichen Stand der Forschung nicht möglich. MOSS, der sich besondere Verdienste in der Enzymologie der alkalischen Phosphatasen erworben hat, hat schon früher darauf hingewiesen, daß fast in allen Organen mehrere elektrophoretisch unterscheidbare multiple AP-Formen vorkommen und daß diese Nebenbanden meist die gleiche K_m, dasselbe pH-Optimum, dieselbe Hitzestabilität und dieselbe Aktivierung durch Mg^{2+} aufweisen. Er interpretierte dies mit der Vorstellung, daß jedes Organ eine einzelne AP produziert, die nachher leichten strukturellen Änderungen unterworfen wird und daher multiple Formen bildet (MOSS, 1962). Mit ein Grund für die unterschiedliche Wanderungsgeschwindigkeit multipler Formen in einem Organ kann der unterschiedliche Neuraminsäuregehalt sein. In zahlreichen Fällen vermindert sich die Zahl der Komponenten auf eine oder wenige, wenn das Enzympräparat vor der Elektrophorese mit einem Überschuß Neuraminidase behandelt wurde. Besonders deutlich wird die Verwandtschaft multipler Formen durch Vergleich ihrer Reaktion mit einem Antiserum, wobei meist völlige immunologische Identität oder aber partielle immunologische Verwandtschaft festgestellt wird.

Gerade aber bei diesen Versuchen zeigt es sich, daß die Mosssche Theorie nicht generell gilt. Was in Ansätzen schon früher da und dort qualitativ bekannt war, wurde von uns kürzlich exakt am Beispiel der menschlichen und tierischen Nieren-AP bewiesen (KHATTAB u. PFLEIDERER, 1976). Dort findet man neben einer Hauptbande, die in wesentlichen, darunter auch immunologischen Eigenschaften, ähnlich der Leber-AP ist, eine Komponente geringerer Aktivität, die kreuzreagiert und biochemisch verwandt ist mit Dünndarm- und Plazenta-AP. Genau aber solche Feinheiten können die bisher nur grobe Einteilung der AP in drei immunologische Gruppen, die auch sonst hohe Verwandtschaft zeigen: Plazenta-, Dünndarm- und Leber-AP, weiter verfeinern helfen. Das Endziel für die Diagnostik muß sein, aufgrund der Eigenschaften der in einem pathologischen Serum erhöhten Serum-AP eine Zuordnung zu einer „gewebespezifischen

AP" treffen zu können. Es soll daher im folgenden immer wieder der bis zum heutigen Tag bekannte Unterschied, hier der Knochen-AP gegenüber anderen menschlichen alkalischen Phosphatasen, diskutiert werden, wobei zahlreiche sich widersprechende Angaben auffallen, deren Ursachen in der „Reinheit" der Präparate und dem Vorhandensein multipler Formen liegen können.

6. Lokalisierung der alkalischen Phosphatase in Elektropherogrammen oder in Gewebeschnitten

Die Lokalisierung der AP nach der Elektrophorese auf Acetatfolien oder nach einer Discelektrophorese erfolgt mittels histochemischer Nachweismethoden. Am besten bewährt hat sich die Verwendung von Substraten, bestehend aus Naphtholderivaten der Phosphorsäure. Bei der hydrolytischen Spaltung durch alkalische Phosphatase entsteht Naphthol, das in Gegenwart von Kupplungsreagenzien (Diazoniumsalze) zu einem wasserunlöslichen Azofarbstoff umgesetzt wird.

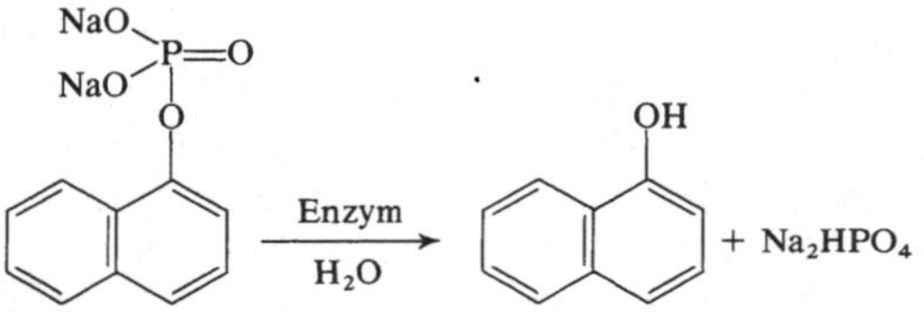

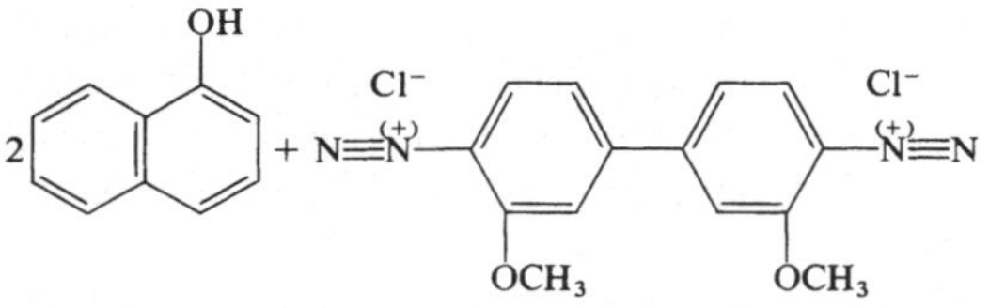

Fast Blue B

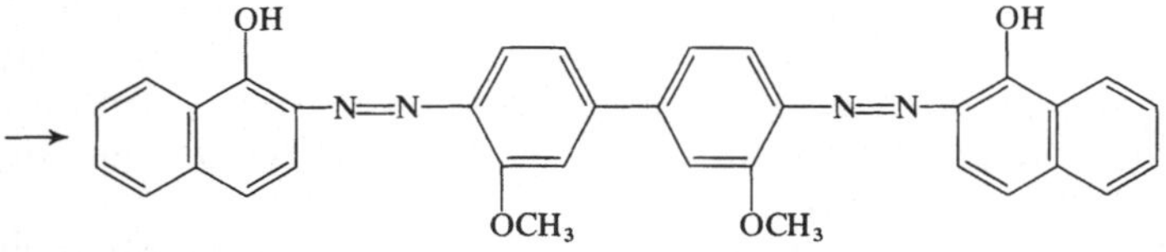

Azofarbstoff

Beispiel einer Anfärbung von AP nach Discelektrophorese: Man taucht das Gel in eine Lösung von 20 ml 0,1 M Trispuffer pH 9,2, die 10 mg Na-1-Naphthylphosphat und 20 mg Echtrotsalz TR oder 100 mg Echtblausalz BB enthält und die — gut umgemischt — notfalls filtriert wurde. Die Lokalisierung von AP zeigt sich durch Entstehen eines dunkelroten oder -braunen Ringes. Bei Verwendung von Acetatfolien ist es günstig, die Färbelösung in Agarosegel einzuschließen und die Folie auf die Gelfläche aufzulegen.

Histochemischer Nachweis (s. Lojda, Z., Gossrau, R., Schiebler, T.H.: Enzymhistochemische Methoden. Berlin-Heidelberg-New York: Springer 1976):

Vorwiegend finden zwei Methoden Anwendung:
1. Metallsalzverfahren, modifiziert nach Gomori

Inkubationsmedium:

3% 2-Glycerophosphat (Lachema, Merck, Serva)	10 ml
2–10% Barbital-Natrium (Lachema, Merck)	10 ml
2% wasserfreies Calciumchlorid (CaCl$_2$; Lachema, Merck)	15 ml
2% Magnesiumsulfat (MgSO$_4$; Lachema, Merck)	10 ml
Aqua dest.	5 ml
gründlich mischen und bei Trübung filtrieren	50 ml

Inkubation: 1–60 Minuten bei Zimmertemperatur.

Nachbehandlung:
Inkubationsmedium abgießen, 1 Minute fließend wässern, 5 Minuten in 1–2%
Kobaltchlorid (CoCl$_2$; Lachema, Merck) oder ein anderes lösliches Kobalt-Salz,
z.B. Kobaltacetat oder -nitrat einstellen; 2–5 Minuten fließend wässern (bei
Inkubation unfixierter Schnitte 2–5 Minuten fließend wässern. 2 Minuten in
0,1–1% gelbes Ammoniumsulfid (Lachema, Merck) einstellen; 10 Minuten fließend wässern. Eindecken in Glycerin-Gelatine (Merck) oder Apathy-Sirup oder
nach Entwässerung in Entellan (Merck) o.ä. Die enzymaktiven Stellen sind
durch Bildung von Kobaltsulfid schwarz gefärbt.

2. Azokupplung nach dem bei der Elektrophorese geschilderten Prinzip

Inkubationsmedium:

1-Naphthylphosphat, Natrium-Salz oder 1-Naphthylphosphorsäure (Koch-Light, Lachema, Merck, Serva)	25–50 mg
lösen in 0,1–0,2 M Veronal- oder Tris-Puffer, pH 9,2–9,4	50 ml
Fast Blue BB, RR, B oder Fast Red TR (Dajac, Fluka, Gurr, Lachema, Serva)	50 mg
gründlich mischen, pH kontrollieren, ggf. mit 0,1–1 N NaOH korrigieren und filtrieren	50 ml

Inkubation: 3–60 Minuten bei Zimmertemperatur.

Nachbehandlung:
Abgießen des Inkubationsmediums, Spülen und Einstellen in Aqua dest., Einstellen in 4% Formaldehyd (um Gasbläschenbildung im Eindeckmittel vorzubeugen)
für mehrere Stunden bei Zimmertemperatur; Spülen in Leitungswasser. Eindek-
ken in Glycerin-Gelatine (Merck) oder Apathy-Sirup oder (nur bei Verwendung
von Fast Blue B) nach Dehydrierung in Entellan (Merck) o.ä.

Zn ist ein Bestandteil der AP und essentiell für die enzymatische Aktivität.
Bei fortlaufender Reinigung von Plazenta-AP nahm der Zn-Gehalt der Präparate
mit zunehmender spezifischer Aktivität zu. Chelatbildner oder langwährende
Dialyse führen daher zu einer Abnahme der enzymatischen Aktivität (HARKNESS,
1968). Generell scheinen Mg^{2+} oder Co^{2+} essentielle Aktivatoren für alle AP's
zu sein (AHMED und KING, 1959). Entsprechend hemmen Komplexbildner für
zweiwertige Metallionen wie EDTA alkalische Phosphatasen mit Ausnahme
der Plazenta-AP.
Die im folgenden beschriebenen Unterschiede im Verhalten verschiedener
Organ-AP's lassen sich zur Charakterisierung der einzelnen Individuen in Gewe-
beextrakten wie auch im Serum verwenden.

7. Stabilität

Knochen-AP ist außerordentlich säureinstabil. Bei pH 3,5 wird das Knochenenzym in 20 min fast völlig inaktiviert, während unter gleichen Bedingungen das Leber-Enzym noch 50% Restaktivität aufweist. Die Hitzestabilität wird vor allem zur Charakterisierung des Plazenta-Enzyms verwandt, das besonders wärmestabil ist. Während bei einem 30minütigen Erhitzen auf 70° C das Plazenta-Enzym in Gegenwart von Mg^{2+} vollständig stabil ist, werden die anderen AP's, besonders aber das Knochen-Enzym, mehr oder weniger stark inaktiviert, sogar schon bei 56° C. Der pH-Wert der Lösung kann allerdings die Hitzestabilität stark beeinflussen.

Knochen-AP ist sensitiver gegenüber Hitzeinaktivierung als das Leber-Enzym. Diese Technik könnte bei der Identifizierung des Gewebsursprungs bei erhöhter Serum-AP hilfreich sein (KERKHOFF, 1968). Auch Harnstoff wird zur Unterscheidung der verschiedenen AP's eingesetzt. Selektive Denaturierung von Gewebe-AP's geschieht in der Reihenfolge: Knochen > Dünndarm > Plazenta (BIRKETT et al., 1967) und: Leber > Niere > Dünndarm (BUTTERWORTH u. MOSS, 1967).

Die Knochen-AP hat bei einer Inkubation in 3 M Harnstoff bei 37° C eine Halbwertszeit von 7 min. Hingegen beträgt die Halbwertszeit des Plazenta-Enzyms in 8 M Harnstoff 3 Stunden. Die Aminosäuren L-Phenylalanin bzw. L-Tryptophan dienen ebenfalls zur Unterscheidung der verschiedenen AP's. Während das Plazenta- als auch das Dünndarm-Enzym durch L-Phenylalanin stark gehemmt werden, werden die anderen AP's nicht beeinflußt (GHOSH u. FISHMAN, 1966; FERNLEY u. WALKER, 1970). Sicherheitshalber soll bei derartigen Untersuchungen D-Phenylalanin als Kontrolle für eine nichtspezifische Hemmung der beiden erstgenannten Enzyme eingesetzt werden. Menschliches Plazenta-Enzym wird durch L-Tryptophan (LIN et al., 1971) und L-Leucin gehemmt (NAKAYAMA et al., 1970). Auch Imidazol hemmt die nicht L-Phenylalanin-empfindliche AP (BRUNEL u. CATHALA, 1972).

Homoarginin hemmt umgekehrt nicht das Dünndarm- und Plazenta-Enzym unter Bedingungen, wo Knochen- und Leber-AP maximal gehemmt werden. Es handelt sich ebenso wie bei L-Phenylalanin bis 5 mM um eine unkompetitive Hemmung (LIN u. FISHMAN, 1972).

Eine Zusammenfassung der unterschiedlichen Eigenschaften, die zur Differenzierung menschlicher Gewebs-Phosphatasen verwendet werden, zeigt folgende Tabelle 1 (FISHMAN 1974):

Tabelle 1

	Alkalische Phosphatase aus			
	Leber	Knochen	Dünn-darm	Plazenta
Hemmung durch L-Phenylalanin (%)	0–10	0–10	75	75
Hemmung durch L-Homoarginin (%)	78	78	5	5
Hitzeinaktivierung	50–70	90–100	50–60	0
Wanderungsstrecke zur Anode auf Stärke-Gel (cm)	4,4–5,0	4,0–6,0	3,0	3,8–4,2
Effekt durch Vorbehandlung mit Neuraminidase	+	+	0	+
Reaktion mit verdünnten Antiseren auf Plazenta-Isoenzym	0	0	0	+
Reaktion mit verdünnten Antiseren auf Leber-Isoenzym	+	+	0	0
Reaktion mit verdünnten Antiseren auf Dünndarm-Isoenzym	0	0	+	0

8. Substrat-Spezifität

Auch die Substrat-Spezifität, die insgesamt — wie zu Anfang erwähnt — nicht sehr groß ist, zeigt gegenüber verschiedenen Substraten unterschiedliche Hydrolyse-Geschwindigkeiten durch verschiedene Gewebs-AP's. Die folgende Tabelle 2 zeigt die relativen Aktivitäten menschlicher Gewebs-AP's gegenüber verschiedenen Phosphatester-Substraten (WILKINSON, 1975):

Tabelle 2

Substrat	Relative Enzym-Aktivität von				
	Dünn-darm	Knochen	Leber	Milz	Niere
β-Glycerophosphat	100	100	100	100	100
p-Nitrophenylphosphat	45	103	83	100	99
Phenolphthaleinphosphat	47	71	82	71	69
Adenosin-5'-phosphat	131	66	65	57	53
Phosphoglycerinsäure	48	23	34	30	31

Auch bei diesen Angaben muß einschränkend das Fehlen völlig reiner Gewebs-AP's berücksichtigt werden. Es sei ergänzend erwähnt, daß neben der Spaltung von P-O-C- und P-O-P-Bindungen auch die Hydrolyse von Fluorphosphaten P-F, von Cysteamin-S-Phosphat P-S und Phosphokreatin P-N beobachtet wurde.

Die Michaelis-Konstanten der einzelnen AP's werden ebenfalls zur Charakterisierung von Gewebs-Phosphatasen herangezogen, um aus den Michaelis-Konstanten erhöhter Serum-Phosphatase Rückschlüsse auf den Gewebe-Ursprung ziehen zu können (s. Tabelle 3).

Tabelle 3

Ursprungs-Gewebe	K_m (mM)
Knochen	0,110
Leber	0,067
Dünndarm	0,090
Niere	0,103

(WILKINSON, 1975)

Alle diese Hinweise — soweit sie am Serum gewonnen werden — sind natürlich nur begrenzt verwendbar, da wohl in der Regel immer neben anderen Phosphatasen vor allem die Leber-Phosphatase durchschlägt. FISHMAN und GHOSH (1967) beschreiben die K_m-Werte für AP's verschiedenen menschlichen Gewebsursprungs bei unterschiedlichen Substraten und Puffern. Außerdem liegen die Werte im Rahmen der bekannten Fehlergrenzen bei der Bestimmung der K_m-Werte (ca. 0,1 mM).

9. pH-Optimum

Das pH-Optimum von AP wird beeinflußt von der Art und Konzentration von Substrat und Puffer und der Anwesenheit von Aktivatoren oder Inhibitoren.

Man kann aber davon ausgehen, daß zwischen pH 8,2 und 10,7 ein breites Optimum existiert. Es ist aber sicher, daß das Enzym auch unter physiologischen Bedingungen aktiv ist.

10. Elektrophorese

Sehr oft wird der Nachweis von AP im Serum auf elektrophoretischem Wege für die Diagnostik verwandt. Das Normalserum zeigt bei der Papier- und Stärkeblock-Elektrophorese AP-Aktivität, die mit α_2-Globulin wandert. Vielfach kann diese Komponente in zwei nahe beieinander liegende Banden — eine bei α_2-Globulin (α_2-Komponente), die andere zwischen α_2- und β-Globulin (β-Komponente) — aufspalten. Die β-Komponente steigt während der Kindheit stark an und ist dominierend bei Seren mit Paget-Krankheit oder bei Knochen-Metastasen. Daher ist ihr Ursprung wahrscheinlich in den Knochen zu finden. Später wurde noch eine β_2-Fraktion entdeckt, die wahrscheinlich als Lipoprotein aus der Dünndarm-Mucosa stammt.

Die Abbildung 1 zeigt die elektrophoretische Auftrennung nach der Stärkegel-Elektrophorese (Wilkinson, 1975). Boyer (1961) fand bis zu 16 AP-Fraktionen im Serum. Danach werden die Banden in 6 Zonen mit den Buchstaben A–F eingeteilt. Die C-Komponente stammt aus den Knochen und wird vor allem bei wachsenden Kindern beobachtet. Trotzdem bemerkt Boyer, daß bei 120 Patienten mit verschiedenen Krankheiten nur zwei andere als die Fraktionen C und F enthielten, weshalb nach seiner Ansicht die Stärkegelelektrophorese keinen besonderen Nutzen für die Diagnose bringt.

Sundblod et al. (1973) veröffentlichten eine Methode, mit deren Hilfe man reproduzierbare Bestimmungen von α_1-, α_2-, β_1- und β_2-Phosphatasen erhielt. Die β_1-Fraktion, die auf diese Weise ermittelt wurde, scheint proportional zu der Knochen-AP-Aktivität zu sein. Smith et al. (1969) erhielten gute Aufbereitungen der Isoenzym-Komponenten aus menschlicher Leber, Knochen, Dünn-

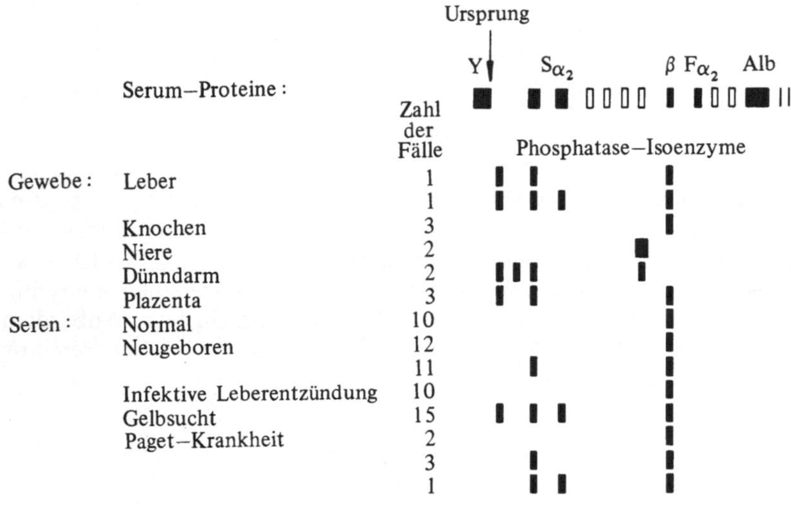

Abb. 1. Legende s. Text

darm und Niere unter Benutzung einer Discelektrophorese in 5%igem Polyacrylamidgel mit Tris-Boratpuffer pH 9,5. Die Lokalisierung erfolgte mit β-Naphthylphosphat und „fast blue BB". Unter ähnlichen Bedingungen studierten GREEN *et al.* (1972) die Isoenzyme der AP im Serum von normalen Individuen und zogen hierzu die oben beschriebene Charakterisierung der Organ-AP's durch spezifische Hemmstoffe und Hitzeinaktivierung mit ständiger Kontrolle durch Elektrophorese heran.

Neuerdings ist die Methode der Wahl die isoelektrische Fokusierung, bei der die beste Trennschärfe erreicht wird. Sie erlaubt erst die präparative Trennung verschiedener AP-Individuen mit nahe beieinander liegenden IP's. Hier kommen um so mehr störende Faktoren wie unterschiedlicher Neuraminsäuregehalt und genetischer Polymorphismus, wie er besonders bei der Plazenta-AP beobachtet wurde, zur Geltung. Die physiologische Ausschüttung von Gewebs-AP in Blut oder Harn kann andere Wege gehen als die durch biochemische Methoden erwirkte. So fanden wir im Kot oder Harn von Gesunden und Kranken Dünndarm-AP mit deutlich niedrigerem MG, obwohl die Immunreaktion noch voll erhalten war.

11. Immunologie

Die Unterscheidung gewebespezifischer AP sollte am objektivsten möglich sein mit Hilfe monospezifischer Antiseren. Dies setzt jedoch eine hohe Reinheit der Antigene voraus, mit denen die Immunisierung durchgeführt wurde. Da dies bisher erst mit wenigen Ausnahmen gelungen ist, enthält die umfangreiche Literatur zahlreiche sich widersprechende Resultate. Während SCHLAMOWITZ und BODANSKY (1959) Kreuzreaktionen zwischen Antiserum gegen Knochen-AP und den AP's aus Leber und Nieren — und im geringeren Ausmaß aus Dünndarm — fanden, beschreiben SUSSMAN *et al.* (1968) die Darstellung von Antiseren gegen Leber- und Plazenta-AP, die nicht kreuzreagieren mit Knochen-AP. Allerdings handelt es sich bei den Antiseren von SUSSMAN *et al.* um nicht präzipitierende und nicht hemmende Antikörper. Dort wurden die biologischen AG-AK-Komplexe erst durch Zugabe von Anti-Kaninchen-Globulinen präzipitiert und danach charakterisiert. Die Konsequenz der Autoren, es gäbe wenigstens drei antigene AP-Typen: 1. Leber, 2. Plazenta und 3. restliche AP's ist inzwischen eindeutig widerlegt. In eigenen unveröffentlichten — zusammen mit KHATTAB durchgeführten — Versuchen konnte gezeigt werden, daß AK gegen reinste menschliche Nieren-AP völlig identisch mit menschlicher Leber-AP reagieren, obwohl sich die beiden Antigene elektrophoretisch unterscheiden.

Zitiert sei noch die Publikation von PANKOVITCH *et al.* (1972), die ohne Überprüfung der Einheitlichkeit ihrer AP-Präparate aus verschiedenen Organen mit unabsorbiertem Antiserum breite Kreuzreaktionen mit verschiedenen Gewebs-AP's, aber nach Absorption Hinweise für eine gewisse Organspezifität bestimmter AP's fanden.

Sicher ist wohl heute, daß sorgfältige immunologische Experimente die Herstellung monospezifischer Antiseren gegen menschliche Plazenta- und Dünndarm-AP erlauben (LEHMANN, 1975; KHATTAB u. PFLEIDERER, 1976). Ob eine weitere Differenzierung zwischen Knochen-AP einerseits und Leber- und Nieren-AP andererseits möglich ist, muß die Zukunft erweisen. Auf jeden Fall sind sich die zuletzt genannten AP's auch hinsichtlich Hitzestabilität oder der Reaktion gegenüber Hemmstoffen sehr ähnlich. Man sollte eine abschließende Beurteilung erst der sorgfältigen weiteren Überprüfung überlassen.

Literatur

Ahmed, Z., King, E.J.: Placental phosphatases. Biochim. biophys. Acta (Amst.) **34**, 313–325 (1959).

Bergmeyer, H.U.: Methoden der enzymatischen Analysen, S. 818. Weinheim: Verlag Chemie 1970.

Birkett, D.J., Conyers, R.A.J., Neale, F.C., Posen, S., Brudenell-Woods, J.: Action of urea on human alkaline phosphatases; with a description of some automated techniques for the study of enzyme kinetics. Arch. Biochem. **121**, 470–479 (1967).

Boyer, S.H.: Alkaline phosphatase in human sera and placenta. Science **134**, 1002–1004 (1961).

Brunel, C., Cathala, G.: Imidazole, an inhibitor of L-phenylalanine-insensitive alkaline phosphatases of tissues other than intestine and placenta. Biochim. biophys. Acta (Amst.) **268**, 415–421 (1972).

Butterworth, P.J., Moss, D.W.: The effect of urea on human alkaline phosphatase preparations. Enzymologia **32**, 269–277 (1967).

Eaton, R.H., Moss, D.W.: Partial purification and some properties of human bone alkaline phosphatase. Enzymologia **35**, 31–39 (1968).

Empfehlungen der Deutschen Gesellschaft für Klinische Chemie: Z. klin. Chem. **10**, 191–192 (1972).

Felix, R., Fleisch, H.: The pyrophosphatase and (Ca^{2+}-Mg^{++}) ATPase activity of purified calf bone alkaline phosphatase. Biochim. biophys. Acta (Amst.) **350**, 84–94 (1974).

Fernley, H.N.: Mammalian alkaline phosphatases. The enzymes Vol. **4**, p. 417–444. New York: Academic Press 1971.

Fernley, H.N., Walker, P.G.: Inhibition of alkaline phosphatase by L-phenylalanine. Biochem. J. **116**, 543–544 (1970).

Fishman, W.H.: Perspectives on alkaline phosphatase isoenzymes. Amer. J. Med. **56**, 617–650 (1974).

Fishman, W.H., Ghosh, N.K.: Isoenzymes of human alkaline phosphatase. Advanc. clin. Chem. **10**, 255 (1967).

Fleisch, H., Russel, G.G., Straumann, F.: Effect of pyrophosphate on hydroxyapatite and its implications in calcium homeostasis. Nature **212**, 901–903 (1966).

Ghosh, N.K., Fishman, W.H.: On the mechanism of inhibition of intestinal alkaline phosphatase by L-phenylalanine. J. biol. Chem. **241**, 2516–2522 (1966).

Green, S., Contor, F., Inglis, N., Fishman, W.H.: Normal serum alkaline phosphatase isoenzymes examined by acrylamide and starch gel electrophoresis and by isoenzyme analysis using organ-specific inhibitors. Amer. J. clin. Path. **57**, 52–56 (1972).

Harkness, D.R.: Studies on human placental alkaline phosphatase. Purification and crystallization. Arch. Biochem. **126**, 503–512 (1968).

Kerkhoff, J.F.: A rapid serum screening test for increased osteoblastic activity. Clin. Chim. Acta **22**, 231–238 (1968).

Khattab, M., Pfleiderer, G.: Alkaline phosphatase of human and calf small intestine, purification and immunological characterization. Hoppe-Seylers Z. physiol. Chem. **357**, 377–391 (1976).

Lehmann, F.-G.: Immunological relationship between human placental and intestinal alkaline phosphatase. Clin. Chim. Acta **65**, 257–269 (1975).

Lin, C.W., Fishman, W.H.: L-Homoarginine, an organ-specific, uncompetitive inhibitor of human liver and bone alkaline phosphatases. J. biol. Chem. **247**, 3082–3087 (1972).

Lin, C.W., Sie, H.G., Fishman, W.H.: L-Tryptophan. A nonallosteric organ-specific uncompetitive inhibitor of human placental alkaline phosphatase. Biochem. J. **124**, 509–516 (1971).

Morton, R.K.: The purification of alkaline phosphatase of animal tissues. Biochem. J. **57**, 595–603 (1954).

Moss, D.W., King, E.J.: Properties of alkaline phosphatase fractions separated by starch-gel electrophoresis. Biochem. J. **84**, 192–195 (1962).

Nakayama, T., Yoshida, M., Kituura, M., Sasto, K.: L-leucine sensitive, heat stable alkaline phosphatase isoenzyme detected in a patient with pleuritis carcinomatosa. Clin. Chim. Acta **30**, 546–548 (1970).

PANKOVITCH, A.M., SCLAMBERG, E.L., STEVENS, J.: Organspecific and cross-reacting isoenzymes in human alkaline phosphatases. Int. Arch. Allergy **43**, 401 (1972).

ROBISON, R.: The possible significance of hexose phosphoric esters in ossification. Biochem. J. **17**, 286–293 (1923).

SCHLAMOWITZ, M., BODANSKY, O.: Tissue sources of human serum alkaline phosphatase, as determined by immunochemical procedures. J. biol. Chem. **234**, 1433–1437 (1959).

SMITH, I., PERRY, J.D., LIGHTSTONE, P.J.: Disc electrophoresis of alkaline phosphatase mobility changes caused by neuraminidase. Clin. Chim. Acta **25**, 17–19 (1969).

SUNDBLOD, L., WALLIN-NILLSON, M., BROKULT, J.: Characterization of alkaline phosphatase isoenzymes in serum by agar gel electrophoresis. Clin. Chim. Acta **45**, 219–223 (1973).

SUSSMAN, H.H., SMALL, P.A., JR., COTLOVE, E.: Human alkaline phosphatase. Immunochemical identification of organ-specific isoenzymes. J. biol. Chem. **243**, 160–166 (1968).

WILKINSON, J.H.: Isoenzymes, Science Paperback. London: Chapman & Hall 1975.

B. Endokrinologische Untersuchungen

I. Parathyroid Hormone:
Recent Advances in Studies of the Chemistry, Biosynthesis, Control of Secretion, Metabolism, and Immunoassay

By

J.F. Habener, and J.T. Potts, Jr.

With 13 Figures and 1 Table

1. Introduction

During the past several years, substantial advances have been made in our understanding of the chemistry, biosynthesis, secretion, and metabolism of parathyroid hormone (PTH), as well as in the application and interpretation of radioimmunoassays developed for the detection of the hormone in the blood of man and animals. The complete amino acid sequences of the porcine and bovine parathyroid hormones and the sequence of the biologically active amino-terminal portion of human PTH have been determined. This information has permitted chemical synthesis of peptide fragments of the parathyroid hormones, which has, in turn, led to a systematic analysis of structure–activity relationships in PTH and has also provided large amounts of material for detailed biochemical, physiologic, and immunochemical studies. A biosynthetic precursor, or prohormone, for parathyroid hormone (proparathyroid hormone) has been identified in man and other mammalian species and, more recently, direct translation of the parathyroid messenger RNA in vitro has led to the identification of an even earlier biosynthetic precursor, preproparathyroid hormone.

There have been considerable advances in our understanding of control of hormone secretion in recent years. Studies of PTH secretion done both in vivo and in vitro have shown hormone release in response to changes in concentrations of extracellular calcium in a pattern similar to that believed to occur on the basis of earlier studies, namely, that secretion is inversely related to calcium concentration, but the control has been found to be exerted only over a narrow range of calcium (8 to 9.5 mg%). This pattern of secretory control seems more appropriate for calcium homeostasis than the earlier model did, which was based on less direct data, indicating control over a wide range of calcium concentration. In addition, a calcium-independent component of PTH secretion that is not suppressible by high concentrations of calcium has been demonstrated. Such findings with regard to normal components of secretory control may help to clarify the pathophysiology of primary and secondary hyperparathyroidism.

Multiple forms of immunoreactive PTH have been detected in the circulation of man and animals. These observations have led to the recognition that the metabolism of the hormone is more complex than was believed. Present evidence indicates that most of the circulating PTH represents products of cleavage of the intact PTH that occurs at peripheral loci after the hormone is secreted from the gland. Some of the forms, however, may be secreted as fragments or as precursor forms. These findings have introduced difficulties in the interpretation of radioimmunoassay measurements of hormone in blood, owing to uncertainties about the precise chemical nature of the circulating forms of PTH, the nature of the chemical forms of hormone active at receptor sites in bone and kidney, and the hormonal forms actually measured as immunoreactive PTH.

The purpose of this chapter is to briefly review the current information concerning the basic chemistry and structure–function relationships of parathyroid hormone, the biosynthesis, metabolism, and control of secretion of the hormone, and the present and future implications of these basic findings with regard to practical issues in the design that may lead to interpretation of the radioimmunoassay for PTH in the diagnosis of disorders of parathyroid gland function.

2. Chemistry and Structure–Activity Relationships

Much progress has been made in our understanding of the chemistry of parathyroid hormone and analysis of structural features required for biological activity. Advances can be attributed to the development of improved techniques for the isolation of the hormone, for high-sensitivity sequence analysis by the automated Edman method, and for solid-phase peptide synthesis. These advances have led to the production of synthetic fragments of bovine and human parathyroid hormone, which, in turn, have proved useful in defining structure–activity relationships in PTH and in further refining the sensitivity and specificity of radioimmunoassays for PTH.

The development of efficient methods for the extraction of PTH from parathyroid tissues employing 8 M urea (Rasmussen et al., 1964) or organic solvents such as phenol (Aurbach, 1959), followed by gel filtration (Rasmussen and Craig, 1962; Aurbach and Potts, 1964) and by ion-exchange chromatography on carboxymethyl cellulose (Keutmann et al., 1971; Woodhead et al., 1971), has resulted in the preparation of highly purified hormone from bovine and porcine parathyroid glands (Potts et al., 1971). Using similar techniques, human parathyroid hormone has also been isolated (O'Riordan et al., 1971; Brewer et al., 1972; Niall et al., 1974).

The complete amino-acid sequences of the major form of bovine and of porcine parathyroid hormone, as well as the sequence of human PTH, have been determined (Fig. 1) (Brewer and Ronan, 1970; Niall et al., 1970; Niall et al., 1974; Brewer, 1972; Sauer et al., 1974; Keutmann et al., 1978). The hormones from all three of these species consist of single polypeptide chains of 84 amino acids. Two minor isohormonal variants of the bovine hormone have also been isolated, but not in sufficient quantity to allow sequence determi-

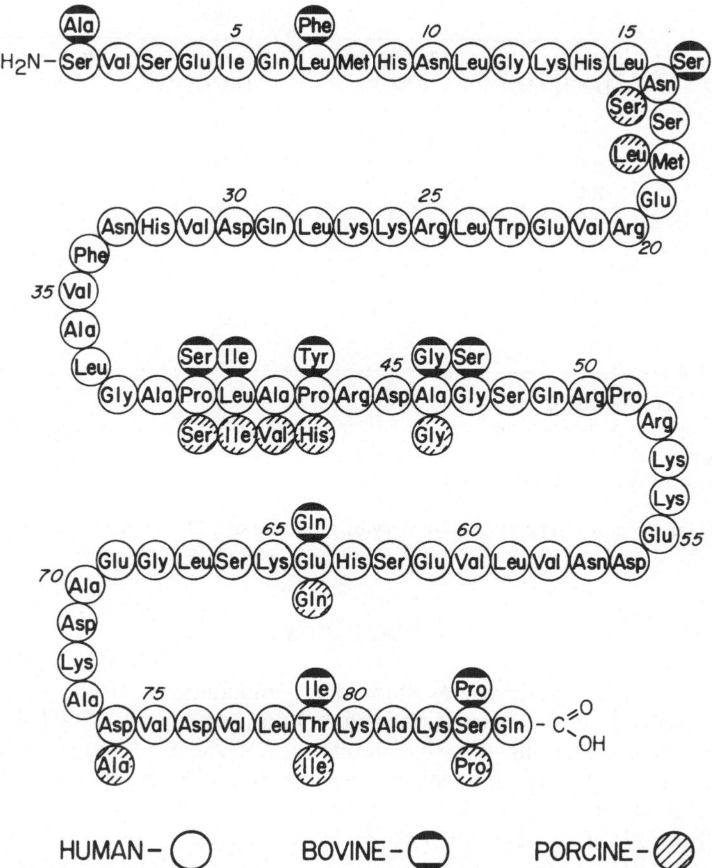

Fig. 1. Amino-acid sequences of bovine, porcine, and human parathyroid hormones. Backbone structure shown in open circles is that of bovine PTH. Appended residues indicate differences in amino acids in sequence of porcine (shaded circles) and human (stippled circles). Note sequence of human PTH is now completed. (KEUTMANN *et al.*, 1978, courtesy of authors and American Chemical Society (*Biochemistry*)

nation (KEUTMANN *et al.*, 1971). The structure of the human hormone is very similar to that of the bovine and porcine hormones (Fig. 1).

Information on the structural requirement for biological activity of parathyroid hormone has been provided by chemical synthesis of a number of peptides representing various regions of the amino-terminal sequence of either bovine or porcine PTH, and also analogs of those sequences (POTTS *et al.*, 1971). The results of direct testing of these synthetic peptides in bioassay systems have shown that full activity resides in peptide sequence 1–34, and that the minimum sequence required for activity consists of a continuous peptide sequence extending from position 2 to at least 27 (TREGEAR *et al.*, 1973, 1974) (Table 1). This information has proved useful in characterizing the specificity of radioimmunoassays used for analysis of the significance of the multiple circulating fragments of PTH.

Table 1. Biological activity of native and synthetic parathyroid peptides (bovine)

Peptides	Rat Adenyl Cyclase[b] in vitro		Chick Hypercalcemia[c] in vivo	
	Potency MRCU/MG[a]	Potency Mole %	Potency MRCU/MG[a]	Potency Mole %
1–84[d]	3,000	100	2,500	100
1–34	5,400	77	7,700	132
2–34	200	3	3,800	64
3–34	< 10	< 0,3	< 5	< 0,2
1–26	< 10	< 0,3	–	–
1–27	200	2	–	–
1–28	440	5	< 10	< 0,3
1–31	740	10	4,000	62
1–12 + 13–34	< 10	< 0,3	< 5	< 0,2

[a] U.S.P. Units based on MRC Standard
[b] From MARCUS and AURBACH, 1969
[c] From PARSONS et al., 1973
[d] Native bovine PTH 84 amino acids in length; other peptides are synthetic

Table from HABENER and POTTS, 1976a, courtesy of the American Physiological Society.

3. Biosynthesis

Recent investigations have resulted in the elucidation of the biosynthetic pathways involved in the formation and cellular transport of PTH. Studies of hormone biosynthesis in vitro by incubation of slices of parathyroid tissue from bovine, human, and other species with radioactive amino acids have led to the identification of a precursor, or prohormone of PTH, proparathyroid hormone (ProPTH) (Fig. 2) (COHN et al., 1972; KEMPER et al., 1972; MACGREGOR et al., 1973; CHU et al., 1973a; CHU et al., 1973b; HABENER et al., 1972a). More recently, direct translation of the parathyroid messenger RNA has indicated the existence of a larger, even earlier biosynthetic precursor of PTH, pre-proparathyroid hormone (Pre-ProPTH) (Fig. 3) (KEMPER et al., 1974b). The availability of high-sensitivity protein sequencing techniques using biosynthetically radiolabeled hormone has permitted the determination of the complete amino-acid sequence of ProPTH and of Pre-ProPTH (Fig. 4) (HAMILTON et al., 1974; COHN et al., 1974; JACOBS et al., 1974; HABENER et al., 1978). ProPTH from both human and bovine parathyroids has been shown to be a 90-amino-acid polypeptide consisting of PTH with the addition of a 6-amino-acid sequence at the N-terminal end (HAMILTON et al., 1974; COHN et al., 1974; JACOBS et al., 1974). Four of the six amino acids are basic, thereby explaining the rapid migration of ProPTH observed on polyacrylamide-gel electrophoresis at pH 4 (Fig. 2). The sequence of Pre-ProPTH has been completed (HABENER et al., 1978). It has been established that the Pre-ProPTH synthesized in response to the bovine parathyroid messenger RNA in a cell-free system derived from wheat germ has an additional sequence of 25 amino acids attached to the N terminus of ProPTH (Fig. 4) (HABENER et al., 1978). Five of the 25 amino acids in the sequence are methionine, and studies using [^{35}S]methionine charged to initiator methionyl transfer RNA indicate that the N-terminal methionine

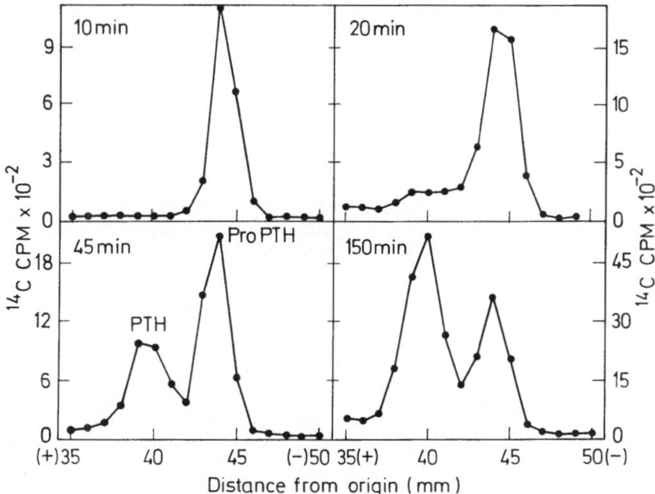

Fig. 2. Interconversion of proparathyroid hormone (ProPTH) to parathyroid hormone (PTH) during course of incubation of bovine parathyroid slices in vitro with ^{14}C-labeled amino acids. Profiles shown are from polyacrylamide-gel electrophoresis of extracts of tissues taken at times of incubation indicated at top of each panel. Migration from left to right. (KEMPER *et al.*, 1972, courtesy of authors and National Academy of Sciences)

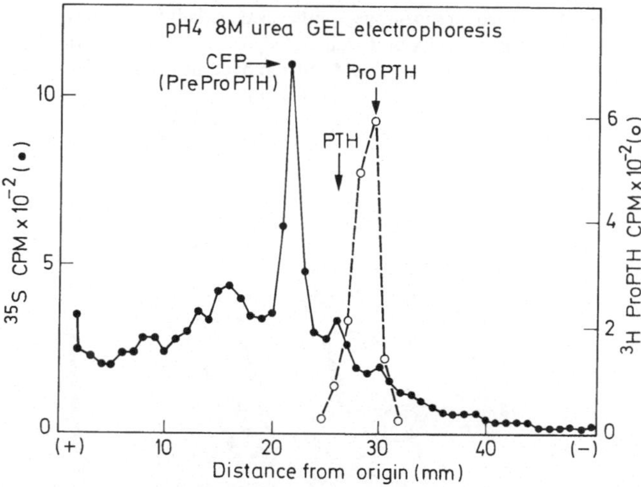

Fig. 3. Pre-proparathyroid hormone (CFP) is major product of direct translation of bovine parathyroid messenger RNA in heterologous cell-free system derived from wheat germ. Cell-free synthesis carried out in presence of [^{35}S]methionine. [^{3}H]Leucine-labeled ProPTH, extracted from parathyroid slices, run with cell-free products as marker of electrophoresis on polyacrylamide gel shown. (KEMPER *et al.*, 1974b, courtesy of the National Academy of Sciences) (Modification)

(position −31) is the initiator methionine, normally removed from the polypeptide chain in vivo, but remaining attached to the polypeptide in the wheat germ system (KEMPER *et al.*, 1976).

Present evidence indicates that Pre-ProPTH is the initial form of the hormone synthesized by polyribosomes on the endoplasmic reticulum of the parathyroid

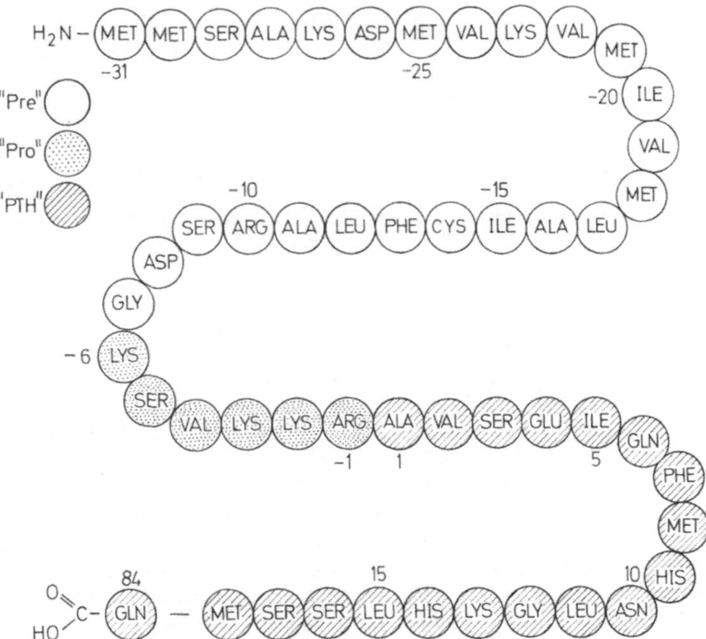

Fig. 4. Partial amino-acid sequence of bovine pre-proparathyroid hormone as determined by microsequencing technique. Radiolabeled prehormone synthesized in cell-free extract of wheat germ by addition of parathyroid messenger RNA and radioactive amino acids. N-terminal methionine (residue #−31) is initiator amino acid not removed in wheat germ system

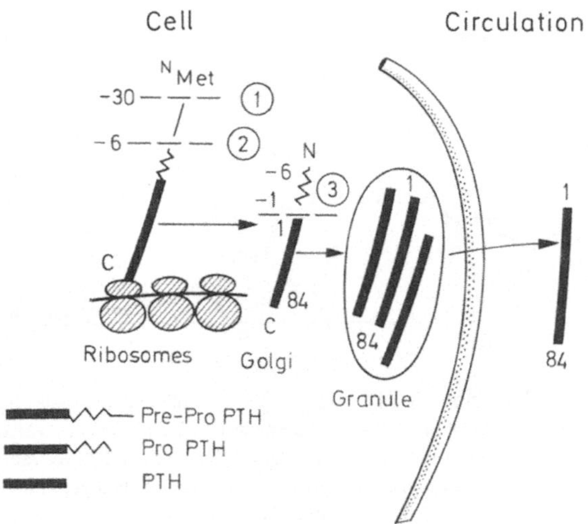

Fig. 5. Schema depicting intracellular pathway of biosynthesis of parathyroid hormone. Pre-proparathyroid hormone (Pre-ProPTH), initial product of synthesis on ribosomes, converted to proparathyroid hormone (ProPTH) by removal of (1) N-terminal methionine and (2) N-terminal sequence of 30 amino acids within seconds after synthesis. By 20 minutes after synthesis, ProPTH is transported to Golgi region and converted to PTH by (3) removal of the N-terminal hexapeptide. PTH is stored in secretory granule until released into circulation in response to fall in blood calcium level

cell, but that the N-terminal 25 amino acids are removed within seconds after completion of synthesis (Fig. 5) (HABENER et al., 1976b). ProPTH is converted to PTH by removal of the N-terminal hexapeptide sequence only after a delay of 20 minutes after its synthesis (CHU et al., 1973b, 1974; ; HABENER et al., 1974b, 1979; KEMPER et al., 1975). It is likely that this interval of time is required for transport of the ProPTH from its site of synthesis to the region of the Golgi apparatus, inasmuch as drugs that either disrupt microtubular function (vinblastine, colchicine) (KEMPER et al., 1975) or disrupt the Golgi apparatus (biogenic amines) (CHU et al., 1974; HABENER et al., 1977) inhibit the conversion of ProPTH to PTH.

Once ProPTH has reached its site of cleavage, conversion to PTH occurs rapidly. Kinetic pulse-chase analyses with parathyroid slices incubated for short times with radioactive amino acids in vitro have shown that the half-time of conversion to PTH is in the order of 7–8 minutes (KEMPER et al., 1975; COHN et al., 1972; HABENER et al., 1974b).

The efficiency of conversion of ProPTH to PTH, at least as observed in studies of normal parathyroid tissues, is quite high. Radioactive ProPTH reaches a constant specific activity in the tissue within 15–20 minutes after introducing a pulse-label of [^{3}H]leucine into the medium. Moreover, analyses by specific radioimmunoassays of the amounts of ProPTH and PTH in normal parathyroid glands indicate that PTH is the predominant form of the hormone stored in the gland; ProPTH comprises only 7% of the total immunoreactive hormone (HABENER et al., 1974a, 1976c). This quantity can be attributed to the amount of precursor in transit to the site of cleavage. Thus. although it has not been determined directly, it seems probable that very little, if any, ProPTH is stored within the secretory granules in the gland.

Little is known about the physical properties of the enzyme that transforms ProPTH to PTH through selective cleavage of the basic hexapeptide or prohormone-specific sequence from the intact 84-amino-acid polypeptide. It has not yet been possible to isolate the enzyme. However, it is known that the enzyme has trypsinlike specificity; the arginine–alanine bond of bovine and the arginine–serine bond of human ProPTH are specifically cleaved by the enzyme (Fig. 4) (HABENER et al., 1974a; GOLTZMAN et al., 1976). It can be shown in in vitro studies that homogenates of parathyroid tissue, as well as dilute solutions of pancreatic trypsin, rapidly and quite selectively convert ProPTH to PTH (GOLTZMAN et al., 1976; HABENER et al., 1977).

Calcium is the principal factor known that regulates the activity of the parathyroid glands (HABENER and POTTS, 1976a; HABENER et al., 1978). Figure 6 summarizes and schematically depicts proposed points in the parathyroid-cell biosynthetic machinery at which calcium or other agents may exert a regulatory influence on the synthesis, transport, cleavage, or storage, as well as secretion, of PTH. At present, information regarding the role of calcium at specific control points is scant, but some conclusions are possible.

No effect of Ca^{++} ion on the activity of the cleavage enzyme (step 5 of Fig. 6) has been shown (HABENER et al., 1974b). Potential effects of calcium on synthesis and intracellular storage or turnover of ProPTH and PTH have been more complicated to analyze. Studies in vitro (HABENER et al., 1974b, 1975) suggested that, although low calcium stimulates and high calcium suppresses overall synthesis of ProPTH, there is no evidence of a direct effect on translation (step 3 of Fig. 6). Changes in rates of hormone biosynthesis require hours to become manifested, suggesting that transcriptional rather than translational events may be involved in the regulation of hormone biosynthesis.

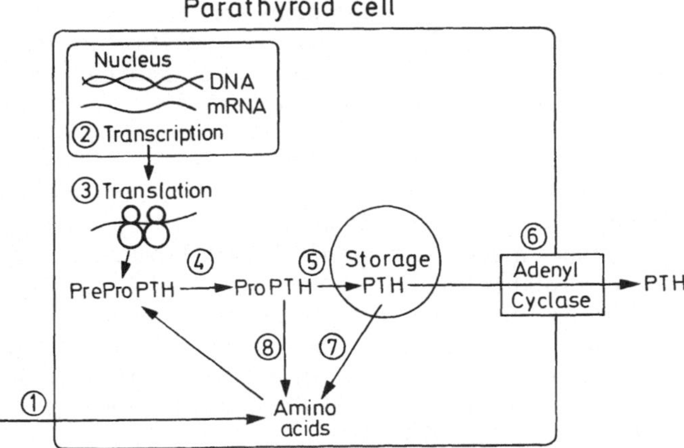

Fig. 6. Model depicting possible points in biosynthetic pathways of parathyroid cell where calcium may be proposed to exert regulatory effects

There is evidence, however, that there may be a considerable intracellular turn-over of PTH or ProPTH (steps 7 and 8 of Fig. 6) and that high Ca^{++} stimulates this process and low Ca^{++} inhibits intracellular degradation (CHU *et al.*, 1974; HABENER *et al.*, 1975). The evidence suggests that inhibition of this degradative pathway, mediated by a lowering of extracellular calcium concentrations, may provide, in addition to drawing upon preformed stores of hormone, a rapid means for increasing the amounts of hormone available for secretion before rates of hormone biosynthesis have time to increase to the extent required to meet secretory demands. Conversely, stimulation of the degradative pathway by elevations of extracellular calcium may be a mechanism for the cell to dispose of the excess hormone that is synthesized during the rather long interval of time (hours) required for the suppression of biosynthesis.

Clearly, a more definitive picture of the normal controlling processes within the parathyroid cell involved in regulation between initial steps of ProPTH synthesis and eventual release of PTH from storage granules will be of great fundamental interest, as well as eventually serving as a model with which to evaluate defects in cellular control involved in excessive parathyroid hormone secretion in primary and ectopic hyperparathyroidism. In the latter situation, nonparathyroid tissue, as a consequence of neoplastic transformation, initiates uncontrolled production and release of PTH with what well may be an abnormal or incomplete cellular framework of specific intracellular transport and cleavage machinery. Hence, defects such as release of (*1*) predominantly prohormone (lack of specific cleavage enzyme), or (*2*) predominantly fragments (uncontrolled proteolytic degradation) might be found in states of uncontrolled parathyroid secretory activity.

4. Control of Secretion

It has been known for many years that the secretion of PTH is regulated in an inverse fashion by the concentration of extracellular calcium ion (PATT and LUCKHARDT, 1942; COPP and DAVIDSON, 1961; SHERWOOD *et al.*, 1966) (Fig. 7). The action of parathyroid hormone is to increase the concentration

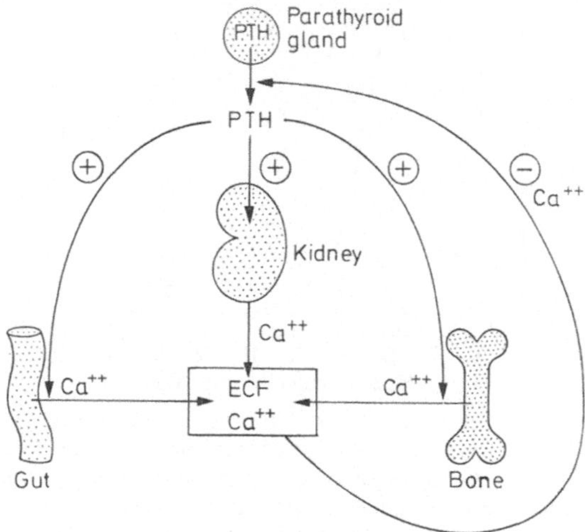

Fig. 7. Diagram of actions of parathyroid hormone on gut, bone, and kidney to raise calcium level in extracellular fluid compartment (ECF) and negative-feedback inhibition of ECF calcium on parathyroid gland

of calcium in the extracellular fluid (ECF) through its effects on bone, kidney, and gut. An increase in ECF calcium in turn feeds back on the parathyroid gland to suppress secretion of the hormone. This negative-feedback inhibition is quite tightly controlled and contributes to the regulation of concentrations of ECF calcium within very narrow limits. Although calcium is the principal ion that influences PTH secretion, magnesium also can change rates of PTH secretion, but only at supraphysiologic concentrations, severalfold higher than those found in ECF under normal physiologic conditions (MAYER and HURST, 1978b; HABENER and POTTS, 1976b). It has been shown in studies done both in vivo and in vitro that, on a molar basis, magnesium is 2–3 times less effective than calcium in suppressing PTH secretion (MAYER and HURST, 1978b; HABENER and POTTS, 1976b).

Adenylate cyclase and the product of the enzyme, cyclic 3',5'-AMP, are believed to be intermediates in the calcium control of PTH secretion (ABE and SHERWOOD, 1972; DUFRESNE and GITELMAN, 1972). In addition, studies in vivo and in vitro have suggested that the stimulation of PTH release might involve β-adrenergic receptors mediated by increases in cyclic AMP (FISCHER, BLUM, BINSWANGER, 1973; SHERWOOD and ABE, 1972; MAYER et al., 1979a).

New information obtained from reinvestigation of the physiology of PTH secretion indicates that earlier concepts indicating a proportionality of rates of PTH secretion over a wide range of blood calcium concentrations must be revised. Earlier work, done by radioimmunoassay measurements of hormone on the general (peripheral) circulation of the bovine species (SHERWOOD et al., 1966; SHERWOOD et al., 1968), does not provide a fully accurate assessment of the control of secretion because multiple forms of hormone with differing biological activities and metabolic fates are present in peripheral blood and are detected by the immunological assays. The difficulties introduced by periph-

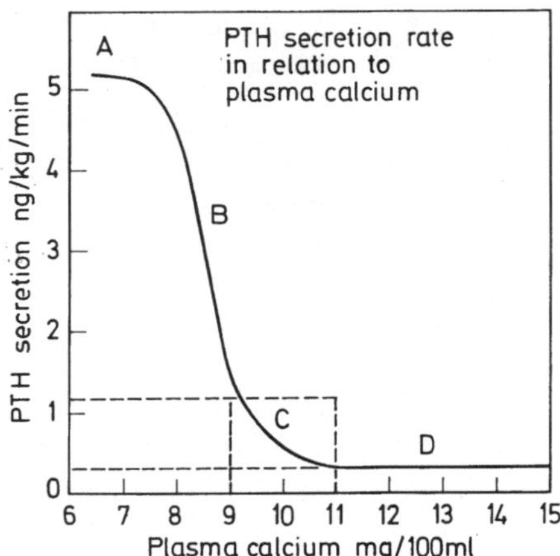

Fig. 8. Schematic diagram derived from studies of PTH secretion into parathyroid effluent blood, showing change in PTH secretion rates as function of total blood calcium concentration. A = region of maximum secretory output; B = region of maximum response; C = region of physiologic regulation; D = region of basal calcium-independent secretion that persists despite sustained hypercalcemia. (By courtesy of G.P. Mayer, personal communication, 1973) (Modification)

eral hormone metabolism have been avoided by a direct analysis in vivo of hormone concentration in parathyroid effluent blood (Mayer and Hurst, 1978a) (Fig. 8) and by studies of hormone secretion in vitro (Habener et al., 1975).

The studies of Mayer have shown that a slowly induced decline of calcium concentration from 10.5 to 0.9 mg/100 ml in calves elicited a gradual increase in secretory rate. A further decrease in calcium concentration from 9 to 8 mg/100 ml induced a marked increase in PTH secretion. Below 8 mg/100 ml, little or no change in secretory rate occurred (Fig. 8). The gradual gradation of secretion in the normocalcemic range, together with the steep response in the mildly hypocalcemic range, suggests a secretory control mechanism more appropriate for calcium homeostasis than is a proportional secretory response over a wide range of calcium concentration, as was believed previously (Sherwood et al., 1968). A persistent basal secretion rate, independent of blood calcium concentration, was also observed. Hormone secretion continued, even when the calcium concentration of the blood was maintained at 16–18 mg% for several hours (Mayer et al., 1979a, b). The molecular composition of the hormone secreted under these conditions of unusually high calcium concentration appears to consist of both intact hormone and biologically inactive fragments. The biologically active intact hormone secreted during maximum suppression of the gland by high calcium concentration may explain the abnormal secretory control that is characteristic of the pathologic state of hyperparathyroidism often seen in patients with hyperfunctioning tumors of the parathyroids (Potts and Deftos, 1969). In these patients, secretion of PTH is excessively high despite sustained hypercalcemia. Confusion as to the nature of the secretory defect arose when it was appreciated that this anomalous secretion did not reflect simple autonomous function; changes in calcium concentration have been shown to affect hormone secretion from parathyroid tumors (Murray et al., 1972). The mass of functioning tissue of the tumors, however, is greatly increased over that of the normal gland; total weight of the adenoma tissue may be 10–100-times greater than normal. Thus, a normal component

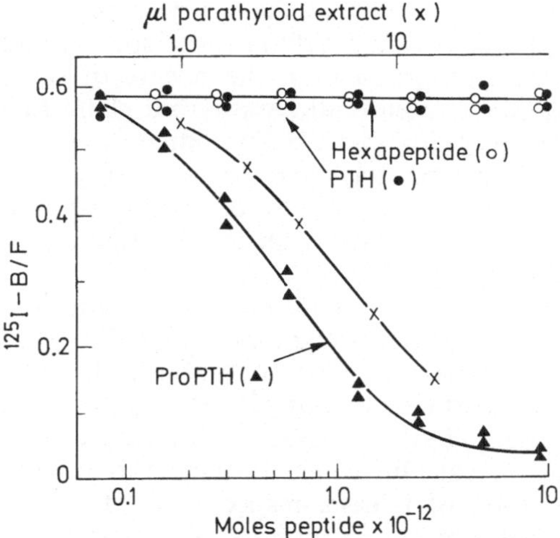

Fig. 9. Competitive-binding displacement curves for radioimmunoassay for proparathyroid hormone (ProPTH). Antiserum (dilution 1:10,000) and ¹²⁵I-labeled tracer were prepared with synthetic peptide fragment consisting of N-terminal 18-amino-acid sequence of bovine ProPTH. Pure synthetic and native ProPTH and extracts of parathyroid glands produce sensitive displacement curves, whereas PTH and the prohormone-specific hexapeptide do not cross react in assay. (HABENER *et al.*, 1974a, courtesy of Marcel Dekker, Inc.) (Modification)

of nonsuppressible or calcium-independent secretion in a large mass of tissue could lead to a sufficiently excessive production of hormone to produce the state of hyperparathyroidism without the postulation of a specific cellular defect in control of secretion.

No direct evidence has as yet been obtained to indicate that ProPTH is actually secreted into the circulation (in analogy to the known secretion of proinsulin by islet-cell tumors of the pancreas). However, several lines of indirect evidence do suggest that adenoma tissue may indeed secrete prohormone along with the hormone. Two laboratories (RIGGS *et al.*, 1971; ROOF *et al.*, 1971; BENSON *et al.*, 1974) have reported finding differences in the character of immunoreactive hormone in blood from patients with the syndrome of pseudohyperparathyroidism (secretion of PTH-like material by nonparathyroid cancer), when results are compared to the reactivity given by hormone in blood from patients with primary hyperparathyroidism.

In efforts to develop a radioimmunoassay for ProPTH, immunization with synthetic peptides containing the prohormone-specific hexapeptide sequence has resulted in production of useful antibodies (HABENER *et al.*, 1974a, 1976c). The recognition site of one antiserum developed involves the sequence region at the site of attachment of the prohormone sequence to the hormone. Assays based on this antiserum readily detect intact prohormone and synthetic peptides incorporating the prohormone sequence but not the hormone or hormonal fragments such as the prohormone hexapeptide sequence alone or the aminoterminal peptides of the hormone itself (Fig. 9).

Preliminary application of the prohormone assay has revealed that it readily detects prohormone in extracts of parathyroid tissue but not in blood (HABENER *et al.*, 1976c). Proteolytic enzymes in blood may rapidly degrade prohormone. Hence, no definite conclusions have yet been reached about secretion of prohormone.

If it is eventually established that the ProPTH or Pre-ProPTH is secreted into the circulation, by successful development of specific and sensitive radioimmunoassays that detect its production, the release of the prohormone might serve as a useful marker of abnormal parathyroid gland function or of ectopic hormone production (secretion of PTH by nonparathyroid tumors) where precursor forms of the hormone may be secreted, owing to defective enzymatic cleavage in the cell. If prohormone release is found to be unique to or distinctive in primary or ectopic hyperparathyroidism, the findings will result in great practical diagnostic advances.

Another potentially uniquely useful marker of parathyroid gland secretory activity is the larger molecular weight protein (MW 150,000) distinct from parathyroid hormone, termed PSP (parathyroid (gland) secretory protein) (KEMPER et al., 1974a; MORRISSEY and COHN, 1978). The biological function of PSP is not known at present. PSP is released from parathyroid tissue in vitro in response to changes in calcium concentration in the medium; the fractional stimulation or inhibition of release, respectively, of PSP due to lowering or raising of ambient calcium concentrations shows precisely the same pattern as that of PTH itself. If this protein can be isolated, development of an immunoassay specific for its detection could prove particularly useful to monitor the secretory activity of the parathyroids.

5. Metabolism and Heterogeneity of Circulating Hormone: Interpretation of Radioimmunoassay Measurements

To understand the evolution of our present state of knowledge concerning the complexity of the metabolism of PTH and the multiple forms of PTH that are present in the circulation (which, in turn, have clouded issues relating to secretory patterns), it is essential to review briefly the history of the development and application of the radioimmunoassay for PTH.

It was appreciated early by the pioneers in the field (BERSON and YALOW, 1968) that, since immunoassays depend on an immunochemical response that does not require the presence of the intact hormone or even the region of the hormone required for biological activity in a test sample, the amount of immunoreactive hormone estimated by the radioimmunoassay procedure might not correspond to the actual amount of biologically active polypeptide in the circulation. However, in most early work with radioimmunoassays for parathyroid hormone as well as other peptide hormones, it was assumed that, once hormone is secreted, the hormonal peptide is rapidly and completely cleared from blood. There was little evidence for or reason to suspect circulating, metabolically degraded, and biologically inactive hormone. However, it was demonstrated (BERSON and YALOW, 1968) by radioimmunoassay that increasing quantities of plasma containing a high concentration of PTH caused a displacement of radiolabeled intact hormone from antibody that was severely nonparallel with the displacement caused by the intact human hormone used as standard. BERSON and YALOW noted that the degree of nonparallelism varied from one antiserum to another, even though each antiserum had been produced by immunization with intact, native bovine hormone.

Several years later, it was reported that PTH secreted into the medium from parathyroid tissue during incubation of parathyroid slices in vitro consisted almost exclusively of fragments of the 84-amino-acid peptide stored in the gland

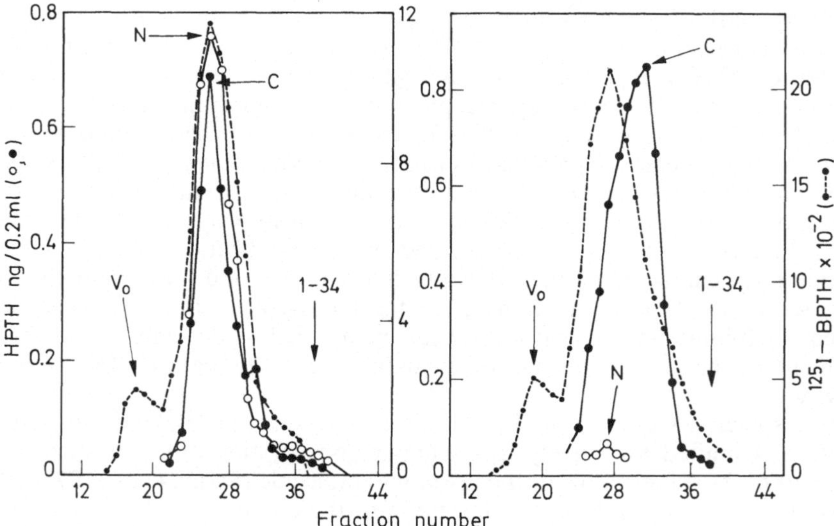

Fig. 10. iPTH in gel-filtration fractions (Bio-Gel P-10). Left, parathyroid effluent vein. Right, peripheral vein. Assays used GP-1 (1:150,000) preincubated with excess 1–34 (C-assay) (●——●) and GP-1 (1:150,000) preincubated with excess 53–84 (N-assay) (o——o). Broken line = ^{125}I-labeled bovine PTH cochromatographed as marker. *Vo* marks the void volume; interrupted line represents sensitivity limit of radioimmunoassays. (Habener *et al.*, 1972b, courtesy of MacMillan Journals)

(Sherwood *et al.*, 1970; Arnaud *et al.*, 1971). In addition, it was found that the hormonal fragments were associated with a nonparallel slope of response in the immunoassay. These findings led to the suggestion that fragments might also be secreted into the circulation in vivo that might, in turn, account for the immunochemical heterogeneity of plasma hormone detected earlier by Berson and Yalow. Our group believed that the studies in vitro, using tissue preparations maintained as surviving organ cultures, might be misleading with regard to in vivo mechanisms, inasmuch as proteolysis may occur in the tissue-culture systems, whereas such catheptic activity may not occur in the intact gland in vivo. The opportunity was available for us to examine in some detail the nature of the secreted hormone in vivo.

Gel-filtration analysis of the immunoreactive hormone found in peripheral blood indeed confirmed that a significant fraction of the hormone eluted later from the gel column and was present predominantly as a smaller peptide with an estimated molecular size of 6000–7000 (Habener *et al.*, 1971; Potts *et al.*, 1972). In contrast, essentially all of the immunoreactive hormone detected in the parathyroid effluent blood (samples available through catheterization localization studies performed in clinical studies) was equivalent in size to the intact hormone (Fig. 10). Fragments were thereby confirmed to be characteristic of circulating hormone in vivo. However, the analysis of the parathyroid gland effluent blood indicated that, unlike the situation found in tissue slices in vitro, the predominant size of the hormone that is released from the gland is identical to that of the extracted hormone (Habener *et al.*, 1971; Potts *et al.*, 1972). Subsequently, studies of parathyroid effluent blood from other patients with adenomas (Flueck *et al.*, 1977) or from normal calves (Mayer *et al.*, 1979b) and culture media from parathyroid adenomas (Habener, 1978) have pointed to a phenomenon of secretion of carboxy-terminal fragments.

These studies opened an important new area of investigation in the metabolism and peripheral turnover of PTH. It was apparent, for the first time, that the fate of PTH after release from the gland involved a much more complex process than simple uptake by receptors or all-or-nothing removal from the circulation. It was also apparent that an appreciation of the physiologic significance of this process of peripheral clearance or metabolism of PTH required development of new techniques to assess the nature of the cleavage, its site or sites of occurrence, and the biological and chemical properties of the circulating fragments. Efforts have concentrated on the application of region-specific antibodies to characterize the fragments detected in blood. Now that the minimum sequence of amino acids required for biological activity has been determined, such immunochemical testing can be applied to determine whether any fragment in the circulation has the structural features required for biological activity.

It has been possible to modify antisera by absorption methods so that recognition is limited exclusively to certain regions of the sequence such as the amino or carboxyl terminus of the hormonal molecule (Segre et al., 1972, 1974). Thus far, studies of endogenous hormone in the circulation of man (Habener et al., 1972b; Canterbury et al., 1973; Goldsmith et al., 1973; Segre et al., 1972) and normal cows (Habener et al., 1971), as well as hormone injected into calves (Habener et al., 1976a) and dogs (Segre et al., 1974), have established through gel-filtration analysis that the large peak of immunoreactive material that elutes at a position corresponding to a hormonal fragment with a molecular weight of approximately 6000 is detected only by using antisera that recognize antigenic determinants carboxyl-terminal to position 30 (Fig. 10). Existing information on the structural requirements for biological activity (Tregear et al., 1973) makes it probable that any fragment that does not contain the amino-terminal residues 2–27 in intact form will be biologically inert. Because this large fragment in the peripheral circulation, which corresponds to the middle and carboxyl sequence (MC fragment), lacks the critical amino-terminal sequence required for biologic activity, it must be biologically inactive. Also, the MC fragment is present in much higher concentrations than native, uncleaved hormone (Fig. 10) is. Hence, it is clear that much of the immunoreactive hormone detected in the circulation is biologically inactive.

If the cleavage of the native peptide is accomplished by an endopeptidase, this enzymatic activity should result in formation of at least two fragments. With recognition of a large fragment corresponding to the middle and carboxyl-terminal portion of the hormone (MC fragment), one might expect to detect a second fragment from the amino terminus of the intact hormone, molecular weight 2000–3000 (N fragment).

The presence in peripheral plasma of such a smaller N fragment of the hormone has been observed by some (Canterbury et al., 1973; Goldsmith et al., 1973; Silverman and Yalow, 1973) but not all (Habener et al., 1972b; Segre et al., 1972) workers. Canterbury et al. (1973), working with concentrates of human plasma, found that the smaller fragment was biologically active in an in vitro renal adenylyl cyclase assay. The larger MC fragment was found to be inactive, which confirmed the predictions based on the immunochemical analyses of the MC fragment.

The explanation for the discrepancies in the findings of different groups concerning the presence of an N-fragment in the circulation is not known, but it may reflect either selective differences in recoveries of the fragments from blood or the artifactual formation of N fragments during the process

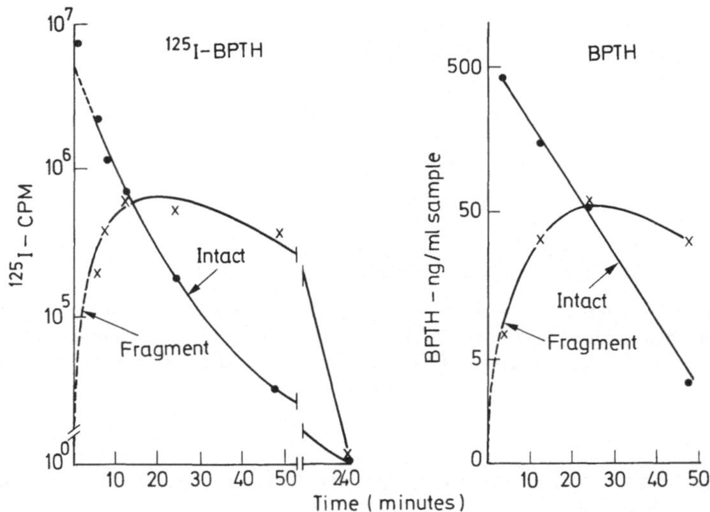

Fig. 11. Disappearance curves of intact PTH and appearance and disappearance of hormonal MC fragment after intravenous injection of bovine ^{125}I-labeled (left) and unlabeled (biologically active) (right) PTH into dogs. (Segre *et al.*, 1974, courtesy of the American Journal of Medicine) (Modification)

of extraction, depending upon the particular techniques of analysis used. It does seem most likely that the concentration of any N fragment in blood is much less than that of the MC fragment in normal subjects and in patients with hyperparathyroidism and normal renal function.

Recent investigations involving several different approaches have helped to identify more precisely the nature of cleavage. Chemical evidence that peripheral cleavage of the hormone could result in the production of an active fragment has been reported (Segre *et al.*, 1974). ^{125}I-Labeled bovine PTH, with radioactive iodine linked to the tyrosine residue at position 43, has been infused into dogs. As serial blood samples are analyzed, the amount of the MC fragment increases in concentration with time (Fig. 11). The MC fragment has been subjected to sequential degradation using the Edman procedure to remove, stepwise, amino acids from the amino-terminal end of the peptide. It has been possible to determine by this procedure the number of amino acids present in the sequence of the MC fragment, beginning at the amino terminus of the fragment and extending to the radioactive tyrosine at position 43. Thereby it is possible to determine the probable site or sites of cleavage in the hormone. These studies have shown the appearance of radioactive tyrosine after 7 and 10 steps of degradation, indicating that the 6000-molecular-weight MC fragment isolated from the circulation of the dog probably consists of at-least two fragments closely related in size. One fragment presumably consists of sequence 34 to 84, and the other, 37 to 84. Both of these fragments must be biologically inactive because they are lacking the amino-terminal 28 amino acids required for activity. In these studies, a variety of regions of sequence-specific antisera has also been applied to analysis of the rate of disappearance of intact hormone and the rate of formation and disappearance of the MC fragment following injection of unlabeled biologically active hormone (Fig. 11). The results achieved by this approach are in close agreement with the studies based on radiochemical approaches. Similar estimates are found for the rate of disappearance of the

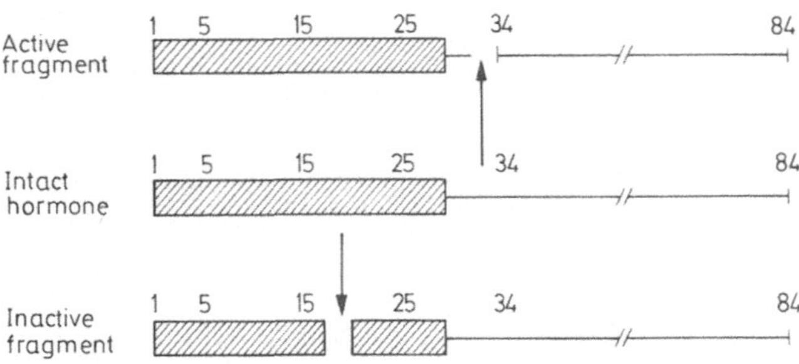

Fig. 12. Model of 2 alternate metabolic cleavage patterns for PTH. Numbers indicate relative positions of 84 amino acids in sequence of PTH. Cross-hatched region of sequence indicates minimum sequence required for biological activity. (Potts et al., 1973, courtesy of Excerpta Medica Foundation)

intact hormone and of formation of the MC fragment resulting from cleavage of the injected hormone.

These studies confirm that the MC fragment is indeed a cleavage product (sequence analysis) and that peripheral cleavage of intact hormone entering the circulation is likely to be the origin of a substantial fraction of the MC fragment. Very recent studies have demonstrated the existence, in cultures of hepatic macrophages, of enzymic activities that cleave the intact hormone into MC fragments, 34–84 and 37–84; this finding points to the liver as a major organ involved in the peripheral cleavage of hormone (Segre et al., 1979). Furthermore, these results also indicate that if fragmentation results from a single site-specific cleavage, as would occur by action of an endopeptidase, the smaller amino-terminal fragment, presumably residues 1–33, resulting from cleavage could be biologically active because it would contain the structural region necessary for activity (Fig. 12).

There are numerous issues of great interest that need to be resolved with regard to the peripheral cleavage of PTH. The organ site, nature, and physiologic significance of the cleavage must be defined. If all fragments generated are inactive, then the cleavage process reflects simply metabolic degradation of the hormone. On the other hand, if one or more of the fragments is biologically active and if it is cleaved in the vicinity of receptors in the target organs, such fragments, even though they need not be present in the general circulation, could constitute a major, if not the sole, mediator of PTH actions. Recent evidence (Martin et al., 1978) suggests the possibility that an amino-terminal fragment, rather than the intact hormone, may be required to activate bone receptors for the hormone.

Figure 13 summarizes schematically the current concepts concerning the metabolism of PTH and the nature of the hormonal products released into the circulation that we have attempted to delineate in this chapter. An understanding of hormonal metabolism is critical in efforts to explain the mode of action of the hormone and homeostatic regulation of expression of hormonal effects, such as the precise control of hormone secretion, as well as to develop radioimmunoassays that can measure the most appropriate and reliable index of hormonal activity.

Even at present, the growth of knowledge concerning the character and origins of the heterogeneity of PTH in blood, as well as the newer understanding of the pathways of biosynthesis, secretion, and metabolism of PTH, has increased

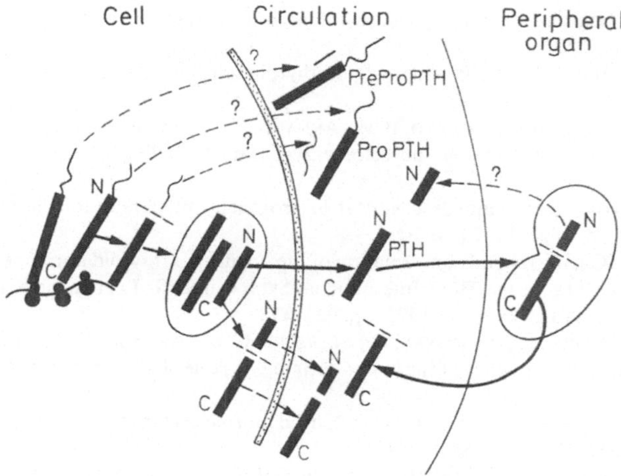

Fig. 13. Schematic model summarizing present information and concepts of biosynthesis, secretion, and metabolism of parathyroid hormone and origins of heterogeneity of immunoreactive parathyroid hormone in circulation. In addition to release of intact hormone from parathyroid cell (pathway denoted by heavy arrows), there may be release of prohormone or prohormone-specific hexapeptide after cleavage from precursor, pre-proparathyroid hormone (ribosomal precursor of ProPTH), or possibly of fragments of PTH formed by proteolytic breakdown of PTH in cell (?). Uptake of hormone after secretion occurs in peripheral organs (perhaps target organs, e.g., kidney), followed by second cleavage; larger biologically inactive C fragment reenters circulation, but fate of smaller N fragment, which may be biologically active (and be released adjacent to receptors), is at present uncertain (?). N fragment may not reenter circulation

the general confidence in immunoassays for PTH. This newly acquired knowledge should lead to the development of even more specific and useful immunoassays that, in turn, will result in improved diagnosis and management of disorders of the parathyroid glands.

6. Acknowledgements

This work would not have been possible without the many valuable contributions from the people who have collaborated with us: G.P. MAYER, BYRON KEMPER, GINO V. SEGRE, HUGH D. NIALL, HENRY T. KEUTMANN, and GEOFFREY W. TREGEAR. Dr. HABENER was a recipient of a U.S.P.H.S. Research Career Development Award and is currently an investigator of the Howard Hughes Medical Institute. The studies were supported by grants from the National Institutes of Health (AM 11794 and AM 04501) and the John A. Hartford Foundation, Inc.

References

ABE, M., SHERWOOD, L.M.: Regulation of parathyroid hormone secretion by adenyl cyclase. Biochem. Biophys. Res. Commun. **48**, 396–401 (1972).

ARNAUD, C.D., SIZEMORE, G.W., OLDHAM, S.B., FISCHER, J.A., TSAO, H.S., LITTLEDIKE, E.T.: Human parathyroid hormone: glandular and secreted molecular species. Amer. J. Med. **50**, 630–638 (1971).

Aurbach, G.D.: Isolation of parathyroid hormone after extraction with phenol. J. biol. Chem. 234, 3179–3181 (1959).

Aurbach, G.D., Potts, J.T., Jr.: Partition of parathyroid hormone on Sephadex G-100. Endocrinology 75, 290–292 (1964).

Benson, R.C., Jr., Riggs, B.L., Pickard, B.M., Arnaud, C.D.: Immunoreactive forms of circulating parathyroid hormone in primary and ectopic hyperparathyroidism. *J. clin. Invest.* 54, 175–181 (1974).

Berson, S.A., Yalow, R.S.: Immunochemical heterogeneity of parathyroid hormone in plasma. J. clin. Endocr. 28, 1037–1047 (1968).

Brewer, H.B., Jr.: Chemistry and conformation of the bovine parathyroid hormone. In: Endocrinology 1971: Proceedings of the Third International Symposium, S. Taylor (ed.). London: William Heinemann Medical Books, Ltd., 1972, pp. 324–332.

Brewer, H.B., Jr., Fairwell, T., Ronan, R., Sizemore, G.W., Arnaud, C.D.: Human parathyroid hormone: amino-acid sequence of the amino-terminal residues 1–34. Proc. nat. Acad. Sci. (Wash.) 69, 3585–3588 (1972).

Brewer, H.B., Jr., Ronan, R.: Bovine parathyroid hormone: amino acid sequence. Proc. nat. Acad. Sci. (Wash.) 67, 1862–1869 (1970).

Canterbury, J.M., Levey, G.S., Reiss, E.: Activation of renal cortical adenylate cyclase by circulating immunoreactive parathyroid hormone fragments. J. clin. Invest. 52, 524–527 (1973).

Chu, L.L.H., MacGregor, R.R., Anast, C.S., Hamilton, J.W., Cohn, D.V.: Studies on the biosynthesis of rat parathyroid hormone and proparathyroid hormone: adaptation of the parathyroid gland to dietary restriction of calcium. Endocrinology 93, 915 (1973a).

Chu, L.L.H., MacGregor, R.R., Hamilton, J.W., Cohn, D.V.: Conversion of proparathyroid hormone to parathyroid hormone: the use of amines as specific inhibitors. Endocrinology 95, 1431–1438 (1974).

Chu, L.L.H., MacGregor, R.R., Liu, P.I., Hamilton, J.W., Cohn, D.V.: Biosynthesis of proparathyroid hormone and parathyroid hormone by human parathyroid glands. J. clin. Invest. 52, 3089 (1973b).

Cohn, D.V., MacGregor, R.R., Chu, L.L.H., Huang, D.W.Y., Anast, C.S., Hamilton, J.W.: Biosynthesis of proparathyroid hormone and parathyroid hormone: chemistry, physiology and role of calcium in regulation. Amer. J. Med. 56, 767 (1974).

Cohn, D.V., MacGregor, R.R., Chu, L.L.H., Kimmel, J.R., Hamilton, J.W.: Calcemic fraction-A: biosynthetic peptide precursor of parathyroid hormone. Proc. nat. Acad. Sci. (Wash.) 69, 1521 (1972).

Copp, D.H., Davidson, G.F.: Direct humoral control of parathyroid function in the dog. Proc. Soc. exp. Biol. 107, 342 (1961).

Dufresne, L.R., Gitelman, H.J.: A possible role of adenyl cyclase in the regulation of parathyroid activity by calcium. In: Calcium, Parathyroid Hormone and the Calcitonins, R.V. Talmage, P.L. Munson (eds.), p. 202. Excerpta med. (Amst.) 1972

Fischer, J.A., Blum, J.W., Binswanger, U.: Acute parathyroid hormone response to epinephrine in vivo. J. clin. Invest. 54, 2434–2440 (1973).

Flueck, J.A. Di Bella, F.P. Edis, A.J., Kehrwald, J.M., Arnaud, C.D.: Immunoheterogeneity of parathyroid hormone in venous effluent serum from hyperfunctioning glands. J. clin. Invest. 60, 1367–1375 (1977).

Goldsmith, R.S., Furszyfer, J., Johnson, W.J., Fournier, A.E., Sizemore, G.W., Arnaud, C.D.: Etiology of hyperparathyroidism and bone disease during chronic hemodialysis. III: Evaluation of parathyroid suppressibility. J. clin. Invest. 52, 173–179 (1973).

Goltzman, D., Callahan, E.N., Tregear, G.W., Potts, J.T., Jr.: Conversion of proparathyroid hormone to parathyroid hormone: studies in vitro with trypsin. Biochemistry 15, 5076–5082 (1976).

Habener, J.F.: Responsiveness of neoplastic and hyperplastic parathyroid tissues to calcitonin in vitro. J. clin. Invest. 62, 436–450 (1978).

Habener, J.F., Amherdt, M., Ravazzola, M., Orci, L.: Parathyroid hormone biosynthesis: correlation of conversion of biosynthetic precursors with intracellular protein migration as determined by electron microscope autoradiography. J. cell Biol. 80, 715–731 (1979).

Habener, J.F., Chang, H.T., Potts, J.T., Jr.: Enzymic processing of proparathyroid hormone by cell-free extracts of parathyroid glands. Biochemistry 16, 3190–3917 (1977a).

HABENER, J.F., KEMPER, B.W., KRONENBERG, H.M., RICH, A., POTTS, J.T., JR.: Pre-proparathyroid hormone: amino acid sequence, chemical synthesis, and some biologic studies of the precursor region. Proc. nat. Acad. Sci. (Wash.) 75, 2616–2620 (1978).

HABENER, J.F., KEMPER, B., POTTS, J.T., JR.: Calcium-dependent intracellular degradation of parathyroid hormone: a possible mechanism for the regulation of hormone stores. Endocrinology 97, 431–441 (1975).

HABENER, J.F., KEMPER, B., POTTS, J.T., JR., RICH, A.: Proparathyroid hormone: biosynthesis by human parathyroid adenomas. Science 178, 630–633 (1972a).

HABENER, J.F., KEMPER, B.W., POTTS, J.T., JR., RICH, A.: Calcium-independent intracellular conversion of proparathyroid hormone to parathyroid hormone. Endo. Res. Commun. 1(3), 239–246 (1974b).

HABENER, J.F., MAYER, G.P., DEE, P.C., POTTS, J.T., JR.: Metabolism of amino- and carboxyl-sequence immunoreactive parathyroid hormone in the bovine: evidence for peripheral cleavage of hormone. Metabolism 25, 385–395 (1976a).

HABENER, J.F., POTTS, J.T., JR.: Chemistry, biosynthesis, secretion, and metabolism of parathyroid hormone. In: Handbook of Physiology. Endocrinology VII. E.B. ASTWOOD, R.O. GREEP (eds.). Washington, D.C.: American Physiological Society 1976a, pp. 313–342.

HABENER, J.F., POTTS, J.T., JR.: Relative effectiveness of magnesium and calcium on the secretion and biosynthesis of parathyroid hormone in vitro. Endocrinology 98, 197–202 (1976b).

HABENER, J.F., POTTS, J.T., JR.: Biosynthesis of parathyroid hormone. New Engl. J. Med. 299, 580–585; 635–644 (1978).

HABENER, J.F., POTTS, J.T., JR., RICH, A.: Pre-proparathyroid hormone: evidence for an early biosynthetic precursor of proparathyroid hormone. J. Biol. Chem. 251, 3893–3899 (1976b).

HABENER, J.F., POWELL, D., MURRAY, T.M., MAYER, G.P., POTTS, J.T., JR.: Parathyroid hormone: secretion and metabolism in vivo. Proc. nat. Acad. Sci. (Wash.) 68, 2986–2991 (1971).

HABENER, J.F., SEGRE, G.V., POWELL, D., MURRAY, T.M., POTTS, J.T., JR.: Immunoreactive parathyroid hormone in circulation of man. Nature [New Biol.] 238, 152–154 (1972b).

HABENER, J.F., STEVENS, T.D., RAVAZZOLA, M., ORCI, L. POTTS, J.T., JR.: Effects of calcium ionophores on the synthesis and release of parathyroid hormone. Endocrinology 101, 1524–1537 (1977b).

HABENER, J.F., STEVENS, T.D., TREGEAR, G.W., POTTS, J.T., JR.: Radioimmunoassay of human proparathyroid hormone: analysis of hormone content in tissue extracts and in plasma. J. clin. Endocr. Metab. 42, 520–530 (1976c).

HABENER, J.F., TREGEAR, G.W., STEVENS, T.D., DEE, P.C., POTTS, J.T., JR.: Radioimmunoassay for proparathyroid hormone. Endo. Res. Commun. 1(1), 1–17 (1974a).

HAMILTON, J.W., NIALL, H.D., JACOBS, J.W., KEUTMANN, H.T., POTTS, J.T., JR., COHN, D.V.: The N-terminal amino-acid sequence of bovine proparathyroid hormone. Proc. nat. Acad. Sci. (Wash.) 71, 653–656 (1974).

JACOBS, J.W., KEMPER, B., NIALL, H.D., HABENER, J.F., POTTS, J.T., JR.: Structural analysis of human proparathyroid hormone by a new microsequencing approach. Nature (Lond.) 249, 155–157 (1974).

KEMPER, B., HABENER, J.F., MULLIGAN, R.C., POTTS, J.T., JR., RICH, A.: Pre-proparathyroid hormone: a direct translation product of parathyroid messenger RNA. Proc. nat. Acad. Sci. (Wash.) 71, 3731–3735 (1974b).

KEMPER, B., HABENER, J.F., POTTS, J.T., JR., RICH, A.: Proparathyroid hormone: identification of a biosynthetic precursor to parathyroid hormone. Proc. nat. Acad. Sci. (Wash.) 69, 643–647 (1972).

KEMPER, B. [W.], HABENER, J.F., POTTS, J.T., JR., RICH, A.: Pro-parathyroid hormone: fidelity of the translation of parathyroid messenger RNA by extracts of wheat germ. Biochemistry 15, 20–25 (1976).

KEMPER, B., HABENER, J.F., RICH, A., POTTS, J.T., JR.: Parathyroid secretion: discovery of a major calcium-dependent protein. Science 184, 167–169 (1974a).

KEMPER, B., HABENER, J.F., RICH, A., POTTS, J.T., JR.: Microtubules and the intracellular conversion of proparathyroid hormone to parathyroid hormone. Endocrinology 96, 903–912 (1975).

KEUTMANN, H.T., AURBACH, G.D., DAWSON, B.F., NIALL, H.D., DEFTOS, L.J., POTTS, J.T., JR.: Isolation and characterization of the bovine parathyroid isohormones. Biochemistry 10, 2779–2787 (1971).

KEUTMANN, H.T., SAUER, M.M., HENDY, G.N., O'RIORDAN, J.L.H., POTTS, J.T., JR.: Complete amino acid sequence of human parathyroid hormone. Biochemistry 17, 5723–5729 (1978).

MACGREGOR, R.R., CHU, L.L.H., HAMILTON, J.W., COHN, D.V.: Partial purification of parathyroid hormone from chicken parathyroid glands. Endocrinology 92, 1312–1317 (1973).

MARCUS, R., AURBACH, G.D.: Bioassay of parathyroid hormone in vitro with a stable preparation of adenyl cyclase from rat kidney. Endocrinology 85, 801–810 (1969).

MARTIN, K.J., FREITAG, J.J., CONRADES, M.B., HRUSKA, K.A., KLAHR, S., SLATOPOLSKY, E.: Selective uptake of the synthetic amino terminal fragment of bovine parathyroid hormone by isolated perfused bone. J. clin. Invest. 62, 256–261 (1978).

MAYER, G.P., HABENER, J.F., POTTS, J.T., JR.: Parathyroid hormone secretion in vivo: demonstration of a calcium-independent, non-suppressible component of secretion. J. clin. Invest. 57, 678–683 (1976).

MAYER, G.P., HURST, J.G.: Sigmoidal relationship between parathyroid hormone secretion rate and plasma calcium concentration in calves. Endocrinology 102, 1036–1042 (1978a).

MAYER, G.P., HURST, J.G.: Comparison of the effects of calcium magnesium in parathyroid hormone secretion rate in calves. Endocrinology 102, 1803–1808 (1978b).

MAYER, G.P., HURST, J.G., BARTO, J.A., KEATON, J.A., MOORE, M.P.: Effect of epinephrine on parathyroid hormone secretion in calves. Endocrinology 104, 1181–1187 (1979a).

MAYER, G.P., KEATON, J.A., HURST, J.G., HABENER, J.F.: Effects of plasma calcium concentration on the relative proportion of hormone and carboxyl fragments in parathyroid venous blood. Endocrinology 104, 1778–1784 (1979b).

MORRISEY, J.J., COHN, D.V.: The effects of calcium and magnesium on the secretion of parathormone and parathyroid secretory protein by isolated porcine parathyroid cells. Endocrinology 103, 2081–2090 (1978).

MURRAY, T.M., PEACOCK, M., POWELL, D.S., MONCHIK, J.M., POTTS, J.T., JR.: Non-autonomy of hormone secretion in primary hyperparathyroidism. Clin. Endocr. 1, 235 (1972).

NIALL, H.D., KEUTMANN, H.T., SAUER, R., HOGAN, M.L., DAWSON, B.F., AURBACH, G.D., POTTS, J.T., JR.: The amino-acid sequence of bovine parathyroid hormone I. Hoppe-Seylers Z. physiol. Chem. 351, 1586–1588 (1970).

NIALL, H.D., SAUER, R.T., JACOBS, J.W., KEUTMANN, H.T., SEGRE, G.V., O'RIORDAN, J.L.H., AURBACH, G.D., POTTS, J.T., JR.: The amino-acid sequence of the amino-terminal 37 residues of human parathyroid hormone. Proc. nat. Acad. Sci. (Wash.) 71, 384–388 (1974).

O'RIORDAN, J.L.H., WOODHEAD, J.S., ROBINSON, C.J., PARSONS, J.A., KEUTMANN, H.T., NIALL, H.D., POTTS, J.T., JR.: Structure-function studies in parathyroid hormone. Proc. roy. Soc. Med. 64, 1263–1265 (1971).

PARSONS, J.A., REIT, B., ROBINSON, C.J.: A bioassay for parathyroid hormone using chicks. Endocrinology 92, 454–462 (1973).

PATT, H.M., LUCKHARDT, A.B.: Relationship of low blood calcium to parathyroid secretion. Endocrinology 31, 384–392 (1942).

POTTS, J.T., JR., DEFTOS, L.J.: Parathyroid hormone, thyrocalcitonin, vitamin D, bone and bone mineral metabolism. In: Duncan's Diseases of Metabolism (ed. P.K. BONDY), 6th edition, pp. 904–1082. Philadelphia: W.B. Saunders Co. 1969.

POTTS, J.T., JR., HABENER, J.F., SEGRE, G.V., NIALL, H.D., TREGEAR, G.W., KEUTMANN, H.T., POWELL, D.A.: Parathyroid hormone: chemical and immunochemical studies in relation to biosynthesis, secretion and metabolism of the hormone. In: Clinical Aspects of Metabolic Bone Disease. B. FRAME, A.M. PARFITT, H. DUNCAN (eds.), pp. 208–214. Excerpta med. (Amst.) 1973.

POTTS, J.T., JR., KEUTMANN, H.T., NIALL, H.D., TREGEAR, G.W.: The chemistry of parathyroid hormone and the calcitonins. Vitam. and Horm. 29, 41–93 (1971).

POTTS, J.T., JR., KEUTMANN, H.T., NIALL, H.D., TREGEAR, G.W., HABENER, J.E., O'RIORDAN, J.L.H., MURRAY, T.M., POWELL, D., AURBACH, G.D.: Parathyroid hormone: chemical and immunochemical studies of the active molecular species. In: Endocrinology 1971: Proceedings of the Third International Symposium (ed. S. Taylor), pp. 333–349. London: William Heinemann Medical Books 1972.

RASMUSSEN, H., CRAIG, L.C.: The parathyroid polypeptides. Rec. Progr. Horm. Res. 18, 269–295 (1962).

RASMUSSEN, H., SZE, Y.-L., YOUNG, R.: Further studies on the isolation and characterization of parathyroid polypeptides. J. biol. Chem. 239, 2852–2857 (1964).

RIGGS, L.B., ARNAUD, C.D., REYNOLDS, J.C., SMITH, L.H.: Immunologic differentiation of primary hyperparathyroidism from hyperparathyroidism due to parathyroid cancer. J. clin. Invest. **50**, 2079–2083 (1971).

ROOF, B.S., CARPENTER, B., FINK, D.J., GORDON, G.S.: Some thoughts on the nature of ectopic parathyroid hormones. Amer. J. Med. **50**, 686–691 (1971).

SAUER, R.T., NIALL, H.D., HOGAN, M.L., KEUTMANN, H.T., O'RIORDAN, J.L.H., POTTS, J.T., JR.: The amino-acid sequence of porcine parathyroid hormone. Biochemistry **13**, 1994–1999 (1974).

SEGRE, G.V., HABENER, J.F., POWELL, D., TREGEAR, G.W., POTTS, J.T., JR.: Parathyroid hormone in human plasma: immunochemical characterization and biological implications. J. clin. Invest. **51**, 3163–3172 (1972).

SEGRE, G.V., NIALL, H.D., HABENER, J.F., POTTS, J.T., JR.: Metabolism of parathyroid hormone: physiologic and clinical significance. Amer. J. Med. **56**, 774–784 (1974).

SEGRE, G.V., ROSENBLATT, M., REINER, B.L., MAHAFFEY, J.E., POTTS, J.T., JR.: Characterization of parathyroid hormone receptors in canine renal cortical plasma membranes using a radioiodinated sulfur-free hormone analogue: correlation of binding with adenylate cyclase activity. J. biol. Chem. **254**, 6980–6986 (1979).

SHERWOOD, L.M., ABE, M.: Adrenergic receptors and the release of parathyroid hormone (PTH). J. clin. Invest. **51**, 88a–89a (abstr. #292) (1972).

SHERWOOD, L.M., MAYER, G.P., RAMBERG, C.F., KRONFELD, D.S., AURBACH, G.D., POTTS, J.T., JR.: Regulation of parathyroid hormone secretion: proportional control by calcium, lack of effect of phosphate. Endocrinology **83**, 1043–1051 (1968).

SHERWOOD, L.M., POTTS, J.T., JR., CARE, A.D., MAYER, G.P., AURBACH, G.D.: Evaluation by radioimmunoassay of factors controlling the secretion of parathyroid hormone. Nature (Lond.) **209**, 52–57 (1966).

SHERWOOD, L.M., RODMAN, J.S., LUNDBERG, W.B.: Evidence for a precursor to circulating parathyroid hormone. Proc. nat. Acad. Sci. (Wash.) **67**, 1631 (1970).

SILVERMAN, R., YALOW, R.S.: Heterogeneity of parathyroid hormone: clinical and physiologic implications. J. clin. Invest. **52**, 1958–1971 (1973)

TREGEAR, G.W., VAN RIETSCHOTEN, J., GREENE, E., KEUTMANN, H.T., NIALL, H.D., PARSONS, J.A., POTTS, J.T., JR.: Principles and recent applications in the solid-phase synthesis of peptide hormones. In: Endocrinology 1973: Proceedings of the Fourth International Symposium, S. Taylor, (ed.), pp. 1–15. London: Heinemann Medical Books, Ltd., 1974

TREGEAR, G.W., VAN RIETSCHOTEN, J., GREENE, E., KEUTMANN, H.T., NIALL, H.D., REIT, B., PARSONS, J.A., POTTS, J.T., JR.: Bovine parathyroid hormone: minimum chain length of synthetic peptide required for biological activity. Endocrinology **93**, 1349–1353 (1973).

WOODHEAD, J.S., O'RIORDAN, J.L.H., KEUTMANN, H.T., STOLTZ, M.L., DAWSON, B.F., NIALL, H.D., ROBINSON, C.J., POTTS, J.T., JR.: Isolation and chemical properties of porcine parathyroid hormone. Biochemistry **10**, 2787–2792 (1971).

II. Bioassay of Parathyroid Hormone

By

JOAN M. ZANELLI and J.A. PARSONS

With 2 Tables

1. Historical Review

The historical evolution of parathyroid chemistry, physiology, and bioassay during the last 55 years has been the subject of many comprehensive reviews. Authors who have made particular reference to the quantitative assessment of the biologic potency of extracts of parathyroid glands include THOMSON and COLLIP (1932); GREEP (1948); GREEP and KENNY (1955); MUNSON et al. (1963); ARNAUD et al. (1967); PARSONS and POTTS (1972).

The discovery that an extract of bovine parathyroid glands had blood-calcium raising activity in parathyroidectomized dogs was first made and later quantitated by HANSON (1923, 1924, 1928). COLLIP and his co-workers independently established that parathyroid gland extracts had a hypercalcemic effect in intact dogs (COLLIP, 1925; COLLIP and CLARK, 1925). The relationship between serum calcium levels in dogs, and the biologic potency of bovine parathyroid gland extracts administered to the dogs (COLLIP and CLARK, 1925) was investigated and statistically analyzed (MILLER, 1938; BLISS and ROSE, 1940). These studies formed the basis of the bioassay for parathyroid hormone which is still cited in the United States Pharmacopoeia. The U.S.P. unit is defined as "one hundredth of the amount required to raise the calcium content of 100 ml of the blood serum of normal dogs 1 mg within 16–18 hours after administration" (U.S. Pharmacopoeia XI (1935)–XVIII (1970)). However, these units are "animal units" with all the variability from laboratory to laboratory and time to time which that implies. The necessity for the change to units based on a stable biologic standard will be discussed more fully in the section on standardization.

Although the dog assay proved a remarkably reliable method for comparing the potencies of parathyroid gland extracts, more economical techniques have since been developed, based on biologic responses in common laboratory animals. The two main headings under which this subject can be considered are hypercalcemia and hyperphosphaturia.

1.1. Hypercalcemia

As the classic physiologic response directly related to the parathyroid gland was a change in blood calcium concentration, many attempts at assay were based on the calcium-raising activity of parathyroid gland extracts. HAMILTON and SCHWARTZ (1932) used intact rabbits; BIERING (1950) injected gland extracts into intact rats. Because intact rats are relatively insensitive to parathyroid hormone, very large doses were required.

It had already been reported that parathyroidectomized rats (PTX rats) were more sensitive to the calcium-mobilizing property of PTH (TWEEDY and CHANDLER, 1929) and this fact was used as the basis of assays by several groups of workers (MUNSON, 1955; MUNSON *et al.,* 1953, 1961; DAVIES *et al.,* 1954; RASMUSSEN and WESTALL, 1957; REICHERT and L'HEUREUX, 1960, 1961). All these assays had relatively wide confidence limits and required large amounts of hormone. Further modifications were introduced to improve precision and sensitivity, e.g., thyroparathyroidectomy (TPTX) with different time intervals between operation and assay (CAUSTON *et al.,* 1965; TREACHER, 1966; AMER, 1968) or the use of TPTX mice instead of rats (BETHUNE *et al.,* 1967). However, in general, these modified rat hypercalcemia assays have not proved as successful in other hands as in the laboratories of their originators.

Other attempts at assay based on the urinary excretion of calcium (DYER, 1933; TRUSKOWSKI *et al.,* 1939) or mobilization of bone mineral prelabeled with radioactive calcium (CLARK *et al.,* 1960) were also reported, but with no significant advantage in terms of sensitivity, precision, or practicability.

The Munson assay (MUNSON, 1961) has withstood the test of time as a most practical, precise, and reliable rat assay and will be described in detail under the section on current methodology.

1.2. Phosphaturia

GREENWALD (1911) and GREENWALD and GROSS (1926) first presented evidence that the parathyroid glands were associated with control of urinary phosphate excretion. ALBRIGHT and his colleagues (ALBRIGHT, 1948; ALBRIGHT and ELLSWORTH, 1929; ALBRIGHT and REIFENSTEIN, 1948) developed the hypothesis that phosphaturia represented the primary action, and that parathyroid hormone raised the plasma calcium only indirectly by an undefined physicochemic process the effect of which was to keep constant the product of plasma concentrations of calcium and phosphate ions.

The hyperphosphaturic response can be detected rapidly and is elicited by lower doses of hormone than those needed to induce acute hypercalcemia. Assays based on phosphaturia in PTX rats (DAVIES and GORDON, 1953a; KENNY and MUNSON, 1959) and in intact saline-loaded mice (DAVIES *et al.,* 1955) confirmed the greater sensitivity of this response, but the great variability in the renal handling of inorganic phosphate made it difficult to achieve acceptable precision. Measurement of the urinary excretion of radioactive phosphorus appeared to offer some practical advantages (TWEEDY *et al.,* 1947; RUBIN and DORFMAN, 1953; FUJITA *et al.,* 1961, 1962; TREACHER, 1966; ZIEGLER *et al.,* 1967) but with no great improvement in statistical quality of the method. The concomitant decrease in serum inorganic phosphate was also investigated in normal (TEPPERMAN *et al.,* 1947) and TPTX and PTX rats (DAVIES and GORDON, 1953a, b), but again the inherent biologic variation in phosphate homeostasis was too great to allow accurate measurement of the small changes produced by PTH.

More significantly, it was shown (THOMPSON, 1959) that a number of substances in crude extracts of various tissues affect the renal handling of phosphate and thus assays of crude PTH extracts based on phosphaturia have the great disadvantage of relative nonspecificity. Despite this, phosphaturic activity is a property of PTH which it is often important to measure, particularly when comparing the purified native hormone with synthetic fragments and analogs. A method currently used in our own laboratories is described in the next section.

For the sake of completeness it should also be mentioned that assays have been described based on the activation of bone alkaline phosphatase as measured

Table 1. Summary of in vivo bioassay methods

Reference	Assay parameter	λ	Dose range (per animal)	Assay animal
	Serum Ca			
Collip, 1925	Serum Ca	–	50–200 USP units	Intact dogs
Hanson, 1928	Serum Ca	–	50–200 USP units	PTX dogs
Biering, 1950	Serum Ca	–	300–750 USP units	Intact rats
Davies et al., 1954	Serum Ca	0.3	20–150 USP units	PTX rats
Rasmussen and Westall, 1957	Serum Ca	–	25–125 USP units	PTX rats
Munson, 1961	Serum Ca	0.25	5–40 USP units	PTX rats
Causton et al., 1965	Serum Ca	0.21	2–65 USP units	TPTX rats
Treacher, 1966	Serum Ca	0.23	10–130 USP units	PTX rats
Bethune et al., 1967	Serum Ca	0.27	0.5–2.0 USP units	TPTX mice
Amer, 1968	Serum Ca	0.15	5–20 USP units	TPTX rats
Garel, 1969	Serum Ca	0.28	0.25–1.0 USP units	Neonatal rats
Dacke and Kenny 1973	Serum Ca	0.20	0.5–4.5 USP units	Intact Japanese quail
Parsons et al., 1973	Serum Ca	0.14	1–10 I.U.	Intact chicks
	Serum P			
Tepperman et al., 1947	Serum P	–	12.5–100 USP units	Intact rats
Davies et al., 1953b	Serum P	0.36	0.2–3.0 USP units	PTX rats
	Urine Ca			
Dyer, 1933	Urine Ca	–	25–150 USP units	Intact rats
Truszkowski et al., 1939	Urine Ca	–	100+ USP units	Intact rats
	Urine ^{45}Ca			
Clark et al., 1960	Urine ^{45}Ca	0.33	4–30 USP units	Intact rats
	Urine Ca/P			
Lemon, 1962	Urine Ca/P	–	1.0–3.0 USP units	Intact mice
	Urine P			
Davies et al., 1953b	Urine P	0.84	0.2–3.0 USP units	PTX rats
Davies, 1955	Urine P	0.40	0.2–3.0 USP units	Intact mice
Kenny, 1954	Urine P	0.27	4–32 USP units	PTX rats
Kenny et al., 1959	Urine P	0.30	10–160 USP units	PTX rats
Parsons et al., 1975	Urine P	0.49	10–100 I.U.	PTX rats
	Urine ^{32}P			
Rubin and Dorfman, 1953	Urine ^{32}P	–	0.5–1.0 USP units	TPTX rats
Fujita et al., 1961	Urine ^{32}P	0.80	10.0–40.0 USP units	PTX rats
Treacher, 1966	Urine ^{32}P	0.29	0.5–2.0 USP units	PTX rats
	Renal cAMP			
Nahorski et al., 1976	Renal cAMP	0.19	0.1–10.0 I.U.	Intact chicks

by serum alkaline phosphatase levels (Mouzas and Weiss, 1961; Treacher, 1966). The vasodilator action of PTH measured by increases in celiac blood flow in the dog has also been suggested as a bioassay (Charbon, 1969).

Many workers tried to use the in vivo hypercalcemia or phosphaturia assays to try to detect and measure parathyroid-hormone-like activity in blood (Buckner and Nellor, 1960; Reichert and L'Heureux, 1961; Lemon, 1962; Fujita et al., 1962; Gertner et al., 1964; Stoerk et al., 1966) or in urine extracts (Davies, 1958; Fujita et al., 1961; Eliel et al., 1965; Stoerk et al., 1968; Bethune and Turpin, 1968; Palmieri et al., 1968) but results proved nonreproducible and nonspecific.

Table 1 summarizes the characteristics of published hypercalcemic and phosphaturic assays many of which have been applied to monitor biologic activities of gland extracts throughout different stages of chemical purification.

1.3. Radioimmunoassay

The development of radioimmunoassay (Berson *et al.*, 1963) opened up a new dimension in clinical and physiologic research. However, increasing experience with immunoassays for all the peptide hormones has documented the existence of circulating immunoactive hormonal molecules, or fragments, devoid of biologic activity. In the case of PTH, immunologic heterogeneity in serum was first reported by Berson and Yalow (1968) and extensive investigation of its immunochemical basis has been undertaken by Habener *et al.* (1971, 1972), Segre *et al.* (1972, 1974), Canterbury and Reiss (1972), Silverman and Yalow (1973) and Arnaud *et al.* (1974). There is still no general agreement on the normal circulating concentrations of bioactive PTH (bio-PTH) which has to be inferred from measurements of immunoactive PTH (i-PTH). As discussed elsewhere (Parsons, 1976 a, b), the evidence of Segre *et al.* (1974), Blum *et al.* (1974), Mayer (1975), and Mayer *et al.* (1975), combines to provide a strong indication that the proportion of PTH containing the amino-terminal determinants for biologic activity may be as low as 5% of current estimates of "total i-PTH."

This has led to a resurgence of interest in biologic assays to provide direct estimates of bio-PTH in physiologic fluids. Such assays are likely to be based on new indices of the action of PTH at the level of target tissues or isolated cells, or broken cell membranes bearing intact biologic receptors.

2. Physiology of Current Bioassay Methods

It is now clear that PTH, like other hormones, has multiple actions and any in vivo measurements will thus represent only the gross effect on a multicomponent system at a particular instant in time. Parathyroid hormone has several primary actions on kidney and bone, and each primary action has its own dose–response–curve and characteristic rate of onset and offset (see reviews by Parsons *et al.*, 1975; Parsons, 1976a, b).

Discussion of the physiology of assay methods in current use can thus be conveniently divided into in vivo systems, using the whole animal, and in vitro methods which isolate the responses of the individual target tissues.

2.1. In Vivo Bioassays

2.1.1. Hypercalcemia

The hypercalcemic effect of PTH is a composite result based on at least four responses in target tissues:

a) A fast action on bone, causing a rapid movement of calcium from a readily exchangeable pool (Milhaud *et al.*, 1971; Talmage, 1975; Neumann, 1975).

b) The classic action of PTH on bone in which osteoclastic resorption of bone is stimulated resulting in breakdown of bone matrix and release of bone mineral. As discussed in recent reviews (PARSONS *et al.*, 1975; PARSONS, 1976 a, b) this is now thought to be a relatively slow response to supraphysiologic or pharmacologic concentrations of hormone.

c) A rapid action on the kidney, increasing the proportion of the filtered load of calcium reabsorbed in the distal tubule (AGUS *et al.*, 1973; JAMIESON *et al.*, 1974) and thus decreasing urinary loss of calcium.

d) An indirect effect upon the intestine (over a period of a day or more) to increase the absorption of dietary calcium (FRASER and KODICEK, 1973; GARABEDIAN *et al.*, 1974).

Thus biologic assays based on the acute hypercalcemic action of PTH include a contribution from the increased renal reabsorption of calcium, but, as has been repeatedly shown in studies with radiocalcium (TALMAGE and ELLIOT, 1958; MILHAUD *et al.*, 1971; PARSONS *et al.*, 1973; KENNY and DACKE, 1974; TALMAGE, 1975) they depend principally on mobilization of calcium from bone.

The two hypercalcemic assays in current use are the Munson assay (MUNSON, 1961) using acutely PTX rats, and the assays using young birds—either chicks (PARSONS *et al.*, 1973) or Japanese quail (DACKE and KENNY, 1972, 1973).

The Munson assay utilizes young adult rats (usually derived from the Wistar strain) which have been placed on a low-calcium diet for 5 days prior to use. At the time of PTX by electrocautery, standard or unknown doses of PTH (dose range 10–100 IU) are injected subcutaneously. The serum or plasma calcium level, 5 h after injection, is proportional to the logarithm of the dose of PTH injected. This assay is widely used and is remarkably reliable, but it is relatively insensitive and the achievement of an acceptable index of precision demands considerable skill, particularly at the PTX stage. Release of endogenous calcitonin at this stage is probably one reason for the variability of response. It had been noted (HIRSCH *et al.*, 1963; TASHJIAN, 1966) that PTX by dissection and excision did not produce the rapid hypocalcemia characteristic of the Munson assay—whereas electrocautery of the thyroid gland without simultaneous PTX was associated with a rapid but transient hypocalcemia. The hypocalcemic factor due to thyroid cautery alone must be very consistent if a statistically valid bioassay is to result. As mentioned in the historical section, none of the modifications introduced to overcome this difficulty appear to the authors to have sufficient advantages in sensitivity, ease, or precision to replace the Munson procedure.

The use of birds, such as chickens or Japanese quail, had been reported by several groups (POLIN *et al.*, 1957; DACKE and KENNY, 1971; RAUOL *et al.*, 1971; LEWIS and TAYLOR, 1972) and hypercalcemia assays in these species did appear to offer advantages in terms of sensitivity (dose range 2.5–20 IU) and practicability in that no surgery was required.

The intravenous chick hypercalcemia method of PARSONS *et al.* (1973) is relatively simple. Chicks, such as hybrid Rhode Island Red × Light Sussex, aged 7–14 days and weighing 40–60 g, are fasted overnight, and groups are then assigned to standard and test doses of PTH (dose range 1–10 IU per chick). The hormone, dissolved in a protein-containing diluent as detailed in the section on standardization, is injected intravenously via a wing vein. The vehicle also contains enough calcium chloride to give a dose of 20 µmol per bird. Although this small quantity leaves the circulation rapidly and is undetectable at the time of bleeding, it doubles the magnitude of response to PTH.[1]

One hour after intravenous administration of the hormone the bird is exsanguinated and the hypercalcemia correlated with the logarithm of the dose of PTH. The intravenous route has particular advantages when used for the assay of highly purified PTH preparations and synthetic hormone fragments. Losses due to inactivation at site of injection are avoided, thus minimizing time-dependent variables in the response. However, some crude preparations of parathyroid hormone may contain substances which interfere in the intravenous assay and injections can alternatively be made subcutaneously when it is necessary to assay such materials. Higher dose levels are required (10–90 IU) and there is the expected decrease in sensitivity and precision. As will be discussed further, different species of assay animal may discriminate between bovine preparations at different stages of purity. It may also be that there is a discrimination between hormones derived from different species [as has already been shown with calcitonin (PARSONS and REYNOLDS, 1968)] underlining the fact that any definition of biologic potency must be expressed in terms of the hormone standard and bioassay system used.

2.1.2. Phosphaturia

The phosphaturic assays depend on the increased urinary output of inorganic phosphate (with concomitant decrease in plasma phosphate concentration), resulting from the depression by PTH of the reabsorption of phosphate from the proximal (and possibly the distal) renal tubule (AGUS et al., 1973; KNOX and LECHENE, 1975).

Osteoclastic bone resorption, which releases calcium, also releases phosphate, although this may not be true of the earlier phases of the hypercalcemic responses in which osteocytic osteolysis predominates (TALMAGE, 1975). There may also be a redistribution of soft tissue phosphate (TALMAGE et al., 1973). However, as mentioned in the historical review, phosphaturia per se is not a PTH-specific response; substances in crude tissue extracts affect the filtration fraction, thus acting quite differently from the PTH-mediated effect of enhancing tubular reabsorption. The extreme variability of urinary phosphate in control and PTH-injected animals reduces the precision to statistically unacceptable levels. Despite these major disadvantages, it is well established that highly purified PTH, and biologically active synthetic fragments, cause a dose-related phosphaturia and an estimate of phosphaturic activity is necessary when comparing the pharmacology of synthetic fragments and analogs with the intact PTH molecule.

An in vivo technique has been described by PARSONS et al. (1975). Young adult (approximately 100 g) male rats are PTX by electrocautery 3 days before assay. At the start of the assay each rat is anesthetized, which fortunately

---

[1] There is considerable evidence in bone in vitro systems (TALMAGE et al., 1970; ROBERTSON et al., 1972) and in vivo (see PARSONS et al., 1971; PARSONS et al., 1972; PARSONS and ROBINSON, 1972a, b) to suggest that the immediate physiologic action of PTH causes an increased rate of entry of calcium into the cell. Calcium thus acts as a "second messenger" in mediating the osteolytic response, as does cyclic 3′5′-adenosine monophosphate (cAMP) (CHASE and AURBACH, 1968)—for further discussion see RASMUSSEN and TENENHOUSE (1970). The inclusion of a small amount of calcium, 20 μmol per bird, to the injection medium used in the iv chick assay, was found to double the hypercalcemic response to PTH. In this assay, the increased calcium in the blood is derived mainly from bone (PARSONS et al., 1973; KENNY and DACKE, 1974). It is interesting to note that in the in vivo cAMP chick assay (NAHORSKI et al., 1976), described later, the use of 20 μmol calcium in the injection medium depressed the renal cAMP response by 50%.

also causes emptying of the bladder, and the penis is ligated after infiltration with a local anesthetic. The standard and test hormone preparations are injected intravenously. A small amount of calcium chloride (20 μmoles, as used in the i.v. chick assay) is usually added to the injection medium to ensure an easily measurable hypercalcemic response accompanying the hyperphosphaturia. An acute hypercalcemic response can be determined in a 90-min blood sample, and the total collection of phosphate excreted into the urine during this period is recovered by bladder washout.

The effective dose range under the conditions described is between 10 and 100 IU PTH. The main advantage of this technique is that the hypophosphatemia and hypocalciuria together with the hyperphosphaturia and hypercalcemia can all be measured in a single experiment for a quantitative comparison of the different biologic responses elicited by hormone fragments and analogs.

2.1.3. Cyclic AMP

Parathyroid hormone has been shown to activate renal cortical membrane adenylate cyclase, resulting in an intracellular accumulation of cyclic 3′5′-adenosine monophosphate (already mentioned as cAMP), as the "second messenger" in the mediation of PTH action on its target cell (CHASE and AURBACH, 1968). The intracellular concentration of this nucleotide is subject to rapid fluctuations (for example, breakdown by intracellular phosphodiesterases) and assays based on this PTH response have only been carried out in vitro (as will be discussed later), where conditions can be more readily modified.

Recent studies (NAHORSKI et al., 1976) have made it possible to investigate the renal cAMP response to PTH in an in vivo system. This group of workers had shown that the chick kidney is very sensitive to stimulation by PTH (MARTIN et al., 1974) and selected young (4–7 days old) male chicks for in vivo studies. The chicks were injected intravenously with standard or test doses of PTH, and 2 min later were killed by microwave irradiation. As a consequence of the speed at which enzyme systems are inactivated at the time of death, the cAMP accumulated in response to PTH-activated adenyl cyclase is not enzymatically destroyed by phosphodiesterases within the activated cell. A dose of 2 U of PTH, given intravenously, will cause accumulation of just over 100 pmol cAMP/mg protein when the chick is killed by microwave fixation, whereas the measured response to the same dose after the chick has been decapitated and the kidney removed as rapidly as possible to liquid nitrogen, was five fold lower.

Microwave irradiation for 6 s abolished adenyl cyclase activity and 8 s was necessary to abolish phosphodiesterase activity. An irradiation period of 10 s was used routinely. The kidneys were then removed and stored at $-20°$ C pending extraction of tissue for assay of cAMP by conventional methods (mentioned later).

The use of calcium chloride in the injection vehicle, as used by PARSONS et al. (1973) in the chick hypercalcemia assay, was found to cause 50% inhibition of the renal cAMP response, further confirming that the hypercalcemia at 1 h is due mainly to a bone response.

The dose range of this in vivo cAMP assay is 0.1–10 IU. Unlike the iv chick hypercalcemia assay, impure bovine PTH can be used quite successfully in this system.

The separation of the bone and renal response within an intact animal has immediate application in the comparative bioassay of synthetic fragments and analogs when structure-function relationships must be compared in a wide range of response systems.

2.1.4. Summary

In all in vivo bioassays in which doses are given subcutaneously (as is usual in most methods) the hormone which arrives at the receptor sites will have been subject to degradation at the site of injection and metabolic cleavage during circulation. Both the rate and the nature of such changes will be dependent on many variables. These include:

a) The characteristics of degradative and metabolic enzymes of a particular species, or strain, of assay animal
b) The susceptibility of a particular species of hormone to specific or nonspecific inactivation or cleavage
c) The chemical purity of the hormone preparation and presence or absence of contaminants which may enhance or inhibit degradation
d) The nature of the injection vehicle which may contain additives to protect the peptide from enzymatic degradation or which may alter the rate of absorption from the site of subcutaneous injection

On the other hand, in vivo hormone assays have some unique advantages such as the ease with which responses can be related to normal physiologic actions and the fact that they are usually less sensitive than in vitro systems to impurities in hormone preparations.

2.2. In Vitro Systems

Ideally, in vitro methodology provides a means of isolating the response of one target tissue under controlled conditions. Descriptions of in vitro assays for PTH can be divided into systems using bone and kidney as the target tissues, and subdivided further according to their use of organ culture, isolated cell culture, or subcellular techniques. The response to be quantified may be an initiator step, such as those used in cytochemical assays; an intermediate effect, i.e., the activation of adenylate cyclase; or a physiologic end result such as the stimulation of osteoclastic breakdown of bone.

In addition to those in vitro techniques which have already been shown to yield statistically valid bioassays for PTH, others will be mentioned which seem to have potential for further development.

2.2.1. Bone

2.2.1.1. Whole Organ Cultures

GAILLARD (1955 and 1961) was the first to attempt to quantitate the histologic responses of embryonic long bones of mice exposed to PTH in vitro. GOLDHABER (1958, 1961) also achieved satisfactory cultures of neonatal and postnatal mouse calvaria and investigated biochemical alterations in the culture medium in which the bone was maintained as well as the histologic changes in the bone itself.

Histologic systems were too cumbersome to be practical for bioassay, and RAISZ (1963) published details of an embryonic rat long bone culture in which the bone was prelabelled in utero with radioactive calcium. The parameter of response was the appearance of radio calcium in the culture medium after exposure to graded doses of PTH. One of the disadvantages of this system is the need for elaborate animal facilities to ensure timed matings and to permit injection of large doses of radio calcium into pregnant rats at the 17th day of gestation. This disadvantage could be overcome by a postnatal labeling technique. REYNOLDS and DINGLE (1970) used calvariae from 6-day-old mice, pulsed 4 days previously with radioactive calcium. Although this system has been used extensively by REYNOLDS and his colleagues for the semiquantitative study of agents affecting bone resorption, it has not been fully exploited in terms of a statistically valid bioassay technique.

It was also found that 5–10 day old postnatal mouse calvariae are sufficiently well mineralized for the mobilization of bone mineral and matrix to be detected and measured without the use of isotopes. The increased amounts of calcium, phosphate, and hydroxyproline in the culture medium of control and PTH-treated calvariae prove to correlate well with the logarithm of the dose of PTH (ZANELLI et al., 1969).

The static culture of FELL and WEISS (1965) has proved suitable for such organ culture techniques, the bone explant being placed on a stainless steel expanded-mesh support so that it is positioned at the gas/liquid interface. Most workers have found that modifications of culture medium BGJ (BIGGERS et al., 1961) are particularly suitable for postnatal bone cultures, and in addition, bicarbonate with 5% carbon dioxide in air (not oxygen) is preferable to Hepes buffer.[2] Heat-inactivated serum, or other specified protein supplement, appears essential for successful bone resorption in response to PTH. Antibiotics and antifungal agents are often added.

In the assay described by ZANELLI et al. (1969) and modified by WEBSTER et al. (1974), 6–8 day postnatal mouse calvariae are maintained in culture for an equilibration period of a day or so. The culture medium is then removed and replaced with fresh medium containing standard and test doses of PTH, and the culture continued for a further 2–4 days. At the end of the assay, the medium is removed for analysis and the bones can also be retained for histologic examination, measurement of cAMP content, etc. The amount of calcium, inorganic phosphate, and hydroxyproline released into the medium during the culture period is a result of PTH-stimulated bone resorption, and the usual log-dose response relationship is apparent between 0.01 and 1.0 IU PTH/ml culture fluid.

The increased sensitivity of such in vitro bone systems compared with in vivo assays has great advantages when only very small amounts of hormones are available, such as extracts of human parathyroid tumor tissues (ZANELLI et al., 1973). However, the elaborate requirements for tissue culture and the restrictions imposed by the necessity for a rigidly defined environment exclude the incorporation of large amounts of serum, urine or crude tissue extracts, or column effluents containing acid, ammonia, urea, or organic solvents into the culture medium.

Other effects of parathyroid gland extracts on bone metabolism in vitro were studied intensively between 1960 and 1968, e.g., the effect of PTH on citric acid production (NEUMANN and NEUMANN, 1958; KENNY, 1961; MECCA et al., 1963, 1964); on oxidative, decarboxylative and glycolytic pathways in bone (DOWSE et al., 1963; HERRMANN-ERLEE, 1964; COHN and GRIFFITH, 1965); on lysosomal enzymes (VAES, 1967); on alkaline phosphatase (HEKKELMAN and

---

[2] Hepes buffer – (N-2-Hydroxyethylpiperazine – N[1]-2-ethanesulfonic acid).

Herrmann-Erlee, 1968); on bone acid hydrolases (Belanger *et al.*, 1963). None of these studies were practical in terms of bioassay with the methodology then available.

The new techniques of cytochemical bioassay (Chayen, 1974; Chayen *et al.*, 1974) are currently being applied to investigate the PTH-induced cytochemical changes in bone at the single cell level.

2.2.1.2. Isolated Bone Cells

Bone cells, washed out of rat or mouse calvariae by incubation with collagenase, appear to be extremely sensitive to PTH. Peck *et al.* (1973, 1974) have used embryonic rat bone cells grown to confluence before exposure to PTH, whereas Rodan and Rodan (1974) have used freshly isolated embryonic bone cells. The method of Peck *et al.* is reproducible and (in the presence of theophylline, a phosphodiesterase inhibitor) significant increases have been reported in the intracellular accumulation of cAMP linearly related to the logarithm of the dose of PTH in the range 1 ng–1 µg/ml. Further work showed that the response to the lower concentrations of PTH was enhanced by adenosine in the absence of theophylline. The lack of synergism between theophylline and adenosine was somewhat difficult to explain, though it was suggested that the two agents enhanced different actions of PTH at the membrane and cytoplasmic levels. The need to process all cell pellets (to measure the amount of cAMP accumulated) limits the number of samples that can be included in this system, and if an equally sensitive and more easily measured response parameter could be determined, the technique would offer a practical bioassay in the physiologic range.

The fact that calcium appears to act as a second messenger in the response of bone cells to PTH (as discussed in the footnote to the section on the intravenous chick assay) suggests that calcium transport in bone cells would be a convenient rapid response for use in bioassay, but increased calcium uptake has so far been demonstrated only in response to high doses (200 µg/ml) of PTH (Dziak and Stern, 1975).

Techniques such as those of Peck *et al.* (1973, 1974), which involve the proliferation of embryonic bone cells in culture, may mean that a PTH-sensitive population of cells has selectively multiplied. Attempts to separate and identify PTH and calcitonin-sensitive cell populations within bone have been partially successful, Wong and Cohn (1974 and 1975) having harvested four populations of cells at successive time intervals during the collagenase treatment of minced postnatal calvariae. All four cell groups were maintained in culture and their morphology was correlated with response to PTH, as measured by cAMP accumulation, over a period of several days. Rapidly growing cells showing fibroblastic transformation were unresponsive, whereas one population grew slowly, maintained distinctive morphology (large cells with a convoluted dendritic border) and responded to PTH. After 7 days in culture, the cells started to lose both their typical appearance and PTH response. Despite selection of a PTH-sensitive cell population, these postnatal cells exhibited the same dose range as the whole calvarium (approximately 180 ng PTH/ml) in contrast with embryonic cells, not separated into different harvest populations but cultured over the same time period, which responded as well at 10 ng/ml. In both systems, cell morphology changed and PTH response decreased after approximately 1 week in culture.

Freshly isolated bone cells, used without a proliferative culture phase, have been reported to accumulate cAMP after exposure to PTH at concentrations as low as 1 fg/ml[3] (RODAN and RODAN, 1974). At other times, freshly isolated cells responded to concentrations of 10 ng–2 µg. The reason for the 10^6-fold shift in sensitivity could not be satisfactorily explained and further studies in this system will be awaited with interest. One aspect of the technique that may be applicable to other assays based on the intracellular accumulation of cAMP is that these workers merely added an anti-cAMP antiserum to the cell pellets in order to "extract" the cAMP which was then measured by the standard radioimmunoassay, thus eliminating the tedious and time-consuming extraction procedure.

2.2.1.3. Bone Cell Membranes

The membranes of intact osteoclasts have been reported to depolarize when exposed to PTH (MEARS, 1971). Osteoclasts were either isolated from postnatal rabbit femora and maintained in vitro for short periods or were allowed to migrate out from bone chips implanted in rabbit ear chambers. No log-dose-response relationship was reported, but it should be noted that Parathyroid Extract (Eli Lilly and Co.), known to contain phenol and glycerine, together with multiple active hormonal peptides produced during acid extraction of bovine parathyroid tissue (as discussed by KEUTMANN, 1974), apparently had more effect upon changes in membrane potential than a 25-fold higher level of purified PTH. The author suggested that depolarization of the membrane was consistent with an accelerated calcium influx into the cell, invoking calcium as the "second messenger" (discussed earlier). The complexity of and artifacts inherent in this system preclude its use as a bioassay, but the possibility of such membrane changes must be considered as one of the initial actions of PTH.

Crude fetal bone cell membranes prepared in much the same way as renal cortical membranes (see next section) have been used to investigate PTH stimulation of adenyl cyclase (CHASE et al., 1969). The degree of stimulation detected was only two fold with a concentration of 10 µg/ml. Bone cell ghosts prepared by hypotonic lysis of bone cells (PECK et al., 1975) could respond to concentrations of PTH at 5 µg/ml by activation of adenyl cyclase. The insensitivity of these membranes does not recommend their use as a bioassay system.

2.2.2. Kidney

2.2.2.1. Kidney Slices

Attempts at using slices of fresh kidney have been complicated by the fact that intact PTH is enzymatically degraded in 15–30 min, particularly when rat kidney is used (ORIMO et al., 1965; VAJDA et al., 1969; MARTIN et al., 1969; FUJITA et al., 1970), although this effect decreases with age (FUJITA et al., 1971) and is less evident when the 1–34 N-terminal fragment is used (FUJITA et al., 1975). Chick kidney enzymes are reported to be much less active then rat kidney enzymes in degrading PTH (MARTIN et al., 1974; GOLTZMAN et al., 1975a, b).

The most useful technology, based on tissue slices, is likely to be that of cytochemical bioassay, already applied successfully to other peptide hormone target tissues (CHAYEN, 1974; CHAYEN et al., 1974). Studies are currently in

---

[3] femtogram $= 10^{-3}$ pg or 10^{-15} g

progress to investigate the PTH-induced cytochemical changes in kidney at the single cell level. Such assays have typically proved to be sensitive to concentrations far below physiologic blood levels of the hormones in question. A postulated explanation is that initiation responses, or early changes in intracellular biochemistry, can be detected long before they have sufficient magnitude or duration to trigger the whole sequence of intracellular events needed to effect an end response.

2.2.2.2. Kidney Tubules

Kidney tissue enzymatically disaggregated with collagenase yields a mixture of tubule fragments (BURG and ORLOFF, 1962). The effect of PTH on gluconeogenesis in tubules from starved rats was investigated by PAGLIARI and GOODMAN (1969), RASMUSSEN and NAGATA (1970), and GUDER and WIELAND (1972), who found significant stimulation at PTH concentrations between 10 and 100 ng/ml. Activation of adenyl cyclase in tubules from cortex, but not medulla, after exposure to PTH in vitro (100 ng/ml–5 µg/ml) was reported by MELSON *et al.* (1970) and accumulation of cAMP in cortical tubules in response to 0.1–1.0 USP units of Parathyroid Extract (Lilly) by KUROKAWA *et al.* (1974). As mentioned earlier, when Lilly Parathyroid Extract is used, interpretation of results is complicated by the response to fragments as well as intact hormone.

Kidney tubules in short-term culture have been used extensively in investigations of the mechanism of renal hydroxylation of the vitamin D metabolite, 25-hydroxycholecalciferol to 1,25-dihydroxycholecalciferol (RASMUSSEN *et al.*, 1972; SHAIN, 1972; BICKLE and RASMUSSEN, 1975) and to determine the roles of ionic environment and hormones (PTH) in enhancing production of the 1-hydroxylase. Parathyroid hormone was effective at concentrations of 5 ng/ml (BICKLE and RASMUSSEN, 1975).

Despite the sensitivity of these preparations, the parameters measured at present are too complex to be used for bioassay.

2.2.2.3. Isolated Kidney Cells

Prolonged enzymatic digestion of monkey kidney tissue, aided by mechanical disruption, yields a single cell preparation, which can be grown as a monolayer for 5–10 days. The fluxes of calcium in such isolated cells, which may be dedifferentiated to an uncertain degree, have been studied extensively by BORLE (1970 and 1972), whereby PTH has been shown to influence cellular and intracellular transport of calcium. He has postulated that the cellular transport of calcium can be described by three exponential functions representing different compartments. Briefly, there appears to be a very rapid exchange, probably extracellular, with a rate constant of 2 min; then a slower phase of transport (rate constant = 20 min) across the cell membrane into the cytoplasm and finally a very slow component (rate constant = 200 min) which has many of the functional characteristics of a mitochondrial calcium pool. The kinetics of all compartments can be altered by manipulating the ionic constituents of the culture medium (calcium in the range 0.02–2.5 mM; phosphate 0.5 mM) and by PTH at concentrations of 2 µg/ml. Results were interpreted as suggesting that PTH has no effect on the fast extracellular phase of calcium uptake, but increased both influx and pool size of the slow compartments, i.e., PTH could be acting to accelerate the rate of transfer of the calcium-carrier complex across the cell membrane.

Such a system based on a shift of radioactive calcium, seems extremely suitable for the development of a bioassay despite the highly unphysiologic conditions. However, at present, it appears strikingly insensitive to PTH—the kidney tubule culture of BICKLE and RASMUSSEN (1975) responded to a concentration of PTH 400-fold lower than that of the isolated cells.

Some technical problems in the use of isolated cells, enzymatically dissociated from the tissue, may well be due to damage to the cell membrane by the preparative procedures, as reviewed by WEYMOUTH (1974) or, more specifically, by proteolytic destruction of PTH receptor sites (CHASE, 1975). Although cells in culture can regain or regenerate some of their surface properties (see WEYMOUTH, 1974) the behavior of the PTH receptor under such conditions is unknown. It is possible that freshly isolated renal cells from species other than rats will be more sensitive target cells for the quantitative measurement of PTH-induced changes on radioactive calcium fluxes.

2.2.2.4. Kidney Cell Membranes

The use of isolated renal cortical membranes to measure the activation of adenyl cyclase in response to PTH was first described by CHASE and AURBACH (1968) and slight modifications of this system have been used for assay purposes (MARCUS and AURBACH, 1969; MARTIN *et al.*, 1974).

In most instances, fresh kidney cortex is homogenized in ice-cold buffer and a particulate fraction harvested at 2200 g (10 min). Further purification of membranes by sucrose density fractionation may be carried out (MARX *et al.*, 1972). The adenyl cyclase is measured by its ability to generate radioactive cAMP from radioactive ATP (labelled with ^{32}P at the α-phosphate) supplied as substrate. An ATP regenerating system is necessary, and the incubation is carried out in the presence of theophylline, or other phosphodiesterase inhibitors, to prevent breakdown of radioactive cAMP produced. The reaction is stopped after a short time, usually 10 min, by the addition of excess carrier which contains ^{3}H-labeled cAMP as an internal marker for recovery of cAMP during the next extraction stage. After boiling the reaction mixture for 2 or 3 min, followed by centrifugation, the supernatant is passed down a Dowex column (CHASE and AURBACH, 1968) or neutral alumina (WHITE and ZENZER, 1971) to separate the ^{32}P cAMP from other labeled nucleotides. The eluted fraction containing cAMP is then precipitated and counted for ^{3}H and ^{32}P activity to determine % recovery of ^{3}H–cAMP and amount of ^{32}P–cAMP produced. To assist interpretation of the data, the full potential activity of adenyl cyclase present in a particular membrane preparation can be determined by using sodium fluoride activation.

This in vitro technique has been exploited as a bioassay for bovine PTH by CHASE *et al.* (1969) and for comparison of the activity of natural bovine and human PTH, synthetic fragments and analogs (TREGEAR *et al.*, 1973; MARTIN *et al.*, 1974 and 1975; GOLTZMAN *et al.*, 1975a, b).

In terms of the effective dose range of bovine PTH, rat membranes appear to be one order of magnitude less sensitive than membranes prepared in a virtually identical fashion from dog, calf, chick, or human kidney (GOLTZMAN, 1975a, b), possibly partly because rat membranes contain or retain greater amounts of proteolytic enzymes. GOLTZMAN *et al.* (1975a, b) also report that all species systems discriminate against human PTH, and it is suggested that the binding to the receptor site is affected by the amino-acid difference at position 1 in the two hormone species (serine in the case of human PTH,

Table 2. Summary of in vitro bioassay methods

Reference	Assay parameter	λ	Dose range (per incubation volume)
RAISZ, 1963	Release of ^{45}Ca from prelabelled embryonic rat radii in culture	0.31	0.01–1.00 USP units
ZANELLI et al., 1969	Release of calcium from post natal mouse calvaria in culture	0.15	0.01–1.00 I.U.
MARCUS and AURBACH, 1969	Activation of adenyl cyclase in renal cortical membranes	0.083	0.14–1.13 USP units

alanine in bovine, for both the 1–84 intact molecules, and 1–34 fragments). Although MARTIN et al. (1974 and 1975) confirm that chick membranes are indeed more sensitive than rat membranes for bovine PTH and 1–34 fragment, they do not find that there is a species discrimination between bovine and human peptides and, in their system, human and bovine peptides are equipotent.

Plasma membranes from rat renal cortex have been shown (CHU et al., 1975) to contain both a PTH-sensitive adenyl cyclase and a potent proteolytic activity which degrades the hormone into peptide fragments.

Further studies will be needed to define the problems of specificity and degradation in the adenyl cyclase systems. Nevertheless, it is a practical, widely used technique, relevant in that it correlates well with in vivo assays of purified intact PTH and suggests receptor interaction differences when fragments and analogs are compared in vitro and in vivo in different species. However, as mentioned earlier, although economical in the amount of hormone required, it is not sufficiently sensitive to be of use at physiologic concentrations.

The detection of PTH attached to its receptor site has been achieved, using a labeled antibody system (MCINTOSH and HESCH, 1975) and although this is not a true biologic assay, it is significant that parathyroid hormone that has been oxidized and thus is not biologically active, did not bind to the membrane receptor site although radioimmunoassays do not apparently detect such loss of biologic activity. Techniques such as this may give valuable information and lead to new insights on receptor-hormone interaction.

A summary of the three in vitro bioassays is given in Table 2.

3. Standardization of Parathyroid Hormone for Bioassay

As described in the introductory section, the USP unit of parathyroid hormone was an animal unit, based on the hypercalcemic effect produced in a normal dog. Although no formal standard was available, most manufacturers and laboratories who prepared PTH for research purposes assayed it in the rat against successive batches of Parathyroid Extract (Lilly). This consists of a hot hydrochloric acid extract of bovine parathyroid glands and is of varying heterogeneity with respect to fragments cleaved by hydrolysis during the extraction procedure (KEUTMANN, 1974). However, each batch was calibrated by the USP dog assay which, as MUNSON noted in 1961 "is remarkably dependable, at least in the hands of pharmacologists at the Eli Lilly Company," and Parathyroid Extract (Lilly) thus served as a kind of working standard for many years.

In 1967, a donated sample of bovine parathyroid hormone, purified to the stage of trichloroacetic acid (AURBACH, 1959), was ampouled by the Division of Biological Standards, National Institute for Medical Research, Mill Hill, London (now the National Institute for Biological Standards and Control, Hampstead, London NW3 6RB, England). Following an international collaborative study ROBINSON et al. (1972) it was assigned a potency of 200 IU per ampule on the basis that this figure most nearly preserved continuity with the USP unit. This material, issued in 1970 as M.R.C. Research Standard A, was established in 1974 by the World Health Organisation as the 1st International Reference Preparation of Parathyroid Hormone Bovine, for Bioassay.

This material does give anomalous results in certain bioassays (e.g., some of the kidney adenyl cyclase assays and the intravenous chick hypercalcemia assay as described earlier) and a more highly purified working reference preparation, appropriately calibrated in terms of the international reference preparation, should be used in such assays.

4. Parathyroid Hormone in Solution

Parathyroid hormone, like many other peptide hormones, is readily adsorbed onto glass or plastic. Losses can be reduced by ensuring that a protein carrier is added to all vehicles to be used for diluting parathyroid hormone solution. In our laboratories, solutions for bioassay are therefore made in a vehicle which contains 1% sodium acetate and 0.1% crystalline bovine serum albumin, buffered to pH 4.0. Because albumin preparations may contain peptidases which are most active at pH 7.0 (though virtually inactive at pH 4.0), it is possible to use the vehicle after heat inactivation (56° C for 1 h) if the pH range 5–8 must be used. In this laboratory we have found that bovine parathyroid hormone preparations can be stored for a week at room temperature in the vehicle solutions recommended without detectable loss of activity as assessed by the chick hypercalcemia assay (PARSONS and REIT, 1974).

5. Future of Bioassay

As discussed elsewhere (PARSONS et al., 1975), there are many indications that the multiple sets of receptors involved in the overall physiologic response to parathyroid hormone differ in their "structural requirements" for expression of biologic activity. It is therefore essential to use an appropriate range of biologic systems when comparing the characteristics of PTH with those of its fragments and analogs. There is a need for development of a range of system-specific assays of this kind for use in further studies on structure-function relationships.

The other area where development of new bioassay methods is most urgently needed is in ultrasensitive techniques which can directly measure the biologic activity of PTH in the circulation. The problem of immunochemical heterogeneity of PTH as measured in the circulation by radioimmunoassay has already been discussed. New bioassays must therefore be capable of measuring short-lived bio-PTH without interference from biologically inactive, long half-life i-PTH which currently dominates the picture in studies by radioimmunoassay.

6. Addendum

Since writing this review, a new ultra sensitive cytochemical assay for the measurement of biologically active PTH in human plasma has been described (CHAMBERS et al., 1978b). The system uses guinea pig renal cortex as the target tissue and various sensitive dose dependent PTH responses can be shown in different parts of the nephron (CHAMBERS et al., 1978a). The response selected for the plasma bioassay depends upon the stimulation of glucose-6-phosphate dehydrogenase activity in segments of guinea pig renal cortex maintained in vitro and measured by microdensitometry. The limits of sensitivity of the assay are 12.5×10^{-9} to 12.5×10^{-6} IU/ml (corresponding to 5fg to 5pg/ml bovine PTH).

A partially purified extract of human parathyroid adenomata (estimated to be 10% pure by immunochemical methods), and samples of human plasma diluted in the range 1/100–1/10,000 have log dose-response regressions parallel to the bPTH reference preparation. The levels of circulating hormone in 5 normal subjects have ranged from 2.5–30 pg/ml using the human parathyroid adenomata extract as the reference material. The PTH activity in normal human plasma could be reduced by more than 90% by exposure to an anti-PTH serum known to have both amino- and carboxy-terminal binding sites. The PTH activity in plasma increased rapidly after infusion of EDTA (ethylenediaminetetra-acetic acid) into a normal subject, and decreased rapidly after a calcium infusion.

The cytochemical bioassay, at least 1000 times more sensitive than current immunoassay, is currently in use to investigate parathyroid function in normal and abnormal calcium metabolism.

References

AGUS, Z.A., GARDNER, L.B., BECK, L.H., GOLDBERG, M.: Effects of parathyroid hormone on renal tubular reabsorption of calcium, sodium and phosphate. Am. J. Physiol. **224**, 1143–1148 (1973).

ALBRIGHT, F.: A page out of the history of hyperparathyroidism. J. clin. Endocr. **8**, 637–657 (1948).

ALBRIGHT, F., ELLSWORTH, R.: Studies on the physiology of the parathyroid glands. I: Calcium and phosphorus studies on a case of idiopathic hypoparathyroidism. J. clin. Invest. **7**, 183–201 (1929).

ALBRIGHT, F., REIFENSTEIN, E.C.: The parathyroid glands and metabolic bone disease. Baltimore, MD: Williams and Wilkins 1948.

AMER, M.S.: An improved assay of parathyroid hormone. Endocrinology **82**, 166–170 (1968).

ARNAUD, C.D., GOLDSMITH, R.S., BORDIER, P.J., SIZMORE, G.W.: Influence of immuno-heterogeneity of circulating parathyroid hormone on results of radioimmunoassays of serum in man. Am. J. Med. **56**, 785–793 (1974).

ARNAUD, C.D., TENENHOUSE, A.M., RASMUSSEN, H.: Parathyroid hormone. Ann. Rev. Physiol. **29**, 349–372 (1967).

AURBACH, G.D.: Isolation of parathyroid hormone after extraction with phenol. J. biol. Chem. **234**, 3179–3181 (1959).

BELANGER, L., ROBICHON, J., MIGICOUSKY, B.B., COPP, D.H., VINCENT, J.: Resorption without osteoclasts. In: Mechanisms of Hard Tissues. SOGNNAES, R.F. (ed.). Washington, D.C.: American Association for the Advancement of Science 1963, pp. 531–556.

BERSON, S.A., YALOW, R.S.: Immunochemical heterogeneity of parathyroid hormone in plasma. J. clin. Endocr. Metab. **28**, 1037–1047 (1968).

BERSON, S.A., YALOW, R.S., AURBACH, G.D., POTTS, J.T., JR.: Immunoassay of bovine and human parathyroid hormone. Proc. Nat. Acad. Sci. **49**, 613–617 (1963).

BETHUNE, J.E., INOUE, H., TURPIN, R.A.: A bioassay for parathyroid hormone in mice. Endocrinology **81**, 67–70 (1967).

BETHUNE, J.E., TURPIN, R.A.: A study of urinary excretion of parathyroid hormone in man. J. clin. Invest. **47**, 1583–1589 (1968).

BICKLE, D.D., RASMUSSEN, H.: The ionic control of 1,25-dihydroxyvitamin D_3 production in isolated chick renal tubules. J. clin. Invest. **55**, 292–298 (1975).

BIERING, A.: Bioassay of parathyroid hormone on rats. Acta Pharm. Toxicol. **6**, 40–73 (1950).

BIGGERS, J.D., GWATKIN, R.B.L., HEYNOR, S.: Growth of embryonic avian and mammalian tibiae on a relatively simple chemically defined medium. Expl. Cell. Res. **25**, 41–48 (1961).

BLISS, C.I., ROSE, C.L.: The assay of parathyroid extract from the serum calcium of dogs. Am. J. Hygiene **31A**, 79–98 (1940).

BLUM, J.W., MAYER, G.P., POTTS, J.T., JR.: Parathyroid hormone responses during spontaneous hypocalcaemia and induced hypercalcaemia in cows. Endocrinology **95**, 84–92 (1974)

BORLE, A.: Kinetic analysis of calcium movements in cell cultures III: Effects of calcium and parathyroid hormone in kidney cells. J. Gen. Physiol. **55**, 163–170 (1970).

BORLE, A.: Parathyroid hormone and cell calcium. In: Calcium, Parathyroid Hormone and the Calcitonins. TALMAGE, R.V., MUNSON, P.L. (eds.). Amsterdam: Excerpta Medica 1972, pp. 484–491.

BUCKNER, B., NELLOR, J.E.: Parathyroid hormone-like activity in the sera of rats with induced hyperparathyroidism. Endocrinology **67**, 82–89 (1960).

BURG, M.B., ORLOFF, J.: Oxygen consumption and active transport in separated renal tubules. Am. J. Physiol. **203**, 327–330 (1962).

CANTERBURY, J.M., REISS, E.: Multiple immunoreactive molecular forms of parathyroid hormone in human serum. Proc. Soc. exp. Biol. Med. **40**, 1393–1398 (1972).

CAUSTON, A., CHORLTON, B., ROSE, G.A.: An improved assay for parathyroid hormone, observing the rise of serum calcium in thyroparathyroidectomized rats. J. Endocr. **33**, 1–12 (1965).

CHAMBERS, D.J., DUNHAM, J., ZANELLI, J.M., PARSONS, J.A., BITENSKY, L., CHAYEN, J.: A sensitive bioassay of parathyroid hormone in plasma. Clin. Endocr. **9**, 375–379 (1978b).

CHAMBERS, D.J., SCHÄFER, H., LAUGHARN, J., JOHNSTONE, J., ZANELLI, J.M., PARSONS, J.A., BITENSKY, L., CHAYEN, J.: Dose-related activation by PTH of specific enzymes in various regions of the kidney. In: Endocrinology of calcium metabolism. COPP, D.H., TALMAGE, R.V. (Eds.). pp. 216–220. Excerpta Medica, Amsterdam: 1978a.

CHARBON, G.A.: Vasodilator action of parathyroid hormone used as a bioassay. Arch. int. Pharmacodyn. **178**, 296–303 (1969).

CHASE, L.R.: Selective proteolysis of the receptor for parathyroid hormone in renal cortex. Endocrinology **96**, 70–76 (1975).

CHASE, L.R., AURBACH, G.D.: Cyclic AMP and the mechanism of action of parathyroid hormone. In: Parathyroid Hormone and Thyrocalcitonin (Calcitonin). TALMAGE, R.V., BELANGER, L.F. (eds.). Amsterdam: Excerpta Medica 1968, pp. 247–257.

CHASE, L.R., FEDAK, S.A., AURBACH, G.D.: Activation of skeletal adenyl cyclase by parathyroid hormone *in vitro*. Endocrinology **84**, 761–768 (1969).

CHAYEN, J.: General introduction to cytochemical hormone bioassay. Clin. Endocr. **3**, 303–309 (1974).

CHAYEN, J., BITENSKY, L., CHAMBERS, D.J., LOVERIDGE, N., DALY, J.R.: Studies on the mechanism of cytochemical bioassays. Clin. Endocr. **3**, 349–360 (1974).

CHU, L.L.H., FORTE, L.R., ANAST, C.S., COHN, D.V.: Interaction of parathyroid hormone with membranes of kidney cortex: degradation of the hormone and activation of adenyl cyclase. Endocrinology **97**, 1014–1022 (1975).

CLARK, I., BOWERS, W., GEOFFROY, R.: A new method for the bioassay of the calcium mobilizing fraction of parathyroid extracts. Endocrinology **66**, 527–532 (1960).

COHN, D.V., GRIFFITH, F.D.: The influence of parathyroid extract on oxidative and decarboxylative pathways in bone. In: The Parathyroid Glands. GAILLARD, P.J., TALMAGE, R.V., BUDY, A.M. (eds.). Chicago: University of Chicago Press 1965, pp. 231–242.

Collip, J.B.: Studies on the parathyroid hormone, J. biol. Chem. **63**, 395–439 (1925).

Collip, J.B., Clark, E.P.: Further studies on the parathyroid hormone. J. biol. Chem. **66**, 133–137 (1925).

Dacke, C.G., Kenny, A.D.: Marked rapidity and sensitivity of the hypercalcaemic response to parathyroid hormone in birds. Fed. Proc. **30**, 417 Abs. No. 1234. Fed. Am. Soc. Exp. Biol. (1971).

Dacke, C.G., Kenny, A.D.: An avian bioassay for parathyroid hormone. Fed. Proc. Fed. Am. Soc. Exp. Biol. **31**, 225 (1972).

Dacke, C.G., Kenny, A.D.: Avian bioassay method for parathyroid hormone. Endocrinology **92**, 463–470 (1973).

Davies, B.M.A.: The extraction and estimation of human urinary parathyroid hormone. J. Endocr. **16**, 369–377 (1958).

Davies, B.M.A., Gordon, A.H.: Hormonal nature of extracts of parathyroid gland stimulating phosphate excretion. Nature **171**, 1122–1123 (1953a).

Davies, B.M.A., Gordon, A.H.: The effect of parathyroid hormone on phosphate excretion in the rat. J. Endocr. **9**, 293–300 (1953b).

Davies, B.M.A., Gordon, A.H., Mussett, M.V.: A plasma calcium assay for parathyroid hormone using parathyroidectomized rats. J. Physiol. **125**, 383–395 (1954).

Davies, B.M.A., Gordon, A.H., Mussett, M.V.: A mouse urine phosphate assay for parathyroid hormone with certain applications. J. Physiol. **130**, 79–95 (1955).

Dowse, C.M., Neumann, M.W., Lane, K., Neumann, W.F.: Metabolic action of parathyroid hormone on rat calvaria. In: Mechanisms of Hard Tissue Destruction. Sognnaes, R.F. (ed.). Washington, D.C.: American Association for the Advancement of Science 1963, pp. 589–608.

Dyer, F.J.: Estimation of parathyroid hormone. Quart. J. Pharm. Pharmacol. **6**, 426–450 (1933).

Dziak, R., Stern, P.H.: Calcium transport in isolated bone cells. III: Effects of parathyroid hormone and 3'5'-adenosine monophosphate. J. Cell. Physiol. (in press) (1975).

Eliel, L.P., Chanes, R., Hawrylko, J.: Urinary excretion of parathyroid hormone in man; effects of calcium loads, protein-free diets, adrenal cortical steroids and neoplastic disease. J. clin. Endocr. **25**, 445–456 (1965).

Fell, H.B., Weiss, L.: The effect of antiserum alone and with hydrocortisone on foetal mouse bones in culture. J. Exp. Med. **121**, 551–556 (1965).

Fraser, D.R., Kodicek, E.: Regulation of 25-hydroxycholecalciferol-1 hydroxylase activity in kidney by parathyroid hormone. Nature (New Biol). **241**, 162–164 (1973).

Fujita, T., Morii, H., Ibayashi, H., Takahashi, Y., Okinaka, S.: Assay of parathyroid hormone in human urine using ^{32}P excretion in parathyroidectomized rats. Acta Endocr. **38**, 321–329 (1961).

Fujita, T., Morii, H., Okinaka, S.: Bioassay of parathyroid hormone-like activity in plasma using ^{32}P excretion in parathyroidectomized rats. Endocrinology **70**, 711–714 (1962).

Fujita, T., Ohata, M., Orimo, H., Yoshikawa, M.: Age and parathyroid hormone inactivation by kidney tissue. J. Gerontol. **26**, 20–23 (1971).

Fujita, T., Ohata, M., Okano, K., Yoshikawa, M.: Differential hydrolysis of bovine parathyroid hormone and its N-terminal peptide by rat kidney. Endocr. jap. **22**, 39–42 (1975).

Fujita, T., Orimo, H., Ohata, M., Yoshikawa, M., Marayama, M.: Enzymatic inactivation of parathyroid hormone by rat kidney homogenate. Endocrinology **86**, 42–49 (1970).

Gaillard, P.J.: Parathyroid gland tissue and bone *in vitro*. Exp. Cell. Res. Suppl. 3, 154–169 (1955).

Gaillard, P.J.: Parathyroid and bone tissue in culture. In: The Parathyroids. Greep, R.O., Talmage, R.V. (eds.). Springfield, Ill.: C.C. Thomas 1961, pp. 20–48.

Garabedian, M., Tanaka, Y., Holick, M.F., Deluca, H.R.: Response of intestinal calcium transport and bone calcium mobilization to 1,25-dihydroxycholecalciferol D$_3$ in thyroparathyroidectomized rats. Endocrinology **94**, 1022–1026 (1974).

Garel, J.M.: Dosage biologique de la parathormone chez le jeune rat de 3 jours. C.R. Acad. Sci. (Paris) **268**, 2932–2933 (1969).

Gertner, H.R. Jr., Wilson, J.R., Woodward, E.R.: Parathormone bioassay of plasma in hypercalcaemic tumour rabbits. Proc. Soc. Exp. Biol. **116**, 117–178 (1964).

Goldhaber, P.: The effect of hyperoxia on bone resorption in tissue culture. A.M.A. Arch. Pathol. **66**, 635–641 (1958).

GOLDHABER, P.: Oxygen-dependent bone resorption in tissue culture. In: The Parathyroids. GREEP, R.O., TALMAGE, R.V. (eds.). Springfield, Ill: C.C. Thomas 1961, pp. 243–254.

GOLTZMAN, D., PEYTREMANN, A., CALLAHAN, E., TREGEAR, G.W., POTTS, J.T. JR.: Interaction of parathyroid hormone with membranes of renal target cells; analysis of intrinsic pro-hormone activity and actions of peptide analogues with inhibitory effect. In: Calcium Regulating Hormones. TALMAGE, R.V., OWEN, M., PARSONS, J.A. (eds.). Amsterdam: Excerpta Medica 1975a, pp. 172–176.

GOLTZMAN, D., PEYTREMANN, A., CALLAHAN, E., TREGEAR, G.W., POTTS, J.T. JR.: Analysis of the requirements for parathyroid hormone action in renal membranes with the use of inhibiting analogues. J. biol. Chem. 250, 3199–3203 (1975b).

GREENWALD, I.: The effect of parathyroidectomy upon metabolism. Am. J. Physiol. 28, 103 (1911).

GREENWALD, I., GROSS, J.: The effect of long continued administration of parathyroid extract upon the excretion of phosphorus and calcium. J. biol. Chem. 68, 325 (1926).

GREEP, R.O.: The physiology and chemistry of the parathyroid hormone. In: The Hormones. PINCUS, G., THIMANN, K. (eds.). New York: Academic Press 1948, Vol. I, pp. 255–299.

GREEP, R.O., KENNY, A.D.: Physiology and chemistry of the parathyroids. In: The Hormones. PINCUS, G., THIMANN, K. (eds.). New York: Academic Press 1955, Vol. I, pp. 153–174.

GUDER, W.G., WIELAND, O.H.: Metabolism of isolated kidney tissues. Additive effects of parathyroid hormone and free-fatty acids on renal gluconeogenesis. Eur. J. Biochem. 31, 69–79 (1972).

HABENER, J.F., POWELL, D., MURRAY, T.M., MAYER, G.P., POTTS, J.T. JR.: Parathyroid hormone: secretion and metabolism in vivo. Proc. Nat. Acad. Sci. (Wash.) 68, 2986–2991 (1971).

HABENER, J.F., SEGRE, G.V., POWELL, D., MURRAY, T.M., POTTS, J.T. JR.: Immunoreactive parathyroid hormone in the circulation of man. Nature (New Biol.) 238, 152–154 (1972).

HAMILTON, B., SCHWARTZ, C.: A method for the determination of small amount of parathyroid hormone. J. Pharm. Exp. Ther. 46, 285 (1932).

HANSON, A.M.: An elementary chemical study of the parathyroid glands of cattle. Mil. Surg. Wash. lii, 280–284 and 434 (1923).

HANSON, A.M.: Parathyroid preparations. Mil. Surg. Wash. liv, 554–560 (1924).

HANSON, A.M.: The standardization of parathyroid activity. J. Am. Med. Ass. 90, 747–748 (1928).

HEKKELMAN, J.W., HERRMANN-ERLEE, M.P.M.: The possible role of alkaline phosphatase in the chain of actions of parathyroid hormone on bone cell metabolism. In: Parathyroid Hormone and Thyrocalcitonin (Calcitonin). TALMAGE, R.V., BELANGER, L.F. (eds.). Amsterdam: Excerpta Medica 1968, pp. 273–281.

HERRMANN-ERLEE, M.P.M.: Quantitative histochemistry of the embryonic mouse radius: influence of parathyroid extract on the activity of lactic dehydrogenase. J. Histochem. Cytochem. 12, 481–482 (1964).

HIRSCH, P.F., GAUTHIER, G.F., MUNSON, P.L.: Thyroid hypocalcaemic principle and recurrent laryngeal nerve injury as factors affecting the response to parathyroidectomy in rats. Endocrinology 73, 244–252 (1963).

JAMIESON, R.L., FREY, N.R., LACY, F.B.: Calcium reabsorption in the thin loop of Henle. Am. J. Physiol. 277, 745–751 (1974).

KENNY, A.D.: Citric acid production by bone. In: The Parathyroids. GREEP, R.O., TALMAGE, R.V. (eds.). Springfield, Ill.: C.C. Thomas 1961, pp. 275–291.

KENNY, A.D., DACKE, C.G.: The hypercalcaemic response to parathyroid hormone in Japanese. Quail. J. Endocr. 62, 15–23 (1974).

KENNY, A.D., MUNSON, P.L.: A method for the biological assay of phosphaturic activity in parathyroid extracts. Endocrinology 64, 513–521 (1959).

KEUTMANN, H.T.: The chemistry of parathyroid hormone. Clinics in Endocrinology and Metabolism 3, 173–197 (1974).

KNOX, F.G., LECHENE, C.P.: Distal site of action of parathyroid hormone on phosphate reabsorption in the thyroparathyroidectomized dog. Am. J. Physiol. 229, 1556–1560 (1975)

KUROKAWA, K., NAGATA, N., SASAKI, M., NAKANE, K.: Effects of calcitonin on the concentration of cyclic adenosine 3'5'-monophosphate in rat kidney in vivo and in vitro. Endocrinology 94, 1514–1518 (1974).

LEMON, H.M.: Human serum parathormone bioassay. Boston. Med. Quart. 13, 107–110 (1962).

LEWIS, P.E., TAYLOR, T.G.: The response of the 1- and 2-day-old chick to exogenous parathyroid hormone. J. Endocr. 53, xlv-xlvi (1972).

MARCUS, R., AURBACH, G.D.: Bioassay of parathyroid hormone *in vitro* with a stable preparation of adenyl cyclase from rat kidney. Endocrinology **85**, 801–810 (1969).

MARTIN, T.J., MELICK, R.A., LUISE, M. DE: Metabolism of parathyroid hormone. Degradation of ^{125}I-labelled hormone by a kidney enzyme. Biochem. J. **111**, 509–514 (1969).

MARTIN, T.J., MOSELEY, J.M., EISMAN, J.A., LIVESEY, S.J., TREGEAR, G.W.: Bovine and human parathyroid hormone metabolism and effcts on adenylate cyclase in chick kidney. In: Calcium Regulating Hormones. TALMAGE, R.V., OWEN, M., PARSONS, J.A. (eds.). Amsterdam: Excerpta Medica 1975, pp. 177–179.

MARTIN, T.J., VAKAKIS, N., EISMAN, J.A., LIVESEY, S.J., TREGEAR, G.W.: Chick kidney adenylate cyclase: sensitivity to parathyroid hormone and synthetic human and bovine peptides. J. Endocr. **63**, 369–374 (1974).

MARX, S.J., FEDAK, S.A., AURBACH, G.D.: Preparation and characterisation of a hormone-responsive renal plasma membrane fraction. J. biol. Chem. **247**, 6913–6918 (1972).

MAYER, G.P.: Effect of calcium and magnesium on parathyroid hormone secretion rate in calves. In: Calcium Regulating Hormones. TALMAGE, R.V., OWEN, M., PARSONS, J.A. (eds.). Amsterdam: Excerpta Medica 1975, pp. 122–124.

MAYER, G.P., STALEY, J.A.S., KEATON, J.A., GRUEL, J.B.: Relation between intravenous infusion rate of parathyroid hormone and its plasma concentration. Proc. Endocr. Soc. 57th Ann. Mtg. Endocrinology **96**, Supp. 73 (1975).

MCINTOSH, C.H.S., HESCH, R.-D.: Labelled antibody membrane assay for parathyroid hormone. A new approach to the measurement of receptor bound hormone. Biochim. Biophys. Res. Comm. **64**, 376–383 (1975).

MEARS, D.C.: Effects of parathyroid hormone and thyrocalcitonin on the membrane potential of osteoclasts. Endocrinology **88**, 1021–1028 (1971).

MECCA, C.E., MARTIN, G.R., GOLDHABER, P.: Alteration of bone metabolism in tissue culture in response to parathyroid extract. Proc. Soc. Exp. Biol. Med. **113**, 538–540 (1963).

MECCA, C.E., MARTIN, G.R., SCHIFFMANN, E., GOLDHABER, P.: Alteration in citrate metabolism in parathyroid extract treated calvaria. Proc. Soc. Exp. Biol. Med. **117**, 721–724 (1964).

MELSON, G.L., CHASE, L.R., AURBACH, G.D.: Parathyroid hormone-sensitive adenyl cyclase in isolated renal tubules. Endocrinology **86**, 511–518 (1970).

MILHAUD, G., LE DU, PERAULT-STAUB, A.M.: Mechanism of the rapid hyercalcaemia effect of parathyroid hormone: inhibition of bone accretion. Rev. Europ. Etudes. Clin. Biol. **16**, 451–454 (1971).

MILLER, L.C.: The dose-response relationship in the USP XI parathyroid assay. J. Am. Pharm. Assoc. **27**, 90–95 (1938).

MOUZAS, G.L., WEISS, J.B.: Biological method for detection of parathyroid hormone. Brit. Med. J. 1961, **1**, 181–182.

MUNSON, P.L.: Studies on the role of the parathyroids in calcium and phosphorus metabolism. Ann. New York Acad Sci. **60**, 776–796 (1955).

MUNSON, P.L.: Biological assay of parathyroid hormone. In: The Parathyroids. GREEP, R.O., TALMAGE, R.V. (eds.). Springfield, Ill.: C.C. Thomas 1961, pp. 94–113.

MUNSON, P.L., HIRSCH, P.F., TASHJIAN, A.H.: Parathyroid gland. Ann. Rev. Physiol. **25**, 325–360 (1963).

MUNSON, P.L., KENNY, A.D., ISERI, O.A.: Biological assay of calcium mobilizing hormone (CMH) based on the maintainance of serum calcium in parathyroidectomized rats. Fed. Proc. **12**, No. 822 (1953).

NAHORSKI, S.R., HUNT, N.H., ROGERS, K.J., JONES, P., MARTIN, T.J.: Studies *in vivo* on the effects of parathyroid hormone upon kidney cyclic adenosine 3'5'-monophosphate content using rapid tissue fixation by microwave irradiation. Hormone and Metab. Res. **8**, 311–316 (1976).

NEUMANN, W.F.: The presence of a soluble 'regulator' phase (secondary calcium phosphate) in bone. In: Calcium Regulating Hormones. TALMAGE, R.V., OWEN, M., PARSONS, J.A. (eds.). Amsterdam: Excerpta Medica 1975, pp. 297–302.

NEUMANN, W.F., NEUMANN, M.W.: The Chemical Dynamics of Bone Mineral. Chicago: University of Chicago Press 1958.

ORIMO, H., FUJITA, T., MORII, H., NAKEO, K.P.: Inactivation *in vitro* of parathyroid hormone by kidney slices. Endocrinology **76**, 255–258 (1965).

PAGLIARI, A.S., GOODMAN, A.D.: Effect of adenosine 3'5'-monophosphate on production of glucose and ammonia by renal cortex. J. clin. Invest. **48**, 1408–1412 (1969).

PALMIERI, G.M.A., ELIEL, L.P., HAWRYLKO, J.: Human urinary polypeptides with parathyroid hormone-like activity. J. clin. Endocr. Metab. **28**, 1571–1580 (1968).

PARSONS, J.A.: Endocrine pharmacology. In: Peptide Hormones. PARSONS, J.A. (ed.). London: MacMillan 1976a (in press), pp. 67–83.

PARSONS, J.A.: Parathyroid physiology and the skeleton. In: Biochemistry and Physiology of Bone. IV. BOURNE, G.H. (ed.). New York-London: Academic Press 1976b, pp. 159–225.

PARSONS, J.A., NEER, R.M., POTTS, J.T. JR.: Initial fall of plasma calcium after intravenous injection of parathyroid hormone. Endocrinology **89**, 735–740 (1971).

PARSONS, J.A., POTTS, J.T. JR.: Physiology and chemistry of parathyroid hormone in calcium metabolism and bone disease. Clinics in Endocrinology and Metabolism **1**, 33–78 (1972).

PARSONS, J.A., RAFFERTY, B., GRAY, D., REIT, B., ZANELLI, J.M., KEUTMANN, H.T., TREGEAR, G.W., CALLAHAN, E.N., POTTS, J.T. JR.: Pharmacology of parathyroid hormone and some of its fragments and analogues. In: Calcium Regulating Hormones. TALMAGE, R.V., OWEN, M., PARSONS, J.A. (eds.). Amsterdam: Excerpta Medica 1975, pp. 33–39.

PARSONS, J.A., REIT, B., ROBINSON, C.J.: Enhancement by divalent cations of the response to intravenously injected parathyroid hormone. J. Physiol. **222**, 173–164P (1972).

PARSONS, J.A., REIT, B., ROBINSON, C.J.: A bioassay for parathyroid hormone using chicks. Endocrinology **92**, 454–462 (1973).

PARSONS, J.A., REIT, B.: Chronic response of dogs to parathyroid hormone infusion. Nature (Lond.) **250**, 254–257 (1974).

PARSONS, J.A., REYNOLDS, J.J.: Species discriminations between calcitonins. Lancet **1968/1**, 1067–1070.

PARSONS, J.A., ROBINSON, C.J.: The earliest effects of parathyroid hormone and calcitonin on blood-bone calcium distribution. In: Parathyroid Hormone and the Calcitonins. TALMAGE, R.V. (ed.). Amsterdam: Excerpta Medica 1972a, pp. 399–406.

PARSONS, J.A., ROBINSON, C.J.: Further evidence that the initial calcium shift into bone is a primary response to parathyroid hormone. In: Endocrinology 1971. TAYLOR, S. (ed.). London: Heinemann Medical Books 1972b, pp. 358–362.

PECK, W.A., CARPENTER, J., MESSINGER, K., BRA, D. DE: Cyclic 3′,5′-adenosine monophosphate in isolated bone cells: response to low concentrations of parathyroid hormone. Endocrinology **92**, 692–697 (1973).

PECK, W.A., CARPENTER, J., MESSINGER, K.: Cyclic 3′,5′-adenosine monophosphate in isolated bone cells. II. Responses to adenosine and parathyroid hormone. Endocrinology **94**, 148–154 (1974).

PECK, W.A., CARPENTER, J., SCHUSTER, R.J.: Cyclic 3′,5′-adenosine monophosphate metabolism in bone cell ghosts: effects of adenosine and parathyroid hormone. In: Calcium Regulating Hormones. TALMAGE, R.V., OWEN, M., PARSONS, J.A. (eds.). Amsterdam: Excerpta Medica 1975, pp. 204–214.

POLIN, D., STURKIE, P.D., HUNSAKER, W.: The blood calcium response of the chicken to parathyroid extracts. Endocrinology **60**, 1–5 (1957).

RAISZ, L.G.: Stimulation of bone resorption by parathyroid hormone in tissue culture. Nature **197**, 1015 (1963).

RAOUL, Y., MARNEY-GULAT, C., ALDBAIS, A.: Recherche d'une methode biologique de titrage de l'hormone parathyroidienne. Bull. Ordre Pharm. **138**, 1259–1282 (1971).

RASMUSSEN, H., NAGATA, N.: Renal gluconeogenesis: Effects of parathyroid hormone and di-butyryl 3′,3′-adenosine monophosphate. Biochim. Biophys. Acta **215**, 17–28 (1970).

RASMUSSEN, H., TENENHOUSE, A.: Parathyroid hormone and calcitonin. In: Biochemical Actions of Hormones. LITWACK, G. (ed.). New York: Academic Press 1970, pp. 365–413.

RASMUSSEN, H., WESTALL, R.G.: The partial purification of parathyroid hormone by ultrafiltration and displacement chromatography. Biochem. J. **67**, 658–663 (1957).

RASMUSSEN, H., WONG, M., BICKLE, D., GOODMAN, D.: Hormonal control of the renal conversion of 25-hydroxycholecalciferol. J. clin. Invest. **51**, 2502–2504 (1972).

REICHERT, L.E., L'HEUREUX, M.V.: *In vitro* effect of parathyroid gland extract upon the ultra-violet absorption of reduced coenzymes. II. J. Endocr. **20**, 123–128 (1960).

REICHERT, L.E., L'HEUREUX, M.V.: Fractionation of plasma parathyroid hormone activity. Endocrinology **68**, 1036–1044 (1961).

REYNOLDS, J.J., DINGLE, J.T.: A sensitive *in vitro* method for studying the induction and inhibition of bone resorption. Calc. Tiss. Res. **4**, 339–349 (1970).

ROBERTSON, W.G., PEACOCK, M., ATKINS, D., WEBSTER, L.A.: The effect of parathyroid hormone on the uptake and release of calcium by bone in tissue culture. Clin. Sci. **43**, 715–718 (1972).

ROBINSON, C.J., BERRYMAN, I., PARSONS, J.A.: Research standard for bovine parathyroid hormone: summary of an international collaborative study. In: Calcium, Parathyroid Hormone and the Calcitonins. TALMAGE, R.V., MUNSON, P.L. (eds.). Amsterdam: Excerpta Medica 1972, pp. 515–518.

RODAN, S.B., RODAN, G.A.: The effect of parathyroid hormone and thyrocalcitonin on the accumulation of cyclic 3′,5′-adenosine monophosphate in freshly isolated bone cells. J. biol. Chem. **249**, 3068–3074 (1974).

RUBIN, B.L., DORFMAN, R.I.: Bioassay of parathyroid hormone. Proc. Soc. Exp. Biol. (N.Y.) **83**, 223–225 (1953).

SEGRE, G.V., HABENER, J.F., POWELL, D., TREGEAR, G.W., POTTS, J.T. JR.: Parathyroid hormone in human plasma: immunochemical characterization and biological implications. J. clin. Invest. **51**, 3763–3772 (1972).

SEGRE, G.V., NIALL, H.D., HABENER, J.F., POTTS, J.T. JR.: Metabolism of parathyroid hormone. Physiological and clinical significance. Am. J. Med. **56**, 774–784 (1974).

SHAIN, S.A.: Metabolism of 25-hydroxycholecalciferol by chick intestinal and renal cell preparations. J. biol. Chem. **247**, 4393–4403 (1972).

SILVERMAN, R., YALOW, R.S.: Heterogeneity of parathyroid hormone. Clinical and physiological implications. J. clin. Invest. **52**, 1958–1971 (1973).

STOERK, H.C., ACETO, R.M., BUDZILOVICH, T.: Parathyroid hormone levels in serum of patients with hyperparathyroidism. J. clin. Endocr. Metab. **26**, 668–670 (1966).

STOERK, H.C., BUDZILOVICH, T., ACETO, R.M.: Phosphaturic activity of urine extracts not associated with parathormone. Proc. Soc. Exp. Med. **127**, 42 (1968).

TALMAGE, R.V.: Effect of fasting and parathyroid hormone injection on plasma ^{45}Ca concentration in rats. Calcif. Tiss. Res. **17**, 103–112 (1975).

TALMAGE, R.V., COOPER, C.W., PARK, H.Z.: Regulation of calcium transport in bone by parathyroid hormone. Vitamins and Hormones **28**, 103–140 (1970).

TALMAGE, R.V., ELLIOT, J.R.: Parathyroid function as studied by continuous peritoneal lavage in nephrectomised rats. Endocrinology **61**, 256–263 (1958).

TALMAGE, R.V., WHITEHURST, L.A., ANDERSON, J.J.B.: Effect of calcitonin and calcium infusion on plasma phosphate. Endocrinology **92**, 792–798 (1973).

TASHJIAN, A.H.: Effects of parathyroidectomy and cautery of the thyroid gland on the plasma calcium level of rats with auto-transplanted parathyroid glands. Endocrinology **78**, 1144–1153 (1966).

TEPPERMAN, H.M., L'HEUREUX, M.V., WILHELMI, A.E.: Estimation of parathyroid hormone by its effect on serum inorganic phosphorus in the rat. J. biol. Chem. **168**, 151–165 (1947).

THOMPSON, D.D.: Renal excretion of calcium and phosphorus. A.M.A. Archives of Internal Medicine **103**, 172–178 (1959).

THOMSON, D.L., COLLIP, J.B.: The Parathyroid Glands. Physiol. Rev. **12**, 309–383 (1932).

TREACHER, R.J.: Bioassay of parathyroid hormone in rats by determination of plasma calcium, urinary ^{32}P excretion and serum alkaline phosphatase. J. Endocr. **35**, 229–238 (1966).

TREGEAR, G.W., REITSCHOTEN, J. VAN, GREENE, E., KEUTMANN, H.T., NIALL, H.D., REIT, B., PARSONS, J.A., POTTS, J.T. JR.: Bovine parathyroid hormone: minimum chain length of synthetic peptide required for biological activity. Endocrinology **93**, 1349–1353 (1973).

TRUSZKOWSKI, R., BLAUTH-OPIENSKA, J., IWANOWSKA, I.: Parathyroid hormone I Assay. Biochem. J. **33**, 1005–1011 (1939).

TWEEDY, W.R., CHANDLER, S.B.: Studies on the blood plasma calcium of normal and parathyroidectomized albino rats. Am. J. Physiol. **88**, 754–760 (1929).

TWEEDY, W.R., CHILCOTE, M.E., PATRAS, M.C.: The distribution, retention and excretion of radiophosphorus following thyroparathyroidectomy, in bilateral nephrectomy and the administration of parathyroid extract. J. biol. Chem. **168**, 597–610 (1947).

VAES, G.: The role of lysosomes and of their enzymes in the development of bone resorption induced by parathyroid hormone. In: Parathyroid Hormone and Thyrocalcitonin (Calcitonin). TALMAGE, R.V., BELANGER, L.F. (eds.). Amsterdam: Excerpta Medica 1967, pp. 318–328.

VAJDA, F.J.E., MARTIN, T.J., MELICK, R.A.: Destruction of bovine parathyroid hormone labelled with ^{131}I by rat kidney tissue. Endocrinology **84**, 162–164 (1969).

WEBSTER, L.A., ATKINS, D., PEACOCK, M.: A bioassay for parathyroid hormone using whole mouse calvaria in tissue culture. J. Endocr. **62**, 631–637 (1974).

WEYMOUTH, C.: To disaggregate or not to disaggregate. Injury and cell disaggregation, transient or permanent. In Vitro **10**, 97–111 (1974).

WHITE, A.A., ZENZER, T.V.: Separation of cyclic 3′,5′-nucleoside monophosphates from other nucleotides on aluminium oxide columns. Applications to the assay of adenyl cyclase and guanyl cyclase. Analyt. Biochem. **41**, 372–396 (1971).

WONG, G.L., COHN, D.V.: Separation of parathyroid hormone and calcitonin-sensitive cells from non-sensitive bone cells. Nature **252**, 713–715 (1974).

WONG, G.L., COHN, D.V.: Target cells in bone for parathyroid hormone are different; enrichment for each cell type by sequential digestion of mouse calvaria and selective adhesion to polymeric surfaces. Proc. Nat. Acad. Sci. (Wash.) **72**, 3167–3171 (1975).

ZANELLI, J.M., ATKINS, D., PEACOCK, M.: Effect of cysteine on the biological and immunological activity of human and bovine parathyroid hormone. J. Endocr. **58**, 1–10 (1973).

ZANELLI, J.M., LEA, D.J., NISBET, J.A.: A bioassay method *in vitro* for parathyroid hormone. J. Endocr. **43**, 33–46 (1969).

ZIEGLER, R., MINNE, H., LEMMER, B., PFEIFFER, E.F.: Über die biologische Bestimmung von Parathormon mit Hilfe der Ausscheidung von ^{32}P durch die parathyroidektomierte Ratte in Äthanolnarkose. Methodik, Empfindlichkeit, Genauigkeit. Endokrinologie **51**, 54–66 (1967).

III. Radioimmunoassay and Bioassay of Calcitonin

By

Iain MacIntyre, Leonora S. Galante and Carmel J. Hillyard

With 6 Figures

1. Introduction

Calcitonin can be estimated either by bioassay or radioimmunoassay. Bioassay was the first method to be used in the measurement of calcitonin and is still a useful technique when isolating and purifying new calcitonins. However, this method has been superseded by radioimmunoassay for the measurement of calcitonin in plasma. Radioimmunoassay has the advantage of a much greater capacity for large numbers of samples and a greater sensitivity.

Initially, neither bioassay nor radioimmunoassay was capable of measuring normal circulating levels of calcitonin, but recently several methods have been developed which allow the measurement of calcitonin in the plasma of normal individuals (Parthemore et al., 1975; Deftos et al., 1976; Hillyard et al., 1977). Radioimmunoassay techniques can easily be automated and are therefore applicable to routine use. However, it is often important to perform a parallel bioassay to ascertain the biologic activity of the immunoreactive calcitonin being measured.

2. Radioimmunoassay

2.1. Principles of Immunoassay

Radioimmunoassay and other saturation analysis techniques have made a large contribution to the field of endocrinology, allowing, for the first time, measurement of much smaller amounts of hormone in biologic fluids than was possible with the earlier methods available to the endocrinologist.

Advances in this field can be attributed to the work of Yalow and Berson, (1960) who were studying the immunologic characteristics of insulin and developed an immunoassay using specific insulin antibodies, and to Ekins (1960) who used a naturally occurring binding protein for the measurement of serum thyroxine.

Radioimmunoassay techniques are based on the competition for binding to a specific antibody that occurs between the naturally occurring hormone and hormone labeled with a radioactive marker. In the peptide hormone field the tracer most widely used is iodine, either as ^{125}I or ^{131}I. Iodination of a peptide hormone can be achieved simply by the method of Greenwood et al. (1963) who used a chloramine T oxidation to label growth hormone.

More recent radioiodination techniques include the enzymatic method of Morrison (1968) and the electrolytic method of Pennisi and Rosa (1969).

Plasma, serum, or urine is incubated with antibody and labeled hormone in a suitable buffer. After incubation, the antibody bound hormone is separated from the free antigen. Under assay conditions, these must all be soluble but for separation either the bound or free antigen must be made insoluble. This can be achieved in a variety of ways. The methods most widely used are either by using a second antibody, an anti-γ-globulin which binds to the antibody used in the assay to form a precipitate, or by binding the free hormone to an inert substance such as charcoal or talcum.

2.2. Calcitonin Assay

The assay for human calcitonin was originally developed by CLARK *et al.* (1969). Its sensitivity has recently been improved by the use of a new antibody made in rabbits to synthetic human calcitonin (COOMBES *et al.*, 1974). This antibody shows no nonspecific interference when large proportions of plasma are used in the system (up to $^1/_3$).

The assay is a disequilibrium system and incubations are carried out for 4 days prior to adding the label, followed by a further 3 days incubation. Separation of bound from free hormone fraction is achieved by adsorbing the free calcitonin to dextran-coated charcoal. The percentage of ^{125}I labeled hormone bound to antibody is calculated and plotted against increasing amounts of standard calcitonin or test plasma (Fig. 1).

2.3. Methods

2.3.1. Reagents

1. 0.05 *M* Phosphate buffer (for assay)
a) Weigh 14.2 g $Na_2 H.PO_4$ and dissolve in 2 l distilled water
b) Weigh 3.9 g $Na H_2PO_4$ and dissolve in 500 ml distilled water
    Add *b* to *a* and adjust pH to 7.4 (if necessary)
    Add 0.5 g neomycin sulfate or sodium azide

2. 0.5 *M* Phosphate buffer (for labeling)
a) Weigh 7.1 g $Na_2 H.PO_4$, dissolve in 100 ml distilled water
b) Weigh 7.8 g $Na H_2PO_4$, dissolve in 100 ml distilled water
    Add 25 ml *b* to 100 ml *a* and adjust pH, if necessary, to 7.4
    Store frozen in 1 ml aliquots

3. Amberlite
Pour Amberlite CG 400 (B.D.H.) into a 500 ml beaker to approx. 200 ml mark. Add 3 *M* KOH and mix. Decant. Repeat. Wash through a Buchner funnel.
Wash with approx: 1.   500 ml   3 *M* KOH
                  2. 1 000 ml H_2O
                  3.   200 ml   glacial acetic acid
                  4.   200 ml   0.05 *M* acetate buffer pH 4.8
                  Store in acetate buffer

4. Dextran-coated charcoal
The exact percentage of charcoal depends on the batch and must therefore be tested; usually a 1% suspension with 0.1% dextran is adequate. 1 g charcoal (Norit SX2) is weighed out and shaken with 80–100 ml distilled water. This is left to settle for 30 min and the supernatant aspirated off. 100 mg Dextran T70 is added and shaken vigorously to coat the charcoal. This is then made up to 100 ml with phosphate buffer.

5. Antibodies
Antibodies were made originally by injecting 10% pure human calcitonin, extracted from medullary carcinoma tissue with butanol/acetic acid/water (75/7.5/21), into rabbits. Later, antibodies to pure human synthetic calcitonin were made in rabbits by Drs. G. Court and B. Hurn of Wellcome Reagents Ltd.

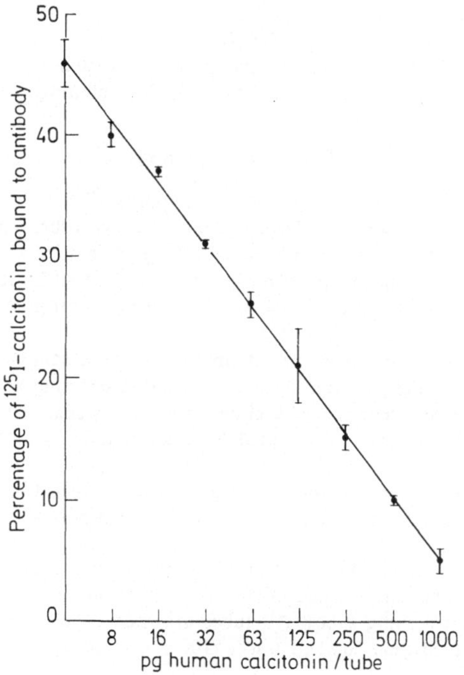

Fig. 1. Standard curve for synthetic human calcitonin

2.3.2. Radioiodination

1. Boyd syringe device

A micropipette is made by cementing a 25-μl capillary tube into the bottom of a polyethylene micro-test-tube (Beckman Spinco) by heating gently. The open end of the test tube is fitted onto a 2 ml disposable syringe. Thus, reagents separated by air bubbles can be drawn into the capillary tube and expelled simultaneously.

2. Labeling: Hunter Greenwood method
   Weight out:

> 4 μg synthetic human calcitonin (HCT)
> 16 mg sodium metabisulfite
> 8 mg chloramine T

Dilute 1 ml 0.5 M phosphate buffer (stored frozen in 1 ml aliquots) in 10 ml distilled water and add 5 ml to the tubes containing sodium metabisulfite and chloramine T.

In reaction tube: 1. 20 μl 0.5 M phosphate buffer pH 7.4
                           2. 1 mCi ^{125}I
In Boyd syringe device: 1. 25 μl chloramine T solution
                           2. Small amount of 0.05 M phosphate buffer to wash
                           3. 4 μg calcitonin in 4 μl 0.1 M formic acid

Add contents of syringe and mix for 10–20 s. Then add mixture to a second tube containing 25 μl sodium metabisulfite solution.

The mixture is then added to a 25 × 1 cm "Amberlite" column and run in 0.05 M acetate buffer pH 4.8. Eight fractions are collected; 1 and 8 are 2 ml fractions and 2–7 are 1 ml fractions. The fractions are capped and mixed and 50 μl of each counted. The tube(s) with the highest counts are then tested with excess antibody (an antibody which is not good enough to use in a sensitive assay).

3. Excess antibody test

Four tubes are set up for each label to be tested. The label is diluted in phosphate buffer to give 100 cps/50 μl.

1 and 2: 200 µl phosphate buffer + 50 µl ^{125}I HCT
3 and 4: 200 µl antibody (1/100) + 50 µl ^{125}I HCT

The tubes are mixed, counted for 1 min and left at 4° C for 30 min. 200 µl charcoal is added to each, and centrifuged. A good label should show 65%–70% binding.

2.3.3. The Assay

1. Procedure: All stages of the assay are carried out at approx. 4° C.
a) Standard curve: 100 µl calcitonin-free plasma is added to each tube. Standard is obtained from the M.R.C. (ref. 70/50) and is stored diluted to 100 ng/ml in 1 ml aliquots at −20° C. Eight tubes are set up with 0.9 ml phosphate buffer in tube 1 and 0.5 ml buffer in tubes 2–8. 0.5 ml is double-diluted to tube 8 and 100 µl of each is added to the appropriate tubes for the standard curve.
b) Test samples: Two sets of six tubes are set up for each test sample, the first six of which receive antibody. 100 µl calcitonin-free plasma (made by extracting normal plasma, shown to be free of immunoreactive calcitonin, with either spherosil or charcoal) is added to tubes 2–6. 100 µl of the plasma to be assayed is added to tubes 1 and 2 and 100 µl is double-diluted to tube 6.
(If a quick screen only is required, four tubes are set up. Tubes 1 and 2 contain 100 µl test plasma and tubes 3 and 4 contain 50 µl test plasma + 50 µl calcitonin-free plasma with appropriate antibody-free controls.)
After all serial dilutions are complete, 100 µl phosphate buffer is added to all tubes and the antibody-free control tubes are capped. 50 µl of antibody at a final dilution of 1:24,000 is added to each of the remaining tubes. All tubes are then capped, mixed, and incubated for 4 days at 4° C after which time 50 µl of tracer (100 cps) is added to each tube and incubated for a further 3 days.

2. Separation of "bound" from "free": Caps are removed from the tubes and placed in order (top down) on the cold tray 200 µl charcoal suspension is added to each cap using a "Repette", the caps are replaced, and the tubes are centrifuged to 1000 r.p.m. in a refrigerated centrifuge at 4° C. The tubes are then removed, mixed for 2 min, replaced in the centrifuge and spun 3–4 min. The supernatant is removed by aspiration and the charcoal counted for 2–5 min.

2.3.4. Extraction Procedure for Measurement of Normal Levels

100 mg Spherosil XOA 400 (JJ's [Chromatography] Ltd.) beads and 2 ml 1 *M* HCl are added to 10 ml plasma in a plastic universal container. The containers are capped, shaken for 30 min, centrifuged, and the supernatant removed by aspiration and discarded. The beads are then washed, first with 2 ml 1 *M* HCl and then with 2 ml distilled water. Calcitonin is eluted by shaking the beads in 2 ml 70% acetone in water for 30 min. The eluates are separated from the beads by pouring through "Sinta" funnels (Gallenkamp) under vacuum. 5 ml distilled water is added to each eluate to allow freezing and subsequent lyophilization. The extracts are dissolved in 0.1 ml 0.1 *M* HCOOH and 0.4 ml 0.05 *M* phosphate buffer immediately prior to assay. Standard amounts of synthetic human calcitonin (MRC ref. 70/50) are added to 10-ml aliquots of calcitonin-free plasma (obtained from athyroid patients and subjected to prior extraction with spherosil or charcoal) and taken through the extraction procedure to provide a standard curve (Fig. 2).

2.4. Clinical Applications of the Calcitonin Radioimmunoassay

1. Diagnosis and management of medullary thyroid carcinoma
2. Testing for latent hypercalcitoninemia using a provocative test in familial chromaffinomatosis
3. As a marker in cases of nonthyroid tumors where the calcitonin level is raised prior to treatment

Further clinical aspects are covered in the chapter entitled "Calcitonin: Discovery, Physiology and Effects on Calcium and Phosphate Metabolism" (this volume p. 197ff.).

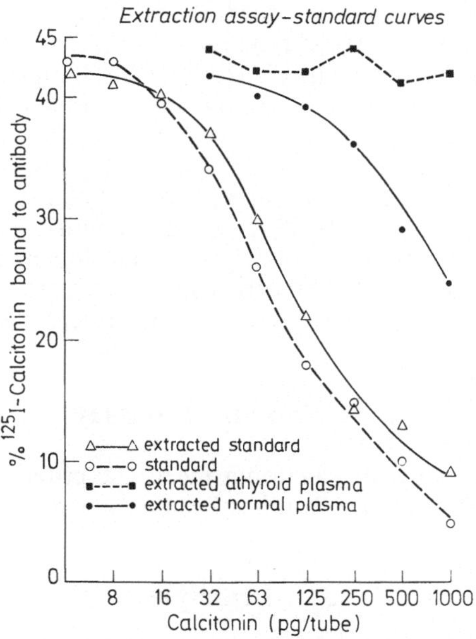

Fig. 2. Displacement curves for extracted and unextracted standard human synthetic calcitonin

3. Bioassay

3.1. Principles of Bioassay

Classic theory: Biologic assays are used for the qualitative and quantitative detection of substances by observing their pharmacologic effects on animals and in living tissues; since they involve living organisms the results of the assays will be subject to random errors due to the inherent variability of the biologic response. Hence the best bioassay will be one which is designed to minimize the error due to the animal and also to enable statistical evaluation of these errors to be made. According to the classic theory of bioassay (LIGHT-BROWN, 1961), there are three requirements for a valid bioassay: 1) the difference between the responses must be caused wholly by differences in dosage, 2) the response must be a determinable function of the dose, and 3) the response of the standard and the test material must be due to a single active principle. If these requirements are met, then valid bioassays will be obtained and the potency of the preparation will be a measure of the active principle and its biologic activity.

Originally animal units were adopted to define the biologic strength of a preparation: for example a unit of insulin was defined as the quantity of insulin which reduced the blood sugar of a rabbit by an arbitrary amount. Cat, pigeon, rat, mouse, and frog units were introduced in a variety of different assay systems. However, these units proved very unsatisfactory because it was virtually impossible to standardize the animals, and in many cases when the same substance was assayed in different animals a different result was obtained. EHRLICH conceived the idea of a standard preparation (1897) against which all other preparations would be compared, hence an unknown preparation would either be weaker or stronger than the standard. Today numerous biologic standards exist (British Pharmacopoeia, 1968) and are available from the National Institute for Biological Standards and Control, Holly Hill, Hampstead, London, NW3, and the Serum Institute, Copenhagen, Denmark, under the auspices of the World Health Organisation. These preparations are dispensed in units, a unit being defined as a definite weight of the standard preparation. Bioassays involve the comparison of the test preparation with one of the standards, the biologic activity is then expressed as units of standard per unit weight of test material. Assay design and calculation of potency are well documented, (British Pharmacopoeia, 1968) (Emmens, 1962; Burgen and Mitchell, 1968; Evans, 1968; Mussett, 1968) and will not be discussed here except where relevant to the calcitonin bioassay.

3.2. Calcitonin Bioassay

In general, the bioassay for calcitonin meets the criteria for valid bioassays and a routine bioassay for calcitonin has been designed.

3.3. Principle

Calcitonin inhibits bone resorption and lowers plasma calcium when injected into the rat. The biologic activity of calcitonin is determined by comparing the hypocalcemic effect on an unknown sample against a standard preparation in the rat assay.

3.4. Materials and Methods

3.4.1. Apparatus

All glassware used in the bioassay should be mechanically cleaned with a brush and detergent, rinsed with water, soaked in $4N$ HCl overnight, rinsed three times with glass distilled deionised water, and dried in a drying oven at 100°C before use. It is useful to have a length of $^1/_4$-in. plastic or rubber tubing 12–15-in. long, should an anesthetised animal require respiratory resuscitation.

3.4.2. Standard Hormone Preparation

Medical Research Council standard B contains 1 MRC Unit of calcitonin per vial. This is a porcine standard which can be obtained on request from the National Institute for Biological Standards and Control, Holly Hill, Hampstead, London, NW3, and is intended for calibration of laboratory standards. Calcitonin for experimental use may be obtained in small amounts from Armour Pharmaceutical, Eli-Lilly & Co. Ltd., Basingstoke, Hants; Ciba-Geigy Limited, Switzerland, and Sandoz Limited, Switzerland. The standards are stored at −20° C or below.

3.4.3. Animals and Design of the Assay

Three different assay designs can be used: a three-point assay with one dose of unknown and two doses of standard; a four-point assay using two doses of the unknown, and two doses of standard; or a six-point assay with three standards and three unknowns. 50-g Female Wistar rats are used with six rats per group (dose) including a separate group for the controls. The rats are maintained on Dixon 41B cube diet, fasted overnight (16 h) prior to assay, but allowed free access to water.

The assay is done using two standard doses and several doses of the unknown (three per group). From the results of this assay the approx. potency of the material can be calculated.

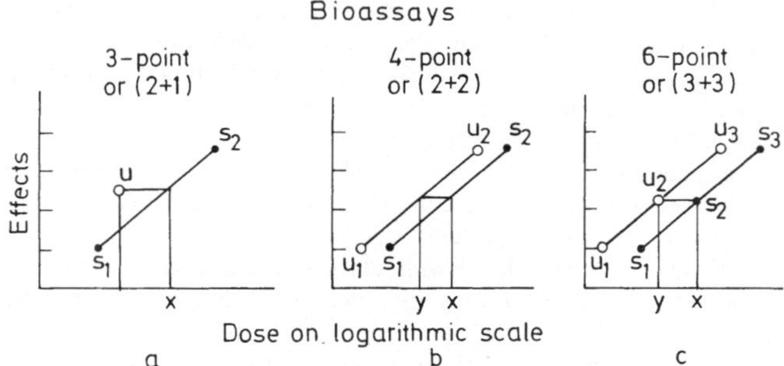

Fig. 3. Hypothetical three point (2+1), four point (2+2) and six point (3+3) bioassays. The effect of the test dose is shown by the open circle and that of the standard by a closed circle. In the three point assay, one dose of the unknown U is compared directly against the standards S_1 and S_2. In the four and six point assays, two, U_1 and U_2, and three U_1, U_2 and U_3 doses of the unknown are compared against the standards, S_1 and S_2, and S_1, S_2 and S_3 respectively. Parallel log-dose effect lines are drawn and the horizontal distance between them (the parallel shift) is a measure of the potency ratio between the standard and the test material

This approximation is then used in stage 11 using a three-, four-, or six-point assay to determine accurately the potency of the unknown material (Fig. 3).

3.4.4. Assay Buffer

The assay buffer is used as the solvent vehicle to dilute all samples to be assayed and also to inject control animals. It is prepared by making a solution of anhydrous sodium acetate (12.4 g/l) containing 0.1% crystalline bovine plasma albumin (Armour Pharmaceuticals), the pH being adjusted to 4.6 with concentrated hydrochloric acid (8–16 drops). The buffer is stored in a polythene container at 4° and should be made up fresh each month.

3.4.5. Preparation of Tubes and Syringes

1. Heparinizing solution: A 1% solution of lithium heparin (Pularin, Evans Ltd.) is prepared with distilled water and used as an anticoagulant.

2. Tubes and syringes: Heparinized tubes are prepared by rinsing each tube with a 1% solution of lithium heparin. The glass syringes are heparinized in the same way. They can be dried either by placing overnight on top of a drying oven or heated for 3–4 h in an oven at 100° C. If plastic syringes are used they are not heparinized.

3.4.6. Determination of Plasma Calcium

1. Diluting and deproteinising fluid: Ten milliliters of phosphate solution (44.4 mM potassium dihydrophosphate) is diluted to approx. 700 ml in a volumetric flask, 55.5 ml of perchloric acid (60% w/w) is added, and the volume adjusted to 1 l.

2. Standard solutions for calcium determinations: The following stock solutions are required: 1) mixed salt solution (30 mM KCl, 5 mM K_2SO_4, 1.4 M NaCl, and 50 mM KH_2PO_4); 2) magnesium solution (8 mM $MgCl_2$); 3) calcium stock solution [50 mEq/l (25 mM) $CaCl_2$] prepared by dissolving "Specpure" (Johnson Matthey, Ltd.) calcium carbonate (which has been dried overnight in an oven at 500° C), in the minimum amount of concentrated hydrochloric acid, the solution being made up to 1 l with glass distilled deionised water; 4) perchloric acid (SG 1.54). 10 ml of mixed salt solution, 10 ml magnesium solution, and an appropriate volume of calcium solution are added to approx. 700 ml water. (The calcium stock is added using a calibrated "A" grade burette.) To this, 50 ml of perchloric acid is added and the volume adjusted to 1 l. Standard solutions are made at intervals of 0.1 mEq (0.05 mM) over a range of 0.05–0.5 mM with respect to calcium concentration. All these solutions must be stored in polythene bottles to avoid leaking of calcium from glass which would then contaminate the standard solutions.

3. Samples to be assayed: a) Samples other than plasma should always be kept dry and dissolved in assay buffer 30 min before use; when this is not possible solutions should be kept frozen at $-20°$ or $-70°$ and thawed just before use.

b) If plasma from patients (e.g., those with medullary carcinoma) is to be assayed, the samples should be collected into cooled heparinized containers (10 ml plasma permits an adequate excess of sample should the assay need to be repeated).

If calcitonin levels are to be correlated with plasma calcium, venepuncture must be carried out without stasis, or hemoconcentration of protein-bound calcium will result and spuriously high calcium values will be obtained.

Plasma is separated in a refrigerated centrifuge at $4°$ and stored at $-20°$ until assayed.

3.4.7. Assay for Calcitonin

1. Preparation of standard curve: In order to determine the doses of standard to be used for the assay it is necessary to prepare a log dose-response curve for the standard preparation. A wide range of standard doses must be used and the mean response is then plotted against the log dose. A sigmoid-shaped curve is obtained and the doses of standard to be used in the assay are calculated such that the responses fall within the linear portion of the curve (Fig. 4). (The curve is usually linear over a 4–5 fold dose range.) Similarly, a time-response curve should be prepared in order to determine the time at which there is maximum fall in plasma calcium following administration of the hormone (Fig. 5). The time at which plasma calcium is at its lowest is then used as the time at which animals are bled.

2. Preliminary assay (stage 1): The assay rats are placed in a box about 2 ft beneath a 500-W infrared lamp for 15–20 min. This dilates the tail veins and facilitates administration of the hormone. The standard is diluted with albumin buffer and several doses are prepared. The plasma or samples to be assayed are prepared in a series of dilutions. Three rats are used per group and the samples are injected intravenously into the lateral tail vein using a 1 ml tuberculin syringe and 25-gauge $\times\,^5/_8''$ needle. During injection the animals are restrained in a closed-end perspex tube (or merely rolled up in a cloth) with the tail hanging free. The animals are bled from the abdominal aorta 30 min later following light ether anesthesia.

A small midline abdominal incision is made and extended to either side of the rib cage, care being taken not to perforate the diaphragm since this will produce anoxia. The intestine is reflected to one side, and the aorta is cleared of overlying tissue. A 23-gauge needle, attached to a 2 ml syringe, is inserted into the aortic bifurcation and 1.5–2 ml of blood is withdrawn, transferred to a dry heparinized tube, agitated to prevent clotting, and the tube is capped. Blood samples are centrifuged at 2500 r.p.m. for 15 min, 0.5 ml of plasma is then removed from each tube and transferred to an acid-washed glass centrifuge tube.

3. Calcium determination: To every test-tube containing 0.5 ml of plasma, 4.5 ml (1/10 dilution) of diluting and deproteinizing fluid is added using a pipette dispenser. Each tube, numbered to correspond to each assay animal, is capped, gently mixed and centrifuged at $10°$ C at 3000 r.p.m. for 30 min. A sample of the supernatant is taken and the emission is measured in a Zeiss Flame Spectrophotometer at 422.7 nM. For each sample two bracketing samples of calcium standard are also measured and the plasma calcium of the sample is determined by interpolation. Alternatively, a Smith Flatbed potentiometric recorder can be connected directly to the read-out galvanometer of the spectrophotometer and 5–10 samples can be measured in sequence interpolated between a series of standards. A standard curve is then prepared and the calcium concentration of each sample calculated.

4. Calculation of potency from preliminary assay: The mean plasma calcium in each group of animals is calculated. The fall in plasma calcium (mean control value minus mean test value) is plotted as the ordinate and the log-dose in milliunits or micrograms as the abscissa. A straight line is drawn through the mean values for the two standard doses and thus the relative potency of the test samples can be approximated by direct reading against the standard log dose-effect line.

5. Definitive assay (stage 11): The approximate potency of the test material is calculated from the preliminary assay and the appropriate dilutions made depending on whether a three-,

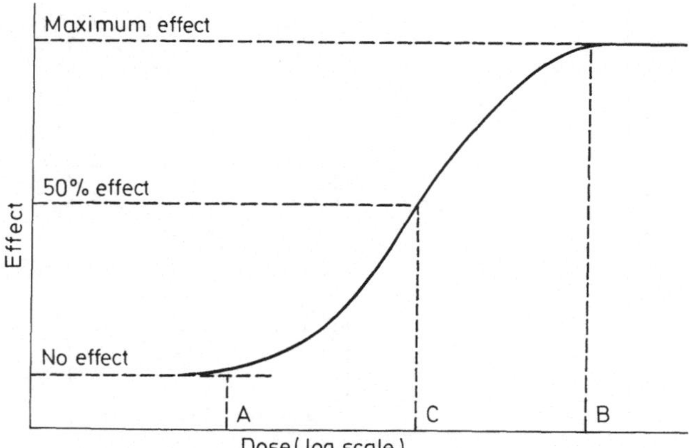

Fig. 4. Sigmoid log-dose effect curve which could be obtained for any compound showing a linear relationship between the log-dose and the effect. The effective dose range is between A and B. At a dose less than A there is no measurable effect, at dose B the maximum linear effect is reached, above which an increase in dose no longer produces a linear increase in effect. The point C represents the point at which there is 50% maximal effect. A is sometimes shown as the minimal effective dose, C, the 50% effective dose and B the maximal effective dose

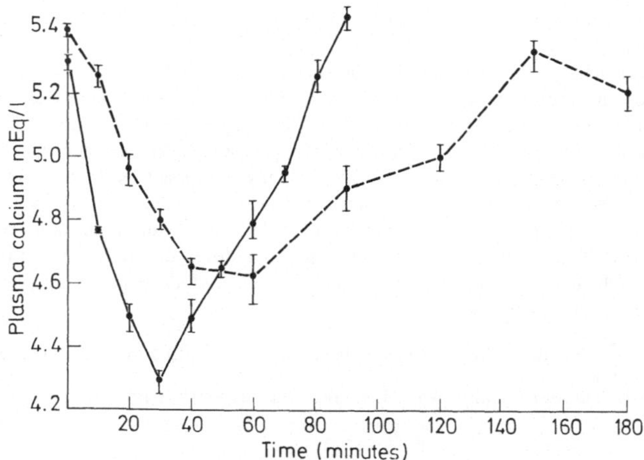

Fig. 5. Duration of hypocalcemia when (a) 1 mU of synthetic porcine calcitonin is given intravenously to a 50 g rat (—) and (b) when 8 mU is injected intravenously into a 115 g rat (– –). The maximum fall in plasma calcium occurs after 30 min in the 50 g rat and after 50 min in the 115 g rat. Each point represents a mean of five rats $\pm$ S.E.M.

four-, or six-point assay is to be done. For a three-point assay two doses of standard(s) are used (XmU and 4XmU) and the unknown dose (U) is prepared such that its response falls approximately halfway between the responses produced by the two doses of standard. For a four-point assay two doses of both the standard and unknown are used and similarly for a six-point assay. If the standard doses are XmU and 4XmU, then the unknown material is diluted in the same ratio to give X µg and 4X µg and the dose of the unknown is calculated (based on the results from the preliminary assay) such that the responses produced are similar to those produced by the standards.

Six rats are used per group, the material is injected in 0.4 ml of assay buffer (undiluted or diluted plasma can also be injected), the animals are bled 30 min later, plasma calcium determined, and the mean fall in plasma calcium for each group is calculated.

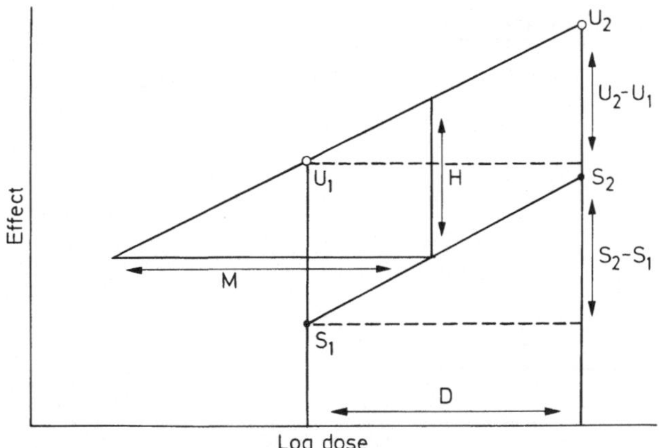

Fig. 6. Theoretical log-dose effect lines drawn to illustrate calculation of the result of a four point
(2+2) assay
S_1, S_2 = doses of standard, U_1, U_2 = doses of test (unknown), D = ratio between doses, h = difference
between the effects of the doses = U_1-S_1 and U_2-S_2, b = slope = S_2-$S_{1/D}$ and S_2-$U_{1/D}$, m = potency
ratio of S/U

6. *Calculation of potency from definitive assay:* The potency can be calculated graphically
or mathematically.

7. *Graphic calculation:* The mean fall in plasma calcium for both the standard and unknown
is plotted against the log-dose (mU and µg) and two parallel log-dose effect lines are drawn,
one for the standard and one for the unknown. The shapes of the log dose-effect lines should
be similar or the assay is invalid. The relative potency of the unknown material (X µg) can then
be determined directly from the graph and the potency expressed in MRC U/mg. A three- or
six-point assay can be calculated in a similar way (Fig. 6).

8. *Mathematical calculation of four-point assay:* The mean fall in plasma calcium for each
group is calculated. If U_1 and U_2 are the low and high doses of unknown, and S_1 and S_2 are
the low (l) and high (h) doses of standard, and A, B, C, and D respectively are the mean falls
in plasma calcium produced by these doses.

Since $\dfrac{h}{l} = \dfrac{S_2}{S_1} = \dfrac{U_2}{U_1}$ = ratio of higher dose to lower dose for both standard and unknown, and M

= log potency ratio (standard: unknown); then since the response is proportional to the log-dose.

$$\frac{\text{Log } \dfrac{h}{l}}{M} \qquad \frac{\frac{1}{2}(A+C)-\frac{1}{2}(B+D)}{\frac{1}{2}(A-C)+\frac{1}{2}(B-D)}$$

$$M = \frac{h}{l} = \frac{(A-C)+(B-D)}{(A+C)-(B+D)}$$

Potency ratio R(S/U) = antilog M.

If a three-point assay is done with only one dose (U) the formula can be adjusted accordingly.
Similar assays using six-point (3+3) assays, can be done using the same principles already described;
six-point assays would also enable mathematical calculation of parallelism to be made.

9. *Specificity of the assay:* It is usually very difficult to assess the specificity of a bioassay.
However, demonstration of parallelism is usually taken as evidence that biologic activity in an
unknown sample is similar or identical to that in a known standard preparation; it should be
remembered that parallelism can only be demonstrated in a six-point assay with three doses of
standard and three doses of unknown. Other hypocalcemic substances may be present in plasma,
and could produce hypocalcemia either directly or indirectly by promoting the release of endogenous

calcitonin. The latter include calcium, glucagon, and gastrin. These, however, are not normally present in sufficient concentration in plasma to interfere with the assay under the conditions described.

10. Precision: The precision and fiducial limits can be calculated using standard statistical methods. In our hands the index of precision for four-point assays varies from 0.1–0.2.

3.5. Applications of Calcitonin Bioassay

3.5.1. Purification of Hormones

Calcitonin bioassay has been shown to be essential in the isolation of two pure active hormones, calcitonin M (BYFIELD *et al.*, 1968) and porcine calcitonin (RINIKER *et al.*, 1968). The numerous purification procedures used in the isolation of these hormones from medullary carcinoma tumors and pig thyroids amply demonstrate the viability of the calcitonin bioassay, and if the criteria of the success of a bioassay is ultimately judged by its performance as a practical tool, then in comparison with assay methods available for other hormones the calcitonin bioassay deserves considerable respect.

3.5.2. Clinical Uses

The presence of a hypocalcemic factor in the plasma of patients with medullary thyroid carcinoma was first detected by direct assay of their plasma in 50-g female rats (CUNLIFFE *et al.*, 1968). Tumors from such patients were obtained and, in conjunction with chemical and bioassay techniques, human calcitonin M was isolated. Its amino acid composition and sequence were determined and finally synthesis of an active molecule was achieved. This compound is now being used in the treatment of Paget's disease of bone.

3.5.3. Pharmacology of Calcitonin

The bioassay has also been used to study the pharmacology of many different calcitonin molecules and the potency of pure preparations can be compared.

3.5.4. Presence of Calcitonin-like Activity in Different Tissues

Bioassays can be used to determine whether any tissue contains a hypocalcemic factor. It is now known that tissues other than the thyroid gland contain calcitonin (e.g., ultimobranchial bodies of avian species, parathyroid glands in man, thymus tissue in some children, and also some nonthyroid cancers). There are many difficulties associated with the technique of bioassay. Nevertheless, this is the only means of assessing true biologic activity and this may ultimately determine success or failure of a potential therapeutic compound.

4. Conclusion

Radioimmunoassays have proved of immense value in measuring many different compounds present in low concentrations in plasma and which hitherto had eluded the bioassayist. Recently, sensitive cellular receptor assays for some hormones have also become available. While there are still many problems to be overcome in these latter assays, they have the advantage in that they do give a measurement of biologic activity. It is now clear that in many instances the measurement of biologic and immunologic activity may be quite different and it is important to remember that biologic and immunologic activity may often have to be used in parallel in order to obtain the best results in particular experimental situations.

Note added in proof. Recently, antisera to human calcitonin have been raised which allow the direct assay of normal plasma samples. Antiserum raised to synthetic human calcitonin is used at a final dilution of 1:90,000 and incubated in a buffer containing 0.02% EDTA for 7 days. The detection limit of this assay is about 20 ng/l.

References

British Pharmacopoeia. Biological assays and tests. p. 1296 (1968).

Burgen, A.S.V., and Mitchell, J.F.: Gaddum's Pharmacology, London. Oxford University Press (1968).

Byfield, P.G.H., Turner, K., Galante, L.S., Gudmundsson, T.V., MacIntyre, I., Riniker, B., Neher, R., Maier, R., and Kahnt, F.W.: The isolation of human calcitonin. Biochem. J. **111**, 13 (1968).

Clark, M.B., Boyd, G.W., Byfield, P.G.H., and Foster, G.V.: A radioimmunoassay for human calcitonin M. Lancet **ii**, 74 (1969).

Coombes, R.C., Hillyard, C.J., Greenberg, P.B., and MacIntyre, I.: Plasma immunoreactive-calcitonin in patients with non-thyroid tumours. Lancet **i**, 1080 (1974).

Cunliffe, W.J., Black, M.M., Hall, R., Johnston, I.D.A., Hudgson, P., Shuster, S., Gudmundsson, T.V., Joplin, G.F., Williams, E.D., Woodhouse, N.J.Y., Galante, L., and MacIntyre, I.: A calcitonin-secreting thyroid carcinoma. Lancet **ii**, 63 (1968).

Deftos, L.J., Lee, J., and Roos, B.A.: Calcitonin secretion in chronic renal disease. Abstract 385 from the V International Congress of Endocrinology, Hamburg (1976).

Ehrlich, P.: Die Wertbestimmung des Diphtherieheilserums. Klin. Jb., **6**, 299 (1897).

Ekins, R.P.: The estimation of thyroxine in human plasma by an electrophoretic technique. Clin. Chem. Acta., **5**, 453 (1960).

Emmens, C.W.: Statistical Methods. In: Methods in Hormone Research, 11, 3rd edition (Ed. R.I., Dorfman). Academic Press (1962).

Evans, D.G.: Biological Standards. In: Clinical Aspects of Immunology. Chapter 49, p. 1281 (Ed. P.G.H. Gell and R.R.A. Coombs). Blackwells, Oxford (1968).

Greenwood, F.C., Hunter, W.M., and Glover, J.S.: The preparation of ^{131}I-labelled human growth hormone of high specific radioactivity. Biochem. J., **89**, 114 (1963).

Hillyard, C.J., Cooke, T.J.C., Coombes, R.C., Evans, I.M.A., and MacIntyre, I.: Normal Plasma Calcitonin: Circadian variation and response to stimuli. Clin. Endocr., **6**, 291 (1977).

Lightbrown, J.W.: Biological standardisation and the analyst. Analyst, **86**, 216 (1961).

Morrison, M.: Iodination reactions catalysed by lactoperoxidase. In: Fifth Gunma Symposium on Endocrinology. Kusatsu, August (1967) p. 239 (1968).

Mussett, M.: Medical Research Council Computer Programme CSC 36 (1968).

Parthemore, J.G., Deftos, L.J., and Bronzert, D.: The regulation of calcitonin in normal human plasma as assessed by immunoprecipitation and immunoextraction. J. Clin. Invest., **56**, 835 (1975).

Pennisi, F., and Rosa, U.: Preparation of radioiodinated insulin by constant current electrolysis. J. Nuc. Biol. Med., **13**, 64 (1969).

Riniker, B., Neher, R., Maier, R., Kahnt, F.W., Byfield, P.G.H., Gudmundsson, T.V., Galante, L., and MacIntyre, I.: Menschliches Calcitonin. I. Isolierung und Charakterisierung. Helv. Chim. Acta., **51**, 1738 (1968).

Yalow, R.S., and Berson, S.A.: Immunoassay of endogenous plasma insulin in man. J. Clin. Inv., **39**, 1157 (1960).

IV. Determination of Vitamin D and its Metabolites[1]

By

J.G. GHAZARIAN and H.F. DELUCA

With 8 Figures

1. Introduction

With the recent and clear demonstration that vitamin D represents a precursor to at least one hormone that functions in intestinal calcium transport, bone calcium mobilization, and phosphate transport reactions (DELUCA and GHAZARIAN, this volume, p. 173ff.), has come the distinct need for a sensitive, accurate, and reproducible method of assay of the vitamin and its metabolites. This need is not only evident for research investigation, but the clear involvement of defective vitamin D metabolism in the etiology of a variety of bone diseases indicates that such methods would be of great benefit in their diagnosis. Unfortunately, no specific chemical reaction is known for the vitamin D molecule. In addition the vitamin D molecule does not emit fluorescence which can be used in its determination. Thus the biological world is denied two of its most important basic tools in developing an accurate assay system. Without a specific chemical method of detection, the need for extensive purification before measurement is obvious. Therefore, all methods with the exception of biological assay require that vitamin D and its metabolites be purified prior to being subjected to the analytical procedures which will be described.

Besides the fact that there is no good specific and sensitive chemical reaction for vitamin D, it must be kept in mind that vitamin D and especially its active metabolites are extremely potent and hence are present in biological materials in very small concentrations. Responses of intestinal calcium transport to as little as 10 ng/kg body weight have been reported (STANBURY *et al.*, 1975) for 1,25-dihydroxyvitamin D_3 (1,25-$(OH)_2D_3$), the most potent known form of the vitamin. It is, therefore, clear that the detection of these substances in biological fluids requires a method of extreme sensitivity.

Unfortunately the vitamin D molecule is rather unstable to the presence of oxygen especially in aqueous solutions. The cis-triene structure is readily oxidized and although the vitamin D molecule is not as unstable as more highly unsaturated compounds, it nevertheless represents a compound of markedly reduced stability relative to the steroid hormones. Because of this instability it seems unlikely that a radioimmunoassay can be developed for these substances, although many investigators are currently attempting such an approach. Likely the vitamin D substance when attached to a matrix and injected into the host for production of antibodies will become rapidly oxidized and the antibody will be formed to something other than the vitamin D structure. Thus the future does not appear bright for the radioimmunoassay approach. However, methods can now be developed which involve a combination of chromatography and sensitive detection methods. The methods currently in practice are not

[1] Some of the original research reported in this manuscript was supported by grants No. AM-14881 and AM-15512 from the National Institutes of Health.

of high precision, but are methods which can be utilized until more reproducible approaches can be employed.

For the research investigator often the use of radioactively labeled vitamin D and its metabolites is applied to the research problems. Radioactively labeled vitamin D compounds are available from radiochemical companies, although the syntheses of these materials have been described in the literature. (See for example, Neville and DeLuca, 1966; Suda *et al.*, 1971; Callow *et al.*, 1966.) These compounds can be used for competitive protein binding assay as will be described below or can be used for direct injection into animals followed by separation of the metabolites by chromatography. Because chromatography underlies virtually all of the methods except biological assay, this area will be reviewed with the aim of illustrating the most reproducible methods known.

2. Separation of Vitamin D and Metabolites

2.1 Thin-layer Chromatography

Although this method is one of the simplest and most rapid methods of chromatography, there are many drawbacks to its use which prevent its routine application to the vitamin D problem. The first and most important problem is that vitamin D is unstable on many of the adsorbants of thin-layer chromatography if left there in the dry state for any appreciable length of time (DeLuca *et al.*, 1969; Bolliger, 1965). In the authors' laboratory, thin-layer chromatography is often carried out in a glove box which is maintained with a nitrogen atmosphere. Furthermore, great care is taken that the compounds are not allowed to remain dry on the adsorbant for more than a few seconds. Utilizing these very simple precautions it is possible to obtain greater than 90% recovery of applied material. The adsorbant generally employed is silicic acid, which has been adequately prepared for lipid chromatography. The solvent systems utilized depend entirely upon the separations desired. For vitamin D_3, chloroform has been used giving an R_f value of approximately 0.44 as has 10% acetone ($R_f = 0.32$) in Skellysolve B (a petroleum fraction boiling at 67–69° C) (Norman and DeLuca, 1963). These methods will clearly separate vitamin D from 25-hydroxyvitamin D_3 (25-OH-D_3). In addition, some success has been obtained in the separation of vitamin D from its irradiation mixtures on thin-layer chromatography. When the more polar metabolites of vitamin D are desired, however, a different solvent system must be employed. This solvent system has been described by Gray *et al.* (1972) for the separation of 1,25-$(OH)_2D_3$ from 25-OH-D_3. Although useful it has not been employed to any great extent. Bikle and Rasmussen (1974) report another method of chromatography which separates 1,25-$(OH)_2D_3$ from even 25,26-dihydroxyvitamin D_3 (25,26-$(OH)_2D_3$), a separation which is more difficult in the case of column chromatography. In the method reported by Bikle and Rasmussen (1974), Whatman SG81 silica gel impregnated paper is employed. Strips of this paper are activated at 110° C for 1 h prior to use. Radioactive samples are spotted under nitrogen in the dark and the chromatograms are developed also under nitrogen in the dark by descending flow for 16–20 h using chloroform-ethyl acetate-benzene in a 40:50:10 ratio as the solvent. Butylated hydroxytoluene, 0.02%, is also included in the solvent mixture. The chromatograms are then scanned for radioactivity, cut in strips, and compounds eluted with methanol for further studies. Unfortunately this procedure requires long development times but recoveries of close to 100% have been reported. The authors have had no experience with this particular method, however.

2.2. Silicic Acid Column and Other Adsorption Methods

Although adsorption methods including alumina and various earths have been reported, the most reproducible method involves the use of silicic acid columns prepared for lipid chromatography. A description of the preparation of the silicic acid can be found in the paper of HIRSCH and AHRENS (1958). Of particular use is gradient elution from the silicic acid columns. Generally the columns are packed in Skellysolve B or a petroleum fraction boiling between 65–67°. The column is eluted with a convex gradient made with a 250 ml Erlenmeyer mixing chamber which contains 100% Skellysolve B. The holding chamber contains 30% diethyl ether in Skellysolve B and following the depletion of 200 ml in the holding chamber, it is replaced with 100% diethyl ether and once 200 ml of this solvent has disappeared, it is replaced with 5% methanol in Skellysolve B. After 200 ml of this solvent is applied in a gradient fashion, 200 ml of 50% methanol in diethyl ether is used and lastly 200 ml 100% methanol to strip the column. An elution profile of vitamin D_3 and its metabolites is shown in Figure 1. The silicic acid column chromatography method works very well for vitamin D, vitamin D esters, and 25-OH-D_3. However, the dihydroxy metabolites, namely 24,25-$(OH)_2D_3$, 25,26-$(OH)_2D_3$, and 1,25-$(OH)_2D_3$ all elute unresolved in the 5% methanol in Skellysolve B fraction. There are metabolites more polar than the dihydroxy metabolites, but so far only one of these has been identified namely 1,24,25-trihydroxyvitamin D_3 (1,24,25-$(OH)_3D_3$). It

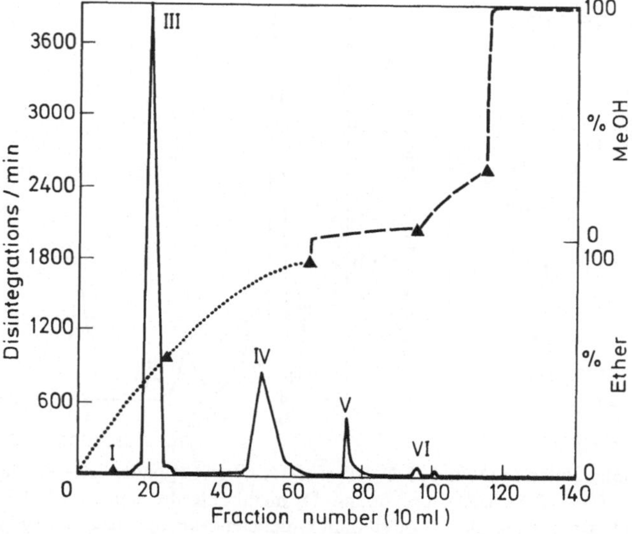

Fig. 1. Separation of vitamin D_3 metabolites by silicic acid column chromatography. Lipid extract from plasma of rats that received 100 IU of [1,2-^{3}H]-vitamin D_3 i.p. 24 h prior to plasma collection was chromatographed on a 1 × 60 cm silicic acid column. Radioactivity shown as solid line while solvent gradient shown by broken line. (From HOLICK and DELUCA, 1971, reproduced with the kind permission of the publisher)

undoubtedly elutes in this system following the introduction of 50% methanol and Skellysolve B. This column method should only be applied with confidence to the separation of vitamin D from its esters, previtamin D and from 25-OH-D$_3$. With polarity beyond this range, the silicic acid columns lose their effectiveness and should not be utilized.

2.3. Liquid-gel Partition Chromatography

The use of Sephadex LH-20 was introduced when the need to conveniently and rapidly separate the dihydroxy metabolites of vitamin D became apparent (HOLICK and DELUCA, 1971). In this method the LH-20 serves as a lipophilic gel. Although the chemistry of the separation is not clearly understood, it is believed that the vitamin D compounds partition between the gel and the

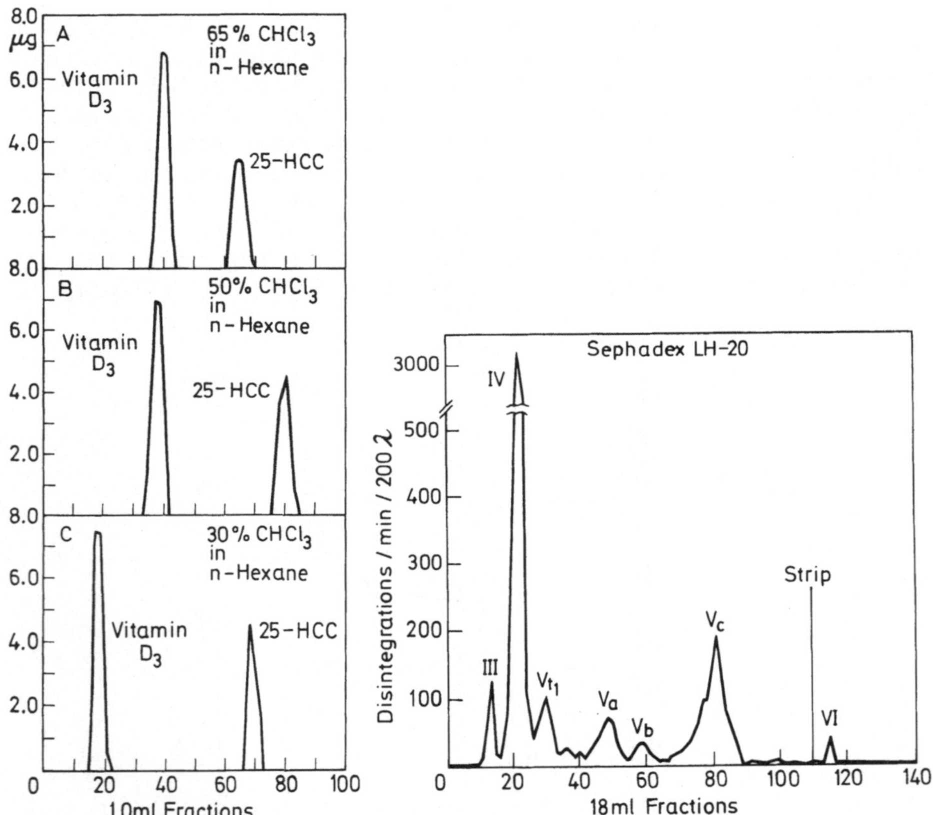

Fig. 2. *A*. Separation of vitamin D$_3$ and 25-OH-D$_3$ (25-HCC) on Sephadex LH-20 column (1 × 60 cm) containing 20 g of LH-20. *B*. Separation of vitamin D$_3$ metabolites by Sephadex LH-20 column chromatography. Lipid extract from plasma of vitamin D-deficient rats that received 100 IU of [1,2-^{3}H]-vitamin D$_3$ i.p. 24 h prior to plasma collection was used. Solvent system was CHCl$_3$-Skellysolve B (65:35). Column stripped with 100% methanol. *III*, vitamin D$_3$; *IV*, 25-OH-D$_3$; V_{t1}, unidentified component; V_a, 24,25-(OH)$_2$D$_3$; V_b, unidentified component; V_c, 1,25-(OH)$_2$D$_3$; *VI*, heterogeneous mixture containing 1,24,25-(OH)$_3$D$_3$. (From HOLICK and DELUCA, 1971, reproduced with the kind permission of the publisher)

eluting solvent. For vitamin D and its metabolites a variety of solvent systems have been employed. When the Sephadex LH-20 gel is swollen and packed in 50% chloroform and Skellysolve B, it becomes especially effective in the separation of vitamin D from its 25-hydroxy derivatives (Fig. 2A). However, for the separation of the dihydroxy metabolites, a solvent mixture of 65% chloroform-35% Skellysolve B has proved to be the most effective elution method. The separation of the dihydroxy metabolites with this method is shown in Figure 2B. To elute more polar compounds, a solvent mixture of 75% chloroform-23% Skellysolve B and 2% methanol has also been found to be rather effective (HOLICK *et al.*, 1973). Beyond this polarity, however, Sephadex LH-20 is not effective in resolving the metabolites. The Sephadex LH-20 chromatographic systems have the advantage of being able to separate dihydroxy metabolites that are not separable on silicic acid. The amount of solvent used is much less and the columns can be run much more rapidly than the silicic acid columns. Its disadvantage lies in the fact that it does not readily separate the isomers of vitamin D and hence is not particularly effective in resolving irradiation mixtures and furthermore, it is not effective in the more polar regions involving multiply hydroxylated vitamin D compounds. Finally, it does not resolve $1,25\text{-}(OH)_2D_3$ from the $25,26\text{-}(OH)_2D_3$. Its effectiveness, therefore, in the purification of the $1,25\text{-}(OH)_2D_3$ for measurement is limited.

Other gels have been utilized which are much more helpful than Sephadex LH-20. More recently the hydroxyalkoxy Sephadex has been utilized in the chromatography of the vitamin D_2 series of compounds with considerable success. The solvent system used is a mixture chloroform and Skellysolve B containing as much as 30% chloroform. For example, 10% chloroform in Skellysolve B has been found to satisfactorily resolve the $25\text{-}OH\text{-}D_2$ from vitamin D_2 (JONES *et al.*, 1975). This system appears to be superior in that it can also be used to resolve irradiation mixtures of vitamin D_2. Another derivative of Sephadex has been made with styrene oxide. This gel has been used to help in the purification of $1,24,25\text{-}(OH)_3D_3$ for its isolation and identification (HOLICK *et al.*, 1973). To summarize, the Sephadex LH-20 column chromatographic system is very useful in preliminary purification of the vitamin D and its mono- and dihydroxy metabolites in preparation for their determination by one of the methods listed below. The recoveries are close to 100%. The method is convenient and rapid, but suffers from its lack of ability to resolve $1,25\text{-}(OH)_2D_3$ from the $25,26\text{-}(OH)_2D_3$.

2.4. Liquid-liquid Partition Chromatography

Perhaps the most potent method of separation of vitamin D and its metabolites is on liquid-liquid partition columns. Generally Celite or diatomaceous earth has been used as the support material. The solvent mixtures which have been employed depend entirely on the compounds which are to be resolved. In the authors' experience these columns are best operated at room temperature rather than in the cold as they were originally. Flow rate appears to be much better and recoveries of the compounds approach more closely 90% whereas they are as low as 60% when run in the cold room. For the separation of vitamin D and $25\text{-}OH\text{-}D_3$, a solvent mixture of 80% methanol-20% water equilibrated with the mobile phase of Skellysolve B has been employed. Fifteen ml of stationary phase are mixed with 20 g of Celite and dry-packed into a 1×60 cm column. Our experience is that it is better to pack in the dry form than in the mobile phase. One hundred ml of mobile phase is run through the column which prepares it for chromatography. The sample is applied and eluted in mobile phase. This column has been effective in resolving vitamin D and 25-OH-D$_3$ in very high purity. In fact, it was used to obtain the final purified form of 25-OH-D$_3$ for its structural determination (Blunt *et al.*, 1968a).

For the isolation of the dihydroxy metabolites, the solvent mixture is 20:80 chloroform:Skellysolve B as the mobile phase with 90% methanol and 10% water serving as the stationary phase (Suda *et al.*, 1970). The methods are identical and this technique can resolve all of the known dihydroxy metabolites of vitamin D completely and can be used for their purification prior to analysis described below.

2.5. High Pressure Liquid Chromatography

In recent years the utilization of high pressure liquid chromatography in the separation and analysis of a large variety of substances has appeared. Although this method has not yet been thoroughly exploited in the area of vitamin D analysis, it seems likely that its use will expand markedly. The chief advantages of the high pressure liquid chromatographic approach are the excellent resolution of even closely related substances, the rapidity with which the chromatographic procedure can be carried out, and the rather good sensitivity of detection. There have been very few reports of the exact chromatographic procedure utilized in vitamin D separations. However, in the authors' laboratory, two columns in tandem of "Zorbax"-SIL (DuPont Instrument Co.) uniform spheres of porous silica type material have been employed with considerable success (Jones *et al.*,

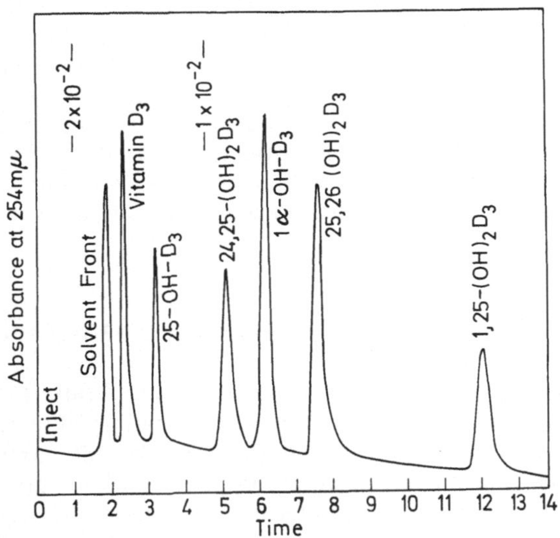

Fig. 3. Separation of vitamin D$_3$, its metabolites, and 1α-OH-D$_3$ by high pressure liquid chromatography. DuPont Model 830 chromatograph equipped with 2 25 cm × 2.1 mm steel columns packed with "Zorbax" in series and operated at room temperature under 3000 psi at flow rate of 0.5 ml/min with solvent of 10% isopropanol in Skellysolve B was used. Detection by UV monitor at 254 nm. Amount of each component in mixture shown as follows: vitamin D$_3$, 40 ng; 25-OH-D$_3$, 30 ng; 24,25-(OH)$_2$D$_3$, 25 ng; 1α-OH-D$_3$, 40 ng; 25,26-(OH)$_2$D$_3$, 40 ng; 1,25-(OH)$_2$D$_3$, 25 ng. Each time unit represents 1.5 min. (Courtesy of Dr. G. Jones of this laboratory)

1975). The solvents chosen depend on the separation desired. This can vary from 0 to 20% isopropanol in Skellysolve B for the effective separation of the various vitamin D metabolites and their derivatives in a mixture. Operating pressures are optimal between 2000 and 4000 psi using nitrogen which produce solvent flow rates of approximately 30 ml/h. Resolution of the vitamin D metabolites on high pressure liquid chromatography is illustrated in Figure 3. The chief disadvantage of the high pressure liquid method used in the author's laboratory is that incomplete recoveries are often experienced. Somewhere around 70% recovery is experienced with almost all forms of vitamin D. Using high pressure liquid chromatography as little as 1 ng of vitamin D metabolite can be detected by the ultraviolet monitor as will be discussed below. It must be borne in mind, however, that a total lipid extract from plasma or tissues cannot be applied directly to the high pressure liquid columns. Preliminary purification on other columns is essential before it can be injected into the high pressure liquid system.

2.6. Gas-liquid Chromatography

The use of gas-liquid chromatography in the detection of vitamin D was first reported by ZIFFER et al. (1960). The gas-liquid chromatography of vitamin D and its metabolites has been used as a means of assessing the purity of isolated compounds before they were subjected to chemical identification (MURRAY et al., 1966). At least one report of the use of gas-liquid chromatography to measure vitamin D in blood has appeared (AVIOLI and LEE, 1966). Although AVIOLI and LEE have reported considerable success in the use of this method, this has not been the uniform experience of a number of laboratories. Theoretically, gas-liquid chromatography could provide a specific and important method of detection of vitamin D and its metabolites. It is first of all important to realize that vitamin D upon being subjected to the conditions of gas-liquid chromatography will cyclize to yield pyro- and isopyrocalciferol (NAIR et al., 1965). These are separated on gas-liquid chromatography and appear as two companion peaks. Thus measurement of vitamin D would involve the integration of the area under two peaks rather than one. This has been side-stepped conveniently by conversion of vitamin D to its isomer, isotachysterol by antimony trichloride, or by acid catalyzed isomerization. The isotachysterol appears as a single peak on gas-liquid chromatography which would decrease the error in estimation of vitamin D by this means. However, the isomerization introduces an additional manipulation which in itself carries with it some risk and some loss.

A typical separation of 25-OH-D$_3$ from vitamin D$_3$ on gas-liquid chromatography is shown in Figure 4. Assuming that the preparation has been purified sufficiently, it is clear that these substances can be measured by this means. Furthermore, it is obvious that with slight modification in column supports and appropriate derivatization, all metabolites of vitamin D can be determined in this way. Unfortunately, using flame ionization detection at least 1 µg of compound is required for adequate detection. This lack of sensitivity limits this approach to detection of vitamin D and perhaps 25-OH-D$_3$. However, by appropriate derivatization with halogenated acid anhydrides, acid chlorides, and other related reagents, electron capture can be used for detection which increases the sensitivity of the detection to as little as 5 picograms. This approach will be discussed in the section entitled "Determination by Chemical Means".

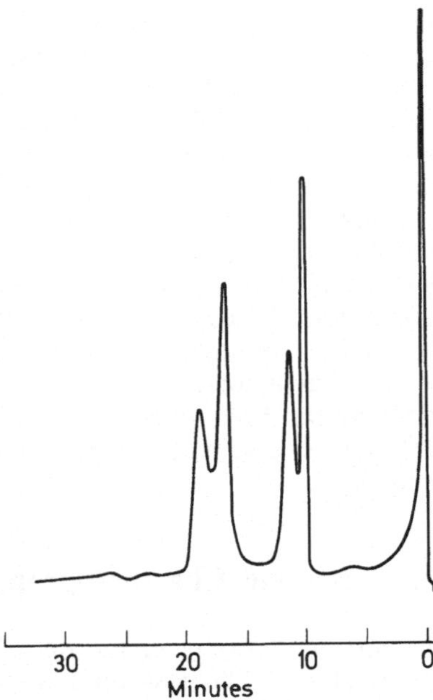

Fig. 4. Gas-liquid partition chromatogram of 25-OH-D$_3$ and vitamin D$_3$ in mixture. Retention times: vitamin D$_3$, 10 min; 25-OH-D$_3$, 17 min. Larger peaks are pyro isomers while smaller are their isopyro isomers. Injection and column temperature were 240°, while helium flow rate was 70 ml/min at 50 psi. Sensitivity setting was 10 × 8 (F & M Model 402, 4 ft × 0.25 in glass column packed with 3% W-98 on 80–100 mesh Diatoport S). (From BLUNT *et al.*, 1968a, reproduced with the kind permission of the publisher)

The columns which have been utilized for gas-liquid chromatography are Gas-Chrom Z 3% SE-30 100–120 mesh (Applied Science Labs) operated at 240–250° C using argon as carrier gas. Other columns have included mixed SE-52 (phenylpolysiloxane) and 949 (cyanoethyl-methylpolysiloxane) (or XE-60), OV-1, butanediol succinate, SE-30 (w-98), and JXR. Primary standard solution of USP reference standard vitamin D$_2$ in benzene and 0.01% BHT at a concentration of 60 µg/ml is used when operating these columns and employing flame ionization detection. Undoubtedly, some columns are superior to others in the separation of the vitamin D compounds. In our laboratory we have had considerable success with 3% silicone adsorbed on Gas-Chrom Z (BLUNT *et al.*, 1968a). With appropriate derivatization of the free hydroxyl groups, all of the metabolites can be chromatographed and detected using these columns (HOLICK *et al.*, 1972).

2.7. Countercurrent Distribution

The application of countercurrent distribution to the separation of vitamin D and its metabolites has been reported by HAUSSLER *et al.* (1971). Countercurrent distribution has been previously used for the isolation of a large variety of biological compounds (KING and CRAIG, 1963). The distribution studies were performed in a 100 tube automated machine. One-hundred transfers were made with a 10 ml mobile (upper) phase and a 10 ml stationary (lower) phase.

Solvent systems used were ethyl acetate-hexane-ethanol-water, 5:15:11:9 or the same solvents in a ratio of 5:15:7.5:12.5. An intestinal metabolite of vitamin D$_3$ more polar than 25-OH-D$_3$ was isolated by this technique using the latter solvent with a distribution coefficient, K, of 0.8 as compared to a K of 15 for 25-OH-D$_3$. This compound was later identified as 1,25-(OH)$_2$D$_3$ (HOLICK *et al.*, 1971).

3. Competitive Protein Binding Radioassay

Competitive binding assay provides a simple method for measuring vitamin D$_3$ and 25-OH-D$_3$ concentrations in blood plasma and perhaps other tissues. This method which is sometimes referred to as a radioreceptor assay, depends on the specificity and affinity of the binding protein for the compound being measured. Alternatively, the compound presented must be highly purified before measurement. The protein must also be saturable. Two basic approaches have been used for 25-OH-D$_3$ measurement, one involving the plasma transport protein for this metabolite and the other involving kidney cytosol protein which binds 25-OH-D$_3$ with some degree of specificity. Both methods, however, demand that other forms of vitamin D be absent. For this reason some serious errors may result from their use. A complex "radioreceptor" assay for 1,25-(OH)$_2$D$_3$ has been developed (BRUMBAUGH *et al.*, 1974), but serious problems with this method warrant caution in its use.

3.1. Utilization of Serum 25-OH-D$_3$ Binding Protein

This competitive binding assay utilizes specific binding or transport proteins from serum of vitamin D-deficient rats (BELSEY *et al.*, 1971) or humans (BAYARD *et al.*, 1972) which preferentially combine with vitamin D$_3$ or its metabolites. The assay, developed by BELSEY *et al.* (1971), generally consits of a chloroform-methanol extraction of blood samples for the extraction of vitamin D and its hydroxylated products. Trace amounts of ^{3}H-vitamin D$_3$ or ^{3}H-25-OH-D$_3$ are added initially to the blood samples to monitor recoveries. Because the rat binding protein interacts nonspecifically with vitamin D$_3$ as well as 25-OH-D$_3$, the separation of vitamin D$_3$ from 25-OH-D$_3$ is necessary prior to assay. This is accomplished by chromatography on activated silicic acid using Skellysolve B and diethyl ether as elution solvents. In this system, the more polar metabolites remain on the column while vitamin D$_3$ and 25-OH-D$_3$ are selectively separated and eluted.

After chromatography, the vitamin and its 25-hydroxy derivative can be assayed separately in a system which includes the vitamin D-deficient rat serum, the appropriate ^{3}H-labeled metabolite, and the serum extracted sample. After an appropriate incubation period, the unbound labeled metabolite is selectively precipitated with heparin and MnCl$_2$ (BURSTEIN and SAMAILLE, 1960) leaving the bound fraction in the supernatant. Increasing amounts of nonradioactive vitamin D$_3$ or 25-OH-D$_3$ produce progressive displacement of the radioactive metabolite from the bound complex allowing the development of standard curves and determination of plasma vitamin D$_3$ and 25-OH-D$_3$ concentrations (Fig. 5). Cholesterol, ergosterol, 7-dehydrocholesterol, cortisol, testosterone, 17-OH-pro-

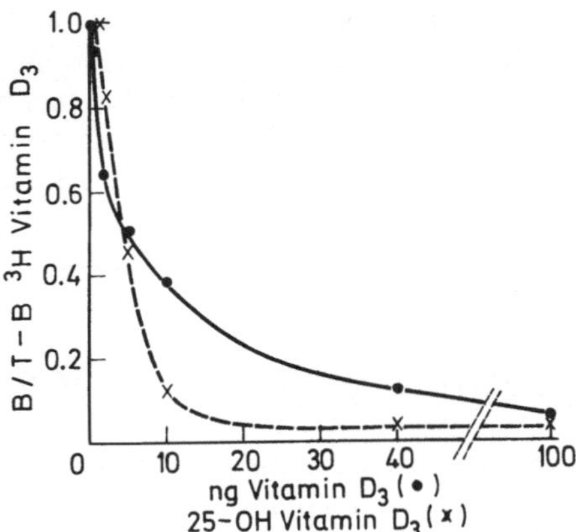

Fig. 5. Standard curves for competitive protein binding assays of vitamin D_3 and 25-OH-D_3. B = bound, T = total radioactivity. (From BELSEY *et al.*, 1971, reproduced with the kind permission of the publisher)

gesterone, estriol, etiocholanolone, 11-deoxycorticosterone, and 11-deoxycortisol do not interfere in this assay system.

A more recent report by BELSEY *et al.* (1974) described a similar technique for determination of serum 25-OH-D_3, but without preparative chromatography. This direct assay technique selectively measures the 25-OH-D_3 content of sample extracts even in the presence of 3–5 fold excess of vitamin D_3. In this modification, Florisil or dextran-coated charcoal is used to selectively adsorb vitamin D_3 from serum samples while leaving 25-OH-D_3 in the plasma. Although other hydroxylated metabolites of vitamin D_3 are not adsorbed on charcoal, they are in much lower concentration in serum and do not significantly displace bound ^{3}H-25-OH-D_3 in the assay system.

With this direct assay system, 25-OH-D_3 levels in normal human subjects have been found to vary from 20–100 ng/ml. Patients treated with anticonvulsants have, in general, a level of 5–50 ng/ml while hypoparathyroid subjects on high-dose vitamin D intakes show a level of 500–3200 ng/ml. These findings (STAMP *et al.*, 1972) have provided suggestive evidence that anticonvulsant osteomalacia results from accelerated biodegradation of cholecalciferol which results in lowered circulating levels of 25-OH-D_3.

3.2. Utilization of Kidney Cytosol 25-OH-D_3 Binding Protein

HADDAD and CHYU (1971) in a system analogous to that described by BELSEY *et al.* (1971) have utilized the 100,000 g supernatant of rachitic rat kidney homogenates in competitive protein binding assays to measure circulating 25-OH-D_3 in human plasma. They have found that the mean plasma 25-OH-D_3 levels in 40 normal volunteers was 27.3 ng/ml, whereas patients with biliary cirrhosis displayed an average level of 6.4 ng/ml. Furthermore, serum concentration of 25-OH-D_3 in 19 cases of sex-linked hypophosphatemic vitamin D-resistant rickets, in normal or high vitamin D-intake, was not significantly different from that of normal control subjects. These findings have indicated that hepatic 25-hydroxylation of vitamin D proceeds normally in subjects with this disorder. HADDAD and his colleagues have also shown 25-OH-D_3 levels to be low in patients on anticonvulsant therapy (HAHN *et al.*, 1972), normal to low in renal failure, and elevated in sunbathers etc. (HADDAD and CHYU, 1971). Neither method discriminates between 25-OH-D$_3$ and 25-OH-D$_2$.

3.3. Intestinal Chromatin Receptor Assay for 1,25-(OH)$_2$D$_3$

Recent reports (BRUMBAUGH and HAUSSLER, 1974) have suggested that 1,25-(OH)$_2$D$_3$ probably binds specifically to a cytoplasmic receptor in intestinal mucosa of chicks and is then transported to the chromatin where it elicits its physiologic functions in calcium transporting systems. In this assay method the capacity of the nonradioactive hormone 1,25-(OH)$_2$D$_3$ to displace the tritiated hormone from a cytosol-chromatin receptor complex is measured. In practice the receptor system is prepared by isolating Triton X-100 washed chromatin from intestinal homogenates of rachitic chicks and reconstituting it with the 100,000 g supernatant of the same intestine. A portion of the receptor system equivalent to 100 µg of DNA is then incubated with 5 nM radioactive 1,25-(OH)$_2$D$_3$ (saturation level) in the presence of increasing amounts of nonradioactive 1,25-(OH)$_2$D$_3$ to create an isotope-dilution standard curve for the amount of nonradioactive hormone. The chromatin receptor complex is then collected on glass fibers by filtration and washed with 1% Triton X-100 to remove unbound sterols. The specifically bound ^{3}H-1,25-(OH)$_2$D$_3$ is extracted from the filters with methanol and chloroform and counted in a liquid scintillation counting solution. This assay is reported to be sensitive enough to detect 0.20 pmole (83 pgm) of 1,25-(OH)$_2$D$_3$ in unknown sample extracts. The concentration of the hormone in plasma of normal individuals is found to be about 6.5 ng/100 ml or 65 pg/ml. The concentration in plasma of patients with renal disease is in the order of 2.6 ng/100 ml while in postsurgical hypoparathyroids the hormone level is of the order of 4.7 ng/100 ml of plasma. In presumed primary hyperparathyroid patients the reported plasma concentration of 1,25-(OH)$_2$D$_3$ is about 12 ng/100 ml. A similar method reported by HARTENBOWER *et al.* (1974) gave substantially different results. Bioassay results of STANBURY *et al.* (1975) agree more closely with the results of BRUMBAUGH and HAUSSLER (1974), however. The authors caution against routine use of this method until verified by more specific experiments.

4. Detection by Biological Methods

Perhaps the oldest and still most widely used method of vitamin D detection is the biological assay. A large variety of assays have been developed which differ in the biological end point. The oldest and most widely used assay is determination of the deposition of mineral in bone as detected either by silver nitrate staining of sectioned radii and ulnae or accumulation of ash. The next most widely used method is stimulation of intestinal calcium transport measured in a variety of ways. The mobilization of calcium from bone in vivo and in culture can also be employed for vitamin D detection. Finally, growth of vitamin D-deficient rats on a low calcium diet has also been employed with some degree of success. All biological assays are subject to these same individual variations which limit their precision to not more than ±20%. However, biological assays can be employed using very crude extracts, although separation of the vitamin D metabolites would be essential before the activity can be attributed to any single compound. In the ensuing section the large variety of assays which are available will be mentioned, but the authors will give only one representative and in their estimation the best method for determination. It might be mentioned that some forms of vitamin D stimulate only one of the systems described whereas others stimulate all of them. In the application of these methods cognizance of this fact is essential.

4.1. Methods Involving Mineralization of Bone

Two general methods have been devised for vitamin D assay. The calcification of rachitic epiphyseal plate of rats has long been used as a measure of vitamin D activity. This method was devised in the early 1920s to meet the needs for detection of the new antirachitic substance. The method is sensitive and reproducible, but does not always measure all aspects of vitamin D activity (U.S. Pharmacopoeia, 1955). Thus a compound which fails to mineralize epiphyseal plate cartilage in the rat need not be without biological activity on the intestine or in the mobilization of calcium from bone. In any case, vitamin D, 25-OH-D$_3$, 1,25-(OH)$_2$D$_3$, and 1α-hydroxyvitamin D$_3$ (1α-OH-D$_3$) can be assayed by this means. The method involves producing rickets in rats by means of a high calcium, low available phosphorus diet. This produces hypophosphatemic rickets within three weeks. The standard vitamin D assay diet used is 76% ground yellow corn, 22% wheat gluten, 3% CaCO$_3$, 1% sodium chloride, and 1% dry nonirradiated yeast. When these rats have achieved sufficiently severe rickets, the standard assay involves the oral administration of vitamin D as either a single dose or two successive doses. After seven days following the first dose, the animals are killed, the ulnae and radii are removed, sectioned lengthwise, soaked in distilled water for at least 1 h and then stained with 1% silver nitrate to reveal calcification. New calcification can be seen as a line through the middle of the epiphyseal plate. The assay score is shown in Figure 6. The degree of calcification is scored visually and subjectively. This method has been modified so that the compounds which must be given in small amounts each day such as 1,25-(OH)$_2$D$_3$, 1α-OH-D$_3$, and 25-OH-D$_3$ can be measured. When each is given intraperitoneally in small doses for a period of 5 days, the assay reveals 25-OH-D$_3$ to be five times more effective than vitamin D$_3$, whereas 1,25-(OH)$_2$D$_3$ is ten times more active than vitamin D$_3$ (TANAKA et al., 1973). 1α-OH-D$_3$ in the rat is approximately equal to 25-OH-D$_3$ in its biopotency. Of special interest is that if 25-OH-D$_3$ is assayed by the standard procedure of giving a single dose 7 days before the animals are killed, the biological activity of 25-OH-D$_3$ is only 1.4 times that of vitamin D$_3$ (BLUNT et al., 1968 b). The biological responses to vitamin D$_3$ appear to be the same whether it is given as a single initial dose or whether it is given in small divided doses over the period of 5 days. These results suggest that 25-OH-D$_3$ is turned over more rapidly than vitamin D$_3$. It is interesting to note that if 1,25-(OH)$_2$D$_3$ is given as a single dose and calcification measured 7 days later, little or no response occurs suggesting that it is turned over even more rapidly than 25-OH-D$_3$. For comparison of all the metabolites it is essential that the compounds be given parenterally in small divided doses over a period of 5 days for estimation on the seventh day of degree of mineralization (TANAKA et al., 1973).

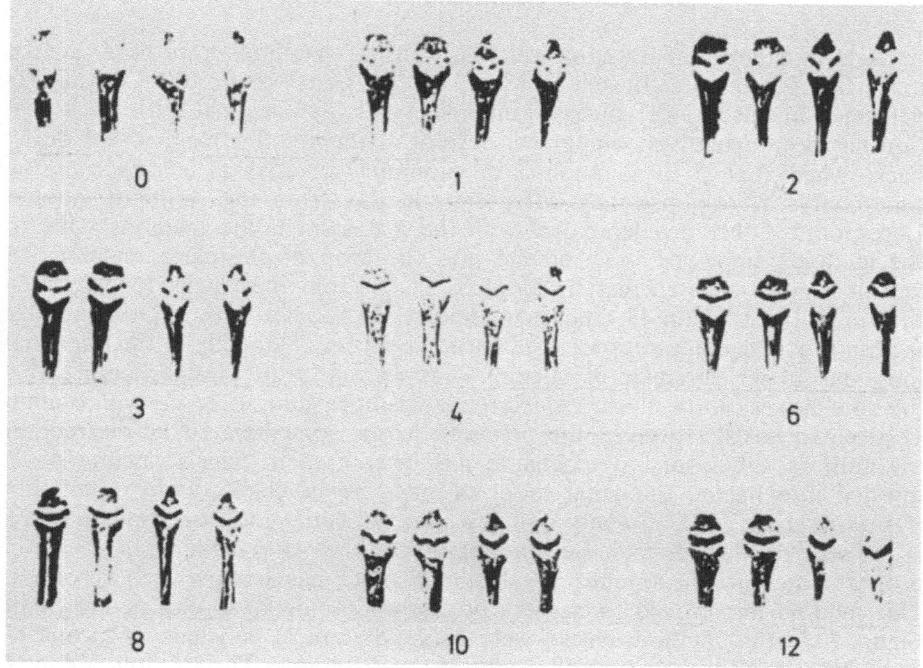

Fig. 6. Rachitic rat line-test assay score values for measurement of degree of new calcification in rachitic epiphysis

An alternative procedure which is used employs either chicks or rats. Rachitic rats or rachitic chickens can be given graded doses of vitamin D, either prophylactically or curatively. The increase in the percentage of ash of bone in response to graded doses is taken as a measure of vitamin D activity. To conserve material being tested, the authors' have utilized a method whereby chicks are placed on a rachitogenic diet for three weeks. They are then given graded doses of vitamin D each day for a period of 7 days. At the end of the 7-day period, groups of chicks are killed and the tibia ash is estimated (OMDAHL, GRABER, BAXTER and DeLUCA, unpublished results). This method has the advantage over the rachitic rat line test method inasmuch as it is dependent upon direct analysis rather than subjective visual examination of stained sections. Similar tests have been carried out with rachitic rats in which rats made rachitic either by purified diets or by the standard rachitogenic rat diet are given graded doses of vitamin D compounds for a period of 7 days and the increase of ash content of bone estimated (TANAKA et al., 1973).

The mineralization of bone assay has been very useful for the potent forms of vitamin D. However, there are some forms of vitamin D which will stimulate intestinal calcium transport but which will not appreciably mineralize bone. One such compound is $1,24,25\text{-}(OH)_3D_3$, a normal metabolite of the vitamin. Although it does produce a small degree of mineralization, it is much more effective on intestinal calcium transport. Similarly the dihydrotachysterols are very poor at mineralizing bone but are much more effective in increasing intestinal calcium transport. A failure to show a mineralization effect of an analog or metabolite of vitamin D does not rule out its possible activity in one of the other systems known to be responsive to vitamin D.

4.2. Intestinal Calcium Transport

A large number of intestinal calcium transport methods have been devised in chicks and in rats. Inasmuch as it is much easier to produce vitamin D deficiency in chicks, chick bioassay methods involving intestinal calcium absorption has been extensively employed. Several of them suffer from severe drawbacks when applied to metabolites of vitamin D or analogs inasmuch as the time course of response may differ considerably from the standard vitamin D response. Other problems deal with the precision of the methods. One of the methods employed is to pipette into the crop of the chick, calcium 45 and at a given time thereafter, blood is taken from the chicks to determine the amount of calcium 45 which has appeared in the circulation. Other similar methods involve the injection of radioactive calcium 45 directly in the duodenal loop and the measurement of calcium 45 appearing in the plasma. Respectable log dose curves can be plotted which relate serum calcium 45 to dose of vitamin D given to birds. However, the precision leaves something to be desired. In the authors' laboratory, a technique has been used in which calcium 45 is injected into ligated duodenal loops of intestine of chicks under anesthesia (Omdahl *et al.*, 1971). Twenty minutes later the entire loop of small intestine is excised, dry ashed, and the amount of calcium 45 remaining in the loop is used to measure the amount of calcium 45 which has actually been absorbed. This method has proved to be very precise and a log dose plot is shown in Figure 7. In this method, chicks were made vitamin D deficient by means of a soy bean meal base diet which produces severe vitamin D depletion. Vitamin D is given and at the time intestinal calcium absorption is maximal, usually at about 21 h, the intestinal calcium absorption test is carried out. However, this method cannot be used to compare metabolites, analogs, and other more rapidly acting forms of vitamin D to the parent vitamin D activity. The major problem is that $1,25-(OH)_2D_3$ for example produces a very marked response at 9 h, which has decayed considerably by 24 h (Omdahl *et al.*, 1971; Haussler

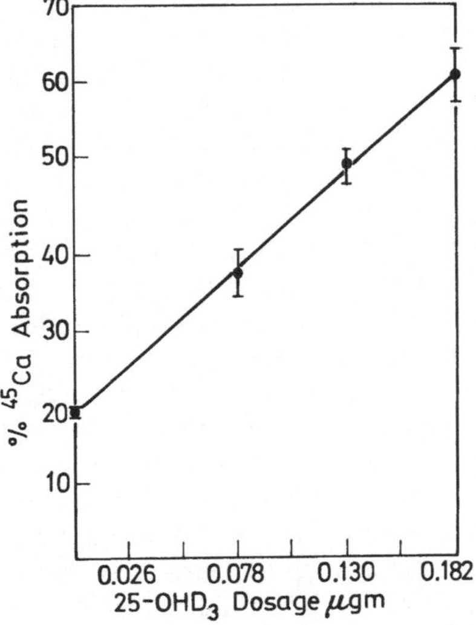

Fig. 7. Dose-response curve for 25-OH-D$_3$ and calcium absorption in chick. Single dose of metabolite given and 24 h later absorption of ^{45}Ca from in situ ligated loop was measured. (From Omdahl *et al.*, 1971, reproduced with the kind permission of the publisher)

et al., 1971). A much better approach is to give rachitic chickens or rats graded daily doses of vitamin D or its metabolites for a period of 7 days. At the conclusion of the 7-day period the intestinal calcium absorption test is carried out as described above. Since all compounds are given for a total of 7 days this eliminates the problem of rapidly acting versus more slowly acting forms of vitamin D. All compounds are then compared on the basis of the amount of compound needed to maintain a given level of calcium transport activity in the intestine. It is essential that the measurement be made at a time following the last dose which is consistent with the most rapidly acting form of the vitamin being tested. Since $1,25\text{-}(OH)_2D_3$ is the most rapidly acting form, it appears that the measurement should take place at 9–10 h following the last dose of the various forms of vitamin D.

A similar bioassay can be carried out using vitamin D-deficient rats, but the method used in the authors' laboratory involves the removal of the upper 10 cm segment of small intestine and carrying out intestinal calcium transport measurement by the everted sac technique as described by MARTIN and DeLUCA (1969). Another technique has been described in which intestinal slice uptake of calcium 45 is used as an index of vitamin D activity (SCHACHTER *et al.*, 1961). In the authors' hands these methods have not been very reproducible and do not give any great advantage over the in situ loop methods of chick and rat. The everted sac technique in itself involves considerable error which makes it a less desirable method than the in situ loop technique. Because of species differences in responses to various forms of vitamin D it is essential that both rat and chick methods be kept in mind and used to test whether there might be a species difference in biological activities of the compounds being tested.

4.3. Mobilization of Calcium from Bone Mineral

There are two methods which have been employed here. The first is an in vivo measure of bone calcium mobilization (TANAKA *et al.*, 1973; BLUNT *et al.*, 1968 b). This method involves making rats or chicks vitamin D-deficient and calcium deficient. Generally speaking, the animals are made vitamin D-deficient for a period of two weeks and then are placed on a vitamin D-deficient, calcium-deficient diet for an additional week until the animals become severely hypocalcemic. The animals are then given graded doses of various forms of vitamin D each day for a period of 7 days. At the conclusion of the 7-day administration period, blood samples are taken at 9–10 h following the last dose of various forms of vitamin D. Serum calcium concentration is measured and a log dose plot can be constructed relating level of serum calcium to dose of vitamin D given. Either chick or rat can be used, but again species variation should be kept in mind.

An in vitro assay of hydroxylated forms of vitamin D has been devised using the mobilization of calcium from organ cultures. In this method pregnant rats are given injections of 250 µCi of calcium 45 at 17 days of pregnancy. Fetal rats are then removed at 19 days and tibia or other radioactively labeled bones from the fetuses are cultured. The culture medium is generally chemically defined with the addition of serum albumin or rat serum. The cultures are paired so that one tibia from a fetus serves as a control for the other tibia from the same animal. The calcium 45 released into the medium from the bone in the presence of $1,25\text{-}(OH)_2D_3$ as compared to its control is taken as a measure of $1,25\text{-}(OH)_2D_3$ (Stern, DeLuca and Bell, unpublished results). A similar method has been used by Trummel *et al.* (1971) for the measurement of 25-hydroxydihydrotachysterol. It was found that in concentrations ranging from 0.03 to 3.0 µg/ml, the bone resorptive biopotency of 25-hydroxydihydrotachysterol on a weight basis approaches that of $25\text{-}OH\text{-}D_3$ (Trummel *et al.*, 1969). As little as 5 pg of $1,25\text{-}(OH)_2D_3$ will produce significant bone resorption. There is a clear dose response relationship and the extreme sensitivity for $1,25\text{-}(OH)_2D_3$ makes it desirable for assay of this important metabolite. However, crude extracts cannot be used inasmuch as much larger amounts of $25\text{-}OH\text{-}D_3$ also produce mobilization of calcium from bone. Similarly, $1\alpha\text{-}OH\text{-}D_3$ will produce mobilization of calcium from bone but considerably higher concentrations are needed. In the assay utilizing the bone organ cultures, blood samples or tissue samples are extracted with methanol and chloroform (Lund and De-Luca, 1966). The chloroform layer must then be subjected to Sephadex LH-20 column chromatography. Before it is subjected, however, to such chromatography a small amount of tracer $1,25\text{-}(OH)_2D_3$ must be added to the extract. This known amount of tracer can then be used to follow the purification of the $1,25\text{-}(OH)_2D_3$ and can be used to measure the recovery following chromatography. The radioactive $1,25\text{-}(OH)_2D_3$ is added to the extract and the extract is subjected to Sephadex LH-20 chromatography usually in 2×10 cm columns employing 14 g of Sephadex LH-20 developed in 65% chloroform-35% Skellysolve B. The $1,25\text{-}(OH)_2D_3$ region of the chromatogram is located by means of scintillation counting of small aliquots. The percentage recovery including that lost by measurement of aliquots for radioactivity is determined. The $1,25\text{-}(OH)_2D_3$ peak which would also include some $25,26\text{-}(OH)_2D_3$ is added to the culture media at a level of about 10–15 picograms. After 3 days of culture, calcium 45 in the medium is estimated. A ratio of calcium 45 in experimental over control culture is made. The degree of bone resorption as measured by the calcium 45 appearing in the medium can be translated into concentration of $1,25\text{-}(OH)_2D_3$ in the medium. Inasmuch as the other active forms of vitamin D are excluded by chromatography, this is a clear measure of $1,25\text{-}(OH)_2D_3$.

5. Determination by Chemical Means

5.1. Ultraviolet Absorption

The vitamin D cis-triene has a maximum ultraviolet absorption of 265 nm and a minimum at 228 nm (Fig. 8). In addition, compounds with the vitamin D cis-triene structure have a molar extinction coefficient ranging from 18,000–19,400 at 265 nm (DeLuca, 1971). This absorption can be used as a clear measurement of vitamin D concentration, provided that there is a sufficient amount of vitamin D present and that it is sufficiently pure so that other substances which absorb in this region are no longer present. In practice, this method is very nicely applicable to samples containing large amounts of vitamin D which can then be easily purified for this measurement. However, it is not generally applicable for measurement of vitamin D compounds in biological fluids. The purification procedures which would be necessary to permit this and the amount of material which would be necessary would be prohibitive. For this reason the ultraviolet absorption method can only be used in the preparation of samples from pure materials or in measurement of the amount

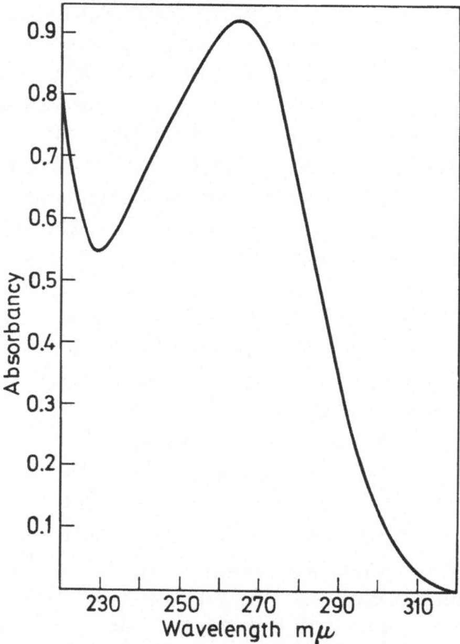

Fig. 8. Ultraviolet absorption spectrum of compounds with vitamin D 5,6-cis triene chromophore. λ_{max} 265 mμ; λ_{min} 228 mμ

of vitamin D in high potency tablets or preparations. Even in the latter circumstances the vitamin D must be subjected to preliminary purification by one of the chromatographic procedures described above, usually Sephadex LH-20 or silicic acid.

5.2. Antimony Trichloride Reaction

The cis-triene structure reacts with antimony trichloride to produce a brown color. This method has been utilized for colorimetric determination of vitamin D in preparations containing large amounts of vitamin D. The antimony trichloride reaction is relatively insensitive and hence this method is not applicable to biological fluids. For the measurement of vitamin D utilizing this method, readers are referred to the U.S. Pharmacopoeia (1965). However, the lack of precision of the method, the lack of sensitivity, and the fact that antimony trichloride reacts with other interfering substances in the authors' view makes this a very undesirable method of analysis, and hence is not recommended.

5.3. Electron Capture

As mentioned in the section on chromatography, gas-liquid chromatography of vitamin D compounds using flame ionization detection is a possible method of analysis and can certainly be applied to concentrates, high potency preparations, etc. However, even in this case the material should be subjected to preliminary purification on a Sephadex LH-20 column. The compound can then be injected into a gas-liquid chromatographic system and the pyro- and isopyro forms can be detected using flame ionization detection. Alternatively, the vitamin D can be isomerized to the isotachysterol and measured as a single peak (Nair and DeLeon, 1968). This, however, carries with it a certain degree of risk inasmuch as one is not certain whether the original compound is vitamin D or has been artifactually isomerized prior to analysis. In the authors' view it is much better to integrate the pyro- and isopyrocalciferol peaks rather than carry with the analysis, the risk that the isomerization to the isotachysterol has occurred prior to analysis. As mentioned earlier, the flame ionization detection, however, is not sensitive enough to permit analysis of biological fluids for the metabolites of vitamin D and of vitamin D itself. Even in the plasma where as much as 40–50 ng of 25-OH-D_3/ml can be found normally, it is very difficult to purify them sufficiently to allow for clear gas liquid chromatographic detection. The selectivity can be considerably improved by reacting the vitamin D and its metabolites or analogs with a halogenated reagent such as heptafluorobutyryl anhydride, heptafluorobutyryl imidazole, or trichloroacetyl chloride in the presence of pyridine or similar base. The resultant esterified forms of vitamin D can then be subjected to gas liquid chromatography and detection can be carried out using electron capture methods. The electron capture detection is much more sensitive allowing detection of as little as 5–10 picograms of metabolite. It furthermore allows for selectivity inasmuch as only compounds with hydroxyl groups will react with the reagent and hence only these compounds will be detected by the electron capture method. In any case, the vitamin D or metabolite must be purified considerably before being subjected to this form of detection. The best methods employ adding radioactive 1,25-$(OH)_2D_3$ or whatever compound is desired to the blood or tissue extracts. The radioactively labeled extract is then subjected to a series of chromatographic steps involving Sephadex LH-20, 65:35 chloroform-Skellysolve B, high pressure liquid chromatography, or liquid-liquid partition chromatography and then derivatization with the heptafluorobutyrate followed by subjection to gas liquid chromatography. Using this technique it may be possible to measure a large variety of vitamin D metabolites. This method is still under development, but represents the best chemical approach to the problem of vitamin D metabolite analysis.

5.4. Other Possible Methods

There is considerable effort in the area of development of radioimmunoassay as has already been discussed in the introductory portion of this chapter. In addition there is the possibility of application of gas liquid chromatography and mass spectrometry to the measurement of vitamin D metabolites, much as has been done for the prostaglandins. Infrared spectrophotometry has also been employed with limited applicability for the identification and estimation of vitamins D_2 and D_3 in feed concentrates (Morris et al., 1962). Studies were also made of the applicability of the fluorescence of the acetic anhydride-sulfuric acid reaction which could be used for the determination of the vitamins (Chen et al., 1964). However, these methods are cumbersome and are not likely to yield a method which will be available routinely. In addition, specific proteins which bind 1,25-$(OH)_2D_3$ have been demonstrated and are now being developed for use as a competitive protein binding assay for this important metabolite. In short there will be no simple solution to the measurement of vitamin D metabolites in the foreseeable future. Possibly the gas liquid chromatography and electron capture methods may come the closest to answering these problems.

In the absence of these clear developments and even if we do have them, the biological assay will still remain as a fall-back position for research investigations at least.

6. Summary

The methods of vitamin D analysis remain archaic despite dramatic advances in our understanding of the function and metabolism of the vitamin by the use of radiochemical methods. However, the impetus to develop new reliable and sensitive methods has been engendered by these very discoveries and it seems likely that in the next few years at least one chemical method of determination will become available for routine analysis of vitamin D, its metabolites, and analogs.

References

AVIOLI, L.V., LEE, S.W.: Detection of nanogram quantities of vitamin D by gas-liquid chromatography. Analyt. Biochem. 16, 193–199 (1966).

BAYARD, F., BEC, P., LOUVET, J.P.: Measurement of Plasma 25-Hydroxycholecalciferol in Man. J. clin. Invest. 2, 195–198 (1972).

BELSEY, R., DeLUCA, H.F., POTTS, J.T., JR.: Competitive Binding Assay for Vitamin D and 25-OH-D. J. clin. Endocr. 33, 554–557 (1971).

BELSEY, R., DeLUCA, H.F., POTTS, J.T., JR.: A Rapid Assay for 25-OH-Vitamin D_3 Without Preparative Chromatography. J. clin. Endocr. Med. 38, 1046–1051 (1974).

BIKLE, D.D., RASMUSSEN, H.: The Metabolism of 25-Hydroxycholecalciferol by Isolated Renal Tubules in vitro as Studied by a New Chromatographic Technique. Biochim. biophys. Acta (Amst.) 362, 425–438 (1974).

BLUNT, J.W., DeLUCA, H.F., SCHNOES, H.K.: 25-Hydroxycholecalciferol. A Biologically Active Metabolite of Vitamin D_3. Biochemistry 7, 3317–3322 (1968a).

BLUNT, J.W., TANAKA, Y., DeLUCA, H.F.: The Biological Activity of 25-Hydroxycholecalciferol, A Metabolite of Vitamin D_3. Proc. nat. Acad. Sci. (Wash.) 61, 1503–1506 (1968b).

BOLLIGER, H.R.: Vitamins In: Thin-Layer Chromatography, A Laboratory Handbook, p. 225. E. STAHL (ed.). New York: Academic Press, 1965.

BRUMBAUGH, P.F., HAUSSLER, M.R.: 1α,25-Dihydroxycholecalciferol Receptors in the Intestine. I. Association of 1α,25-dihydroxycholecalciferol with Intestinal Mucosa Chromatin. J. biol. Chem. 249, 1251–1257 (1974).

BRUMBAUGH, P.F., HAUSSLER, D.H., BRESSLER, R., HAUSSLER, M.R.: Radioreceptor Assay for 1α,25-Dihydroxy-vitamin D_3. Science 183, 1089–1091 (1974).

BURSTEIN, M., SAMAILLE, J.: Sur un Dosage Rapide du Cholestérol Lié aux α- et aux β-Lipoprotéines du Sérum. Clin. Chim. Acta 5, 609 (1960).

CALLOW, R.K., KODICEK, E., THOMPSON, G.A.: Metabolism of Tritiated Vitamin D. Proc. roy. Soc. B164, 1–20 (1966).

CHEN, P.S., JR., TEREPKA, A.R., LANE, K.: Sensitive Fluorescence Reaction for Vitamins D and Dihydrotachysterol. Analyt. Biochem. 8, 34–42 (1964).

DeLUCA, H.F., ZILE, M.H., NEVILLE, P.F.: Chromatography of Vitamins A and D, in "Lipid Chromatographic Analysis", Vol. 2, Chapter 7, p. 345–457. G.V. MARINETTI (Ed.). New York: Marcel-Dekkar 1969.

DeLUCA, H.F.: Vitamin D Group. VIII. Active Compounds In: The Vitamins: Chemistry, Physiology, Pathology and Methods, Vol. 3, p. 232. W.H. SEBRELL, JR., R.S. HARRIS (Eds.). New York: Academic Press 1971.

GRAY, R.W., OMDAHL, J.L., GHAZARIAN, J.G., DeLUCA, H.F.: 25-Hydroxycholecalciferol-1-hydroxylase. Subcellular Location and Properties. J. biol. Chem. 247, 7258–7532 (1972).

HADDAD, J.G., CHYN, K.J.: Competitive Protein-Binding Radioassay for 25-Hydroxycholecalciferol. J. clin. Endocr. 33, 992–995 (1971).

HAHN, T.J., HENDIN, B.A., SCHARP, C.R., HADDAD, J.G.: Effect of Chronic Anticonvulsant Therapy on Serum 25-Hydroxycalciferol Levels in Adults. New Engl. J. Med. 287, 900–904 (1972).

HARTENBOWER, D.L., TSAI, H.C., FRIEDLER, R.L., COBURN, J.W., NORMAN, A.W.: Turnover Studies of 1,25-Dihydroxycholecalciferol and Cholecalciferol in Vitamin D-Deficient and Repleted Chicks and Dogs. Fed. Proc. 33, 679 Abs (1974).

HAUSSLER, M.R., BOYCE, D.W., LITTLEDIKE, E.T., RASMUSSEN, H.: A Rapidly Acting Metabolite of Vitamin D_3. Proc. nat. Acad. Sci. (Wash.) 68, 177–181 (1971).

HIRSCH, J., AHRENS, E.H., JR.: The Separation of Complex Lipid Mixtures by the Use of Silicic Acid Chromatography. J. biol. Chem. 233, 311–320 (1958).

HOLICK, M.F., DELUCA, H.F.: A New Chromatographic System for Vitamin D_3 and Its Metabolites: Resolution of a New Vitamin D_3 Metabolite. J. Lipid Res. 12, 460–465 (1971).

HOLICK, M.F., KLEINER-BOSSALLER, A., SCHNOES, H.K., KASTEN, P.M., BOYLE, I.T., DELUCA, H.F.: 1,24,25-Trihydroxyvitamin D_3, a Metabolite of Vitamin D_3 Effective on Intestine. J. biol. Chem. 248, 6691–6696 (1973).

HOLICK, M.F., SCHNOES, H.K., DELUCA, H.F., GRAY, R.W., BOYLE, I.T., SUDA, T.: Isolation and Identification of 24,25-dihydroxycholecalciferol, a Metabolite of Vitamin D_3 Made in the Kidney. Biochemistry 11, 4251–4255 (1972).

HOLICK, M.F., SCHNOES, H.K., DELUCA, H.F., SUDA, T., COUSINS, R.J.: Isolation and Identification of 1,25-dihydroxycholecalciferol. A Metabolite of Vitamin D Active in Intestine. Biochemistry 10, 2799–2804 (1971).

JONES, G., SCHNOES, H.K., DELUCA, H.F.: Isolation and Identification of 1,25-dihydroxy-vitamin D_2. Biochemistry 14 1250–1256 (1975).

KING, T.P., CRAIG, L.C.: in "Methods of Biochemical Analysis", Vol. 10, p. 201. D. GLICK (Ed.). New York: Interscience 1963.

LUND, J., DELUCA, H.F.: Biologically Active Metabolites of Vitamin D_3 from Bone, Liver, and Blood Serum. J. Lipid Res. 7, 739–744 (1966).

MARTIN, D.L., DELUCA, H.F.: Influence of Sodium on Calcium Transport by the Rat Small Intestine. Amer. J. Physiol. 216, 1351–1359 (1969).

MORRIS, W.W., JR., WILKIE, J.B., JONES, S.W., FRIEDMAN, L.: Differentiation of Vitamins D_2 and D_3 by Infrared Spectrophotometry. Analyt. Chem. 34, 381–384 (1962).

MURRAY, T.K., DAY, K.D., KODICEK, E.: The Differentiation and Assay of Vitamins D_2 and D_3 by Gas-Liquid Chromatography. Biochem. J. 98, 293–296 (1966).

NAIR, P.P., BUCANA, C., DELEON, S., TURNER, D.: Gas Chromatographic Studies of Vitamins D_2 and D_3. Analyt. Chem. 37, 631–636 (1965).

NAIR, P.P., DELEON, S.: Stereochemical Studies on the Microquantitative Detection of Vitamin D by Gas-Liquid Chromatography. Arch. Biochem. 128, 663–672 (1968).

NEVILLE, P., DELUCA, H.F.: The Synthesis of [1,2-^{3}H] Vitamin D_3 and the Tissue Localization of a 0.25 µg (10 i.u.) Dose per Rat. Biochemistry 5, 2201–2207 (1966).

NORMAN, A.W., DELUCA, H.F.: Chromatographic Separation of Mixtures of Vitamin D_2, Ergosterol, and Tachysterol$_2$. Analyt. Chem. 35, 1247–1250 (1963).

OMDAHL, J., HOLICK, M., SUDA, T., TANAKA, Y., DELUCA, H.F.: Biological Activity of 1,25-dihydroxycholecalciferol. Biochemistry 10, 2935–2940 (1971).

SCHACHTER, D., KIMBERG, D.V., SCHENKER, H.: Active Transport of Calcium by Intestine: Action and Bio-assay of Vitamin D. Amer. J. Physiol. 200, 1263–1271 (1961).

STAMP, T.C.B., ROUND, J.M., ROWE, D.J.F., HADDAD, J.G.: Plasma Levels and Therapeutic Effect of 25-Hydroxycholecalciferol in Epileptic Patients Taking Anticonvulsant Drugs. Brit. med. J. 4, 9–12 (1972).

STANBURY, S.W., MAWER, E.B., HILL, L.F., TAYLOR, C.M., DESILVA, P., LUMB, G.A.: Vitamin D Metabolism in Adult Man in Health and Disease, in: Calcium regulating hormones. TALMAGE, R.V. (ed.), pp. 431–438. Amsterdam: Excerpta Medica 1975.

SUDA, T., DELUCA, H.F., HALLICK, R.B.: Synthesis of [26,27-^{3}H]-25-Hydroxycholecalciferol. Ann. Biochem. 43, 139–146 (1971).

SUDA, T., DELUCA, H.F., SCHNOES, H.K., PONCHON, G., TANAKA, Y., HOLICK, M.F.: 21,25-Dihydroxycholecalciferol. A Metabolite of Vitamin D_3 Preferentially Active on Bone. Biochemistry 9, 2917–2922 (1970).

Tanaka, Y., Frank, H., DeLuca, H.F.: Biological Activity of 1,25-Dihydroxyvitamin D_3 in the Rat. Endocrinology **92**, 417–422 (1973).

Trummel, C.L., Raisz, L.G., Blunt, J.W., DeLuca, H.F.: 25-Hydroxycholecalciferol$_3$: Stimulation of Bone Resorption in Tissue Culture. Science **163**, 1450–1451 (1969).

Trummel, C.L., Raisz, L.G., Hallick, R.B., DeLuca, H.F.: 25-Hydroxydihydrotachysterol 3 Stimulation of Bone Resorption in Tissue Culture. Biochem. biophys. Res. Commun. **44**, 1096–1101 (1971).

U. S. Pharmacopeia, 15th Revision, U.S.P. XV. Easton, Pa.: Mack Publishing Co. 1955, pp. 889–892.

U. S. Pharmacopeia, 17th Revision, U.S.P. XVII. Easton, Pa.: Mack Publishing Co., 1965, pp. 891–894.

Ziffer, H., Vandenheuvel, W.J.A., Haahti, E.O.A., Horning, E.C.: Gas Chromatographic Behavior of Vitamins D_2 and D_3. J. Amer. chem. Soc. **82**, 6411–6412 (1960).

K.-H. Knese

Stützgewebe und Skelettsystem

1979. 299 Abbildungen in 677 Einzeldarstellungen, 24 Tabellen. XI, 938 Seiten
(Handbuch der mikroskopischen Anatomie des Menschen, Band 2, Teil 5)
Gebunden DM 580,–; approx. US $ 342.20
ISBN 3-540-08807-5

Inhaltsübersicht: Die Skelettzellen. – Organogenese und Histogenese des Skeletts. – Die Interzellularsubstanzen. – Die Epiphyse. – Permanente und transitorische Knorpel. – Die Faserknorpel und Sehnenansätze. – Osteoklasten, Chondroklasten, Mineraloklasten, Kollagenoklasten. – Die Osteoblasten und das Periost. – Der Aktionsmodus der Skelettzellen. – Das Knochengewebe. – Die Strukturentwicklung des Skeletts. – Die Bildung des Skelettorgans.

Dieser Band berichtet über die Entwicklung und den Aufbau des Skelettsystems von den Mesenchymquellen bis zur Ausbildung des reifen Skeletts. Elektronenmikroskopische, histochemische, entwicklungsgeschichtliche und autoradiographische Untersuchungen des Knorpel- und Knochengewebes haben die Kenntnisse von der Entwicklung der Skelettzellen, ihrer Struktur und Funktion beträchtlich erweitert. Auf dieser Basis wird die Frage einer programmgesteuerten Entwicklung der Zellen der Stützgewebe diskutiert und die Vorstellung vom Genotyp und Phänotyp der Skelettzellen entwickelt. Die Zellen produzieren die organischen Interzellularsubstanzen und auch jene Enzyme, die zu deren Abbau führen. Die umfangreichen biochemischen Untersuchungen der Fasern und Bindegewebspolysaccharide ermöglichen die Korrelation biochemischer und morphologischer Befunde. Der rein mechanischen Betrachtung des Skelettsystems wird somit eine biologisch-dynamische an die Seite gestellt.

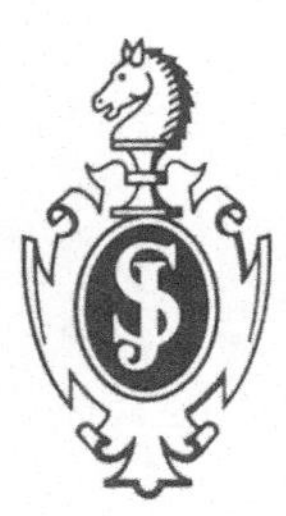

Springer-Verlag
Berlin
Heidelberg
New York